NEUROLOGIC REHABILITATION
Neuroscience and Neuroplasticity
in Physical Therapy Practice

Deborah S. Nichols-Larsen / Deborah A. Kegelmeyer / John A. Buford
Anne D. Kloos / Jill C. Heathcock / D. Michele Basso

神经康复物理治疗学

以神经学和神经可塑性改变为基础

编　著　〔美〕黛博拉·S.尼古拉斯–拉森　等

主　译　郭　琪　梁贞文　韩佩佩

U0331807

U0339315

天 津 出 版 传 媒 集 团
天津科技翻译出版有限公司

著作权合同登记号：图字：02-2021-047

图书在版编目(CIP)数据

神经康复物理治疗学：以神经学和神经可塑性改变为基础 /（美）黛博拉·S.尼古拉斯-拉森等编著；郭琪，梁贞文，韩佩佩主译. —天津：天津科技翻译出版有限公司, 2022.7
书名原文: Neurologic Rehabilitation: Neuroscience and Neuroplasticity in Physical Therapy Practice
ISBN 978-7-5433-4192-0

Ⅰ.①神… Ⅱ.①黛… ②郭… ③梁… ④韩… Ⅲ.①神经系统疾病－康复医学－物理疗法 Ⅳ.①R741.09

中国版本图书馆 CIP 数据核字(2021)第 251397 号

授权单位：McGraw-Hill Education（Singapore）Pte. Ltd
出　　版：天津科技翻译出版有限公司
出 版 人：刘子媛
地　　址：天津市南开区白堤路244号
邮政编码：300192
电　　话：(022)87894896
传　　真：(022)87893237
网　　址：www.tsttpc.com
印　　刷：天津新华印务有限公司
发　　行：全国新华书店
版本记录：889mm×1194mm　16开本　32印张　1000千字
　　　　　2022年7月第1版　2022年7月第1次印刷
　　　　　定价：280.00元

(如发现印装问题，可与出版社调换)

译者名单

主 审

郑洁皎　复旦大学附属华东医院（上海市康复医学会）

王 颖　上海交通大学医学院附属仁济医院（上海健康医学院附属嘉定区中心医院）

主 译

郭 琪　上海健康医学院康复学院

梁贞文　上海健康医学院康复学院（英国坎特伯雷大学）

韩佩佩　上海健康医学院康复学院

副主译

陈千红　上海健康医学院康复学院

刘筱旋　加拿大戴尔豪斯大学医学院

许 萍　上海健康医学院康复学院

金 凤　上海健康医学院康复学院

王 红　上海健康医学院康复学院

马艺璇　清华大学体育部

吴绪波　上海中医药大学康复医学院

毕 霞　上海健康医学院附属周浦医院

祁 奇　同济大学附属养志康复医院（上海市阳光康复中心）

郑雅卿　福建省立医院

张孜玮　福建省立医院

译 者（按姓氏汉语拼音排序）

安丙辰　复旦大学附属华东医院

蔡 明　上海健康医学院康复学院

陈千红　上海健康医学院康复学院

陈武雄　上海赫尔森康复医院

陈小雨　上海健康医学院康复学院

程亚洲　上海赫尔森康复医院

董琴晖　浙江省台州医院肿瘤内科

都屹泓　华东交通大学

顾尹乐　上海市浦东新区公利医院（美国杜肯大学）

郭 琪　上海健康医学院康复学院

官 娜　广州医科大学附属中医医院针灸科

韩佩佩　上海健康医学院康复学院

何秉恒　上海市交通大学附属同仁医院（法国巴黎大学）
侯国珍　天津体育学院
胡　佳　同济大学附属养志康复医院（上海市阳光康复中心）
黄颢之　同济大学附属第十人民医院康复医学科
黄敏琪　上海市黄浦区老年护理医院康复医学科
黄骞淳　同济大学同济医院康复医学科
蒋宇翔　上海健康医学院康复学院
金　凤　上海健康医学院康复学院
李俊学　上海赫尔森康复医院
梁贞文　上海健康医学院康复学院（英国坎特伯雷大学）
刘筱旋　加拿大戴尔豪斯大学医学院
陆九渊　上海市佘山镇第二社区卫生服务中心（加拿大凡尼尔学院）
马艺璇　上海健康医学院康复学院（日本东北大学）
潘佶祺　上海市七加儿童感觉统合发展中心
裴海涛　上海邮电医院康复医学科
强　乙　上海中医药大学附属上海市中医医院康复医学科
覃　霞　上海健康医学院基础医学院
邱训涵　上海交通大学医学院附属仁济医院
绍云朵　上海健康医学院康复学院
宋培玉　上海市虹口区江湾医院
陶卓滢　上海健康医学院康复学院
王　帆　上海市第四康复医院
王　红　上海健康医学院康复学院
王　颖　上海交通大学医学院附属仁济医院（上海健康医学院附属嘉定区中心医院）
王丽岩　上海健康医学院康复学院
吴佳洁　上海健康医学院康复学院
吴昕泽　天津体育学院
吴绪波　上海中医药大学康复医学院
吴昀晓　上海健康医学院康复学院
徐国会　复旦大学附属华东医院
许　萍　上海健康医学院康复学院
殷　泽　上海健康医学院康复学院
于　幸　上海健康医学院康复学院
张　慧　上海市虹口区江湾医院
张曹阳　上海健康医学院影像学院
张培红　上海市第四康复医院康复医学科
张孜玮　福建省立医院
赵银娇　上海市虹口区江湾医院
郑洁皎　复旦大学附属华东医院（上海市康复医学会）
郑雅卿　福建省立医院

中文版前言

神经康复物理治疗学在中国的发展已有近60年的历史,从全球来看,其理论基础和临床应用研究取得了实质性的重大突破和进展,主要体现在神经科学、神经肌肉可塑性改变、运动控制、运动学习等主要学科领域的显著扩增和极大发展,并且还在持续不断地更新和发展中。神经康复物理治疗的核心原则迄今为止还未发生革命性变化,但也在随着临床应用中不断增长的临床证据同步共振,有进展、有更新、有增补。在临床应用中神经康复物理治疗的临床推理主要还是基于深度理解有效的功能性运动、运动控制系统、运动学习的原理和机制。但现实的挑战是,其核心知识、理论和研究主要来自国际期刊、论文与书籍,排除阅读语言障碍的问题,阅读外文医学科学文献最大的挑战在于每个单词都可以查字典,但单词连成语句后却陷入一种混沌而不可解的境地,无法从文本本身去理解作者的真正意图,应用到临床实践中,则更是难上加难。更让人担忧的是,早期神经疾病和损伤康复往往有着很强的骨科或者运动疗法基础,导致大众对神经康复物理治疗的认知有着较大的误解和偏差。

神经康复物理治疗是临床康复中极其重要且极具挑战性的领域,不仅要求精通运动疗法、手法治疗和神经生理学疗法的技术或技巧,更要求深入思考神经科学的解剖和生理、运动控制原理和机制、神经病理生理、神经影像学等基础,提供符合循证实践的临床决策与准确阐释,真正做到以患者为中心,并且构建充分互信的医患关系和良性的医患沟通。鉴于此,本书英文原版的内容和编排非常完整而有吸引力,第1~8章详述了神经康复物理治疗的原理和机制,扎实练好理论"内功心法";第9章详述了神经康复物理治疗的评估与评定,修炼临床与康复诊断和评估的技术或技巧"外功";第10~20章,从病例导入,以"内功"为根基,辅以临床诊断和评估技术或技巧"外功","见招拆招",逐个破解神经系统疾病与损伤的临床康复物理治疗。相信康复学生以这套神经康复物理治疗"秘籍"为基础,经过读通、精炼和实战,必能做到融会贯通,像"庖丁解牛"般解构神经康复理论和实践困局,重建个性化的、人性化的、科学的、循证的神经康复物理治疗临床理论和实践能力体系。

神经康复物理治疗在整个康复医疗体系乃至整个临床服务体系中,想要扮演好自己的专业角色、站稳行业地位,离不开康复物理治疗师的努力。每一位康复物理治疗师都要秉持循证实践的精神,树立更加清晰和良好的专业形象,去赢得多学科医疗卫生工作团队、各级各类医疗机构、健康卫生和医保政府部门的尊重和支持,赢得全社会的关注和支持。

本书的翻译正是基于上述前提,出发点是想为神经康复物理治疗在中国的发展注入新的力量。本书是对现阶段神经康复相关教材、专著的一个必要且有益的补充。相信本书能成为临床康复工作者好用、够用、实用的神经康复工具书,最大限度赋能神经康复物理治疗,使神经康复取得更显著的临床有效性和更佳的临床功能结局。

2021年12月

前　言

　　神经康复物理治疗的实践演进依赖于神经科学领域实证的不断扩增和发展,本书以独特的方式将神经科学和神经物理治疗实践有机地融为一体,探讨了生命全周期的神经病理学及其临床、康复与健康管理。这对于我们理解神经功能、神经损伤的影响,以及神经系统对发育、衰老、损伤反应的可塑性改变至关重要。康复治疗师需要坚实的神经科学基础,以最大限度地持续改进他的治疗方法并提升有效性。因此,本书的第1~7章概述了神经疾病与损伤康复的必要神经科学基础,第8章对神经可塑性理论进行了介绍,第9章回顾了神经康复物理治疗的评估方法,为第10~20章特定疾病的临床检查与康复评定奠定基础。后面11章描述了常见神经系统疾病和损伤的病理生理过程与靶向康复物理治疗的评估和治疗,并且检视了康复物理治疗影响神经可塑性的最新证据。每章均以临床病例为引导,呈现了神经疾病与损伤的诊断过程、神经康复物理治疗评估和疾病不同阶段的潜在治疗方案的完整且连续的神经康复物理循证治疗的标准化范式。病例涵盖了从脑卒中到脊髓损伤,从婴幼儿到青春期的发育障碍,从急性期住院到门诊康复不同阶段的神经康复物理治疗评估与康复特征。另外,也涵盖了帕金森病或多发性硬化的早期诊断和疾病进展的不同评估与干预策略。此外,本书第17章特别论述了一个与衰老相关的生命全周期变化的神经康复物理治疗方法。第18~20章讨论了影响神经系统的常见儿科疾病的康复物理治疗方法,包括脊髓脊膜膨出、脑性瘫痪、智力发育障碍、孤独症谱系障碍等。本书整合了神经科学、神经康复和神经可塑性改变3个重大领域,以引领神经康复物理治疗学生成为神经康复循证的实践者和领军者。

致 谢

　　谨以此书献给过去所教授的物理治疗本科生,教学的互动与挑战使得本书的内容高度聚焦于神经物理治疗的理论知识与实践;献给我们所指导的硕士研究生与博士研究生,极具挑战的科研任务使得本书的内容与时俱进,保持先进性、前沿性和科学性;感谢同事们的无私帮助,使本书的编写思维更加清晰和明确;感谢我们的家人和朋友,是他们的牺牲使得我们有时间和空间来编撰此书;感谢所治疗的神经系统疾病与损伤的病患,使得我们能够窥探神经系统工作原理、病理生理进程和机制奥秘。

目　录

一本书读懂
神经康复物理治疗

本书专属二维码，扫码智能伴读，使你的学习事半功倍

精美图片 获取各章高清大图

专家共识 线上阅读专家共识

会议干货 分享最新学术会议

行业社群 分享交流行业经验

读书笔记 记录学习心得体会

好书推荐 分享专业领域专著

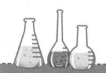

神经科医生必备图书

第1部分
神经康复物理治疗学导论

第 1 章

神经解剖学概述

John A. Buford

学习目标

- 能识别并命名中枢神经系统和自主神经系统的主要结构。
- 在描述中枢神经系统结构时,例如延髓、尾部、背部、腹部及解剖平面方向时能够使用适当的神经系统术语。
- 能识别大脑半球的脑叶,包括形成边界的界标,并描述每个叶的主要功能。
- 能识别并联系大脑的功能区域,进一步讨论和阐释神经电生理活动和病理。
- 能识别并描述特定的皮质下核团和白质结构的一般功能。
- 能识别脑室系统的主要结构。
- 能识别小脑的脑叶和功能分区,并对其功能进行描述。
- 能识别脑干的主要结构,包括控制感觉运动系统的核团和白质。
- 能识别脊髓中主要的灰质和白质的结构,包括脊髓不同节段的组织。
- 能识别并描述周围神经系统和自主神经系统的基本结构和功能。

神经解剖学概述

大脑是一个神奇的结构。从大脑到脊髓,从白质到灰质,从轴突到突触,以及无数其他结构,了解神经解剖结构是了解脑功能的前提。本章主要介绍了与康复专业相关的神经系统的主要部分。因此,本章的重点将放在感觉和运动系统上,详细介绍与特殊感官、学习、记忆、认知、语言及其他与康复密切相关的系统结构,不详细介绍视觉、激素调节等神经科学系统。如果你想了解所有系统中的神经科学,可以参考《神经科学原理》(*Principles of Neural Science*, 5th Edition.Mc Graw Hill Education)。

神经系统的定向和解剖平面

在肌肉骨骼解剖中,主平面方向为前后、上下、内侧和外侧。在神经系统中,我们也可以使用这些方向。因为神经系统从颅骨额端向颅底屈曲延展,然后向下走行进入脊柱,这是神经系统独有的方向体系,区别于主要的解剖平面,对于理解神经系统的定位定向更有益。传统的前后方向,约定俗成的表达通常为腹侧-背侧(图1-1)。对于一个站立的人,在脊髓中,前侧和腹侧是一样的,背侧和后侧也是一样的。而在大脑中,大脑的顶面是背侧,但是在解剖平面上却是位于上方。同样,大脑的下表面位于腹侧,也位于下方。背侧和腹侧在神经系统的各个区域更为一致,比起主平面而言会更经常使用。同样,在前额后面大脑的前部称为前方,而在大脑后部则称为后方。但脑干和脊髓从孔中出来时会向下屈曲,因此,从大脑到脊髓的运动方向不用前后描述。我们使用术语头端和尾端来描述。头端朝向鼻子,尾端朝向尾骨段。在此参考框架中,无论人采用哪种姿势,大脑始终位于脊髓的头端。在研究神经系统时,胚胎学发展的任何阶段在任何脊椎动物中,都使用相对方向术语背腹侧和头尾端来描述。

灰质和白质

我们检查神经系统组织的第一个区别是看灰质和白质(图1-2)。灰质由多种结构组成,包括:①神经元,神经系统活跃的信息处理单元,包括较大的投射神经元的细胞体和较小的中间神经元;②神经胶质细胞,为神经元提供免疫、代谢和结构支持的细胞;③进入组织的轴突及其突触(连接);④离开组织的轴突。白质由轴突和神经纤维表面的髓鞘,以及产生并维持髓鞘磷脂的神经胶质细胞组成。因此,白质在整个神经系统中的外观相对均匀。虽然大规模的轴突的物理结构

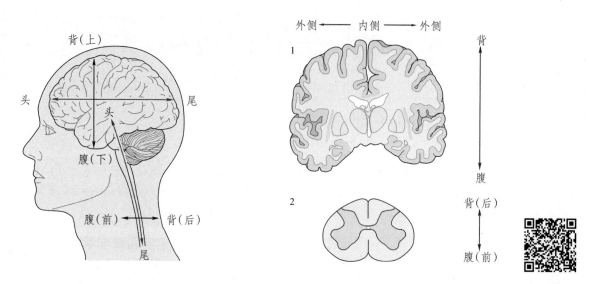

图1-1 神经系统中使用的方向。头端方向朝向鼻子，尾端方向朝向尾部。在站立的人的头部中，大脑皮质的头端和前部大致是相同方向，尾端和后部相同。但随着脑干的形成并下降到脊髓中，头端和尾端的含义发生了变化。在脑干中，头端靠近大脑，而尾部靠近脊髓。在脊髓内，头端朝向脑干，尾端朝向尾骨节段。在站立的人中，对于脊髓的方向而言，其头端和上部相同，尾端和下部相同。神经系统中使用的其他方向是朝后的背侧和朝前的腹侧。神经系统的腹侧是脑干和脊髓的前部及大脑的下半部。背侧部分是大脑的上部、脑干和脊髓的后部。神经系统的内侧和外侧方向与常规主平面的含义相同。（Adapted with permission from Kandel ER，Schwartz JH，Jessell TM，et al. Principles of Neural Science，5th ed. New York，NY：McGraw-Hill；2013.）

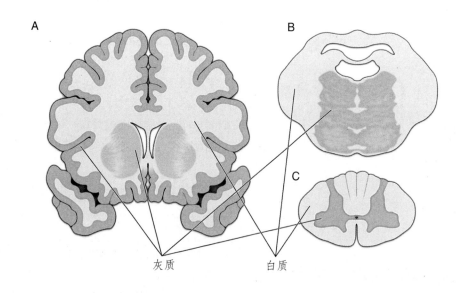

图1-2 大脑、脑干和脊髓部分显示灰质和白质。中枢神经系统的各个水平均具有灰质和白质。灰质由神经元、支持细胞及神经元之间的连接组成。灰质是大脑处理信息的地方。白质由在神经系统各部分之间传递信息的轴突组成。在大脑半球中，中间形成连接处为白质，大脑表面和深部核团为灰质。在脑干和脊髓中，白质在外侧，黑质在内侧。（Part B：Used with permission of John A. Buford，PT，PhD. Part C：Adapted with permission，from Kandel ER，Schwartz JH，Jessell TM，Siegelbaum SA，Hudspeth AJ. Principles of Neural Science，5th ed. New York，NY：McGraw-Hill；2013，Fig 16-1，Pg 357.）

比起屈曲或交叉可能会采用直线路径,但确实会使某些白质部分的总体外观有所变化。相反,灰质的外观变化很大,就像神经元的大小、形状及进出轴突的模式在神经系统中不同一样。

重点

了解结构之间是如何相互关联、如何协同工作或起作用的是理解大脑真正有趣的部分。但就像科学中经常出现的情况一样,首先要学习大量的术语。表1-1中提供了一些在神经科学中反复使用的关键术语。

脑

大脑半球

大脑半球是神经系统最上端的大结构(图1-3),是双边的左右半球。大脑半球包含提供意识、自主行动、智力、记忆、运动、感觉、情感等的功能。当我们想到事物时,需要我们的"大脑"来完成,我们通常会想到大脑半球中发生的事情。2个半球的另一个术语是大脑。通常,半球的结构特征是灰质的外层,称为大脑皮质。但人们通常不说"大脑皮质",而只是说"皮质"。尽管大脑半球的外层是富含细胞的皮质,但它们也包含许多深核,包括基底神经核和充满了连接半球各个部分和其他大脑区域的白质。

小脑

小脑位于颅腔内,大脑的后部和下部(图1-3)。小脑,按字面意思是结构上很小的脑。小脑主要与运动功能和运动学习有关。较新的证据表明,小脑也可能参与运动想象。小脑通过脑干与其他神经系统器官连接,并具有与脊髓、脑干和大脑的连接通路。像大脑一样,小脑由一个外层灰质(也就是小脑皮质)、深部核团和白质构成。尽管小脑也有皮质,但在专业沟通和表达中,皮质实际上指的是大脑皮质,在提到小脑的皮质组织时,我们应该总是准确表述为小脑皮质。

脑干

脑干是大脑半球、脊髓和小脑之间的连接部分(图1-3),也是各种各样复杂的核团、通路或听觉、呼吸、唤醒(觉醒)、姿势、运动、咀嚼等功能的所在地。此外,共有12对与面部、嘴、咽喉、鼻、眼睛、耳朵及前庭平衡器官连接在一起的脑神经。这些脑神经中的大多数在脑干中具有核团,以及离开或进入脑干的神经束。

脊髓

脊髓是大脑与躯体之间直接连接的最终来源(图1-3)。脊髓的大部分物理结构专用于这些连接。从每个椎骨节段的左侧和右侧出来的脊神经可以与周围肌肉和感觉受体相连。脊髓内的长纤维束在大脑和脊髓之间传递信息。从功能上讲,脊髓远不止物理连接。脊髓在其中央灰质中包含复杂的神经回路,可以协调和支配,如疼痛刺激时抽回肢体,对直肠、膀胱和生殖功能的反射性控制,甚至可以控制迷走神经调控的复杂行为(第2章中有详细介绍)。

含义

中枢神经系统被包裹在颅骨和椎骨中。脑膜是一组包围神经系统并将其与保护性骨结构分开的多层膜。如果打开颅骨或脊柱骨以显示中枢神经系统,看到的最外面的结构是硬脑膜(图1-4A)。硬脑膜是坚

表1-1	神经科学常用术语
术语	一般用法
神经核	灰质结构中的一组神经元,在解剖学上与周围组织相对不同。亚核是一个小核,是一个较大大核相对不同的组成部分
神经节	通常是位于神经起源周围的核,偶尔代替核团
神经皮质	小脑和大脑的外层,由灰质组成
神经脚	将一个结构与另一个结构物理连接的一大束轴突
连合	跨越中线的一组轴突
神经束	一束具有相同来源、目的和功能的轴突
神经通路	信息传播的路径通常涉及多个神经元之间的连接。例如,从大脑皮质到小脑的通路涉及与脑干中的神经元的连接。如果轴突直接从皮质到小脑,则称为束,但由于与脑干中的神经元有联系,因此这称为通路
神经薄板/层板	薄层白质,将灰质中的核或亚核分开
近中神经	通过并置两个结构形成的内表面;在神经系统中,最常用的是正中线,即大脑左右相接触的部位

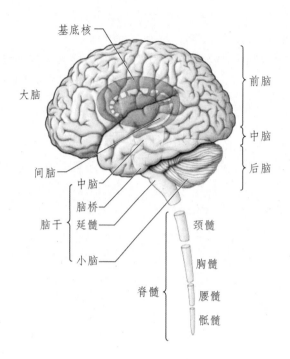

图1-3 中枢神经系统的大体解剖划分。大脑半球位于神经系统的头端。基底核包含在大脑中。中脑、脑桥和延髓一起被称为脑干，而尾端就是脊髓。中脑头端是间脑（丘脑和下丘脑），它们与大脑一起被称为前脑。在前脑、中脑和后脑中，中脑是其本身，后脑是脑桥、延髓和小脑。（Adapted with permission, from Kandel ER, Schwartz JH, Jessell TM, Siegelbaum SA, Hudspeth AJ. Principles of Neural Science, 5th ed. New York, NY: McGraw-Hill; 2013, Box 1-1, Pg 9.）

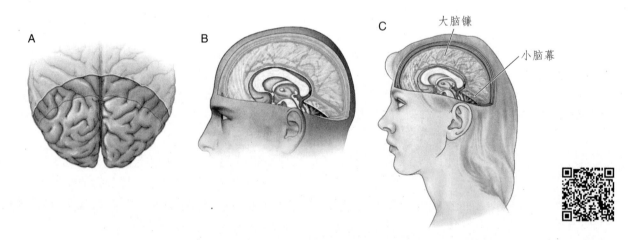

图1-4 脑膜。（A,B）显示去除了多个脑膜后坚硬的硬脑膜和较薄的蛛网膜。小脑与大脑表面是连续的，没有显微镜无法分辨。（C）大脑、小脑是硬脑膜结构，它将2个大脑半球分开。（Part C: Reproduced with permission from Martin JH. Neuroanatomy Text and Atlas, 4th ed. New York, NY: McGraw-Hill; 2012, Figure 1-6B, pg. 25.）

硬的，相对无弹性的组织而言有几层的厚度。除了包围大脑之外，硬脑膜还有一些大的褶皱，可以进一步保护和稳定某些大脑结构。

例如，在2个大脑半球之间的是小脑（图1-4B，C）。小脑腱膜位于小脑顶部（图1-4C）。硬脑膜围绕并保护着几个大的静脉窦，这些静脉窦从大脑中收集血液,使血液返回静脉循环。硬脑膜在大脑外侧形成一个密封环境,除了血管以外,其他液体不会通过。

脑膜的最内层是软脑膜。软脑膜非常薄,直接附着在下面的神经组织上,甚至更深地包裹在大脑皮质上。需要用显微镜才能观察到软脑膜。在大体解剖中,软脑膜似乎是大脑的表面。软脑膜作为血脑屏障的一部分也将大脑密封。

硬脑膜和软脑膜之间是蛛网膜组织(图1-4B)。蛛网膜是硬脑膜正下方的一块松散的组织。它并没有像软脑膜一样延伸到所有脑部区域,而是更紧密地与硬脑膜平行。在蛛网膜下方和软脑膜上方是脑脊液(CSF)。沿着神经系统表面的动脉穿过蛛网膜和软脑膜之间的空间。蛛网膜形成的小管称为绒毛小管,这些小管将脑脊液引导出蛛网膜下隙并进入硬脑膜窦,脑脊液最终与静脉血混合返回循环系统(见第18章)。

当脑膜被感染时称为脑膜炎,这可能危及生命,因为封闭的颅腔内的炎症会给大脑施加压力。如果压力足够高,病毒性和细菌性脑膜炎可能会造成脑损伤甚至死亡。如果病原体穿过脑脊液并直接感染脑组织,则称为脑炎。

脑叶

大脑半球被分成不同的叶。现代术语称为额叶、顶叶、枕叶和颞叶。岛叶和边缘系统是另外2个曾经被认为是大脑脑叶的区域。这些如图1-5所示。

额叶

额叶与思考、计划、决策和行为相关。它也被认为与我们的个性和人格有关。在人类和其他动物中,额叶相对较大者被认为是高智能的。额叶始于中央沟,因此,中央沟前的都是额叶。

顶叶

顶叶与感觉和知觉有关,是躯体感觉系统(皮肤、肌肉、关节等)产生的主要位置或初始感觉,而不是特殊的感觉(视觉、听觉等)。顶叶将本体感觉与来自特殊感官的信息相结合,以形成整体感知觉。因此,尽管最初的听觉和视觉发生在其他叶上,但顶叶是我们可以感知到声音相对于身体位置或看到物体位置的来源。顶叶也出现了像音乐欣赏这样的高级感官体验。顶叶在大脑中叶表面最突出,它的前缘边界是中央沟,而尾部边界是顶枕沟。一条假想线将大脑外侧的顶叶和枕叶分开。

枕叶

枕叶专用于视觉。在视觉信息的处理中有很多功能,包括初始感知、描述颜色、运动识别、物体与背景的

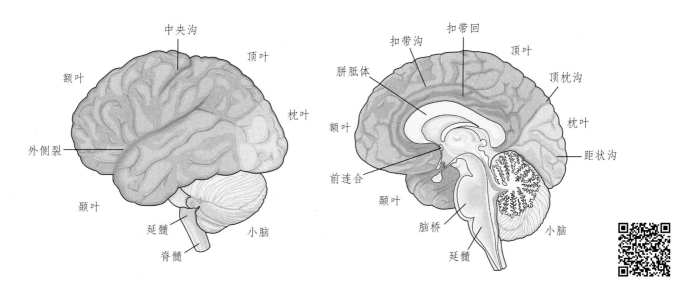

图1-5 大脑皮质的叶和形成其边界的界标结构。左侧是大脑的外侧视图,显示了4个主要叶。在此可以看到中央沟和外侧裂。右侧显示了大脑的内侧视图,其中大脑沿中线在矢状平面形成脑裂。在这里可以看到顶枕沟和扣带回。(Adapted with permission from Martin JH. Neuroanatomy Text and Atlas, 3rd ed. New York, NY: McGraw-Hill; 2003. Fig 1-9, Pg 14.)

区分等。视觉信息来自枕叶，有2条主要路径。背侧视觉提供信息，或由顶叶来定位物体并将视觉整合到感知中。腹侧视觉通向颞叶用于识别和命名，如面部、食物、食肉动物、猎物、工具等对象。枕叶外侧是颞叶，内侧是顶叶。

颞叶

颞叶与听觉处理，特别是语言及记忆和物体识别有关。颞叶通过外侧裂与顶叶和额叶分开。然而，颞叶和枕叶之间没有明确的界限。

皮质的特殊区域

岛叶皮质

岛叶皮质不再被视为叶，而是一个区域（图1-6A，B）。它被发现在外侧裂的深处，在颞叶和顶叶之间。此处的皮质组织与饮食、消化功能、自主功能及诸如疼痛或愉悦，尤其是情感经历之类的感觉相关。

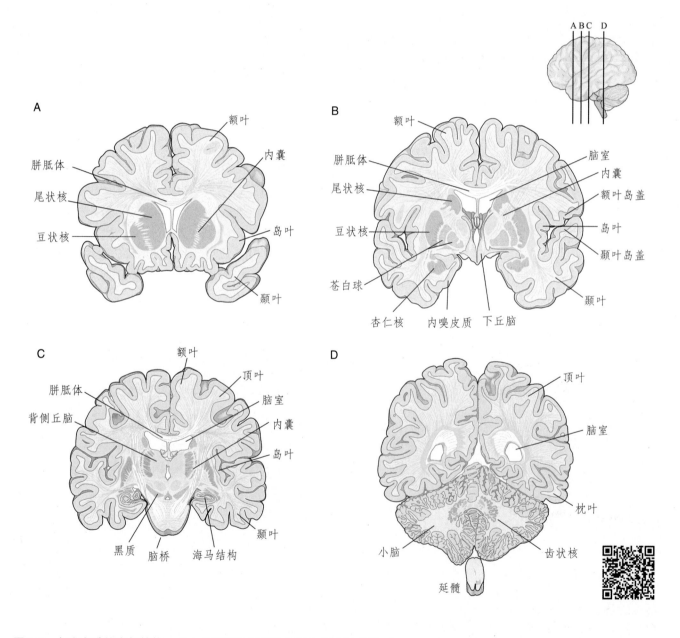

图1-6 大脑皮质的内部结构。右上方的侧视图显示了每个部分的位置。(Reproduced with permission from Nieuwenhuys, Voogd, and van Huijzen. The Human Central Nervous System: A Synopsis and Atlas, 3rd edition. New York: Springer-Verlag; 1988.)

扣带皮质

扣带皮质(图1-5,右)与诸如饥饿、情绪、创造力等基本动力和动机有关。曾经被认为是称为边缘叶的一部分叶,扣带皮质像岛叶皮质一样,现在被认为是一个区域。扣带回被发现在胼胝体上方。

皮质下结构

在大脑半球深部有多种重要的白质和灰质结构。下面列出了与本文最相关的结构。

丘脑

丘脑是一个枢纽型的中继核团,它接收、处理并将信息发送到大脑皮质(图1-6C)。几乎所有进入大脑的信息最终都必须到达丘脑。经由丘脑神经元将信息传递到皮质。丘脑由许多核团组成,它们充当中转站或有特定的运动和感觉投射。

基底核

基底核是大脑半球内的一组核团,它们处理皮质信息并通过丘脑将其发送回皮质(图1-3A,图1-6A~C)。这是从基底核到动眼神经和姿势控制系统的一些直接输出,但是大多数基底核的输出都回到了皮质。基底核中包含的特定核是尾状核、壳核(统称为纹状体)、苍白球、底丘脑核和黑质。后者位于中脑背侧而不是位于大脑半球内,并且丘脑下方位于大脑部分的称为间脑(例如,背侧丘脑、下丘脑、后丘脑和底丘脑)。尾状核毗邻侧脑室,可分为头部(在额叶内的前部)、体部(通过顶叶向后延伸)和尾部(向下延伸至颞叶)。豆状核分为壳核和苍白球,呈柱状核,在岛状区域的内侧。

下丘脑

下丘脑在背侧丘脑的下方(图1-6B),是根据生理信号调节口渴和饥饿,确定睡眠-觉醒周期及调节许多其他基本生理功能或体内稳态的地方。它连接着大脑许多其他部分,从而使其可以传达许多信息源。

海马结构

海马结构位于大脑下表面的颞叶内侧部分的皮质区域(图1-6C),与陈述式记忆的形成、记忆信息和经验的能力相关(参见第7章)。

杏仁核

杏仁核是颞叶的一个核,它可以在海马结构的头端找到。杏仁核与海马结构共同作用于记忆的产生,特别是与恐惧和愤怒之类的强烈情绪状态有关的记忆。

胼胝体

胼胝体是连接左右大脑半球的主要结构(图1-5,图1-6A~C),由通过左右大脑半球之间的轴突组成,主要是额叶和顶叶。

前连合

前连合像胼胝体一样,主要由通过左右颞叶之间的轴突交叉组成。由于其外观规则及位置特点(图1-5),经常被用作大脑成像研究的参考点,以便在各个时间点将人脑图像与脑图谱进行对比。

内囊

内囊是一种来自大脑皮质向上和向下的轴突汇合的白质(图1-6)。在额叶中,将尾状核和豆状核分离能看清其前肢(图1-6A,B)。其后肢将丘脑与基底核分开(图1-6C)。来自大脑皮质神经元的轴突穿过内囊到达脑干和脊髓。进入大脑感觉系统的轴突在到达丘脑的过程中穿过内囊,内囊中也发现了丘脑纤维伸向皮质。内囊中的病变可导致严重的感觉和运动结果(参见第10章)。

放射冠

在大脑皮质下的大量白质不属于内囊。在上图中未特别标记,因为它包含大部分皮质下白质。其大部分是由皮质神经元的轴突形成的,该轴突从皮质的一部分伸向另一部分。这些皮质-皮质连接不需要穿过丘脑,它们直接伸向皮质。在这种白质中也发现了从皮质组织到皮质下结构的投射,如尾状核和豆状核。与这些皮质-皮质连接相比,相对较少的轴突会离开大脑半球而影响神经系统的其他部分。

脑室系统

如上所述,大脑被脑膜包围,并存在脑脊液。就像脑脊液围绕着大脑一样，它也可以存在于大脑的腔内，称为脑室。脑室系统包括脑室、脑室之间的通道、分泌脑脊液的组织及用于收集液体以使其返回循环的系统。在第18章中，有脑室系统的图示、关于脑脊液流量的其他讨论及导致脑积水流量异常的示例。这些结构的名称在本章介绍。

在大脑半球内左右两侧各有一个脑室称为侧脑室。由于两者均未被正式称为第一或第二脑室，但由于有2个侧脑室，因此，下一个称为第三脑室，其后为第四脑室。第三脑室是位于中脑水平周围的中线结构，第四脑室是位于脑干和小脑之间的中线结构。脑脊液由一种被称为脉络丛的组织分泌到脑室系统中。脉络丛位于侧脑室和第四脑室，但通常不在第三脑室。双侧外侧脑室和第三脑室之间的脑脊液通道通过脑室间孔开口的结构沟通。第三脑室和第四脑室通过大脑水管连接。

脑脊液通过3个开口离开脑室系统。最大的是正中孔，也称为Magendie孔。它是从第四脑室到脑干髓质后部的中线开口。脑脊液聚集在小脑下方和脑干后面的空间称为小脑延髓池，在小脑和脑桥之间的空间中，还有从第四脑室的每一侧出来的左右2个侧向孔。横向孔口也称为Luschka孔。脑脊液聚集在小脑的前面和侧面的地方称为脑桥小脑角池，形成于尾髓的脊髓中央管也是脑脊液离开第四脑室的地方，但与其他孔相比较小。

一旦离开脑室系统，脑脊液就被包裹在脑膜内，从而使大脑在内侧和外侧均具有液体缓冲层，使脑部基本漂浮在脑脊液内。蛛网膜下隙让脑脊液处于蛛网膜下隙和脑膜下隙之间。硬脑膜内形成静脉窦，从蛛网膜突入这些窦的突起称为蛛网膜绒毛，它可使脑脊液缓慢渗入静脉血液，使液体回到循环中。

小脑

小脑与大脑一样，具有称为皮质的灰质外层、内部深层的灰质核和提供连接的白质结构（图1-6D）。小脑的最大功能是身体协调。从字面上看，这个词意味着控制2个或多个事物。小脑的连接和通路可通过多种方式实现此目的。投掷棒球时，投手必须协调腿部和躯干运动的预期姿势，以及击球时手臂投掷运动的视觉场景。言语需要喉咙和声带的肌肉与舌头和嘴唇的运动及控制呼气的呼吸肌的协调。运动学习要求将过去的经验与下一次的尝试进行协调。第5章提供了小脑功能的更多详细信息。在这里，我们重点介绍解剖结构。

皮质

小脑皮质比大脑皮质更简单，结构更均匀。其共有三层，即平行纤维层、浦肯野层和颗粒层，每层均以主要的结构特征命名。该层中的颗粒细胞接收进入小脑的信息。颗粒细胞的轴突伸向小脑皮质，并一分为二，沿着皮质表面与叶面平行延伸，在小脑皮质表面上明显可见小组织包裹。这些平行纤维在浦肯野细胞的突触丛中。浦肯野细胞使轴突伸向小脑内的核，通常称为小脑深部核团。

小脑深部核团

小脑深部核团是一组位于小脑内部的灰质结构。在一般意义上，小脑深部核团中的所有神经元都是同一种细胞。事实上我们可以观察到明显不同的小脑核，仅仅是白质结构在这些神经元之间通过并将它们分成不同的形式。从功能的角度来看，每个小脑深部核团都倾向于与小脑皮质的特定部分连接，并且在小脑皮质的某些部分存在功能差异，小脑深部核团之间的功能也存在差异。但这种分化是连接的结果，而不是神经元本身的任何差异。在人类中，我们可以观察到与众不同的小脑深部核团，即顶核、球状核、栓状核及齿状核。在其他动物中，这些核可能以不同的方式以不同的名称组合在一起，但是小脑深部核团神经元的基本功能是相同的。

小脑叶/区域

小脑可以根据2种方案进行划分，即根据叶和功能进行划分。根据叶进行划分可分为三叶，前叶是枕叶下面的部分，位于小脑皮质结构的前部，称为原裂。其余均为小脑后部，另外还有一个结构为绒球小结叶，它位于前叶处小脑对侧的前表面，与第四脑室相对（图1-7A，B）。

根据功能划分通常对康复专业人员有用，分为前庭小脑、脊髓小脑和大脑小脑（图1-7C）。绒球小结叶又称为前庭小脑。其他2个包括前小脑和后小脑，但功能沿中外侧轴划分。脊髓小脑由小脑前叶（小脑蚓部）和后叶的中间带区（旁中央蚓部）构成。大脑小脑是小脑半球的其余部分。

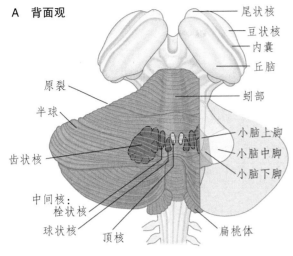

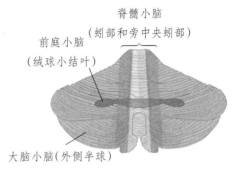

图1-7 小脑。(A)显示了小脑深部核团。右半部分去除了小脑,以显示小脑脚是如何从脑干中伸出的。(B)小脑的视图,如果将其从脑干中取出,将会从前面看到。(C)显示了小脑的功能区域。(Reproduced with permission from Nieuwenhuys R:Chemoarchitecture of the Brain. New York:Springer-Verlag,1985.)

每个小脑深部核团主要与小脑的某个功能分区相连。前庭小脑连接到小脑顶核(也与前庭神经核有一些直接连接),因此,其功能与眼睛运动的控制、姿势和平衡的控制有关。脊髓小脑连接至顶核、球状核和栓状核,通过脊髓小脑通道接收姿势感觉信息,并投射至内侧下行系统(红核脊髓、前庭脊髓和网状脊髓通道)以控制姿势稳定性。大脑小脑连接到齿状核,通过丘脑向运动皮质和其他皮质区域发送信号以参与运动计划和运动控制(参见第5章)。

小脑脚

两侧各有3个小脑脚,小脑和脑干之间存在白质连接。这些分别是小脑下脚、小脑中脚和小脑上脚(图1-7B)。小脑下脚包含轴突,该轴突携带来自脊髓的信息,以及有关身体及其位置和运动的感官信息。它还从称为下橄榄复合体的脑干核中携带信息,以传达需要改进协调性的错误信息。小脑中脚携带来自脑桥中小脑核的信息。脑桥核是来自大脑皮质的轴突的靶

标,因此,小脑中脚是从皮质到小脑通路的第二条腿,被称为皮质-脑桥-小脑通路。小脑上脚主要由从小脑深部核团离开小脑的轴突投射到脑干和皮质结构进行运动控制,这也是通过上小脑脚进入脊髓的信息。第5章提供了有关小脑的更多信息。

脑干

脑干(图1-8)具有涉及所有类型神经功能的多种重要结构,包括感觉、运动、自主神经和整合神经。 脑干与味觉、饮食、听觉、平衡和视觉功能,以及姿势和运动控制、疼痛的感知和调节、心肺功能调节和唤醒系统有关。此外,大脑和脊髓之间的所有白质连接都必须穿过脑干。对脑干的任何严重伤害通常都是致命的。

某些结构跨过脑干的前尾部分,并不局限于任何特定区域。一个是从中脑到延髓的三叉神经核。不同区域在三叉神经中具有不同的功能,但总的来说作用于所有感觉和运动功能。另一种为网状结构,是一长

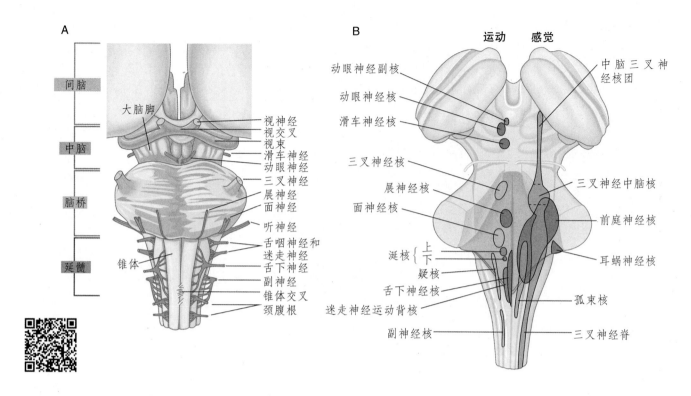

图1-8 脑神经。在左侧（A），脑干和间脑的腹侧视图显示了每个脑神经离开脑干的位置。在右侧（B），背面视图显示了用于运动输出和感觉输入的脑神经核的位置。

列灰质物质，位于大脑水管腹侧和从中脑延伸至延髓的第四脑室。网状结构具有多种功能。在康复中最重要的是从脑干到脊髓的通道–网状脊髓束，它是调节姿势、运动和四肢运动的关键来源。尾核和延髓头端的网状结构的内侧和腹侧是网状核，具有调节神经系统其他部分状态的各种功能，包括唤醒、控制步行的脊髓回路，以及疼痛的传递和调节。

中脑

中脑是脑干的最高延髓水平。在这个水平上最突出的白质特征是大脑脚，包含所有来自大脑的轴突，并投射到下面的脑干和脊髓结构。在中脑内，我们发现了几个关键核。黑质是基底核的一部分，位于中脑水平。中脑水管周围灰质是疼痛调节的中心结构，也是中脑结构。参与大脑和小脑协调的关键运动核称为红核，红核是中脑和红核脊髓束起源的突出球形核。在中脑的后部，我们在每侧都发现了2个圆顶状的突起，即上丘和下丘。上丘为视觉功能，下丘为听觉功能。此外，在这个水平上发现了某些脑神经核，包括动眼神经核（CN Ⅲ）和滑车神经核（CN Ⅳ）。脑桥核是脑干中的一种特殊结构，在选定的大脑区域的运动开始和

乙酰胆碱的释放中起关键作用。蓝斑投射在整个中枢神经系统中，并广泛存在，它释放出去甲肾上腺素的神经调节剂来调节总体兴奋性。最后，腹侧被盖区域与多巴胺投射相关，用于调节奖赏机制，并通过基底核投射到额叶。

脑桥和延髓

脑桥和延髓的主要区别在于小脑中脚，这是脑桥前部突出的轴突从脑桥离向小脑尾部环绕的白质的特征。在脑桥内，腹侧区域包含脑桥核，其中皮质脑桥投射突触到小脑。在背桥中，我们发现三叉神经（第Ⅴ脑神经）、展神经（第Ⅵ脑神经）、面神经（第Ⅶ脑神经）的神经核。前庭神经核位于脑桥稍中线外侧，腹侧至第四脑室。它们从前庭系统接收信息，并将前庭小脑与头部、颈部和眼睛的运动，以及对头部运动和位置的姿势的控制联系起来。耳蜗神经核从耳蜗接收传入的听觉信息，上橄榄复合体包含用于声音初始定位的神经回路。第6章将介绍特殊的感觉，包括听力和前庭系统。

延髓是脑干的最尾部，在脑桥下方。延髓最显著的特征是延髓锥体和下橄榄。锥体由皮质脊髓束的轴突、纤维或从大脑皮质到脊髓的运动控制形成。橄榄

围绕着称为下橄榄复合体的内部结构,它是发送到小脑的错误信息的来源。在脑干的背侧,我们看到了从每一侧的脊髓升起的2个上升的纤维束的延续。沿着中线的是薄束,从腿和躯干下部携带感觉信息,而侧面的是楔束,从躯干上部和手臂携带感觉信息。这3个区域合在一起称为背柱,在顶部发现背柱核,背柱核从脊髓到大脑的通路中包含第二个感觉神经元(参见第3章)。

延髓内有许多重要的细胞核,包括第Ⅸ~Ⅻ脑神经核(舌咽神经、迷走神经、副神经和舌下神经)。另外,心肺调节中心在髓质中。

脑神经

第Ⅰ脑神经是嗅神经。在脑神经中有些独特,因为感觉神经元投射到延髓,而二阶感觉神经元直接投射到大脑皮质。第Ⅱ脑神经是视神经,视神经将视觉信息传递到大脑中,而轴突突触称为外侧膝状体,可以认为是丘脑的一部分。一些视觉纤维也投射到中脑结构,例如上丘和动眼神经核,以对光进行下意识的反应,例如看明亮的光线、控制瞳孔收缩、调节睡眠-觉醒周期等。第Ⅲ脑神经是动眼神经,它将运动轴突带到6个眼外肌中的4个(除外侧直肌和上斜肌以外)。动眼神经还携带着自主神经系统纤维或对瞳孔和晶状体的控制,它们起源于动眼神经核附近的中脑的Edinger-Westphal核(CN Ⅲ)(图1-8)。第Ⅳ脑神经是滑车神经,控制上斜肌,起源于中脑的滑车神经核(CN Ⅳ)。

第Ⅴ脑神经是三叉神经,它具有感觉和运动功能,以及大部分面部和头部功能。运动纤维支配咀嚼的关键肌肉,包括咬肌、颞肌、翼状肌,这些来自中脑下部的三叉神经运动核。感觉纤维分为支配皮肤、额头、鼻子、脸颊、上唇的上颌支,以及下颌和下颏的下颌支。三叉神经传递的辨别触觉进入主要的感觉神经核,而疼痛和温度信息则进入三叉神经的脊髓核。

第Ⅵ脑神经是展神经,运动轴控制眼的外侧直肌,起源于脑桥的展神经核(CN Ⅵ)。第Ⅶ脑神经是面神经,它控制不受三叉神经控制的所有面部肌肉,主要是面部表情,并且还从舌头的前部获得味觉。面神经还支配着泪腺和唾液腺分泌的眼泪和唾液。面神经的面肌运动纤维起源于脑桥的面神经核(CN Ⅶ);通过面神经投射到唾液腺的细胞来自唾液核。味觉传递物通过面神经投射到孤束核,一些疼痛传递物通过面神经投

射到延髓的三叉神经脊。第Ⅷ脑神经是听神经,控制所有有关耳蜗的信息,并从内耳的前庭装置传递到脑干中的相应核。第Ⅸ脑神经是舌咽神经,它从舌头后方发出味觉,并因此而产生上腭和咽部的感觉。运动纤维来自疑核,支配咽肌和腮腺唾液腺。味觉纤维投射到孤束核。一些在舌咽神经中传播的疼痛纤维到达了延髓的三叉神经核。第Ⅹ脑神经是迷走神经,它从脑干投射到咽部,并进入胸腔和腹腔。在咽部,迷走神经控制吞咽的过程中涉及许多肌肉,并控制口咽。运动纤维来自延髓的疑核和迷走神经的背运动核。一些味觉和疼痛纤维通过迷走神经进入,分别到达孤束核和三叉神经核。迷走神经到达胸腔和上腹腔,用于控制心肺和上消化系统的副交感神经系统。第Ⅺ脑神经是副神经,它控制上斜方肌和胸锁乳突肌,起源是副神经核,位于颈的上段。第Ⅻ脑神经是舌下神经,它提供了对舌头的运动控制,运动纤维来自延髓的舌下神经核。

主要纤维束

如上所述,在脑干表面上可见的主要纤维束包括大脑脚、小脑脚、锥体束和背柱。这也是某些白质物质在康复中的重要意义(图1-9)。内侧丘系是从背柱核升起的轴突束,它将感觉信息传递到丘脑(参见第3章)。一束在每侧都处于中线的纤维称为内侧纵向束带,它的上升纤维将前庭神经核、脑神经核及其他结构连接或控制眼球运动(参见第6章)。它的下降纤维伸向脊髓的上部,以控制头部和颈部的运动,该系统的这一部分通常称为内侧前庭脊髓通道。

脊髓

总体解剖特征

脊髓(图1-10)像所有中枢神经系统的其余部分一样,被包括硬脑膜、蛛网膜和软脑膜的脑膜所包围。脊髓特有的一点是在整个脊髓的每个水平面上均会稍有延伸,以形成细小韧带,从而将脊髓固定在硬脑膜上,使脊髓在脊柱内稳定。脊髓的尾端被硬脑膜围绕,称为终池,也是脑膜的延伸部分,并将脊髓的尾端拴在椎管的下端。

从整个脊髓的角度看,背侧可看到背柱,其中包含向上延伸至髓质的感觉纤维。在脊髓的上胸椎和颈椎

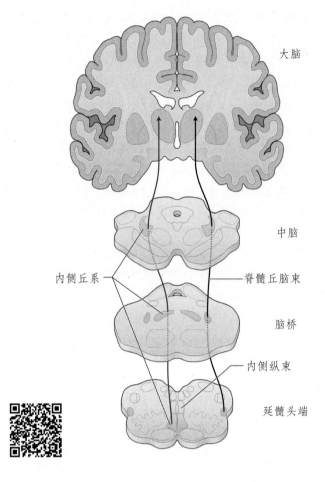

图 1-9 脑干中特殊的纤维束。内侧丘系和脊髓丘脑束将感觉信息向上传递给大脑。内侧纵束携带动眼控制信号，以及头部和颈部运动的命令。

大脑

中脑

内侧丘系

脊髓丘脑束

脑桥

内侧纵束

延髓头端

部分，在背柱中可以看到薄束（内侧）和楔束（外侧）。在下胸椎和腰椎脊髓中，仅存在薄束。

背根由进入脊髓的感觉纤维形成，背根进入的区域形成背柱的横向边界。脊髓侧面的白质称为外侧侧索。腹根由运动的轴突和从脊髓伸向身体的自主神经形成。脊髓、腹侧和腹侧根内侧的白质称为前索。

节段组织

脊髓以椎骨的节段命名，该节段在胚胎学发育过程中一起形成。在脊髓的每个部分，由背根和腹根的结合形成一个脊神经。第1脊神经从C1上方的椎间孔离开，第8脊神经从C7下方离开（T1以上）。前8个节段称为颈段，因此，尽管只有7个颈椎节段，但有8个脊神经节段。从此开始，脊神经节段由其脊神经出口上方的椎骨命名。因此，第1胸段是T1下面离开的脊神经，第3腰节的神经从L3下面出来，并依此类推。

人的脊髓中有8个颈椎节段、12个胸椎节段、5个腰椎节段、5个骶骨节段和1个尾骨节段，并且每侧有相等数量的脊神经。

在每个节段中，组织都是一样的。如上所述，感觉纤维在背柱中上升。在侧索中也有一些上升的纤维，一些投射到小脑，另一些投射到脑干和丘脑。在侧索和前索中发现了来自皮质和脑干的下降纤维。这些下降纤维中的一些用于直接运动控制，而其他的则用于调节脊髓神经元和通路。灰质位于脊髓中央，背角专用于感觉处理，腹角专用于运动输出。在颈和腰部区域，腹角的横向扩展是肢体肌肉运动神经元所在的位置。通过脊髓、椎骨和躯干肌肉的运动神经元位于内侧。第2章将详细介绍脊髓的组织和功能。

周围神经系统

周围神经系统由来自进入中枢神经系统的运动轴突和感觉轴突形成。神经系统中这两部分的重要区别是产生髓鞘质的细胞类型。在中枢神经系统中，髓鞘质由少突胶质细胞形成。每个少突胶质细胞都是包裹几个轴突的髓鞘的一部分。相反，在周围神经系统中有神经膜细胞。每个神经膜细胞仅包裹一个轴突的一段。在上颈椎、胸椎、下骶椎和尾椎节段中，脊神经是独立的，每个神经支配身体的特定节段。但在包括T1在内的下颈段和腰段中，脊神经在进入手臂和腿部的过程中融合为神经丛。这些神经丛发出特定的周围神经来支配肌肉、皮肤和其他结构。

自主神经系统

自主神经系统由调节内脏器官、脉管系统和腺体的交感神经和副交感神经组成。通常，交感神经系统与唤醒有关，被称为战斗系统；而副交感神经则与放松有关。例如，在运动过程中或因恐惧而引起抽搐。放松与消化功能增强、排泄和休息有关。自主神经系统的副交感神经部分在脑神经及其相关的核中，在骶髓特定结构中也存在。节前神经元离开这些区域并投射到周围的神经节。然后，节后神经元投射到目标器官。交感神经系统包括沿着脊髓从颈椎到尾骨节段延伸的交感神经链、内脏附近的一些外围神经节，以及控制这些结构的胸椎、上腰部的脊髓灰质中的特定区域。胸腰部区域的发出者与其他运动发出者离开通路，但在

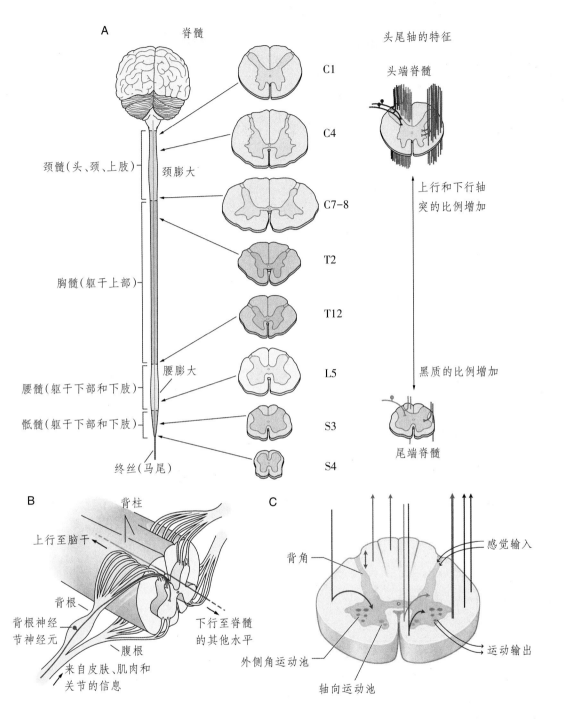

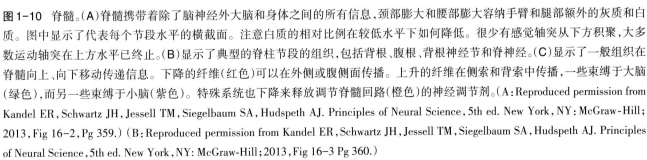

图1-10 脊髓。(**A**)脊髓携带着除了脑神经外大脑和身体之间的所有信息,颈部膨大和腰部膨大容纳手臂和腿部额外的灰质和白质。图中显示了代表每个节段水平的横截面。注意白质的相对比例在较低水平下如何降低。很少有感觉轴突从下方积聚,大多数运动轴突在上方水平已终止。(**B**)显示了典型的脊柱节段的组织,包括背根、腹根、背根神经节和脊神经。(**C**)显示了一般组织在脊髓向上、向下移动传递信息。下降的纤维(红色)可以在外侧或腹侧面传播。上升的纤维在侧索和背索中传播,一些束缚于大脑(绿色),而另一些束缚于小脑(紫色)。特殊系统也下降来释放调节脊髓回路(橙色)的神经调节剂。(A:Reproduced permission from Kandel ER,Schwartz JH,Jessell TM,Siegelbaum SA,Hudspeth AJ. Principles of Neural Science,5th ed. New York,NY:McGraw-Hill;2013,Fig 16-2,Pg 359.)(B:Reproduced permission from Kandel ER,Schwartz JH,Jessell TM,Siegelbaum SA,Hudspeth AJ. Principles of Neural Science,5th ed. New York,NY: McGraw-Hill;2013,Fig 16-3 Pg 360.)

交感神经节中突触向上或向下行进至特定二阶纤维水平，接着，二阶神经元投射到目标器官。这2个系统和谐地一起起作用，使得交感活动增加时副交感活动减少。例如，当我们运动时，我们的消化系统活动减少，而心脏和呼吸频率增加，从而使血液流向心脏和肌肉而不是胃。

总结

对神经系统的理解需要对解剖结构及其功能的综合理解，包括了解结构如何相互连接、结构中存在哪些类型的神经元和神经回路，以及神经递质和神经调节剂在结构中如何起作用。从这些知识中，我们可以了解与病理相关的大脑结构和功能的变化，并且可以了解物理治疗的某些方法如何，以及为什么将是有益的。总体而言，本文的目的是帮助读者了解这些联系，并将其应用于实践以帮助患者。见表1-2。

推荐阅读

Kandel S, Schwartz JH, Jessell TM, Siegelbaum SA, Hudspeth AJ. Principles of Neural Science. 5th ed. New York: McGraw-Hill; 2013.

Vanderah T, Gould D. Nolte's *The Human Brain*. 7th ed. Philadelphia: Elsevier; 2015. ISBN-10: 1455728594.

Parent A, Carpenter MB. Carpenter's Human Neuroanatomy. Baltimore: Williams and Wilkins; 1996. ISBN 0683067524.

Haines D. Neuroanatomy in Clinical Context: An Atlas of Structures, Sections, and Systems. 9th ed. Baltimore: Lippincott Williams and Wilkins; 2015. ISBN 1451186258.

Martin JH. Neuroanatomy Text and Atlas. 4th ed. New York: McGraw-Hill; 2012.

复习题

1. 站立的人，大脑半球的哪两个方向大致相等？
A. 前—腹　　　　B. 下—背
C. 前—头　　　　D. 后—背

2. 在灰质和白质中可以发现哪种神经结构？
A. 神经元细胞体　　B. 轴突
C. 神经元树突　　　D. 突触

3. 神经节与细胞核有何不同？
A. 神经节具有神经元细胞体
B. 神经节位于CNS外侧
C. 神经节具有传入和传出连接
D. 神经节用于感觉神经元

4. 小脑在哪里与神经系统的其余部分连接？
A. 大脑　　　　B. 脑干
C. 脊髓　　　　D. 以上全部

5. 脑膜的哪一部分最坚硬、最厚？
A. 硬脑膜　　　　B. 蛛网膜组织
C. 蛛网膜下隙　　D. 软脑膜

6. 将大脑半球的脑叶与所列功能匹配正确的是？
A. 额叶——做出决定
B. 顶叶——形成记忆
C. 枕叶——感觉和知觉
D. 颞叶——视觉

7. 以下哪个结构在沿中线的大脑皮质的表面最突出？
A. 外侧裂　　　　B. 中央沟
C. 顶叶枕沟　　　D. 岛状皮质

8. 基底核的哪一部分位于侧脑室的外侧？
A. 尾状核　　　　B. 豆状核
C. 苍白球　　　　D. 黑质

9. 什么结构不包含任何从皮质到脊髓的皮质脊髓纤维？
A. 内囊　　　　B. 胼胝体
C. 大脑脚　　　D. 延髓锥体

10. 脑中血液里激素的调节与什么结构有关？
A. 扁桃体　　　　B. 下丘脑
C. 底丘脑核　　　D. Edinger-Westphal核

11. 分泌脑脊液的组织的名称是什么？
A. 脑室组织　　　B. 脉络丛
C. 软脑膜　　　　D. 硬脑膜窦

12. 第三和第四脑室之间的通道的名称是什么？
A. Magendie孔　　B. 脑室孔
C. 大脑导水管　　D. 中央管

13. 哪个深小脑核主要通过丘脑连接到大脑皮质？
A. 小脑　　　　B. 球状核
C. 栓状核　　　D. 齿状核

14. 蚓部被认为是小脑哪个功能区的一部分？
A. 大脑小脑　　　B. 前庭小脑

C.脊髓小脑　　　　　　D.旧小脑

15. 基底核的哪一部分在中脑中？
　　A.尾状核　　　　　　B.豆状核
　　C.苍白球　　　　　　D.黑质

16. 在哪里可找到背柱核？
　　A.中脑　　　　　　　B.脑桥
　　C.延髓　　　　　　　D.脊髓

17. 哪个脑神经对眼外肌具有运动作用、对瞳孔和晶状体的肌肉具有自主神经传出作用？
　　A.视神经（Ⅱ）　　　B.动眼神经（Ⅲ）
　　C.滑车神经（Ⅳ）　　D.展神经（Ⅵ）

18. 从中脑到延髓，哪一个脑神经有一系列核？
　　A.三叉神经（Ⅴ）　　B.面神经（Ⅶ）
　　C.听神经（Ⅷ）　　　D.舌咽神经（Ⅸ）

19. 哪个部分的脊髓节段多于该区域的实际椎骨？
　　A.颈椎　　　　　　　B.胸椎
　　C.腰椎　　　　　　　D.骶椎

20. 自主神经系统神经元的最初靶点是胸腔和腹腔中的哪个结构？
　　A.头神经节　　　　　B.背根神经节
　　C.交感神经链　　　　D.上腹神经节

答案

1. C	2. B	3. B	4. B	5. A
6. A	7. C	8. A	9. B	10. B
11. B	12. C	13. D	14. C	15. D
16. C	17. B	18. A	19. A	20. C

表1-2 神经系统的主要结构和标志，重点是感觉和运动系统的功能

结构	功能
脑脊膜	保护大脑和脊髓
大脑的叶	
额叶	运动计划和启动、语言输出、个性、解决问题、洞察力和预见
顶叶	感知觉整合、视觉位置、听觉位置、音乐欣赏
枕叶	视觉（主要视觉皮质和视觉联想皮质）
颞叶	听觉处理，尤其是语言、对象识别、学习和记忆
岛叶	味觉
边缘叶	情绪反应、与驱动动机有关的行为和情绪记忆
主要皮质分界	
中央沟	分界额叶和顶叶
顶枕骨沟	分界顶叶和枕叶
外侧裂	颞叶上缘
扣带沟	边缘叶上缘
中央前回	初级运动皮质

（待续）

表1-2　神经系统的主要结构和标志，重点是感觉和运动系统的功能（续）

结构	功能
中央后回	初级感觉皮质
顶叶后联合区	躯体感觉和意识与视觉感知的融合
皮质下结构	
侧脑室	每个大脑半球中形成大部分脑脊髓液（CSF）的C形腔室；通过2个脑室孔与第三脑室沟通
第三脑室	间脑中线空腔，通过大脑水管与第四脑室相连
第四脑室	小脑后部与脑桥和延髓头端之间的类似于帐篷的腔，与蛛网膜下隙相通
脉络丛	分泌脑脊液的血管化组织
大脑水管	穿过中脑的狭窄通道，连接了第三和第四脑室
Magendie孔	脑脊液流入蛛网膜下隙的第四脑室中孔（开口）
Luschka孔	第四脑室的2个侧向孔，脑脊液通过该侧向孔进入蛛网膜下隙
基底核	启动和动作选择，尤其是行为
尾状核	主要从大脑皮质的关联区域接收信息；对基底核的认知功能很重要
头	延髓－前额叶皮质的主要目标
体	上层－顶区
尾	环绕到颞叶－颞区
壳核	功能和细胞上就像尾状核，但在解剖学上通过内囊的纤维与尾状核分开。主要从大脑皮质的运动和体感区接收信息；对基底核的运动功能很重要
纹状体	尾状核和豆状核的合称
苍白球——外侧（GPe）	纹状体信息输出的一个靶向目标。处于基底核信息加工和处理的中间阶段
苍白球——内侧（GPi）	GPe和STN靶向的最终输出核——带有轴突的神经元离开基底核到达丘脑，从而影响皮质并控制运动
底丘脑核	与GPe一起是基底核信息处理的中间阶段
黑质	中脑中最大的核
致密部（SNpc）	多巴胺产生细胞投射到纹状体（尾状核和壳核）中以控制运动的位置
网状部（SNpr）	就像GPi中的细胞一样，SNpr细胞控制眼球的运动，而GPi细胞则用于其他部位
内囊	丘脑与基底核隔开的漏斗状区域；包含的纤维束几乎可以传递往返于大脑皮质和大脑其他（非皮质）部分的所有信息
海马结构	记忆形成（陈述式）
杏仁核	情绪、学习（某物是好是坏）
丘脑	接收、过滤和分配到大脑皮质的信息
下丘脑	自主功能、驱动器、激素
小脑	从感觉系统、大脑皮质和其他部位接收信息，并参与运动的计划和协调
小脑皮质	接收小脑输入并将其投射到小脑深核的三层结构
小叶	小脑反复水平褶皱或回旋
蚓部	小脑中叶对小脑控制身体和姿势很重要
绒球小结叶	小脑控制前庭反应和眼球运动
脊髓小脑	由小脑外侧半球的蚓部和内侧部分组成，它们接收脊柱输入；参与姿势调整和肢体运动协调
大脑小脑	蚓部两侧的小脑主要叶；如上所述，内侧部分是脊髓小脑的一部分；外侧部分是大脑小脑的一部分，小脑的部分与大脑皮质进行沟通，以协调运动计划，并在一定程度上协调高级思维过程
小脑深部核团	细胞的位置使轴突伸出小脑，影响神经系统的其他部分，尤其是脑干和（通过丘脑）皮质
脑干	由中脑、脑桥和延髓组成

（待续）

表1-2 神经系统的主要结构和标志，重点是感觉和运动系统的功能（续）

结构	功能
中脑	脑干的3个结构中最头端的
大脑脚	中脑腹侧表面上2个大圆柱状结构，包含来自皮质的下行运动纤维
红核	参与小脑回路和肢体运动的控制，尤其是在伸手过程中的手部功能
大脑导水管–PAG（旁中央导水管灰质）	下行疼痛控制途径的起源部位
上丘	参与引导视觉注意力和控制眼球运动
下丘	听觉系统中的主要环节
脑桥	脑干的3个结构中的第二个，与中脑在后脑连续，与延髓在尾状核连续
脑桥核	基底脑桥中的核从大脑皮质接受输入并投射到对侧小脑
小脑脚	3对成对的纤维束，通过小脑传入和传出连接小脑和脑干
前庭神经核	参与调节姿势并协调眼睛和头部的运动
网状系统	复杂的核系统具有综合功能，例如控制复杂的运动，传递疼痛信息、重要功能以及唤醒和意识
延髓	脑干的3个结构中最尾端的
锥体	延髓腹侧表面上的2个圆形物质，包含运动纤维
下橄榄核	涉及运动学习的"攀缘纤维"到小脑的起源
背柱核	背柱内侧丘系的本体感觉和判别接触的中继核
前庭神经核	参与调节姿势并协调眼睛和头部的运动
网状系统	复杂的核系统具有综合功能，例如控制复杂的运动，传递疼痛信息、重要功能，以及唤醒和意识
脊髓	向/从大脑传导感觉/运动信息；包含用于控制步行的中央模式发生器
白质	向上和向下传送信息的纤维束（即有髓的轴突）
灰质	包含神经元细胞体和反射回路
颈膨大（C5–T1）	扩大了灰质以控制手臂，并扩大了白质以获取传入和传出的信息
腰膨大（L2–S3）	扩大了灰质以控制腿部，扩大了白质以用于输入和输出信息
后根	传入（感官）信息
前根	传出（运动）命令
脊神经	在离开椎间孔之前，背根和腹根融合
马尾	下椎骨的脊神经到达原始孔的路径（成人的椎骨长于脊髓）
交感神经链	一系列相互连接的神经节，位于腹侧和椎体侧面，在交感神经系统中包含节后神经元的细胞体
胼胝体	连接左右大脑半球的白质纤维束

第 2 章

神经元结构与功能

John A. Buford, D. Michele Basso

学习目标

- 描述神经元功能与细胞信号传导的基本原理,包括电势被动传导和主动传导,神经元之间的信息交流,以及如何编码信息以通过神经系统传输。
- 描述神经元接收、整合,以及传递信息的活动顺序,包括兴奋性突触后电位、抑制性突触后电位、动作电位和突触传导。
- 描述胶质细胞在建立和维持中枢神经系统稳态中的作用。
- 综合小胶质细胞、星形胶质细胞和少突胶质细胞在运动学习和活动依赖性、可塑性中的作用。
- 描述胶质细胞之间如何互相交流及如何与神经元交流。

概述

在多细胞生物中,细胞之间相互传递信息。在生物学中,这一现象称为细胞信号传导。神经元在细胞信号传导中起到信息接收、处理、传输、存储和检索的作用。

如第3章所述,神经元从细胞体内的受体中获取信息。这些受体对内侧信号(内侧感受器)或外侧信号(外侧感受器)敏感。如第4章所述,感觉神经元接收某些输入信息并将其传输至脊髓,输入信息在脊髓中会被处理成为用于反射反应的输出神经指令。与此同时,作为本章读者的你,同样也会希望大脑可以储存本章的信息,并在之后可以从大脑中回忆检索出这些信息。

神经元是如何做到这一点的呢?本章将会详细讲解神经元的结构和功能。除此之外,我们也会探讨作为神经元支持细胞的胶质细胞的结构和功能。

典型神经元

一个典型神经元主要分为五部分。第一部分是树突。树突是自神经元的细胞体中延伸出来的细长部分,形如树枝状。树突负责接收其他神经元所传递的信息(图2-1A,C,蓝色)。第二部分是胞体,胞体是神经元细胞体的主要部分(图2-1,黑色)。神经元与其他细胞一样具有细胞核和细胞器。由于细胞器及细胞核位于胞体之中,因此,细胞体可以被定义为是细胞的代谢中心。在信息处理方面,胞体被认为是大多数神经元的整合者(图2-1A,C,绿色)。从某种角度来看,任何信息在任意时间进入神经元都可以最终表示为一个数字,其数值代表了体细胞膜上的电压水平。胞体将所有输入信息整合后形成一个结果。神经元的第三部分是轴丘(图2-1),轴丘是胞体发出轴突的起始部位。轴丘是动作电位开始的地方,动作电位代表了神经元兴奋所发生的电活动。神经元的第四部分结构是轴突,轴突是自细胞体散发出来的管状结构(图2-1,橙色)。轴突的存在使得神经元之间可以相互传递信息。神经元的最后一部分是轴突末端,大量的神经递质储存于囊泡中,并随时准备被释放(图2-1,粉红色)。神经递质的释放是神经元将信息传递到其他神经元的经典方法。

感觉神经元与正常神经元有着细微的区别(图2-1B)。由于感觉受体连接至轴突末端的触发区,因此,感觉神经元接收、整合及编码信息全部发生在此远端区域内。感觉神经元的细胞体虽然是细胞的代谢中心,但是并不能整合电信号。感觉神经元与其他类型的神经元一样具有轴突和轴突末端以输入输出信息。

神经功能概述

动作电位

我们将从神经元的5个部分分别讲述各自的功能,先从树突开始。举例而言,中枢神经系统内的其他神经元会释放神经递质到树突上。我们将信息发生交

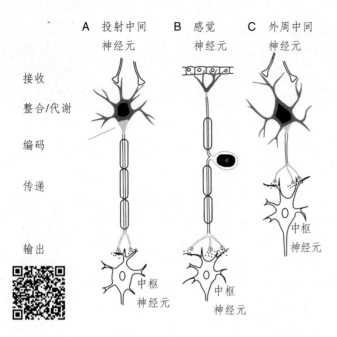

图 2-1 按照神经元功能的不同而标记为五部分的典型神经元。(A)投射中间神经元在神经系统中可进行较长距离的信息传递。例如，位于大脑皮质的投射神经元胞体可通过轴突延伸至脊髓。位于小脑深部核团的投射神经元可以抵达脑干等。投射神经元可以通过树突胞体以接收信息。投射神经元的胞体不仅可以整合电信息，同时也起到代谢支持整个神经元的作用。轴突自胞体延伸之处称为轴丘，轴丘是信息被编码为动作电位的地方，这一部分会在本章后文中详细讲解。投射神经元会将其输出信息传送到其他神经元。(B)感觉神经元与其他神经元的结构并不相同。它的轴突不仅向外周接收器（或游离神经末梢）进行远端投射，还向脊髓或脑干进行中心投射。感觉神经元的胞体位于中枢神经系统外的神经节中，并提供代谢支持，但无法作为神经元间的信息交流中心。感觉神经元轴突的远端是信息被整合和编码成动作电位的地方，动作电位进入神经系统后会影响其他细胞。肽能局域中间神经元与投射中间神经元类似，但前者体积远远小于后者。它们的轴突无法进行长距离信息传输，且不离开其局部结构。这类神经元细胞的轴突没有被髓鞘化。对于不同类型的神经元细胞，功能由不同颜色标记。(Adapted with permission from Kandel et al. Principles of Neural Science, New York, NY: McGraw-Hill; 2013. Fig 2-9, pg. 30.)

换的场所称作突触。在突触上，神经递质与树突处细胞膜上的受体蛋白结合。这些受体蛋白与神经递质互相响应并对神经元产生影响。在这一典型例子中，两者的结合使得胞膜上离子通道打开，增加了一些特定离子的离子通透性，如激活突触上的钠离子。

在静息状态下，由于代谢过程及细胞内容物对于神经元具有特异性，因此，细胞的内侧与外侧存在一定的电势差。在静息状态下，内侧电压与外侧电压的相对值为-65mV。当钠离子被允许进入激活的突触时，细胞内的相对负电压将会下降。神经元在电活动发生前处于负极化状态，而当钠离子进入细胞时，其负电压下降，这种细胞内电势的正向调整称作细胞的去极化。

单一突触在现实中几乎没有任何作用。真正的神经元有着数以百万级的传入突触。但就这个例子而言，我们将单一突触类比为所有突触的共同功能。

树突上发生的去极化会造成胞体内的电压变化，随后电势会在轴丘上沿着胞膜被动移动。轴丘处的细胞膜中具有一种高浓度的特殊蛋白，这类蛋白被称作电压门控钠离子通道。这类蛋白会随着细胞膜上电势的变化而改变其形状。在相对负的静息膜电位下，电压门控钠通道处于关闭状态，但是当膜电位去极化超过一定水平，即超过阈值时，电压门控钠通道会突然开放并允许钠离子涌入细胞。这一活动使得细胞进一步去极化，并造成短暂的正反馈回路。上升的电势会开放电压门控钠通道，导致电势进一步增加。神经元的膜电位随着电势的增加迅速上升。膜电位的上升代表着动作电位的开始。

随着膜电位上升，第二种电压门控通道开放，即电压门控钾离子通道。

钠离子在细胞内的浓度相对较低，而钾离子在细胞内的浓度相对较高（这一浓度梯度依靠钠钾泵维持）。当电压门控钾离子通道开放，钾离子涌出细胞。由于失去正电荷，细胞的膜电位下降至静息电位。与此同时，电压门控钠通道进入一种特殊状态（非活跃期）。由于在非活跃期动作电位的峰值处膜电位很高，因此，钠离子通道关闭并暂时被抑制。在一个典型神经元中，钠通道将关闭并处于非活跃期大约1ms。在非活跃期时，涌出细胞外的钾离子可以恢复膜电位使其达到或低于静息电位。由于电压门控钠通道被暂时关闭，在此期间细胞无法产生动作电位，我们称这一段时间为绝对不应期。当电压门控钾离子通道开始关闭，电压门控的钠离子通道结束非活动状态，钠钾泵会恢复原先的浓度梯度。这一现象代表了动作电位的结束，以及神经元准备再次响应。神经元在重新建立离子通道平衡期间较难产生新的动作电位，我们将这一阶段称为相对不应期（图2-2）。

值得一提的是，动作电位的产生几乎不需要钠离子与钾离子的实际电流。这里我们需要提及一条基础物理原理，即电压(V)是电流(I)和电阻(R)的乘积：

$V = I \times R$。由于细胞膜的电阻极高,因此,电压的改变并不需要太多电流。这意味着在动作电位期间,细胞内与细胞外的钠钾离子的实际浓度并没有太多变化,因此,钠钾泵并不需要消耗大量能量以使钠钾离子的浓度恢复至静息浓度。

动作电位的传播

当动作电位开始后,将以波浪形态沿着轴突传播。在某些神经元中,胞体的一部分甚至树突的最近端部分具有离子通道补体以产生和传播动作电位。为了方便理解下面讲述的内容,我们所讲解的动作电位传播统一默认为轴突上的动作电位传播。

如先前所述,当足够的电流进入突触,膜电位上升超过阈值时,动作电位开始发生。我们可以相同的方式理解电流在动作电位开始时通过电压门控钠通道进入细胞。当部分细胞膜上膜电位上升且达到阈值时,相邻细胞膜也会感知到这一电势。电势会随着细胞膜之间距离的上升而衰退。在健康轴突中,由于电压门控钠通道之间的距离非常近,因此,只要一部分膜的电势达到阈值,相邻的电压门控钠通道的电势也会达到阈值。所以在健康轴突中,动作电位开始后会沿着轴突传播至其末端。

在有髓轴突中,施万细胞(稍后说明)对轴突进行绝缘包裹。施万细胞构成的绝缘层可以防止电势的被动衰减,从而使电压门控的钠通道相互之间的距离得到提高。虽然电势达到阈值时,电压门控钠通道会迅速开放,但蛋白质形状发生变化及开放通道需要一定的时间。

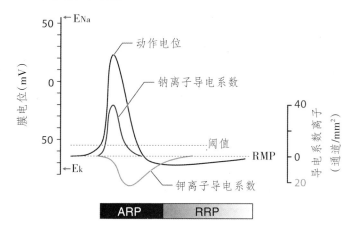

A 动作电位和电流

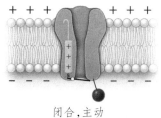 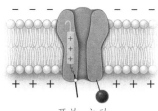 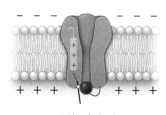

B 电压门控钠离子通道状态

闭合,主动   开放,主动   开放,失主动

图2-2 解释动作电位与离子通道、离子及电压。在图(A)中,黑色曲线表示在动作电位期间单个神经元的内侧和外侧之间记录的电压。深蓝色曲线表示在动作电位期间钠离子在细胞膜中流动的难易程度(即钠离子导电系数),浅蓝色曲线表示钾离子导电系数。阈值是动作电位所需的电压水平。一旦膜电位超过阈值,动作电位必定会产生。RMP代表静息膜电位。E_K是钾通道开放并保持开放时膜所达到的电压水平(称为逆转电位)。E_{NA}代表钠通道的逆转电位。ARP表示绝对不应期,即新的动作电位无法开始的时期。RRP代表相对不应期,即相对较难产生新的动作电位的时期。(B)呈现的是电压门控钠离子通道的3种状态。钠离子只能在开放、活跃的状态下流动。(Adapted with permission from Kandel et al. Principles of Neural Science, New York, NY: McGraw-Hill; 2013. Figure 7-13 on page 163.)

图2-3中说明了髓磷脂如何使得动作电位快速传播。神经的直径大小同样影响着神经冲动的传导速度。随着神经直径增加，离子通道之间的间距扩大，传导速度也因此上升。髓磷脂在提高传导速度方面相比神经直径大小更有效，因此，髓鞘化使得轴突直径小且传导速度快。

突触的功能

当动作电位到达轴突的末端，它的电势会传递到突触末端。钙离子电压门控取代了电压门控钠通道。当电压门控钙通道打开，大量涌入的钙离子会激活系统，将充满神经递质的突触泡传输至突触膜。突触泡将神经递质释放至突触间隙，突触间隙位于突触末端与另一个神经元之间。就描述突触的功能而言，我们将释放神经递质的神经元定义为突触前神经元，而接受神经递质的神经元称作突触后神经元。神经递质扩散后与突触后神经元上的受体相结合，突触后神经元因此可以接收信息。

突触后神经元在膜外存在一部分受体，这一部分受体横跨细胞膜并抵达细胞内部，化学物质与神经递

A 有髓鞘轴突

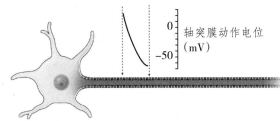
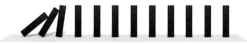

B 无髓鞘轴突

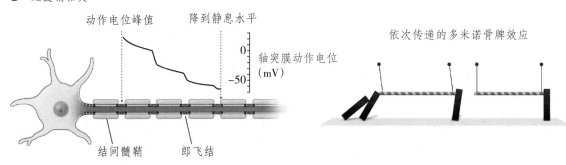

图2-3 动作电位沿轴突的传播及髓磷脂的功能。（A）显示了无髓鞘的轴突在传播动作电位中的功能。蓝色表示静息电位（负），红色表示去极化，表明细胞处于兴奋状态且电压相对为正。如果细胞兴奋到足以通过轴丘的阈值，那么动作电位就会在此处发生。在红色箭头处，我们可以想象这是动作电位的峰值电压。随着我们沿着轴突走得更远，我们看到该电压由于被动衰减而下降。然而，电压门控钠离子通道的间距非常近，使电压仍高于阈值，因此，下一个电压门控钠离子通道会开放，进而使动作电位得以传播。由于髓磷脂可减少电压流失，因此，电压门控钠通道可在髓鞘轴突中传播得更远（B）。在郎飞结的每个节点（髓磷脂之间的间隙）处，会有大量电压流失。但在健康的神经元中，电压的保存能力足以超过动作电位峰值的2个或3个节点阈值。我们将这一现象与多米诺骨牌类比，可以看到电压的保存能力如何使动作电位更快地传播。电压本身是一种物理现象。尽管电压会随着移动距离的增加而损失能量，但它也可以立即产生。与之相同的是，多米诺骨牌之间的接触是一种物理力。电压门控钠离子通道在无髓鞘的轴突中闭合在一起，每个通道打开并通过电流产生电压所需的时间类似于一个多米诺骨牌倾斜足够远以击中下一个所需的时间。但是当拥有髓磷脂后，通道之间的距离得以增大。如同多米诺骨牌之间的叠加传递力一样，髓磷脂可使电压传播得更远，因此，只需要少量电压门控钠离子通道即可完成这一行为。在下面的示例中，最后一个多米诺骨牌将更快翻倒，就像动作电位在有髓鞘的轴突中更快到达轴突末端一样。(Used with permission of John A. Buford, PT, PhD.)

质在这一部分受体中相互结合。如图2-4所示,它们分别称为细胞外域和细胞内域。一些受体是离子通道,当神经递质与受体结合时,离子通道开放,电流进入细胞改变突触后神经元的膜电位。这些受体称作亲离子受体,而其他种类的受体称为代谢型受体,代谢型受体通过细胞内域来影响突触后神经元。代谢型受体作用于细胞内部的离子通道以影响其通透性或通过生化途径影响细胞过程。在绝大多数情况下,代谢型受体的作用效果比离子型受体的作用效果更加长效、稳定。我们认为神经元之间快速传递信息是由亲离子型受体所主导,而在一些长期神经活动过程中,如睡眠–唤醒周期或学习,则通常由代谢型受体所主导。

目前为止,我们集中关注了突触后神经元对突触前神经元做出反应的能力。神经元结束响应是十分必要的,否则一个突触只能激活一次并且永远无法接收新的信息。突触反应的结束受两个因素影响。首先是单纯扩散,如同任何化学反应一样,神经递质和受体的结合取决于其浓度梯度。神经递质与受体不会永远保持结合状态。随着时间流逝,神经递质分子扩散出突触间隙且不再与受体结合。第二个因素则是酶促降解。无论是神经元还是胶质细胞产生的酶存在于神经元的胞外空间,酶会分解神经递质,从而起到降低神经递质浓度的作用。然而,并不是所有的神经递质都会

发生酶促降解。极小的神经递质分子会通过简单扩散离开突触间隙。

除了简单扩散和酶促降解两个影响因素外,突触前神经元会再摄取神经递质。完整或被分解的神经递质将被主动吸收至突触前末端并被包裹入囊泡。相比重组神经递质,再摄取神经递质极大地节省了能量的损耗。一些神经递质可以在突触前神经元的末端快速重组,而另一些神经递质则需要传输回胞体,我们称这一过程为逆行轴突运输。而将蛋白质从胞体运送至突触前神经元末端的过程,我们称为顺行轴突运输。通过这两种模式,维持突触功能的代谢机制将保持良好的工作状态,并保证神经递质处于充足的供应状态。

神经元间的非突触信息传递方式

在神经系统的某些位置,神经元的树突之间存在细胞间隙连接,其中一个神经元的电势会直接影响另一个且无须化学性突触。一部分受体不在突触上,这些受体对激素及神经调质敏感。神经调质与神经递质相似,但其作用方式为间接调控。神经调质可以与代谢受体相结合以调控神经递质。中枢神经系统中的神经元,以相对非特异性的方式将神经调质释放到某一区域的神经元的胞外空间,通过相应部位的突触前膜释放一定浓度的神经调质,从而调控该区域中的神经

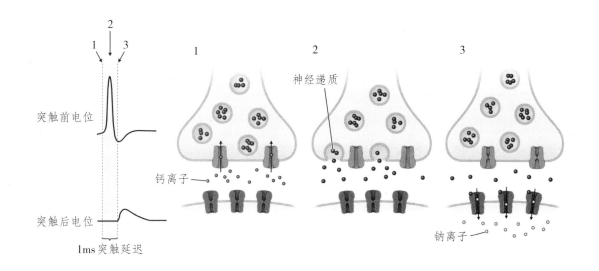

图2-4 突触功能。在1中,突触的状态为动作电位抵达前。突触前末梢的电压即将升高。突触小泡具有准备释放的神经递质(蓝点所示),钙离子存在于细胞外空间。在2中,动作电位到达,电压门控的钙通道随即打开,钙离子进入突触前末梢。随着钙离子进入突触前末梢,胞吐得以产生,神经递质被释放进入突触间隙。钠离子在3进入突触后神经元产生电压变化之前,扩散及神经递质和突触后细胞受体的结合存在一定的延迟。这一现象延迟称为突触延迟。(Adapted with permission from Kandel et al. Principles of Neural Science, New York, NY: McGraw-Hill; 2013. Fig 8–8 on page 185.)

元。从某种意义上说，这代表了相应部位的激素样物质可以调控一组神经元。

神经元的整合功能

如前所述，突触后神经元由于受体的存在可以进行响应。受体的行为决定了突触后神经元如何反应。如果受体使得正电流流入细胞，突触后神经元将发生去极化，这一过程称为兴奋。然而，当激活受体使得电流流入细胞，神经元趋向负极（即超极化），这一过程称为抑制。因此，突触后神经元中的电位分为两类，即兴奋性突触后电位（EPSP）及抑制性突触后电位（IPSP）。

当我们观察典型神经元突触输入的组织结构时，我们注意到了一种持续存在的行为模式。产生兴奋性突触后电位的突触可以同时存在于树突与胞体上。而产生抑制性突触后电位的突触始终位于或靠近胞体。这类现象导致了所谓的神经元整合特性，即需要共同努力才能产生足够的兴奋性突触后电位以使神经元膜电位高于阈值，当膜电位高于阈值时，神经元会发生去极化并产生动作电位。然而，抑制神经元可以快速有效地克服传入的神经兴奋。当我们在外界采取行动后会造成一定的结果，即使这一行为是错误的，也难以撤销更改。如果我们不采取行动，则会有第二次机会。神经元的突触输入由这一模式构成，因此，必须有强烈的影响力来采取行动，并且"无投票权"是第一优先级。

神经元对信息的转导及编码

膜电位

神经元兴奋性突触后电位和抑制性突触后电位的整合结果为轴突岗上的膜电位（图2-5）。对于中枢神经系统中的典型神经元，突触输入是决定膜电位发生波动的主要因素。除此之外，膜电位的改变也受其他因素影响。实际上，在某些神经元中不存在由突触驱动的兴奋性突触后电位和抑制性突触后电位。我们以感觉受体为例，一定程度的刺激将会改变神经元的膜电位。对于皮肤中的感觉受体，受体通道的机械变形使得离子通道开放，允许钠离子进入细胞。在这种情况下，如第3章所述，动作电位始于轴突的末端，然后沿着轴突传播至胞体。在前庭系统中，毛细胞以不同方式引起膜电位发生变化。尽管膜电位发生变化的原因有很多，但是其中存在一条通用法则：细胞膜去极化越强，神经元越兴奋。神经系统必须拥有将神经元的

兴奋传递到另一个神经元的能力。

频率编码

频率编码是神经元将兴奋传递到其他神经元的主要方式。在突触中，当动作电位处于快速交替阶段，突触间隙中的神经递质浓度升高，更高比例的受体被激活。神经递质浓度的升高及大量受体激活产生较大的兴奋性突触后电位，并造成神经元更大水平的去极化。通过这种方式，更高水平的神经兴奋从一个神经元传到其他神经元。同样，在感觉受体中，当刺激强度升高，更多的受体通道将会开放且开放时长增加，所产生

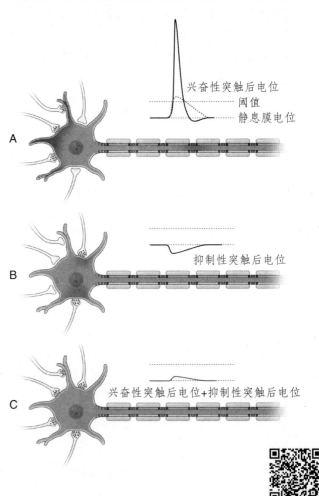

图2-5　神经元正在整合各种输入信息。（A）显示了被多个兴奋性突触激活的神经元。较高水平的兴奋性突触后电位会诱发动作电位。（B）显示神经元受一对抑制性突触的影响，形成抑制性突触后电位。（C）两组突触均处于活跃状态。由于抑制性突触更接近轴丘且能增加细胞的电导，兴奋性突触后电位的波幅显著下降，同时也不产生动作电位。当抑制性突触激活了胞体的离子通道，来自树突的被动电位将无法传递到轴丘。因此，神经兴奋得以被抑制。

的电势也随之增强(图2-6)。

这种更高水平的兴奋是否可以传递到下一个神经元呢？轴突岗(或感觉神经元的起始部分)上去极化水平越高,产生动作电位越快。如果膜电位仅仅高于阈值一点儿,在发生动作电位后,相对较弱的电流使得膜电位回退至阈值,且下一个动作电位不会立即出现。然而,当膜电位由于强烈刺激显著高于阈值时,产生的强大电流使得神经元快速超过阈值,并且再次激惹。

相对不应期的存在可以限制放电频率过高,而绝对不应期的存在决定了放电频率的上限。

时间编码

用最简单的方式理解时间编码,即当刺激或神经驱动开始,放电频率上升(或下降);而当放电频率恢复至正常水平,刺激或者神经驱动结束。此外,神经系统经常使用时间编码的次要手段。一些神经元在活动的

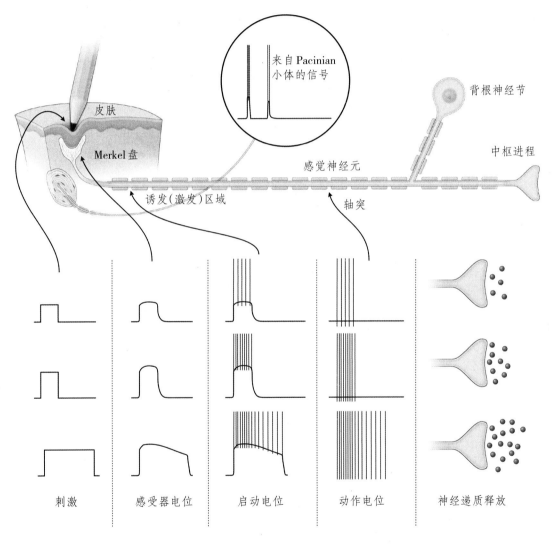

| 刺激 | 感受器电位 | 启动电位 | 动作电位 | 神经递质释放 |

图2-6　频率编码和时间编码。如图显示感觉受体对信息的编码。想象一下,一支铅笔接触皮肤一定的时间,上面的图代表铅笔轻轻接触皮肤;中间的图代表铅笔中等程度地接触皮肤;下面的图代表铅笔中等程度地接触皮肤并且持续更长时间。感觉受体(例如,Merkel盘)中的受体电位与实际刺激的大小和持续时间成正比。在触发区,这被看作是动作电位的爆发,其速率与受体电位的大小成比例。当动作电位的爆发沿轴突传播时,来自感受器电位的电压已经被动衰减,但有关刺激的信息则以动作电位的速率保存下来。当它到达轴突末端时,更高的速率和更长的脉冲持续时间会导致更多的神经递质释放。当信息传递到下一个细胞时,这又会在突触后膜中影响兴奋性突触后电位的大小。刺激幅度与动作电位频率之间的关系称为频率编码。刺激的开始和结束及动作电位爆发的开始和结束之间的关系称为时间编码。时间编码的第二个方面由Pacinian小体表示。这些受体在刺激开始和结束时迅速反应,从而提高了检测刺激开始和结束的准确性。(Adapted with permission from Kandel et al. Principles of Neural Science, New York, NY: McGraw-Hill; 2013. Fig. 10–11 on page 223.)

开始或结束时迅速暴发(或突然降低)，这有助于强化从神经系统的一部分到另一部分的命令的开始和结束。在感觉系统中，我们称这些为快速适应细胞。在神经系统中，以这类方式响应的神经元为位相性神经元。其他种类的神经元具有更加稳定的响应阶段，只要存在刺激或执行命令持续存在，神经元会持续产生动作电位。在感觉系统中，这些被称为缓慢适应细胞；在中枢神经系统内，我们称这些为主因神经元。

时间总和

如上所述速率编码，当多个兴奋性突触后电位处于快速交替阶段，突触后神经元的反应较强。突触被完全激活是影响因素之一。但是另一个因素是第一个兴奋性突触后电位引发的动作电位在第二个兴奋性突触后电位发生时仍然存在。第二个兴奋性突触后电位所产生的电压会叠加第一个电位的电压，从而达到更高水平的去极化。这称为时间总和，我们将在第4章中进一步讨论。时间总和同样适用于抑制性突触后电位。对于大部分中枢神经系统通路，单一兴奋性突触后电位无法产生动作电位，因此，时间总和是产生动作电位的有效方法。突触前神经元需要快速交替产生12种动作电位来使突触后神经元产生少量动作电位。

空间总和

空间总和发生在多种不同的传入信息试图兴奋神经元时。就人体的平衡控制系统而言，人体的自发活动和反射试图在同一时间产生同一响应。就此而言，运动神经元及其支配的肌肉可以通过3个不同的途径同时接受兴奋性突触后电位。突触与运动神经元的不同部分相连，因此，来自不同部位的电压会叠加在一起产生高水平的去极化，这就是空间总和。

信息储存：神经元的可塑性

突触强度的变化和神经元之间的联系

突触强度会随着的时间的推移而变化[1]，变得更强或更弱。神经元内动作电位的存在不仅是电活动的体现，同样代表着代谢活动。神经元的长期变化可以通过对动作电位敏感的受体和生化途径实现。长期变化通过树突棘的生长而发生，突触后神经元发育出较小的生长产物与突触前末端紧密接触，长期变化同样涉及突触后膜受体区的扩展。由于突触后神经元产生的受体增加，因此，突触后的反应更强。突触前神经元可以增加突触前末端的大小，释放更多的神经递质，并形成新的轴突末端以增加与突触后细胞的接触数量。突触后细胞可以增加突触受体区的数量和大小。对于上述每种情况，相反的情况也可以发生，即同样这些变化可以发生在生成兴奋性突触后电位与抑制性突触后电位的突触上。如神经元之间的非突触信息传递部分所述，神经调质可以调控神经递质。除了调控神经递质的短期作用，神经调质还可以刺激上述突触功能的长期变化(图2-7)。

有一种突触被称为沉默突触[2,3]。即由于突触后神经元缺乏适当受体补体而无法实现生理功能的突触。

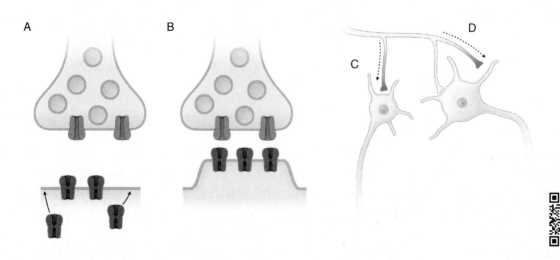

图2-7 突触和神经发芽的变化。(A)显示突触效率的提高是通过突触后受体数量的增加来体现的。(B)显示由于突触棘的发育，使得突触间隙缩小，突触效率提升。(C)显示轴突侧支发芽以连接到先前未连接的附近细胞。(D)显示轴突延伸出新的分支以增加与突触后神经元的连接数量。(Used with permission of John A. Buford, PT, PhD.)

当一种新的行为模式发展(例如,大量练习一项新的技能),两个神经元的活动将会相互关联,它们将共同兴奋,沉默突触也被活化。为了达到这一目标,突触后神经元将会激活代谢途径,它们嵌入突触后膜中以使该突触活化,突触活化后能够对突触前神经元做出反应。

总而言之,神经元之间的联系随着经验和实践而改变。举例而言,如果你发现每当你从某个朋友那里得到建议时你都会获得成功,你将会愈发重视这个朋友。突触前和突触后神经元之间的活动产生成功后,两者之间的联系将会加强。相反,没有通过这个过程变得更强大的突触相比之下将会变得更弱。有一则谚语概括了这一现象,即"一起放电的神经元将连在一起",这是根据赫布(Hebb)在1949年发表的论文而来的,而且这一理论被大量基础研究证实。

胶质细胞

中枢神经系统中的胶质细胞

在中枢神经系统中最主要的细胞不是神经元而是胶质细胞,胶质细胞是一种具有许多突触却没有轴突及树突的小细胞。早期科学家根据它们的分布情况及大小将他们定义为将中枢神经系统整合起来的胶水,因此,使用古希腊语glia来定义。然而,没有任何证据可以证实胶质细胞起到胶水的作用。最近大量研究发现,胶质细胞在维持中枢神经系统的稳态中起着重要作用。实际上,许多科学家已经开始研究单纯胶质细胞损伤是否可以引起临床损伤。截至目前,临床上已发现3种胶质细胞,我们将它们分为星形胶质细胞、小胶质细胞及少突胶质细胞。

星形胶质细胞

星形胶质细胞因其独有的星星状及放射状突出而得名。星形胶质细胞根据其形状及位置的不同分为两类:原浆性星形细胞位于大脑的灰质区域及脊髓,具有许多主要突出及细小统一分支,形成一个致密的球状结构(图2-8);纤维性星形胶质细胞主要存在于白质中,具有细长的纤维。两种星形胶质细胞将脚板置于血管上,这使得它们能够监控脉管系统中的变化。这种紧密的关系使得星形胶质细胞可以识别并且响应血管的扩张、细胞跨越血管壁的运动和中枢神经系统水肿。星形胶质细胞与灰质中的神经突触及白质中的郎飞结相连。因此,每一个星形胶质细胞延展脚板至包含血管神经单元的神经结构与血管。在大脑的某些区域,一个单独的星形胶质细胞可以覆盖超过来自不同神经元的10万根突触[4]。此外,星形胶质细胞同样延展突触至相邻的星形胶质细胞。通过这种方式,星形胶质细胞突起形成瓷砖样图案,以连续和不重叠的方式覆盖了整个神经系统。

在过去,神经胶质仅仅被认为是神经元及轴突的支持细胞。然而,随着科学技术的发展,我们发现星形胶质细胞组织结构使得它们可以影响及控制中枢神经系统里的绝大多数功能。与血管及突触的大量连接使得它们能够控制大脑和脊髓中的血流以匹配需要活跃的神经区域[5]。更高的突触活性在星形胶质细胞中产生更高的钙离子水平,这导致促进血管扩张的化合物的释放,从而以依赖于活性的方式促进血流。星形胶质细胞还释放诱导血管收缩的化合物,并精准调控区域中枢神经系统的血液流速。

星形胶质细胞在神经元的代谢和营养支持中起着基本作用。糖原储存主要发生在星形胶质细胞中,大脑中神经元活动最高的部分中储存着最高浓度的糖原,这也意味着最高浓度的代谢需求[6]。神经放电中释放的谷氨酸等神经递质可调节糖原。星形胶质细胞分解糖原,产生代谢产物乳酸,乳酸对于维持突触和促进新的突触生长至关重要。对于学习及记忆所需的突触连接强度取决于星形胶质细胞的代谢支持[7]。当其他来源的能量较低时,代谢物既会被传输至神经元,也会被传输至轴突,代谢物将被用于有氧代谢。

星形胶质细胞最重要的作用之一是维持无毒离子、液体和神经递质的正常水平。星形胶质细胞通过细胞表面的转运蛋白将各种离子,如钾离子,从胞外运送至胞内[6]。为了控制组织间的液体,称为水通道蛋白4的水通道高度集中在血管上的星形胶质细胞的终板上,并减少液体量。星形胶质细胞可抑制高水平的神经递质,尤其是谷氨酸的神经毒性作用。大脑或脊髓损伤后所产生的过量的谷氨酸盐会显著诱导中枢神经系统细胞死亡,因此,必须迅速及谨慎地对谷氨酸进行缓冲稀释。星形胶质细胞在从细胞外空间中去除过量的谷氨酸时起主要作用,通过转运蛋白将谷氨酸运送至星形胶质细胞中转化成其前体谷氨酰胺,然后将其释放回突触间以备将来使用。这些稳态机制通常在急性中枢神经系统创伤中不堪重负,并导致病灶扩展超出最初的损伤。截至目前,大量研究工作旨在改善这些体内平衡机制，以提高离子、液体和谷氨酸的清除率。

星形胶质细胞可对多种分子有响应，包括生长因子、炎性物质、退化基质（如 Abeta）和细胞死亡因子（如自由基）。在这些物质的反应中出现了两个重要的响应：①钙信号传导至神经元和其他星形胶质细胞；②星状细胞增生。通过调节内部钙的浓度，星形胶质细胞内会发生振荡，触发神经递质释放，从而可能直接改变突触活性[6]。细胞内钙离子内流通过间隙连接以波的形式传递到邻近的星形胶质细胞，并将细胞变化从神经系统的一部分长距离地转移至另一部分。在正常情况或疾病和创伤期间在星形胶质细胞和神经元中会发出钙波信号。在疾病或损害发生时，星形胶质细胞会改变其形状、功能和数量。最靠近损伤部位的星形胶质细胞的变化最大，星形胶质细胞的变化程度与损伤距离成反比。在损伤部位，星形胶质细胞具有反应性表型，该表型细胞体增大且突起增多，并通过迁移至损伤部位或增殖而增加细胞数量。与正常状态不同，反应性星形胶质细胞广泛重叠，这对脊髓损伤具有重要的意义或神经病理学意义，这些内容将在第12章中详细讨论。这一类变化被称为星状细胞增生。大量的星

形胶质细胞增生会造成神经胶质瘢痕形成，神经胶质瘢痕通过限制毒素，炎症和感染的传播以保护神经。神经胶质瘢痕同样具有负面作用，可以通过阻止轴突生长或影响突触可塑性产生炎症、释放谷氨酸等有毒物质及引起中枢神经系统水肿。

小胶质细胞

在正常情况下，小胶质细胞是微小的细胞，具有许多细枝状的突起。如同星形胶质细胞一样，它们广泛分布在大脑和脊髓的灰色和白质中，并且互相不重叠。小胶质细胞是中枢神经系统的固有免疫细胞，可保护神经系统免受感染、疾病和损伤。在呈现精细分叉的形状下，它们被认为是"静息的小胶质细胞"（图2-8），但与名字相反的是，它们通常具有较快的移动速度。这些精细小胶质细胞的末端反复至附近细胞与间质液及神经纤维中来监控其中的异常变化。科学家们已经能够标记大脑中的小胶质细胞，从而允许他们在正常情况下捕获并监控小胶质的运动。这些捕捉的画面充分展现了静息状态下小胶质细胞如何被激活及扩展延伸的。

作为固有免疫细胞，多种微生物和物质可以激活

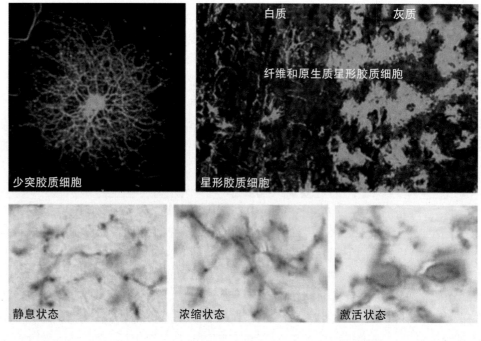

图2-8　少突胶质细胞、星形胶质细胞和小胶质细胞的显微镜下图像。少突细胞体位于中央，周围有许多精细的突起。位于白质和灰质中的纤维状和原生质状星形胶质细胞呈现不同的形态。原生质星形胶质细胞的瓦状结构十分清晰，终板相互靠近。小胶质细胞有3种状态：静息状态、浓缩状态和激活状态。小胶质细胞的激活状态包括浓缩形态，即分支的增厚。当它们被完全激活时，胞体会剧烈扩张并且突触收缩。少突胶质细胞和星形胶质细胞用绿色荧光蛋白标记，而小胶质细胞用棕色色原体标记。（Used with permission of D. McTigue and DM Basso, The Ohio State University）

小胶质细胞。应答状态下,小胶质细胞呈不同的形状。在静息的精细分叉状态下(图2-8),小胶质细胞收缩部分突起,虽然胞体增大但呈浓缩状态(图2-8)。当外界刺激增强,小胶质细胞会被完全激活,突起进一步减少,胞体进一步增多(图2-8)。在最后阶段,小胶质细胞没有任何突起,呈圆形阿米巴虫样。在这种形态下,小胶质细胞相当于巨噬细胞、吞噬细胞碎片和受损细胞。有趣的是,血液中的单核细胞穿过脉管系统进入脑实质并转变成巨噬细胞。固有巨噬细胞和血源性巨噬细胞无法进行分辨。

活化的小胶质细胞和巨噬细胞不仅可以吞噬受损的细胞,还可以通过调节兴奋性毒性和促进神经可塑性来恢复体内平衡。受伤的神经元会释放出过量的谷氨酸、自由基等毒性因子,这些因子会募集活化的小胶质细胞以包围具有细胞毒性的受损神经元。这种突触剥夺的信息传递方式减少了毒性级联反应,并且可以支持神经再生。此外,至少有一个来自神经元的信号与活化的小胶质细胞/巨噬细胞上的受体结合,该受体可以保护神经元免于吞噬作用[9]。活化的小胶质细胞通过修剪突触或分泌促进神经纤维生长的酶来调控神经可塑性。小胶质细胞倾向于环绕兴奋性较高的突触,这一行为表明了小胶质细胞在经验依赖效应神经可塑性中扮演重要角色。

小胶质细胞保护中枢神经系统免受创伤、疾病或感染引起的损伤,同时建立了恢复体内平衡的机制。小胶质细胞通过提呈抗原启动的小胶质细胞活化并将其他细胞募集到受威胁的区域来调控介导中枢神经系统的免疫反应。小胶质细胞表达许多物质或受体以响应内稳态的变化。这类因子分为细胞因子和趋化因子。细胞因子决定小胶质细胞的激活状态及激活邻近小胶质细胞的功能。这一行为发挥了自分泌和旁分泌作用。细胞因子分为两大类,两类因子分别将小胶质细胞功能定义为抗炎或促炎。小胶质细胞产生趋化因子用以将细胞转移至受感染、疾病或损伤威胁的区域[10]。小胶质细胞也使用趋化因子来募集淋巴细胞、单核细胞和中性粒细胞进入大脑和脊髓以帮助恢复体内平衡。一旦这些外周血细胞进入中枢神经系统后,小胶质细胞通过细胞因子和抗原呈递过程以分辨它们并使用趋化因子将它们分配在神经系统的任何地方。一旦抑制或消除了对中枢神经系统的威胁,活化的小胶质细胞将恢复静止状态,大多数吞噬巨噬细胞会经历细胞死亡,从而恢复体内平衡。

少突胶质细胞

少突胶质细胞是中枢神经系统中唯一能使神经元髓鞘化的细胞。少突胶质细胞在周围神经系统中对应的是施万细胞,其主要存在于中枢神经系统的白质中。少突胶质细胞胞体小而集中,拥有大量放射状细胞突起。由于每一个突起都包裹着不同的轴突,因此,一个少突细胞可以使多个神经轴突髓鞘化。少突胶质细胞使得特定大小的轴突髓鞘化。在外周神经系统中,较小直径的轴突不会被髓鞘化。直径≥0.2μm的轴突会被少突胶质细胞髓鞘化[11]。尽管少突胶质细胞如何分辨轴突大小的机制尚不明确,但我们可以确定轴突活动是非直接且承担重要功能的调节者。动作电位沿着轴突传播并且释放以星形胶质细胞为靶体的分子。作为回应,星形胶质细胞将表达一种因子,这类因子在轴突周围诱导髓磷脂的形成。两者的密切关系表明,在发育期间及损伤后,星形胶质细胞的变化会影响轴突的髓鞘化。

髓鞘化对于神经元-轴突单体的结构及功能有着重要意义。髓磷脂主要由油脂构成,油脂可以作为轴突的绝缘层确保动作电位传递到轴突末端。髓鞘节段被少突胶质细胞包裹,然而,少突胶质细胞在髓鞘区域间留下间隙[12]。在这些间隙中,钠离子通道聚集在郎飞结。髓鞘包裹的轴突节段被郎飞结分隔,使得动作电位沿着轴突从一个节点跳跃至另一个节点。我们将这一过程定义为跳跃传导,跳跃传导有助于轴突的快速传导。髓磷脂对轴突运输起着重要的支持功能,髓磷脂的存在使得蛋白、神经递质及生长因子从神经元胞体被运输至轴突末端。此外,髓鞘可以分泌几种不同类型的生长因子,可为下层轴突和神经元提供营养支持。

由于少突胶质细胞需要将轴突包裹于髓鞘中,因此,中枢神经系统中需要大量的少突胶质细胞。一个少突胶质细胞至少可以使得50条轴突髓鞘化,因此,它的膜负荷是其细胞体重的100倍[12]。少突胶质细胞拥有较高的代谢速率,较高的代谢速率意味着消耗大量氧气及ATP,活性氧这一有毒副产物得以诞生。遗憾的是,少突胶质细胞缺乏足够的抗氧化剂,无法缓和活性氧的毒性,这导致少突胶质细胞在内稳态发生变化时较为脆弱,活性氧的毒性会导致细胞死亡。少突胶质细胞的损伤和死亡常见于多发性硬化、创伤及局部缺血。此外,当少突胶质细胞暴露于炎症、炎性细胞因子及细胞毒性T淋巴细胞后，少突胶质细胞将会发生死亡或者脱髓鞘[12]。

中枢神经系统拥有对脱髓鞘的轴突再次髓鞘化的能力。少突胶质细胞前体是一种未成熟分化的细胞，主要存在于成年大脑与脊髓中的不同区域，在接受星形胶质细胞与小胶质细胞的信号传导后向受影响的区域迁移并增殖[12]。当细胞前体进入脱髓鞘区域，其转变为成熟的少突胶质细胞，并将脱髓鞘区域再次髓鞘化。再次髓鞘化可能造成轴突的髓鞘较为稀薄。髓鞘稀薄的轴突会降低轴突的传导速度及减少动作电位。长此以往，中枢神经系统将无法进行再次髓鞘反应，但其具体机制尚未明确。

少突胶质细胞是唯一可以接受神经输入的胶质细胞。越来越多的证据表明，在技能学习或神经损伤后的适应过程中，神经活动的增加会诱导形成更大的髓鞘[13]。强烈的神经冲动会将髓鞘化的节间增加到轴突中。在成年人的神经系统中，并非自胞体出发至轴突末端结束的所有轴突都会被充分地髓鞘化。实际上，皮质神经元是间断式髓鞘化的[14]。将髓鞘化的节间加入部分髓鞘化的轴突是提高学习能力及神经可塑性的一种方式[13]。增添髓鞘化的节间进入轴突可以提高动作电位的传导，并有效防止动作电位的衰退。在确保突触活动的前提下，增加突触后放电频率，细胞之间依然会以动作电位的模式发生较强的联系（神经元与神经元或神经元与少突胶质前体细胞）。突触强度的上升对于中枢神经系统损伤后的运动学习及恢复有着重要意义。最近一项研究表明，进行复杂的跑笼运动可以增加小鼠脑内的少突胶质前体细胞[15]。为了证明学习复杂任务需要少突胶质前体细胞，科学家抑制了少突胶质前体细胞成熟的基因。当少突胶质前体细胞保持在前体状态且无法分化为少突胶质细胞时，小鼠无法学会复杂任务。这个证据强有力地证明了学习新的技能或在康复阶段进行再学习的功能取决于产生的少突胶质前体细胞及前体细胞所转化成为的成熟髓鞘细胞。

总而言之，神经系统的所有胶质细胞在维持健康的微环境中起着至关重要的作用，神经元因此可以发挥正常功能。在外界刺激下，星形胶质细胞和小胶质细胞被激活，少突胶质前体细胞数量增加。这些不同的胶质细胞有助于缓解细胞毒性、促进修复过程和提高学习能力与神经可塑性。

参考文献

1. Merzenich MM, Van Vleet TM, Nahum M. Brain plasticity-based thera-peutics. *Front Hum Neurosci*. 2014;8:385.

2. Buno W, Cabezas C, Fernandez de SD. Presynaptic muscarinic control of glutamatergic synaptic transmission. *J Mol Neurosci*. 2006;30(1-2):161-164.

3. Kasten MR, Fan Y, Schulz PE. Activation of silent synapses with sustained but not decremental long-term potentiation. *Neurosci Lett*. 2007;417(1):84-89.

4. Bushong EA, Martone MA, Jones YZ, Ellisman MH. Protoplasmic astro-cytes in CA1 stratum radiatum occupy separate anatomical domains. *J Neurosci*. 2002;22:183-192.

5. Howarth C. The contribution of astrocytes to the regulation of cerebral blood flow. *Front Neurosci*. 2014;8(103):1-9.

6. Sofroniew MV, Vinters HV. Astrocytes: biology and pathology. *Acta Neuropathol*. 2010;119:7-35.

7. Suzuki A, Stern SA, Bozdagi O, Aberini CM. Astrocyte-neuron lactate trans-port is required for long-term memory formation. *Cell*. 2011;144:810-823.

8. Davalos D, Grutzendler J, Yang G, Kim JV, Zuo Y, Jung S, Littman DR, Dustin ML, Gan WB. ATP mediate rapid microglial response to local brain injury in vivo. *Nat Neurosci*. 2005;8(6):752-758.

9. Ziebell JM, Adelson PD, Lifshitz J. Microglia: dismantling and rebuild-ing circuits after acute neurological injury. *Metab Brain Dis*. 2014; April; doi:10.1007/s11011-014-9539-y

10. Rock RB, Gekker G, Hu S, Sheng WS, Cheeran M, Lokensgard JR, Peterson PK. Role of microglia in central nervous system infections. *Clin Microbiol Rev*. 2004;October:942-964.

11. Simons M, Trajkovic K. Neuron-glia communication in the control of oligodendrocyte function and myelin biogenesis. *J Cell Biochem*. 2006;119:4381-4389.

12. Bradl M, Lassmann H. Oligodendrocytes: biology and pathology *Acta Neuropathol*. 2010;119(1):37-53.

13. O'Rourke M, Gasperini R, Young K. Adult myelination: wrapping up neu-ronal plasticity. *Neural Regen Res*. 2014;9:1261.

14. Tomassy GS, Berger DR, Chen HH, et al. Distinct profiles of myelin distri-bution along single axons of pyramidal neurons in the neocortex. *Science*. 2014;344:319-324.

15. McKenzie IA, Ohayon D, Li H, Paes de Faria J, Emery B, Tohyama K, Richardson WD. Motor skill learning requires active central myelination. *Science*. 2014;346(6207):318-322.

复习题

1. 可以覆盖轴突以提高其传导动作电位能力的脂肪物质的名称是什么?

    A. 脂肪物质   B. 细胞外基质

    C. 髓磷脂   D. 神经膜

2. 对于本章所述轴突,未被脂肪物质覆盖的间隙的名称是什么?

    A. 节间体   B. 电压门控钠通道

    C. 轴突岗   D. 郎飞结

3. 当离子孔打开时,下列哪项决定了离子以何种方式穿过细胞膜?

    A. 电梯度   B. 机电梯度

    C. 电化学梯度   D. 浓度梯度

4. 投射中间神经元轴突岗上引发动作电位需要打开哪种离子通道?

    A. 电压门控钾通道   B. 电压门控钠通道

    C. 电压门控钙通道   D. 代谢型受体

5. 假设其他特征相同,传导速度最快的神经元是?

    A. 拥有最大直径的轴突

    B. 拥有最长的轴突

    C. 拥有最大数量的电压门控钠通道

    D. 拥有最小数量的抑制突触

6. 与施万细胞产生的被髓鞘包裹的轴突相比,郎飞结处的轴突膜有何不同?

    A. 极高的电阻

    B. 高浓度的电压门控钠通道

    C. 膜电位不会被动衰退

    D. 配体-门控受体对神经递质相互响应

7. 下列哪项不能促进神经递质的清除,使突触恢复正常?

A. 扩散

B. 酶降解

C. 重新摄取至突触前末端

D. 胶质细胞清除分解产物

E. 神经递质被突触后神经元吸收

8. 当神经元活跃时,每秒产生动作电位的数量与触发区的膜电位成正比。这一现象我们称为:

    A. 时间编码   B. 人口编码

    C. 频率编码   D. 振幅编码

9. 下列哪些细胞不存在于大脑皮质?

    A. 星形胶质细胞   B. 施万细胞

    C. 少突胶质细胞   D. 小胶质细胞

10. 在学习新的运动技能时,少突胶质细胞会发生什么变化?

    A. 髓鞘增多,节间段减少

    B. 髓鞘减少,节间段增多

    C. 髓鞘增多,节间段增多

    D. 髓鞘减少,节间段减少

11. 受到损伤时,星形胶质细胞如何反应?

    A. 吸收谷氨酸,防止神经元死亡

    B. 诱发兴奋性毒性

    C. 细胞形态增大,且细胞间距增大

    D. 通过神经瘢痕的形成增强轴突的再生能力

12. 以下哪项正确描述了神经损伤期间细胞因子和趋化因子的活性?

    A. 趋化因子决定了小胶质细胞的激活状态

    B. 细胞因子以自分泌和旁分泌方式激活小胶质细胞

    C. 细胞因子将淋巴细胞和单核细胞募集到损伤区域

    D. 细胞因子和趋化因子刺激释放自由基,修复受损的神经元

答案

1. C	2. D	3. C	4. B	5. A
6. B	7. E	8. C	9. B	10. C
11. A	12. B			

躯体感觉传导通路与知觉

Deborah S. Nichols-Larsen

第 3 章

学习目标

- 区别神经系统中负责感觉、知觉区辨的神经解剖结构。
- 区别知觉、两点辨别觉和触觉的概念。
- 介绍测试感觉功能的方法。
- 讨论感觉信息是如何参与反射及其功能。

概述

人类躯体感觉系统由一系列复杂的网络组成,从而我们才能拥有来负责包括触觉、关节压力和移动、肌肉拉伸和压力、痛觉、压觉、温度觉、振动觉和痒觉。通过以上这些简单的感觉形态,人类的感觉系统可以判定感觉的位置、刺激的强度、肢体的空间定位,以及识别物体的属性,如性质和素材、粗糙度、重量、形状和身份标识。本章将集中介绍躯体感觉的神经信息处理及处理后信息的应用。我们也将学习一些常见的感觉测试的方法及如何运用它们来测试不同的感觉能力。

感觉功能

感觉的复杂程度不足以用语言来形容。回想一下你经历过的一些感觉,比如在理发师给你剪刘海时,头发碰触到额头痒痒的感觉,或者把冰块放在手里融化的感觉。想象一下你刚爬上床时感受到的冰冷的被窝和第二天早上起床时变得温暖的被窝。感受当你打高尔夫球时,手握球杆向后举起然后向前挥动,把球从发球台上击出的瞬间就可以感受到是个好球还是坏球。对于感觉的描述有无数种,但是总体上,我们可以把这些感觉分为两大类,即浅感觉和本体感觉。

触觉

浅感觉通路在受到特定刺激时通过感受器激活特定的受体,让人们感受到触觉(压力、震动、呵痒感和质地)、温觉(热/冷)、痛觉(极端温度、组织损伤、机械刺激)和痒觉。触觉感受器可以被并称为机械感受器,它的组成包括 Pacinian 小体、Meissner 小体、Merbel 触盘和 Ruffini 终末(表 3-1,图 3-1)。这些受体对刺激的适应有快有慢,并且分布在皮肤深浅不同的位置上(表层=1,深层=2)。在受到一个持续的刺激时,慢速适应感受器会被激活,并且可以长时间维持兴奋状态。与之相反,快速适应感受器对刺激的反应虽然很快,但是刺激维持一段时间后兴奋状态就会消失。机械感受器主要通过大型髓鞘传入神经进行信号传导。机械感受器帮助人类辨别一系列感觉,包括触感、位置、两点辨别、材质、重量、形状和对物体的识别。材质分辨觉主要包括辨别物体的粗糙或光滑程度、柔软或坚硬程度[1]。实体觉是指只通过触摸就能识别物体的能力,比如当我们把手伸进口袋时,不用看就可以把一枚 5 角硬币和其他硬币区分出来。体表图形觉是指闭眼时能识别别人在我们的皮肤上写下的字母或字的能力。触知觉是指能分辨物体或表面特点的能力,包括形状、材质和重量。触知觉需要人体运动系统和感觉系统共同协作,所以二者之一出现问题就会受到影响。

温度、疼痛和呵痒感可以激活在皮肤浅表的游离神经末梢,然后通过轻度髓鞘化的 Aδ 纤维和未鞘化的 C 纤维进行信号传导,所以这种传递是相对较慢的。感受热和冷的神经末梢是区别于感受极端温度的神经末梢的,因为极端温度下(灼烫或者冷冻)被感受为痛觉。伤害性感受器不止感受极端温度,还包括由机械或化学原因导致的组织损伤[2]。

Aδ 纤维与高阈值的单元伤害性感受器相连,而 C 纤维则同多元伤害性感受器相连[3]。存在几种不同种类的游离神经末梢通过 C 纤维来传递痒觉。最初我们

表3-1	感受器					
感受器	刺激适应	位置	传入纤维	浅感觉功能	本体感觉功能
Meissner 小体	迅速	浅表	α	皮肤表面运动	Meissner 小体
Pacinian 小体	迅速	深层	α	震动，材质	关节（运动）
Merkel 盘	缓慢	浅表	α	压力，空间特点	—
Rnffini 终末	缓慢	深层	α	皮肤牵张	关节位置和旋转
高尔基腱器官	迅速	肌肉骨骼关节	Ⅰb	—	肌张力
核袋纤维	迅速或缓慢	横纹肌肌梭内	Ⅰa	—	肌肉长度和变化频率
核链纤维	缓慢	横纹肌肌梭内	Ⅱ	—	持续牵张
			Aδ	痛觉	—
游离神经末梢	缓慢	浅表	C	温觉，痒觉	—

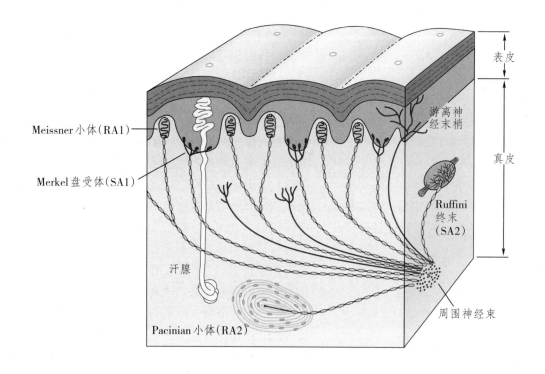

图3-1 机械感受器示意图。(Reproduced with permission from Kandel ER, Schwartz JH, Jessell TM, Siegelbaum SA, Hudspeth AJ. Principles of Neural Science, 5th ed. New York, NY: McGraw-Hill; 2013, Fig 23-1, Pg 500.)

认为，痒觉只是由于过敏反应释放组胺导致的。但后来发现，即使没有组胺的存在，也会产生痒觉，但是关于这其中所涉及的介质目前尚未清楚。

此外，还有一种叫痛觉过敏的现象也与疼痛感觉有关，这种现象很有可能是因为激活了病灶部位（原发性痛觉过敏）或病灶周围组织（继发性痛觉过敏）的炎症介质（例如，组胺或者P物质）而导致的。痛觉过敏，也被称作痛觉超敏，是对疼痛过度敏感的一种表现，出现这种情况时，身体会对正常情况下的无痛刺激（例如，轻触）感到疼痛。

感受野

感受野是指一个感受器和它的神经纤维或者一个游离神经末梢所支配的刺激区域（图3-2）。各种机械

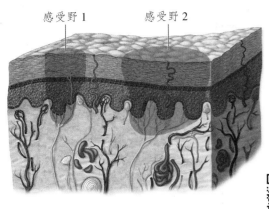

图 3-2　感受野示意图。(Reproduced with permission from McKinley M, O'Loughlin VD. Human Anatomy, 3ed. New York, NY:McGraw-Hill;2012,Fig19.1,pg. 562.)

感受器的感受野范围也不尽相同,Merkel 盘和 Meissner 小体比较小,而 Ruffini 终末和 Pacinian 小体的则比较大。身体远端部位(例如,手部)的感受器比近端部位(例如,肩膀)的感受器更密集。而感受器的密集程度决定了触觉的敏感程度。所以,有着更密集的机械感受器的手部就比身体其他部位能更好地分辨所碰触物体的特点。

有趣的是,感受器本身也有敏感度高和敏感度低的部分。例如,Meissner 小体是有多个高敏感度的部分,周围围绕着低敏感度的部分,而 Pacinian 小体则是中间部分敏感度最高,向周围逐渐减弱。一个给定的刺激也许可以同时激活多个感受器,尤其是作用于指尖部位。根据感受器的激活数量和种类,我们可以定位碰触的位置和分辨刺激的特点。一个强烈的刺激也许可以多次激活一个感受器,通过这种方式我们可以感受到刺激的强度和长度。

本体感觉

关于本体感觉有很多种定义,很容易与运动感觉搞混。最新的对于本体感觉的定义是能拥有感受以下的综合能力:①肌张力;②肢体或躯干的位置和运动,包括运动时的速度和方向(运动感觉);③肌肉或运动的力度和;④平衡[4,5]。本章使用上面这个定义,同时限制运动感觉的定义为肢体的定位和运动能力。

位于关节囊和韧带处的机械感受器与关节的压力和运动的本体感觉有关,但是肌梭和 Ruffini 终末只有在四肢或者躯干运动时才会被激活。横纹肌内的肌梭负责感受肌肉伸缩长度的变化;与之相似,Ruffini 终末负责感受皮肤的张力。通过这 2 个感受器共同协作,才能实现完整的运动感觉的感知[6]。

肌梭是特别的感受器,位于横纹肌中,与横纹肌肌纤维的走向平行,末梢分布在肌纤维的两端;肌梭被由结缔组织形成的被囊包裹,囊内有两种较细小的骨骼肌纤维(图3-3)。为了把这 2 种较细小的骨骼肌纤维同较大的横纹肌肌纤维区别开来,我们称囊内的肌纤维为梭内肌,囊外的横纹肌为梭外肌。梭内肌有两种类型,一种呈中间段膨大呈袋状,称为核袋纤维,细胞核位于中间膨大的袋中;另一种呈长而细呈链状,称为核链纤维,细胞核位于肌纤维中段,纵行排列成链。每个肌梭包含 1~2 个核袋纤维和最多 11 个核链纤维。核袋纤维有 2 种(动态和静态),大部分肌梭都包含 2 种[7]。

肌梭中有两种感觉传入纤维(初级和次级)。肌梭通过两种类型的传入纤维(初级和次级)与脊髓相连,每一个肌梭都有一个初级传入纤维和多个次级传入纤维。初级传入纤维(Ⅰa)缠绕在梭内纤维的中段,称为螺旋终末;次级传入纤维(Ⅱ)分布在梭内纤维的近端两处,称为花枝终末。当梭外肌被牵拉时,梭内肌也同时被牵拉,导致 Ⅰa 传入纤维以牵拉同样的速率和程度传出神经冲动。在这个过程中,Ⅰa 传入纤维对于肌肉活动开始时的反应是最为明显的,当牵拉持续一段时间后,其放电速率会减慢,所以 Ⅰa 传入纤维的功能是感受动态反应。对于任何关节活动,都会伴随因肌肉被拉长(牵拉)而增加的肌梭活动,以及因肌肉收缩而消失的肌梭活动。实际上,在肌肉收缩时,肌梭上神经冲动的传递会停止,除非其被再次激活(具体参见 γ 运动神经元工作原理)。Ⅱ型传入纤维的活动随着牵拉的进行而逐渐增加,当肌肉被拉伸至最大长度时达到最高,所以其主要功能是感受静态信息[6]。

肌梭的这种简单的反射功能被称为牵张反射,用来防止其所在肌肉的过度牵拉。Ⅰa 传入纤维通过后角进入脊髓直接与支配该肌的 α 运动神经元发生兴奋性突触联系,当肌梭因受到牵拉而产生动作电位时,通过 Ⅰa 传入纤维向 α 运动神经元发送信号,使其兴奋,导致其所支配的肌肉收缩缩短,从而防止过度牵拉。膝跳反射就是一个有代表性的体现这种单突触反射的实验。在这个实验中,我们用叩诊锤叩击横纹膝盖髌骨下方的股四头肌肌腱,股四头肌发生迅速缩短,导致小腿上抬。与此同时,当肌肉主动收缩力达到一定程

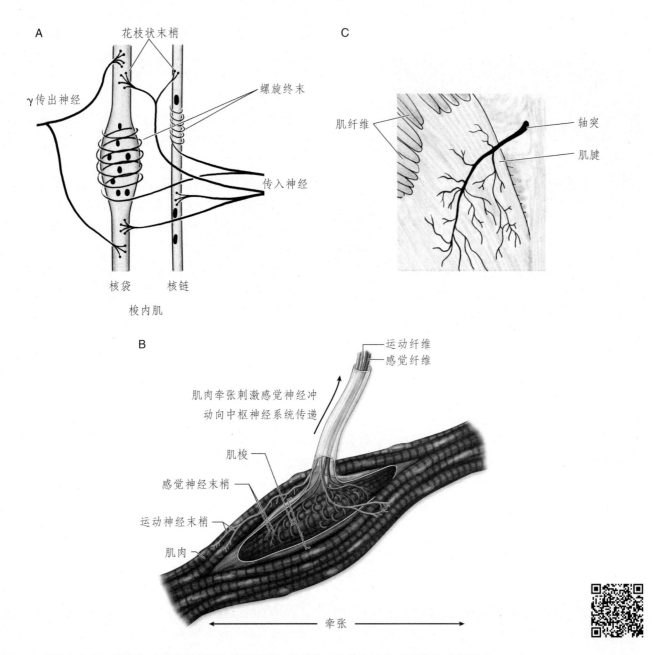

图 3-3 肌梭和高尔基腱器官。（A）核链纤维和核袋纤维以及其传入和传出神经。（B）肌梭示意图。（Reproduced with permission from A AK，Bergman RA. Functional Neuroanatomy. 2nd edition. New York，NY：McGraw-Hill；2005，Fig 1-13，pg. 17.）（C）高尔基腱器官。（Reproduced with permission from McKinley M，O'Loughlin VD. Human Anatomy，3ed. New York，NY：McGraw-Hill；2012，Fig 16.14，pg. 512.）

度时，肌腱中的腱器官会兴奋，通过Ⅰb传入纤维抑制性中间神经元的作用，从而抑制α运动神经元的活动，使受牵拉的肌肉舒张，防止其过度收缩。

次级（Ⅱ型）传入纤维的突触位于脊髓内，与主动肌和拮抗肌的中间神经元都有接触。也有一些证据表明，这些传入纤维也有可能在不同的脊髓级别上影响中间神经元。Ⅱ型传入纤维相对于Ⅰa型传入纤维更小，传导速度更慢。有趣的是，Ⅱ型传入纤维同时作用

于α运动神经元和γ运动神经元，并像Ⅰa传入纤维那样可以引起这些神经元的兴奋。

核袋纤维和核链纤维主要受β和γ传出运动神经元的支配，和支配梭外肌的α运动神经元一样，位于脊髓前角。β运动神经元同时可以支配梭外肌和梭内肌，而γ运动神经元只支配梭内肌。梭内肌的神经控制让肌梭能够在高级运动中枢的控制下在需要的时候向上（增加冲动）和向下（减少冲动）调节肌肉运动，而

不受肌肉长度的影响。梭内肌内的牵张感受器位于肌纤维的两端,所以γ神经元的激活导致梭内肌两端收缩,而肌梭中部则受牵张,这一牵张变化刺激环形螺旋末梢,使之发放动作电位,所以梭内肌的收缩可以被理解为梭外肌的拉伸。

β和γ传出运动神经元的激活会导致每一种梭内肌缩短,但是这种缩短导致的结果稍有不同。γ传出运动神经元分为2种,即动态型和静止型。动态型γ传出运动神经元支配动态核袋纤维,而静止型γ传出运动神经元支配静止核袋纤维和(或)核链纤维。受γ传出运动神经元影响,动态核袋发生收缩缓慢,但会增加其总体硬度,从而使梭外肌拉伸,进而快速增加Ⅰa传入纤维的放电,增强了运动中的长度感知。静态核袋迅速增加Ⅰa纤维放电频率,协助静态肌肉的长度认知和肌肉内尤其是维持姿势的力量。核链纤维的激活是三种核纤维中最快的,并随着牵张的持续而敏感度增加。可参见专栏3-1来了解γ运动调节的功能性应用。

另外一个与自体感觉有关的感受器叫高尔基腱器官,它位于肌与肌腱交界处,由Ⅰb传入神经支配。像其他传入神经一样,Ⅰb传入神经的胞体位于后根内,

专栏3-1 γ纤维对肌梭的运动控制

关于肌梭的神经控制和功能,被问得最多的一个问题就是为什么其能改变肌梭的敏感性。对于此疑问,我们下面举个例子来说明这个系统是如何在一系列复杂的运动中工作的。想象一下,一个跳水运动员在10m跳台上准备做一个向后翻腾2周半的动作。他走向跳台的最外侧,转身背对水面,然后小心地跷起脚尖站在跳台的外沿。当他保持这个姿势的时候,他需要特别注意即使是微小的晃动也会影响他保持平衡。身体静态核袋的激活会帮助他增加对肌肉长度的意识,让其可以注意到即使非常小的肌肉长度变化。接下来,当他用力蹬腿腾空、团身抱膝(膝盖伸直,双手抓脚踝)时,肌梭的反应需要向下调节来防止腰部和大腿后侧肌群的牵张反射破坏他的姿势。最后,在他的第二周转体结束后,γ纤维激活核链增强他的定位意识,从而帮助他从团身动作中将身体打开。相似地,大腿后侧和腰部伸展肌群中的动态核袋也会被激活来帮助他在入水前完成完全伸展的动作。这种α和γ纤维的协同作用我们会在运动控制的章节进行进一步探讨。

主支一直延伸到脊髓中央,分支延伸到同高尔基腱器官。与控制肌梭的Ⅰa传入神经不同,Ⅰb传入神经只伸至灰质中的中间神经元,而不直接与α运动神经元接触形成多突触反射。这些中间神经元对其所支配的主动肌有抑制作用,拮抗肌有兴奋作用,所以它的主要功能是作为保护系统来防止过度牵拉而导致肌肉或肌腱拉伤。当高尔基腱器官被激活时,它能抑制其主动肌收缩并促进拮抗肌收缩的这一现象称为反牵张反射。高尔基腱器官的功能不止局限于此,它还能持续监测并向中枢神经系统传递肌肉强度的信息。另外,皮质脊髓束可以通过Ⅰb中间神经元的突触接触传递信息,调整高尔基腱器官的反射活动。

皮节和脊神经支配

感受器和他们的传入神经汇总称为脊神经进入脊髓,除了第一节颈(C1)神经外,每节脊髓(颈神经、胸神经、腰神经和骶神经)对应一节脊椎,呈节段性分布支配皮肤表面的神经,称为皮节(图3-4)。在周围神经系统中脊神经形成复杂的网络,在此我们不做详细说明,只对它的皮肤神经支配进行解释。现在有很多版本的皮节分布图,它们在内容上略微有些出入,最新的证据表明,这些出入是由于每个人自身的皮节分布不同和两个相邻皮节之间有比较多的重合部分导致的。相邻皮节间的重合在四肢中最多,在近身体正中线部分最少[8]。

中央投射系统

感受器的激活(感受器接受刺激并把刺激转换为感受神经元的神经冲动)传递是感觉投射系统运作的第一步。感觉神经元的胞体位于后根神经节处,发出一条长的树突到达周围神经系统与机械感受器相连或者成为游离神经末梢,其轴突通过后根进入脊柱。在脊髓里,主要有两个感觉传导通路把周围神经系统的信息传递给大脑,即后索内侧丘系通路和前外侧系统。

后索脊柱内侧丘系通路

传递触觉信号的感觉神经在脊髓中横穿后角进入后索,它们的排列顺序从内到外依次为骶神经、腰神经、下胸神经、上段胸神经和颈神经(图3-5)。

在脊髓断面解剖中,我们可以明显看到后索被分

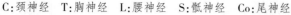

C:颈神经　T:胸神经　L:腰神经　S:骶神经　Co:尾神经

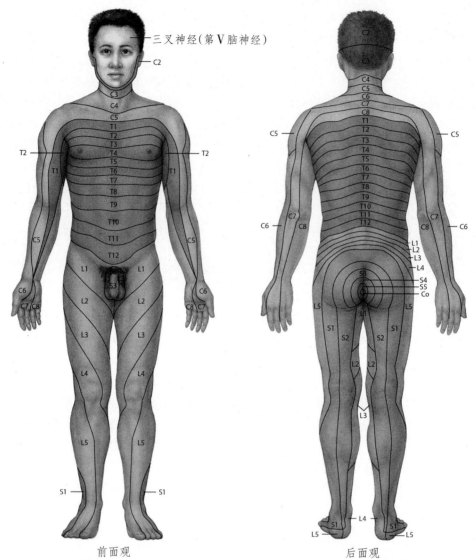

前面观　　　　　　　　　后面观

图3-4　皮节分布图。（Reproduced with permission from McKinley M, O'Loughlin VD. Human Anatomy, 3 ed. New York, NY: McGraw-Hill; 2012, Fig 16.6, pg. 495.）

为两部分，即薄束（靠近内侧，传递来自下肢和躯干下部的感觉器的冲动）、楔束（靠近外侧，传递来自上肢和躯干上部的感觉器的冲动）。薄束和楔束上行投射至延髓，止于它们位于延髓背面下部的第二级神经元（薄束核和楔束核）。在此换元后发出的纤维交叉进入对侧继续上行，称为内侧丘系通路，止于丘脑的腹后外侧核（第三级神经元）。在此换元后发出的纤维通过内囊后肢投射到位于大脑中央后回的初级躯体感觉中枢（S I）（3a、3b、1、2区）。躯体感觉中枢中负责身体各部位感官功能的脑区（感官小人）与中央前回的初级

运动中枢的运动功能脑区类似（运动小人），脚部的感觉投射位于感觉中枢最顶端，而脸部的感觉投射位于底端（图3-6）。

除了初级躯体感觉中枢（S I）外，还有其他一些负责感觉的皮质区：①位于外侧裂的第二躯体感觉区（S II）；②位于外侧裂深部的岛区；③颞叶的缘上回；④位于初级躯体感觉中枢后的后顶叶皮质（5，7区）。关于这些高级中枢的感觉信息投射有很多讨论，尤其当投射是逐级的，比如先投射到初级躯体感觉中枢再到其他区域，抑或是与第三级感觉神经元平行投射到

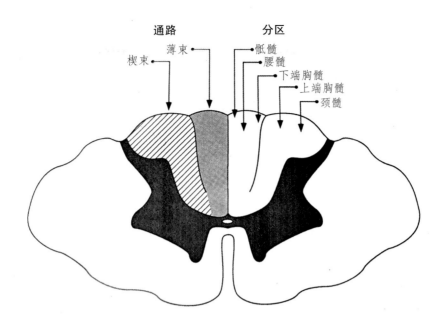

图3-5　脊髓背柱内的结构。(Reproduced with permission from A AK, Bergman RA. Functional Neuroanatomy. 2nd edition. New York, NY: McGraw-Hill; 2005, Fig 3-8, pg. 53.)

第二躯体感觉区和后顶叶皮质[9]。当然一些平行投射可以从脊髓丘脑束发出(详见下章)。值得注意的是,初级躯体感觉中枢投射到每个感觉区,并且也有向初级躯体感觉中枢的强大的双边投射。我们会在接下来的内容里继续具体讨论这个问题。

前外侧系统

　　与我们之前所描述的后索类似,伤害感受神经元也通过后根进入脊髓,但是到达后角的后部,形成利绍尔束,让他们可以上行或下行最多2个脊髓节段之后到达后角边缘核(Aδ纤维)或者固有核(C纤维)换元(为二级神经元)。这些二级神经元在前灰质和白质联合处交叉进入对侧前外侧系统后上行。前外侧系统包含三部分:终于丘脑的脊髓丘脑束,终于脑干网状结构的脊髓网状束,以及终于中脑的脊髓中脑束(图3-6)。

　　脊髓丘脑束包含3个部分:①新脊髓丘脑束(在脑干与内侧丘系通路汇合,终止于丘脑的腹后外侧核);②古脊髓丘脑束(位置比较靠后,终止于丘脑的腹后内侧核和板内核);③终止于丘脑中央核的部分。每一个部分都负责痛觉感受的不同方面:①区分疼痛刺激的位置和种类;②疼痛的动机部分(比如当你久坐或久卧

时需要改变姿势);③对刺激的情感或情绪反应[10]。我们要知道粗糙触觉也通过脊髓丘脑束纤维传导,所以在没有后索的情况下,一些触觉信息仍然可以通过脊髓丘脑束传递至大脑皮质。

　　需要强调的是,前外侧系统主要终止于脑干,只有一小部分投射于脊髓丘脑束中,横穿脑干。较大的脊髓网状束终止于外侧和内侧网状核的网状结构内。内侧网状核与边缘系统内的结构有着紧密联系,因此,可以造成对持续疼痛讯号的强烈情绪反应,包括因慢性疼痛而产生的抑郁情绪。外侧网状核从运动系统的多个区域接收讯号,因此,可能和疼痛的运动反应有关(例如,为了调解关节疼痛而发生步态改变)。有趣的是,脊髓网状神经元发出旁支到达脑干的多个参与疼痛抑制的部位(抗伤害感受性作用)。脊髓中脑束也在脑干投射,但是其终结于中脑而不是网状结构,具体讲是围绕着中脑水管和上丘的水管周围灰质,位于中脑背侧。值得注意的是,水管周围灰质属于镇痛系统的一部分,所以,脊髓中脑束同脊髓网状束的旁支共同作用来激活可以降低疼痛感受的系统。上丘的投射负责对疼痛刺激的本能视觉定位。参见专栏3-2关于疼痛感受、专栏3-3关于痛觉调制的描述。

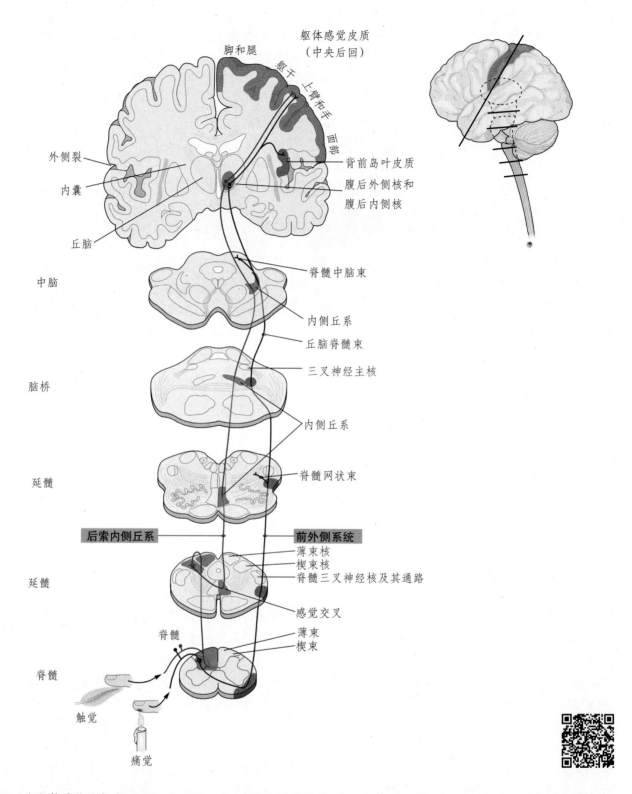

图3-6 上行躯体感觉通路。（Reproduced with permission from Kandel ER，Schwartz JH，Jessell TM，Siegelbaum SA，Hudspeth AJ. Principles of Neural Science，5th ed. New York，NY: McGraw-Hill；2013，Fig 22-11，Pg 493.）

我们举一个简单的例子来说明疼痛感受的复杂性。当我们不小心用纸割到了手指,最开始我们感觉到的是你的手指被纸碰到了这一触觉,由粗大的A纤维从指尖的机械感受器传导。在这之后很快你会感受到急性疼痛,由痛觉感受器(游离神经末梢)投射到Aδ纤维上进行传导。但是在你的初级感觉皮质明白在什么地方发生了什么事情之前,你的眼睛已经看向手的方向,并且也许骂了一句脏话。你的本能反应让你把手抽开,你的眼睛因为本能视觉定位而看向你的手,你说的话是因为脊髓网状束和脊髓中脑束的投射和脊髓中的反射单元(具体解释请参考脊髓内容)。

但你的疼痛感受才刚刚开始。当感受到一个疼痛刺激时,你的身体以两种途径来反应。首先,大量内源性分子(包括组胺、缓激肽、P物质、前列腺素)涌向受伤组织,这些分子重复地让伤害性感受器去极化,激活痛觉传入纤维(一般为C纤维),导致可以持续几天的慢性疼痛感觉[11]。与此同时,位于脑干的二级痛觉传入纤维的旁支作用于水管周围灰质、网状结构及其他脑干核群(蓝斑核、中缝核)(图3-7),进行有效的内源性的抗伤害感受反应。

这些下行痛觉调节系统释放血清素、去甲肾上腺素和其他内源性阿片样物质来降低疼痛感受。它们的作用位置之一就是位于脊髓前外侧通路内的一级和二级神经元接头,在这里它们可以通过多种方法进行突触前抑制或突触后抑制(例如,抑制神经递质生成,突触后膜超极化)。与之类似,游离的内源性阿片类物质如β内啡肽,作用于周围神经系统来阻碍组胺或其他内源性分子作用于伤害性感受器使其去极化。以上就是由于划破手指这一个小小的伤害引起的伤害感受机制和抗伤害感受机制几天的斗争过程。

脊髓小脑束

来自肌梭的Ⅰa、Ⅰb和Ⅱ纤维与高尔基腱器官不只是参与脊髓控制的本能反应,它们还通过在小脑和大脑皮质上的投射来促进我们的本体感觉。值得注意的是,在后索内侧丘系里,有一些本体感觉信息是通过皮肤和关节囊内的机械感受器(主要是Ruffini终末)

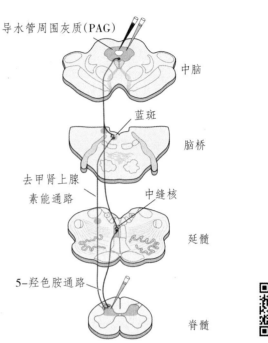

阿片类镇痛位置
镇痛阻滞位置(纳洛酮)
导水管周围灰质(PAG)
中脑
蓝斑
脑桥
去甲肾上腺素能通路
中缝核
延髓
5-羟色胺通路
脊髓

图3-7 下行疼痛调控通路。(Reproduced with permission from Kandel ER, Schwartz JH, Jessell TM, Siegelbaum SA, Hudspeth AJ. Principles of Neural Science, 5th ed. New York, NY: McGraw-Hill; 2013, Fig 24–15, Pg 548.)

1965年,Melzack和Wall提出了"门控理论",强调了粗大的A感觉纤维可以通过"关闭"位于脊髓内的第一神经元和第二神经元之间的"门"而降低疼痛感受[12](图3-8)。此观点的提出可以说引起了大量的想要找到此理论依据的研究,并开启了针对"关门"而进行的治疗方法[例如,经皮神经电刺激疗法(TENS)]。从这个理论提出开始,很多能通过阻碍疼痛传导从而调整疼痛感受的抑制网络被发现,不仅仅是在脊髓中,而且在疼痛投射的每个层级都发现了能够阻止疼痛讯号传输的机制。从脑干起始的下行通路在突触(干扰神经递质形成)或突触后(干扰第二级神经元去极化)参与痛觉调制,也可以通过激活位于脊髓后角的中间神经元参与疼痛调控。针对疼痛治疗的很多药物和疗法都以增强这个自然的痛觉调制现象为目的。

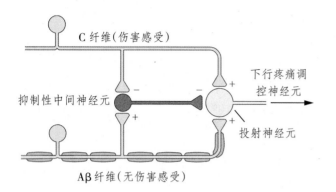

图3-8　"门控理论"原理示意图。(Reproduced with permission from Kandel ER, Schwartz JH, Jessell TM, Siegelbaum SA, Hudspeth AJ. Principles of Neural Science, 5th ed. New York, NY: McGraw-Hill; 2013, Fig 24-14, Pg 548.)

传导的。然而，参与脊髓反射的 I a、I b 和 II 纤维的旁支也与位于背侧脊髓灰质内的第二级神经元进行突触传递。这些二级神经元在脊髓小脑束内传递信息到小脑。

来自下侧肢体的 I a、I b 和 II 传入纤维旁支终止于腰髓和胸髓后侧灰质的克拉克核(柱)。从克拉克核的投射组成腹侧脊髓小脑束和背侧脊髓小脑束。这两个通路把下部肢体和躯干的信息传递给小脑。脊髓小脑后束位于脊髓的背外侧，通过小脑下脚进入小脑，主要终止于同侧蚓部和蚓旁部皮质，但是也投射到深部的小脑核群[13]。值得一提的是，脊髓小脑后束与下侧肢体的本体感觉有关，但脊髓小脑前束很有可能与下侧肢体的下行运动系统有关，反馈其活动，让我们可以对运动进行调整。

上肢的本体感觉也通过 I a、I b 和 II 传入纤维向中心传导，但是这部分传导系统在人类中的研究很少，一部分是因为我们不是四足动物，所以非意识性本体感觉的作用在我们的上部肢体的控制中发挥作用较小。然而，上肢和上部躯干的本体感觉上行通路位于后索，并与楔外核又称楔束副核发生突触传递，再从楔束副核在小脑下脚投射到小脑的中间核。

头面部感觉投射

在之前的内容中，我们主要讨论了四肢和躯干的感觉系统，但其实头面部的结构，例如眼、鼻、耳和口腔也有非常系统的感觉投射。面部和很多口腔结构(舌前2/3、牙齿、脸颊和牙龈)的触觉通过三叉神经(CN V)进行传导；剩下的舌1/3的触觉通过舌咽神经(CN

IX)进行传导。迷走神经(CN X)传导从外耳到内耳和内部结构的触觉(表3-2)。

与身体的感觉系统类似，面部和口腔结构的感觉也包括了机械感受器、本体感受器和能探测皮肤感觉的游离神经末梢。实际上，有证据表明面部，更具体讲是口，有最强的感觉辨别能力。

三叉神经内的一级感觉神经元胞体位于三叉神经节，其位置就在颅骨内颧骨(上颌骨)的正上方，其中心投射终止于位于脑桥、延髓和脊髓上端内的三叉神经感觉核簇。来自舌咽神经和迷走神经的感觉纤维的胞体位于上下神经节，其位置在三叉神经节后方的颈静脉孔内。

三叉神经感觉核簇被分成位于脑桥里的感觉主核与延长到延髓内的脊束核。三叉神经感觉纤维进入脑干，然后在三叉神经感觉通路内通过上行或是下行到达这2个神经核。有证据表明，此通路的尾端可以到达第一至第三颈髓后角。这2个神经核都有相应的体表对应，比如说尾端的神经纤维多对应下颌部分的感觉传导，顶端对应最多，对应的是眼部。但是面部最腹侧的部分(例如，鼻)对应的是神经核最背侧的部分，反之面部最背侧的部分(例如，耳)对应的是最腹侧的部分[14]。三叉神经感觉核簇里，内径粗大的纤维分布于背侧，并且主要终止于感觉主核和头端脊束核内，而直径小的纤维分布于腹侧，并终止于尾端脊束核内。

这些传递触觉信息的纤维汇集于三叉神经感觉核簇的头端，从出脑桥之后进行交叉，并加入后索内侧丘系，上行到达丘脑之后，它们与腹后内侧核发生突触传递。所以，它们的第三级投射跟随后索内侧丘系到达感觉皮质属于丘脑辐射的一部分(图3-9)。在初级感觉皮质内，负责面部和口的感觉皮质占很大一部分。

负责传递痛觉的舌咽神经、迷走神经和来自面部的三叉神经在三叉神经脊束核相遇，并分别于上端颈髓前联合处交叉进入对侧，然后上行通过脊髓和脑干

表3-2	头面部和身体的躯体感觉功能
脑神经	躯体感觉功能区域
V	三叉神经眼支：眼角膜，鼻，上眼睑，前额，前侧头皮
	三叉神经上颌支：下眼睑，鼻黏膜，上唇，上腭，牙龈，面颊
	三叉神经下颌支：舌前2/3部分，下颊，下颌，下排牙齿，耳郭1/3
IX	舌后1/3
X	咽，喉，胸腔和腹腔器官，外耳

同前外侧通路毗邻上行。其终点与旁支终点同前外侧通路,但毗邻于外侧脊髓丘脑束的纤维和面部触觉纤维终止于腹后内侧核。

高级感觉信息处理

一个正在兴起的研究领域是研究我们的大脑是如何解读感觉信息的。我们能辨别触觉刺激特点的能力是非常复杂的,从最简单地确定刺激的位置、时程和强度,到相对复杂地对物体特征的识别,如形状、重量、大小、素材、温度,再到更复杂的实体觉和体表图形觉。借助于多种影像学技术,我们已经发现了很多涉及以上感官知觉和分辨能力的大脑区域。

就像我们前文所描述的一样,感觉投射系统、后索内侧丘系和前外侧系统,都有第三级神经元投射终止于初级躯体感觉中枢。而且初级躯体感觉中枢也被发现有直接来自丘脑的投射,所以在2个区域里有一定程度上的平行(同时进行)和有序的(先初级,后次级)感觉信息处理。对于大部分区域来说,平行的部分主要与温觉、痛觉和振动觉有关,而有序的部分主要与触

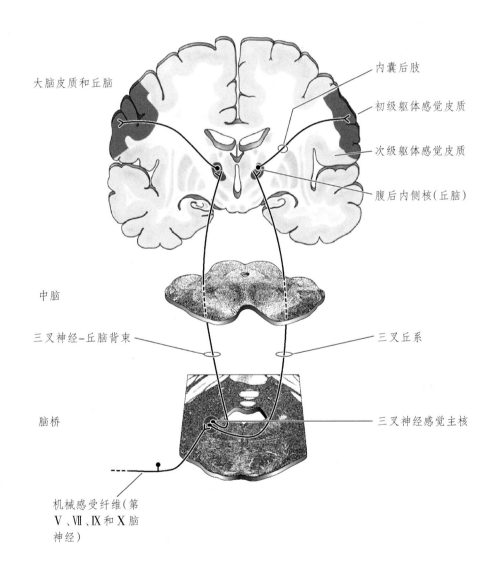

大脑皮质和丘脑

内囊后肢

初级躯体感觉皮质

次级躯体感觉皮质

腹后内侧核(丘脑)

中脑

三叉神经-丘脑背束

三叉丘系

脑桥

三叉神经感觉主核

机械感受纤维(第V、Ⅶ、Ⅸ和Ⅹ脑神经)

图3-9　躯体感觉功能的三叉神经通路。(Reproduced with permission from Martin JH. Neuroanatomy Text and Atlas, 4th ed. New York, NY: McGraw-Hill; 2012, Figure 6-8, pg. 139.)

觉有关。初级感觉皮质（3a、3b、1和2区）有着对应各种感觉的感受器的类别对应的躯体定位排列[15]。初级躯体感觉中枢投射到同侧后顶叶（5、7区）、缘上回、顶内沟和岛叶，这些结构被称为外侧躯体感觉区，初级躯体感觉中枢中的神经元也投影到对侧的次级躯体感觉中枢和后顶叶。岛叶也可能收到来自后索内神经元的直接投射。

初级躯体感觉中枢内结构的复杂与其发出的投影到次级躯体感觉中枢、后顶叶、外侧躯体感觉区及对侧半球之间的联系构建了一个更广泛的网络，这一网络让我们可以拥有物体特征识别这一更复杂的能力（图3-10）。这个网络包含了双侧背侧前额叶，其优势侧位于右半球[16,17]。与言语中心的联系让我们可以识别并说出物体的名字，并且让位于颞叶的记忆区域可以记忆触觉信息（此过程同时也有次级感觉皮质参与）。由于在触觉中需要主动触摸和操控物体，所以一般初级运动区（M1）会参与活动。单一的触觉感知使对侧的初级躯体感觉中枢活跃，但如果涉及触觉辨别，如物体的素材，重量或大小，次级躯体感觉中枢及外侧躯体感觉区和背侧前额叶也会参与活动。实体觉，作为最复杂的触觉辨别能力之一，需要记忆及言语中枢的参与。

感觉功能检查

通常情况下的感觉功能筛查会在第9章进行具体说明。按逻辑讲，感觉功能筛查着重于触觉定位，辨别尖钝和冷热刺激、简单的本体感觉和运动感觉，即在患者闭眼时，让患者说出肢体或身体部位的朝向和位置，或者由测试者移动患者一侧肢体，并让患者用对侧模仿相同的动作。

这个筛查方法让我们可以发现潜在的感觉缺陷。

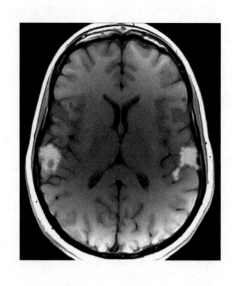

图3-10　感觉辨识：通过fMRI显示，本质是初级感觉皮质区、双侧躯体感觉区域、双侧次级感觉皮质和双侧额前皮质共同激活形成的网络。（Used with permission of Deborah S. Nichols Larsen, PT, PhD. The Ohio State University.）

然而，在诊断之前，我们需要进行相关测试。值得注意的是，一些感觉缺陷不能通过以上检查发现，因为有一些症状会影响更高级别的感觉分辨能力，但却对触觉定位或本体感觉几乎没有影响。表3-3列举了一些用于临床评估感觉能力的测试，这些测试尤其侧重于手和上肢的功能，因为很多高级的感觉分辨能力涉及手的使用。对于很多这些测试所用到的道具，一般有可购买的产品。但测试者大多可以运用身边现有资源进行检查。对于临床工作人员来说，在治疗中运用这些方法进行测试和效果评价是非常重要的，他们可以帮助我们确定功能障碍和神经症状的改善情况。近来也已经有一些针对改善感觉和运动功能的训练方案。

表3-3	躯体感觉功能检查方法	
感觉功能	检查	描述
触觉感	Semmes Weinstein 单丝触觉测量计	一系列单丝按压力大小排列，从压力最大的单丝开始测试，直到患者不能感受到刺激，记录最轻的单丝编号
	WEST测试	提供5个压力不等的单丝，是Semmes Weinstein单丝触觉测量计的简易版
	Locognosia测试	指尖被分成不同特定区域，然后让患者辨别压力区域。施加压力的是一个在正常情况下可以感受到的单丝[18]
两点辨别	静态	通过使用两点辨别觉测试盘（Disk-Criminator）来测试感受由两点变为一点之前的最小距离，记录这个距离，并与正常值进行比较
	动态	测试方法同静态测试类似

（待续）

表3-3	躯体感觉功能检查方法（续）	
感觉功能	检查	描述
感觉分辨	尖/钝觉	一般用一个大头针和一个铅笔尾部的橡皮来测试患者能否区分尖、钝，经常应用于脊髓损伤，用来检查上行传导束的功能
	热/冷觉	有多种市贩的测试道具，测试者可以用装有热水和冷水的试管碰触患者皮肤让其辨别，或者让其辨别一个冰冻的塑料"冰"块和常温的塑料"冰"块
	触觉光栅定向任务	有一些列的圆顶状触觉光栅，每个光栅都有距离相等的条状沟槽，不同光栅的沟槽距离不等，把这些光栅按距离由大到小给患者测试，让患者判断摸到的光栅是横还是竖[19]
	粗糙度	目前有很多测试粗糙度辨别的市贩生活道具，包括触觉光栅。还有一种道具从一头到另一头沟槽之间的距离逐渐变小，粗糙度由粗变细，让患者从最粗的一端开始摸起，直到患者感觉不到沟槽
	重量觉	可以让患者两手握不同重量的重物进行比较，或者单手比较前后两次所握重物的重量。重物越重，正常情况下能发觉的质量差越大（例如，正常情况下，2个小于10g的重物，有超过1g的差别就可以被发觉；而100g左右的2个物体，要差7~10g才能被发觉）
	实体觉	让患者闭眼并在其手里放置不同的一些常见物体（如曲别针、硬币、玻璃球）；为了排除语言功能因素的影响，在患者睁开眼睛后给其看刚才摸过的物体的图片（一些干扰图片可以增加测试难度），并让其指出刚才所摸的物体。除了用一些常见物体外，也可以用一些常见形状（如圆形、椭圆形、方形、八角形或者一些不规则的形状，比如一块拼图）和字母（如塑料或木制的字母玩具）
		测试者可以在患者手心或身体其他部位用手指尖或一些道具（如铅笔尾端的橡皮）写下一个字母或数字，接着可以让患者说出或者在图片中辨认出其感受到的字母或数字

参考文献

1. Libouton X, Barbier O, Plaghki L, Thonnard J. Tactile roughness discrimination threshold is unrelated to tactile spatial acuity. *Behav Brain Res.* 2010;28:473-478.
2. McGlone F, Reilly D. The cutaneous system. *Neurosci Behav Rev.* 2010;34:148-159.
3. Godfrey H. Understanding pain, part 1: physiology of pain. *Brit J Nursing.* 2003;14(16):846-852.
4. Fortier S, Basset FA. The effects of exercise on limb proprioceptive signals. *J Electromyogr Kinesiol.* 2012;22:795-802.
5. Gilman S. Joint position sense and vibration sense: anatomical organization and assessment. *J Neurol Neurosurg Psychiatry.* 2002;73:473-477.
6. Proske U, Ganegia, SC. The kinaesthetic senses. *J Physiol.* 2009;17:4139-4146.
7. Fitz-Ritson D. The anatomy and physiology of the muscle spindle and its role in posture and movement: a review. *J Can Chiropractic Assoc.* 1982;26(4):144-150.
8. Lee MWL, McPhee RW, Stringer MD. An evidence-based approach to human dermatomes. *Clin Anat.* 2008;21:363-373.
9. Knecht S, Kunesch E, Schnitzler A. Parallel and serial processing of haptic information in man: effects of parietal lesions on sensorimotor hand function. *Neuropsychologia.* 1996;34(7):669-687.
10. Almeida TF, Roizenblatt S, Tufik S. Afferent pain pathways: a neuroanatomical review. *Brain Res.* 2004;1000:40-56.
11. Pergolizzi J, Ahlbeck K, Aldington D, Alon E, et al. The development of chronic pain: physiological CHANGE necessitates a multidisciplinary approach to treatment. *Curr Med Res Opin.* 2013;1-9.
12. Melzack R, Wall PD. Pain mechanisms: a new theory. *Science.* 1965;150:971-979.
13. Bosco G, Poppele RE. Proprioception from a spinocerebellar perspective. *Physiol Rev.* 2001;81(2):539-568.
14. DaSilva AFM, Becerra L, Makris N, Strassman AM, et al. Somatotopic activation in the human trigeminal pain pathway. *J Neurosci.* 2002;22(18):8183-8192.
15. Romo R, Lemus L, de Lafuente V. Sense, memory, and decision-making in the somatosensory cortical network. *Curr Opin Neurol.* 2012;22:914-919.
16. Harada T, Saito DN, Kashikura K, Sato T, et al. Asymmetrical neural substrates of tactile discrimination in humans: a functional magnetic resonance imaging study. *J Neurosci.* 2004;24(34):7524-7530.
17. Borstad A, Schmalbrock P, Choi S, Nichols-Larsen DS. Neural correlates supporting sensory discrimination after left hemispheric stroke. *Brain Res.* 2012;1460:78-87.
18. Jerosch-Herold C, Rosen B, Shepstone L. The reliability and validity of the Locognosia test after injuries to peripheral nerves in hand. *J Bone Joint Surg.* 2006;88-B:1048-1052.
19. Bleyenheuft Y, Thonnard JL. Tactile spatial resolution measured manually: a validation study. *Somatosens Mot Res.* 2007;24(3):111-114.

复习题

1. 患者右侧下肢触觉和对侧痛觉丧失，以下哪个部位的损伤可以导致上述症状？
   A. 脊髓
   B. 上端延髓
   C. 丘脑腹后侧核
   D. 感觉皮质

2. 在感觉投影的哪个级别会有对侧痛温觉和触觉的同时丧失？
   A. 下端延髓上
   B. 下端延髓下

3. 如果 Ruffini 终末缺失，会影响以下哪些感觉功能？
   A. 压觉和触觉
   B. 触觉和牵拉觉
   C. 痛觉和触觉
   D. 压觉和痛觉

4. 以下哪种情况是单突触反射？
   A. 拮抗肌中的 I b 纤维激活
   B. 主动肌中的 I b 纤维激活
   C. 拮抗肌中的 I a 纤维激活
   D. 主动肌中的 I a 纤维激活

5. 以下哪种感觉能力测试不需要道具就可以实施？
   A. 尖/钝测试
   B. 体表图形觉测试
   C. 实物觉测试
   D. 两点分辨测试

6. 卒中患者如果损伤了丘脑后内侧核会影响身体哪个部分的感觉功能？
   A. 上肢
   B. 下肢
   C. 面部
   D. 躯干

7. 患者左侧面部痛觉过敏，当头发碰触其患侧面部时会感到疼痛。以下哪个与面部感觉有关的脑神经损伤最有可能与此症状有关？
   A. 三叉神经
   B. 面神经
   C. 舌咽神经
   D. 迷走神经

8. 损伤颈髓中后索最内侧会影响以下哪个脊髓神经根的感觉功能？
   A. 颈髓
   B. 胸髓
   C. 腰髓
   D. 骶髓

9. 损伤克拉克核会影响下肢的哪种感觉功能？
   A. 痛觉
   B. 本体感觉
   C. 触觉感知
   D. 实物觉

10. 以下前外侧系统的成分中，哪一个与我们痛觉的情绪部分最相关？
   A. 新脊髓丘脑束
   B. 脊髓中脑束
   C. 脊髓网状束
   D. 背侧脊髓丘脑束

答案

1. A	2. A	3. B	4. D	5. B
6. C	7. A	8. D	9. B	10. B

脊髓中枢感觉运动系统

D. Michele Basso

- 从细胞学水平描述支持运动的神经肌肉结构。
- 描述神经冲动调控肌肉力量的特点。
- 辨别不同的脊髓中间神经元类型及其在运动中的作用。
- 阐述分析脊髓如何产生单一和复杂的运动。

概述

本章将会探寻脊髓的结构及其如何完成一系列复杂活动。传入脊髓的信息与其在灰质整合后传递到肌肉的信息之间有着协同和精准的平衡。一个最简单的运动如膝跳反射和在跑步机上跑步这一个复杂动作之间也许差距就只是一组中间神经元。我们会讨论脊髓通过什么样的设计来支持多关节运动,并在极短的时间内根据环境变化调整运动。在本章中你将感受到脊髓通过绝妙的结构来实现不需要大脑参与,只通过几个神经元就可以控制的错综复杂的运动。也许脊髓最让人兴奋的特点是其具有可以不通过大脑完成学习任务的能力。有了脊髓的这个功能,再加上大脑提供的下行传入信息,一系列更复杂的有技巧性的运动也可以被完成。

脊髓的结构

人类脊髓起自颅底,终于第一与第二腰椎之间(图4-1)。对应脊髓神经根所在椎骨的位置,人体脊髓从颅底延伸至第一至第二腰椎之间(图4-1)。脊髓根据其在人体的分布位置分为4个节段,即颈髓、胸髓、腰髓和骶髓。每一个脊髓节段都可以接收传入信号,并发送运动信号,给相应的肌群——颈髓(负责支配上肢肌群)、胸髓(负责支配躯干肌群)、腰髓(负责支配下肢肌群)、骶髓(负责支配直肠、膀胱和生殖器的肌群)。

脊髓由神经元胞体所在的灰质和包裹灰质的白质组成。白质中包含连接大脑和脊髓的上下行传导束和联系脊髓不同节段的固有束(图4-2)。髓鞘,一种白色蛋白质,包裹在每条上下行传导束和固有束轴突上对信息的快速传导起决定性作用。根据脊髓横断面白质和灰质的分布特点,我们可以判断其处于哪个特定节段。

比如说颈髓和腰髓负责支配上肢和下肢肌群,因此,这些部分的灰质较多,因为运动神经元存在于灰质里面。相对而言,胸髓的灰质则较少,因为胸髓主要只负责支配肋间肌群。另外,颈髓部分的白质部分要比腰髓或骶髓部分的多,因为这部分的白质内汇集了从骶髓开始,上行连接大脑的所有的纤维束。灰质呈蝴蝶状,可以总体分为3个区域,即前角、后角和中间带。

灰质后角由呈板层状排列的神经细胞群组成,用来接收传入信息,此处已在第3章中进行了详细描述,在此不加赘述。灰质前角包含了支配骨骼肌的α神经细胞群(图4-2)。α神经细胞群通常被分为支配躯干肌的内侧群和主要支配四肢肌的外侧群。处于内侧群和外侧群中间带内的神经元组成协调肢体的多关节肌肉协同作用。它们连接脊髓两侧,并协调轴运动神经元池来让腿和手臂在走路和一些其他活动中实现轮替运动。与之相反,外侧群的细胞群基本上不与对侧相连,正因如此,我们可以单独活动四肢。从胸髓开始到腰髓上部,中间带存在侧角,为自主神经系统的神经元所在位置。这些神经元组成交感神经系统来调节我们在紧张状态时的生理需要,比如说放大瞳孔或者加速心率,对于交感神经系统我们已经在第1章详细介绍过。

运动的基础结构:肌肉和运动神经元

在平时运动时,我们不是一次动员一个肌纤维,而是动员一整个运动单位。一个运动单位的定义是一个α运动神经元和它所支配的全部肌纤维。在正常情况

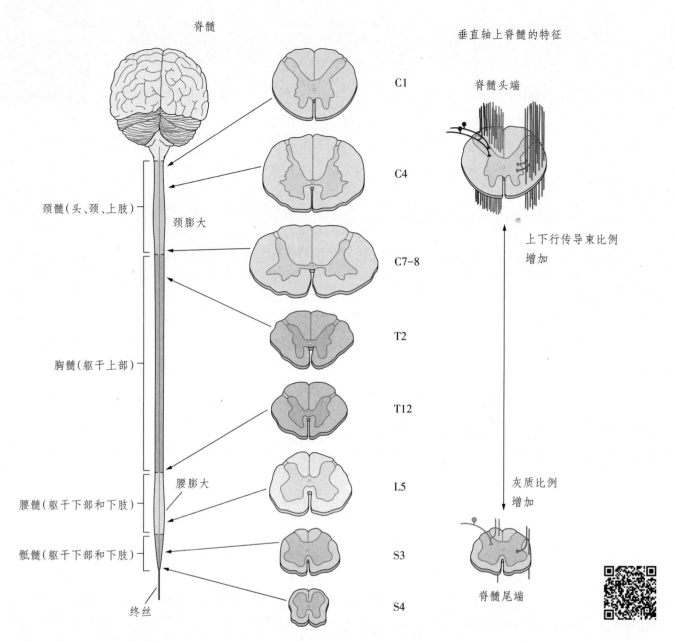

脊髓

垂直轴上脊髓的特征

颈髓（头、颈、上肢）

颈膨大

胸髓（躯干上部）

腰膨大

腰髓（躯干下部和下肢）

骶髓（躯干下部和下肢）

终丝

C1
C4
C7-8
T2
T12
L5
S3
S4

脊髓头端

上下行传导束比例
增加

灰质比例
增加

脊髓尾端

图 4-1 脊髓的内侧和外侧结构。(Reproduced with permission from Kandel ER, Schwartz JH, Jessell TM, Siegelbaum SA, Hudspeth AJ. Principles of Neural Science, 5th ed. New York, NY: McGraw-Hill; 2013, Figure 16-2, pg 359.)

下，每当 α 运动神经元产生的动作电位到达神经肌肉接头，其所支配的所有肌纤维都会发生收缩，这是运动发生的基础。神经系统的工作是整合协调这些肌纤维的收缩，从而让我们能够完成一系列的运动，从简单地用手指敲击桌面到复杂的芭蕾舞动作。

不是所有运动单位都是相同的。不同的运动单位中肌纤维的数量有多有少。另外，肌纤维的种类也有不同，有些运动单位中的肌纤维是由短小的慢缩肌组成的，这种肌纤维较耐劳（具有良好的耐力），主要负责低强度的运动。还有一些运动单位中的肌纤维是快缩

肌，其肌纤维粗大，主要负责短时间大强度的运动，但是很容易疲劳。另外还有一些肌纤维介于快缩肌和慢缩肌的特点之间，称为中间肌。如表 4-1 里所描述的那样，这些不同特点的运动单位混合存在，为神经系统提供了运动控制能力。举例来讲，当我们在站立或者坐着的时候，需要用相对较小的力和相对持久的耐力来保持姿势并维持这个姿势，这个时候我们动员的主要是支配高度耐劳的慢缩肌纤维的运动单位。如果当一个人在站立或坐着的时候想要伸手够一支笔，那么他在保持姿势的同时就需要另一个相对大的力量去完

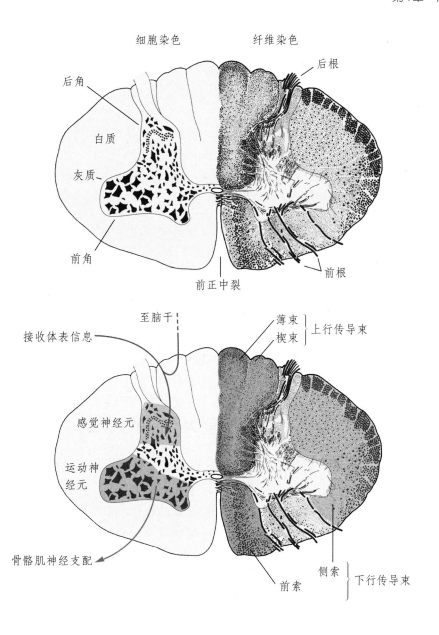

图4-2 脊髓白质和灰质的结构。(Reproduced with permission from Kandel ER, Schwartz JH, Jessell TM, Siegelbaum SA, Hudspeth AJ. Principles of Neural Science, 5th ed. New York, NY: McGraw-Hill; 2013, Figure 16-1, pg 357.)

成这个动作,但是他不需要使用全力。在这个时候,支配慢缩肌的运动单位和支配中间肌的小型运动单位都需要被动员,来完成保持姿势和伸手2个任务。伸手这个动作基本上不需要动员支配快缩肌的运动单位。但是,如果我们要在站立或坐着的时候扔出一个球,就需要动员额外的运动单位来提供爆发力。所以在这个时候,我们需要动员支配慢缩肌纤维的运动单位来保持姿势,动员支配中间肌纤维的运动单位来完成伸手这个动作,最后动员支配快缩肌纤维的运动单位来提

供一个速度让我们把球扔出去。

肌肉控制方法遵循大小原则。一种更便捷的肌肉募集控制的生物学机制,通常也称为尺寸原则现象,E. Henneman对此进行过深入的研究[1]。如前面所述,我们在完成一个需要很小力量的动作时,只需要动员较小的低力量慢缩肌运动单位,在这个时候,我们不希望动员较大的高力量快缩肌运动单位,因为那样反而会因为力量过大而错失目标。

相反,如果当我们需要使用全力去做一个动作的

表4-1	运动单位的分类		
	慢缩肌	快缩肌（易疲劳）	快缩肌（抗疲劳）
肌纤维类型	Ⅰ型；红肌	Ⅱb型，Ⅱx型；白肌	Ⅱa型；红肌
纤维大小	小	中	大
有氧能力	高，有氧	低，无氧	综合，无氧
收缩力量	低	高	中
收缩速度	慢	快	快

时候，一定会动员粗大的快缩肌运动单位，这个时候中间肌和慢缩肌也可能参与，但是快缩肌运动单位的动员是必不可少的。神经系统基本上按照这个大小原则进行肌纤维运动单位的动员。

这些基本上都是自动发生的，因为支配那些较小的慢缩肌的α运动神经元较小，支配较大的快缩肌的α运动神经元较大。所以当受到一定强度刺激时，较小的神经元因为对电位变化更敏感而更容易被激活达到动作电位，相比之下，要激活较大的α运动神经元，就需要更强的刺激。所以简单来讲，如果刺激较小，只会激活小的运动神经元，如果刺激足够大的话会同时激活小的和大的运动神经元，这种骨骼肌动员的神经支配的方式是因为α运动神经元的大小而导致的。

运动单位

神经系统通过特定和系统化的程序来激活运动单位，从而产生恰到好处的力。对于一些微小精细的运动，比如说动眼，小的包含肌纤维数量非常少的运动单位会被动员，比如眼外肌的一个运动单位只有大约10个肌纤维。如果要做一个中等强度的动作，比如说举起一个锤子，那么有更多肌纤维的运动单位在此时会被动员，比如手内在肌的一个运动单元就有上百个肌纤维。当需要做一个高强度的动作，例如篮球运动员高高跳起去抢篮板球的时候，这时候用到的腓肠肌的一个运动单位就包含2000多个肌纤维。我们可以看出，肌肉可以根据所需运动强度的不同进行强度不等的收缩，对于这种强度的调节是由α运动神经元放电节律控制的。

肌肉收缩的力量大小、速度快慢和时间长短是由脊髓决定的。α运动神经元可以通过调整放电节律来调整肌肉的力量。如果一个运动神经元的放电节律慢，那么在一个动作电位结束、下一个动作电位到来之前的时间就足够长就能让这个运动单位完全舒张。这种长时间隔慢放电节律的模式让肌肉所产生的力量较

小并且时间非常短（图4-3）。这种肌肉活动发生在例如肌肉颤搐时。当放电节律增强到中等强度时，2次动作电位的间隔不足以让肌肉完全舒张。第二次动作电位产生的收缩力叠加在第一个上，被称作总和，导致收缩更加强烈。在这种情况下，即使是稍微提高的放电节律也可以导致明显更高的收缩力。这种肌肉活动发生在我们对抗阻力直立站立时。当运动神经元放电节律很快的时候，2个动作电位之间的间隔非常短，所以肌肉力量增长很快，基本上没有舒张。所以力量一直保持很高水平，每次神经冲动引起的力量波动非常小，这种情况叫非强直性收缩，发生在需要用很大力量的活动中，比如举重或是全力自主肌肉收缩。还有一种在实验室情况下可以诱发的极端情况：运动神经元被以非常快的节律刺激，快到这个节律正常的运动神经元不能自己产生。在这种情况下，2个动作电位之间基本没有间隔，最大力量可以瞬间达到。因为此时没有肌肉舒张，这个力量可以无波动地持续，被称为强

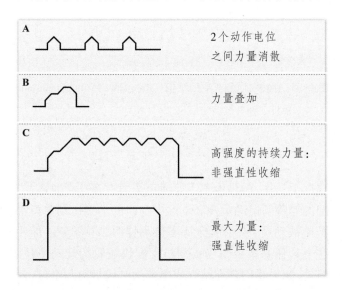

图4-3　肌肉活动和力量产生的关系。(A)缓慢放电节律下每个神经冲动之间肌肉发生松弛。(B)中等放电节律下肌肉收缩力量叠加，力量增强。(C)快速放电节律下间隔更短，产生力量更大。(D)最大放电节律和最大肌肉力量。

直性收缩。

那么放电节律需要做出多少改变来产生不同大小的力呢？其实一点小小的改变就可以产生很大的变化。在一串动作电位之间加入或减掉一个就可以改变收缩力。在伯克的一项实验中，对一个高频放电的神经元增加一个冲动就引起了收缩力的增加，并且这个力量一直被保持到神经冲动结束（图4-4A）。同样，从一串动作电位中移除一个冲动就导致了肌肉力量的迅速降低，并且一直到结尾（图4-4B）。这个实验说明，如果一个α运动神经元在一组神经冲动传导过程中，仅增加或减少一次动作电位，就会导致一个明显并且持续的肌肉力量的改变。下一章我们将会讨论肌肉的特点和运动神经元的动员过程如何影响并收缩力量的强度。

我们知道肌肉活动是被α运动神经元的放电节律和模式所决定的，所以接下来我们要考虑的就是α运动神经元的放电是如何被控制的。α运动神经元活动的影响因素一共有3个来源，即来自大脑核系的下行轴突、来自周围神经系统的感觉传入纤维和脊髓内的中间神经元。关于下行通路我们将在下章进行讨论。

传入冲动

一系列复杂运动的组织从脊髓开始，并以最简单的活动——肌梭牵张反射为基础。如我们在上一章所讲，牵张反射是单突触的，这意味着来自肌梭的初级感觉传入纤维直接与运动神经元发生突触传递。肌肉上一个快速的张力可以刺激Ⅰa传入纤维，进而诱发α运动神经元放电，是因为肌肉发生收缩，以缓解牵张。这

种单突触的关系让运动神经元放电可以根据来自周围神经系统的本体感觉反馈进行快速调整，可以改变放电节律，进而控制力量和运动的程度。因此，脊髓中本体感觉传入信息可以影响运动神经元活动。而正是这个原因，我们所有自主意志的、有目的导向性的运动才得以协调。

为了实现有目的导向性的运动，需要很多运动神经元及其所支配的肌肉的参与和协调。其中有一个过程叫作辐散，在这个过程中，一个神经元通过其分支与一组特定分布的神经元建立突触联系。辐散发生在单突触反射中，此时传入轴突发出旁支分支到协同肌的运动神经元和灰质中的中间神经元[2]。传入冲动到协同肌可以让运动更有效。传入冲动的辐散也发生在有几个分支的单独的一个肌肉内，比如说手部的指伸肌，其几个分支可以收到突触传递，一个手指的伸展和其他手指同步进行[3]。所以，如果我们发送一个本体感觉信息给这些次级的神经元，可以在多个关节上观察到同步协调的肌肉运动。神经系统的所有神经元上都可以发生这种传入突触的辐散。

脊髓中间神经元

中间神经元位于脊髓灰质并且接收来自周围神经系统和大脑核群下行轴突的传入信息。中间神经元加强这些讯号并进行比较后，决定是否将其传递给运动神经元。中间神经元的分类可以按照它们同运动神经元的关系、传入纤维的种类，抑或是它们是兴奋还是抑制的。最后一个与运动神经元发生突触传递的中间神经元叫作最后中间神经元，是我们目前被研究最多的中间神经元。在哺乳动物里被发现有很多这样的神经元（图4-5），我们根据其在调控肌肉收缩的作用上分为三类，即Ⅰa抑制性中间神经元、闰绍细胞和Ⅰb抑制性中间神经元。

Ⅰa抑制性中间神经元

Ⅰa抑制性中间神经元在伸张反射中发挥重要作用。以肱二头肌的伸张反射为例，来自肌梭的Ⅰa传入纤维不仅发出轴突分支到肱二头肌和作为协同肌的肱桡肌上，还会到Ⅰa抑制性中间神经元上（图4-5）。Ⅰa抑制性中间神经元与作为拮抗肌的肱三头肌的运动神经元发生突触联系，抑制其运动。这也是神经系统运用辐散现象进行肌肉协同控制的例子，因为在同时，肘屈肌收缩，肘伸肌舒张。如此一来，在肘屈曲的过程中

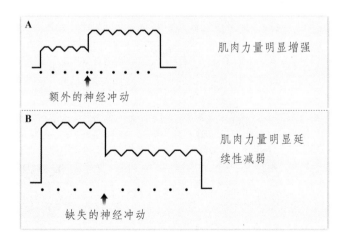

图4-4 肌肉力量的变化。动作电位频率的改变导致肌肉力量的改变。（A）一次额外的神经冲动造成力量的增加。（B）一次缺失的神经冲动造成力量的减小。

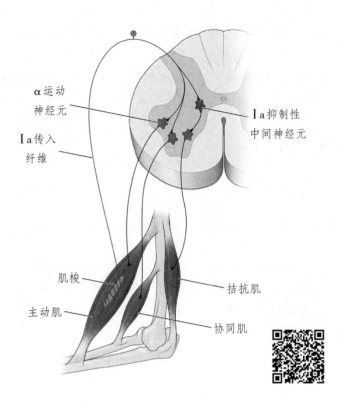

图4-5　Ⅰa抑制性中间神经元。Ⅰa抑制性中间神经元被Ⅰa传入纤维的一个旁支所激活，它可以抑制拮抗肌，让主动肌和其协同肌发生反射性收缩。

就基本上没有需要克服的阻力。

脊髓内的中间神经元在目标导向性运动中发挥重要作用。Ⅰa抑制性中间神经元把来自初级传入纤维，脊髓皮质轴突，还有其他从大脑、脑干及其他中间神经元下行轴突的突触收集汇总（图4-6A）。Ⅰa中间神经元输出的是这些兴奋或抑制性传入信息的汇总。位于大脑的高级中枢通过一个单一指令控制拮抗肌。这个向下传递刺激肌肉收缩的讯号同时让其拮抗肌舒张（刺激关节处肌肉收缩的下行信号同时也会让其拮抗肌舒张）。

闰绍细胞

闰绍细胞是抑制性细胞，其接受来自主动肌和协同肌的α和γ运动神经元的突触传递，作用于运动神经元，这称为返回性抑制。它们从下行的脑干核群接收传入冲动，也会被运动神经元刺激（图4-6B）。闰绍细胞也抑制拮抗肌的中间神经元，以促进它们的收缩。所以闰绍细胞的激活可以控制关节周围主动肌和拮抗肌的兴奋性。

Ⅰb抑制性中间神经元

Ⅰb抑制性中间神经元被高尔基腱器官与同侧脊髓皮质束和红核脊髓束轴突所控制（图4-7）。这些

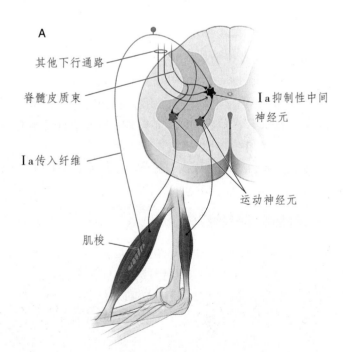

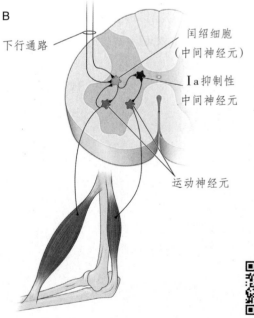

图4-6　Ⅰa抑制性中间神经元和闰绍细胞控制流程图。(A)来自下行通路和初级传入纤维的信号在Ⅰa抑制性中间神经元上进行整合，使Ⅰa抑制性中间神经元产生兴奋或抑制。(B)闰绍细胞可以抑制主动肌、协同肌和拮抗肌，从而防止主动肌过度运动或帮助运动更加精细化，它们被运动神经元和脑干下行通路激活。

中间神经元降低其所对应的运动神经元的放电节律。Ⅰb轴突也与Ⅰb兴奋性中间神经元发生突触来刺激拮抗肌的运动神经元。由此，当主动肌的收缩力降低时，拮抗肌的阻力被增加。来自皮肤和关节的传入纤维在Ⅰb抑制性中间神经元上发生汇总整合。

中间神经元的重要性

值得注意的是，通过兴奋性和抑制性中间神经元构建的复杂网络，我们可以实现复杂的协调有序的多关节活动。脊髓不需要大脑的参与就可以控制双侧肢体运动，这是因为中间神经元可以把一个传入讯号变成两个，并分别传递给两侧的肢体，称为辐散。

逃避反射是一个脊髓通过中间神经元整合传入信号来产生有协调性的双腿运动的很好的例子。图4-8展示了由痛觉刺激激活的中间神经元通路。当踩在一个钉子上的时候，皮肤上较小的无鞘Aδ神经纤维产生动作电位，传递到很多兴奋性和抑制性的中间神经元。在痛侧腿，屈肌肉运动神经元收到兴奋信号，所以会从钉子上抬起来。但这个抬腿的动作只有在伸肌被抑制的条件下才可以发生。与此同时，痛觉信号通过中间神经元进行辐散，穿过灰质到达对侧腿的运动神经元。在对侧腿，伸肌的运动神经元被激活，屈肌的运动神经元受到抑制。以这种方式，脊髓确保了在痛侧腿抬起的同时，支撑腿紧绷以支撑身体的重量而不会跌到。

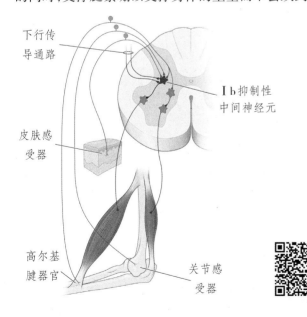

图4-7　Ⅰb抑制性中间神经元。Ⅰb抑制性中间神经元是高尔基腱器官主动肌抑制环路的一部分，可以降低主动肌和其协同肌的收缩。同时促进其拮抗肌的收缩；下行运动系统可以激活Ⅰ抑制性中间神经元来实现肌肉协调活动。

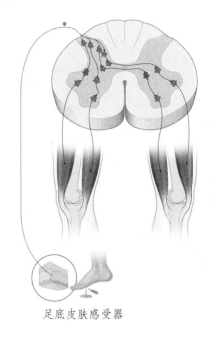

足底皮肤感受器

图4-8　脊髓逃避反射的中间神经元网络。

这些中间神经元所构建的神经网络不仅可以调控反射，还可以协调复杂自主运动。取决于回路的辐散和汇聚构成。一个单一传入讯号可以在回路中往返传递并持续一段时间（图4-9），称为振荡回路，由至少3个兴奋性中间神经元组成。第一个兴奋性中间神经元辐散，引起其他中间神经元兴奋，再汇集到第一个神经元。

给振动回路加入抑制性中间神经元可以转变传入活动或紧张性，让屈肌和伸肌交替兴奋（图4-10）。这样的回路组成被认为是中枢模式发生器（CPG）的一部分。中枢模式发生器不接收大脑或者其他感觉反馈就可以产生有节律的运动模式。当收到一个"开始"信号时，它们可以自我刺激后产生重复的有节律的活动，直到它们收到"停止"信号。神经系统里有关于中枢模式发生器的多种例子，如通过脊髓控制产生的运动（图

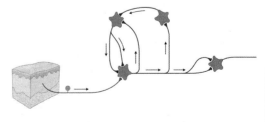

图4-9　振荡回路图解。最初的感觉神经元的激活引起振荡回路中持续的兴奋活动。这种活动在疼痛刺激被移除后仍然在持续的疼痛感受中发挥作用。

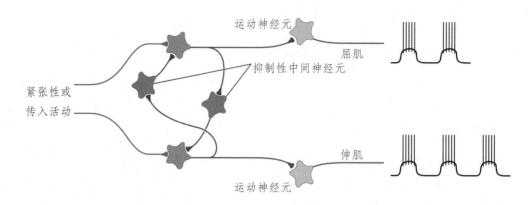

图4-10 包含抑制性中间神经元的振荡回路。当抑制性中间神经元存在于一个振荡回路中时，它们可以让兴奋和抑制功能交替作用，这与我们的步态中肌肉的兴奋和抑制所对应。

4-11，专栏4-1）。

小部分从大脑发出的下行运动轴突对脊髓可塑性和学习性的影响在近些年被发现，在脊髓，颈髓损伤的大鼠模型中，一些下行轴突得以幸存，并到达腰膨大处，在这里它们可以改变腰髓功能。在实验的一组大鼠中，腰髓中尚存一些下行轴突，应经过了几周的恢

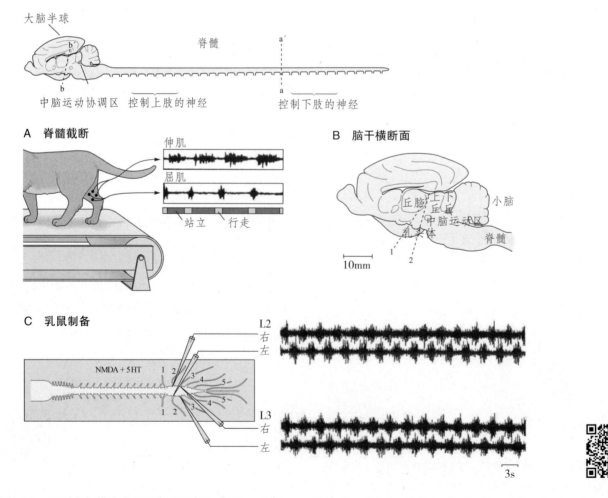

图4-11 证明中枢模式发生器存在的实验。[Adapted with permission from Cazalets J-R, Borde M, Clarc F: Localization and organization of the central pattern generator for hindlimb locomotion in newborn rat, J Neurosci 1995 Jul;15(7 Pt 1):4943-4951.]

最早也是最好证明中枢模式发生器可以在脊髓内实现运动控制的证据是通过动物实验获得的。在这些实验中,脊髓被截断来防止其从大脑获得任何传入信息,称为脊髓横断。这样一来,腰髓就与大脑被孤立开来,只能接收来自周围肌肉、皮肤和关节感受器的信息。接着,动物被放在运行的跑台上,如果需要大脑参与才能实现移动的话,那么被与大脑分隔的腰髓所支配的后肢是不会迈步的。但是让科学家感到惊奇的是,动物的双后肢都可以进行迈步,并且是交替协调的。通过这个跑台实验,科学家们也证明了孤立的脊髓回路可以适应变化的环境[4]。

例如,当跑台加速时,后肢的运动增加;如果在跑台上放一个障碍物,后肢也可以做出相应的变化进行躲避[5]。这些发现都表明来自周围感受器的信息可以逐步调控脊髓神经元实现目的导向性的运动。接下来科学家想要知道被孤立的脊髓能否通过训练完成特定的任务[6]。在把脊髓横断之后,对动物进行为期几周的训练。一组动物被训练在运转的跑台上迈步,另一组被训练在静止的跑台上站立并用后肢支撑。

经过密集的训练后,迈腿组的连续交替迈步的步数稳步上升,站立组能独立站立的时间慢慢延长。以上实验说明,针对特定的任务,脊髓可以利用周围感受器的传入信息,不需要大脑参与,学习协调的多关节的运动。这项针对特定任务的运动能力在训练结束后仍然持续了几周。然后两组动物被训练学习对方之前的任务。有趣的是,两组动物都可以掌握对方的任务,但是之前的任务却不能完成了。这个发现表明,被孤立的脊髓仍然可以继续学习新的任务,但是能力有限。学习新的任务会抹销之前的任务能力。这些实验都为我们在中枢神经系统损伤或疾病患者中开展以任务为基础的康复训练提供了理论支持。它们证明了脊髓能保持相当的能力来学习运动任务,即使在完全失去大脑支配这样的严重情况下。在大脑部分控制得以保留的情况下,脊髓级别的运动重新学习能力可以更高。

复。另外一组中,腰髓被完全截断。科学家对两组大鼠进行学习能力测试以评估腰髓的功能(图4-12)。在测试中,后肢被悬空在生理盐水溶液上,2个后爪被连上了电极。当悬垂着的后肢伸展时,电极会接触到生理盐水而形成通路,给后肢一个小的电刺激。如果腰髓可以学习,那么下肢就会保持不接触水面以避免电刺激;但是如果腰髓不能学习,刺激的时间就会更长。在这个实验中,第一组仍然有下行轴突残留的大鼠能比第二组腰髓完全截断的大鼠保持下肢举起不接触水面更长的时间,犯更少的错误。这个实验结果很重要,因为它证明即使是一小部分下行的运动轴突得以幸存,也会大大改变神经系统的功能可塑性,这种可塑性很有可能是负责行走的中枢模式发生器的一部分。这种可塑性可以被康复领域多加利用以帮助患者进行功能恢复。

中枢模式发生器和脊髓学习的临床意义是什么?

运动的中枢模式发生器在很多种类的动物上已经被研究得很明白,但是在人类的脊髓里还没有完全被证明存在,因为所有与大脑的输入都要被排除。要确认受伤后的脊髓完全截断并彻底从大脑孤立,要对损伤进行显微镜下检查,这在活着的患者身上是不能实现的。能证明人类也拥有中枢模式发生器最好的证据是一份来自1994年布莱尔·加蓝希的报道[7]。在这份报道里描述了一位17年前因受到脊髓损伤而导致损伤部位以下不完全瘫痪的男性患者。他在进行了高强度的行走训练后不久,发现当他平躺并把髋关节完全伸展时,他的双腿开始运动。这种运动是非自主的,并且是以一种交替的类似迈步的模式。他无法自主停止这种有节律的运动,除非他停止这种平躺或髋关节伸展的姿势。这种似迈步的活动在他睡觉的时候发生,导致他每晚都被弄醒几次。这个病例中运动的特点与动物实验中中枢模式发生器产生的特点相吻合,包括节律性的无大脑干涉的活动,由于髋关节角度改变导致的迈步运动和模式,以及遵循严格时间模式所发生的肌肉激活。人类运动中枢模式发生器的存在为我们提高中枢神经系统的恢复效果提供了保障,因为中枢模式发生器在大多数脑或脊髓损伤后都能保持完整,提供协调的功能性的腿部活动,并能根据相应的环境做出调整。

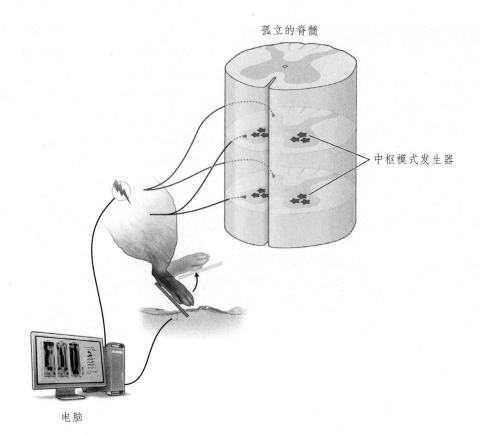

图 4-12　针对脊髓的学习和可塑性的实验。后肢上的一个小刺激激活脊髓中间神经元。在有较好学习和可塑性的情况下，运动神经元被激活，下肢抬起离开水面以躲避刺激。

参考文献

1. Henneman E, Somjen G, Carpenter DO. Functional significance of cell size in spinal motoneurons. *J. Neurophysiol*. 1965;28:560-580.

2. Mendell LM, Henneman E. 1971 Terminals of single Ia fibers: location, density, and distribution within a pool of 300 homonymous motoneurons. *J Neurophysiol*. 1971;34(1):171-187.

3. Keen DA, Fuglevand AJ. 2003 Role of intertendinous connections in distribution of force in the human extensor digitorum muscle. *Muscle Nerve*. 2003;28(5):614-622.

4. Stuart DG, Hultborn H. Thomas Graham Brown (1882–1965), Anders Lundberg (1920–) and the neural control of stepping. *Brain Res Rev*. 2008;59:74-95.

5. Zhong H, Roy RR, Nakada KK, Zdunowski S, Khalili N, de Leon RD, Edgerton VR. 2012 Accommodation of the spinal cat to a tripping perturbation. *Front Physiol*. 2012;3:112. doi: 10.3389/fphys.2012.00112.

6. Hodgson JA, Roy RR, de Leon R, Dobkin B, Edgerton VR. Can the mammalian lumbar spinal cord learn a motor task? *Med Sci Sports Exerc*. 1994;26(12):1491-1497.

7. Calancie B, Needham-Shropshire B, Jacobs P, Willer K, Zych G, Green BA. Involuntary stepping after chronic spinal cord injury. Evidence for a central rhythm generator for locomotion in man. *Brain*. 1994;117(Pt 5): 1143-1159.

复习题

1. 对于一个精英举重运动员,说出一个让他可以在所有或绝大部分运动单位都被激活的情况下增加力量的机制:

    A. 通过总和现象调控放电频率

    B. 主要动员慢缩肌运动单位

    C. 使用短的肌肉长度

    D. 只激活小的运动神经元

2. 任何目的导向性运动的一部分就是适应环境的需求。来自肌梭的传入控制是如何帮助我们实现这一点的?

    A. α-γ纤维的共同激活可帮助探测肢体位置变化的速率

    B. 传入汇聚可激活主动肌运动神经元

    C. 传入辐散可激活主动肌运动神经元的抑制性中间神经元

    D. 以上所有

3. 对于一个部分脊髓损伤的患者,他的抑制性中间神经元将受到什么样的影响?

    A. 对抑制性中间神经元的下行传入冲动会增加

    B. 抑制性中间神经元数量会增加

    C. 兴奋性中间神经元数量会增加

    D. 对抑制性中间神经元的下行传入冲动会减少

4. 脊髓内的什么组织结构可以产生复杂的肢体运动?

    A. 中枢模式发生器(CPG)

    B. 肌梭

    C. γ运动神经元

    D. 以上所有

5. 跑台训练如何在脊髓损伤后改变腰髓的神经系统?

    A. 腿部肌肉出现交替收缩的模式将会增加

    B. 环境因素可以通过传入冲动影响神经活动

    C. 脊髓将有学习和可塑性

    D. 以上所有

6. 肌张力增高和肌肉痉挛是脊髓损伤后常发生的现象,这个时候哪些脊髓结构受到了什么影响?

    A. 支配肌肉的α运动神经元的直接损伤和丧失

    B. 肌肉萎缩导致运动神经元丢失,它们的神经传入转移给周围神经元导致其放电频率升高

    C. 抑制性中间神经元接收到的下行传入冲动减少,导致它们的放电速率降低,运动神经元放电速率升高

    D. 以上所有

答案

| 1. A | 2. B | 3. D | 4. A | 5. D |

6. C

运动控制和下行传导系统

John A. Buford

第 5 章

学习目标

- 了解运动控制的基本原理,包括运动计划、运动表现、预期姿势调整、反馈和反射。
- 描述运动控制下行系统的神经解剖学和一般性功能作用。
- 描述基底核和小脑在运动行为神经控制的作用。
- 从运动系统的描述中解释基于共享交互控制的运动控制。

运动控制概述

动植物之间的主要区别在于他们的运动能力,而造成这种差异的器官主要是大脑。有些人认为,实际上神经系统的目的是控制运动。也许这并不是巧合,最早的神经科学研究始于运动控制的研究。

要了解运动的控制,首先必须了解肌肉骨骼系统。虽然这超出了文书的范围,但在我们详细探讨神经系统如何控制运动之前,有几个重要的原则值得强调。

肌骨系统固有的运动控制

- 观察到的许多运动特征是由肌骨系统的生物力学约束决定的,这简化了神经控制的问题。
- 肌肉是力量或运动的源泉。神经系统必须控制肌肉,因此,要想了解神经对运动的控制,就必须了解肌肉生理学。
- 神经系统将大量资源用于本体觉、肌肉状态的意识和潜意识及肌骨系统,以便提供准确的反馈或运动控制。

学习运动控制的学生应该已经对肌骨系统和肌肉生理学有了基本的了解。本体觉在本书的第3章中有相关介绍。当我们考虑运动控制系统时,将回顾并扩展这些概念。

一个常见的动作任务的例子

坐在椅子上,按计算机键盘上的特定键,然后伸手拿计算机鼠标需要做什么(图5-1)? 首先,我们需要有足够的姿势控制系统来保持躯干和下肢在坐姿时的稳定。这需要躯干和下肢肌肉的稳定、低水平的激活,以及我们的身体在空间中摇摆时调节肌肉活动的能力。我们需要有感知身体位置的能力及对抗重力保持直立的平衡能力。我们也希望能够在很少的脑力或体力运动的情况下,有效地完成这项工作。

我们在看到键盘的同时,或者可能已经记住了它,当我们看着屏幕时从记忆中回忆起布局。不管怎样,都需要知道我们想按的键在哪里。我们的头部需要一个稳定的位置来引导视线,肩膀和手臂也需要一个稳定的位置来引导手指运动。很可能为了简化任务,我们会将前臂和手腕放在键盘前,这样只需要手腕和手

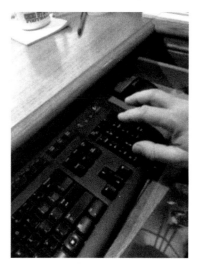

图5-1 当一个人执行一项看似简单的任务时,比如打字和拿起鼠标,他的整个中枢神经系统都需要一系列复杂的感觉和动作来控制肌骨系统完成。(Used with permission of John A. Buford, PT, PhD.)

指的组合运动就可以到达按键。尽管如此，还是有微妙的调节来提供肩部和手臂肌肉的活动的稳定性。

当我们要敲击键盘时，需要以一种可控的、(精准的)微妙的方式来控制一组非常特殊的手腕和手指肌肉群，将手指放在键盘上，并用足够但不过度的力量按压。我们会密切关注手指的感官反馈，也许也会通过听到按键声音进行听觉反馈和看到屏幕上出现的事物进行视觉反馈来确认按键是否被按下。完成这个任务并看到屏幕上的反馈后，我们便可以伸手去拿鼠标了。我们需要抬起手，并开始在空间中移动鼠标。同样，我们希望能有效率地做到这一点。我们的周边视觉已经定位了鼠标，我们不需要直接看它就知道应该把手放在哪里。在我们完成按键之前，大脑潜意识里已经绘制出了一个轨迹，可能让手触碰到鼠标是在我们的潜意识中的。所以我们在做这个动作之前，我们就有计划和准备。

这里要解决的一个问题是，我们手臂的惯性质量在加速向鼠标方向移动时，将会把我们的身体推向相反的方向。这就引入了一个更为动态的轨迹控制问题。随着时间的推移，我们的大脑已经足够熟悉我们手臂的质量特性，它能够相当准确地预测那些惯性的后果。大脑实际上将采用一种名为"前馈控制"的预测策略，而不是启动运动并等待结果发生。我们的躯干和肩膀将开始一个轻微地向鼠标倾斜前的动作，并立即完成。如果我们完美地执行这个前馈策略，预备运动将刚好足以抵消伸展的惯性后果，这样，对外部观察者来说，伸展就不会对躯干位置造成干扰。这个惊人的过程发生在我们没有意识到的情况下，大约占用了1/10秒的时间，就是说在我们意识到我们开始之前就已经开始了。

当我们的手开始向鼠标移动时，有两件事情同时发生。首先，这只手是沿着有效的轨迹移动的，避开了通往鼠标途中的障碍物。对于这样一个向已知位置的物体的短距离运动，我们可能不希望在运动过程中进行修正。如果它是一只活老鼠，而我们正试图抓住它，那将是另一个问题。但对于电脑鼠标，我们的计划很可能会成功，而无须观察鼠标的移动过程进行修正。伸展运动以平稳的加速度进行，这样在运动中几乎没有明显的抖动，并且在这个过程中，手停留在鼠标上方而不会将鼠标击离原来的位置。此控制过程的第二个方面是与伸展运动并行发生的。这只手的形状正从适合打字的形状转变成可以轻轻握住鼠标的形状，示指

和中指可以灵活地使用按钮。在长久使用鼠标之后，我们已经记住了它的形状，并且我们的手在触碰到它之前就已经为它定型了。当我们的手握住鼠标时，我们需要感觉告诉我们，已经完成了任务，并通过适当的位置和力度来帮助完成抓握。

如果我们把这项任务分解，将发现成功所需要的一些能力。我们需要一个能保持平衡的姿势，帮助我们保持直立在一个稳定的位置，我们不想花太多的心思和精力。我们需要利用空间记忆来计划和引导空间中的运动，或者作为一个新手，需要能够在空间中定位一个物体的能力，通常基于视觉，并引导我们运动到那个位置。为了计划和控制运动，我们需要了解肌骨系统的工作方式、肌肉能产生多少力及四肢的惯性特性。我们需要同时做不止一件事的能力来运输和塑造它。我们需要感官反馈来引导运动，让我们知道运动的结果。

当我们学习这一章时，将看到运动控制系统是如何组织起来并帮助我们完成运动神经控制的。然而，在我们能够将知识整合之前，需要一个基础。有一些关于神经系统及其控制运动途径的事实需要了解。读者必须首先了解肌肉和运动神经元，即神经系统产生控制运动的力量的方式。这在第4章中介绍。从那里，我们可以思考运动控制的下行系统、大脑控制运动神经元补充的途径。最后，我们将讨论大脑中控制运动的系统。

运动控制的主要下行系统

运动控制的主要下行系统有4个，即皮质脊髓系统、红核脊髓束、网状脊髓系统和前庭脊髓系统。每个系统都有特定的首选功能。

了解脊髓灰质有助于理解下行系统的功能。例如，前庭脊髓系统在站立平衡的姿势反应中很重要。因此，它发送轴突来控制轴突和四肢肌肉的补充。因此，前庭脊髓投射可以在腹角的内侧和外侧部分及中间区域找到，这一点也不奇怪。因此，关于下行系统，我们必须知道其轴突在哪里终止这一基本的解剖学事实。我们想知道的是，在第4章和以上所述的灰质区域，以及脊髓接触的节段水平。例如，一个仅在颈部水平终止的系统不可能控制腿部。

关于下行系统，我们需要知道的另一个事实是细胞的起源。在某些情况下，这将是大脑中的一个特定

核,而在另一些情况下,这将是一种特定类型的神经元。有时,我们两者都知道。研究文献时,这些术语可以互换使用,我们将谈论下行系统起源的最常见方式。如果大脑的某一部分受到损伤,我们知道这个部位是在带有轴突的神经元在某一下行系统的位置,那么我们就能理解为什么运动控制会有某些缺陷。

我们还想知道下行系统轴突通过神经系统到达脊髓的路径,这包括轴突穿过的主要结构的名称、它们在该结构中的一般位置,以及轴突在脊髓白质中的位置。同样,这将使我们可能从神经系统某些部位的损伤引起的缺陷中恢复过来。同样,这将使我们有可能弄清楚神经系统某些部位损伤的原因。

最后,在可能的情况下,我们想知道某些特定下行系统的轴突终末是如何最终影响运动神经元的。是与运动神经元本身有直接的联系,还是一个特定的下行系统只通过网络神经元起作用?或者,是否存在两种组合?下行系统是否倾向于接触内侧灰质中的中间神经元,中间灰质会交叉到另一侧,从而施加双侧控制,还是下行系统一次只影响一侧的运动?在可能的情况下,整合对特定下行系统如何最终与运动神经元相连的理解,将有助于解释为什么下行系统具有某些功能。

在接下来的内容中,有皮质运动区(图5-2)和4个主要下行系统(图5-3)的图表,详细描述了这些路径的起源和目的地,以及系统如何通过神经系统的细节。在本章中,我们一次描述一个系统,并在最后整合这些信息来绘制一个功能图。

运动控制的下行系统

皮质脊髓束

起源与传入

皮质脊髓系统中的单个神经元,其细胞体位于大脑皮质的灰质中,根据定义,它将产生最终到达脊髓灰质的轴突[1,2]。构成皮质脊髓轴突的细胞类型是锥体细胞。锥体神经元的细胞体位于皮质灰质的第5层(大脑这部分的皮质组织有6层)。

30%~40%的皮质脊髓神经元的胞体位于中央前回,被称为初级运动皮质[2-4]。被称为M1,或简称为"运动皮质"。中央前回是大脑组织的带状区域,位于中央沟的嘴侧。皮质脊髓系统中的绝大多数皮质运动

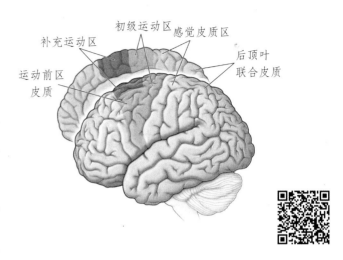

图5-2 皮质运动区。图像的下半部分代表左脑的侧面图。上半部分显示了作为反射的中表面。[Modied with permission from Kandel ER,Schwartz JH,Jessell TM,Siegelbaum SA,Hudspeth AJ (Eds). Principles of Neural Science,5th ed. New York,NY: McGraw-Hill;2013. Figure 37-4A,Pg 840.]

神经元细胞来自M1,主要来自控制手和面部区域及埋在中央沟中的M1部分。

M1包含投射到运动池的神经元,用于控制身体中几乎所有的肌肉。这些被组织在身体的一个躯体地图中,在宏观层次上,在个体之间以一致的方式排列。脚和腿最内侧,在近中面。躯干在大脑皮质的顶部,然后是手臂、手、面部和嘴。在人类和其他灵长类动物的大脑皮质中,有相当大的一块区域专门用于手部,主要分布在中央沟的部分。在功能上,当MI被激活,这些皮质脊髓细胞产生动作电位时,与运动池连接的突触强度使运动必然发生。用微电极对M1的第5层进行电刺激,可以在极低的电流(从几微安到大约30μA不等)下引起可见的肌肉抽搐[5]。通过这种皮质内微刺激的方法,可以显示出运动皮质传出非常精细的图谱。还可以通过非侵入性方法,如经颅磁刺激,获得更大范围的类似图谱。

但只有40%的皮质脊髓束起源于初级运动皮质,那么其余的皮质脊髓束来自哪里?约30%的皮质脊髓细胞起源于M1的喙侧区。在Brodmann区的编号系统中,这个广大区域的大部分称为区域6。一般来说,这个区域在运动前是运动规划中的活跃区域,区域6中的许多神经元向MI投射以控制运动[4,6,7]。区域6也有许多皮质脊髓束神经元。现代神经学家已经发现了

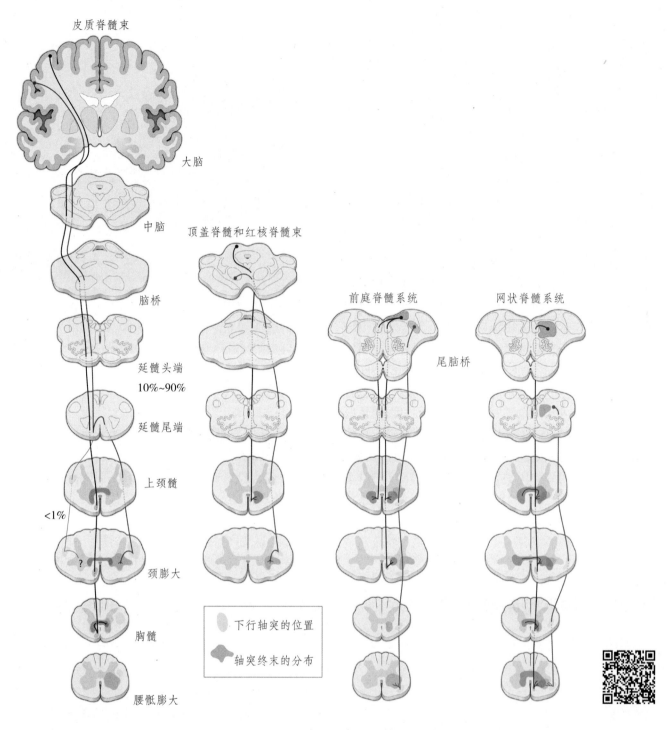

图5-3 下行系统的运动控制。对于每一个系统，一个典型神经元的轴突路径和终止的模式都如图所示。对于皮质脊髓系统、外侧皮质脊髓束为红色表示，前皮质脊髓束为蓝色。中脑的构造脊髓束是蓝色的，而红核脊髓束是洋红色的。前庭脊髓系统和网状脊髓系统的外侧束均为洋红色，内侧束为蓝色。除了典型轴突的路径外，脊髓切片上还显示了脊髓束中所有纤维的位置，以及来自每个脊髓束的轴突末端的整体影响范围。

区域6的几个分支，但在本章中，我们将只考虑2个分支。

在额上回的内侧面，区域6的一个部分叫作辅助运动区，简称SMA[6,8,9]，也被称为M2。这一区域对电刺激很敏感，但通常需要更多的电流（40~80μA）来激发运动。SMA是皮质脊髓束的第二大贡献者，也包含一个躯体位置图。然而这幅图并不精细，它可以引起典型的多关节甚至双侧运动。SMA与动作规划、复杂运动、记忆动作如序列动作密切相关,同时对必须使用双手配合的动作起到关键作用(如扣衬衫)[1,9]。

区域6的其余部分通常称为前运动皮质(PM),它位于M1喙皮质层的外侧面[2,4,6,10]。这个区域与运动规划相关,如接触目标物体或踢球,其中肢体运动必须指向外部物体,特别是如果物体必须相对于外部世界朝特定方向移动。PM特别感兴趣的是学习外部刺激和反应之间的任意链接,例如学习对交通灯、转向灯、喇叭和刹车灯的反应,以便在城市交通中驾驶汽车[11]。在区域或手控方面,基于观察和模仿,有一种集中的想象移动的能力[12]。与SMA一样,PM的输出信号用于协调配合M1区的运动输出,但一些皮质脊髓束神经元则直接由PM发出[2]。

大约70%的皮质脊髓束来自这些和其他与运动控制有明显关系的额叶区域,那么其余皮质脊髓束来自哪里呢?令人惊讶的是,皮质脊髓束大部分来自顶叶[1,2],顶叶通常与感觉功能有关,而不是运动功能。一些来自感觉区域的皮质脊髓投射被认为有助于神经系统关注对运动至关重要的感觉形成[13]。此外,为了控制运动,必须控制反射。在这方面,大脑皮质的感觉区有助于皮质脊髓束。事实上,在低等动物中,皮质脊髓束没有直接投射到运动神经元,在脊髓灰质后角和中间区有许多终端[14]。从这个意义上说,作为随意运动控制的先决条件,反射的管理可能是皮质脊髓束的最初目的。大量的直接随意运动控制似乎是最新的发展。

总之,皮质脊髓束起源于顶叶和额叶的大部分区域。绝大多数的投射来自M1和SMA,但是PM和感觉皮质区也有很大的贡献。当我们的主要下行系统在更大范围内协同工作时,构成皮质脊髓束的各种皮质区并行运作来控制这一下行系统。

每个参与皮质脊髓系统的皮质运动区接收其功能所特有的输入。它们都通过丘脑中的继电器或多或少地从基底核和小脑接收输入。这些脑区的详细描述将在后面介绍,但一个简单的特征是基底核是重要的或选择的运动成分,并从一个运动切换到下一个运动,而小脑则协调运动,并预测所需的或即将到来的运动。

在皮质运动区中,M1主要与运动的实时性有关。换句话说,M1被激活,然后产生运动[15]。M1的主要输入源是SMA和PM,它们将运动计划传递给M1。M1还接收来自初级感觉皮质(S1)的详细感官知觉。运动前皮质区域接受高阶感知觉信息,结合全身图像或SMA

来控制记忆运动,以及身体相对于外部世界的位置知觉或PM来控制目标肢体运动。这些综合感知来自后顶叶区(PPA;BA 5,7;图5-2)[12]。前额叶皮质(PF)也是SMA和PM的一个重要输入源。PF是执行功能的源头,例如在许多可能性中选择适当动作的决策。从本质上说,PF选择我们应该做什么,SMA和PM想出如何做,而M1去执行[16-18]。这些区域可以进一步细分为几个部分,这些部分划分出了特定的功能方面,但该级别的详细信息超出了本章的范围。

目的地

皮质脊髓细胞从初级运动皮质直接与肢体肌肉的α运动神经元,特别是手和脚的肌肉建立强有力的突触联系[3,7,19-21]。这意味着增加的皮质脊髓活动可以可靠而特异地在这些身体部位募集肌肉,潜在的压倒性竞争来自其他下行系统。然而即使是手,50%以上的皮质脊髓细胞也不会直接接触运动神经元。相反,他们将通过跨神经元网络发挥作用,如第4章所述。换句话说,皮质脊髓细胞将与脊髓的一组局部神经元形成突触,这些细胞将依次连接到运动神经元。皮质激素神经细胞本身也会将其轴突的侧支发送到神经元间网络,来影响这些平行的神经元群。在M1以外区域的皮质脊髓投射中,皮质脊髓细胞直接与α运动神经元形成突触的情况变得更加罕见,甚至更有可能这种情况只会发生在控制手和脚的运动中[7,8]。在很大程度上,皮质脊髓系统依赖于脊髓中已建立的神经网络来产生大多数运动。只是根据手和手指运动的细节,以及某种程度上的肢体运动,皮质脊髓系统负责募集相对特定的肌肉来完成某种特定运动。

对于肢体近端肢带肌肉和躯干、脊柱肌肉,皮质脊髓细胞几乎不能直接控制其运动神经元的活动。相反,皮质脊髓系统通过脊髓网络负责这些轴向肌肉之间协调反馈。事实上,其他的下行系统对这些核心肌肉的影响可能比皮质脊髓束更大。最后,皮质脊髓束的很大一部分是靶向的,针对中间区和脊髓灰质后角。换句话说,皮质脊髓束的主要作用是控制反射和感觉传入。

皮质脊髓束实际上有2个主要分支。皮质脊髓外侧束几乎完全是一个对侧支配系统,左半脑投射到脊髓的右半部分,右半脑投射到左半部分[1,2]。总的来说,大约90%的皮质脊髓束相互交叉构成皮质脊髓侧束,位于脊髓外侧的白质内。皮质脊髓轴突在同侧外侧束中的数目很少。我们没有直接的数据说明它们的作用，但是解剖学研究揭示了它们的存在。剩下的9%~10%停留在同侧，下降到腹侧，这被称为腹（或前）侧皮质脊髓束。腹侧皮质脊髓束主要支配中轴肌，一般在脊髓灰质终止在 Rexed 的第八层，这是运动神经元和与躯干和近端肢带肌相关的中间神经元的位置。相反，皮质脊髓侧束终止于腹角、中间区和背角的运动池。腹角的外侧部分是肢体特别是远端肌肉的运动神经元所在的位置。

皮质脊髓侧束中的单个皮质脊髓细胞终止于仅横跨一个脊髓节段的运动池中。这为皮质脊髓侧束的单个皮质脊髓神经元一次只能募集少量肌纤维提供了一个基础。位于脊髓内侧部分的腹侧皮质脊髓束的末端，与中间神经元连接交叉影响另一侧的运动。换句话说，腹侧皮质脊髓束可以影响身体的两侧，但只能支配躯干和与其相连接的近端肌肉[8,22]。

功能

从前面对皮质脊髓束的起源、输入及其在脊髓中的终止位置的讨论中，我们已经可以对皮质脊髓束的功能有一个很好的认识。毫无疑问，皮质脊髓束对全身熟练的随意运动起着至关重要的作用。并不是说皮质脊髓束受损时不能发生随意运动，而是运动不能得到很好的控制。在没有皮质脊髓功能的情况下所做的运动以粗大的、刻板的协同作用发生，反映出脑干和脊髓的连接方式[2,23]。这些粗大的动作在负重等功能性任务中是有用的，但还不够具体，不足以允许人类在熟练使用工具、竞技运动等方面所依赖的那种任意的、习得的动作。皮质脊髓束的损伤严重影响手和手指的运动控制。当皮质脊髓束受损时，在各个方向以相当的准确度到达不同的方向也会受到损害。

除了运动控制方面的问题外，皮质脊髓束受损时的反射调节也存在问题，鉴于大量的皮质脊髓投射到脊髓的中间区和背角，这并不奇怪。最常见的临床症状是痉挛状态，不能进行牵张反射[24,25]。有趣的是，牵张反射的大小可以通过练习来学习，皮质脊髓束对这种学习的发生和保持是至关重要的[26,27]。换言之，学习一项新技能不仅仅是学习如何按照正确的顺序打开适当的肌肉，它也在学习如何建立与运动同时发生的反射强度。当皮质脊髓束受损时，这方面的运动控制受损，患者将难以协调与运动相一致的肌张力。这种情况我们称之为痉挛状态。这就强调了反射的调节，更

广泛地说，对传入的本体感觉和皮肤信息的注意和调节与运动一致也是神经系统运动控制问题的一部分。

红核脊髓束

红核脊髓束在人类身上的作用被皮质脊髓束所掩盖，相对而言并不像猫身上那么大。然而用这个标准来判断重要性是很糟糕的。有一个叫作中缝脊髓系统的束，从脑干下降到背角。这一系统对痛觉的调节至关重要，比红核脊髓束小得多，但这是否使它变得不重要？一个更好的问题应该是，"红核脊髓束的功能是什么？这种类型的东西对人的作用至关重要吗？

起源和输入（传入）

红核脊髓束起源于中脑的红核。与皮质脊髓外侧束一样，红核脊髓束也是一个交叉系统。实际上参与红核脊髓束的神经元被称为大细胞神经元，因为它们很大。红核的输入源主要有2个：一个是大脑额叶的皮质运动区；另一个红核输入的主要来源是小脑。小脑利用红核脊髓束作为其输出或运动协调途径之一。因此，红核是整合运动皮质的运动指令和小脑协调的中枢。

目的地（终点）

红核脊髓束投射到脊髓前角的外侧运动池，并投射到运动池的中间神经元。许多红核脊髓束投射是单突触的。在包括人类在内的高等灵长类动物中，红核脊髓束在颈脊髓下方几乎没有任何作用。与皮质脊髓系统不同，红核脊髓束的连接通常不会到达手固有的远端肌肉的运动神经元。相反，红核脊髓束连接是指手、腕和上肢（肩/肘）的外侧肌肉[20]。与皮质脊髓细胞一样，红核脊髓束投射到特定的肌肉群，但单个红核脊髓束细胞可能影响多关节肌（如肩、肘和腕），而皮质脊髓投射更可能是一次控制一个关节。

功能

文献记载了许多关于红核脊髓束的潜在功能。目前的证据是，对于整个肢体的快速、协调的运动非常重要，特别是当必须设置伸展范围以便手能够适应物体的形状时[28,29]。早期的发现注意到，在猫行走的摆动期，红核脊髓束异常活跃。这个结论被错误地认为红核脊髓束细胞可能对屈肌的控制很重要。在运动控制的早期研究中，这个领域似乎有一个愿望，即一个束控

制屈肌,一个束控制伸肌,这些简单的想法基本上被抛弃了。在猫身上,就像在人身上一样,摆动阶段的末期是一个快速、准确的肢体运动阶段,必须精确控制肢体的放置位置[30,31]。尤其是上肢,在四足动物中基本上是伸展运动,在步态周期的这一阶段,伸肌的活动和屈肌的活动一样,甚至更多。通过对非人灵长类动物的详细研究,可以清楚地看到红核脊髓束神经元在腕关节周围的伸肌募集方面非常有效。因此,通过整合来自小脑和M1的指令来影响整个肢体的肌肉,红核脊髓束似乎可以作用于肢体运动的快速矫正,特别是在对动作的速度和精确性都有要求的情况下。特别是在同时协调和控制手的形状的运动中,红核脊髓细胞比完成任何一项单独的任务都更活跃[28,29]。由于红核脊髓束的关键功能,即使它在人体内很小,但仍然可能是相当重要的。

前庭脊髓束

脑桥和延髓中的前庭神经核是前庭系统(椭圆、球囊、半规管)输入的整合中心,控制眼球运动、头部和颈部运动及平衡的姿势反应。前庭神经核的皮质投射是稀疏的,被认为是下意识地抑制前庭反射,这种反射会干扰随意运动;前庭脊髓束被认为是不被直接的意识控制[32,33]。这些系统以自动调节的方式工作,但这并不意味着前庭脊髓系统对运动学习不重要。相反,要使这些系统对学习和适应做出各自的贡献,就需要练习。

起源和输入

前庭系统主要用于前庭信息的内部处理和眼球运动的控制和协调,但有两部分下降到脊髓来控制躯干和四肢。内侧前庭脊髓束是头、眼控制协调系统的延伸。起源于前庭内侧核。前庭内侧核的输入来自所有的前庭器官,包括半规管,感知头部旋转,以及椭圆囊和球囊,感觉头部在上下和前后方向的线性加速度(详见第6章)。外侧前庭脊髓束起源于外侧前庭神经核,主要接受椭圆囊和球囊的输入,主要感受头部运动的线性加速度成分。除前庭器官外,前庭神经核的另一个主要输入源是小脑。因此,小脑通过支持运动的姿势反应和调整参与肢体和身体运动的协调,这些作用的一部分由前庭脊髓系统提供的下行控制来完成。

目的地

内侧前庭脊髓系统是双侧的。内侧前庭神经核细胞投射到脊髓的左右两侧。这些投射仅限于颈部和上胸节段,在这些部位,将招募支持头部运动的运动池。内侧前庭脊髓投射集中在脊髓灰质的内侧第八层,控制中轴肌肉的位置。外侧前庭脊髓束贯穿脊髓全程,可影响全身肌肉。这种投射在身体同侧,因此,左侧前庭神经核投射到身体左侧。这些投射物的作用是促进伸肌用于姿势反应。许多突触直接位于伸肌的运动神经元上,用于快速而安全地控制肌肉。外侧前庭神经核的另一个输出是网状脊髓系统,正如我们将在下面看到的,也有助于姿势反应。

功能

内侧前庭脊髓束支配着头部和颈部的运动,这些运动用于保持凝视的稳定位置,尽管这些运动是由外部施加的。在功能上,这称为前庭眼动反射(VOR)。如果有什么东西使你的身体向右转动,你的眼睛和头就会反向向左转动,以使你的视线保持在同一物体上。

外侧前庭脊髓束用于控制姿势和平衡所需的抗重力肌肉。例如,当有东西扰乱身体并让你向前倾时,你需要调动足底屈肌来抑制这个动作。这在很大程度上可以通过牵张反射来完成,只要脚踝本身能感觉到身体位置的变化[34,35]。然而,当头部感觉到这种干扰时,外侧前庭脊髓束将被驱动募集伸肌以防摔倒。

网状脊髓束

网状脊髓束是我们将详细讨论的最后一个下行系统。与前庭脊髓束一样,其分为两部分,但与前庭脊髓束不同,网状脊髓束被认为在某种程度上受到有意识的控制[36]。在低等动物中,网状脊髓系统是运动控制的主要下行系统,它可以从皮质、小脑、前庭系统和躯体感觉系统获得各种各样的信息。并且它的输出指向全身的四肢和躯干。因此,网状脊髓系统在控制几乎所有功能性运动中起着支持作用,有时甚至是主导作用。

起源和输入

网状结构是位于脑干核心的神经元网络,尤其是在脑桥和延髓。在脑桥尾端和延髓头端,网状结构背侧前庭神经核附近,有一个被称为脑桥尾端网状核的区域。在这个区域,有大量的神经元产生网状脊髓轴突,形成网状脊髓系统的一部分,即内侧网状脊髓束。略向延髓尾端、延髓锥体腹侧移动,我们发现了一个叫作巨细胞网状核的核团。这也是网状脊髓神经元的来源。其中一些形成内侧网状脊髓束，而另一些则沿着外侧网状脊髓束下行。

目的地

许多文献似乎讲述了一个关于外侧和内侧网状脊髓束功能差异的简单故事。然而，仔细阅读原始文献，就会发现故事并没有这么简单，似乎更多的是基于传说而不是事实。现代研究尚未提供一种可靠的方法来测试网状脊髓系统中这两部分功能的差异。然而，一些发现似乎是可靠的，并提出了一些见解，具体描述如下。

外侧网状脊髓系统的神经元倾向于有相对较小的轴突，其传导速度较慢，而内侧网状脊髓系统则由较大的轴突组成，通常比皮质脊髓系统的轴突大，传导速度也更快[1,36]。内侧网状脊髓束轴突通常贯穿脊髓的全长，并在多个水平的侧支上传递[37,38]。这些单个细胞可能有轴突，从而影响脊髓的颈段、胸段、腰段和骶段。在许多情况下，脊髓的同侧和对侧可能有分支。外侧网状脊髓束细胞似乎没有这种模式。相反，它们往往只在同侧的少数水平处终止，因此，它们的影响范围更加有限。

内侧网状脊髓束，一般终止于运动神经元和位于脊髓灰质第八层作用于运动控制的中间神经元，近端肢体肌肉和轴向肌肉受此控制。有称为连合中间神经元的中间神经元，协调脊髓左右侧的反应。例如，由于屈肌收缩反射和交叉伸展反射（详见第4章），右脚踩到钉子会导致右腿屈曲和左腿伸展。左腿的反应是通过这些连合中间神经元介导的，网状脊髓束也使用连合中间神经元来产生双边影响[39]。对于内侧网状脊髓束，也有一些纤维在脊髓两侧同时中止，因此，对单个神经元的活动同时促进两侧的反应。内侧网状脊髓神经元传导速度快，因此，反应几乎同时发生在手臂和腿部。

外侧网状脊髓束在少量脊髓节段的影响更为有限。脊髓的横向损伤，也就是脊髓束下行的地方，对大脑激活脊髓中枢活动模式的能力尤其有害[40]。

根据生理数据和解剖学联系，一个合理的假设是外侧网状脊髓束可能是激活中枢模式产生回路（稍后定义）以控制运动的途径，内侧网状脊髓束更多用于快速姿势反应，皮质网状通路更多用于肢体粗大运动。

功能

参与神经康复的人都知道，远端活动的关键在于

近端稳定性。因此，当进行伸展运动的人在思考如何使用手时，必须有姿势反应和肩带、手臂动作的协调，才能完成伸展动作。人们可能会敏锐地意识到这些运动的组成部分正在发生，但通常不会公开认真地思考他们。但是当临床医生看到一个人在运动时，我们通常更多地关注这些运动的近端基础，而不是手的具体情况，因为我们知道近端稳定性的问题会导致远端控制的问题。这些近端的调整和熟练动作一起发生，在很大程度上是在网状脊髓系统的领域。

脑干中有从皮质运动区到网状脊髓神经元的投射，特别是运动前皮质PM和辅助运动区SMA[36]。也有从小脑到网状脊髓神经元的投射。因此，当我们开始计划运动并开始做运动的早期，通常会进行姿势调整，通过实践了解到，姿势调整必须先于肢体运动并伴随肢体运动。否则，肢体运动会使躯干失衡，我们的肢体不会去我们想让它们去的地方。网状脊髓神经元在运动的早期阶段被激活，甚至运动只是在计划中，可能有助于姿势控制系统和近端肢体建立正确的状态，以支持即将发生的远端运动。网状脊髓输出可以协调躯干和双侧四肢的运动。网状脊髓系统向上肢的典型输出是一种类似于非对称紧张性颈反射的相互作用，即同侧肢体屈曲和对侧肢体伸展。这种典型的网状脊髓输出模式是肢体基本轮替运动的一个明显组成部分，其根源在于运动。事实上，启动和调节运动的神经系统在很大程度上依赖于网状脊髓束。

理解神经传导束的功能解决方案

下行系统分为外侧系统和腹内侧系统，外侧系统包括皮质脊髓外侧系统和红核脊髓系统，腹内侧系统包括皮质脊髓腹侧系统、前庭脊髓系统和网状脊髓系统[1]。以下各节将下行系统的详细信息汇集在此功能方案中以供理解。

外侧系统：皮质脊髓系统和红核脊髓系统

外侧系统控制随意运动和精细运动

外侧系统负责控制肢体运动的远端部位，特别是我们考虑和试图自主控制的部分。最极致的例子就是用手操纵小物体。然而，每当我们做一个独立动作，比如伸手去拿一个物体，或者把脚放在一个特定地点，比如梯子上的横档，就依赖于皮质脊髓系统。

外侧系统对肢体运动尤为重要

脊髓灰质外侧投射到脊髓的位置表明，外侧系统对肢体运动特别重要。从皮质脊髓系统来说，这一点在侏儒的四肢上和面部体现得很明显。对于红核脊髓束，主要涉及伸肌运动，特别是快速的肢体定位运动。

外侧系统重点关注远端肌肉和与环境相关的参数化精细运动控制

皮质脊髓系统控制着我们在特定时间特定方向上产生精细分级的能力。为了达到这一目的，外侧系统动用了大量的感觉系统，专门用于感知手和脚的知觉。思考一下：拿着一根小缝衣针，试着在光线不好的情况下将线穿过去。你很可能不会成功。现在，打亮灯光，把针插在针垫里，用上放大镜。你会发现你能直接把线从洞的中间穿过去了。为什么我们可以用比我们曾经在自然环境中所期望的精度高出许多倍的视觉控制我们的手指呢？通常情况下，我们会利用手指上极其精确的感知觉来控制小物体的精确抓握。当神经系统获得与之匹配的视觉输入时，其在运动控制和本体感觉敏锐度方面有足够的精度来利用增强的视觉反馈。所有这些相互作用都发生在大脑皮质。如果没有皮质脊髓束，放大镜只会让你更容易看到你有多离谱地错过了针眼。

腹内侧系统：前庭脊髓束和网状脊髓束

腹内侧系统包括网状脊髓束、前庭脊髓束和腹侧皮质脊髓束。腹内侧系统和外侧系统并行工作，在很大程度上受大脑中不同子系统的控制。外侧系统主要由大脑皮质驱动、皮质下系统调节，而腹内侧系统在某些情况下完全依赖于皮质下中枢，如小脑和前庭系统。即使对于接受皮质控制的网状脊髓束，小脑的输入也是非常有影响的。因此，很大一部分腹内侧系统不能直接进入我们的想象。我们将倾向于以我们已经练习过的方式做事情，而不是我们想要的方式，因为这些运动主要是由腹内侧系统控制的。

腹内侧系统控制全身姿势反射和躯干运动

当你脚下的平面移动时，如电梯或移动步道，你伸手去按电梯按钮或者努力看管好你的行李，这时你需要全身的反应来保持平衡。同样的，当你的身体受到上述干扰时，比如当你握住患者的步态带时，患者滑倒了，你也需要全身的反应来保持稳定。这些类型的运动都是在腹内侧系统的领域。当然，要做到这一点，这些系统要优先连接躯干和近端肢体肌肉，对手或脚的影响相对较弱。此外，一次只移动躯干的一侧是没有意义的，而且仅用一个肢体做出反应也很难起到作用。因此，来自腹内侧系统的单个神经元往往具有双侧影响，甚至可能同时影响上肢和下肢。

腹内侧系统协同产生粗大肢体运动

腹内侧系统可以在一定程度上通过皮质投射到网状脊髓系统而随意控制移动四肢。然而，通过脊髓内的神经网络的组织，产生的肢体运动被模式化为协同效应。在行走的过程中，有基本的肢体协同作用支配着运动模式。这些肢体的剧烈运动显示了腹内侧系统的普遍输出。外侧系统依赖于这些基本的肢体运动的协同作用，以此作为叠加控制和特定技能的起点。

腹内侧系统在功能性任务中起主要作用，特别是肢体运动所需的躯干稳定性

当谈到躯干控制时，人们只需要看看大脑皮质里的侏儒图，就可以意识到有其他东西在控制躯干的运动。许多功能性任务，如上下床或行走，都需要对躯干进行大量控制。神经康复通常将这些任务的焦点集中在躯干控制，患者往往难以按照我们要求的方式来控制他们的躯干。当我们停下来意识到了躯干的控制很大程度上是无意识的，并且受腹内侧系统的控制，而不是外侧系统，这一点也不奇怪。这意味着我们不能指望在这些任务中通过与患者交流来取得很大进展。我们需要创造一种情景让他们能够练习技能，这些技能在某种程度上是患者的诉求和弥补他们的功能缺失部分，接下来让他们继续努力来发展技能。当必须进行肢体运动时，腹内侧系统可立即参与辅助运动区和运动前皮质向网状脊髓系统的投射及通过小脑协调产生预期运动。这些维持躯干稳定性运动的组成部分实际上会发生在肢体运动之前。

伸展运动控制的要素

伸展运动控制提供了一个对比外侧系统和腹内侧系统作用的例子。在这里，我们考虑一个主要由外侧系统驱动的运动，其中腹内侧系统的支持是成功的关键。

末端精准性——外侧系统

一般来说，当我们看到一个物体并引起我们注意

时，我们会伸出手来以某种方式抓住它。我们运动的末端精准性是外侧系统的领域。如果外侧系统不能正常工作，我们的运动将趋向于错误的距离和错误的位置，尽管我们可能仍然会尽力地伸展四肢，以达成目的。我们的前运动皮质区将利用对物体的感知来激活运动皮质区，以产生适当的肢体运动，使手的伸展和形状符合所需的物体。在小脑和运动皮质区的协调控制下，红核脊髓系统将参与并帮助协调动作，调整这一过程中的误差。

动态姿势控制——腹内侧系统

由于伸展运动之前运动前区皮质就已经做好准备，因此它的部分职责是在躯干和近端肢体上进行准备性动作。毫不奇怪，运动前区皮质是控制网状脊髓系统的一个强有力来源，它可以进入身体的这些部位。通过预先判断将已确立的躯干运动和四肢粗大运动结合起来，大脑皮质在通过外侧系统控制运动方面面临的问题得到了简化。在工程学上，这被称为限制自由度。有了一个自动化的系统，比如腹内侧系统在协同运动中，负责设置姿势和募集肢体伸肌等细节，外侧系统就可以专注于肢体运动的细节，比如用钥匙插入锁里。如果没有腹内侧系统的影响，手臂将四肢无力地垂在一侧，手移动良好，但是没有足够的力量和近端稳定性来支持四肢在空间中伸展。

步态控制要素

对于步态，情况几乎相反。步态是一种粗大运动行为，严重依赖于躯干的控制和四肢的模式化运动。腹内侧系统实际上是支配行为的主要系统，而外侧系统起着支持辅助作用。

中枢模式发生器——腹内侧系统

运动神经控制的核心是一组被称为中枢模式发生器的神经回路。对于每一种被研究过的动物，都证实了运动中枢模式发生器的存在。在脊髓损伤患者进行完整的运动过程中，带有体重支持的安全带系统的跑步机训练可导致有运动能力的EMG模式的再次出现，在某些情况下，甚至受伤多年的患者，也可使用辅助设备恢复独立运动。当对这些患者的神经运动控制模式的各个方面进行探讨时，在一定程度上，这些反应的特征与在脊髓完全横断的动物模型中观察到的结果相似。对脊髓损伤的成人进行脊髓腰段的强直刺激可以

导致左右交替的踢腿动作[41,42]。这些发现使得很难证明人类没有一个运动的中枢模式发生器。

有趣的是，在动物模型中，有证据表明，脑干中的运动启动系统依赖于网状脊髓束作为运动启动和调节的主要途径。很明显，网状脊髓系统是激活脊髓中枢模式发生器的正常途径的一部分。如果这是真的，那么，要求一个人在做挥杆动作时摆动期自动地多用一点背屈力量是不正常的。他们正常的行走是不让皮质脊髓束在摆动期控制肌肉。脑干和脊髓以特定的顺序募集特定的肌肉，腹内侧系统进行控制。为了增加运动模式中的某个元素，患者应该练习一个要求缺少组成成分的任务，比如走上斜坡。

跨越障碍物——外侧系统

当必须在不平坦的地面上行走时，例如在有障碍物的路线上，需要外侧系统将安全位置的视觉感知转换为脚的准确定位[30]。在这种情况下，中枢模式发生器继续工作，但外侧系统可以根据需要进行特定调整。在跑步或步行时，我们可以自主做出的与经典模式有偏差的调整是有限的。腹内侧系统和中枢模式发生器在脊髓回路上起到了很大的作用，外侧系统可以增加或减少已经发生的事情，但很难完全改变运动模式。

基底核和小脑在运动控制中的功能

基底核和小脑在运动控制中起关键作用。基底核是大脑皮质内的一组大核团。一般来说，它们提供一套信息通路，起源于大脑皮质，通过丘脑处理和传递回到大脑皮质。关于基底核功能的理论很多。我们在这里考虑两个，这个系统有助于选择某些动作，排除其他动作，并有助于调节动作的力度。小脑是附着在脑干背侧的结构。这个复杂的结构接收来自脊髓的感觉输入和来自大脑皮质的有关运动的信息，它能够影响和调整运动的计划和执行，以提供更好地协调和控制。

基底核

基底核有2个神经传导通路，分别为直接通路和间接通路（图5-4）。皮质神经元通过基底节传递信息是直接通路，最终结果是增加了传回皮质的便利性。间接通路的最终结果是大脑皮质兴奋性降低。在最简单的层面上，我们可以理解这是一种促进某些皮质神经元活动而抑制其他神经元活动的方法。因此，该系

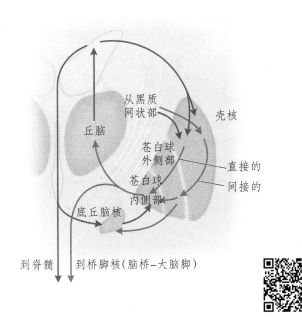

图5-4 基底核回路。粉色箭头为兴奋性效应,蓝色箭头为抑制性效应。[Modied with permission from Kandel ER, Schwartz JH, Jessell TM, Siegelbaum SA, Hudspeth AJ (Eds). Principles of Neural Science, 5th ed. New York, NY: McGraw-Hill; 2013. Figure 43–2, Pg 984.]

统有助于选择某些行动而排除其他行动[43,44]。同时,一项活动被提升和竞争活动被抑制的相对强度可能导致所需的努力更大或更小。在最简单的水准下,我们可以把它理解成在一定皮质神经元上促进活动的方式,但这抑制了其他方面的活性。因此,这个系统可以帮助选择明确的行动来排异。与此同时,这样一种活动被促进而其竞争活动被抑制的相对强度能够导致被需求的努力扩大或缩小。

考虑一下我们打字和使用鼠标的例子。使用手最自然的方法是伸展所有的手指或者全部屈曲。选择一个手指而排除其他手指的运动需要更多的控制。当我们移动手指敲击一个键时,直接通路的回路将促进一个手指的运动,而通过间接通路激活的附近回路将抑制其他手指的类似运动。如果我们将示例移动到打字和伸手取鼠标之间的差异,则在运动规划区域中,要移动手而不同时伸手,需要进行选择,提升移动手的计划,同时抑制附近移动手臂的计划。但是接下来要伸手,需要切换活动区域。因此,基底核不仅可以帮助我们选择移动身体的一部分而不是另一部分,它还可以

帮助我们选择一项动作而不是其他,然后切换到相反的动作。

多巴胺是一种神经调节剂,对基底节的正常连接功能至关重要。多巴胺通过直接和间接回路调节信息的传递。通常,多巴胺使信息较容易通过直接通路,但较难通过间接通路。在正常的神经系统中,多巴胺释放的精确位置是随着运动而调节的,因此,只有两种通路的特定部分受到影响,所以我们可以选择促进什么和抑制什么及调节的力度。

产生多巴胺的细胞在黑质致密部。这些神经元的轴突终止于尾状体和壳核,即基底节的细胞核,在那里皮质信息首先被传递。患帕金森病时,这些产生多巴胺的神经元开始丢失,细胞总数减少。首先,神经系统可以通过让剩余的多巴胺生成细胞生长新的轴突来补偿这一点,并接管尾状体和壳核稍大的主要功能区域。最终,无论如何,根本没有足够的多巴胺生成细胞来释放足够的多巴胺。其结果是直接途径的促进与间接途径的抑制之间的相对失衡。随着病情进展,这种不平衡倾向于缺乏对间接路径的抑制,其结果是一种被称为肌强直的僵硬状态,很难放松和激活肌肉来产生一种运动而排斥其他运动。当患者试图移动时,不仅招募了激动剂,还招募了拮抗剂。

基底节功能障碍的另一个后果是运动缓慢(运动迟缓)和运动幅度降低(运动功能减退)。在某种程度上,这可能是过度收缩和僵硬的结果。但另一个因素似乎是运动速度和幅度的感知能力发生了改变。帕金森病患者认为自己的运动速度和距离比实际情况更快、更远[45]。基底核回路也与额叶和顶叶有关,这一区域与感觉的调节和知觉相关,因此,这一系统也会发生一些变化,这并不意外。正如第14章在对帕金森病的讨论中所描述的,一个经过深思熟虑和练习的大动作可以带来一些改善。

小脑

小脑是附着在脑干后部的一个结构。它的第一个为人所公认的作用是平衡和运动协调,但现在人们已经认识到,认知这一与运动规划相关的功能,可能也与小脑有关[46]。小脑有3个主要的功能分区。前庭小脑接受来自前庭神经核的关于平衡和头眼运动的信息并协助调节。脊髓小脑接受脊髓的感觉和本体感受输入,并通过网状脊髓系统、红核脊髓系统、运动皮质、皮质脊髓系统来影响下行系统的活动。皮质小脑接受来

自大脑皮质的输入，并投射回大脑皮质，以帮助维持协调的神经活动、支持运动和运动规划。

小脑有助于改善运动控制的2个核心方面，在于调节和协调。调节是运动精准性调控的能力。例如，在试着用线穿过一根针时，你会看着它朝着针眼移动。如果你的目标向左，你会调整到稍微向右移动。协调是将两个或多个动作的控制联系起来的能力。如果一个玻璃杯翻倒了，你伸出手去抓住它，你不仅需要迅速地将手臂移动到合适的位置，还需要躯干来支撑伸展动作，并且你的手在准备张开中。通过小脑的回路有两个不同的特征，支持调节和支持协调。同样回路用于小脑的每一个功能区域。

第一个回路如图5-5所示，小脑的输入通过被称为苔藓纤维的轴突传入，它们来自上述3个部位之一，即前庭神经核、脊髓或脑干。前庭神经核的苔藓纤维直接来自前庭神经核神经元。对于脊髓和大脑，信息的来源（初级感觉神经元或皮质神经元）和苔藓纤维之间至少有一个突触。对于脊髓小脑，苔藓纤维来自腰椎 Clarke 柱的细胞，或者来自上胸段和颈段的副楔形核。对于来自大脑的信息，突触将位于脑桥核。

一旦苔藓纤维将其信息带入小脑，它将在2个地方形成兴奋性突触。一个分支进入小脑深部核团（DCN）的神经元，另一个分支与小脑皮质的颗粒细胞形成突触。DCN 中的细胞将传导小脑的输出，因此，对于这部分回路，从苔藓纤维上进入的高水平的活动将导致更高水平的活动输出。但同时，来自苔藓纤维的活性也在驱动颗粒细胞，颗粒细胞转而会在小脑皮

质的浦肯野细胞上形成突触。浦肯野细胞与DCN的神经元形成抑制性突触，因此，通过这一侧的回路，苔藓纤维内被增强的活动将导致DCN的输出减少。最终的效果是一场对抗。通过下面描述的过程，对DCN细胞的兴奋性和抑制性驱动的相对强度进行调节，以便产生适量的DCN输出。对于影响手指位置的DCN输出细胞，活动减少可能会使路线稍微向左移动，而活动增加可能会使路线稍微向右移动。因此，这种回路非常适合运动控制中的调节。

支持髋关节动作协调的小脑回路的特点是以颗粒细胞与浦肯野细胞连接的方式。当颗粒细胞的轴突到达小脑皮质的上层时，它分裂成2个分支，每个分支与小脑皮质的叶形线平行。因此，这些轴突被形象地命名为平行纤维。平行纤维是浦肯野细胞上的突触。每根平行纤维跨度相对较远，相当于小脑宽度的1/3。在如此大的跨度内，脊髓小脑中的一个平行纤维有可能接触到各种浦肯野细胞，从而影响腿部、躯干和手臂的运动输出。因此，平行纤维为这些身体各部位的活动协调提供了基质。在前庭小脑，平行的纤维可以将平衡和姿势反应与眼睛和头部的运动联系起来。在皮质小脑，他们可以将过去的经验与未来的期望联系起来，以提供预期的运动控制。

我们将要考虑的最后一个小脑功能是由攀缘纤维支持的运动学习基础。攀缘纤维是一种特殊类型的轴突，在每个浦肯野细胞的胞体和近端树突周围攀爬。每个浦肯野细胞只有一个攀缘纤维。攀缘纤维的神经元胞体位于延髓的下橄榄核。如前所述，为保证调节

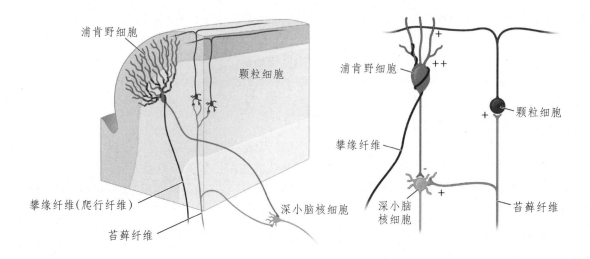

图5-5　小脑环路。左侧为小脑皮质解剖横断面，右图为小脑环路的细胞和组织学层面的工作原理示意图。为了简化，右图仅显示部分小脑环路。

功能的进行,浦肯野细胞和苔藓纤维对 DCN 细胞影响的相对强度必须是可调节的。这种情况的发生有两种方式。首先,神经系统中有一种叫作长时程增强的工作原理,可以用一个简单的短语描述这一现象,"连接在一起的神经元一起激活"。这意味着,如果浦肯野细胞在每次特定的平行纤维突触激发时都会产生一个动作电位,那么这种突触将随着时间的推移而增强。乍一看,这似乎是不可避免的,但每个浦肯野细胞都有数以百万计的平行纤维。因此,单靠一个平行纤维激活还不足以激活浦肯野细胞。但如果全部平行纤维都是这样的方式,则浦肯野细胞就会被激活,接下来当浦肯野细胞确实产生动作电位时,那些活跃的平行纤维将看到它们的突触影响力随着时间的推移而增加。因此,平行纤维和浦肯野细胞参与类似的活动以加强彼此之间的联系,它们之间产生突触是一种自然的方式。

然而,如果这种活动过程出现错误呢?这就是与攀缘纤维的来源。投向下橄榄核的投射将引起向浦肯野细胞传导的攀缘纤维产生动作电位,而这些浦肯野细胞被认为与错误紧密相关。当与攀缘纤维产生动作电位时,对浦肯野细胞的影响是意义深远的。攀缘纤维产生的电位非常强,可以在浦肯野细胞中产生一种特殊的动作电位,称为复合峰电位。在一个复合峰电位发生后,任何最近活跃在浦肯野细胞中的平行纤维突触都会变弱,这被称为长时程抑制。据推测,这些与错误相关的浦肯野细胞的平行纤维输入,从某种意义上说,它们应该承担责任。

因此,与错误无关的平行纤维-浦肯野细胞突触自然会通过长时程增强作用而变得更强,而与错误相关的突触则通过长时程抑制变得更弱。这允许调整浦肯野细胞对 DCN 细胞的影响。正如这可以发生在任何一个给定的浦肯野细胞中一样,以调整对运动控制问题的单个方面的控制,可以同时发生在一整套平行纤维到浦肯野细胞的连接中,作为调整浦肯野细胞之间活动协调的一种手段,因此,可以协调运动控制任务的多个方面。

融会贯通

现在我们返回到原来的例子,一个人正在打字并伸手去拿鼠标。在这时,我们可以将特定神经束及其功能附加其中。当人打字时,腹内侧系统,包括网状脊髓系统和前庭脊髓系统,控制紧张性活动以保持稳定的坐姿两侧初级运动皮质和辅助运动区域的活动用以选择手指移动的适当顺序来键入文本。基底节回路参与,可以选择按键的顺序进行打字,也可以选择特定的肌肉进行募集和放松,以实际执行手腕和手指运动。虽然打字员可能没有意识到这一点,但肩膀和上躯干的活动也会有细微的变化,以便手和前臂位置的微弱变化也能有一个稳定的基础。随着时间的推移,小脑活动将不断地协调这些动作以保持适当的按键力度和位置。

接下来要去拿鼠标,大脑皮质的感觉区域会记住鼠标的位置、重量和大小,并将这种记忆转移到额叶,当拿鼠标的想法进入操作者的脑海,额叶会通过基底节(选择和启动)和小脑(预期、协调和调节)回路进行动作的运动记忆,从而抓住鼠标。鼠标的轨迹将被计划好,在手从键盘上抬起之前,PM 和辅助运动区的神经活动将开始产生肩部和上躯干的微妙姿势移动,为移动手臂的预期惯性结果做好准备。这些输出将在一定程度上通过皮质脊髓系统传递,皮质脊髓系统部分地起源于这些运动前区。此外,皮质-脊髓投射将与网状脊髓系统结合,在手到达鼠标前提供动态的、预期的姿势调整。

要接触到鼠标了,操作者很可能会保持对电脑显示器的视觉注视。如果在到达之前的预期姿势调整,以及在到达过程中手臂的运动本身,导致轻微的头部运动,VOR 将通过内侧前庭脊髓束来帮助保持眼睛指向正确的位置。

当够取动作发生,外侧皮质脊髓束高度参与,以控制上肢在准确的方向上,使手部近端关节以及远端掌指-指指关节置于合适的空间方位,以使抓握鼠标动作完成。红核脊髓束有助于这种快速、协调的伸手动作,帮助塑造抓握鼠标的手形。小脑回路将有助于协调整个上肢的力量和力矩,使其平稳运动,并在过程中进行调整。抓握鼠标时,感觉系统将与鼠标的形状和纹理相协调,帮助指导最终将手放在鼠标周围所需的运动动作,以正确使用鼠标。这个看似简单的动作需要整个运动系统的配合。

参考文献

1. Kuypers HG. Anatomy of descending pathways. *Handbook of Physiology. Sect. I. The Nervous System. Vol. II. Motor Control*, pt 1. Bethesda, MD: The American Physiological Society; 1981: 597–666.

2. Lemon RN. Descending pathways in motor control. *Ann. Rev Neurosci.* 2008;31(1):195-218.

3. Bortoff GA, Strick PL. Corticospinal terminations in two new-world primates: further evidence that corticomotoneuronal connections provide part of the neural substrate for manual dexterity. *J Neurosci.* 1993;13:5105-5118.

4. Dum RP, Strick PL. Motor areas in the frontal lobe of the primate. *Physiol Behav.* 2002;77(4-5):677-682.

5. Strick PL. Stimulating research on motor cortex. *Nat Neurosci.* 2002;5(8):714-715.

6. Freund HJ. Premotor areas in man. In: Evarts EE, Wise SP, Bousfield D, eds. *The Motor System in Neurobiology.* New York, NY: Elsevier; 1985: 332-335.

7. Maier MA, Armand J, Kirkwood PA, Yang HW, Davis JN, Lemon RN. Differences in the corticospinal projection from primary motor cortex and supplementary motor area to macaque upper limb motoneurons: an anatomical and electrophysiological study. *Cereb Cortex.* 2002;12(3):281-296.

8. Dum RP, Strick PL. Spinal cord terminations of the medial wall motor areas in macaque monkeys. *J Neurosci.* 1996;16(20):6513-6525.

9. Roland PE, Larsen B, Lassen NA, Skinhoj E. Supplementary motor area and other cortical areas in organization of voluntary movements in man. *J Neurophysiol.* 1980;43(1):118-136.

10. Cheney PD, Hill-Karrer J, Belhaj-Saif A, McKiernan BJ, Park MC, Marcario JK. Cortical motor areas and their properties: implications for neuroprosthetics. *Prog Brain Res.* 2000;128:135-160.

11. Wise SP, di Pellegrino G, Boussaoud D. Primate premotor cortex: dissociation of visuomotor from sensory signals. *J Neurophysiol.* 1992;68(3):969-972.

12. Halsband U, Lange RK. Motor learning in man: a review of functional and clinical studies. *J Physiol Paris.* 2006;99(4-6):414-424.

13. Vaseghi B, Zoghi M, Jaberzadeh S. Does anodal transcranial direct current stimulation modulate sensory perception and pain? A meta-analysis study. *Clin Neurophysiol.* 2014;125(9):1847-1858.

14. Courtine G, Bunge MB, Fawcett JW, et al. Can experiments in nonhuman primates expedite the translation of treatments for spinal cord injury in humans? *Nat Med.* 2007;13(5):561-566.

15. Schwartz AB. Useful signals from motor cortex. *J Physiol.* 2007;579(Pt 3):581-601.

16. Seidler RD, Bo J, Anguera JA. Neurocognitive contributions to motor skill learning: the role of working memory. *J Mot Behav.* 2012;44(6):445-453.

17. Petrides M. Lateral prefrontal cortex: architectonic and functional organization. *Philos Trans R Soc Lond B Biol Sci.* 2005;360(1456):781-795.

18. Goldman-Rakic PS. Motor control function of the prefrontal cortex. *Ciba Found Symp.* 1987;132:187-200.

19. Buys EJ, Lemon RN, Mantel GW, Muir RB. Selective facilitation of different hand muscles by single corticospinal neurons in the conscious monkey. *J Physiol.* 1986;381:529-549.

20. Fetz EE, Cheney PD, Mewes K, Palmer S. Control of forelimb muscle activity by populations of corticomotoneuronal and rubromotoneuronal cells. *Prog Brain Res.* 1989;80:437-449.

21. McKiernan BJ, Marcario JK, Karrer JH, Cheney PD. Corticomotoneuronal postspike effects in shoulder, elbow, wrist, digit, and intrinsic hand muscles during a reach and prehension task. *J Neurophysiol.* 1998;80(4):1961-1980.

22. Jankowska E, Edgley SA. How can corticospinal tract neurons contribute to ipsilateral movements? A question with implications for recovery of motor functions. *Neuroscientist.* 2006;12(1):67-79.

23. Denny-Brown D. *The cerebral control of movement.* Springfield, IL: Charles C Thomas; 1966.

24. Bourbonnais D, Vanden Noven S, Pelletier R. Incoordination in patients with hemiparesis. *Can J Public Health.* 1992;83(Suppl 2):S58-S63.

25. Porter B. A review of intrathecal baclofen in the management of spasticity. *Br J Nurs.* 1997;6(5):253-260, 262.

26. Thompson AK, Wolpaw JR. Operant conditioning of spinal reflexes: from basic science to clinical therapy. *Front Integr Neurosci.* 2014;8:25.

27. Chen XY, Chen Y, Wang Y, et al. Reflex conditioning: a new strategy for improving motor function after spinal cord injury. *Ann N Y Acad Sci.* 2010;1198(Suppl 1):E12-E21.

28. Van Kan PL, McCurdy ML. Role of primate magnocellular red nucleus neurons in controlling hand preshaping during reaching to grasp. *J Neurophysiol.* 2001;85(4):1461-1478.

29. Van Kan PL, McCurdy ML. Discharge of primate magnocellular red nucleus neurons during reaching to grasp in different spatial locations. *Exp Brain Res.* 2002;142(1):151-157.

30. Drew T, Andujar JE, Lajoie K, Yakovenko S. Cortical mechanisms involved in visuomotor coordination during precision walking. *Brain Res Rev.* 2008;57(1):199-211.

31. Rho MJ, Lavoie S, Drew T. Effects of red nucleus microstimulation on the locomotor pattern and timing in the intact cat: a comparison with the motor cortex. *J Neurophysiol.* 1999;81(5):2297-2315.

32. Fukushima K. Corticovestibular interactions: anatomy, electrophysiology, and functional considerations. *Exp Brain Res.* 1997;117(1):1-16.

33. Sugiuchi Y, Izawa Y, Ebata S, Shinoda Y. Vestibular cortical area in the periarcuate cortex: its afferent and efferent projections. *Ann N Y Acad Sci.* 2005;1039:111-123.

34. Horak FB. Postural compensation for vestibular loss. *Ann N Y Acad Sci.* 2009;1164:76-81.

35. Horak FB, Henry SM, Shumway-Cook A. Postural perturbations: new insights for treatment of balance disorders. *Phys Ther.* 1997;77(5):517-533.

36. Buford JA. Reticulospinal system. In: Squire L, ed. *The New Encyclopedia of Neuroscience.* Elsevier; 2008. Available at http://store.elsevier.com/product.jsp?isbn=9780080446172.

37. Matsuyama K, Takakusaki K, Nakajima K, Mori S. Multi-segmental innervation of single pontine reticulospinal axons in the cervico-thoracic region of the cat: anterograde PHA-L tracing study. *J Comp Neurol.* 1997;377(2):234-250.

38. Matsuyama K, Mori F, Kuze B, Mori S. Morphology of single pontine reticulospinal axons in the lumbar enlargement of the cat: a study using the anterograde tracer PHA-L. *J Comp Neurol.* 1999;410(3):413-430.

39. Jankowska E. Spinal interneuronal networks in the cat: elementary components. *Brain Res Rev.* 2007;57:46-55.

40. Steeves JD, Jordan LM. Localization of a descending pathway in the spinal cord which is necessary for controlled treadmill locomotion. *Neurosci Lett.* 1980;20(3):283-288.

41. Angeli CA, Edgerton VR, Gerasimenko YP, Harkema SJ. Altering spinal cord excitability enables voluntary movements after chronic complete paralysis in humans. *Brain.* 2014;137(Pt 5):1394-1409.

42. Edgerton VR, Roy RR. A new age for rehabilitation. *Eur J Phys Rehabil Med.* 2012;48(1):99-109.

43. Mink JW. The basal ganglia: focused selection and inhibition of competing motor programs. *Prog Neurobiol.* 1996;50(4):381-425.

44. Mink JW. The basal ganglia and involuntary movements: impaired inhibition of competing motor patterns. *Arch Neurol.* 2003;60(10):1365-1368.

45. Konczak J, Corcos DM, Horak F, et al. Proprioception and motor control in Parkinson's disease. *J Mot Behav.* 2009;41(6):543-552.

46. Bostan AC, Dum RP, Strick PL. Cerebellar networks with the cerebral cortex and basal ganglia. *Trends Cogn Sci.* 2013;17(5):241-254.

复习题

1. 前馈控制的最佳例子是什么?
  A. 当一个人从后面被推时,抵抗向前摆动的伸展反射
  B. 在碰到鼠标前会看着鼠标
  C. 身体前倾
  D. 在保持手腕稳定的同时移动一根手指

2. 哪个皮质运动区最有可能产生直接与α运动神经元形成突触的皮质脊髓细胞?
  A. 初级运动皮质
  B. 辅助运动区
  C. 运动前区皮质
  D. 以上都可以

3. 在初级运动皮质中,哪个身体部位的比例更小?
  A. 面部(嘴)
  B. 手臂和手
  C. 躯干
  D. 大腿和脚

4. 在脊髓的哪一部分我们会发现腹侧(前)皮质脊髓束完全缺失?
  A. 上颈椎　　　　　B. 颈部膨大
  C. 胸椎　　　　　　D. 腰骶膨大

5. 下面所列的下行系统中哪些具有双侧影响?
  A. 红核脊髓
  B. 外侧网状脊髓
  C. 内侧网状脊髓
  D. 外侧前庭脊髓束

6. 一个神经科的患者右侧身体活动障碍,右臂伸展有限,而且似乎右手不能正常使用。她可以坐、可以用拐杖走路,但右腿有一些困难。她可以说话,眼动和面部功能似乎相当正常。你最可能在哪里发现这个人的神经系统损伤?
  A. 左颈脊髓　　　　B. 左运动皮质
  C. 左脑干　　　　　D. 左小脑

7. 在测试这个人时,你会发现哪些额外的运动缺陷?
  A. 左手明显无力
  B. 右臂和(或)右腿痉挛(难以调节反射)
  C. 无法吞咽
  D. 左侧共济失调(运动不协调、身体不适)

8. 在基底节中,哪条通路包括丘脑底核?
  A. 直接途径　　　　B. 间接途径
  C. 丘脑皮质途径　　D. 黑质途径

9. 当攀缘纤维在浦肯野细胞中形成复合峰电位时会发生什么?
  A. 苔藓纤维在DCN细胞上的突触在静息状态下变得更强
  B. 浦肯野细胞上平行纤维的突触如果活跃就会变弱
  C. DCN细胞上浦肯野细胞的突触变得更强
  D. 攀缘纤维上的颗粒细胞突触变弱

10. 用于运动控制的腹内侧系统的一般作用是什么?
  A. 控制内收肌和伸肌
  B. 控制姿势和近端肢体肌肉
  C. 控制远端手和足部肌肉
  D. 控制腹部和下背部肌肉

答案

1. C	2. A	3. C	4. D	5. C
6. B	7. B	8. B	9. B	10. B

特殊感觉

Deborah S. Nichols-Larsen，Anne D. Kloos

第 6 章

学习目标

- 系统性回顾视觉、听觉、嗅觉、味觉、平衡前庭神经系统功能等基本的神经解剖学知识。
- 分析并讨论与神经疾病相关的特殊感觉功能障碍。
- 介绍感觉系统完整性与损伤的一般检查方法。

在本章中，我们将回顾特殊感官的组织器官和功能，重点回顾视觉、平衡（前庭功能）觉、听觉、味觉和本体感觉。这些特殊感官，如躯体感觉，每个感觉都有其特殊的感受器，能将外界刺激转化为神经冲动，并传导至中枢神经，然后由大脑网状结构整合分析出是哪种感觉。当下一章讲到上述传导系统因神经受损或疾病而被中止时，这一章便能帮助读者更好地理解。

视觉

眼睛

视觉系统固然是从眼睛开始的。眼睛特殊的形状有助于感知我们的世界，圆球状的形态哪怕即使没有头部和眼部的运动也使它能够接受将近180°的水平视野和将近130°的垂直视野。眼睛被坚韧的外膜——非透明（白色）的巩膜所保护，从而不易受外界环境损害。有趣的是，巩膜是硬脑膜（覆盖在脑表面的保护膜）的延伸。眼角膜位于巩膜的正中央，在虹膜外侧，光进入瞳孔后折射至晶状体。更确切地说，眼睛和视网膜是被下脉络膜这一具有众多脉管、可以提供关键营养素以维持眼睛正常活动的组织所滋养。光被角膜所投射，依次穿过瞳孔（眼睛中央的开放部）进入晶状体，然后汇聚在视网膜上（图6-1）。瞳孔被控制瞳孔大小的肌肉组成的虹膜所包围：光线强，瞳孔括约肌收缩；光线弱，瞳孔括约肌舒张。虽然瞳孔决定了进入眼睛的光线量，但它并不是聚光的关键部位。角膜和晶状体才是。晶状体在瞳孔的内侧并由睫状肌控制。

虹膜和瞳孔的肌肉都由第三对自主神经系统动眼神经控制：副交感神经收缩瞳孔并收缩睫状肌控制晶状体（专栏6-1）。虽然最大光反射发生在角膜上，但是晶状体聚光于中央凹这一环节才是至关重要的。在眼睛的中央，晶状体和视网膜之间，有一种胶状物质，被称为玻璃体，其形成的玻璃体房用来维持眼睛的形状。视网膜是位于眼球后部的一个层状结构，它包含眼睛的感光细胞和视觉投射的传递神经元。

视野

眼睛独特的形状，能令我们周围的视觉环境以角膜和晶状体复制式投射的方式，呈现在我们双眼视野中央，这说明了我们的中心视觉相较于外围视觉更清晰，但后者更能包容神经损伤的存在。固定眼球时所能看到的范围称为视野（图6-2）。来自右眼右侧视野的信息被投射至其鼻侧视网膜，同理，来自左眼颞侧视网膜接受左侧视野的信息投射。有一部分极外围视野因为鼻子挡住了它对另一只眼睛的投射，于是投射到了同侧眼，投射到了同侧眼睛的极近鼻侧。当然，大多数情况下我们是双眼视野的。

视觉感受器

眼睛拥有独特的过滤系统和感受器，能使光信号转化为电信号。当光通过瞳孔进入眼睛时，晶状体将光影按比例缩小成像在视网膜的特殊凹陷上，是位于视网膜中央的最紧密的受体簇，称为中心凹，它是黄斑的中心区域，是视网膜中央的一个浅色区域，与受体和神经节细胞紧密相连。视觉感受器包括视杆细胞和视锥细胞，它们依靠其内特殊感光色素来感受光线。中央凹处只有视锥细胞，这类光感细胞对弱光感知不敏感，但强光下对颜色具有高分辨率。视锥细胞有3种，对不同的光谱有不同的反应：感知光谱中最长的红色射线的L型视锥细胞，感知光谱中间的绿色射线的M型视锥细胞，感知光谱中最短的蓝色射线的

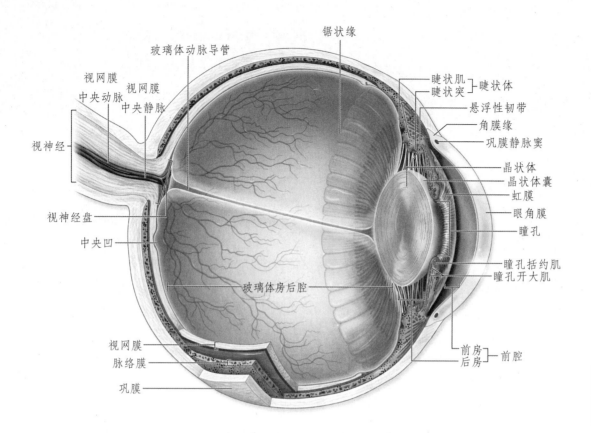

图6-1　眼睛的解剖。（Reproduced with permission from McKinley M，O'Laughlin VD. Human Anatomy 3rd Ed，New York，NY：Mc-Graw-Hill；2012，Fig. 19.12B，P. 576.）

专栏6-1　瞳孔反射

收缩：当强光照射到视网膜时，通过反射反应引起瞳孔收缩。这种反射是由连续投射介导的，从视网膜到中脑前核，到缩瞳核（动眼神经核群之一，在中脑），到睫状神经节，最终到睫状肌，通过动眼神经中的交感神经纤维收缩瞳孔。每个瞳孔括约肌连接到对侧对应的部位，使双侧瞳孔对称收缩。

舒张：舒张可以通过抑制反射回路来实现，反射回路通过睫状神经节的交感神经系统，产生使虹膜扩张肌收缩或发生激活作用的成分。

适应：在眼内，改变晶状体的形状可以使视线聚焦于离我们很近的物体或离我们很远的物体。为了让我们聚焦于远处的物体，晶状体变长，这与睫状肌舒张有关，而聚焦于近处的物体是通过睫状肌收缩使晶状体增厚来实现的。这两种变化都有助于将图像聚焦于成像在视网膜。睫状肌控制晶状体产生不同形状的这一变化与控制瞳孔反射的变化是同一系列的反应。事实上，调节近视力与瞳孔收缩和双侧眼珠会聚（轻微内收）有关，需要通过脑干核进行整合。

近视（近视眼）：光线聚焦在视网膜之前，使近视力变差，与晶状体的伸长不良或眼睛前后径变长有关。

远视（远视眼）：由于调节能力差（晶状体不能达到足够圆的状态）或眼睛前后径变短而导致视力变差。

老花眼：年龄引起的适应能力的变化，导致视力下降。

S型视锥细胞。然而，由于视锥细胞在弱光条件下感光不太敏感，所以当它们在昏暗的光线下时是不活跃的，会使我们在弱光下"色盲"。相反，视杆细胞在弱光条件下是高度光敏感的，能够被单光子激活，并且令我们适应夜间和光线差的环境。然而，在明亮的光线下，它们很快就会饱和，因而变得不活跃。值得注意的是，视锥细胞紧密聚集在中央凹，然后向视网膜周边逐渐减少；相反，在中央凹中不存在视杆细胞，在其周围区域较密集，而随着区域变大又逐渐变得不密集。

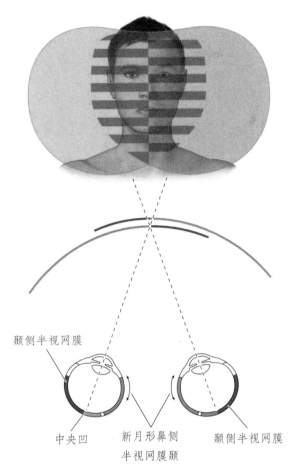

颞侧半视网膜

中央凹　　新月形鼻侧　　颞侧半视网膜
　　　　　半视网膜颞

图6-2　视野投影示意图。视网膜投影:中央条纹区域显示重叠的双眼视野,传递到每只眼睛的颞部视网膜。纯色的视野对每只眼睛都是独一无二的。右单眼视野(绿色)传输到右眼鼻侧视网膜,而左单眼(蓝色)传输到左眼鼻侧视网膜。当鼻侧神经纤维穿过视交叉时,这使得来自右视野的投射物聚集在一起。(Reproduced with permission from Martin JH. Neuroanatomy Text and Atlas, Ed 4. New York, NY: McGraw-Hill; 2012, Fig 7–5, pg. 161.)

视网膜

尽管视杆细胞和视锥细胞是感光细胞,但它们却位于视网膜与瞳孔距离最远的一层,而光线从瞳孔进入眼睛(图6-3)。在到达这些感光细胞之前,光必须穿过视网膜的多个细胞层。有趣的是,色素上皮也吸收光来防止光在眼睛里"反射"。视网膜的中间细胞层容纳了从感受器向神经节细胞传递信号的神经间复合体。视网膜是由3种类型的中间神经元组成的神经间复合体,即双极细胞、水平细胞和无长突细胞。双极细胞是主要的传递神经元,将感受器连接到构成视神经的神经节细胞;水平细胞和无长突细胞网络通过增加或减少双极细胞激活神经节细胞的有效性,从而调节神经传递的空间敏感度。神经节细胞在视网膜中更为突出,最接近入射光,它们的轴突聚集在视盘中,也被称为眼睛的盲点,因为它们离开眼睛作为视神经集中传递视觉信息(CN Ⅱ)。

视神经投射与视觉处理

如上所述,视觉环境被投射,使得每只眼睛接收来自左右两边环境的信息:同侧周边视觉到鼻侧视网膜,对侧中心视觉到颞侧视网膜。当神经节细胞轴突汇入视神经时,来自鼻侧视网膜的轴突走向更内侧,来自颞侧视网膜的轴突走向更外侧。在垂体上方,2条视神经在视交叉处汇合。也是在这里,中央神经纤维交叉并与颞叶神经纤维汇合到对侧眼。视交叉将半侧视野的全部纤维(整个视野的1/2)引射到丘脑外侧膝状体的对侧视束;少量纤维绕过外侧膝状体投射到上丘,它涉及物体对自我运动和视觉反射的评估。从外侧膝状体投射到枕叶初级视皮质的视神经元(Brodmann17区,纹状皮质),当它们离开外侧膝状体时,视辐射分裂,以适应侧脑室,上半部纤维(视网膜纤维下部)以Meyer环的形式横向穿过颞叶,下半部纤维(视网膜纤维上部)从顶叶向上穿过枕叶纹状体(距状回)皮质,它是初级视觉皮质(Brodmann17区)(图6-4)。它之所以被称为距状回皮质,是因为它横跨大脑半球内表面侧的距状沟,也因为它的层状或条纹状外观而被称为纹状皮质。视辐射的终止使来自中央凹的信息更靠后,而来自周边的信息更靠前,上视野在下纹状皮质,下视野在上纹状皮质,因此,视觉图像在初级视觉皮质上是颠倒的。视觉处理始于纹状体皮质,但在很大程度上依赖于周围的枕叶或非纹状皮质(区域18和19)。处理视觉刺激的皮质是通过这3个枕叶区域的相互连接来分别解码颜色、形状和位置/运动的。两个半球之间的额外联系使得视觉环境得以完全再现。更复杂的目标识别和定位分析分别依赖于枕叶和颞叶及顶叶之间的2个独立网络(图6-5)。

一种检查视觉系统完整性的方法是视觉诱发电位(VEP)。VEP通过脑电图(EEG)检查显示刺激通过视觉系统到达枕皮质所需的时间。典型的刺激是一种棋盘式的模式,以交替的方式引入每只眼睛,或闪光,主要作用于儿童。N100波是视觉信号到达枕叶皮质时

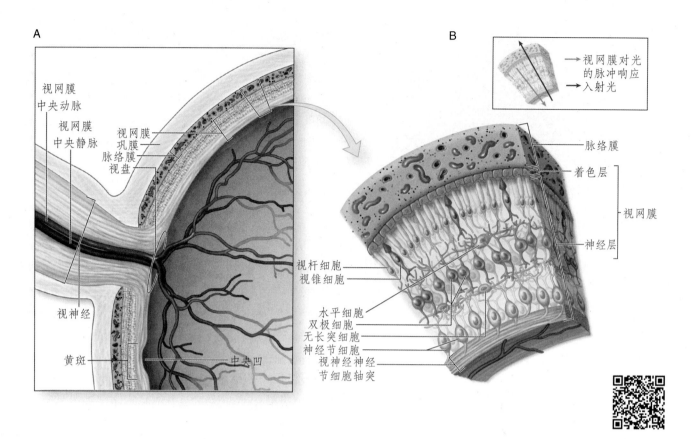

图6-3 眼睛和视网膜示意图。光进入眼睛前部，通过晶状体、玻璃体和视网膜，首先通过神经节、双极和水平细胞的神经间复合体，然后到达视杆细胞和视锥细胞所在处。传导依次激活双极细胞和神经节细胞来追溯这一途径，(最后)由神经节细胞形成视神经。水平细胞和无长突细胞调节双极细胞和神经节细胞之间的细胞活动。(Reproduced with permission from McKinley M, O'Laughlin VD. Human Anatomy. 3rd ed. McGraw-Hill, Inc., 2012; Figure 19.14, p. 578.)

可以看到一个峰值，它的名称是因为这种传输在大多数人身上需要100秒。N100的延迟表明视觉投射中断，与多发性硬化、视神经炎或其他阻碍神经传递的疾病有关[1]。

眼球运动与视追踪

眼睛有一个由6块肌肉组成的动态组，由3条脑神经(动眼神经、滑车神经和展神经)支配，这使得它具有独特而复杂的运动能力：上直肌、下直肌、内直肌和下斜肌，由动眼神经支配；上斜肌(滑车神经)；和外直肌(展神经)。内侧和外侧直肌产生内侧(内收)和外侧(外展)水平运动，与它们的名称一致。同样，上直肌和下直肌分别向上(仰视)和向下(俯视)，但由于它们在眼睛上的偏心插入，所以也将眼睛向内拉，因此，随着上直肌收缩，眼睛向上和向内移动；相反，下直肌收缩将眼睛向下和向内拉，以观察鼻子。2块斜肌都附着在眼的后外侧表面上，它们的动作与其名字相反，但与

它们附着在眼上的动作一致。上斜肌通过向上和向内拉动眼睛后部，使眼睛在向下方向和在横向方位(看向下角)固定，而下斜肌通过向后拉动眼睛后部使眼睛在俯视和直视时能在向上方向和在横向方位(看向上角)固定。

尽管这些眼外肌可以通过其各自脑核和神经的上运动神经元单独或联合激活并控制，但眼睛的控制也可以通过一系列脑干网络来维持，正如你可能已经经历过的那样，仅仅移动一只眼睛是非常困难的，因为它们是通过这些网络串联控制的。首先，桥旁网状结构通过向展神经核的投射来控制眼的外侧协调，称为水平眼动；核内的神经元直接产生同侧眼的外直肌收缩，通过动眼神经核间接产生对侧眼的内直肌收缩。展神经核内的一组神经元，称为核间神经元，交叉并投射到对侧动眼神经核，从而激活对侧眼的内直肌。双眼可同时产生同侧眼外展和对侧眼内收动作，实现眼的平稳水平运动。水平眼动可以通过额叶内前庭眼动到中

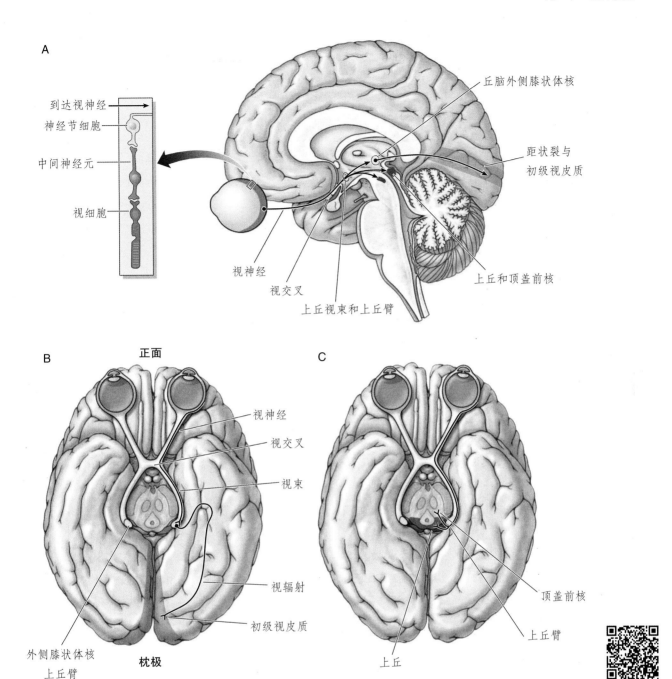

A

到达视神经
神经节细胞
中间神经元
视细胞

丘脑外侧膝状体核

距状裂与
初级视皮质

视神经
视交叉
上丘视束和上丘臂
上丘和顶盖前核

B

正面

视神经
视交叉
视束
视辐射
初级视皮质

外侧膝状体核
上丘臂
枕极

C

顶盖前核
上丘臂
上丘

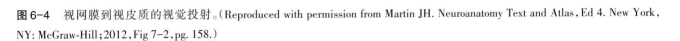

图6-4 视网膜到视皮质的视觉投射。(Reproduced with permission from Martin JH. Neuroanatomy Text and Atlas, Ed 4. New York, NY: McGraw-Hill; 2012, Fig 7–2, pg. 158.)

脑上丘的投射来启动,但也可以通过相邻脑干内的前庭神经核的投射来控制,并最终通过它们的小脑连接来维持头部转动时的视觉(参见本章前庭部分)。

同样,双眼流畅的垂直扫视(上下运动)是通过包括中脑网状结构(MRF)、内侧纵束和双侧眼动神经核的网络实现的。脑干的每一侧的中脑网状结构通过中脑后部裂隙的投影相互连接,从而可以双向控制垂直眼动。内侧纵束在MRF和脑干两侧的同侧动眼神经核之间延伸,使神经支配上、下直肌。因此,各个动眼神经核同时激活将产生平稳的上下运动。垂直眼动也由额叶视区支配,这一区域则由上丘脑和小脑、前庭神经核的输入来控制。

眼球运动与前庭系统之间的联系,通过被称为视动反射的反射反应(参见本章前庭部分)来促进头部运动时眼球的定向。

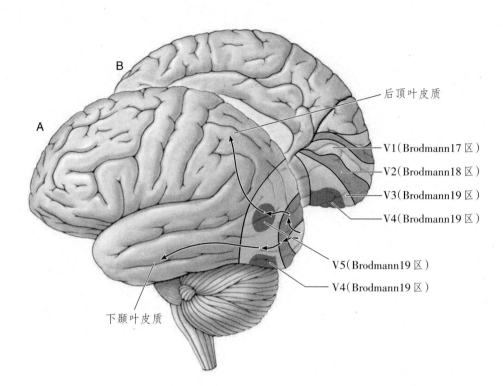

图6-5　视觉图像处理涉及的区域。V1为初级视皮质（位于Brodmann17区）；V2为次级视觉皮质（位于Brodmann18区）；V3、V4、V5位于Brodmann19区的不同区域，V2~V5属于视觉皮质，也被称为纹外皮质。Brodmann18区与19区以初级视觉皮质（Brodmann17区）为中心向外同心圆扩展。这些区域与许多亚区高度关联，可以对物体的形状、颜色、方向和运动进行复杂的处理。颞叶的腹侧流参与物体的识别。后顶叶皮质的背侧流参与空间的位置信息。（Reproduced with permission from Martin JH. Neuroanatomy Text and Atlas, Ed 4. New York, NY: McGraw-Hill; 2012, Fig 7-15, pg. 171.）

视力检查

　　视觉功能和系统完整性的评估非常复杂。在这里，我们将简要讨论目前用于检查视敏度的一些措施，这些措施应同时观察两只眼睛的色觉、眼球内部的眼底检查、视野分析、眼动性和瞳孔反射。几乎每个人都经历过高对比度的视敏度检查，使用Snellen图表（许多行数字和字母，并逐渐缩小），每行都以视力水平标记。正常视力为20/20或在20英尺（1英尺=30.48cm）处具有阅读能力，这被认为是"典型"。如果你视力不好，则用该分数的分母增加（例如，20/40）来表示，这表明你在20英尺能看到其他人在40英尺能清楚看到的东西。矫正或增强视力类似地由较小的分母（例如，20/10）表示，表示你在20英尺处看到的东西与其他人在10英尺处看到的东西相同。也可以在床头使用距面部14英寸（1英寸=2.54cm）的Rosenbaum视力卡检查视力，其视力结果与Snellen图表相似。视力检查也是确认视神经（CN Ⅱ）功能的最佳方法[2]。

　　颜色知觉是三色的（红色、绿色、蓝色），并通过不同视锥细胞亚型对特定光谱的敏感度来实现。颜色"失明"是由于视锥细胞亚型的患病率或功能改变所致。对于许多受影响的人来说，这种不足是由于3种视锥细胞亚型受损而不是一种造成的，导致了异常的三色缺陷。在其他情况下，则不存在一种视锥细胞亚型，即双色视觉。对于这些人，他们感知到了2个剩余的色谱，但将丢失的色谱视为灰色或黑色。尽管真正的色盲很少见，但在多达10%的男性中仍存在部分色觉缺失。女性很少出现色觉缺失，因为红色和绿色缺陷主要是通过由女性携带的X染色体遗传获得的，而男性会受到影响。蓝色色盲与7号染色体突变有关，因此，在男性和女性中均可出现，但比红绿色盲罕见。色觉感知检查最典型的是石原盘，由彩色圆点组成球形背景，嵌入同样由彩色圆点构成的数字或字母。石原盘的设计目的是为了区分不同的色觉缺失，如表6-1所示，背景是由一个色调组成的（如绿色）的，嵌入的字母由另外一个色调构成，用以辨别三色视觉缺失还是双色视觉缺失（如红色盲）[3]。

　　眼球内部的检眼镜检查，可以对外眼（角膜）和内眼(镜片,玻璃体液,视网膜)进行放大检查,并密切注意眼底,包括中央凹、黄斑、视盘、视网膜和视网膜血管,这是评估眼睛完整性的关键部分。

要评估视野,最好让患者直视前方,然后检查者从眼睛上方和下方的左右两侧(上下视野)将其手指引入周围视野,从而按象限检查周围视野。重要的是不允许任何眼球移动,以便测试"真实的"外围视觉。

视神经肌肉功能检查首先应评估当患者水平直视前方时眼球的静止位置。接下来,让受试者的目光跟随你的手指向不同方向移动,可以观察到双眼运动的不一致,进而辨别脑神经功能紊乱和肌肉功能紊乱,因为这些功能紊乱通常是单侧的。表6-2列举了脑神经损伤的功能缺失。

瞳孔反应应该在半暗的房间里进行评估,让患者直视墙上的物体,这会导致瞳孔扩张。然后从下面引入一个光源,观察反应,2个瞳孔应该同时收缩。瞳孔大小有细微差别,这并不罕见,但反应的程度应该是一样的[2]。

嗅觉:嗅觉系统

我们的嗅觉,能够识别和定位食物位置,是系统发育史上最古老的感觉系统,在人类以外生物的生存中起着至关重要的作用。因此,大多数动物的嗅觉系统比人类更加灵敏,人类很少依靠鼻子来寻找食物,除非他们被冲泡新鲜咖啡或煎培根的气味唤醒。

嗅觉感受体

嗅觉起源于鼻上皮的双极细胞。这些细胞将多个纤毛(毛发状投射)投射到覆盖上皮质的黏膜中。只有可溶于黏膜的空气中的化学物质,即气味物质,才能激活嗅觉神经元并被感知。然而,嗅觉系统对气味微小变化的广泛感知程度和敏感性是相当令人印象深刻的。黏膜本身促进了这些可溶性化学物质向上皮质的运输。气味通过呼吸或闻进入鼻子,也可在进食时通过鼻咽走廊进入。嗅双极细胞的轴突捆绑在一起,形成轴突,穿过鼻腔通道顶部的骨性筛板。这些捆绑的

表6-1	色觉缺失		
分类		视锥细胞/波长破坏	色觉缺失
Protanomaly 红色盲		L视锥细胞——长波长	红色
Deuteranomaly 绿色弱		M视锥细胞——中波长	绿色
Tritanomaly 蓝色弱		S视锥细胞——短波长	蓝色
全色盲	杆全色盲	失去所有视锥细胞功能	畏光
			眼球震颤
	锥全色盲	蓝视锥细胞功能没有红色或绿色功能,蓝视锥细胞很少	敏锐度差
			无色觉

表6-2	眼脑神经功能和功能障碍	
脑神经	功能	功能失调
III	内直肌、下直肌和上直肌;瞳孔收缩;眼睑上提(睁眼);调节	瞳孔扩张;静止时上斜肌和外直肌失控,所以眼睛看向下、外方
		由于缺少下直肌不能直接向下看(上斜肌的牵拉使眼睛向外偏),水平或向上
		瞳孔扩张;眼睑下垂;视力模糊(缺乏调节)
IV	上斜肌	当眼球静止时,眼球抬高
		当眼球内收时,高度增加
		当眼球外展时,仰角降低
VI	外直肌	不能使眼球外展

轴突虽然组织不紧密,但构成嗅神经(CN I),与延髓内的二级神经元(称为僧帽细胞)形成突触。僧帽细胞和双极轴突之间的联系相当复杂,每一个僧帽细胞上都有多个双极轴突突触,用来放大嗅觉信号。僧帽细胞轴突汇合形成嗅束,直到它离开延髓,直接投射到皮质处理中心。嗅觉投射见图6-6。值得注意的是,嗅觉是唯一一种在进入大脑皮质之前不会首先投射到丘脑的感觉,但也有从嗅觉皮质区域到丘脑的投射。

嗅觉的中枢处理

接受直接嗅觉投射的皮质区域统称为嗅皮质,位于大脑的背面,有前嗅核、嗅结节、杏仁核、梨状皮质和喙内嗅皮质(图6-7)。杏仁核和嗅结节的联系可能与许多气味产生的强烈情绪反应有关,而梨状皮质被认为是气味识别的来源,内嗅皮质是记忆的来源,与特定气味有关。嗅前核不仅接受来自嗅束的投射,而且还向两侧的延髓反向发出多个投射,因此,最有可能调节我们的嗅觉体验,或增强或减弱。

嗅结节、梨状皮质和内嗅皮质与杏仁核(颞叶深处)和前嗅核(沿嗅束)一起作为初级皮质区或嗅区。

眶额前额嗅皮质分别接受来自其他嗅皮质和丘脑的二级和三级投射,这一区域被认为是嗅觉识别和鉴别的关键。

嗅觉试验

测试嗅觉功能相对简单:选择具有明显熟悉气味的常见液体(如香草、胡椒、薄荷提取物或稀释的氨水),用棉签蘸上液体,放置在距离每个鼻孔约1英寸的距离。另一侧鼻孔用测试者的手指按住。使用几种不同的气味测试可使评估结果更可靠。

味觉

与嗅觉相似,我们对味觉的感知是基于食物中的化学物质(味觉物质)向神经信号的传导,并从味觉感受器开始,味觉感受器排列在味蕾中。味蕾位于舌、咽部、上腭、会厌和喉部,舌头的味蕾位于舌乳头内,而其他部位表面的味蕾则嵌入在上皮内。虽然在舌头的前2/3处有味蕾,但因受体较少,在味觉分化中所起的作用也较小。舌头的侧缘和后1/3处拥有最多的味觉受

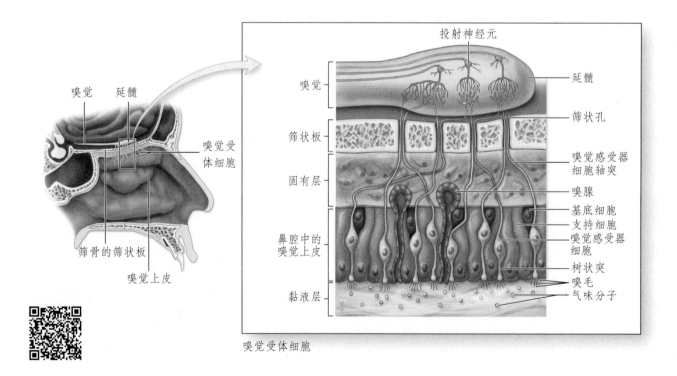

嗅觉受体细胞

图6-6　嗅觉受体和投射。鼻上皮内的双极细胞通过筛板投射到嗅结节,激活二尖瓣细胞,二尖瓣细胞作为嗅束投射到大脑背侧的嗅皮质。(Reproduced with permission from McKinley M,O'Laughlin VD. Human Anatomy 3rd Ed,New York,NY: McGraw-Hill;2012, Fig. 19.9A,P. 572.)

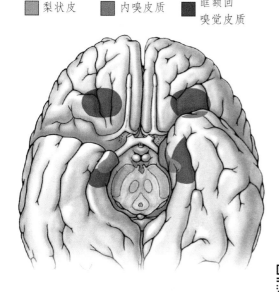

图例：梨状皮 内嗅皮质 眶额回嗅觉皮质

图 6-7　嗅觉皮质。(Reproduced with permission from Martin JH. Neuroanatomy Text and Atlas, Ed 4. New York, NY: McGraw-Hill; 2012, Fig 9-11, pg. 215.)

体，因此，与口腔后部的其他区域一样（如上腭、会厌、喉和咽）在味觉中起着更为关键的作用。见专栏 6-2 或味觉和嗅觉之间的关系。

味觉感受器

特定的味觉感受器可感知五种不同的味觉品质：咸的——对钾、钠或其他金属离子有反应；甜的——对糖有反应；酸的——对酸释放的氢离子有反应；苦的——对毒素或生物碱有反应；鲜的，这是一个日语词汇，翻译为一个愉快或美味的味道，根据其氨基酸含量，通常与肉类和奶酪联系在一起。一些味觉感受器只对一种物质有反应，而其他味觉感受器则对几种物质有反应。与其他感觉细胞不同，味觉感受器在大约 10 天后死亡，并被新细胞取代，这很可能确保对味觉的持续反应。

为什么味觉这么重要？它能让我们识别食物中潜在的有毒物质或杂质。

味觉的集中处理

味觉通过三条脑神经集中投射，即面神经（舌前 2/3）、舌咽神经（舌后 1/3）、迷走神经（会厌、喉）。图 6-8 说明了这些投射。与初级感觉受体类似，这些神经

元是假性单极神经元，周围神经节中的细胞体包裹在颅骨内，它们的中心投射都终止于延髓的孤束核。二级神经元与面部的躯体感觉信息一起，从孤束核投射到丘脑腹后内侧核。三级投射从丘脑向岛叶和邻近岛盖的味觉皮质传递信息。

味觉试验

与嗅觉试验类似，味觉可以用加入糖、盐或柠檬汁的水浸润过的棉签容易地测出。由于神经分布和味觉的复杂性，味觉测试应包括舌头的前 2/3（CN Ⅶ）和舌头的后 1/3（CN Ⅸ）。虽然味觉也起源于会厌和喉咙的感受器，但这里的测试最有可能导致呕吐，因此不做。

听觉：听觉系统

耳部组织和听觉装置

耳内有两种感觉功能，即听觉和前庭觉。外耳（耳郭）和外耳道（耳道）是独特的漏斗形，将声音向内导向鼓膜（耳膜）。声波压在鼓膜上，这种压力释放现象在中耳的 3 个听小骨（小骨）中产生连锁反应，振动镫骨、砧骨和锤骨。这些微小的听骨的振动放大了声波，并导致镫骨（链条中的第三块骨头）推入和推出椭圆形窗口，这是内耳的膜状覆盖物。中耳通过咽鼓管与鼻咽相连，这可以缓解耳中可能产生的压力（如飞行时外部压力的变化），以及清除中耳黏液的方法。

内耳由耳蜗和前庭器官或迷路组成，它们是被称为骨迷路的一部分，是颞骨的一部分，有空洞和隧道，内衬膜迷路。骨迷路和膜迷路之间的空间充满一种叫作外淋巴液的物质，作为膜迷路的保护垫。膜迷路也充满液体，称为内淋巴。耳蜗像蜗牛一样盘绕在一起，耳蜗导管（耳蜗中膜）在中央，被上面的前庭膜和下面的基底膜所包围。这两层膜还将耳蜗分隔成两个额外的腔室，前庭导管和鼓膜导管通过一个微小的开口相连。耳蜗管有一个厚厚的上皮区域，被称为螺旋器官或皮质器官，里面嵌有毛细胞。毛细胞是声音的感觉

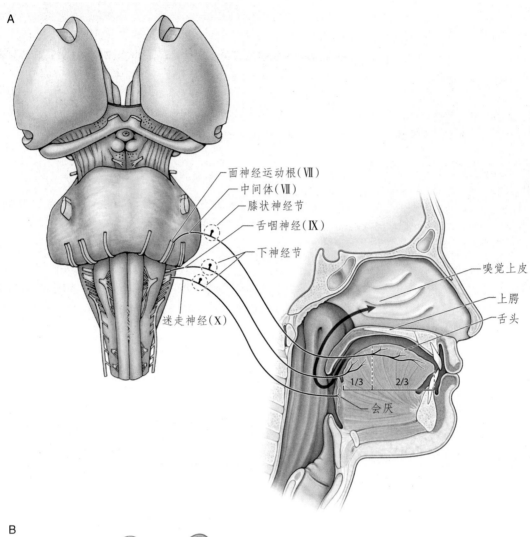

A

面神经运动根(Ⅶ)
中间体(Ⅶ)
膝状神经节
舌咽神经(Ⅸ)
下神经节
迷走神经(Ⅹ)

嗅觉上皮
上腭
舌头
1/3   2/3
会厌

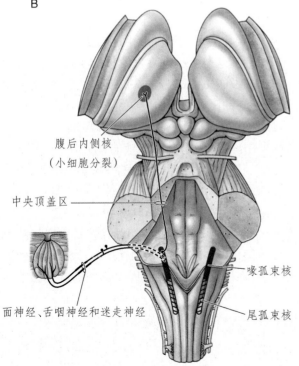

B

腹后内侧核
(小细胞分裂)

中央顶盖区

喙孤束核

尾孤束核

面神经、舌咽神经和迷走神经

图6-8 味觉的脑神经投射。(A)3个脑神经(CNⅦ、Ⅸ和Ⅹ)通过周围神经节(下膝状体)内细胞的树突状突起(轴突投射到孤核)支配口腔。(B)味觉投射从孤束核投射到丘脑腹后内侧核。(Reproduced with permission from Martin JH. Neuroanatomy Text and Atlas, Ed 4. New York, NY: McGraw-Hill; 2012, Fig 9-4 and 9-5, pg. 206 and 207.)

感受器,位于基底膜正上方的细胞支持基质中,但向上伸出微小的突起(立体纤毛),形成凝胶状物质,称为覆膜。当椭圆窗被镫骨撞击时,振动被传递到前庭导管,并通过内淋巴的运动连续传递到鼓膜,内淋巴的运动又产生基底膜和位于其上的毛细胞的运动。然而,立体纤毛在覆膜内更坚硬,在它们和各自的毛细胞之间产生剪切力。这种剪切激活毛细胞,并诱导振动向神经冲动的转换。有2种类型的毛细胞,根据它们的位置分为内毛细胞和外毛细胞。内毛细胞较少,但接受广泛的神经支配纤维,这些细胞主要负责听觉信息的传导。外毛细胞的数量比内毛细胞多3倍,但似乎有更多的传出功能,调节内毛细胞的活动,从而增强听觉信号。振动通过鼓室管道消散,然后通过圆窗消散,回到中耳腔。耳朵的部件见图6-9,听觉装置见图6-10。

听觉的中枢处理

　　与其他脑神经相似,组成中枢神经8型的耳蜗部分的神经元的细胞体位于外周神经节,即螺旋神经节,长的中枢轴突终止于延髓头端的耳蜗腹核和背核。第8核神经元传递来自耳蜗特定区域的信息,与声音频率相关,传递来自耳蜗顶端部分(窄尖)的低频信息,传递来自基髓耳蜗(最靠近中耳的区域)的高频信息。类似地,这些突起在耳蜗神经核内终止,使得腹侧部分接

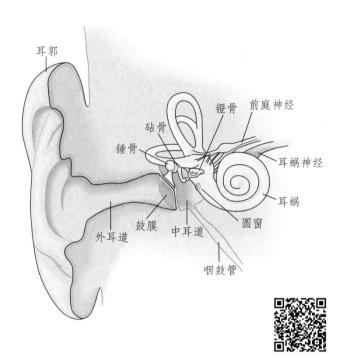

图6-9　耳的3个组成部分。耳朵包括:外耳(耳郭、外耳道和鼓膜)将声音引入耳内,中耳(3块听小骨,包括锤骨、砧骨和镫骨)将声波传递到鼓膜,内耳(耳蜗)允许将声音转导为神经信号。(Reproduced with permission from Kandel ER, Schwartz JH, Jessell TM, Siegelbaum SA, Hudspeth AJ. Principles of neural Science, 5th Ed., New York, NY: McGraw-Hill; 2013, Fig 30-1, Pg 655.)

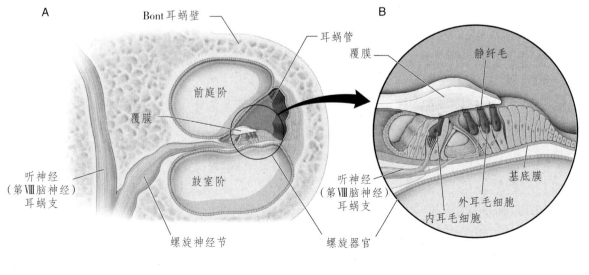

图6-10　耳蜗的听觉装置。(A)耳蜗与膜性迷路的横截面和近距离视图可以将其分为耳蜗导管、前庭导管(前庭阶)和鼓膜导管(鼓阶)。(B)螺旋器中的毛细胞将声波转化为听神经内的神经电信号。(Reproduced with permission from McKinley M, O'Laughlin VD. Human Anatomy. 3rd ed. New York, NY: McGraw-Hill; 2012, Figure 19.27, p. 595.)

收顶端突起，背侧部分接收基底突起。该组织被称为音调，意思是它是由声音的音调来组织的。耳蜗神经核的二阶投影双侧投射到上橄榄核复合体和对侧下丘。这2个区域的第三级投射在外侧丘内投射到丘脑的外侧膝状体核，第四级投射到听觉皮质，位于外侧裂内的赫什尔回，是颞叶的一部分。环绕赫什尔回的是次级和高级听觉处理区。从这些最初的听觉处理皮质，听觉信息被投射到大脑的许多区域，包括后顶叶皮质，在那里它与体感、视觉信息及颞叶和额叶的语言中枢结合在一起。中央听觉投射见图6-11。

声音定位

声音的定位很复杂，因为大多数声音都是传到双耳的。然而，位于中线右侧的声音会在到达左耳之前到达右耳，反之亦然，从而导致耳间时间差。声音越横向，耳间差异越大。对于较高的频率，位置主要由所谓的耳间强度差决定，最近的耳朵接收到较强的信号。无论哪种方式，我们都可以根据双耳之间的激活差异来确定声音的水平位置。

听觉试验

听觉装置的复杂性要求进行复杂的测试，以确保对系统不同部分进行充分分析。听觉评估的第一步通常是行为测听，也称为空气传导测试或纯音测听。通过耳机或头戴式耳机在一定频率范围（0.25~8Hz）内，以随机顺序向每只耳朵呈现声音，患者被告知在听到声音的一侧举起手。言语测听可以进一步澄清听力缺陷，通过行为测听来识别，包括2个组成部分：①言语识别——以不同分贝水平重复通过测听耳机听到的单词短语的能力；②单词识别——在安静的环境中听到单个单词的能力。此外，如果行为测听异常，第二个测量称为骨传导，可能会完成。通过骨传导，振动通过音叉或听力计被引入前额或乳突，从而激活耳蜗，同时绕过外耳和中耳。开发了一个听力图，说明了与正常水平相比，2种测试的感知频率。以异常纯音测听为特征但骨传导正常的听力损失称为传导损失，与中耳异常有关。当这2种测试产生相似的结果时，很有可能是感音神经性听力损失，涉及耳蜗或其他神经投射。然而，一些听力缺陷是由综合损失（传导性和感音神经性）造成的。听觉脑干诱发电位，也称为听觉脑干反应（ABR），可以进一步阐明感音神经性听力损失。与VEP相似，听觉脑干反应跟踪声音从其呈现到顺序神经结构的神经传导：小脑延髓的耳蜗神经核、上橄榄复合体和中脑的下丘；每一个结构与具有可预测时间延迟的特定波变化相关联[4]。

头部位置和运动：前庭系统

前庭系统的目的是探测你的头部在空间中的位置和运动。它是通过测量头部通过内耳中被称为前庭迷路的5个感受器的线性和角加速度来实现的。前庭系统传递的信息有助于我们通过其在运动和空间方位的主观感知中的作用来保持平衡，在姿势反射中，我们可以调整肌肉活动和身体位置以保持直立，在头部运动中，控制反射性眼球运动使眼睛在空间中保持稳定。

前庭迷路

前庭迷路是头部两侧的镜像对称结构，由3个半规管和2个耳石器官（椭圆囊和球囊）组成（图6-12）。骨迷路的前庭部分由称为前庭的中央区域和附着于前庭的3个半规管组成。每个半规管内悬挂着一个半圆形导管，与膜迷路相对应。2个耳石器（椭圆囊和球囊）都是前庭内膜迷路的扩张。与耳蜗一样，骨迷路和膜迷路之间的空间充满了外淋巴液，而膜迷路充满了内淋巴液。

每个器官中的感觉细胞是被称为毛细胞的特殊分化的上皮细胞，它将机械信号转换成神经信号。与耳蜗中用于听觉的毛细胞相似，前庭迷路中的每个毛细胞都有一系列分级的静纤毛，伸入膜迷路内充满内淋巴的空间。在静纤毛的一端是一个特别长的突起，称为动纤毛。当一个毛细胞处于静止状态（即没有静纤毛偏转）时，通常会有一定量的紧张性放电，由连接的前庭神经记录。静纤毛朝向动纤毛的移位引起毛细胞膜的去极化（即兴奋），并导致兴奋性神经递质更大程度地释放到前庭神经末梢，这反过来又增加了它们的放电频率。与此相反，静纤毛偏离动纤毛的运动会导致超极化（即抑制），并导致神经递质释放减少，从而降低前庭神经放电频率（图6-13）。

半规管感受角加速

由头部旋转引起的角加速度，例如当你转动或倾斜你的头部，转动你的身体，或在行走过程中转弯时，是由半规管感受的。3个半规管——水平、前向和后

① 基底膜的运动产生神经冲动,走行在耳蜗神经轴突中。

② 感觉轴突终止于脑干的耳蜗神经核。

③ 来自耳蜗神经核神经元的一些轴突投射到下丘,其他投射到上橄榄核。

④ 来自下丘的轴突投射到丘脑的内侧膝状核。

⑤ 丘脑神经元投射到初级听觉皮质,神经冲动被感知为声响。

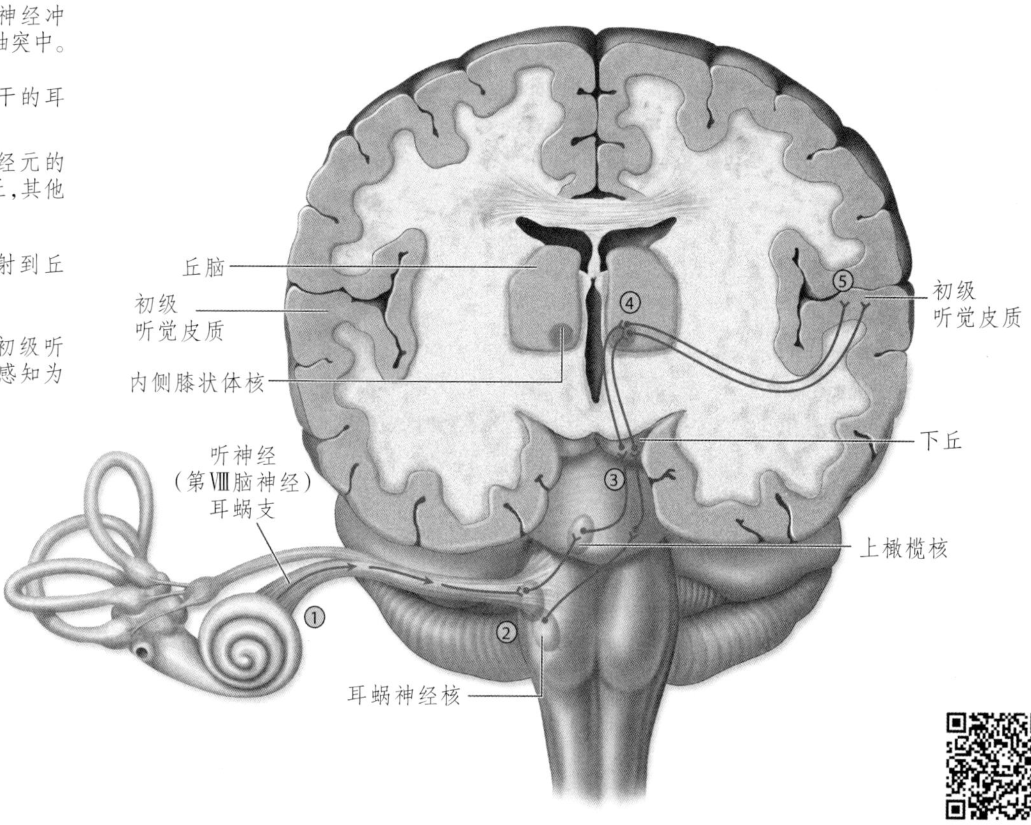

丘脑

初级听觉皮质

内侧膝状体核

听神经（第Ⅷ脑神经）耳蜗支

耳蜗神经核

初级听觉皮质

下丘

上橄榄核

图6-11 听觉投射。(Reproduced with permission from McKinley M, O'Laughlin VD. Human Anatomy 3rd Ed, New York, NY: McGraw-Hill; 2012, Fig. 19.30, P. 598.)

向几乎精确地相互垂直(类似于两个墙壁和一个矩形房间的地板之间的空间关系),因此,每个半规管可以检测一个平面的运动(图6-14)。顾名思义,当头部处于典型的直立位置时,水平半规管大致是水平的(尽管它实际上向后倾斜了大约30°)。因此,半规管对头部绕垂直轴的旋转很敏感。每个前、后半规管大致垂直。然而,前、后半规管与矢状面成45°角,方向相反。由于一侧的前半规管平行于另一侧的后半规管,因此,影响一个的运动将影响另一个。我们认为,两个水平半规管位于同一平面并一起工作,而一侧的前半规管与对侧的后半规管为一对,并一起工作。

每个半规管是一个连续的内淋巴填充环,与胞囊相连。在每个半规管的一端有一个叫作壶腹的膨出。每个壶腹内都有一个嵴,一个包含感觉毛细胞的鞍状组织脊。毛细胞排列成一簇,向上伸入壶腹帽,这是一种凝胶状物质,从壶腹嵴延伸到壶腹顶部(图6-15)。半规管围绕与其垂直的轴旋转(就像轴上的轮子)是转向壶腹帽的最佳方式。分析一个溜冰者做基本垂直旋

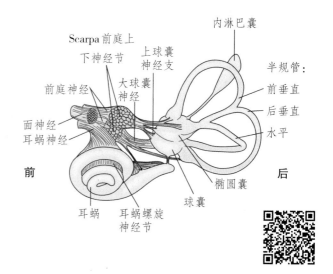

内淋巴囊

Scarpa前庭上下神经节

前庭神经上球囊神经支

面神经

耳蜗神经

大球囊神经

耳蜗

耳蜗螺旋神经节

球囊

椭圆囊

半规管:
前垂直
后垂直
水平

前

后

图6-12 前庭迷路:该示意图说明了耳蜗与前庭迷路各组成部分的关系:球囊和椭圆囊及3个半规管。(Reproduced with permission from Kandel ER, Schwartz JH, Jessell TM, Siegelbaum SA, Hudspeth AJ. Principles of Neural Science, 4th Ed., New York, NY: McGraw-Hill; 2000; Figure 40-1, Pg. 802.)

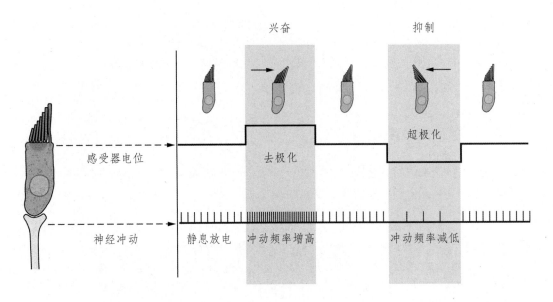

图6-13　前庭迷路中的毛细胞。在静息状态下，静纤毛是直立的。去极化时，它们向动纤毛的方向屈曲。而超极化时，它们向远离动纤毛的方向屈曲。（Adapted with permission from Flock A. 1965. Transducing mechanisms in the lateral line canal organ receptors. Cold Spring Harbor Symp Quant Biol 30:133–145.）

转。在这种旋转的开始，水平的半规管将围绕它们的垂直轴旋转。然而，由于惯性，半规管内的内淋巴液的运动滞后，导致淋巴液冲击壶腹帽，并使毛细胞偏转以刺激它们。随着旋转持续，内淋巴最终会赶上来，这样壶腹帽就不再偏转，毛细胞的刺激也就停止了。当旋转停止时，内淋巴会碰到突然静止的壶腹帽（同样是因为惯性），壶腹帽向相反的方向膨出，人会有一种正转向另一个方向的感觉。在美国的一项研究中，每个半规管对特定平面内的旋转速度（即角加速度）的变化反应最好，使得它们对较高频率的运动特别敏感，例如行走过程中发生的头部运动。由于壶腹帽和内淋巴的密度相等，半规管对线性加速度或重力一般不敏感。由于给定嵴的所有毛细胞都是排列一致的，因此，它们的动纤毛面向同一个方向，一个方向的角加速度导致支配嵴的前庭传入纤维增加它们的放电频率，而相反方向的加速度则降低他们的放电频率。因为3个半规管大致垂直相交（图6-14），并且大多数头部运动具有旋转成分，所以可以检测到任何方向的运动。由于大多数人通常不会经历持续的旋转（除了在游乐园），半规管不能检测持续的旋转这一事实并不是一个很大的缺点。

头部任意一边每对共面的管道（即左右水平、左前右后、左后右前）通常以推—拉节奏工作，当一个兴奋时，另一个就被抑制了。这是因为头部在它们的共同平面内的运动导致这对内淋巴相对于它们的壶腹在相反的方向上移动，进而导致一条前庭神经放电增加，另一条神经放电减少（图6-16）。两侧关系的破坏，会导致前庭神经炎，使人感到眩晕和恶心。

球囊和椭圆囊感受线性加速度和静态头部位置

例如，当人踩到移动的人行道上或当倾斜到一侧时，球囊和椭圆囊会感受到线性加速度和静态头部位置。每个器官在其壁的称为黄斑的一部分中都有一层毛细胞。黄斑毛细胞也被包埋在凝胶团中，其组成类似于吸盘。但该凝胶状物质还包含成团的被称为耳石碳酸钙小晶体，因此，被称为耳石膜。耳石使耳石膜比内淋巴致密，从而使耳石器对重力和线性加速度敏感，例如在电梯和汽车中所经历的。当头部改变位置或开始运动时，膜的重量会使黄斑毛细胞的静纤毛屈曲（图6-17）。这种屈曲可以刺激毛细胞，然后发出新的头部位置信号。当头部处于其典型的直立位置时，椭圆囊黄斑的方向大致水平（接近水平半规管平面），而球囊黄斑的方向大致垂直。因此，在直立位置时，椭圆囊对水平面上的任何加速度（即左右运动和前后运动）特别敏感，而球囊对沿矢状面（即向上和向下运动）和前后运动的加速度敏感。像在半规管中一样，在头的两侧之间对耳石器进行推拉处理。此外，每个耳石黄斑内的毛细胞沿着称为弧形微纹的屈曲区以不同的方向

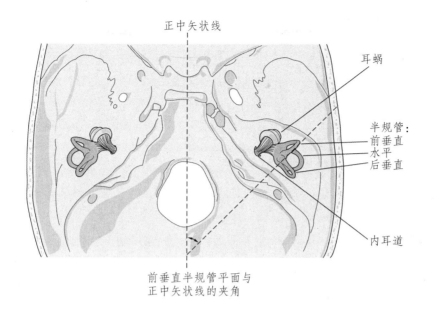

正中矢状线

耳蜗

半规管：
前垂直
水平
后垂直

内耳道

前垂直半规管平面与
正中矢状线的夹角

图6-14 前骨半规管的排列。当头部处于直立状态。前半规管与后半规管与人体矢状面成45°夹角。(Reproduced with permission from Kandel ER，Schwartz JH，Jessell TM，Siegelbaum SA，Hudspeth AJ. Principles of neural Science，5th Ed.，New York，NY: McGraw-Hill；2013；Figure 40-4，pg. 921.)

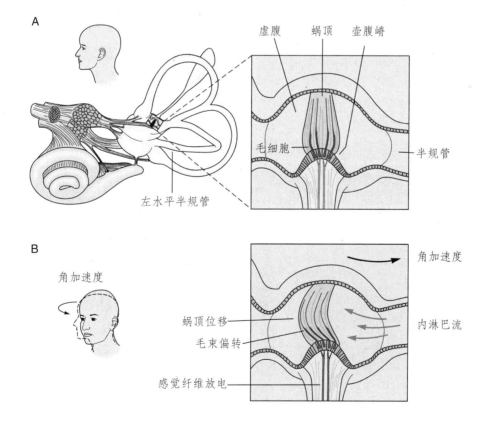

A

虚腹　蜗顶　壶腹嵴

毛细胞

半规管

左水平半规管

B

角加速度

角加速度

内淋巴流

蜗顶位移
毛束偏转

感觉纤维放电

图6-15 壶腹和壶腹帽。(A)当头部直立时，壶腹帽(凝胶状的结构)及其毛细胞在壶腹(半规管内膨大)。(B)当头部移动时，壶腹及其毛细胞随着淋巴液的流动而移动。(Reproduced with permission from Kandel ER，Schwartz JH，Jessell TM，Siegelbaum SA，Hudspeth AJ. Principles of Neural Science. 5th ed. McGraw Hill，Inc.；2013，Figure 40-3A and B，p. 920.)

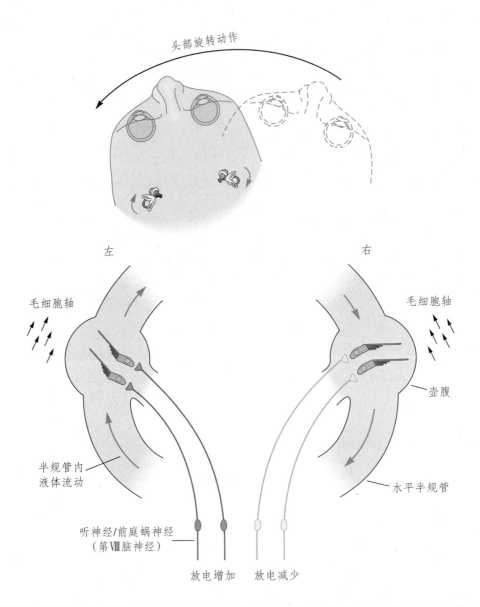

头部旋转动作

左

右

毛细胞轴

毛细胞轴

壶腹

半规管内
液体流动

水平半规管

听神经/前庭蜗神经
（第Ⅷ脑神经）

放电增加　放电减少

图6-16 两对半规管之间的互补功能。此原理图说明了两对半规管之间互相的推拉关系。当头部向左轻微转动。左侧毛细胞被激活并向动纤毛的位置移动，而右管中的毛细胞随着淋巴液的流动而停止移动（远离动纤毛）。(Reproduced with permission from Kandel ER，Schwartz JH，Jessell TM，Siegelbaum SA，Hudspeth AJ. Principles of Neural Science，5th Ed.，New York，NY：McGraw-Hill；2013；Figure 40-9，pg. 925.)

朝向动纤毛，因此，头部运动引起黄斑一部分毛细胞的兴奋，而同一黄斑另一部分的毛细胞则受到抑制。这种多余可能解释了为什么耳石器受单侧前庭损伤的影响小于半规管。耳石器对低频运动最敏感，例如站立时的运动，因此，它们对姿势控制尤其重要。

当头部倾斜时，耳石膜下垂，屈曲毛细胞的静纤毛激活这些受体。

尽管前庭迷路的作用已经被单独讨论过，大多数人类运动在身体两侧的几个受体器官中产生复杂的兴奋和抑制模式（专栏6-3）。

专栏6-3　当一个人从汽车的驾驶座上站起来时，前庭迷路的刺激模式是什么？

当一个人开始向门口旋转时，两个水平半规管都受到强烈刺激。同时向车门外的横向运动刺激两个椭圆囊中的毛细胞，这种模式随着头部相对于身体运动方向的转动而改变。站立位置垂直上升的加速度会刺激球囊中的某些毛细胞，而相反方向的球囊毛细胞则受到抑制。当运动完成时，与初始运动方向相反的直线和角加速度会刺激椭圆囊和半规管中的其他毛细胞。

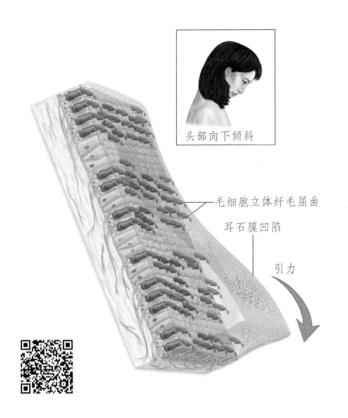

头部向下倾斜

毛细胞立体纤毛屈曲
耳石膜凹陷

引力

图 6-17　耳石静纤毛的运动。(Reproduced with permission from McKinley M & O'Loughlin VD. Human Anatomy 3rd Edition. New York, NY: McGraw-Hill; 2012. Figure 19.24 Right Side, pg 592.)

前庭通路

前庭初级传入纤维在前庭神经节(也称斯卡帕神经节)内有细胞体,前庭神经节位于内耳道内的神经膨出处(图 6-15)。中枢突在听神经内,在脑桥-延髓交界处进入脑干。前庭初级传入的主要靶区是小脑和前庭神经核。前庭到小脑的传入神经通过小脑小脚进入,终止于小脑隐窝叶(或前庭小脑)和小脑蚓部的其他部分(即小脑中部)。小脑与前庭系统相关的主要作用是监测前庭功能,并根据需要对前庭中央处理进行适应性调整。具体来说,小脑小结调节并维持前庭眼动反射(VOR)的增益(头部与代偿性眼球运动的比率),小脑小结调节 VOR 反应的持续时间和耳石输入的处理,小脑蚓部的前上部分调节前庭脊髓反射(VSR),以保持姿势和步态的稳定性[5]。

大多数初级前庭传入纤维投射到前庭神经核复合体,前庭神经核复合体是一个大的结构,包含位于脑桥和延髓内的主核(上核、内侧核、外侧核和下核)。前庭神经核将来自初级前庭传入的信息与来自视觉系统、

脊髓和小脑的信息整合起来,投射到几个中心目标:动眼神经核(CN Ⅲ、Ⅳ 和 Ⅵ)、脊髓(通过前庭脊髓外侧和内侧束)、部分小脑(与初级前庭传入相同的区域)、顶叶皮质(通过丘脑)和对侧前庭神经核复合体。

前庭主核有不同的功能(图 6-18)。上核和中核主要接受来自半规管的传入纤维,并通过内侧纵腹膜(MLF)向负责或调节 VOR 的动眼神经核(即 CN Ⅲ、Ⅳ 和 Ⅵ)上行传导。另外,内侧核通过内侧前庭脊髓束发送下行传导束,该投射在 MLF 内行进至脊髓的颈区。这些投射可在行走等活动中起到稳定头部位置的作用,并使头部与眼睛运动保持协调。外侧核(代特核)接收来自半规管和耳石器的输入,并通过外侧前庭脊髓束投射到脊髓所有区域的运动神经元或抗重力肌肉(表 6-3)。外侧前庭脊髓束与内侧前庭脊髓束一起负责或调节身体运动代偿或倾斜的前庭脊髓反射。下核主要接收来自耳石器的输入,并投射到小脑(网状排列)、脊髓和对侧前庭神经核。该核团在整合前庭和中枢运动系统活动或姿势控制中起到主要作用。

前庭眼动反射

前庭眼动反射(VOR)是指即使人的头部在移动或被移动,也能将视线固定在目标上。为了说明 VOR 是如何使眼睛保持静止的,当你读这一段时,快速地左右摇头。即使头部移动,VOR 也能让你继续阅读。然而,如果你以同样的速度移动这本书并试图阅读它,你会有困难,因为视觉处理比前庭处理或图像稳定需要更长的时间,效率也更低。反射的神经通路如图 6-18 所示。半规管 3 个平面的方向与控制眼球运动的 3 对肌肉(内/外直肌,上/下直肌,下/上斜肌)的运动方向紧密匹配,从而使某个半规管与某一对肌肉相互作用。每根水平半规管控制支配同侧内直肌(通过同侧 CN Ⅲ)和对侧外直肌(通过对侧 CN Ⅵ)的运动神经元。同时,它们抑制拮抗眼肌(图 6-19)。前半规管控制同侧上直肌和对侧下斜肌的运动神经元(通过对侧 CN Ⅲ),后半规管控制同侧上斜肌(通过对侧 CN Ⅳ)和对侧内直肌(通过对侧 CN Ⅲ)。因此,头部的向下旋转刺激前半规管并引起眼球向上的代偿性运动,而头部的向上旋转刺激后半规管并且眼球向下运动。耳石器为代偿远离垂直线的线性和头部倾斜运动,同样存在 VOR 反射。旋转 VOR 的"增益"定义为在头部转动过程中眼角的变化除以头部角度的变化,通常为 1.0。在某些情况下,VOR 并不是一件好事,例如,当我们想将

表6-3	前庭神经核团功能与传出纤维	
核团	**传出纤维**	**功能**
上核	轴突在同侧MLF上升到眼外肌的脑神经核团（CN Ⅲ、Ⅳ、Ⅵ）和双侧丘脑	介导前庭眼动反射（VOR）
外侧核	前庭脊髓外侧束的轴突下降至脊髓前角细胞	介导前庭脊髓反射（VSR）
内侧核	轴突在对侧MLF上升至眼外肌核，在内侧前庭脊髓束下降至脊髓颈区	介导VOR和VSR反射，调节头–眼协调运动
下核	轴突投射到网状结构、小脑和对侧前庭内侧核和下核	通过网状结构介导姿势调整，允许双侧前庭神经核之间信息共享

视线指向与头部转动相同的方向时。在这种情况下，VOR被中枢神经系统抑制，被称为VOR消除。有两种机制被提出来解释这种消除，即小脑绒球降低了VOR增益，或激活了相反方向的平滑追踪眼球运动[6]。失去这种反射的人会振动幻视，在这种情况下，视觉世界不稳定，物体看起来模糊。在昏迷的个体中，VOR可以用来测试脑干眼球运动路径的完整性。眼动头反射是VOR的一种形式，它是通过睁开眼睛，快速地左右或上下转动头部来测试的。如果眼睛的运动方向与头部的运动方向相反，则会出现反射，这种反射通常被称为娃娃的眼睛。娃娃的眼睛通常不会出现在有意识的个体中，因为它们通常会抑制反射。我们认为，娃娃眼

睛的缺失表明昏迷者的脑干功能紊乱，但清醒者的脑干功能正常。眼动头反射的传入支可能也包括颈部的本体感受器，因为在迷路不起作用的个体中可以诱发一些反射运动[7]。

前庭脊髓反射

前庭脊髓反射（VSR）的功能是帮助我们保持平衡。例如，当一个人在结冰的人行道上行走时滑到了。人的脚向右飞，上半身和头向左飞（左耳向下）。头部向左移动会刺激左侧前庭迷路，增加左前庭神经的放电率，进而增加左前庭神经核的活动。激活投射到脊髓的前庭外侧核和内侧核（分别通过前庭内侧束和外

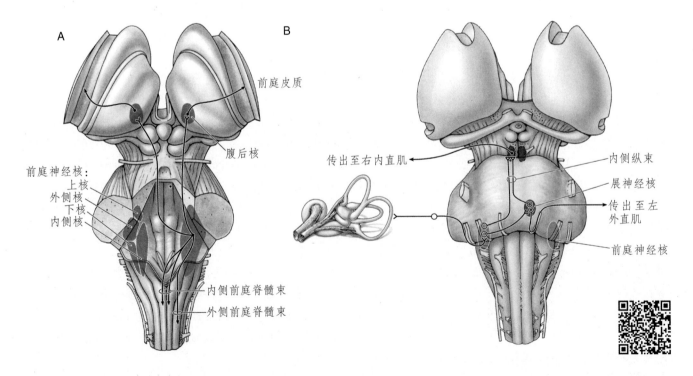

图6-18　（A和B）前庭神经核。在图中可以看到4个前庭神经核，连同它们到丘脑和脊髓的投射。（Reproduced with permission from Martin JH. Neuroanatomy Text and Atlas, 4th Ed. New York, NY: McGraw-Hill; 2012. Figure 12-2（A）and 12-6（B）pgs 280 and 285, respectively.）

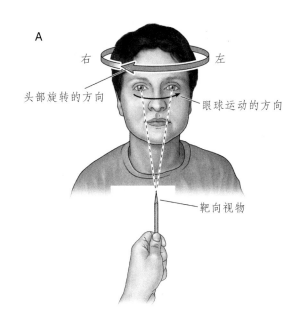
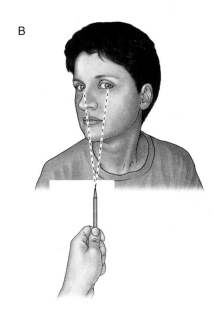

A

右   左

头部旋转的方向

眼球运动的方向

靶向视物

B

图6-19 前庭眼动反射及其神经连接。（A）头部向右侧旋转时会激活右侧水平半规管中的毛细胞，并通过右侧前庭神经将神经信号传导至右内侧和外侧的前庭神经核。来自前庭神经核的神经元将刺激右侧动眼球核中的神经元以激活右侧的眼内直肌，同时刺激左展神经核中的神经元以激发左侧的眼外直肌，使得眼球唤起左眼球的共轭运动。同时，激活右侧眼外直肌以及左侧眼内直肌的神经元受到抑制。（B）表明前庭眼动反射的神经通路传导。(Reproduced with permission from Martin JH.Neuroanatomy Text and Atlas, 4th Ed. New York, NY: McGraw-Hill; 2012. Figure 12-6A, P. 285.)

侧束)中的神经元，将刺激伸肌的运动神经元，抑制左臂和左腿屈肌的运动神经元，以纠正患者并防止患者摔倒。

眼球震颤

由于持续的头部旋转太大而无法被前庭视觉补偿，或者通过前庭眼动反射，VOR会周期性地被相反方向的快速眼球运动打断。前后的眼球运动，一个方向有一个缓慢的阶段，另一个方向有一个快速的阶段，称为眼球震颤。眼球震颤的眼球运动可以是任何方向的(水平、垂直或扭转)。眼球震颤的眼球运动可能在一个方向上更快，或者在两个方向上的运动可能相同。某些类型的眼球震颤是对前庭或视觉系统刺激的正常生理反应，但其他类型的眼球震颤是由神经病理学引起的。

引起生理上眼球震颤主要有3种生理性途径，头部持续旋转就是一个例子。再次考虑做基本垂直旋转动作的溜冰者。当溜冰者开始向左旋转时，如前所述，VOR将导致眼睛向右代偿性偏移。随着向左旋转的继续，人们会认为溜冰者的眼睛会移到轨道的边缘并停留在那里。但这种情况不会发生，因为眼睛在注视

的中心向左后方进行了非常快速或扫视的重置定位动作。眼球震颤被以其快速运动的方向命名(在这种情况下，眼睛缓慢地向右移动，然后迅速向左移动，因此，将其称为左眼震颤或左搏动性眼球震颤)。在持续旋转期间，当壶腹帽"捕捉"并且没有偏转时，眼睛的运动响应取决于光照条件。在黑暗中或闭上眼睛时，眼球震颤会停止；通过视觉输入或以下说明的原因，左搏动性眼球震颤可能会在整个旋转过程中继续进行。旋转突然停止时，壶腹帽在相反方向上的运动会欺骗脑干，以为头部旋转的方向已反转(向右)，这会导致短暂的右搏动性眼球震颤。旋转后眼球震颤期间旋转的另一个结果是过去指向。如果在闭上眼睛的状态下被要求从持续旋转停止后立即指向一个目标，则这个人将始终在前一旋转方向上以不正确的方式指向目标。当走路时，人也将趋向于全部朝向之前旋转的方向。如果旋转向左，则这个人将按照过去旋转的方向指向目标物的左侧，并在行走时全部趋向于向左移动。旋转后眼球震颤的过去指向和跌倒是由外侧前臂脊髓束不平衡所致。

引起生理性眼球震颤的第二种方法是运动的视觉刺激。想象一个坐在快速移动的公共汽车上的人的情

况，他正看着规律间隔的电线杆飞过。人们的眼睛会慢慢地跟随特定的电线杆向公共汽车的后方方向移动，然后迅速朝向公共汽车的前部移动，找到要固定的新电线杆。如果这个人坐在公共汽车的右侧，看着窗外，则一系列电线杆在人的视野范围内向右移动会导致缓慢的眼球向右的视觉追踪运动，然后快速进行"重置"复位左移或向左移动的眼球震颤。由于它是由运动的视觉刺激引起的，因此，被称为视动性眼球震颤（OKN），而引起OKN的反射称为视动性反射。在临床中，通常使用旋转的条纹滚筒或运动的条纹布片来测试该反射。OKN是在明亮室内连续旋转期间持续眼球震颤的原因。

引起生理性眼球震颤的第三种方法是通过热量测试。对于此测试，一个人的头部向后倾斜约60°，以使水平SCC进入垂直位置。然后将冷水、温水或空气注入人的耳朵。人体与注入的水或空气之间的温差在附近的水平SCC的内淋巴中产生对流。热水和冷水在相反的方向上产生对流，因此，在相反的方向上产生水平眼球震颤。如果水是温水（44℃或更高），则同侧水平SCC中的内淋巴升高，从而导致前庭传入神经的放电频率增加。这种情况类似于向同侧的头转向时，产生朝向同侧耳朵的水平眼球震颤。例如，用温水冲洗左耳会导致左水平SCC中的内淋巴向左侧移动，这导致左前庭神经放电频率增加，类似于向左侧转头。反过来，这会导致通过VOR向右共轭眼球运动，然后向左或左搏动性眼球震颤快速进行眼跳运动。如果水是冷水（3℃或更低），则内淋巴会落入SCC内，从而降低前庭传入神经的放电频率。然后，眼睛偏向同侧耳朵，将水平眼球震颤引向对侧耳朵。一种用于通过热量测试来记住眼球震颤快速方向的助记符是COWS。使用冷水灌注时，眼球震颤的快速阶段是从饱满的耳朵向相反的一侧。通过温水灌注，眼球震颤的快速阶段与充盈的耳朵在同一侧。

眼球震颤可以由病理学引起，包括迷宫、前庭神经、前庭神经核、动眼神经、小脑等各种神经系统结构。周围前庭疾病累及前庭神经和所有远端结构。单侧周围障碍的患者通常在对侧表现出水平眼震，可通过视觉注视来抑制。与周围病变不同，中央病理性眼球震颤通常会随着凝视而改变方向，不受固定的影响，并且可能纯粹是垂直的或扭转的。

平衡控制

平衡或维持身体垂直方向的能力需要感知和行动。感知是对感觉信息的集成，以评估人体在空间中的位置和运动，涉及感觉和更高级别的认知过程。动作是产生力或控制身体位置的能力，涉及运动系统。中枢神经系统用来确定人体在空间中的位置和运动的主要感觉输入是视觉、体感和前庭。视觉系统提供有关人体相对于周围物体运动的信息，并帮助我们确定直立的东西。前庭系统提供关于头部相对于重力和惯性力的位置，以及关于头部运动的信息。躯体感觉系统（本体感觉、触觉）提供关于身体的信息，其参考支撑面（承重）和身体部位的相对位置。听觉输入可以提醒我们注意环境中可能会破坏我们稳定的物体（例如，汽车、公共汽车），从而有助于维持直立姿势。

参考文献

1. San T, Kvaloy MB, Hovdat T. Evoked potential tests in clinical diagnosis. *Tidsskr Nor Legeforen*. 2013;133(9):960-965.
2. Corbet JJ. The bedside and office neuro-ophthalmology examination. *Semin Neurol*. 2003;22(1):63-76.
3. Melamud A, Hagstrom S, Traboulsi EI. Color vision testing. *Ophthalmic Genet*. 2004;25(3):159-187.
4. Baiduc RR, Poling GL, Hong O, Dhar S. Clinical measures of auditory function: the cochlea and beyond. *Dis Mon*. 2013;59(4):147-156.
5. Hain TC, Helminski JO. Anatomy and physiology of the normal vestibular system. In: Herdman SJ, ed. *Vestibular Rehabilitation*. 3rd ed. Philadelphia, PA: FA Davis Co; 2007.
6. Gordon CR, Caspi A, Levite R, Zivotofsky AZ. Mechanisms of vestibulo-ocular reflex (VOR) cancellation in spinocerebellar ataxia type 3 (SCA-3) and episodic ataxia type 2 (EA-2). *Prog Brain Res*. 2008;171:519-525.
7. Singh HH. The comatose patient (chapter 13). In: *Clinical Examination: A Practical Guide to Medicine*. New Delhi, India: Jaypee Brothers Medical Publishers; 2011.

复习题

1. 哪两种结构负责将光线聚焦到眼睛的视网膜上?
  A. 虹膜和瞳孔
  B. 瞳孔和角膜
  C. 角膜和晶状体
  D. 晶状体和玻璃体

2. 以下哪项正确描述了右视野在眼睛视网膜上的投射?
  A. 右单眼视野投射到左眼的颞侧视网膜
  B. 右单眼视野投射到左眼的鼻侧视网膜
  C. 右单眼视野投射到右眼的颞侧视网膜
  D. 右单眼视野投射到右眼的鼻视网膜

3. Meyer's 环包含视野的哪个方面?
  A. 同侧上视野(下视网膜纤维)
  B. 对侧上视野(下视网膜纤维)
  C. 同侧下视野(上视网膜纤维)
  D. 对侧下视野(上视网膜纤维)

4. 眼睛的外侧直肌是由哪个脑神经支配的?
  A. CN Ⅱ   B. CN Ⅲ
  C. CN Ⅳ   D. CN Ⅵ

5. 本章讨论的哪种感觉直接投射到大脑皮质而不穿过丘脑?
  A. 听觉   B. 嗅觉
  C. 味觉   D. 前庭觉
  E. 视觉

6. 我们对多种气味具有强烈的情感反应,很可能与嗅觉皮质的哪一部分有关?
  A. 杏仁体   B. 内嗅皮质
  C. 嗅结节   D. 梨状皮质

7. 下面列出的配对中,哪个是感受器细胞和相对应的感觉?
  A. 双极细胞——视觉

  B. 毛细胞——听觉
  C. 僧帽细胞——嗅觉
  D. 乳头——味觉

8. 味觉皮质(味道)位于何处?
  A. 背侧颞叶皮质   B. 岛叶皮质
  C. 前额叶   D. 枕后叶
  E. 腹侧顶叶

9. 味觉感受器在口腔结构的哪个方面更致密?
  A. 舌尖   B. 舌前2/3
  C. 舌后1/3   D. 内脸颊
  E. 内牙龈

10. 脑干中的哪个核团接收所有味觉投射?
  A. 展神经核   B. 蜗神经核
  C. 孤束核   D. 上丘

11. 中耳腔包含以下哪些结构?
  A. 骨迷路   B. 砧骨、锤骨和镫骨
  C. 咽鼓管   D. 鼓膜

12. 拥有听觉感受器的厚上皮细胞被称为什么?
  A. 骨迷路   B. 耳蜗管
  C. 内淋巴   D. 螺旋管

13. 耳石器官(球囊和椭圆囊):
  A. 是中央前庭系统的一部分
  B. 感受头部的旋转运动和速度
  C. 感受直线加速度和头部静态位置
  D. 调节前庭眼动反射

14. 在一个健康的个体中,将头部向右旋转会在水平半规管(SCC)的毛细胞中发生以下哪些:
  A. 右半规管毛细胞的超极化,左半规管毛细胞的去极化
  B. 右半规管毛细胞的去极化,左半规管毛细胞的超极化
  C. 两边毛细胞的活性没有变化
  D. 两侧毛细胞去极化

答案

1. C	2. D	3. B	4. D	5. B
6. A	7. B	8. B	9. C	10. C
11. B	12. D	13. C	14. B	

认知、情绪和语言

Deborah S. Nichols-Larsen

第 7 章

学习目标

- 区分认知功能所包含的能力领域,包括执行功能、记忆力,以及支持它们的神经网络。
- 辨别负责语言发生和语言理解的神经网络。
- 分辨情感和情绪定义上的区别及支持它们的神经网络。

认知

本章我们将把重点放在最复杂的能力(认知、情绪和语言),这些能力从很多角度上来说使得人类区别于动物。以上的这几个功能尽管彼此联系,但我们会分别对它们和支持它们的神经网络进行讨论。

认知是一个广义的定义,用来描述我们感知周围世界的能力,以及与之交流、记住我们过去的经验和联想未来的一种能力。思考、记忆、想象、解决问题、做决定的能力等概念都可以包含在认知里面。显然,这些能力的背后包含着错综复杂的神经网络。在本章,我们将要讨论认知的组成与其涉及的神经网络,尤其是执行能力和记忆。我们理解语言和创造语言的能力和我们的认知能力密切相关,反之亦然。另外,我们的情绪状态对我们的认知功能也有很大的影响,所以,在本章我们也将探索语言与情绪的神经控制机制。

执行功能

执行能力包含一系列的能力,如注意力、工作记忆力、抑制、任务转换、抽象思维、行为管控、决策能力、顺序计划和主动掌控能力。首先我们先来了解每个能力的含义,然后我们再具体看它们每个部分所涉及的脑部活动。

注意力是专注于视觉、听觉、触觉或其他感官刺激的能力(持续注意力),但同时也包含优先把注意力从一个对象转移到另一个对象上的能力(专栏7-1)。

任务转换是指能专注于一个任务,然后立刻转换注意力到另一个任务的能力。这个能力和注意力有部分重合,因为它涉及的是注意力的转移。举个例子来说,如果我让你最开始按花色分扑克牌,你会只看花色而忽略数字,但是如果在这期间我让你按数字分牌,那么你或许只专注于数字而忽略花色。如果我们此时仍然继续按照花色分牌,此时会导致固着行为。2个任务越相似,发生这种行为的概率就越高。

工作记忆是指我们能即时获取或运用信息的能力。最常见的一个例子就是如果你朋友告诉你一个电话号码之后你能立刻在电话上拨出这个号码,但是如果在这个过程中你被一些事情打断了,你很有可能就忘记了号码,需要你的朋友再重复给你。所以,工作记忆涉及的是短时的少量信息,大脑并没有进行学习活动;同时,干扰一般会影响我们在工作记忆环路中对信息的掌控能力。

抑制是一个复杂的能力,它包括我们对一个刺激的语言和身体上的延后反应或者等待。在很多情况

专栏7-1 注意力的种类

让我们想一下,如果你在阅读这段文字时也在听广播(双重认知任务),这就需要你对两种同时进行的活动有注意分配的能力。如果你为了更好理解本文内容就会更专注于阅读文字(注意优先)。但是如果广播里播放了你最喜欢的歌曲,这个时候你可以转移你的注意力到听歌上,然后在歌曲播放完再重新转移注意力回到阅读上(注意转移)。这种能分配、优先、转移注意对象的能力对于生活在复杂的环境里的我们是至关重要的,但这种能力在很多神经问题中会受到影响。我们知道有很多开车发信息或走路打电话时发生事故的情况,所以说我们注意分配的能力是有限的,并且有时我们优先的是错误的对象(比如在开车时专注于发信息而不是驾驶)。

下，我们都持续地处于抑制状态。比如说很多时候你想到了某件事情却不能说出来，或者你发现当你在专注于一件事情时不经意地在做另一件事情（比如抖腿），在此，第一个是抑制的例子，第二个是抑制失效或失抑制的例子。所以，抑制是有意识地阻止一些意图、活动、话语或是其他行为，而失抑制是这种抑制行为的失效。失抑制在儿童身上非常明显，他们会把想的直接说出来或是去拿，去触摸他们被告知不能动的东西，这都是因为他们还没有学会抑制自己的行为。抑制和行为控制密切相关，其定义是我们学习社会中行为规则并遵守的能力，这种能力在一个全新的环境下也适用。比如，我们学会在对话中轮流发言——先听后说；在图书馆保持安静，但在运动会上可以大声喊加油；在新的环境中观察别人的行为，然后据此管理自己的行为。抽象思维是人类能力的最高体现，它指我们汇总信息含量并将其广义化，运用逻辑或者推理判断解决问题，或者在新的资讯面前能迅速适应并考虑各种可能应对方案的能力。以上所有这些我们讨论过的能力加上记忆，让我们拥有了根据有关信息、过往经验、环境因素及我们自身的情绪状态而做出决策的能力。在这个过程中，我们需要对比现有影响因素和过往经历在多种解决方案中选择一种。

执行功能的神经网络

　　执行功能的概念下包含了这么多种高级别的能力，所以我们不难想象这个过程中需要多个大脑区域的参与，但是主要集中在额叶部分的3个区域，即背外侧前额皮质，眶额皮质和前扣带回皮质（图7-1和图7-2）。以上3个区域各自都于多个其他区域相联系，从而使我们可以拥有执行功能下属的各种能力。

背外侧前额皮质（DLPFC）

　　如其文字所描述，背外侧前额皮质的位置就在运动前区前侧，额叶的背外侧。其在颞叶、顶叶、基底核（苍白球和黑质）和下丘脑之间有投影。颞叶是我们人体的情绪中心，背外侧前额叶皮质同颞叶中的伏隔核、海马结构、杏仁核、内嗅区等与情绪有关的结构都有联系。背外侧前额叶皮质在工作记忆、颞叶联合皮质和后联合皮质提取记忆。此外，解决问题的活动也至关重要。此区域的损伤伴随着抑制能力的明显减弱，与固着行为、注意力缺乏、难以听从指示、难以持续目标、计划或策略制订不周、缺乏决策力，尤其是道德困境和

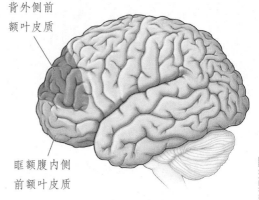

图7-1　额叶与执行空能相关区域。

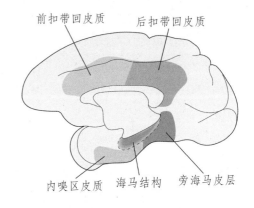

图7-2　前扣带回皮质（ACC）及与其联系的边缘系统内的其他结构。前扣带回皮质（ACC）如图所示，是额叶扣带回的前部，位于大脑半球内侧面，其与内颞叶内的各种边缘系统结构之间的联系促成了我们的情绪知觉。（Reproduced with permission from Kandel ER, Schwartz JH, Jessell TM, Siegelbaum SA, Hudspeth AJ. Principles of Neural Science, 5th Ed. New York, NY: McGraw-Hill; 2013. Figure 19-5, Pg 409.）

性格改变有关。以上的各种缺陷被称为额叶执行障碍综合征。

眶额皮质（OFC）

　　眶额皮质包含了布罗德曼分区中的11~14和47区，可以被看作是额叶中最腹侧的区域。其同前扣带回皮质和额叶极皮质并称为眶额腹内侧皮质（OFVMC）或腹内侧前额叶皮质（VMPC）。眶额皮质负责处理视觉、听觉、躯体感觉刺激，接收从下颞叶、次级和三级听觉皮质和顶叶次级体感觉区而来的不同信息。腹内侧前额叶皮质同背外侧前额叶皮质在岛叶的记忆区域、颞叶、海马、杏仁核和下丘脑中与情绪和稳态的区域也有联系。腹内侧前额叶皮质负责决定决策

的动机——为了奖励或是避免惩罚。此区域的损伤会导致社会意识的丧失，表现为不能理解其他人的情绪，并且不能在社交场合中表现得当。也有表现为因为不能预见可能的后果而导致的行为冲动，或冒险行为[1]。

前扣带回皮质(ACC)

前扣带回皮质位于额叶内侧，接收背外侧前额叶皮质(DLPFC)和眶额腹内侧皮质的投影，但同时也可以投影到这两个区域。目前研究认为，此区域与我们把注意力从一个对象转移到另一个对象的能力和情绪意识有关，因为其与边缘系统中的杏仁核、海马、内嗅区和海马旁回有着紧密联系[2](见图7-2)。它同背外侧前额叶皮质和眶额腹内侧皮质共同负责执行功能，但其对结果上有干扰的决策能力至关重要(例如，在斯楚普实验中，读用蓝色墨水写的"红"字)。此区域的损伤会加重因眶额腹内侧皮质损伤而导致的社会意识丧失，造成述情障碍，表现为不能表达自己的情绪[3]。

其他参与执行功能的神经网络

仅有前面所描述的3个区域来参与执行功能是远远不够的。首先，如前面所述，这些区域和大脑皮质、基底核、边缘系统的其他多个区域有着联系。比如说，后顶叶皮质连同它所联系的背外侧前额叶皮质(DLP-FC)一起参与工作记忆，更具体地说，当我们进行比较，评价或做资讯处理时(比如可以从图片中找出我们最近拿过的一个物体)，这部分区域会活跃。位于顶内沟的一个邻近区域被认为是和我们分辨物体或空间方向的能力相关，即使当我们看到的物体是歪的或者倒的，我们在脑海里也能重新调整方向到正确。基底核也在我们的工作记忆中扮演了一定角色，它可以帮助我们从错误中学习并进行策略的转换，比如我们前文所讨论的按不同规则排列扑克牌的问题，此过程促使我们行为习惯的养成。

记忆

学习和记忆这两个概念是相互联系的，传统上，学习被定义为通过积累经验和练习而获得的行为上的永久改变，记忆是储存学习的方法。但是记忆并不是一个简单的概念，因为我们有各种学习方式，也就有各种记忆方式。你知道如何骑自行车吗？我们大部分人都会，但是如果让你描述如何骑，我们会比较难用语言描述出来。像这种能力一般是通过练习而获得的，称为

程序学习，并被储存为非陈述性记忆或内隐记忆。与此同时，对于我们在童年所学和记住的事情，我们更容易用语言表述出来，这种学习和记忆被称为陈述性记忆或外显记忆。负责这两种记忆方式的神经结构和网络是不同的。我们要知道，记忆不是储存在一个单独区域的，而是分布在大脑的很多区域。记忆的储存时间也是影响储存记忆区域的因素，负责工作记忆(短时记忆)和长时记忆的区域是不同的。我们之前已经讨论了和工作记忆相关的神经网络，所以在接下来我们专注讨论长时记忆，并对比分别支持程序学习和陈述性记忆的神经网络。

陈述性记忆(外显记忆)

陈述性记忆是指有关事件经历(情节记忆)和事实概念(语意记忆)的记忆，其包含至少3个步骤。第一步是记忆编码，是指在神经回路里把获得的信息进行加工转换，并把新的信息同已知信息建立联系的过程。第二步是记忆巩固，记忆在与之情节相似的记忆位置成为更稳定的记忆，在这个过程中突触活动发生永久性改变[4]。第三步是记忆提取，是指在未来能唤起我们记忆的能力。这些记忆的顺序帮助我们解释了为什么一些事件或是行为能被很好地记忆而一些却不能。如果我们对于新的信息没有旧的相关信息的记忆，那么我们比较有可能对这个信息的记忆比较浅，并且比较难回想起来。如果记忆巩固的过程发生了干扰，比如一些脑损伤的患者，稳定的记忆就比较难形成，这种情况下他们往往不能记得导致他们脑损伤的事故及其前因后果。最后，我们记忆的正确提取需要依靠恰当的提示。我们所感知的或是想象的事件可以干扰记忆巩固，导致虚假记忆。与之类似，相互冲突的信息/事件也可以干扰记忆的编码或巩固。睡眠有助于记忆的巩固，但同时也被发现可以扭曲记忆，因为在此过程中感知属性会被加入真正的记忆中[5]。

内颞叶内的一些结构对于陈述性记忆至关重要，这些结构包括海马结构(海马、齿状回和海马下脚)、外侧内嗅区、鼻周皮质、内侧内嗅区和旁海马皮层(图7-3)。这些内颞叶内的结构与大脑皮质中汇集感觉、运动、情绪和认知的各个部分相互联通。值得注意的是，这些内颞叶内的结构似乎承担了不同的职责。内嗅区和鼻周皮质负责发生事件本身的内容，而内侧内嗅区和旁海马皮层则负责发生此事件时的时空信息(地点和时间)[4]。因为这些结构与海马有联通结构，所以继

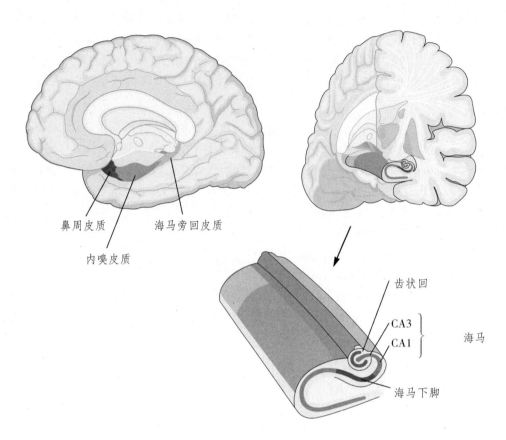

图7-3 内颞叶内的结构及其与记忆功能的联系。在内颞叶内，海马结构及围绕其的皮质-顶叶皮质（鼻周皮质、内嗅皮质）和旁海马皮层对编码记忆至关重要。海马结构由齿状回，海马（包含两层锥体神经元CA1和CA3）。这些锥体神经元被来自内嗅皮质的投射激活并进而激活从海马下脚出发到前额叶的投射纤维。(Reproduced with permission from Kandel ER, Schwartz JH, Jessell TM, Siegelbaum SA, Hudspeth AJ. Principles of Neural Science, 5th Ed. New York, NY: McGraw-Hill; 2013. Figure 65-2 PartA, Pg 1444.)

而通过海马下脚联通前额叶。前额叶在被认为在记忆的巩固和提取中都起到了重要作用，这有可能是由于其可以整理相似的记忆和每个记忆的独特之处，并帮助我们发觉记忆提取的关键线索。记忆的存储区域似乎广阔分散于各个皮质区域，这也保护我们在一个部位发生损伤时，不会丢失所有记忆。但破坏内颞叶会干扰记忆编码（顺行性遗忘症），有可能影响我们的近期记忆，因为海马在最开始的一段时间仍然参与记忆提取，在这个时候海马与皮质之间存在联系。在经过一段时间后，海马与皮质之间的联系逐渐消失，记忆被巩固，变得更"皮质化"，此时海马的功能对于记忆提取就变得不是很重要。但对于一些包含强烈情绪内容的记忆也许需要依靠海马才能提取[6]。

其他与陈述性记忆功能有关的区域包括丘脑前核、丘脑背内侧核和乳头体。乳头体是间脑组成的一部分，被认为能在海马和丘脑前核之间传递信息，进而可以投射到也参与记忆回顾的扣带回皮质。丘脑背内

侧核有到前额叶和内颞叶的投射，这个网络活跃于区分新颖或是熟悉事物的时候[7]。我们也可以区分回想和熟悉性的不同。如果我们可以回想一个事件，那么我们记得这个事件的所有情节特点。但对于熟悉性来说，这个过程会缺失细节。我们应该都经历过这种情况，当我们参加一个派对时，会认识新的人；当我们在接下来的过程中遇到之前遇到的人时，也许可以记得之前见过这个人，但是想不起来关于此人的具体信息（名字和主办人的关系等）。从解剖学上讲，海马在回想过程中例行激活，而非熟悉性，熟悉性更多和鼻周皮质的活动有关。

非陈述性（内隐）记忆

非陈述性或是内隐学习和记忆是指我们在无意识参与的情况下进行学习记忆的一种能力，其大部分主要是运动或程序性的学习，所以也被称为过程学习。除此之外，其还包含习惯、经典条件反射、镜像阅读、区

分熟悉性刺激和新颖刺激等。具体来讲,当我们先看到一长串字母,然后过了一会儿之后当我们在此看到这串字母的时候不会记得字母的顺序,但是这串字母对于我们来讲还是有熟悉性的(专栏7-2)。我们已经比较明确外显记忆的区域位于内颞叶的各种结构,丘脑、前额叶和扣带回里,而内隐记忆的区域被认为有可能通过突出的变化存在于神经网络的多个大脑系统中(图7-4)。

　　这些突触的变化可以很大程度上被分为两种机制:长时程增强,指一个突触内的对于一个特定的刺激活动的反应增强;长时程抑制,指突触内的反应减弱[8],已在第5章阐述。这两种机制都是持续的并且发生于对一个特定刺激的重复接触(外显记忆的巩固部分也包含这种机制)。所以,当身体重复受到相同或相似刺激时,突触后神经细胞群会发生激活或是抑制。根据这个理论,内隐记忆基本上涉及大脑的任何区域。对于感觉运动能力,小脑、基底核、运动前区皮质和运动区皮质的位置会活跃来记住这些技能。基底核上的纹状体活跃于习惯学习的时候,比如说我们梳头或者刷牙的方式。视皮质和听皮质都被发现会对重复的显著的刺激产生特别的神经反应,被称为启动效应。启动效应导致受到重复刺激的时候,更少的神经元放电并且放电时间更短,同时相比于一个新颖的刺激,启动的速度更快。这些变化可以体现感觉系统的高效性。

专栏7-2　内隐学习字母序列

　　当我们给受试者看一串随机字母时,受试者对于每一个新的字母的反应都类似,但是如果此时出现了一串重复的字母,受试者的皮质活动会不如之前明显,这表明他们对于这一串字母是有熟悉性的而不是完全陌生的。但同时,他们一般无法明确描述这个重复序列是怎样的。

启动效应也被认为可以参与其他种类的内隐记忆,比如说像我们在专栏7-2中讨论的那样对一串重复的字母的熟悉的感觉[9]。重复地接触相同的感觉刺激可以导致反应下降(习惯性)或反应增强(致敏反应),这个结果是通过动物实验发现的,实验中动物会接触到有威胁的刺激和没有威胁的刺激,久而久之,它们会忽视那些没有威胁的刺激(习惯性),对有威胁的刺激反应却更加强烈(致敏反应)。在人类世界中也有类似例子,比如说一个小孩子最开始听到放烟花的声音时产生的恐惧反应会经过时间推移变成一个让他觉得高兴的事情(习惯性)。相反的,一只大黄蜂也许刚开始对他来说只是一只可爱的昆虫,但是一旦他被蜇过一次后,再次看到一只蜜蜂也许会激发一个强烈的恐惧反应(敏感)[10]。这种把神经刺激同奖励或惩罚相联系起来的经典条件反射或操作条件反射是与小脑(运动反应)和杏仁核(情绪反应)中的活动有关的。经典条件

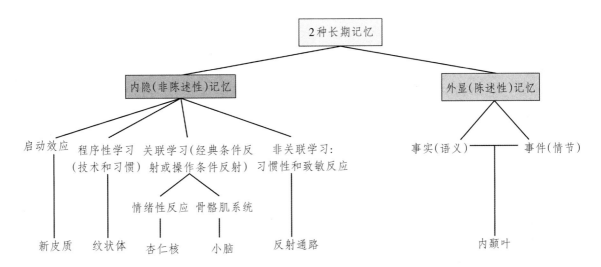

图7-4　内隐和外显记忆系统示意图。长期的记忆可以被分为外显(语义-事实,情节-事件)记忆和内隐记忆(程序)记忆。外显性记忆的编码区位于内颞叶和其与前扣带回和前额叶皮质的联系内。内隐记忆由一系列网络结构所组成,包括感觉皮质(启动效应)、基底核的纹状体和小脑(运动功能、习惯)、小脑和杏仁核(经典条件反射或操作条件反射),以及脑干的反射网络。(Reproduced with permission from Kandel ER, Schwartz JH, Jessell TM, Siegelbaum SA, Hudspeth AJ. Principles of Neural Science, 5th Ed. New York, NY: McGraw-Hill; 2013. Figure 66-1 Top Section, Pg 1462.)

反射需要一个神经刺激和紧随其后的另一个神经刺激（奖赏或是惩罚）的多次连接。相似的，操作条件反射是根据操作的结果而发展出来的。我们还是举两个例子来说明这两种条件反射，当一个小孩子刚开始也许会抓一只蜜蜂，但是被蜇后再次看见蜜蜂的时候也许会哭（操作条件反射）。当一个小孩子先看到了烟花，随即听到了巨响，那么以后看到烟花在没听到响声之前他也许就会害怕（经典条件反射）。

情绪

情绪是复杂的后天习得的针对一些感觉刺激而产生的生理变化（心率、呼吸频率的变化、出汗等）和运动反应（肌肉紧张、面部表情、身体活动），并且促使我们采取行动（吸引、回避）[11]。这些引起的变化最终通过认知性的解读形成了我们所说的感情，从开心到悲伤，从希望到恐惧，从吸引到厌恶，从感激到愤怒。

情绪的控制中心是边缘系统，其结构包括海马、杏仁核、纹状体、穹隆、下丘脑、乳头体、丘脑前核、扣带回和岛叶[12]。海马中的纤维通过穹隆投射到乳头体、丘脑和下丘脑，最后至与前额叶相连的扣带回。但此回路主要负责记忆功能而非情绪功能，不过其可以将我们的情绪与记忆联系起来（图7-5）。综上，尽管边缘系统有的时候被认为仅是情绪中心，但是我们要知道它在记忆中的重要作用。

另一个网络把杏仁核同岛叶和眶额皮质通过钩状束（从颞叶到额叶的一束神经纤维）连接起来。这个网络（颞叶-杏仁核-眶额皮质）把我们的视觉信息进行认知加工（包含记忆编码），所以被认为会对学习和记忆功能的奖励、惩罚产生效应，进而调控情绪，尤其是恐惧和愤怒（图7-5）。近些年，一个新的背侧内核默认模式网络被发现，此网络包含前扣带回和内侧前额叶皮质。就像其名字所描述的那样，此网络在进行没有目的性的活动中被激活，也许是负责内在化活动例如空想或内省，进而来帮助我们监测自己的情绪状态（图7-5）。

杏仁核位于内侧颞叶，紧贴海马和其他与记忆有关的结构。杏仁核同内侧额叶和眶额皮质相互联通，并同时投影到下丘脑和脑干中控制呼吸、心率、姿势，及其他自主神经性反应（例如，流汗、打战）的核团。杏仁核是我们恐惧反应和在恐惧状态下表现出的警戒状态的中心区域。举例来说，当你独自走在一条漆黑的小巷里的时候，你的心跳会加快，也许会起鸡皮疙瘩，

也许会对任何声音做出夸张的反应。这种警戒状态和过度反应是被杏仁核通过其与下丘脑的连接和与它相联系的脑干核团所触发的。值得一提的是，从内侧前额叶皮质到杏仁核的传入连接对于抑制这些自然恐惧和回避至关重要，这表明刺激是被额叶所分析，随后才发生抑制杏仁核的活动[13]。杏仁核也被认为能够通过其与海马的连接分析社会状况和编码记忆的情绪部分，这也许可以解释为什么我们一些最深刻的记忆是一些恐惧的经历。

与杏仁核同恐惧反应的联系类似，边缘系统中的其他区域也似乎与一些特定的情绪相对应。前扣带回在人们描述悲伤的时候最活跃，也被发现在抑郁症患者中活跃度降低，但在抗抑郁药的作用下，其活跃度会升高。另外，前扣带回似乎也和我们对自我情绪的明确意识有关[15]。相反的，基底核同幸福或者积极有动机的活动有关，但是同时也与厌恶情绪有关[14]。基底核的活动也许和我们的潜在的运动反应有关，即在幸福的情况下发生接近行为，在厌恶情况下发生远离行为。基底核通过它们从背侧尾状核到杏仁核、岛叶和前额叶上的投影来发挥在情绪上的作用。有趣的是，研究发现当给病理性肥胖的患者看食物的照片时，这个从背侧尾状核到边缘系统的连接会过度活跃[16]，证明其在情绪动机中的作用。基底核出现功能紊乱（比如帕金森病）时常会伴有情绪的改变，进一步说明了其对于情绪的作用。

最后，内侧前额叶似乎在情绪处理方面发挥着重要作用，包括通过分析语境线索来决定合适的情感和自我评估目前的情绪状态。其与海马的连接结构也许也参与帮助其进行这种比较。岛叶皮质是汇总了内脏感觉（例如，心率、呼吸频率、出汗）的区域，这部分区域负责我们对情绪反应的解读。另外，此区域似乎对我们解读奖励和惩罚发挥着至关重要的作用，同时也与上瘾行为有关。

语言

在所有区分人类和其他动物的高级技能中，没有一项像语言那样明显。随着我们通过描述和使用电刺激对这个系统进行评价的深入，我们对于支持我们语言能力的神经基质的理解也在逐渐加深。我们的语言能力和支持其的系统经常被分为接收（我们识别和理解语言的能力）和产生2个部分（我们能说出具体话语的能力）。

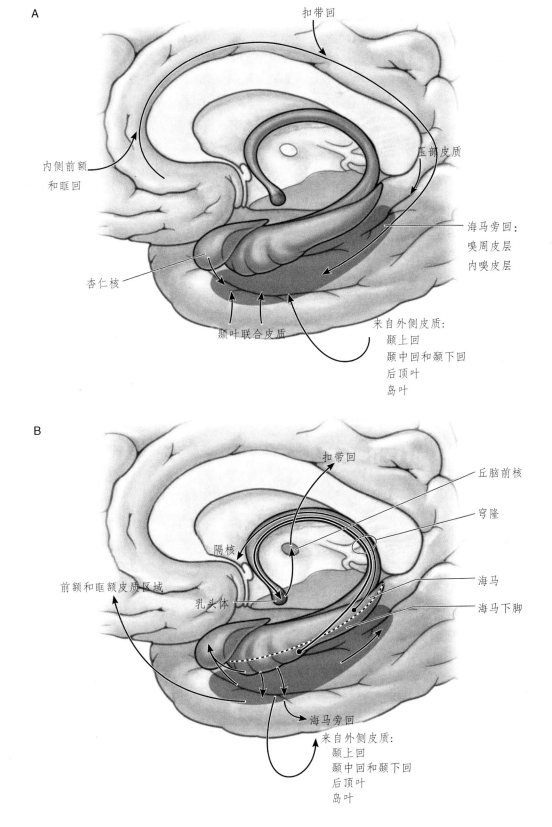

A

扣带回

内侧前额
和眶回

压部皮质

海马旁回:
嗅周皮层
内嗅皮层

杏仁核

颞叶联合皮质

来自外侧皮质:
颞上回
颞中回和颞下回
后顶叶
岛叶

B

扣带回

丘脑前核

穹隆

隔核

前额和眶额皮质区域

乳头体

海马

海马下脚

海马旁回

来自外侧皮质:
颞上回
颞中回和颞下回
后顶叶
岛叶

图7-5 （A和B）边缘系统回路。这2副图描绘了边缘系统的2个回路。（A）描绘了颞叶-杏仁核-眶额皮质网络,其主要控制我们的情绪(尤其是恐惧),并影响我们关于奖励和惩罚效应的学习。（B）描绘了海马结构同乳头体的联系结构,截至扣带回和岛叶。这一个网络辅助我们的记忆和情绪功能。(Reproduced with permission from Martin JH. Neuroanatomy Text and Atlas, 4th Ed. New York, NY: McGraw-Hill; 2012. Figure 16-6A&B, Pg 393.)

接下来我们来看一下有关于语言的一些概念，这对于我们讨论支持语言能力的神经系统很重要。首先是语音或发音，是指通过声音的组合而形成词汇的方法；而句法，也叫文法，是把词汇排序组成一个短语或句子的方法；语义，是指词汇或声音的意义。

在 19 世纪，根据一些患者的临床表现，我们发现了 2 个支持这两种语言能力的语言中心。布罗卡区，根据其发现者保罗·布罗卡命名，位于主侧半球额叶外侧，初级运动区前，与语言的产生有关。这部分的损伤可以导致对词汇选择性提取的困难，所以患者发音费力，语量稀少（有限的语言输出），但是听解良好（非流畅性失语）。韦尼克区，同样根据其发现者卡尔·韦尼克命名，位于颞叶的后方，与语言的理解有关。这部分的损伤可以导致对言语的理解能力丧失，发音流利但内容荒谬，此表现被认为是由于患者无法理解他人讲话内容，也不能监控自己的言语而导致的（流畅性失语）。以上 2 个区域被发现通过弓状束而相互连接，所以弓状束的损伤可以导致传导性失语，与对音节的无法进行有序排序有关。左侧半球被认为是大部分人的语言控制中心，但是少数左利手的语言控制中心位于右半球。但经过几百年的研究我们发现，以上的认识太过简单，人类语言系统是一个复杂的结构，涉及包括位于颞叶、顶叶和额叶各种结构组成的神经网络[17]。但目前临床上很多还是用最初的这些对失语的定义。

支持语言感知和表达的神经网络包含 2 个投影流式和其相关连接。尽管言语的声音最开始被接收其他的声音一样的神经基质接收，但是两侧颞上回在此时可以激活，并被认为是我们语言系统的第一个处理区，负责区分语言和非语言刺激。实际上，双侧颞上回的损伤可以导致非常严重的现象，被称为辨语聋，此时患者不能分辨言语的声音和其他声音。幸运的是，这是一种非常罕见的疾病。

从颞上回开始，语言处理中心通过位于左半球（少部分左利手位于右半球）外侧的 2 个通道来投影。背侧流从外侧裂内由韦尼克区到顶叶，再通过弓状束和上纵束到额叶的布罗卡区（额下回，44 区，45 区）；背侧流对于我们把想说的东西用语言表达出来这一功能至关重要。所以，传统上的非流利性失语是背侧流的损伤导致的句法的错乱。有趣的是，基底核和小脑也在我们的言语流利度中发挥作用，它们可以影响我们讲话的速度和间隔[18]。腹侧流通过钩状束和下额枕束把颞上沟、颞中回、颞下回、视觉皮质、背外侧前额叶皮质、额叶岛盖、45 区（位于布罗卡区）和 47 区连接起来。位于颞叶的部分和位于额叶、顶叶、枕叶的语义记忆区域还有视觉区域密切相关。腹侧流主要支持我们把我们听到的和看见的转变成具有含义的信息来理解听到的话（语义）和准备想说的话，包括能说出看到的物体的名称。所以，流利性失语是由于腹侧流的损伤导致的语义错乱造成的，虽然最开始我们认为其只与布罗卡区有关。腹侧流和背侧流都是双向的，这让言语的产生和感知可以整合。显然，损伤围绕着传统意义上的布罗卡区和韦尼克区的很多区域都可能导致语言能力的障碍（图 7-6）。但这样广泛的网络也解释了为什么在发生脑损伤后很多语言功能还能被保存，并且在很多脑卒中，脑外伤等患者的语言能力呈现多种不同表现的障碍[19]。

传统观点认为的传导性失语是由于弓状束的损伤，但实际上是由于损伤了颞叶中的语言接收中心和额叶的语言产生中心之间的联系导致的。患者表现为不能重复别人刚说的一句话，语句顺序错乱（一个词汇中的汉字顺序或者一句话中的词汇顺序），并且不能说看到的物体的名称（命名物体困难）。最新的证据表明传导性失语更有可能是颞上沟发生损伤，进而导致颞—顶叶联系问题而非弓状束损伤。

总结

本章所讨论的大脑的高级功能——执行功能、记忆、情绪和语言，向我们展现了大脑的复杂性。这些功能背后也包含了非常复杂的神经系统，这也是为什么我们用一个章节来对其说明。当发生神经损伤或病变时，这些高级功能受到影响但是其表现方式有很多种，因为大脑损伤在个体和个体之中的也不尽相同。在接下来介绍神经系统疾病的章节，我们将继续讨论大脑损伤对这些高级功能所造成的影响。

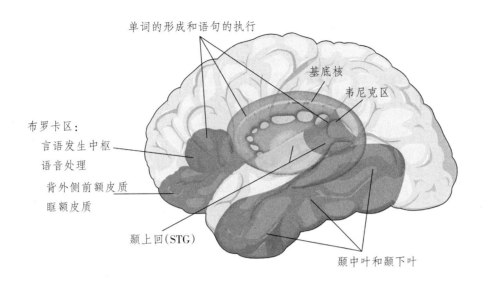

单词的形成和语句的执行

基底核

韦尼克区

布罗卡区：
言语发生中枢
语音处理
背外侧前额皮质
眶额皮质

颞上回（STG）

颞中叶和颞下叶

图7-6 语言中枢：传统上，布罗卡区和韦尼克区被描绘为与所有参与语言技巧形成和发生的皮质区有联络。（Reproduced with permission from Kandel ER，Schwartz JH，Jessell TM，Siegelbaum SA，Hudspeth AJ. Principles of Neural Science，5th Ed. New York，NY: McGraw-Hill；2013. Figure 60-5，Pg 1364.）

参考文献

1. Rosenbloom MH, Schmahmann JD, Price BH. The functional neuroanatomy of decision-making. *J Neuropscyh Clin Neurosci*. 2012;24(3):266-277.

2. Leh SE, Petrides M, Strafelia AP. The neural circuitry of executive functions in healthy subjects and Parkinson's disease. *Neuropsychopharmacology*. 2010;35:70-85.

3. Meriau K, Wartenburger I, Kazzer P, et al. A neural network reflecting individual differences in cognitive processing of emotions during perceptual decision making. *Neuroimage*. 2006;33(3):1016-1027.

4. Preston AR, Eichenbaum H. Interplay of hippocampus and prefrontal cortex in memory. *Current Biol*. 2013;23:R764-R773.

5. Staube B. An overview of the neuro-cognitive processes involved in the encoding, consolidation and retrieval of true and false memories. *Behav Brain Funct*. 2012;8:35-45.

6. Winocur G, Moscovitch M, Bontempi B. Memory formation and long-term retention in humans and animals: convergence towards a transformation account of hippocampal-neocortical interactions. *Neuropsychologia*. 2010;48:2339-2356.

7. Metzger CD, van der Werl YD, Walter M. Functional mapping of thalamic nuclei and their integration into cortico-striatal-thalamo-cortical loops via ultra-high resolution imaging – from animal anatomy to in vivo imaging in humans. *Front Neurosci*. 2013;7:1-14.

8. Gold MG. A frontier in the understanding of synaptic plasticity: solving the structure of the postsynaptic density. *Bioessays*. 34:599-608.

9. Reber PJ. The neural basis of implicit learning and memory: a review of neuropsychological and neuroimaging research. *Neuropsychologia*. 2013;51:2026-2042.

10. Cellular mechanisms of implicit memory storage and the biological basis of individuality. In: Kandel ER, Shwartz JH, Jessel TM, Siegelbaum SA, and Hudspeth AJ, eds. *Principles of Neural Science*. 5th ed. Chapter 66. Chicago, IL: McGraw Hill; 2013:1461–4185.

11. Brosch T, Scherer KR, Grandjean D, Sander D. The impact of emotion on perception, attention, memory, and decision-making. *Eur J Med Sci.; Swiss Med Wkly*. 2013;143:w13786.

12. Catani M, Dell'Acqua F, deSchotten MT. A revised limbic system model for memory, emotion and behavior. *Neurosci Biobehav Rev*. 2013;37:1724-1737.

13. Kim MJ, Loucks RA, Palmer AL, Brown AC, Solomon KM, Marchante AN, Whalen PJ. The structural and functional connectivity of the amygdala: from normal emotion to pathological anxiety. *Behav Brain Res*. 2011;223(2):403-410.

14. Phan KL, Wager T, Taylor SF, Liberzon I. Functional neuroanatomy of emotion: a meta-analysis of emotion activation studies in PET and fMRI. *Neuroimage*. 2002;16:33-348.

15. Dalgleish T. The emotional brain. *Perspectives*. 2004;5:582-589.

16. Nummenmaa L, Hirvonen J, Hannukainen JC, Immonen H, Lindroos MM, Salminen P, Nuutila P. Dorsal striatum and its limbic connectivity mediate abnormal anticipatory reward processing in obesity. *PLoS One*. 2012;7(2):e31089.

17. Dick F, Bates E, Wulfeck B, Utman JA, Dronkers N, Gernsbacher MA. Language deficits, localization and grammar: evidence for a distributive model of language breakdown in aphasic patients and neurologically intact individuals. *Psychol Rev*. 2001;108(4):759-787.

18. Reilly KJ, Spencer KA. Speech serial control in healthy speakers and speakers with hypokinetic or ataxic dysarthria: effects of sequence length and practice. *Front Hum Neurosci*. 2013;7(article 665):1-17.

19. Hickok G, Poeppel D. Dorsal and ventral streams: a framework for understanding aspects of functional anatomy of language. *Cognition*. 2004;92:67-99.

复习题

1. 任务转换范式中不能把注意力从一个事物转换到另一个事物被称为：
    A. 失抑制
    B. 失调
    C. 固着行为
    D. 优先行为

2. 额叶执行障碍综合征与以下哪部分损伤有关?
    A. 前扣带回皮质
    B. 背外侧前额叶皮质
    C. 眶额皮质
    D. 前运动皮质

3. 哪个达到区域对工作记忆至关重要?
    A. 前扣带回
    B. 背外侧前额叶皮质
    C. 眶额叶皮质
    D. 腹内侧皮质

4. 我们能记住一个技能的能力, 比如说如何击打棒球, 被叫作：
    A. 陈述性记忆
    B. 情节记忆
    C. 内隐记忆
    D. 语意记忆

5. 和记忆创建有关的突出活动上的永久改变与以下哪个环节有关?
    A. 记忆巩固
    B. 记忆编码
    C. 记忆提取
    D. 启动效应

6. 顺行性遗忘与以下哪个解剖学结构的损伤有关?
    A. 杏仁核
    B. 海马
    C. 前额叶
    D. 丘脑

7. 与记忆有关的对一个特定的刺激产生在突触处发生的过度反应, 被称为：
    A. 长时程抑制
    B. 长时程兴奋
    C. 长时程增强
    D. 启动效应

8. 杏仁核和哪个情绪关联最强?
    A. 厌恶
    B. 恐惧
    C. 幸福
    D. 悲伤

9. 哪个情绪网络负责监控我们的内在情绪状态?
    A. 尾核-杏仁核-前额叶网络
    B. 海马-乳头体-下丘脑-扣带回网络
    C. 静息状态网络
    D. 颞叶-杏仁核-眶额皮质网络

10. 哪个汇总内脏感觉的区域活跃于我们解读奖励和惩罚的时候?
    A. 前扣带回
    B. 基底核
    C. 岛叶
    D. 内侧前额叶

11. 在语言中把声音组织成词汇的过程叫作?
    A. 语法
    B. 语音
    C. 语义
    D. 句法

12. 哪个语言网络负责句法?
    A. 背侧流
    B. 额枕流
    C. 钩状流
    D. 腹侧流

13. 流利性失语具有代表性的特点是以下哪个语言功能的破坏?
    A. 语音
    B. 重复
    C. 语义
    D. 句法

14. 损伤颞上沟会导致以下哪种失语?
    A. 传导性失语
    B. 流利性失语
    C. 非流利性失语
    D. 感觉性失语

15. 以下哪部分被认为和学习、情绪、语言和工作记忆有关?
    A. 杏仁核
    B. 基底核
    C. 海马
    D. 顶叶皮质

答案

1. C	2. B	3. B	4. C	5. A
6. B	7. C	8. B	9. C	10. C
11. B	12. A	13. D	14. B	15. B

神经可塑性

Deborah S. Nichols-Larsen, D. Michele Basso

第 8 章

学习目标

- 区分神经元和胶质细胞生成与发育。
- 比较与对比发育期与成年后的神经发育。
- 检视中枢神经系统损伤机制。
- 区分健康的和损伤的中枢神经系统的可塑性机制。
- 区分适应良好和适应不良的可塑性。
- 检视的在中枢神经损伤后康复对神经可塑性改变的作用。

发育性神经生成

如第 18 章(神经管疾病和脑积水)所述,神经系统起源于发育中胚胎外胚层内的神经嵴细胞。细胞增殖将神经板转化为神经管,神经管从喙端到尾端最初分化为 3 个囊泡,即前脑、中脑和菱形脑。进一步的细胞增殖导致 5 个囊泡结构,即端脑(大脑半球)、间脑(视网膜、下丘脑、丘脑、丘脑上和丘脑底部)、中脑、间脑(脑桥、小脑)和髓鞘(髓质),它们与形成脊髓的神经管其余部分相邻。神经管管腔发育成心室系统和中央椎管。

最初,神经管组织扩张为三层(图 8-1),即室管膜层、外套层和边缘层。室管膜层为发育中的心室系统提供边界,细胞丰富,细胞分裂迅速。外套层将变成灰质(皮质和深核),边缘层将充满轴突(白质):①脑室区——细胞快速增殖区;②室下区——细胞增殖的第二区;③中间区——发育中的白质;④基底板——早期神经元和胶质细胞,可促进皮质和丘脑之间的连接[1];⑤皮质板——发育中的皮质;⑥边缘区——细胞缺乏表面神经元和水平纤维[2]。

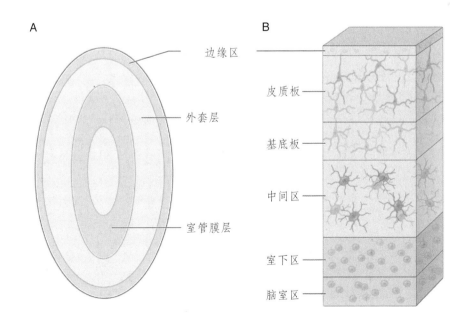

图 8-1 在中枢神经系统中发育的细胞增殖 (A)在室管膜层和细胞缺乏的外套层和边缘层有三层神经管细胞增殖。(B)大脑发育的五层:脑室区和室下区是充满神经干细胞的细胞增殖区;中间区将充满胶质细胞并成为白质;基底板将容纳并连接皮质和丘脑的早期神经元;皮质板将成为皮质;边缘区细胞贫乏,但将包含轴突和一些神经元。(Used with permission of Deborah S. Nichols Larsen, PT, PhD. The Ohio State University.)

细胞增殖

神经生成指的是神经元的发育,而胶质生成指的是胶质细胞的发育,它们是相互关联的过程。神经干细胞(NSC)是神经元和胶质细胞的祖细胞,最初可以在脑室区发现,后来也在室下区发现,在那里它们经历快速的细胞分裂。虽然神经干细胞看起来没有分化,但它们实际上在分裂活性、细胞和分子特征、转录因子表达,以及它们产生的细胞类型上有所不同[3,4]。室管膜层神经干细胞首先发育的细胞之一是放射状胶质细胞(RGC)。放射状胶质细胞将一部分投射到脑室室管膜衬里,另一部分投射到软脑膜衬里,软脑膜衬里覆盖了发育中神经管的外侧。

这些细胞复制后,最初形成神经元,但最终形成胶质细胞-星形胶质细胞、室管膜细胞和少突胶质前体细胞,增殖产生这些关键的胶质细胞[5]。此外,放射状胶质细胞形成一个基质,这有助于引导神经元到达其在皮质板中的极限沉降点[6](图8-2)。放射状胶质细胞是最早发育的祖细胞,但最终有多个来源于室管膜细胞的导出,称为短神经前体细胞、中间体祖细胞和基底径向胶质细胞[3]。作为一个整体,这些神经干细胞聚集在成熟大脑的神经元中。细胞增殖受信号形成素的刺激和控制。我们发现这些形成素存在于脑脊液中,通过初纤毛(附着在室壁上的衬里)进入脑室和室下区。形成素包括SHH蛋白(SHH)、生长因子(成纤维细胞和胰岛素)和成骨蛋白(BMP)[7]。在VC和SVC中,祖细胞分布在不同区域,产生独特的神经细胞类型。同样,来自不同形成素和微小RNA的信号触发了祖细胞向皮质下和皮质板特定区域迁移,并在神经细胞类型的最终分化(如兴奋性或抑制性)中起到明显作用[8]。

发育神经可塑性:联结和修剪

细胞迁移后,神经元网络通过轴突生长和特定的突触靶点(如皮质-皮质、丘脑-皮质)将大脑的关键区域连接在一起。这一过程始于妊娠中期的早期。轴突的生长和终末轴突的萌发受神经营养因子和形成素因子的引导,由胶质细胞分泌。例如,已知少突胶质细胞分泌有助于轴突生长的神经生长因子和脑源性神经营养因子(BDNF)。靶神经元表面的细胞黏附分子似乎也指导突触的形成[9]。然而,最终是神经回路中的活动调整最终的突触连接。第二阶段的轴突生长似乎是由神经营养因子(如脑源性神经营养因子)促进的[10]。最初,轴突脉络生产过多,形成过多突触,重塑之后,消除连接不良的轴突、过多的突触,最后是神经元过剩。消除不必要的轴突脉络被称为修剪,神经元的破坏被称为程序性细胞死亡[11]。轴突修剪的一个决定性因素是每个轴突脉络需要与突触后神经元建立有效的突触,连接不良的轴突被消除。在这个过程中轴突碎片重新吸收回近端轴突,或作为一个碎片断开远端轴突,然后被周围的小胶质细胞吞噬。图8-3说明了这些变化。

同样,没有建立联结的树突也会被消除。最终,联结不良或不活跃的神经元会经历程序性细胞死亡,从

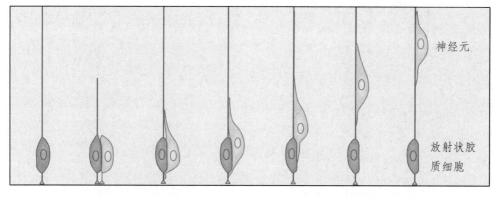

放射状胶质细胞分裂产生神经元   神经细胞在放射状胶质细胞上的迁移

图8-2 神经细胞沿放射状胶质细胞的迁移。放射状胶质细胞产生神经元,然后引导它们沿着顶端投射到皮质板。(Adapted with permission from Kandel ER, Schwartz JH, Jessell TM, Siegelbaum SA, Hudspeth AJ. Principles of Neural Science, 5th ED, New York, NY: McGraw-Hill;2013. Figure 53-2, p. 1190.)

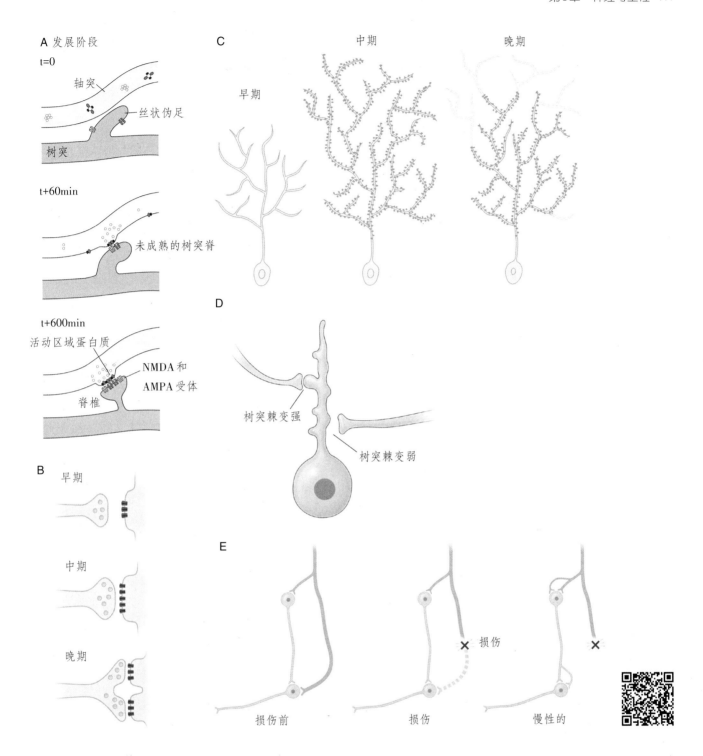

图8-3 突触形成、修剪和萌芽——神经发育和损伤修复的机制。(**A**)一个轴突经过一个细胞可以发展出一个新的分支称为丝状伪足,它开始形成一个突触,并最终成为功能性的。突触后的部分开始发育一个突触棘。(**B**)当一个突触随着时间的推移而增强时,突触前和突触后的成分可以扩大,最终第二个突触可以发育。(**C**)随着神经元的发育,它们最初缺乏突触棘。在发展的中间阶段,他们有一个过剩。随着连接的成熟,一些棘被修剪、消除。(**D**)随着可塑性的发展,树突棘可以变得更强或更弱。(**E**)在一个有替代路径的回路中,如果一条路径被破坏,其他路径可以变得更强,并且取代失去的功能。(A: Reproduced with permission from Kandel ER,Schwartz JH,Jesse ll TM,Siegelbaum SA,Hudspeth AJ. Principles of Neural Science,5th ED,New York,NY: McGraw-Hill;2013. Figure 55-14A,Pg 1250.)(C: Reproduced with permission from Kandel ER,Schwartz JH,Jessell TM,Siegelbaum SA,Hudspeth AJ. Principles of Neural Science,5th ED,New York,NY: McGraw-Hill;2013. Figure 54-3,Pg 1213.)(Parts B,D,and E: Used with permission of John A. Buford,PT,PhD.)

而保留有效的神经网络。这个过程持续到新生儿出生后的前6个月[9]。此外，发育中神经元的髓鞘形成一直持续到生命的第二年，这与发育成熟有关。在发育中的神经系统中，突触的功能通过长期的增强和抑制作用而得到磨炼（如第7章所述）。在突触发育的过程中，长时程增强（LTP）与良好联结、轴突存活和网络强化有关。相反，长时程抑制（LTD）是由于连接不良，导致轴突修剪和潜在细胞的死亡。脉络重塑的发生是在关键时期经历的结果。因此，在关键时期不活动，可能导致基本神经元丧失。重要的是，与其他发育时期相比，关键时期与更大的可塑性能力相关，并与GABA抑制作用增强相关。脑源性神经营养因子被认为在这些关键时期通过刺激GABA神经元成熟发挥重要作用。其他的分子变化，显然对临界期的增强起到了阻碍作用。值得注意的是，早产或发育性创伤可能会在关键时期阻碍神经网络的形成[9]。

成年后神经再生

有趣的是，胶质生成在整个大脑和脊髓中持续到成年，而神经再生主要局限于胚胎和出生后早期的发育。然而，在神经系统的胰岛区存在一种不同的神经发生，称为神经源性小生境；在人类中，这些小生境出现在海马体附近的颗粒下和室下区域，支持海马体齿状回和延髓的新神经元。神经发生在灵长类动物的运动皮质中也有描述，祖细胞被认为来自室下区[12]。必须注意的是，胚胎期的祖细胞可以同时产生神经元和胶质细胞；因此，成年期神经再生的局限性可能源于神经元产生所需的微环境的变化，包括缺乏适当的生长因子和细胞因子、趋化因子的存在，以及其他阻碍神经元产生的信号分子[4,13]。此外，成熟大脑的神经发生速度较慢，轴突投射通常以活跃的突触为目标，以确保存活率；因此，在因疾病损伤的通路中，突触发生的可能性不大[14]。然而，在动物研究中，旁观者通路，即不受创伤或疾病直接损害的通路的突触形成已被广泛报道。也有一些迹象表明，丰富的环境、锻炼和饮食有助于成年人的神经发生，而这反过来又会被衰老和压力[13]以及癫痫发作等病理条件所破坏[4]。衰老似乎会导致干细胞处于静止状态（不活动）以及中度炎症，导致细胞增殖受限。

学习相关的神经可塑性

与早期关于发育可塑性的讨论类似，一个重要的人体证据已经出现，去支持大脑在我们的一生中继续具有高度的可塑性，根据其经历的活动水平进行调整和重组。在第7章中，我们从记忆的角度讨论了这一点；然而，任何技能的获得都与那些在实践中激活的神经脉络的神经可塑性变化有关。例如，手的运动区域，在初级运动皮质（中央前回，M1），根据特定的训练模式而扩展；这种扩展与以下因素有关：①突触发生明显通过新的树突棘和每个神经元更多的突触；②髓鞘密度更大的白质的微结构变化；③特异性基因表达的改变似乎与突触和白质的变化相一致。有趣的是，M1的被膜多巴胺投射似乎在学习诱导可塑性的这些机制中起着关键作用，并且有人推测，这些多巴胺投射密度的自然差异可能是个体运动能力差异的基础[10,15]。

如前所述，长时程增强（LTP）发生在与技能获得相关的神经元活动增强的情况下。突触活性的调节是由多种因素导致的，包括白细胞介素-1β（IL-1β）和肿瘤坏死因子（TNF-α）。一种称为突触标度的突触调节方法是由TNF-α诱导的，与突触上受体密度的增加有关，特别是谷氨酸受体［N-甲基-d-天冬氨酸（NMDA）］[16]。长时程增强的其他机制包括：①钙通透性增加；②树突棘增大；③蛋白质合成增加；④肌动蛋白聚合增强[17]。钙内流触发了几种不同的酶级联反应，增强了现有的受体功能，但也刺激了突触后神经元中新受体的生成。有趣的是，不同的级联反应对不同的刺激特征（如强度对频率）有不同的反应，这表明长时程增强可能在不同的突触上涉及不同的机制[17]。肌动蛋白聚合被认为参与了早期长时程增强的阶段，提供了活跃突触的细胞骨架结构重组，特别是促进树突棘的形成。肌动蛋白的变化伴随着附着蛋白的出现，进一步巩固了突触处长时程增强的变化[18]。

脑源性神经营养因子还可能通过刺激蛋白质合成来支持突触的形成，从而促进运动图重组和与运动学习相关的突触形成[19]。神经重组增加了组织的代谢需求，并触发毛细血管床的扩张，称为血管生成。包括：①毛细血管被称为肠套叠的过程分裂成2个分支；②连接到第二个毛细血管的新血管"芽"的投射。结果是血管密度增加，能够满足新突触的氧气和营养需求[20]。血管生成是由内皮祖细胞介导的,这些细胞迁移到需要的区域并分泌血管生成所需的VEGF和细胞因子[21]。

正如发展性神经可塑性所讨论的,第二个学习可塑性的机制是长时程抑制。在这种情况下,活动水平有限的突触可以被消除,这可能会导致遗忘,但也是通过消除那些不那么关键的神经脉络来磨炼对功能至关重要的神经脉络的机制。实际上,这是实现突触效率的一种方法。令人惊讶的是,长时程抑制还具有钙含量增加的特征。然而,在这种情况下,钙含量增加缓慢且持续。这2个神经过程(长时程增强和长时程抑制)同时发生在同一神经元的相邻突触上,以最大限度地提高突触效率。长时程抑制在某些突触上可诱导小胶质细胞突触修剪,这涉及驻留的小胶质细胞吞噬非活动突触的突触前和突触后神经元中的突触成分[16]。

神经损伤反应

局灶性变性

神经损伤通常包括局灶性损伤(在损伤部位)和初始损伤下游的继发性远端损伤。在局灶性损伤时,损伤部位的神经元胞体(细胞体)内的细胞功能受损,导致细胞死亡。此外,经历轴突断裂(轴突切断)的神经元将经历逆行或顺行变性,或两者兼而有之。顺行性变性,又称沃勒性坏死或顺向变性,发生在与近端分离的远端或片段中;由于轴突运输丧失,该段迅速发生变性,并被循环小胶质细胞吞噬。近端成分也可能经历一系列细胞内变化,最终导致轴突变性(逆行性),称为逆行变性,这取决于损伤的位置和某些轴突投射是否维持功能性突触。如果一些突起仍然存在,轴突可能存活下来。然而,完全轴突化的神经元,在没有脉络的情况下,会发生明显的变化,包括肿胀、染色质溶解、细胞成分受损、蛋白质合成受损等破坏内质网功能和细胞骨架完整性的机制,最终导致细胞收缩和细胞死亡[22]。轴突丢失导致突触后神经元胞体和树突上的突触剥离,轴突切断的神经元投射到这些胞体和树突上[23]。

远端神经变性

继发性逆行变性和顺行性变性是由于与局灶性损伤部位与神经元失去连接所致。投射到丢失神经元上的神经元失去了它们的功能联系,因此,它们可能会经历逆行性跨神经元变性。类似地,那些典型地从丢失的神经元接收轴突连接的神经元至少失去了一部分激活源,因此,可能发生顺行性神经元变性[22]。这是神经损伤后常见的继发性神经变性(如逆行性和顺行性神经元变性),导致了局灶性损伤周围区域和损伤区远端但功能相关部位的神经元丢失。影响细胞远程死亡程度的因素很多,包括原始损伤程度、患者年龄和受损神经元网络的连接性特征,但有几种机制有助于细胞存活或死亡[22]。在接下来的章节中,我们将讨论次级细胞的损伤机制。

炎症

损伤部位和远离原发性损伤区域的炎症是由小胶质细胞和星形胶质细胞介导的,它们分泌促炎趋化因子和促炎细胞因子。星形胶质细胞的功能是重建血脑屏障,刺激谷氨酸再吸收,限制损伤的扩散。相比之下,小胶质细胞产生炎症介质,包括自由基、谷氨酸、TNF-α、IL-1β、一氧化氮,以及促炎趋化因子和促炎细胞因子,它们的作用是延长炎症期和加重损伤部位的神经损伤。虽然大多数人认为炎症在2~3周内缓慢扩散到偏远地区,但最近在脊髓中的发现显示,至少在10个节段外的损伤后24小时内,小胶质细胞发生了深刻的活化和炎症[24]。在这些偏远地区,7天内可以看到结构神经可塑性和树突棘的变化。一些人注意到,这些神经胶质细胞的行为在这些远端位置被逆转,星形胶质细胞通过损伤处小胶质细胞的机制触发更大的退变,小胶质细胞发挥作用以尽量减少远端损伤[22]。然而,这可能因部位而异,因为在脊髓中看不到。

兴奋性毒性

谷氨酸、多巴胺和去甲肾上腺素的过度释放是中枢神经系统损伤或缺血的结果,如头部损伤、长时间癫痫发作(如癫痫持续状态——见第19章)或卒中。神经胶质功能的降低可能限制谷氨酸的清除,同时增加其细胞外浓度。过多的谷氨酸会导致Na^+和Ca^{2+}进入细胞,随后细胞水肿和细胞外空间收缩。类似地,谷氨酸也会刺激活性氧的产生(见后面关于氧化应激的章节)[25]。同样地,也存在多巴胺和去甲肾上腺素的过度释放及其毒性副产物的累积。这些因素共同创造了一个有毒的环境,并最终导致神经元死亡[25]。

细胞凋亡

程序性细胞死亡不仅是神经发育的一个过程，而且在神经损伤的反应中也被发现，称为细胞凋亡。诱导细胞凋亡有2种途径。最广为人知的一种被称为外部通路，涉及表面受体，即死亡受体，它触发半胱氨酸天冬氨酸酶活性的级联反应[22]。半胱氨酸天冬氨酸酶是一种内切蛋白酶，以非活性形式存在，直到神经损伤将其转化为活性分子。首先被激活的半胱氨酸天冬氨酸酶被称为启动子（半胱氨酸天冬氨酸酶8和9），它们反过来激活执行者半胱氨酸天冬氨酸酶（3、6和7），后者破坏细胞结构蛋白和其他细胞成分，导致细胞死亡[26]。第二个途径还涉及半胱氨酸天冬氨酸酶的活性，靶向细胞线粒体。多种因素可以触发这种内部途径，包括特定生长因子的丢失、细胞膜破裂、缺氧和某些激素。这一途径是发育性程序性细胞死亡的一种活跃途径。

自噬作用

自噬是一个自然过程，它能消除细胞内受损的蛋白质或细胞器，促进细胞的最佳功能；线粒体和内质网在自噬的调节中起着关键作用。局灶性损伤后的自噬最初可能被触发以消除受损神经元中受损的细胞器来促进内环境平衡，但它实际上可能决定细胞存活，并最终成为细胞死亡的第二途径。有趣的是，在远端的神经元中已经发现了自噬，然而，这种现象的触发因素仍然很难找到。自噬和凋亡可能有共同的机制，并且已经被发现是同时发生的。然而，有一些迹象表明，当自噬在实现内环境平衡方面无效时，就会发生凋亡[22]。值得注意的是，自噬还与多种神经退行性变疾病和癌症（如肌萎缩性侧索硬化症）有关[27]。

氧化和氮化应激

神经损伤后，活性氧（ROS）和活性氮（RNS）大量增殖，这两种物质都对神经元有害。活性氧是由线粒体产生的，当线粒体受到损伤时，活性氧过度积聚，攻击细胞膜并降解其他关键的细胞成分（如蛋白质）。同样，一氧化氮（一种活性氮）对神经元有毒，通过破坏关键蛋白质和脂质导致细胞死亡[22]。

讨论到这里，所有机制都有助于中枢神经系统损伤后的继发性细胞死亡。目前的治疗方法，包括医疗和康复治疗，都集中在阻止继发性细胞丢失来改善预

后。这些方法中的一部分将在本书的后半部分与疾病过程一起讨论。后文我们将回顾与中枢神经系统损伤或疾病相关的神经重塑的一般过程。

中枢神经损伤后的神经可塑性

可塑性激活因子

研究损伤后或神经系统疾病期间的神经变化，旨在挽救和加强存活神经元及其突触，促进新的轴突-树突连接。例如，脊髓损伤后，星形胶质细胞冲向损伤部位，恢复血流，阻断外周白细胞的活动，促进血运重建。另外，在许多类型的神经损伤后，小胶质细胞刺激兴奋性轴突束的收缩，以保护存活的神经元免受过度兴奋，即兴奋性剥离。几种内源可塑性激活因子，特别是神经营养素（BDNF，NT-3），它可以促进创伤后的可塑性。似乎可以促进细胞存活，加强突触连接，促进轴突生长和出芽，但脊髓损伤后，它们被下调。因此，研究目标是在脊髓中应用这些神经营养素促进恢复，在脊髓损伤的动物模型中，这些神经营养素改善了损伤周围轴突的再生，防止了突触剥离，并通过促进抑制性突触连接来防止兴奋毒性[23]。重要的是，脑源性神经营养因子和NT-3是由脊髓和肌肉内的运动调节的[28]。啮齿动物的脊髓损伤后，平板训练增加了脑源性神经营养因子，这与神经性疼痛的缓解有关[28]。有趣的是，静态站立运动或有节奏的非负重游泳运动并没有产生神经营养素或感觉作用，神经性疼痛仍然存在[28]。

自发性恢复

早期自发恢复可能依赖于半暗带（病变周围区域）存活神经元的恢复活动。紧接着在损伤后，存在一段时间的神经"休克"，这段时间被称为神经功能联系不能，在半暗带和与损伤区域相连的区域内的神经元表现出有限的活动。这种情况在几周内就能恢复。在这段时间里，研究已经证实了神经突起的生长、局部的出芽、突触的形成和血管生成[10]。出芽是轴突生长额外的远端投射物以填充空出的受体位点的一种机制。在动物模型中，改进的运动性能也证明了依赖于运动图的补偿和扩展，与补偿肌肉群（例如，躯干肌肉补偿肩部肌肉）相对应[10]。此外，NMDA和GABA受体有双侧改变，前者上调，后者下调，投射到梗死周围区域的神

经元萌芽,包括来自非损伤半球的跨皮质投射。值得注意的是,与小病变相比,大脑半球间的联系可能在大病变的恢复中发挥更大作用[10]。在运动皮质中,周围运动区域(如运动前)向梗死周围区域的投射也在增加。

经验依赖可塑性

在本章的前面,我们讨论了经验在神经连接发展中的作用。神经损伤后,神经系统表现出显著的自我修复和重塑能力。对康复社区来说更重要的是,过去几十年的证据表明,这种修复和重建对患者受伤后的经历有一定反应,会受到所提供的治疗(或缺乏治疗)的影响。因此,取决于经验的可塑性是所有神经损伤/疾病患者康复的关键过程。然而,应该注意的是,这种可塑性可以是适应性的或者是不适应性的,以促进丧失功能的恢复或阻止恢复。

适应不良性可塑性

也许最好的一个关于适应不良性可塑性的例子就是被称作习得性废用的现象。简而言之,这是一个过程,卒中后患者在最初尝试使用麻痹性臂(如有限的成功、疼痛)时会经历负反馈,这种反馈阻止了随后使用该臂,即使是在发生自发恢复的情况下。因此,患者不能使用保留的功能。此外,他们因发展代偿策略(如躯干运动以实现肩部外展)或使用非麻痹性肢体来实现功能而获得积极奖励,从而导致对麻痹性肢体的有限使用,尽管其运动能力强于所证明的。有趣的是,非麻痹性肢体的代偿性使用可能通过靶向对半脑内的突触形成而破坏梗死周围区域的可塑性[10]。这些发现对康复学家来说是至关重要的,因为他们认为,早期治疗的目的是补偿由于麻痹性肢体的最小运动能力,而不是促进受损半球的可塑性变化。可以建议的是,通过功能核磁共振成像(fMRI)测量的对侧半球过度活动是不适应的,而不是适应的,特别是在损伤后的急性期,这与较差的恢复有关。然而,许多恢复良好的卒中

生存者证明了对同侧肢体的一些反向控制[25]。另一个适应不良性可塑性的例子是脊髓损伤后出现的痛觉异常,这似乎是由于疼痛中心内的神经重塑对损伤后的非伤害性输入做出反应[23]。此外,新的证据显示,痉挛可能是由于脊髓灰质内适应不良性可塑性造成的[29]。树突密度的增加和神经元的萎缩导致神经元兴奋性增强,产生反射亢进[29]。

适应可塑性

强制性诱导运动治疗(CIMT)将在第10章(脑卒中)中进行更详细的讨论,如前面所述,它在减少学习性不使用方面部分有效,并在通过颅磁刺激测量局部麻痹的手的运动图上扩展有效[30],同时将手的控制点移回同侧运动皮质,如功能磁共振成像所示[31]。这些发现说明了集中训练对促进损伤后更好恢复的可塑性的重要性(图8-4)。

专栏8-1 自适应神经可塑性的关键因素
• 活动必须以需要可塑性的神经网络为目标
• 活动可以预防二次伤害
• 活动必须针对特定的动作和技能,这些动作和技能对患者来说是有显著效果的,这些动作和技能的目的是诱导所需神经网络的变化;显著性可以激活关键的情感网络,以促进可塑性
• 神经可塑性需要以挑战神经系统的强度重复
• 活动的时机是关键因素:①过早或过多会加重病变;②一些早期活动水平可能是神经保护性的;③可能有一个或多个关键时期使可塑性的可能性更大;④可塑性的窗口是受限制的,不会无限期持续下去
• 老年人的大脑并不像年轻人的大脑那样具有重塑的能力
• 一个神经网的可塑性可以促进(传递)或抑制(干扰)其他神经网的可塑性

Kleim回顾了CNS损伤的适应可塑性对实施至关

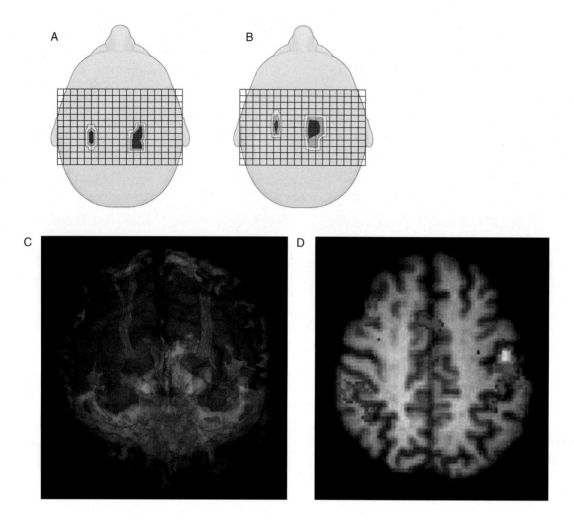

图8-4 神经重构的影像学记录。（A）脑卒中后偏瘫手治疗前的初始运动图。（B）同侧（右侧）运动皮质扩张的训练后运动图。（C）扩散张量成像显示了内囊内纤维的完整性与功能的改善有关，这可能是神经元生存率提高、发芽增强或两者结合的结果。（D）左卒中幸存者感觉辨别网络（同侧初级感觉皮质、对侧次级感觉皮质和右额叶上皮质）的局部活动，感觉能力完全恢复（成像视图中右图为左图的解剖）。（C and D: Used with permission of Deborah S. Nichols Larsen, PT, PhD. The Ohio State University.）

重要的参与者（专栏8-1）[32]。

因此，作为康复从业者，物理、作业和语言治疗师通过实施有针对性的治疗计划，在神经恢复方面发挥着关键作用。最值得注意的是，损伤后可能有一个关键时期，当蛋白质和生长激素上调达到促进神经再生和轴突出芽的高峰时，神经系统能够最大限度地自我重塑。对我们来说，确定该时间段并提供旨在促进适应神经可塑性改变的治疗是至关重要的[10]。虽然训练的特异性对新技能的获得至关重要，但有证据表明有氧运动（如平板训练或骑自行车）可以提高脑源性神经营养因子、蛋白质和微小RNA水平，从而支持神经可塑性改变机制。这也可能是康复计划的重要组成部分[23]。

参考文献

1. Hoerder-Suabedissen A, Molnar Z. Development, evolution and pathology of neocortical subplate neurons. *Nat Rev Neurosci.* 2015;16:133-146.

2. Kandel ER, Schwartz JH, Jessell TM, Siegelbaum SA, Hudspeth AJ. Chapter 53: Differentiation and survival of nerve cells. In: *Principles of Neural Science.* New York, NY: McGraw Hill; 2013:1187-1208.

3. Laguesse S, Peyre E, Nguyen L. Progenitor genealogy in the developing cerebral cortex. *Cell Tissue Res.* 2015;359:17-32.

4. Urban N, Guillemot F. Neurogenesis in the embryonic and adult brain: same regulators, different roles. *Front Cell Neurosci.* 2014;9(article 396):1-19.

5. Dimou L, Gotz M. Glial cells as progenitors and stem cells: new roles in the healthy and diseased brain. *Physiol Rev.* 2014;94:709-737.

6. Tan X, Shhi SH. Neocortical neurogenesis and neuronal migration. *Wiley Interdiscip Rev Dev Biol.* 2013;2(4):443-459.

7. Taverna E, Götz M, Huttner WB. The cell biology of neurogenesis: toward

an understanding of the development and evolution of the neocortex. *Annu Rev Cell Dev Biol.* 2014;30:465-502.

8. Stappert L, Roese-Koerner B, Brüstle O. The role of microRNAs in human stem cells, neuronal differentiation and subtype specification. *Cell Tissue Res.* 2015;359:47-64.

9. Kiss JZ, Vasung L, Petrenko V. Process of cortical network formation and impact of early brain damage. *Curr Opin Neurol.* 2014;27:133-141.

10. Nudo RJ. Recovery after brain injury: mechanisms and principles. *Front Human Neurosci.* 2013;7(article 887):1-14.

11. Shuldiner O, Yaron A. Mechanisms of developmental neurite pruning. *Cell Mol Life Sci.* 2015;72:101-119.

12. Gould E, Reeves AJ, Graziano MSA, Gross CG. Neurogenesis in the neocortex of adult primates. *Science.* 1999;286(5439):548-552.

13. Aimone JB, Li Y, Lee SW, Clemenson GD, Deng W, Gage FH. Regulation and function of adult neurogenesis: from genes to cognition. *Physiol Rev.* 2014;94:991-1028.

14. Cotman CW. Axon sprouting and reactive synaptogenesis. In: Siegel GJ, Agranoff BW, Albers RW, et al., eds. *Basic Neurochemistry: Molecular, Cellular and Medical Aspects.* 6th ed. Philadelphia, PA: Lippincott-Raven; 1999. Available at: http://www.ncbi.nlm.nih.gov/books/NBK28183/

15. Heijtz RD, Forssberg H. Translational studies exploring neuroplasticity associated with motor skill learning and the regulatory role of the dopamine system. *Dev Med Child Neurol.* 2015;57(suppl 2):10-14.

16. Delpech JC, Madore C, Nadjar A, Joffre C, Wohleb ES, Layé S. Microglia in neuronal plasticity: influence of stress. *Neuropharmacology.* 2015. Available at: http://dx.doi.org/10.1016/j.neuropharm.2014.12.034.

17. Baudry M, Zhu G, Liu Y, Wang Y, Briz V, Bi X. Multiple cellular cascades participate in long-term potentiation and in hippocampus-dependent learning. *Brain Res.* 2014. Available at: http://dx.doi.org/10.1016/j.brainres.2014.11.033.

18. Kramár EA, Lin B, Rex CS, Gall CM, Lynch G. Integrin-driven actin polymerization consolidates long-term potentiation. *PNAS.* 2006;103(14):5579-5584.

19. Adkins DL, Boychuk J, Remple MS, Kleim JA. Motor training induces experience-specific patterns of plasticity across motor cortex and spinal cord. *J Appl Physiol.* 2006;101:1776-1782.

20. Thomas AG, Dennis A, Bandettini PA, Johansen-Berg H. The effects of aerobic activity on brain structure. *Front Psychol.* 2012;3(article 86):1-9.

21. Ma F, Morancho A, Montaner J, Rosell A. Endothelial progenitor cells and revascularization following stroke. *Brain Res.* 2015. Available at: http://dx.doi.org/10.1016/j.brainres.2015.02.010.

22. Viscomi MT, Molinari M. Remote neurodegeneration: multiple actors for one play. *Mol Neurobiol.* 2014;50:368-389.

23. Spejo AB, Oliveira ALR. Synaptic rearrangement following axonal injury: old and new players. *Neuropharmacology.* 2014. Available at: http://dx.doi.org/10.1016/j.neuropharm.2014.11.002.

24. Hansen CN, Fisher L, Deibert RJ, Jakeman LB, Zhang H. Noble-Haeusslein L, White S, Basso DM. Elevated MMP-9 in the lumbar cord early after thoracic spinal cord injury impedes motor relearning in mice. *J Neurosci.* 2013;33(32):13101-13111.

25. Brassai A, Suvanjeiev RG, Bán EG, Lakatos M. Role of synaptic and non-synaptic glutamate receptors in ischaemia induced neurotoxicity. *Brain Res Bull.* 2015;112:1-6.

26. McIlwain DR, Berger T, Mak TW. Caspase functions in cell death and disease. *Cold Spring Harb Perspect Biol.* 2013;5:a008656.1-28.

27. Ghavami S, Shojaei S, Yeganeh B, et al. Autophagy and apoptosis dysfunction in neurogenerative disorders. *Prog Neurobiol.* 2014;112:24-49.

28. Hutchinson KJ, Gomez-Pinilla F, Crowe MJ, Ying Z, Basso DM. Three exercise paradigms differentially improve sensory recovery after spinal cord contusion in rats. *Brain.* 2004;127:1403-1414.

29. Hansen CN, Faw TD, Kerr S, et al. Sparing of descending systems modulates pre-motor interneuron plasticity in the lumbar cord after thoracic spinal cord injury. *Exp Neurol.* 2015; (In Review).

30. Sawaki L, Butler AJ, Leng X, et al. Constraint-induced movement therapy results in increased motor map in subjects 3 to 9 months after stroke. *Neurorehabil Neural Repair.* 2008;22(5):505-513.

31. Liepert J, Hamzei F, Weiller C. Lesion-induced and training-induced brain reorganization. *Restor Neurol Neurosci.* 2004;22(3-5):269-277.

32. Kleim JA, Jones TA. Principles of experience-dependent neural plasticity: implications for rehabilitation after brain damage. *J Speech Lang Hear Res.* 2008;51:S225-S239.

复习题

1. **神经系统发育过程中的细胞增殖从哪个区域开始?**

   A. 皮质板　　　　　　B. 中间带

   C. 底板　　　　　　　D. 脑室带

2. **哪些祖细胞有助于引导发育中的神经元到达皮质板?**

   A. 室管膜细胞　　　　B. 间质祖细胞

   C. 放射状胶质细胞　　D. 短神经前体细胞

3. **轴突投射的过度产生是由下列哪个消除过程来平衡的?**

   A. 细胞凋亡　　　　　B. 细胞迁移

   C. 修剪　　　　　　　D. 程序性细胞死亡

4. **成人神经再生与发育期的区别是下列哪一项?**

   A. 它只出现在成熟大脑的皮质板上

   B. 它只出现在成熟大脑的神经发生源性小微环境中

   C. 它在成熟的大脑中比在不成熟的大脑中发生得更快

   D. 它比成熟大脑中的胶质生成更容易发生

5. **长时程增强与哪一种机制有关?**

   A. 钙渗透性降低　　　B. 树突棘增大

   C. 蛋白质合成减少　　D. 肌动蛋白聚合减少

6. **血管生成是指在成熟大脑中产生新的血管**

   A. 正确　　　　　　　B. 错误

7. **小胶质细胞突触修剪与下列哪项有关?**

   A. LTD　　　　　　　B. LTP

   C. 突触扩展　　　　　D. 肌动蛋白聚合增强

8. **轴突近端部分坏死被称为**

   A. 顺行性变性　　　　B. 直行性变性

   C. 逆行性变性　　　　D. 沃勒变性

9. 正常情况下,受损区域神经元上突触的神经元丢失被误认为是

A. 顺行性经神经变性　　B. 逆行性经神经变性

C. 细胞凋亡　　　　　　D. 坏死

10. 中枢神经系统损伤后兴奋性毒性的主要原因是

A. 多巴胺　　　　　　　B. GABA

C. 谷氨酸　　　　　　　D. 去甲肾上腺素

11. 凋亡的内部途径靶向细胞器是下列哪一项?

A. 内质网　　　　　　　B. 高尔基体

C. 线粒体　　　　　　　D. 核糖体

12. 以下哪一种机制不太可能出现在小面积缺血损伤的自发恢复过程中?

A. 血管生成　　　　　　B. 半球间连接

C. 萌芽　　　　　　　　D. 突触发生

13. 教患者从床上起来,用非麻痹的腿抬起麻痹的腿,很可能会导致:

A. 适应可塑性　　　　　B. 适应不良性可塑性

C. 突触发生　　　　　　D. 细胞凋亡

14. 根据适应性神经可塑性的关键因素来治疗患者,最好是

A. 分离关节运动以改善步态运动学

B. 以患者能忍受的最高速度行走

C. 使用AFO控制踝关节背屈

D. 等患者能独立站立时再走动

答案

1. D	2. C	3. C	4. B	5. B
6. B	7. A	8. C	9. A	10. C
11. C	12. B	13. B	14. B	

第2部分

神经病学各论——神经病理和康复物理治疗干预与管理

神经系统检查

Deborah A. Kegelmeyer, Jill C. Heathcock, Deborah S. Nichols-Larsen

学习目标

- 了解神经系统检查的各个组成部分及其具体检查方法。
- 确定系统性回顾所示的结果,并作为进一步评估的时间点和评估方法的依据。
- 根据患者的个体特征和不同的评估工具,选择适当的结果测量指标。
- 基于患者的个体特征,决定如何调整神经系统检查的方案和策略。

神经系统检查过程概述

对于物理治疗师负责的每个患者而言,神经系统检查是全面身体检查的基本组成部分。该检查可能仅限于系统性回顾所述或神经系统任意方面受损患者的筛查,作为一项全面的系统检查,它检测了向大脑传递感觉信息和向肌肉、器官传递运动命令的神经功能(周围神经系统),以及支持高级多系统处理和感觉运动功能的神经网络(中枢神经系统)。详细的神经系统检查可帮助确定损伤及其可能的原因、功能丧失情况和治疗重点。

检查始于病史,这能帮助临床医生进行问题定位。例如,突然发生的症状可能暗示血管问题或癫痫发作,非突然发生的症状可能暗示潜在肿瘤。症状有一个复发和缓解的变化过程,但随着时间的推移而恶化,这表明该病破坏了神经细胞,其他慢性和进行性症状则提示为退行性疾病。如果发生外伤,检查时可能症状明显,可由第三方目击者进行原因描述。病史有助于临床医生进行病情诊断和重点检查。

检查是一个持续的过程,贯穿于整个治疗过程。虽然本章将尝试以更为循序渐进的方式进行评估,但它实际上是一个周期性过程。临床医生根据检查结果做出假设,然后设计相应的干预措施解决这些问题。

在尝试干预和观察反应的过程中,对原始假设进行调整并对活动限制的影响进行重新评估。因此,检查和干预会反复进行,相辅相成(图9-1)。

成人神经系统检查的组成部分

病例A:第1部分

Trisha,女性,50岁,她表示自己双腿无力伴跌倒和四肢刺痛的问题正在不断加重。自述病史包括多发耳部和鼻窦感染、高血压、两次自然分娩(孩子分别为15岁和17岁)和持续15年的糖尿病,目前以饮食管理控制糖尿病,近期A1C值为12,与丈夫、孩子和狗共同居住于一栋两层房屋内,喜欢编织和徒步旅行。

病史

详细的病史有助于优先进行检查。一份完整的病史应该简洁且全面,能说明患者当下前来就诊的症状和问题原因。临床医生应善于接收信息和安抚患者,使患者在舒适的环境下提供详细病史。另外,临床医生必须熟练指导这一过程,使患者保持集中状态,既不会偏离进程,也不会占用之后的检查时间。

病史记录以姓名、年龄等基础信息开始,然后询问既往史和现病史。重要的是,要从患者自身和病案中收集信息(专栏9-1)。病案能提供经其他专业人员确认的客观病情报告,患者自述能了解其对自身健康状

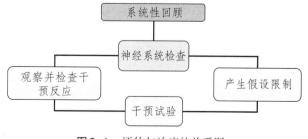

图9-1 评估与治疗的关系图。

况的评价。此外,患者自身也能提供一些病案中未提及的健康状况信息。辨识处方药物、补充剂及实际服用药物类型是非常重要的,由于药物副作用的普遍存在,故在讨论导致目前健康状况变化的其他潜在原因之前,应排除此可能性。了解初始病史是必不可少的,它可提示治疗师一些可能影响神经肌肉检查的限制或预防措施,如负重限制或心脏预防措施。

<table>
<tr><td>专栏9-1</td><td>家庭评定</td></tr>
</table>

注意:病史中经常被忽略的一个方面是对家庭状况的评定。可获得的生活环境类型和支持系统将在出院计划和目标设定中发挥重要作用,因此,至少应解决以下问题。

- 患者是独居还是与配偶或伴侣共同生活?如果是独居,患者能否得到邻居或家人的帮助?
- 家里存在哪些建筑障碍?进出房屋需要楼梯吗?浴室位置、淋浴设置(在浴缸中是否有扶手、座位)等的情况是什么?
- 患者需要什么设备?
- 患者的职业是什么?家庭角色是什么?
- 他们的社区或娱乐一体化如何?

最后,也是最重要的,治疗师需要通过治疗发现患者想要达到的目标。如果他们的目标看起来很低,治疗师应根据他们的现状鼓励他们保持乐观,不要把目标定得过低。治疗师必须结合实际,考虑患者状况并根据患者的个人需求设定适当且个体化的目标。有时患者很难确定他们正在或将要参加的活动,因此,想要继续进行治疗。如果患者表示有困难,可以运用工具帮助治疗师和患者进行更准确的把控,如OPTIMAL量表(APTA)[1]和躯体生活自理量表[2]等,这些能够用于确定患者活动限制水平且协助设定目标。

系统性回顾

神经系统检查是每一次全面体检的重要组成部分。如果发生神经系统创伤、疾病或心理障碍,通常会对患者进行非常详细的神经系统检查。该检查最好以系统化方式进行,这意味着要有一个推荐的顺序或程序。

系统性回顾要素(筛查)

系统性回顾是一项对身体每个系统的大致回顾,

<table>
<tr><td>病例A:第2部分</td></tr>
</table>

在病史记录中,Trisha自述存在糖尿病。根据她的A1C值,她的糖尿病管理良好吗?

否——正常的A1C值在4.5%~6%之间,而糖尿病患者的目标是将A1C值控制在7%以下。鉴于Trisha的糖尿病管理不佳,我们可能怀疑她存在周围神经病变,从而导致无力和刺痛。然而,我们不能排除上运动神经元损伤,因为心血管疾病和脑卒中常是内分泌疾病管理不佳的继发症状。我们知道她喜欢编织,因此,她的功能目标可能涉及精细运动,而且她需要足够的下肢力量才能在家中上楼梯。由于内分泌紊乱会影响人体的各个系统,鉴于她的病史,我们认为有必要进行详细的系统性回顾。

是一个探寻哪些区域需要更彻底检查的指南。根据损伤情况,确定是否安排至其他医学专业人员或者是否影响PT护理计划。系统性回顾中的每个项目均根据正常范围被标记为已损伤或未损伤。在文件模板中,无论是纸质版还是电子病案,通常会对每个系统进行简要评价。系统性回顾至少应对以下内容进行简单评估。

- 精神心理状态:他们警觉吗?他们的警觉对象是人、地点、时间、情况?他们记得近期发生的事情吗?他们能解决简单的问题吗(如学会如何锁轮椅)?
- 脑神经检查:通过观察眼部和面部运动筛查脑神经。
- 感觉系统:筛查参与治疗活动的视觉、听觉、轻触觉和四肢位置觉。
- 皮肤系统:检查是否存在切口、创伤、烧伤和炎症。

注意:由于内分泌系统疾病对皮肤的影响,当诊断或怀疑存在内分泌系统疾病时,皮肤系统的筛查尤为重要。同样肺功能障碍也可能影响皮肤系统(如蓝色甲床)。

- 心肺功能:重要生命体征——心率、血压、呼吸频率。
- 肌肉骨骼系统:排除禁忌证以进行进一步评估和治疗。患者有能力进行检查活动吗?(力量和关节活动范围的总体筛查)
- 神经肌肉系统:通过观察患者进入评估区域和进行大幅度运动时的活动情况(如步态和转移),筛查肌张力、肌肉力量和功能性运动/协调能力；通过指鼻试验或跟膝胫试验筛查协调功能；通过巴宾斯基和霍夫曼试验检查深肌腱反射（DTR），同时筛查腕阵挛、踝阵挛和上运动神经元体征（专栏9-2）。

专栏9-2　上运动神经元筛查试验

巴宾斯基试验（足底反射）——用拇指或反射锤末端由脚后跟向前划至脚趾，引发大脚趾和其他脚趾的屈曲（阴性体征）；在非常小的婴儿（<24个月）和上运动神经元损伤（脑卒中、脑损伤等）人群中，大脚趾会伸展且其他脚趾会张开（阳性体征）。

霍夫曼试验/反射——通过拇指和示指挤压指尖，弹刮中指指甲，然后迅速释放，密切注意拇指或示指的弯曲状态，两侧均进行此操作。若出现弯曲，即为霍夫曼试验阳性，可能为上运动神经元疾病。然而，一些没有神经系统损伤的人群也会出现霍夫曼试验阳性，因此，当提示皮质脊髓束中断时，检查者应注意反射过程中或神经系统损伤后出现的不对称现象。

• 泌尿生殖系统：询问是否存在尿失禁、尿急情况，近期是否出现变化？与年龄相关的变化？是否有膀胱或尿路感染病史，这可能是不完全排尿的预兆。

• 消化系统（胃肠道、肝和胆）：询问规律性、频率、恶心情况近期有无变化？仰卧位时是否出现胃灼热等体位问题？

对于已知神经系统疾病或在系统性回顾过程中发现神经肌肉系统异常的患者，临床医生应针对那些筛查重点区域进行神经系统检查。

神经系统检查：身体结构和功能

任何怀疑患有神经系统疾病或心理疾病的人群均应进行神经系统检查，该检查以系统、全面的方式多次深入评估并分析患者的精神状态、脑神经、运动功能、反射和感觉功能及姿势和活动度。

精神状态检查

需要检查的第一个项目就是精神状态。若没有首先确定个人如何与环境相处，以及他/她是否能部分或完全听从指导的情况下，不可能进行其他检查。精神状态检查分为两类，分别是非正式和正式。当怀疑存在神经系统疾病时，临床医生通常在了解患者病史的同时进行非正式精神状态检查。在非正式检查中，一

般会询问患者：他/她的名字（人），测试位置（地点），星期几和日期（时间），以及为什么在这儿（情况）。这通常被记录为警觉和定向×1、2、3或4（A & O×#）。数字1~4代表人、地点、时间和情况。如果患者被记录为O×2，则暗示了迷失方向区域（如"未定向地点或时间"）。相反，如果O×1，则阐明了定向区域（如"定向人"）。这是一项非常基本的精神状态评估，并不表示听从指导或解决问题的能力。因此，即使定向×4，也应对怀疑患有神经系统疾病人群的精神状态进行更详细的评估，需包括：

• 保持记忆能力和即刻性记忆——通过确定检查者叙述序列中能被重复的数字位数来评估；

• 短期记忆——通常通过在5和15分钟干预活动后（如本次检查的其他部分）立即测试3~5个对象的回忆来检查；

• 长期记忆——通过让患者按时间顺序回顾他/她的可谈论的疾病或个人生活事件（如孩子的出生日期和他们现在的居住地）来评估；

• 常识——通过让患者回忆常见的历史或时事事件来评估；

• 高级功能（指大脑的处理能力）——通过自发言语、重复、阅读、命名、写作和读写理解能力来评估；

• 可能会要求患者执行进一步的任务，如手指辨识、吹口哨、敬礼、刷牙、梳理头发、画图和描图。这些程序将评估被称为优势半球（左侧大脑）功能或高级皮质功能（调节这些活动的大脑部分）的完整性。

表9-1描述了其他区域的精神功能评估，可能提供了精神功能相关信息和功能障碍涉及的潜在区域。专栏9-3描述了客观评估精神功能的两种简易方法。

专栏9-3　用于物理治疗评估的精神状态评估工具

Folstein简易精神状态检查[3]是认知问题最常用的筛查工具，但必须获得使用许可。其他常见的易于使用的认知筛查工具是快速轻度认知损伤筛查量表（Qmci）[4]和蒙特利尔认知评估量表（MoCA）[5]。重要的是，要记住这些工具并不能完全评估所有认知和精神功能领域，但可作为适当的筛查工具（不得用于诊断目的）。当对存在障碍的患者进行筛查时，应请神经科医生或认知心理学家进行诊断检查。此外，治疗师应意识到一些短暂状态会导致这些筛查工具得分降低，包括某些药物的使用，麻醉后和谵妄（由急性状况变化引起的短暂状态，如尿路感染、肺炎等，最常见于老年人）。

表9-1	PT的精神功能评估	
检查区域	观察内容	理解
外观	衣服、姿势、梳妆、警觉	照顾自己的能力；情绪/情感
行为	冲动控制、烦躁、整体运动	
言语	音量/语速	情绪（如与躁狂相关的大声且快速的言语；与抑郁相关的缓慢且柔和的言语）
	连贯性	表示更高水平的加工处理
情绪/情感	平静：最小或缺少对情况的情感反应	精神疾病或皮质疾病体征
	不稳定：情绪暴发变化（如哭泣/大笑）	
	迟钝：有一些情绪反应但低于预期反应	
	虚假/不适当：与情况不一致的反应（如悲伤时大笑）	
思维加工	单词用法	语言问题（失语、表达性失语）
	思维链	提示情绪和认知迟缓或过剩
	连续性：思想和观念的连贯性	能进行讨论并做出相应回应：高水平认知或接受语言问题
	内容：完整/不完整的回应	高水平认知/语言问题，妄想表明精神障碍
知觉	视觉、听觉、触觉、味觉和嗅觉筛查	一般系统完整性/功能障碍；潜在药物副作用
注意力/集中力	专注于任务的能力	额叶功能障碍；焦虑
记忆力	长期和当前的情景性记忆力（患者病史和当前情况）	颞叶和额叶功能/功能障碍
	即刻性记忆力（在5和15分钟内立即命名3个对象）	
判断力	复杂情况下的决策能力（安全与不安全）	执行功能（额叶功能）
智力	需要特定测试，但可通过问题回应、语言使用等了解一般情况	参与治疗的总体能力/皮质缺陷
理解力	对当前疾病和潜在局限的理解	执行功能

交流/沟通

虽然物理治疗师不是评估交流障碍的主要医务人员，但我们必须了解这些障碍在患者中的表现和影响。首先，如果有人存在听力障碍，应在检查早期评估听力并适当调整交流方式。在记录病史时，通过注意患者听取问题和回答问题的能力，可轻松完成这一检查。物理治疗师至少应报道患者的理解能力和口头或非口头表达能力，评估应回答以下问题（这些障碍与脑卒中关系的讨论见第10章）：

• 患者可以说话吗？是否存在与表达性失语相关的找词问题或与构音障碍相关的发音困难？

• 注意音质、音量是否适当？

• 患者能听懂语言还是具有感觉性失语体征？

运动功能检查

运动功能检查可评估患者的肌肉力量、肌张力和形状，被动与主动活动范围，以及持续性姿势与功能性运动，这些结果将提示当前障碍是否为肌肉疾病、神经疾病（下运动神经元和上运动神经元）、知觉障碍或是与运动控制系统相关的问题。此外，观察患者在多个位置和活动中的状态或异常动作（痉挛、肌阵挛）也非常重要。

肌肉可能会因过度使用或某些神经系统疾病而过度增大，因缺乏活动或组织破坏诱发的仅次于无力的肌肉萎缩。肌肉大小的不对称提示单方面问题（如神经病变、脑卒中），而双侧变化则提示与更多的系统性疾病（如多发性硬化、帕金森病）有关。重要的是，最好在休息时观察是否出现抽搐或异常动作，但这些仍是特殊情况的特征（如肌萎缩性侧索硬化症）。此外，在帕金森病等神经系统疾病中，姿势保持期间的肌肉活动可能是异常的。肌张力一般通过以下方式检查：以缓慢的速度做放松肢体的被动活动，然后以较快的速度确定运动速度对张力的影响，肌张力的降低或增加可帮助检查者定位问题部位。

肌肉力量（肌力的产生）

神经系统疾病患者的肌肉力量检查可能具有挑战

性,因为他们的躯干控制能力受损,这可能对他们进行徒手肌力检查时的自身稳定能力产生负面影响。治疗师应确保在进行肌力检查期间,能提供足够的支持来稳定患者躯干。具有明显运动障碍的患者进行肌力检查时会出现替代动作(如躯干伸展以协助肩部外展)。在神经系统疾病患者中,认识到这一点并采取防止替代的措施是非常重要的。值得注意的是,徒手肌力检查可能会因为有限的ROM、协同作用或肌张力紊乱而无效。当存在这些情况时,应进行功能性肌力检查并对检查的任何修改进行记录。首先,让患者在抗重力的活动范围内移动肢体来评估肌肉力量(合适的评分等级),然后通过患者能在抗阻力情况下保持中间位置来确定阻力大小。如果患者无法抵抗重力移动肢体,则应将其放置在减重状态下能活动的位置(如侧卧)。

当进行肌力检查时,记录以下内容:
* 患者活动范围;
* 是否减重;
* 是否存在影响活动的协同作用(请参阅本章后面的说明)。如果存在,情况如何?

徒手肌力检查不能测试患者进行功能性活动的能力和平均以上肌力等级(3/5),它只能检查活动范围内某一点产生等长收缩的能力。因此,徒手肌力检查不能完全使我们了解功能性活动中产生力的能力。患有上运动神经元疾病的患者很难进行持续发力,在整个活动范围内,肌力的产生都可能会变化。检查等张肌力的方法是标准化徒手肌力检查(Daniels和Worthingham方法[6])和功能性肌力检查,使用测力计等设备,动力是肌肉力量的一个重要方面,它与保持肢体或物体移动的力量和速度的能力(阻力)有关。除非临床医生使用等速设备外,否则很难进行评估。

功能性肌力检查涉及评估患者进行日常活动或保持日常姿势的肌肉表现。治疗师通过描述重要关节的活动范围、进行活动的位置,以及肢体与重力的关系来记录,进行上肢功能性检查时应考虑以下内容:
* 患者是否同等使用双臂? 如果不是,患者是完全使用还是为了执行某些任务时使用较弱/局部麻痹的手臂? 为了支持还是为了前伸?
* 患者是否能进行两侧功能性抓握? 如果不行,观察情况如何(如试图抓握期间握拳)?
* 患者是否可操纵物体?
* 患者是否能进行手指精细协调运动(如拇指指尖和其他手指对指)?

肌张力

在神经系统疾病患者中,异常肌张力很常见,包括肌张力亢进或肌张力低下。通过观察被动活动范围评估肌张力,以缓慢的方式进行活动范围内肢体移动,同时注意活动阻力。如果无疼痛感,以更快的方式移动肢体。当检查者注意到被动活动阻力增强时,肌张力增加,即为肌张力亢进。肌张力亢进有两种类型,即痉挛状态和强直状态。痉挛的特征是指随着运动速度的增加(速度依赖性)和反射亢进(过度的单突触反射),被动活动的阻力增加。客观记录肌张力亢进的最常见方法是Ashworth肌张力评估量表[7](专栏9-4)。虽然Ashworth肌张力评估量表的内部和评估者间信度存在一些问题,但仍然是目前唯一可客观测量肌张力的临床方法。强直是指无论运动速度如何,在整个活动范围内均出现阻力增加。在强直状态下,反射通常是正常的。引起痉挛和强直的原因不同,这将在与之相关的疾病(如脑卒中、帕金森病)中进行过论。肢体感觉沉重或"松软"即为肌张力低下,表现为被动活动阻力有限且维持动力或既定姿势的能力弱。由于中枢神经系统疾病和周围神经系统疾病均可引起肌张力低下,因此,根据肌张力低下原因,反射可出现降低(反射减退)、正常或过度(反射亢进)。由于肌张力可能会随时间产生波动且受其他因素(如刺激水平和室内温度)的影响,所以评估应始终在同一时间和同一地点进行,并且尽可能为同一个人。检查者需要注意以下可能影响肌张力的情况:
* 感染或发热;
* 应激和焦虑;
* 自主运动和努力;
* 药物使用情况;
* 一般健康状况;
* 环境温度;
* 中枢神经系统激活或警觉状态;
* 张力性反射的姿势交互影响(请参阅本章的儿科评估)。

另外,检查者应观察患者如何"保持"自身平稳的。手臂保持在抗重力位置可能表明肌张力亢进。运动也会受到肌张力的影响,检查者应观察患者的高张力体征活动,如在比常规活动更有限的活动范围内运动。

专栏9-4　更新的Ashworth肌张力评估量表

0　无肌张力增加

1　肌张力轻度增加，受累部分被动屈伸时，活动范围（ROM）末端出现卡顿或最小阻力

1+　肌张力轻度增加，受累部分被动屈伸时，ROM后50%内出现卡顿，继续进行检查始终伴随最小阻力

2　肌张力较明显增加，通过ROM的大部分时，阻力均明显增加，但受累部分仍容易移动

3　肌张力明显增加，被动活动困难

4　强直，受累部分不能屈伸

9　无法测试

Adapted with permission of Pandyan AD1, Johnson GR, Price CI, Curless RH, Barnes MP, Rodgers H. Areview of the properties and limitations of the Ashworth and modied Ashworth Scales as measures of spasticity. Clin Rehabil. 1999 May;13(5):373-383.

协同运动模式（协同作用）

上运动神经元病变患者的活动受到协同运动模式的高度影响，这意味着当尝试进行单关节活动时，会同时发生多关节活动（如当手伸到嘴边打哈欠时，手指、腕、肘和肩部屈曲）。第10章描述了脑卒中后协同模式。为了检查协同模式的存在，检查者应在患者进行活动范围内运动和功能性动作（如抓握、行走）时观察患者情况。如果患者只能通过一种固定的运动方式进行活动，即被认为存在协同作用。当注意到协同运动模式时，检查者应帮助患者脱离这些模式，如要求他们在伸展手腕和肘部时屈曲肩部，并观察患者是否能脱离协同模式完成动作。Fugl-Meyer[8]是客观检查协同运动模式最常见的评估工具。

反射

患者的DTR通过使用反射锤进行检查。临床医生会在手臂（肱二头肌、肱三头肌、肱桡肌）、膝关节（股四头肌，腘绳肌）和跟骨（跟腱）处，使用反射锤橡胶三角形末端轻敲关键肌肌腱。如果左右反应存在差异，可能需要对潜在问题进行进一步评估。手臂和腿部的反射差异通常表明脊髓病变。仅一个肢体出现反射抑制，而其他肢体反射正常，这一般表明周围神经病变。反射亢进表明中枢神经系统病变。DTR以数值量表报告（表9-2），并且至少要检查肱二头肌、肱三头肌、股四头肌和跟腱反射。此外，检查应包括检测上运动神经元病变的霍夫曼和巴宾斯基反射，以及腕阵挛和踝阵挛。虽然罕见肌肉疾病会导致阵挛，但一般而言，阵挛的存在提示上运动神经元病变。

脑神经（CN）

脑神经是源于脑干，支配面部和眼部肌肉，以及颅骨和内脏器官感觉感受器并且支持特殊感觉（视觉、听觉、嗅觉、味觉和前庭功能）的神经。物理治疗师应始终通过观察面部和眼部活动及眼部反射（对光或转头反应），粗略筛查这些神经功能。表9-3提供了CN的一般筛查方法。

感觉功能检查

虽然感觉功能检查是神经系统检查一个非常重要的组成部分，但由于需要患者集中注意力和配合，因此它是最不严苛的。主要评估5个感觉类别：振动觉（使用音叉）、关节位置觉（检查者以朝下位置将肢体左右移动）、轻触觉、针刺觉和温度觉。感觉异常的患者可能会存在感觉通路任意水平病变（见第3章）。通过针刺觉和温度觉评估来检测脊髓病变或疾病，应始终进行感觉功能筛查。根据个人问题和治疗原因，你可能

表9-2　深肌腱反射分级

反射分级	评价	反应特征
0	无反射	无可见或明显的肌肉收缩
1+	反射减退	轻微或迟缓的肌肉收缩，但很少或没有关节活动，可能需要加强以引出反射
2+	正常	伴随轻微关节活动的肌肉收缩
3+	反射亢进	伴随适当关节活动的可见轻快肌肉收缩
4+	异常	伴随1~3次阵挛的强烈肌肉收缩，反射可能传至对侧
5+	异常	伴随持续阵挛的强烈肌肉收缩，反射可能传至对侧

表9-3 脑神经的功能和筛查方法

脑神经	名称	功能	筛查方法
Ⅰ	嗅神经	嗅觉	让患者识别常见气味(香草味);可购买试剂瓶或治疗师自行决定
Ⅱ	视神经	视觉	描述远近物体
Ⅲ	动眼神经	眼部活动,瞳孔反射	全方位动眼追踪,瞳孔对光反应;休息时,眼睛轻微下降;损伤时,眼睛转向鼻子
Ⅳ	滑车神经	上斜肌神经支配	观察休息时眼部位置,若存在问题,会出现升高
Ⅴ	三叉神经	咀嚼肌和面部感觉	观察下颌运动(抗阻运动、张开、左右移动),可触及颞肌
Ⅵ	展神经	眼外直肌神经支配	观察眼部运动,若损伤,则不能向外看(外展眼部)
Ⅶ	面神经	面部表达肌群,舌前2/3味觉	观察面部是否对称及活动情况(上抬眉毛、皱起额头、闭眼、皱眉或微笑、噘嘴等),品尝常见液体(柠檬汁、蜂蜜)
Ⅷ	听神经	听觉和前庭功能	能否进行“摩擦检查”——紧挨耳朵摩擦大拇指和示指,让患者指出哪个耳朵能听到,进行双侧检查,观察是否存在差异。你可使用音叉测试耳内的空气传导和结构性问题,用手敲击音叉并将其置于耳后骨性标志。观察平衡状况
Ⅸ	舌咽神经	舌后感觉和味觉及咽部	询问吞咽功能是否损伤,让患者说“啊”并观察腭-悬雍垂活动;单侧神经损伤可能产生不对称活动;缺少咽反射也是损伤体征(压舌板刺激)
Ⅹ	迷走神经	支配会厌和喉部,副交感神经支配内脏器官	伴随心率和呼吸频率升高的声音嘶哑是CNX损伤的征兆
Ⅺ	副神经	斜方肌和胸锁乳突肌神经支配	观察耸肩和两侧转头的能力
Ⅻ	舌下神经	舌肌	观察伸舌等运动情况;单侧病变将导致伸舌时出现横向运动

会/不会对任何或全部感觉进行更详细的检查。例如,在SCI的急性期,通过触觉和疼痛觉评估皮节区感觉功能,以确定初始病变水平和之后的恢复情况。

本体感觉检查

运动感觉-运动知觉(肌肉):检查者让患者闭上眼睛,然后通过一个小幅度ROM移动肢体,要求患者口头表示肢体运动方向。在进行检查之前,检查者和患者应讨论将用于描述运动方向的术语,如“向上”“向下”“向外”“向内”等简单术语,这有助于识别实际问题,而不是沟通不畅引发的差异。进行这一检查的最准确区域是踇趾、腕部和手指。检查者应轻触并在关节的内侧和外侧抓握肢体,这样能减少皮肤接触。此外,还有简易运动知觉检查[9]等更客观的检查,如果存在问题,它们能提供可测量的误差。

位置觉:一种方法是将四肢置于一个位置,然后告知患者口头描述该位置。另一种方法是让患者将其对侧肢体(如右腿)放于被测肢体相同的位置,这仅可用于对侧肢体能进行完全抗重活动的人群。

振动觉检查是检测脊柱-内侧丘系系统完整性的最可靠和最有效方法。由于这一神经束携带感觉功能信息,包括位置觉和运动知觉,因此,振动觉检查是一种高度可靠且有效的检测感觉问题的方式。在手面或坚硬表面敲击250mHz的音叉,然后将其置于骨性标志处(如外踝),并问患者“你有什么感觉”。

皮肤感觉功能通常运用以下方法检查:①检测感觉功能阈值的单纤维检查;②关于疼痛的针刺觉检查;③冷热水瓶。检查者应该筛查感知触觉和定位触觉。对于筛查,一般进行上/下肢表面轻触,并且询问患者“是否能感觉到它?”和“感觉是否相同?”然后要求患者

病例A:第3部分

她的自述病史表明,在2年内,Trisha出现双脚和双下肢的感觉异常、感觉迟钝和疼痛问题,且在最近持续恶化,特别是在晚上;近期她的手部开始出现相似但较轻微的症状。通过双脚(高于正常阈值2个标准差)、下肢(低于正常阈值1个标准差),以及与腕管有关的拇指和示指(高于正常阈值1个标准差)的单纤维检查,发现轻触觉减弱;所有其他区域是正常的。胫前肌的肌力是3/5,其他肌肉的肌力仍是5/5,她的胫前肌反射是1+,其他都是2+(正常)。这些均是糖尿病性神经病最常见的典型症状——对称性感觉运动多发性神经病(见第15章)。

闭上眼睛并确定每个肢体的随意触摸位置。如果发现问题,应进行更彻底的感觉功能检查,包括针刺觉和温度觉。通过使用冷水瓶和热水瓶随机接触皮肤来检查温度觉,同时要求患者识别温度。此外,也可进行其他检查,如通过触摸手中物体,识别常见物体或形状(实体觉)。表9-4列出了一些常见的感觉功能障碍和相应的评估方法。

协调与平衡

协调是进行平稳、准确和有控制运动的能力,其特征为适当的速度、距离、方向、节奏、肌张力,以及通过拮抗肌肌群激活逆转所实现的协同运动。对于协调良好的运动,患者必须能实现远端运动或保持姿势的近端固定。协调检查可分为非平衡性检查(不需要直立平衡)和平衡性检查(需要直立平衡)。一般而言,首先要完成非平衡性检查,然后再进行平衡性检查。在检查过程中,应注意小心保护患者,可能需要使用安全带,以下问题可用于帮助指导治疗师观察和记录结果。

1.动作是否适当、精确且容易逆转?

2.动作是否发生在合理或正常的时间范围内?

3.速度增加是否会影响运动质量?

4.如果改变速度和方向,是否可进行连续、适当的运动调整?

5.是否可保持身体或四肢姿势无晃动、无摆动或无其他运动?

6.上下肢活动是否准确?

7.视力遮挡是否会改变运动质量?

8.向近端或远端运动的问题是否更大?是身体一侧还是其他情况?

9.患者是否感到迅速疲劳?随时间发生的运动反应是否一致?

专栏9-5描述了非平衡性检查的重复性活动。专栏9-6描述了平衡性检查,首先要观察保持安静姿势的能力,然后进行较难的站立平衡任务。表9-5概述了常见的运动和协调异常及其评估方法。

平衡

平衡是一个复杂的概念,它与肢体和身体运动有关。临床医生通常检查功能活动中的静态和动态平衡,如坐姿伸展、转体和行走。平衡测试通常通过使用诸如Berg平衡量表(BBS)[10]、感觉整合测试(SOT)[11]、功能性前伸测试[12]和Romberg测试[13]等结果测量来完成。每项测试都包括站立、稳定极限评估和从坐姿到站立的转换。这些测试包括计时起走测验(TUG)、Tinetti移动能力试验(TMT)、动态步态指数(DGI)及BEST平衡评估系统性测试或简易BEST测试[14]。临床医生有许多可供选择的结果测量方法,他们的选择不仅要基于测量方法的可靠性和有效性,还要基于患者的目标。

神经系统：活动和参与

体位转移

体位转移检查包括评估个人在床上改变姿势的能力,从坐位转移到站立位,从站立位转移到坐位,以及转移到不同高度和柔软度的表面。应说明协助的程度,包括任何有关的细节,例如,如何最好地提供协助(即,在站立位避免左膝失衡)。协助水平说明见表9-6。床

表9-4	常见的感觉功能障碍和评估方法	
感觉功能障碍名称	感觉功能障碍定义	评估方法
压觉缺失	无法区分重量	双手举起不同重量的物体并阐述哪一个较重(或相同)
触摸痛	非疼痛刺激引发疼痛,如轻触	感觉功能检查发现轻触或其他非疼痛的刺激引起疼痛
痛觉缺失	完全丧失疼痛敏感性	从病史中发现,缺乏针刺感觉
实体觉缺失	不能使用触觉去识别物体形态	当闭眼时,识别物体形状,如正方形、球形等常见形状
位置觉缺失	无法定位一种感觉	在轻触检查过程中,闭眼定位触觉
异常感觉	可能由于不适或疼痛引起的感觉异常	通常确定于皮肤功能检查期间(定位触觉)
痛觉过敏	疼痛敏感性增加	针刺感比日常和病史描述更痛苦
感觉过敏	感觉刺激敏感性增加	注意比正常更强的刺激敏感性
痛觉减弱	疼痛反应减弱	与针刺觉检查一致
感觉障碍(幻觉)	无明显原因的刺痛或灼热感等感觉异常	注意病史和询问是否存在刺痛或灼热感

专栏9-5   非平衡性协调功能检查

　　首先,在睁眼情况下进行大部分检查,然后在闭眼情况下,检查视力对患者协调功能的影响。在以舒适方式进行每一项检查后,指导患者进行更快移动并检查速度对协调功能的影响。

- 指鼻试验:将肩部置于屈曲位置,让手指指向鼻尖,然后回到检查者的手或径直向前,反复多次。
- 指指试验:治疗师坐于患者前方并让其交替接触治疗师的指尖。治疗师将他们的指尖置于鼻子高度,距离患者一臂长度。治疗师可尝试移动自己的手指,使患者在不同的位置触及手指,还可在手指前伸时移动手指,以观察患者是否能在动作轨迹变化的过程中进行轻松平稳的反应。
- 对指试验:拇指触及同一只手的每个指尖,按顺序从示指至小指,然后返回示指。在触及每个手指后,指导患者外展拇指。
- 抓握:以逐渐增加的速度张开和握紧手,鼓励患者每次重复时完全张开手。若不能完全张开手或动作进行性收缩,这可能暗示基底核障碍。
- 交替旋前和旋后:在屈肘举起两侧手臂时,要求患者进行交替旋前和旋后动作(坐位时双手置于腿上,这样可让手掌和手背交替触摸大腿)。
- 轻拍[手部和(或)足部]:将手臂放在桌子上或患者腿上,指导他们在桌子上或膝盖上轻拍手部。对于足部,患者可处于屈膝坐位,脚平放于地上,然后让患者在地上轻敲脚趾。
- 回弹检查:患者处于90°屈肘位置且治疗师进行屈肘抗阻,指导患者保持屈曲姿势,然后治疗师突然放松阻力,观察患者的反应。由于屈肘肌群是主动肌,当阻力放松时,手臂将开始屈曲。正常的反应涉及拮抗肌群(肱三头肌),它能在几乎没有动作发生时迅速检查屈曲动作。在阻力突然变化时,出现肘部大幅度屈曲或躯干控制丧失,即为异常情况。
- 跟膝胫试验:在仰卧位或坐位时,要求患者从脚踝到膝关节进行脚后跟沿胫骨滑动。从脚踝滑到膝关节,然后再向下滑动,胫骨的任何移动都被视为协调障碍。
- 趾指试验:检查者伸出手指,并要求患者用他们的大脚趾指向它,交替进行这一动作。
- 画圈试验:患者使用大脚趾在地板上画圈或数字8。仰卧位患者可以在空气中画图。此外,这一试验也可由上肢完成,使用手指在空气中划一个假想的圆圈。

专栏9-6   平衡性协调功能检查

　　从最简单到最困难的检查如下。

- 正常、舒适姿势站立。
- 双脚并拢站立(支撑面狭窄)。
- 双脚前后串联姿势站立(一只脚的脚趾接触另一只脚的脚后跟)。
- 单脚站立。
- 在上述每种姿势下,改变手臂位置(如手臂置于身侧、头上、腰部等)。
- 突然失去平衡(应小心保护患者,佩戴安全带)。
- 躯干前屈和中立交替站立。
- 双侧侧屈躯干站立。
- 睁眼到闭眼站立;在没有视觉输入的情况下观察保持直立姿势的能力,判断是否存在Romberg试验阳性体征。
- 从睁眼到闭眼的串联姿势站立——加强版Romberg检查。
- 将一只脚的脚后跟置于另一只脚的脚趾前步行(串联姿势步行)。
- 沿着画或贴于地板的直线行走,或按照地板标志物行走。
- 侧身行走,向后行走或交叉行走。
- 原地行走。
- 改变行走运动速度;观察患者以正常速度、尽可能快速和尽可能慢速的行走情况。
- 行走时突发突然停止。
- 行走和旋转(旋转90°、180°或360°)。
- 绕行一圈,方向交替。
- 先用脚后跟行走,然后用脚尖行走。
- 水平和垂直转头行走。
- 跨过或绕过障碍物。
- 在有无扶手的楼梯上爬楼梯;一次一步或跨步。
- 敏捷性活动(保持直立平衡的协调运动);当坐在Swiss球上时,跳跃,交替进行膝关节屈伸活动。

上活动,包括侧翻和从坐位到仰卧位、从仰卧位到坐位的能力。若可以的话,应尝试使用或不使用辅助设备进行活动。应记录的其他细节包括:

- 运动策略描述;
- 是否所有肢体的使用都相同(例如,一只手臂比另一只手臂使用的多?);
- 存在非自愿或无法控制的运动;

表9-5	运动和协调损伤的评估方法	
损伤	**定义**	**示例测试**
轮替运动障碍	损伤的轮替运动	指鼻试验 鼻指交替 旋前/旋后 膝关节屈曲/伸展 行走,改变速度或方向
辨距不良	不协调的运动,以超过或低于预定位置为特点	指向目标 画一个圆圈或数字8 跟膝胫试验 走路时脚沿地板标志物
协同失调	运动分解和失去协调性	指鼻试验 指指试验 从脚跟到膝关节交替 趾指测验
肌张力低下	降低肌肉张力	被动运动 深肌腱反射
静止性震颤	在休息时出现	观察患者休息情况 观察功能活动情况(震颤随运动减弱或消失)
意向性震颤	在运动中出现在靠近靶向物时震颤加剧	观察功能性活动情况 鼻指交替 对指试验 指指试验 趾指测验
姿势性震颤	躯干的摆动	观察正常站立姿势的稳定性
肌无力	力量下降	固定或保持姿势(UE和LE)应用徒手阻力评估肌肉力量
肌强直	反射正常,肌张力亢进	被动运动 观察功能性活动情况 观察休息姿势
动作迟缓	动作缓慢及失去相关动作(如手臂摆动)	行走,观察手臂摆动和躯干运动情况 行走,改变速度和方向 要求突然停止动作或步态活动 功能性活动观察;时间测试
姿势障碍	无法保持给定的位置,无法对位移做出反应,无法调整自己的姿势以适应不断变化情况	固定或保持姿势(UE和LE) 坐或站时突然失去平衡 站立——改变支撑的基础(例如,一只脚直接在另一只脚前面,单脚站立)
步态障碍	在不同情况下行走能力的任何变化	沿着直线走 侧身走,向后走 原地踏步 改变行走的速度和方向 绕圈行走

Trisha曾报告过跌倒史。在此基础上,她的评估中应包括平衡检查。身体结构和功能水平的评估可能包括感觉整合测试(SOT)和Romberg检查,这些将有助于阐明平衡问题是否与前庭功能或躯体感觉系统有关。如果病变在小脑,检查协调性和平衡性可能会得到阳性结果。此外,临床医生可能希望选择一个或两个结果测量来更好地评估基线和进展。BBS、TUG、TMT、DGI和BEST都提供了关于功能平衡状态的有效可靠数据,并告知临床医生跌倒风险。考虑到Trisha已经有过一次或多次跌倒,我们已经知道她存在跌倒风险,但用这些工具来衡量改善情况仍然很重要。选择工具的使用应该基于Trisha平衡问题的潜在原因,因为有些工具在老年人中效果良好,而其他工具可能更适合患有神经系统疾病的人。另外,年龄、功能水平和通常会发生跌倒的情况,都是选择用于Trisha正确结果测量工具时要考虑的因素。

在SOT中,她在闭眼的两种情况下都是不稳定的(条件2和条件5),最初的几秒内就会跌倒,她可摆出一个Romberg的姿势,但当她试图闭上眼睛保持这个姿势时出现跌倒。这两种情况都表明了对视觉的强烈依赖和本体感觉缺失高的可能性。Berg评分为50/56分,双脚并拢且双眼紧闭(跌倒前只能保持3秒),极缓慢地向每个方向旋转360°,把脚交替地放在较低的凳子(2秒内仅能完成4个步骤)。当进行跌倒回顾时,发现跌倒均发生于灯光昏暗下的地面高度变化或被屋内的小地毯绊倒。

- 独立性或所需协助程度(多少、何种类型、辅助设备),有没有常用的辅助设备;
- 描述运动质量和环境/情况,是否熟练和有效,如果不是,记录运动进度。

示例动作描述:在有扶手的固定座椅上,从坐位到站立位需要用力摇动6~7次,然后跟随(R)UE和LE的推动,未包括(L)UE和LE。

行走(步态)

正常的行走是一个复杂的过程,需要运用力量、协调、感觉和平衡等多种元素以协调的方式协同工作。行走测试有助于检测多种疾病状态。行走速度慢、步幅短、手臂摆动幅度小可能提示帕金森病,而共济失调的宽大步态可能提示小脑功能障碍。步态模式应仔细观察并记录步态阶段:初次触地、站立(早、中、晚)、蹬离地面和摆动。对于神经系统患者来说,我们必须确定步态主要问题的发生阶段,这样才能更好地指导治疗。步态分析应记录以下内容:

- 患者能否独立行走? 有或没有辅助设备? 需要治疗师提供何种程度的辅助?
- 使用的步态模式是什么? 一定要彻底且清晰地描述步态每个阶段的情况(双下肢),并且确保这些描述性术语是可测量的。
- 患者能否转身和运用物体? 他们是否选择了一个特定的方向(例如,总是向右)?
- 患者能否在两个方向进行后退和侧身行走吗? 描述所使用的模式。
- 患者能否在不平整的地面上行走吗? 例如,草

表9-6	辅助水平术语表
完全独立	在没有辅助的情况下完成活动,并且在执行过程中是安全的
辅具或支具下独立	在没有辅助的情况下能完成活动,并且是安全的,但需要使用辅助设备或矫形器
监护下独立	在没有辅助的情况下能完成活动,但不安全的可能性<50%,安全风险是最低的,所提供的辅助是指治疗师与患者距离较近,以便在需要时提供辅助,但不接触患者
接触性监护辅助	在没有辅助的情况下完成活动,但存在持续的安全问题或周期性的平衡损失,需要轻微的辅助来恢复平衡
最小辅助(Min)	辅助是必需的,但在辅助期间,所做的辅助工作不超过25%
中度辅助(Mod)	辅助是必需的,但在辅助期间,所做的辅助工作不超过75%
最大辅助(Max)	大部分的工作是由辅助者完成的(>75%)
完全辅助	患者无须完成任何事情,所有的工作都由辅助者完成

要记录的其他项目:

应包括辅助者数量,通常被记录为+1 Min辅助,意味着只有一个人帮助。+2 Mod辅助,意味着有两个人帮忙。

也应包括使用的任何辅助设备,如+1 Min辅助患者。

地、厚地毯，或者从地板走到铺着地毯的地面。当接近另一个表面时，他们会改变速度吗？

● 以上任何一种情况是否会导致失衡？是否始终在某个方向上？是否能自我纠正或需要辅助以防止跌倒？

矫形器和辅助设备的使用需要评估和记录。考虑：

● 患者目前使用什么辅助设备和(或)矫形器？什么时候使用？

● 观察使用/不使用矫形器的步态情况，矫形器是否改善了患者的步态？

● 患者可以不用它走路吗？

● 患者是否使用任何上肢辅助设备？如果使用，是什么时候？设备是否有效？

● 是否有任何矫形器和辅助设备处于良好的工作状态？调整会改善他们的表现吗？

许多研究人员现在建议，行走速度成为第六大生命体征[15]。行走速度已被证明与健康状况相关，因此，可成为测量运动状态的一个有价值的工具。研究表明，0.8m/s的行走速度对于社区测距仪来说是必要的，而行走速度低于0.4m/s使个体处于最高的不良健康风险。幸运的是，有许多易于使用的关于步态的结果测量，其中一些工具侧重于耐力(6分钟步行测试)，许多工具能检查步态和平衡(DGI、TMT、Rivermead移动能力测试[16])，而其他工具能检查步态和转移(TUG)。

评估爬楼梯能力是通过要求患者上下楼梯来完成的。最佳的爬楼梯方式是在不使用扶手的情况下，能以一步接一步的方式独立上下楼梯，因此，确定患者是否能做到，或者他们如何偏离是评估的目标。如果患者不能一步一步地往上爬，评估他们的爬楼梯模式，并注意是用哪条腿往上爬。最理想的情况下，应鼓励患者在不使用扶手的情况下尝试上楼/下楼，如果不能进行，请注意使用哪侧扶手或两侧扶手都需要。对于使用辅助设备的患者，请注意他们是否能在楼梯上使用辅助设备。此外，爬楼梯速度也可作为一种跟踪进度的手段来测量。

对于需要使用轮椅进行活动的患者，要对他们推动轮椅的能力进行评估。有些人觉得用脚推椅子比用胳膊容易，这常见于亨廷顿舞蹈病患者，其他人可能由于手部无力或协调问题而无法推动标准轮椅。对于这些人来说，可能需要对车轮或驱动机制进行修改(这将在后面的章节中进行相关讨论)。另外，还有一些人由于上肢的严重缺陷或认知能力的限制而无法自主进行，因此需要电动轮椅。一旦确定了推动方式，检查在不同表面(如油毡或地毯和坡道)上推动及改变方向的能力。

病例A：第5部分

病例报告：Trisha能独立行走，仅有轻微的膝关节屈曲，这与双侧足下垂有关，可能会导致她在光线昏暗的情况下，遇到平面高度变化(从瓷砖、地板到地毯)或障碍物(地毯)发生跌倒。TUG所用时间是15秒，或者说"基本上是独立的"，当她转身走回椅子时，速度明显变慢。

评估

作为一名物理治疗师，这是一个思维过程，应该讨论如何确认或驳斥关于运动障碍原因的假设。这可能包括：

● 综合检查收集到的所有数据和结果，明确相关因素；

● 各种形式的记录，如问题清单，陈述影响状态的关键因素综合评估。

病例A：第6部分

病例报告：你认为Tricia的诊断应该是什么？Trisha的症状与糖尿病继发的双侧对称性周围神经病变一致。

诊断

诊断应描述确定的身体结构/功能(损伤)和活动(功能限制)的局限性是如何限制患者期望的参与角色，以及物理治疗是否能产生有益的效果。从病史来看，《物理治疗实践指南》[17]中的模式将符合相关的国际疾病分类编码(ICD-10)诊断。最近随着更多的临床实践指南的修订，指南(3.0版)已不再使用这些模式名称，但一些门诊可能仍在使用。

病例A：第7部分

病例报告：你会给Trisha哪个ICD-10编码和G编码？Trisha的诊断符合E11.42的ICD-10编码。G编码将是OG8978活动能力：在功能限制范围内，行走和移动至少1%，损伤、限制或受限少于20%。

预后(目标和结果)

重要的是，要考虑和陈述长期的功能预后，并且确定短期和长期的护理目标(护理水平)。通过关注长期功能预后,它能帮助治疗师优先考虑对神经可塑性的影响和补偿技术对长期功能预后的负面影响。预后报告应包括以下内容:

1. 长期的潜在功能或参与是什么?

2. 在这个时候(这种护理水平),患者应该准备什么特定的运动功能?

3. 确定有助于实现目标的积极因素。

4. 确定可能阻止或延迟实现目标的因素。

5. 确定实现长期目标的可能时间范围(包括在预后中)。

不要说"具有良好的康复潜力",这是一句毫无意义的话。你可以这样说,"Trisha 很有潜力在 2 个月内学会编织,因为她很有动力,而且(双)手很有力量。"(双)手的感觉丧失会减慢她学习技能的速度。在接下来的章节中,我们将结合不同的临床病例,对目标设定进行更多的讨论。

短期和长期目标

确保目标是可测量和实用的,将与身体结构/功能(损伤)相关的目标作为短期目标是可接受的。如果未解决潜在的损伤,将无法充分发挥康复潜力。因此,在制定目标和设计治疗计划时,这些因素非常重要。确保长期目标是来自活动问题清单和(或)检查所记录的参与限制。

儿科评估的组成部分

虽然对发育障碍儿童的评估与对成人的评估相似,但神经发育成熟进程与环境的接触及因发育中神经系统损伤而导致的神经可塑性问题之间的相互作用使评估变得复杂。作为物理治疗师,我们不仅要负责识别损伤(ROM、音调异常等),还要负责确定这些损伤对典型发育标志的相对影响。因此,儿科物理治疗师不仅要了

病例B:第1部分

Haeley 是一名 2 岁的白肤色女孩,38 周足月出生。她在 6 个月前可能发生了摇晃婴儿综合征(SBS),之后发生了运动和认知能力改变。除了最近的"事件",她还有一段不易引起注意的病史。Haeley 住在一栋两层楼的房子里,离前门有两步之遥。Haeley 的父亲是一名小学教师,母亲是一名脊椎按摩师。在"事件"发生之前,Haeley 一直在上日托班,但目前她由家里的保姆照顾。

解粗大运动发育状态,而且还必须了解心理、社会、语言和精细动作这些与儿童成熟紧密相关的发育情况。

病史

儿科患者的评估包括特定方面,因为婴幼儿和大多数儿童无法回答关于他们的病史或前来就诊的病因。首先,临床医生的作用是接受父母的专业意见,以便获得有意义和充分的病史。给父母几分钟时间坦率地谈谈他们的担忧,可能会让你深入了解孩子的医疗和功能需求。儿科病史始于基线数据,如出生日期和预产期,以及父母和孩子目前的担忧。如果孩子能做出回应,那么让他们参与到提问中是很有用的。除了父母关心的问题外,你还可问一些问题:你希望你的孩子能做什么? 还有,你的孩子最近学了什么?

病史可以在孩子的病历中找到,但在一些临床或教育环境中,这些信息必须从父母那里获得,但可以联系相关医生确认父母的报告或获取缺失的信息。父母和医生必须清楚了解处理任何预防措施或禁忌证,这样临床医生在体检时就能定位潜在的限制。处理预防措施可能包括由于潜在的髋关节脱位而限制下肢负重,或避免心脏手术后牵拉坐起(评估头部和躯干控制的常见物理测试)。

除病史、人口统计学特征外,还包括有关儿童的非医疗信息,如联系信息、与家庭沟通预约时间、种族、宗教、父母职业,以及与儿童或潜在治疗方案相关的任何一般家庭信息(如家中兄弟姐妹的数量)。病史包括当前和以前的临床诊断和问题、已完成的临床检查及对他们的理解(如遗传、影像、实验室检查)、用药剂量和依从性、以前和现在的疾病和外科手术情况。发育史包括产前和产后信息,如出生时的孕周、妊娠或可能影响儿童的产后并发症(如妊娠期间跌倒、喂养问题)、已达到发育标志的时间线、成长史(如年龄偏小)、适应性或儿童使用的其他设备及之前的发育评估。家族史包括对家庭医学问题的概述,包括其他家庭成员的发育问题,特别是孩子的兄弟姐妹(如运动、学习或认知障碍)。与居住环境和现有的支持系统相关的问题将在目标制订、促进发育制订的治疗措施和设计一个有意义的家庭锻炼计划方面发挥重要作用(专栏9-7)。

专栏9-7中的最后一个问题(家庭和社区的日常活动是什么?)很好地引出了病史的下一部分——相关治疗服务项目。如果孩子在日托机构或学校,进一

专栏9-7　评估居住环境和支持系统的必要问题

- 孩子和他的家人住在什么样的房子里——两层楼的房子，无电梯的公寓等？在某些情况下，可以对家庭进行评估，以确定辅助技术需求（例如，在孩子使用轮椅之前或评估坡道放置的位置）。
- 家的入口是什么？有楼梯或电梯吗？孩子是怎么进出的——搬运、轮椅、步行？
- 谁与孩子同住，包括成人的人数和其他孩子的年龄？
- 家人吃饭的地点（餐桌、厨房台面等）？孩子和家人坐在一起吗？孩子怎么吃？吃什么？
- 孩子的卧室和浴室在哪里？
- 孩子的适应性设备有什么（例如，自适应马桶座位、支架、浴缸椅）？
- 对于大一点的孩子，他们会参与家务劳动吗，比如摆桌子？
- 孩子在社区内是如何出行的——汽车、面包车还是公共汽车？如果使用汽车座椅或轮椅需进行评估。
- 除了特殊的适应性治疗设备外，还有哪些玩具或游戏设备？
- 护理人员的支持系统是什么？
- 孩子喜欢什么类型的游戏活动/玩具？
- 在家庭和社区内家人的日常活动是什么？孩子是否上日托或学校？大一点的孩子有工作吗？让护理人员/父母描述典型的一天可能是获得这些信息的最简单方法。

步了解可获得的相关治疗服务（包括PT、OT、SP、适应性体育和舞蹈等）是有益的。如果这些项目存在于当前使用的项目且需要的话，PT可提倡相关治疗服务。如果孩子正在接受支持性服务，关于治疗设置、类型、频率和目标的细节是必要的。

功能状态描述了当前孩子可以做的功能性活动。在学校、家里、操场等各种情况下，询问功能状态是有帮助的。参与这些活动所使用的辅助设备。此外，有关学习风格的问题也可以列入（专栏9-8），以确定如何最好地呈现。

PEDI[18]和PEDI-CAT[19]是基于调查的工具，可能有助于帮助护理人员和家庭确定其孩子当前的功能水平，并确定需要帮助的领域。这些工具的一个优点是其年龄覆盖范围广（PEDI：6个月至7岁；PEDI-CAT：出生至20岁），因此可应用于各种儿科患者，这两种工

病例B：第2部分

Haeley她是唯一的孩子，经过多次生育治疗后受孕。母亲报告说，她的生产并不复杂，在硬膜外麻醉下，分娩持续了18小时。她的父母也报告了简单的现病史，儿科医生的报告也证实了这一点。在"事件"之前，她的身高、体重和头围都在第40百分位数。她现在有进食困难，所以在过去的4个月里，她的体重下降到了第20百分位数。父母报告说，她在6个月大的时候会翻身，8个月大的时候能独立坐着，11个月大的时候会走路，18个月大的时候会说多个单词（妈妈、爸爸、嗨、再见、起来、"ba"代表瓶子、狗和猫）。他们描述说，他们把女儿从托儿所接回来且她非常困。在询问了日托服务人员（一位成年子女的母亲，在家中提供照顾）后，她表示当他们发现她在"自由玩耍"时间躺在沙发后面的地板上可能已经跌倒了，表现得昏昏欲睡。他们表示了歉意，但似乎并不太在意。她的父母立即带她去了急诊室，磁共振成像发现有视网膜出血和轻度额叶硬膜下血肿，并伴有轻度脑水肿。她在硬膜下血肿消退后，继续住院4天。警方的调查没有找到足够的证据来指控有人摇晃Haeley，但怀疑是婴儿摇晃综合征。由于SBS很难诊断，他们不能排除Haeley跌倒的可能性（尽管她的头上没有明显的"肿块"）。出院时，Haeley还能走路，虽然一开始看起来有点"摇摇晃晃"，但从那以后，她似乎没有进步，因为她很少有运动技巧变化。她仍然在以爬的方式上下楼梯，不接球也不踢球，也没有用叉子或勺子吃饭（像事发前一样用手吃饭）。她又学会了几个词，但还没有把两个词拼在一起。她的父母表示，他们可以看到她在"游戏小组"中与其他人不一样。他们的目标是将她的发育进程"拉回正轨"。

具也可用于检查自我护理和家庭管理。

系统性回顾

针对儿童的系统回顾包含许多成人检查的要素和一些针对儿童的新要素。在这里，我们的重点关注要素可能不同于成人检查或特定儿童。

- 皮肤系统回顾：虽然皮肤系统回顾反映的是成人或儿童的状况，但支撑和承重表面周围的皮肤区域应进行仔细检查，尤其是活动受限的儿童。如果发现皮肤问题，必须仔细检查任何适应性设备，以确定潜在压力点。

- 孩子通过视觉、图片、听觉或演示学得最好吗?
- 孩子识字吗?孩子能听懂别人念给他听的内容吗?
- 如果英语不是孩子的主要语言,是否有其他语言需求,包括需要翻译?

　　同样的问题也被重复,关于成人护理人员如何学习。在检查过程中,要注意孩子的注意力、反应力、协作能力,以及最有效的交流方式。

- 肌肉骨骼系统回顾:在功能性活动期间,对坐位和站立位的关节活动范围(ROM)、肌力和对称性进行大体筛选和评估,因为婴幼儿通常不理解或不遵守成人的标准测试方法。应注意对称或不对称现象的存在,并进行肌肉骨骼系统评估,这会在下一节描述。
- 心血管/肺功能系统回顾:与成人没有特定的区别。
- 步态、移动的初始形式、平衡、过渡、协调运动、本体感觉、运动控制和运动学习是神经肌肉系统回顾的一部分。在这一级别的回顾中,应注意每个项目的指标是否受损。
- 其他系统回顾:对婴幼儿的视觉、听觉和其他特殊感觉进行标准测试是不可行的,但即使在幼儿中,也可使用普通玩具对视觉跟踪(眼睛横向和垂直跟踪物体)和声音跟踪(从视觉方向转向声音方向)进行筛选,而且很小的婴儿也会对聚焦在眼睛上的光线眨眼。味觉通常不会在幼儿中进行测试,但其他中枢神经系统问题可通过观察饮食、面部表情及肩部运动来进行筛查。

病例B:第3部分

　　Haeley的系统性回顾结果为皮肤、心血管/肺功能或其他系统的任何问题均为阴性。观察表明,她需要进行全面的肌肉骨骼和神经肌肉检查,因为她的动作缓慢,她用脚趾走路,双手处于中位保护姿势,需要外部支持从爬到站立。

检查

　　与筛选方法相似,肌力和ROM的检查是通过对功能性运动的观察和一些被动操作/定位来进行的。例如,坐着踢球可评估股四头肌的抗重力情况,而蹲在地上又回到站立位则是股四头肌力量良好的标志。如果她能在下蹲站立期间举起一个物体(例如一个大球),

这可能表明肌力正常。俯卧撑是检查肩、背和臀部抗重力情况的一个好方法,保持这个姿势的时间长短可显示肌力的强弱。这些技能中的许多都包含在标准化测试中,将保持姿势的时间增加作为发育年龄的指标。在专栏9-9中,描述了治疗师在观察孩子的每个姿势时应该考虑的标准问题。

　　肌张力:肌张力是用改良Ashworth肌张力评估量表进行客观测量的,如成人评估所述,尽管有效性或评分间可靠性的证据有限。通常儿科评估只将肌张力描述为正常、肌张力低下(低张力、松软)、肌张力亢进的(高张力)或混合(正常、高张力和低张力的组合),这是常见的一些发育障碍。所有体位均应评估肌张力,包括休息、被动运动、主动运动和有挑战性(有压力)的运动。肌张力会阻碍运动发展,限制功能,并干扰肌肉力量的评估。

　　Alberta婴幼儿动作发展量表(AIMS)[20]这一婴儿发育常用量表,采用了类似的框架

- 何为承重体位?
- 此体位所需的抗重力运动有哪些?
- 体位/动作是对称的还是不对称的?
- 在这个体位下中线行为是什么?

　　这些问题的答案提供了关于肌力、ROM、平衡和协调的信息。

　　此外,应处理下列全面问题:

- 孩子的能力是什么?
- 儿童功能性运动的优势是什么?
- 运动质量如何?
- 孩子能保持这个姿势吗?
- 儿童能否保持姿势,并能在用手臂和手玩或进行日常生活活动时维持稳定?
- 在姿势和体位的数量上是否有足够的可变性,还是孩子只采用一个姿势,这使他们处于继发性损伤或过度使用损伤的风险?
- 什么体位和活动不能执行?
- 直线、姿势、动作是否典型?
- 假定一个体位或执行一项技能/任务时,需要何种类型的辅助?

病例B:第4部分

　　上肢张力正常,但Haeley的腓肠肌和髋关节内收肌轻度肌张力亢进(Ashworth=1,DTR=3+)。

运动范围：在与孩子玩耍或通过观察功能性运动来评估被动和主动ROM，如果有任何挛缩或畸形，应在护理人员/父母分散孩子注意力的情况下，尝试进行角度测量。

肌力：在功能性活动或使用肌肉力量的活动中，观察在抗重力和抗阻力活动情况，这是评估婴幼儿力量的主要方法。在8~10岁的时候，孩子们通常能理解标准化力量测试方法。如果需要，可使用手持测力计对较大的儿童进行力量评估，这具有良好的可靠性，而且测力计经常用于儿科临床环境。Biodex为测量等距、等速力量（尤其是下肢）结果值提供了更高级的检查选择，但这在儿科诊所中并不常见。

人体测量学：体重、身长/身高和头围通常是生长的良好指标，基于营养方面的考虑，这对监测身体的生长和发育很重要。头围也是一种间接测量大脑生长的方法，可显示小头畸形和与预期相关的大脑生长不足。头围也可能监测脑积水和分流功能（见第18章）。其他不太常用的人体测量学检查包括肢体长度和围度，用于评估不对称生长、继发性关节脱位，以及是否适合安装辅助设置和支架。

感觉完整性：感觉功能的许多方面是在运动功能和玩耍的同时观察到的。对触觉的反应可通过寻找移开的躯干、四肢，轻写数字或轻捏来确定，但正式的感官测试通常要等到孩子6~8岁时才能进行。本体感觉可通过将肢体移动到一个令人不舒服的位置并观察孩子是否移动来大致评估（例如，将手臂放在孩子的下方）。平衡能力主要是通过观察孩子在游戏过程中，维持和移动特定的姿势（坐、站、仰卧、俯卧）来评估的。此外，在婴儿身上存在着许多随着成熟而受到更高神经系统控制的反射（原始反射）和随着孩子成熟而出现的其他反射（保护、平衡和翻正反应）。虽然原始反射（病史名称）在较大的婴儿/孩子/成人中不太明显，但它们通常是协调运动模式的组成部分，或在处于压力下时变得明显。例如，虽然典型的对侧伸肌反射无法在出生2个月后引出，但我们在东西碰到脚趾或踩到时的反应往往很明显。碰到脚趾的第一个反应是迅速弯曲受伤的腿，另一条腿用力伸展（站姿），以保持直立姿势（通常伴随着跳跃和喊叫），表明对侧伸肌模式。图9-2说明了其中一些原始反射，而表9-7描述了如何测试并显示这些反射。因此，原始反射并没有真正消失，它们只是我们运动程序的一部分，并且它们的整合是神经系统成熟的标志。然而，在适当的年龄未能整合这些反射常常是中枢神经系统功能障碍的一个迹象。同样这些最初刺激相关反射的再次出现也常伴随着神经系统损伤。翻正反应、保护反应和平衡反应是在出生后2年内形成的成熟反应，可保持身体姿势平衡（图9-3说明了一些最早的翻正反应，表9-7描述了测试方法和反应）。

发育评定和运动检查

对婴幼儿和有明显神经功能障碍的儿童进行儿科评估应包括彻底的检查，需要观察且与儿童互动，通常是在玩耍中采用仰卧位、坐位、俯卧位和站立位4种体位。在许多情况下，标准化的评估工具，如Bayley婴幼儿发育量表[21]（出生至42个月）、Peabody运动发

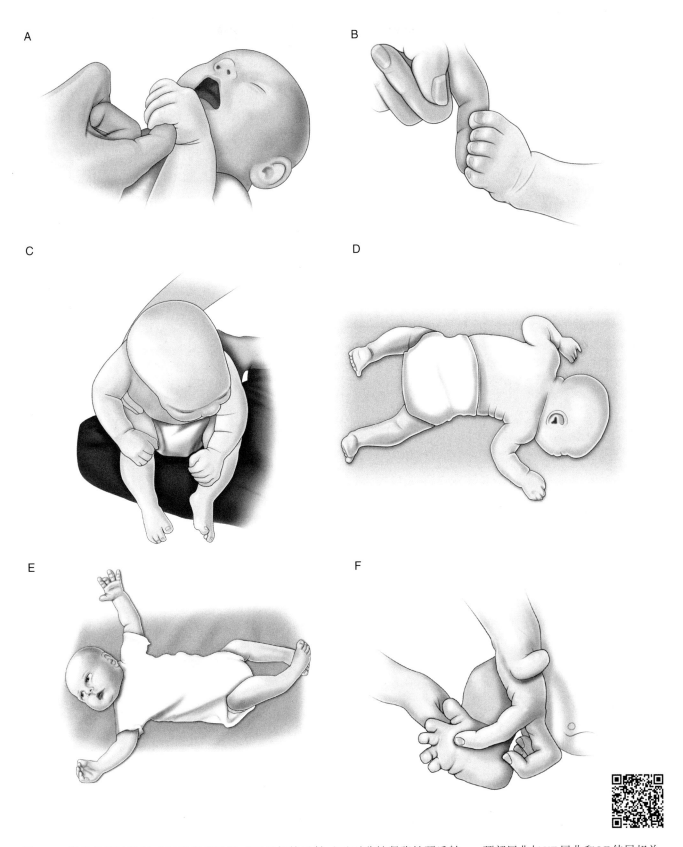

图9-2 婴儿的原始反射。(**A**)手握持反射;(**B**)足握持反射;(**C**)对称性紧张性颈反射——颈部屈曲与 UE 屈曲和 LE 伸展相关;(**D**)非对称性紧张性颈反射——头转向一侧可引起面侧肢体伸展(减少屈曲)和枕侧肢体屈曲;(**E**)Moro 反射——头快速后倾引出手臂外展(如图所示),然后内收,就像伸手一样;(**F**)巴宾斯基反射——轻划足底足底、张开脚趾和伸展大踇趾。

育量表（出生至72个月）[22]，或AIMS婴幼儿动作发展量表（出生至18个月）[20]结合物理治疗师的观察技能进行综合评估。值得注意的是，对不足24个月的早产儿进行校正（专栏9-10）。粗大运动功能评估（GMFM）[23]是一种常用的测量婴幼儿和脑瘫儿童运动功能和运动功能变化的工具，具有较高的心理测量性。此外，GMFM-88[23]在其他人群中也得到了验证，包括唐氏综合征。GMFM有5个领域，包括躺着和翻身、坐位、爬行和跪位、站立位，以及走、跑、跳。儿童神经功能障碍患者的运动功能应在所有体位上测量，并在与GMFM描述和测量类似的功能情况下测量。当使用特定的评估工具时，应包括孩子在特定位置（如俯卧位时头部移动、前伸等）下想要观察的适当附加项目，这样

就不需要在位置之间进行太多的强制变化。玩耍和观察越自然，检查就越准确，孩子也会表现出更好的依从性。年龄较大的儿童或拥有高级运动技巧的儿童不需要在每个体位都进行测试。对于所有体位，应观察儿童的运动对称性，以辨别单侧或非对称能力/缺陷（专栏9-9）。为了引出动作，治疗师需要让每个活动都充满乐趣，可使用玩具、图片、家庭成员或其他类型的刺激来吸引孩子观看、前伸和移动。

表9-8描述了每种姿势（仰卧位、侧卧位、俯卧位、坐立位、爬行和站立位）应评估的运动和技能。

移动能力

在表9-8中，结合对幼儿的结构化观察，讨论了

表9-7	原始反射及翻正、保护和平衡反应	
反射	**描述**	**年龄范围**
非对称性紧张性颈反射	侧向转头导致枕侧肢体屈曲（伸展较少）和面侧肢体伸展	0~3个月
对称性紧张性颈反射	颈部屈曲导致UE屈曲和LE伸展，颈部伸展导致UE伸展和LE屈曲	0~4个月
Moro反射	快速地将儿童从一个直立坐位向后移到支撑面，引起手臂的外展（远离中线），然后是手臂内收（靠近中线）和躯干屈曲	0~6个月
觅食反射	轻触脸颊会导致类似于寻找乳头的转头动作	0~4个月
躯干侧弯反射	轻触躯干外侧会使躯干远离刺激而弯曲（例如，轻触右侧——躯干凸向右侧弯曲）	0~4个月
手握持反射	在手掌上施加压力会引起抓握（婴儿会抓住测试者的手指）	0~6个月
足握持反射	对脚掌施加压力会引起脚趾弯曲，类似于脚趾抓握	0~15个月
踏步反射	把婴儿置于站立位使他们向前倾斜，会引迈步反应	0~2个月
阳性支持反射（原始站立）	将孩子置于站立位，可使腿和躯干伸展	0~2个月
屈肌逃避反射	轻敲脚后跟或拉动大脚趾会导致腿部弯曲远离刺激	0~2个月
伸肌突伸反射	推足引发腿部有力伸展	0~2个月
对侧伸肌反射	一条腿的被动屈曲与另一条腿的伸展有关	0~6周
翻正反应	将头朝向身体	
旋转翻正反射	转动身体的一部分（如头部）会导致身体的其他部分以"圆木滚动"的方式转动	目前为6~12个月
躯干头部立直反射	身体接触支撑面会导致头部抬起 　　俯卧位 　　仰卧位	 出现于1.5~4个月 出现于4~6个月
立直翻正反应		
迷路性立直反射	将孩子置于直立位，遮挡眼睛（蒙上眼睛）向一侧倾斜，头部保持直立或恢复直立	出现于3~6个月
视性立直反射	可视情况下，与LRR测试相同，头部保持直立	出现于2.5~6个月
俯卧立直反射（Landau反射）	以俯卧支撑的姿势抱孩子（双臂置于腹部和臀部下方） 　　部分成熟——头部上抬45° 　　发育成熟——头部上抬90°	 出现于2.5~4个月 出现于10个月
保护反应		
俯卧位（降落伞反射）	在俯卧位下，扶住孩子躯干，迅速且小心地将他们向前推向垫子上，孩子应出现伸手反应	出现于6~7个月

（待续）

表9-7	原始反射及翻正、保护和平衡反应（续）	
反射	描述	年龄范围
坐位反射	当孩子处于坐位时,轻轻地把他们推向指定方向(可以通过倾斜平衡板来完成)	
	向前	出现于6~11个月
	向侧方(一侧)	出现于6~11个月
	向后	出现于9~12个月
倾斜/平衡反应	通常在平衡板上测试(倾斜反应),或轻轻向给定方向不稳定地推动孩子(平衡反应):	
俯卧位	当孩子处于俯卧位时,平衡板朝一侧倾斜,躯干应弯曲远离平衡板,手臂伸向平衡板顶部	出现于5~9个月
仰卧位	当孩子处于仰卧位时,躯干弯曲远离平衡板,手臂伸向平衡板顶部	出现于7~11个月
坐位	当孩子处于坐位时,向前、向后和向侧方倾斜,或者坐在地板上轻轻推向各个方向	出现于7~8个月
四点位(爬行)	当孩子处于四点位(爬行)状态时,从侧面干扰平衡,反向弯曲躯干恢复稳定	出现于8~12个月
站立位	当孩子处于站立位时,进行各个方向的平衡干扰,极端的干扰可能会引发迈步反应	出现于12~21个月

A

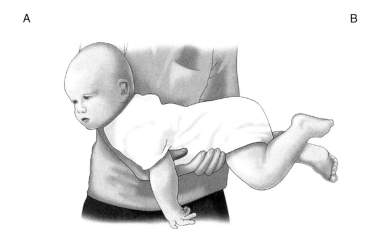

B

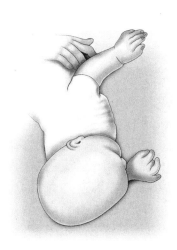

C

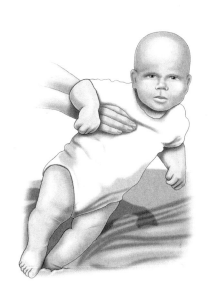

D

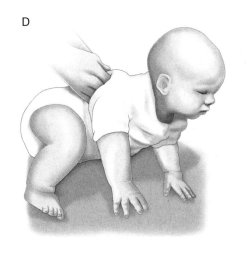

图9-3　姿势反应。(A)Landau反射——伴头部60°的俯卧支撑(不成熟的);(B)躯干立直反射——与髋关节旋转相关的快速滚动反应;(C)视性立直反射——当身体侧向倾斜时,头部出现立直反应(当遮盖眼睛时,可用类似的动作进行迷路测试);(D)降落伞反射——以保护方式向前移动手臂。

从仰卧位到站立位的姿势、移动能力和功能，以限制许多姿势变化的需要。在活动的儿童中，治疗师必须使用他们的观察技能和创造力来评估儿童的快速过渡动作和步态（运动观察建议见专栏9-11）。过渡是指儿童（和成人）从一个位置过渡到另一个位置的动作，有些过渡会给孩子带来新的姿势，他们可能会在玩耍时保持这种姿势（如半跪位）。对于成长过程中的儿童，最初的过渡动作一般是翻身，经常从俯卧位到仰卧位，然后从仰卧位到俯卧位，发生在4~6个月之间。然而，由于大多数孩子现在都是仰卧位睡觉的，因此，可能俯卧位的时间有限，许多孩子都是首先从仰卧位翻身到俯卧位。然而，4~6个月的翻身时间保持不变。表9-9列出了大多数儿童共同的过渡动作及年龄（值得注意的是，儿童发育是多变的，有些儿童较早，有些儿童较晚，但始终较晚的发育是要引起关注的）。

主要的移动形式——有多种允许婴幼儿探索他们的环境的独立移动形式。翻身、腹部/突击式爬行、四足爬行、快走、扶家具活动和行走都是有意义的移动和探索方式。这些技能的评估包括姿势的观察、四肢的负重位置、运动模式、运动的对称性及为了玩耍使用的姿势，这有助于理解孩子使用某种活动形式作为他们主要形式的原因（例如，由于偏瘫进行坐着挪动，而不是爬行）。当孩子在活动时，观察这些活动是有选择地进行还是集体活动（例如，分段翻身还是直接翻身）是很重要的。孩子是否有目地开始移动，还应考虑移动的时间和顺序。重要的是，要考虑儿童活动的形式是否适合周围的环境（不平坦的地面），或有助于功能性游戏和新技能的发展。

行走（步态）定义是从婴儿期到幼儿期过渡的重要阶段，这是一项逐渐实现的技能。独立迈步的平均年龄是12个月，然而，婴儿在站立了相当长的时间后，才能达到这种早期的迈步能力。站立时的最初动作是跳跃和重心转移，先支撑（4~6个月），抓住支撑物（7~9个月），然后扶着家具缓慢侧移（8~10个月），单手置于支撑物前进（9~12个月），同时孩子很可能开始双手握持前进，然后单手前进（11~12个月）。最后，第一次独立的迈步是伴随手的高度保护位置实现的。一般来说，如果一个孩子18个月大或超过18个月，没有进行迈步，认为他/她是行走迟缓。在各种情况下，可观察到交替、跨步和侧步的主要行走模式。幼儿步幅较短，支撑基础较宽，手臂处于高保护位置，出现多次跌倒。在

2岁的时候，随着步态参数的不同，步态逐渐成熟，如脚趾离地、足跟着地、手臂摆动和行走速度增加。称重期的观察有助于评估行走模式、损伤和识别不对称，因为许多儿童未能脚跟着地和尝试脚趾着地。值得注意的是，远端神经损伤较多的儿童可能主要使用髋关节移动，而损伤较轻的儿童可能同时使用髋关节和踝关节移动。完整的步态评估应评估足跟着地、站立时间、重心转移、摆动时的膝关节和髋关节位置、前足位置和姿势（旋前/旋后）、胫骨扭转、膝内翻/外翻、股骨前/后倾、骨盆倾斜（前/后）或偏斜、肩胛骨前凸/后缩及手臂的位置。此外，步态观察应包括姿势控制、平衡反应和玩耍时的步态评估。

精细动作技能——在上述每个位置都应检查用手拿玩具的情况，观察应包括单侧和双侧向各方向伸展，将手放在中间，越过中线，以运用和转移物体。扫视、拇指对指和手指（拇指腹到示指腹）的抓握技能可以很容易地用一个小玩具或一块食物进行评估，通常进行坐位（有或没有支撑）评估，表9-10列出了24个月内的重要精细动作技能。值得注意的是，惯用手通常在5岁之前是不一致的，但大多数孩子在3岁左右开始表现出某种偏好。精细动作评估通常由专业治疗师完成，但对儿科物理治疗师来说，掌握一些精细运动技能发育的知识是很重要的，因为大多数运动评估包括精细动作或视觉运动评估（如PDMS和Bayley）。为患有神经系统疾病的大龄儿童检查精细动作技能可按照成人检查的部分（专栏9-5）进行，涉及手臂和手部控制的自我照顾活动，如刷牙、进食或运用物体，可在临床评估中进行测试或模拟，或在病史中加以说明。

高级运动技能——承重位置、抗重力运动、对称或不对称，以及姿势的同一标准可用于高级运动技能。对于一些有神经损伤的儿童（如脑偏），高级运动技能可能是唯一延迟或受损的运动技能。这些运动技能测试应适应孩子的能力，包括玩耍的技能（如投掷和踢一个球）、高级运动（如跑步、单脚跳和跳跃）及去游乐场玩耍（如爬梯）。表9-11确定了其中一些重要阶段的共同年龄。

适配设备

许多有发育障碍的儿童将被指定使用适配设备。任何后续评估都应包括对该设备的检查，如移动设备、矫形器和保护设备，因为年龄增长是这些设备适用性

专栏9-10 对早产的校正

	年	月	日
预产期	2012	4(3)	15 (45)
出生日期	2012	2	23
早产矫正		1	22
测试日期	2013(2)	1(13)	30
出生日期	2012	2	23
未调整的年龄	0	10	7(37)
调整		1	22
调整后年龄		9	15

几乎每位母亲都会记得她的预产期和孩子的出生日期。从预产期中减去出生日期来对早产进行校正(浅色)。未校正的测试年龄是通过从测试日期中减去出生日期来确定的(此年龄将用于任何2岁以上或非早产的儿童),校正后的年龄是由测试时的未校正年龄减去早产校正值计算得出。

注意:在这种情况下,预产期是4月15日,出生日期是2月23日,要从预产期的15中减去23,必须加上一个月(30天)变成45,然后月份减去一个月使4变成3。同样,在确定未校正年龄时,必须在月份中加上一年(12个月),从1中减去2,即从2013年减去1年为2012年。

和可用性的关键因素,因此应评估设备的适合性和适宜性(使用的合理性和年龄适宜性),包括随着儿童的成长,设备是否仍适用,并且考虑儿童的活动水平,设备是否耐用。最后,PT必须确定是否需要额外的设备,这将在有关神经管疾病(第18章)、脑瘫(第19章)和发育障碍(第20章)的章节中进行讨论。

病例B:第8部分

使用Peabody运动发育量表对Haeley进行评估,那时她的年龄为2岁3个月(27个月)。她行走(分腿站立)、上楼、快走和向后走评估为0分,可以用肩部伸展的方式投球,但不能举手过肩或低于肩,不能踢球或接球。她的粗大运动范围最高限度是在15~16个月。她能把两个形状放在一个形状板里(不是三角形),并把6个立方体堆在一起,但却不能把瓶盖打开,也可以用蜡笔做一个垂直的标记或使用剪刀,这符合22个月的精细运动范围最高限度。她表现出中度总体运动迟缓和轻度精细运动迟缓,由于她呈现的是全面性迟缓(见第20章),因此应让其进行表达能力和作业治疗评估。

表9-8 体位观察

体位	观察/技能测试
仰卧位	头部、背部、骨盆、后腿和脚的负重 手臂和腿的自发运动[频率、力度、踢腿模式(单侧、平行、交替)] 能呈现并保持头部中立位(乳头线之间的鼻子位置是头部中立位的一个很好的参考)和下颌回缩(颈部屈肌控制) 手臂移动——移动长度(短或长)、抗重力能力、将手臂移至中线(腹部或胸部)、抓取玩具、触摸嘴巴(自我安抚或咬玩具) 手部位置——打开或握住 玩具的视觉跟踪(头部、背部、环绕方向)——观察眼睛和头部的运动 声音定位和跟踪(母亲的声音,玩具) 被动的ROM——确定局限性,感觉肌肉紧张程度(如痉挛),筛查髋关节发育不良(见第18章) 腿部和骨盆的抗重力运动(如跨越)作为腹部和腿部肌肉力量象征 拉至坐位——观察头部位置、手臂拉动和腿部移动(见图9-4和专栏9-12的说明) 从翻身到俯卧位——如果不是自发的,可以用玩具来刺激,在孩子的视线中横向移动玩具并鼓励伸手。如果孩子需要帮助,可以在肩膀、臀部或腿部提供帮助。如果孩子自己翻身,观察翻身的类型(直接翻身或分段翻身——注意哪个身体部位引导翻身)

(待续)

表9-8	体位观察(续)
体位	**观察/技能测试**
俯卧位	体重——承重可以是头部、胸部、腹部，也可以是手和膝关节(爬行)
	头部控制的抗重力运动——能转动头部使气道通畅；以度为单位移动头部(例如，头部位于45°或90°维持10秒)
	在乳头线之间中线位置的移动能力(比头部轻微转向一侧的不对称移动更难)
	转动头部寻找玩具或声音的能力
	上肢负重——肘部或手部负重，肘部弯曲或伸展，胸部着地或离地，移动重心保持稳定或不稳定的能力
	仰卧位和侧卧位翻身——最初直接翻身(臀和腿成一条直线)，之后以分段的方式由肩部或腿部引导翻身(臀部或肩部在另一个之前)
	俯卧位运动：
	• 俯卧位旋转——能旋转一个完整或部分圆圈
	• 突击式爬行——使用手臂和(或)腿向前移动的能力，通常最初是双侧运动，后来是相互的轮替运动
侧卧位	注意一侧躯干、头部、腿部和手臂的负重(放置孩子呈侧卧位，自己翻身侧卧或者当过渡到另一个姿势时侧卧)
	应注意手臂的中线和功能性活动，以及腿的位置
	侧头屈曲、躯干屈曲和旋转的抗重力运动
	上肢负重——支撑肘部的能力
坐位	注意负重是否在臀部、腿部和(或)手部
	躯干控制(以躯干进行抗重力运动)，需要帮助或支持来呈现/保持坐位。孩子如何保持坐位——手肘弯曲或伸展以支撑身体，或未用手臂支撑，而使用躯干肌肉力量保持坐位(如果未用手臂支撑，注意手部位置——两侧肩部高度回缩，称为高度保护姿势，而手臂在躯干两侧是为了防止摔倒或自由玩耍)
	骨盆的位置——前倾/后倾，与躯干的关系
	腿部位置和支撑躯干的范围
	• 环绕式坐姿：双腿弯曲，双脚并拢，形成一个圆圈或圆环
	• 半环式坐姿：一条腿伸直，另一条腿弯曲，脚朝向中线
	• 裁缝式坐姿：膝关节弯曲，臀部向外旋转，一条腿在另一条腿前面，脚靠近对侧膝关节
	• W式坐姿：双腿内旋，臀部位于脚跟之间，脚跟距离尽可能宽
	呈现和维持的能力
	询问护理人员/家长，当他们离开房间时，他们是否可以让孩子坐着，这很好地表明了孩子坐位的稳定性
	重心转移能力(旋转或平面运动)，躯干旋转到一侧或触摸高于肩部的玩具
	抓取玩具，双手交替拿玩具，并将玩具带到中线位置的能力
	头部立直反射，保护性反应和平衡反应——通过倾斜儿童、从轻推到用力推或接触支撑面外引起，在婴儿出生后的第一年内形成
	• 头部立直反射——躯干移动时保持或恢复头部直立的能力
	• 保护性反应——手臂伸展以防止摔倒
	• 平衡反应——躯干运动以避免失去平衡

(待续)

表9-8	体位观察(续)
体位	观察/技能测试
爬行	承重部位是手、膝关节,偶尔还有双脚(或单脚)。腹部和胸部离地表明躯干和腹肌抗重力运动,通过留意手部和腿部的协调性和运动方式来观察爬行状态,如轮替运动,测量儿童能移动的距离,他们上肢能否运用物体,以及他们如何以这个姿势实现功能性游戏。由于身体晃动导致重心移向头部或躯干,当婴儿伸手去拿玩具并向前爬时,重心可能偏向一侧 骨盆的位置(例如,腰椎前凸增加——表明腹肌控制力下降) 臀部相对于膝关节和肩部相对于肘部的位置 维持能力(时长) 重心转移(水平、头尾端)、轻轻摇晃、伸手拿玩具和功能性游戏的能力 呈现俯卧位或坐位和恢复到俯卧位或坐位的能力 移动能力——爬行 • 交替——交替使用手臂和腿部 • 对称(兔子式跳)——移动双臂,然后移动双腿
站立位	脚部承重位置(在年龄较大的儿童中,脚趾承重位置可表示腓肠肌痉挛或背屈ROM障碍) 独立或辅助——注意腿部承重(如果有的话),以及是否需要支撑来呈现/维持(程度) 躯干控制——直立或向前弯曲,用UE支撑(肘部、手)或胸部支撑 头部、肩部和臀部成直线 重心从一只脚转移到另一只脚,一只脚抬离地面的能力 在独立站立位中,手臂的位置 • 高度保护:双手高于肩部 • 中度保护:手臂在躯干两侧 • 低度保护:在躯干两侧的双臂朝下 功能性活动——维持玩耍姿势,向各个方向伸展,包括伸向地面和恢复直立

表9-9	过渡运动	
过渡运动	描述	常见平均年龄
坐位到俯卧位	初始——腿部向前折叠,将腿滑至伸展位;成熟——转到侧面,把手放在地板上并伸腿	6~9个月
俯卧位到坐位	初始——向前爬行,然后转动躯干、髋关节屈曲并外旋向后坐下;成熟——可以侧卧、俯卧撑或爬行,通过转动躯干和臀部坐下	8~11个月
坐位到爬行	类似于坐位到俯卧位,最初有限的躯干转动完成了坐位到爬行的过渡,但是使用的转动和灵活性模式随着成熟度的增加而增加	9~11个月
拉至站立位	婴儿通常在支撑物前呈跪姿,双手拉至站立位,同时双腿伸直	9~12个月
拉至半跪位	呈半跪姿势(脚平放地面的单膝向上),然后拉至站立位,这需要手臂很小的拉力和前腿膝关节主动伸展	11~13个月
站立位到坐位(有控制的)	随着膝关节屈曲和手臂支撑降低自己的位置	11~13个月
无拉力的地面站立位	脚和手承重,向后移动重心站立	15~18个月
蹲下并恢复站立位	臀部和膝关节弯曲成深蹲,使用腿部伸展来恢复站立位,开始时躯干伸直	15~18个月

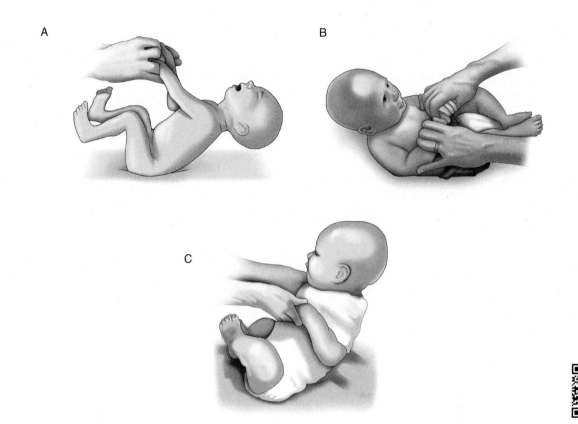

图9-4 拉至坐位的发展过程。(A)新生儿——被拉着坐起，头部有些迟缓，手臂没有拉力；(B)婴儿——头部与肩部呈直线，手臂开始有拉力和LE屈曲；(C)6月龄儿童——头部在肩部前面，手臂拉力和LE屈曲大。

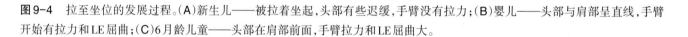

专栏9-11	以运动质量和成熟度为目标

　　在任何评估期间，检查者应考虑运动功能和活动质量，包括：

- 运动成熟度；
- 运动速度；
- 异常（原始）反射对运动的影响；
- 运动中关节的结合与分离。

　　在观察儿童运动过程中需要关注的其他问题：

- 孩子能在动态活动中玩耍或完成任务吗？
- 运动中是否有缺失或异常部分？
- 每个关节在活动中是否在所需的可用ROM移动？

专栏9-12	拉至坐位

　　观察孩子对拉至坐位的反应，检查者拉着孩子的手、肘部或肩部，这些反应可以使检查者了解孩子在颈部、肩部和腿部的力量和成熟度。

　　1. 头部迟缓——头部保持在肩部后面（耳朵在肩部后面）——幼儿正常；4~6个月后异常；持续性低张力常见于儿童。

　　2. 向心性颈部屈曲——在4个月左右时，最初头部与肩部呈直线，但最终头部在肩部前方，通常见于6个月。

　　3. 6个月时，通过拉起手臂和腿部至坐位，以协助转为坐位。

　　4. 再次抓握手、手臂或躯干，将孩子从坐位降至仰卧位，可提供有关肌肉活动的信息，使治疗师能确定孩子运动控制情况（低肌肉张力或头部控制不成熟）。

表9-10	24个月内的精细运动技能	
年龄(月)	精细动作技能	描述
0~2	手抓握	手大部分时间是握着的
	握持反射	抓住任何放在手上的物体,通常保持<10秒
2~4	休息时打开手	手张开而不是紧握(或松散握着)的时间增加
	摇动拨浪鼓	握在手上摇动拨浪鼓的时间<20秒
4~6	玩手	把手放在一起且放入嘴中
	抓握东西	仰卧位、俯卧位和有支撑坐位时,手臂伸展可触碰并抓握物体(全手抓握)
	把玩具放一起	每只手能短促地敲击积木或其他物体
6~8	抓住积木	使用拇指、示指和中指(三指抓取)
	把玩具拿到嘴边	玩具通常被拿到嘴里咀嚼或“感受”
		开始将物品从一只手转移到另一只手
8~10	抓住较小的物体	用所有手指抓住小物体(如谷类食品)(在这2个月内,拇指会从中间向侧面移动)
	移动木钉	从钉板上取下木钉,并用手寻找缺口
	拍手	开始模仿拍手
10~12	对指抓握	会用拇指和示指抓握小物体(如谷类食品)
	放置物体	将积木或其他小物体放置在容器中
12~14	放置木钉	在钉板上最多放置3个木钉
	拼图	开始在拼图中放置简单的形状(圆形、正方形)
	吃东西	自己用手吃东西
14~16	涂鸦	开始用蜡笔涂鸦,没有用手偏好;用拇指和示指握住蜡笔
	堆叠积木	可堆叠2~3个积木
	用餐具吃饭	开始用餐具,但主要还是用手
16~24	翻书	能翻页(可撕纸页)
	垂直绘图	可以画或模仿画直线(仍然没有用手偏好)
	器具	改进了用叉子和勺子进食——用勺子舀和用叉子戳食物

表9-11	高级运动技能	
技能	描述	月龄
爬楼梯/攀爬		
上下楼梯	通常先向上爬,手膝轮替运动	12~15
上楼梯	握住扶手,将双脚放在每一个楼梯上(阶梯模式)	15~16
从楼梯走下来	紧握扶手,按阶梯模式步行	16~18
上下楼梯	扶着扶手交替上下楼梯(一步接一步)	26~28
带着玩具上下楼梯	无扶手携带玩具交替上下楼梯	34~36
爬梯	爬2~3阶玩具滑梯	12~16
矮梯	爬竖直的梯子,按阶梯模式进行	40~48
直梯	爬直梯,按轮替运动模式进行	60~72
跳跃/单脚跳	开始从地上跳起来或从楼梯上跳下来	22~24
	向前跳至60.96cm	30~32
	跳25.08cm障碍物	32~34
	开始单脚跳跃	46~48
高级步行技能	向后走	24~26
	一只脚在另一只脚前面走直线(不是脚跟对脚尖)	26~30

(待续)

表9-11	高级运动技能（续）	
技能	描述	月龄
	踮脚走路	28~30
高级运动		
急速前进	一只脚先于另一只脚的快步向前移动	48~52
跳跃	双脚交替跳跃	57~64
球技		
接住大球	双手臂伸向身体前方	26~34
	双手放在球的两侧，肘部弯曲	40~42
接住小球	双手同时抓	50~52
踢皮球	踢静止的球（增加距离）	15~24
	踢滚动球	36~40
投球	无定向投球	12~14
	下抛	24~30
	上抛	38~40

参考文献

1. Outpatient Physical Therapy Improvement in Movement Assessment Log (OPTIMAL). Available at: http://apta.org/optimal/. Accessed October 20, 2014.

2. Physical Self-Maintenance Scale. Available at: http://aging.ufl.edu/files/2012/05/ADLTable.pdf. Accessed October 20, 2014.

3. Folstein MJ, Folstein SE, McHugh PR. Mini-mental state: a practical method for grading the cognitive state of patients for the clinician. *J Psychiatr Res*. 1975;12(3):189-198.

4. O'Caoimh RO, Gao Y, Gallagher PF, Eustace J, McGlade C, Molloy DW. Which part of the Quick mild cognitive impairment screen (Qmci) discriminates between normal cognition, mild cognitive impairment and dementia? *Age Ageing*. 2013;42:324-330.

5. Nasreddine ZS, Phillips NA, Bedirian V et al. The Montreal Cognitive Assessment, MoCA: a brief screening tool for mild cognitive impairment. *J Geriatr Soc*. 2005;53:695-699.

6. Hislop H, Avers D, Brown M. *Daniels and Worthingham's Muscle Testing*. 9th ed. Philadelphia: Elsevier/Saunders; 2013. ISBN: 9781455706150.

7. Pandyan AD1, Johnson GR, Price CI, Curless RH, Barnes MP, Rodgers H. A review of the properties and limitations of the Ashworth and modified Ashworth Scales as measures of spasticity. *Clin Rehabil*. 1999;13(5):373-83.

8. Fugl-Meyer AR, Jääskö L, Leyman I, Olsson S, Steglind S. The post-stroke hemiplegic patient: a method for evaluation of physical performance. *Scand J Rehabil Med*. 1975;7(1):13-31.

9. Dunn W, Griffith J, Morrison MT, Tanquary J, Sabata D, Victorson D, Carey LM, Gershon RC. Somatosensation assessment using the NIH Toolbox. *Neurology*. 2013;80(11 suppl 3):S41-S44.

10. Berg K, Wood-Dauphinee S, Williams JI. The balance scale: reliability assessment with elderly residents and patients with an acute stroke. *Scand J Rehabil Med*. 1995;27(1):27-36.

11. Cohen H, Blatchly CA, Gombash LL. A study of the clinical test of sensory interaction and balance. *Phys Ther*. 1993;73(6):346-351; discussion 351–344.

12. Duncan PW, Weiner DK, Chandler J, Studenski S. Functional reach: a new clinical measure of balance. *J Gerontol*. 1990;45(6): M192-M197.

13. Black FO, Wall C III, Rockette HE Jr., Kitch R. Normal subject postural sway during the Romberg test. *Am J Otolaryngol*. 1982;3(5):309-318.

14. Langley FA, Mackintosh SF. Timed Up and Go test (TUG), the Tinetti Mobility Test (TMT), the Dynamic Gait Index (DGI) and the BEST test or mini-BEST test. *J Allied Health Sci Pract*. 2007;5(4):1-11.

15. Fritz S1, Lusardi M. White paper: "walking speed: the sixth vital sign". *J Geriatr Phys Ther*. 2009;32(2):46-49.

16. Collen FM, Wade DT, Robb GF, Bradshaw CM. The Rivermead Mobility Index: a further development of the Rivermead Motor Assessment. *Int Disabil Stud*. 1991;13(2):50-54.

17. Guide to Physical Therapy Practice, Edition 3.0. Available at: http://guideto-practice.apta.org.

18. Haley, SM, Coster WJ, Ludlow LH, et al. *Pediatric Evaluation of Disability Inventory: Development, Standardization and Administration Manual*. Boston, MA: Trustees of Boston University; 1992.

19. Haley SM, Coster WJ. *PEDI-CAT: Development, Standardization and Administration Manual*. Boston, MA: CRE-Care, LLC; 2010.

20. Piper MC, Pinnell LE, Darrah J, et al. Construction and validation of the Alberta Infant Motor Scale. *Can J Public Health*. 1992;83:S46-S50.

21. Bayley N. *Bayley Scales of Infant and Toddler Development*. San Antonio, TX: The Psychological Corporation; 2006.

22. Folio MR, Fewell RR. *Peabody Developmental Motor Scales: Examiner's Manual*. Austin TX: Pro-ed; 2000.

23. Russell DJ, Rosenbaum PL, Avery LM, Hamilton ML. *CanChild Centre of Childhood Disability Research. Gross Motor Function Measures (GMFM-66 and GMFM-88) User's Manual*. Hamilton Ontario: Mac Keith Press; 2002.

复习题

1. 干预试验是成人神经系统评估过程的一部分(正确或错误)

    A. 正确   B. 错误

2. 如果患者无法确定他们哪些活动有问题,可以通过以下方式进行帮助:

    A. 从检查中确定最佳活动重点

    B. 利用评估工具帮助患者确定感兴趣的活动

    C. 关注所有患者的基本日常生活活动,如从沙发上坐位到站起来

    D. 关注检查中发现的障碍

3. 以下哪项将包括在系统性回顾中?

    A. 详细检查运动范围

    B. 心理状态评估,如简易精神状态检查

    C. 反射检查或 UMN 病变,包括 Babinski 和 Hoffman

    D. 评估从仰卧位到坐位再到站立位姿势变化期间的血压

4. 以下哪种方法是检查远期记忆的?

    A. 说出 3 个对象,并让患者重复它们

    B. 说出 3 个对象,让患者在 5 分钟后重复

    C. 要求患者回忆常见的历史事件

    D. 要求患者按时间顺序回忆当前的疾病

5. Smith 太太出现 4 周的 s/p CVA,在 1 周前的初步检查中,她的右臂 Ashworth 评分为 2 分。这一天,Smith 太太有点劳累且右臂 Ashworth 评分为 3~4 分,肌张力增加的一个可能原因是:

    A. 前一天进行抗阻运动反应

    B. 尿路感染

    C. 手臂出现挛缩

    D. 一些人在睡觉或劳累时,肌张力会增强

6. 你的患者表现出眼睛向上旋转,并表示有复视,这与哪条脑神经有关?

    A. 动眼神经   B. 滑车神经

    C. 三叉神经   D. 展神经

7. 评估位置觉和运动知觉(肌肉)最可靠的方法是:

    A. 用 250mHz 音叉放在骨性标志上

    B. 让患者做指鼻试验

    C. 让患者交替进行前臂旋后和旋前

    D. 向上或向下移动肢体,并询问患者肢体移动的方向

8. 当进行指指试验时,你的患者表现出抽搐动作,他的手指略过检查者的手指,有时会短暂停留于检查者指尖。这种运动被称为:

    A. 轮替运动障碍

    B. 辨距不良

    C. 震颤

    D. 虚弱

9. 如果没有人帮助 Smith 太太把脚抬起来,她的右腿就不能向前走。治疗师提供摆动中期到摆动后期的辅助,帮助脚离开地面。Smith 太太能在没有四足拐杖帮助的情况下,保持平衡和站立姿势。她的协助水平应记录为:

    A. 改进的独立性

    B. 使用联络保护辅助系统

    C. 最少辅助

    D. 中度辅助

10. 第 6 个生命体征是:

    A. 体温

    B. 辅助水平

    C. 步行速度

    D. 毛细血管充盈时间

11. 在检查婴儿时,你会注意到当他看向左边时,右臂和右腿会屈曲,这一反射为:

    A. 非对称性紧张性颈反射

    B. Moro 反射

    C. Galant 反射

    D. 对称性紧张性颈反射

12. 运动技能评估的哪些组成部分也被用于 AIMS 等疾病的临床评估工具?

    A. 承重、姿势、头部控制

    B. 头部控制、前伸功能、运动能力

    C. 抗重力运动、姿势、承重

    D. 手臂支撑、下肢位置、躯干控制

13. 通常发育中儿童独立行走(三步)的平均年龄为:

    A. 6 个月   B. 12 个月

    C. 18 个月   D. 24 个月

14. 对大多数孩子来说,独立运动的第一种形式是?

    A. 腹部爬行   B. 翻身

    C. 挪动   D. 走路

15. 对于儿科的皮肤系统回顾,重要的检查为:

    A. 不对婴儿进行皮肤检查

B. 围绕着支撑和承重表面的皮肤区域

C. 与跌倒有关的组织损伤

D. 皮肤在一个姿势受到长时间挤压

16. 一般在发育中,婴儿向幼儿的过渡围绕着哪一重要阶段?

    A. 跳跃   B. 爬行

    C. 非常缓慢地行进   D. 走路

17. PT 系统回顾部分包括:

    A. 运动重要阶段的观察

    B. GMFM 的使用

    C. 心肺功能和特殊感觉系统

    D. 从父母那里获得完整的病史

18. 如何测量幼儿的力量?

    A. 徒手肌力检查

    B. Biodex 测量

    C. 被动运动以感受阻力

    D. 抗重力运动的测量

19. 什么是头部发育迟缓?

    A. 在拉至坐位的活动中,头部一直在肩部后面

    B. 仰卧位时,头部不能保持在中线

    C. 由手臂而不是头部发起的翻身

    D. 没有迷路性立直反射的视性立直反射

20. 一个40个月大的孩子应该能做到以下哪一点?

    A. 单脚跳   B. 跳跃

    C. 踢皮球   D. 急速前进

答案

1. A	2. B	3. C	4. D	5. B
6. B	7. A	8. B	9. C	10. C
11. A	12. C	13. B	14. B	15. B
16. D	17. C	18. D	19. A	20. C

脑卒中

Deborah S. Nichols-Larsen, Deborah A. Kegelmeyer

病例A：第1部分

　　Richard Brown，62岁，非洲裔美国人，身高1.85m，体重111kg，曾为大学橄榄球队后卫。于昨天突发左脑缺血性脑卒中（CVA或卒中）。患者由救护车送到急诊室，并在发病6小时内接受了组织型纤溶酶原激活剂（TPA，第二代溶栓药）治疗。患者有高血压史和6个月的早期糖尿病史。他服用阿替洛尔治疗高血压，同时被建议低碳水低脂肪饮食（未执行）。患者症状为右侧上下肢的中度偏瘫伴有运动性失语。口头书面理解能力正常，时间、空间、人物辨别能力正常，但伴有右侧偏盲。患者已婚，育有两个孩子，已成年，现居住在城里。他与妻子Sherryl仍居住在两层的旧所中。妻子Sherryl是老师。患者于城市学校担任历史老师和足球教练30余载。

学习目标

- 了解脑卒中的病理生理学。
- 了解脑卒中的常见危险因素和心血管疾病变化的联系。
- 辨别脑卒中的典型症状和与症状对应的脑损伤区域。
- 辨认脑卒中后所有阶段个体需要用到的评估工具。
- 识别并选择最佳的脑卒中后个体治疗干预措施。

病理生理学

什么是脑卒中？

　　脑卒中，或称脑血管意外，是成年人残疾的主要原因之一。经预测，全世界每年有1500万人经历脑卒中[1]。在美国，估计有超过700万人脑卒中后生活无法自理。当大脑内血管血液流动中断时，便会发生脑卒中；这可能是由于血管堵塞（缺血性）或血管破裂（出血

性）。缺血性脑卒中的发病率大约是出血性的7倍，约占脑卒中总发病率的87%[2]；相对的，出血性脑卒中通常比缺血性产生更严重的后果，更有可能导致死亡。

　　缺血可以是由栓塞导致的。凝块可能由任何位置形成，通常是由心脏形成，随血液流到大脑，堵塞大脑的血管。也有可能是血栓导致的，一个由斑块逐渐堆积而形成的动脉堵塞物。通常是由脂肪细胞和胆固醇构成，存在于血管内壁，极大程度减缓血液流速，甚至完全堵塞血管（图10-1A）。在大血管中发生缺血性脑卒中被称为血栓性脑卒中。它伴有由血管损伤和缺血持续时长所导致的神经症状。在小血管中发生缺血性脑卒中被称为腔隙性脑卒中。它可能无法被诊断出来，直到许多次类似腔隙性脑卒中发生，更大的区域被损坏。短暂性脑缺血发作（TIA）是伴有脑卒中症状的短暂性血管堵塞。堵塞物快速分解（<24小时），同时不会造成永久性的伤害。然而，TIA是循环中断的标志，并伴有潜在的脑卒中发病风险。

　　出血性脑卒中经常出现在血压控制差或典型性的长期高血压患者身上，表现为小型或中型血管渗漏或破裂。另外，脑出血也有可能是血管壁弱化的原因，与动脉瘤或其他血管异常有关。脑内血管出血被称为脑出血。如果大脑表面脑膜内血管出血，则被称为蛛网膜下隙出血，因为血液流入蛛网膜下隙（图10-2）。

危险因素

为什么会发生脑卒中？

　　脑卒中的危险因素包括肥胖、高胆固醇、心脏病（高血压、心房颤动和先天性心脏异常）、动脉粥样硬化、糖尿病和物质滥用（吸烟、酗酒、吸毒，尤其是可卡因）。许多这些危险因素也与久坐的生活方式有关，它被认为是可控的，可通过改变生活方式、药物治疗来改善。

　　此外，在某些种族/民族群体中，以及有心血管疾

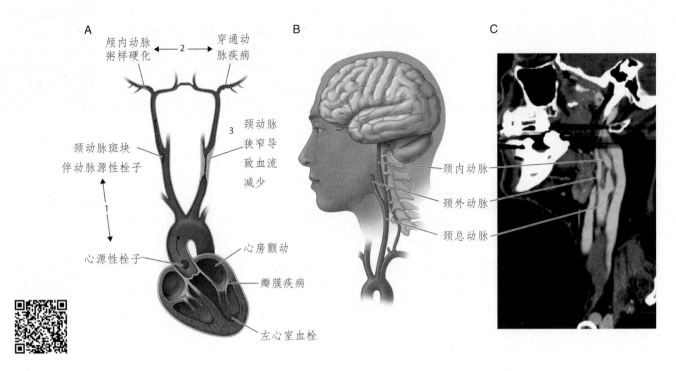

图10-1 缺血性脑卒中病理。(A)右侧：由心脏产生的栓子进入脑循环并在粥样硬化的脑动脉处被拦截。左侧：颈动脉处狭窄可导致脑部血流量的减少和大脑半球穿通动脉的梗死。(B)颈总动脉分为颈内动脉和颈外动脉。(C)颈动脉进入颅骨时的CT图像。〔Adapted with permission from Hauser SL(ED)Harrison's Neurology in Clinical Medicine 3rd Ed，New York，NY: McGraw-Hill；2013，Fig 27–3，pg. 262.〕

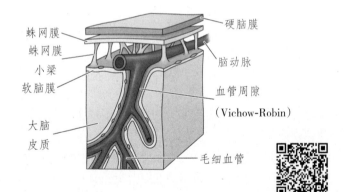

图10-2 蛛网膜下隙内大脑动脉示意图。如图所示，大脑动脉位于蛛网膜下隙，因此，一条主要血管的出血将导致出血进入腔内，称为蛛网膜下隙出血。(Adapted with permission from Parent A. Carpenter's Human Neuroanatomy, 9th ed. Williams & Wilkins；1996.)

病或脑卒中家族史的人群中，脑卒中随着年龄的增长发病率更高。表10-1是关于危险因素及其与脑卒中关系的讨论。然而，需要注意的是，脑卒中可发生在那些没有已知危险因素的人身上，并被称为隐源性脑卒中(未明原因)。

脑循环

为什么脑卒中的临床表现异常多变？

大脑是由一个复杂的动脉及其分支系统进行灌注，它起源于两个上行系统。第一个是颈动脉系统，起源于双侧颈总动脉，在两侧各分为颈内动脉和颈外动脉(图10-1 B 和 C)。较小的颈外动脉负责面部肌肉及其他组织的灌注。而较大的颈内动脉则通过双侧颈动脉管进入颅内，并各自分支为较大的大脑中动脉、较小的大脑前动脉和更小的后交通动脉。大脑前动脉供应大脑半球的内侧面，包括胼胝体的前部，以及额叶和顶叶外侧面的上部皮质。大脑中动脉供应额叶、顶叶和颞叶的大部分外侧表面，包括贯穿基底核、内囊和岛叶皮质的动脉分支。前交通动脉连接两个大脑前动脉，形成Willis环的前部分。后交通动脉与大脑后动脉相吻合，完成Willis环(图10-3)。第二个上行动脉系统是椎动脉系统。椎动脉是锁骨下动脉的双侧分支，经枕骨大孔进入颅骨。在延髓层面，两条动脉合并形成规模巨大的基底动脉。基底动脉供应大部分的延髓，然后分成两个小脑动脉(小脑下前动脉和小脑上动脉)，供应小脑和脑干的组件；一系列的脑桥动脉灌注后脑桥、中脑；小脑上动脉；最后大脑后动脉(图10-3B)。

大脑后动脉为枕叶及颞叶下、部分内侧面提供血供，包括部分岛叶皮质和海马体；它还供应中脑的丘脑和中脑腹面，包括大脑脚。小脑前下动脉(AICA)，顾名思义，为前和下小脑及小脑小叶提供血液循环；它也形成分支(迷路动脉)，为内耳提供血供。其他分支为外侧脑桥和小脑中脚供血。它与小脑后下动脉吻合，因此这两条动脉的实际供血面积在个体间差异很大。然而，小脑后下动脉的后段主要供应后下部小脑，包括小脑蚓体和延髓下段。脑卒中较少影响AICA或PICA，部分原因是它们互相吻合，从而重叠循环。最后，

小脑上动脉供应小脑的上半部和部分中脑。它还与AICA和PICA吻合，所以这条动脉极少发生脑卒中。症状可以只是小脑，也可伴有中脑功能障碍，具体取决于梗死位置是在动脉的末端，还是在接近起源位置的脑干部位。

脑卒中后果：脑卒中的症状与循环损害的相关性？

在特定动脉内的脑卒中，其症状表现为该动脉供血的脑区及其各自的功能损伤(图10-4)。症状学的可变性与动脉阻塞或出血的部位(主动脉或其分支)和阻塞的相对时长或出血的严重程度有关。表10-2概述了特定脑卒中症状与主要脉管系统和常见损伤部位的关系。图10-5显示了脑干循环中断导致损伤的复杂性。值得注意的是，患者会出现这些症状中的部分或全部，其严重程度各不相同，但由于个体循环模式的

表10-1	脑卒中的危险因素及其心血管并发症
风险因素	与脑卒中的关系的说明[*,**,***,****]
年龄	随着年龄的增长，许多其他危险因素的发生频率和严重程度也会增加，多种并发症很常见，因此增加了脑卒中风险
性别	男性更有可能在年轻的时候脑卒中，但每年女性患脑卒中的人数比男性多(NSA)，这可能是由于大部分女性的寿命更长
种族	与白种人相比，脑卒中在非洲、亚洲和西班牙裔美国人中更常见。这部分反映了这些种族群体在卫生保健方面的差异，以及在诊断和治疗危险因素方面的延误。它也可能与饮食习惯或获取健康信息的方式不同有关
高血压	未控制的高血压会给血管加压，降低血管的柔韧性并引起动脉壁增厚，进而使它们更易于形成凝块和出血
高胆固醇	胆固醇是细胞维持所必需的脂质；胆固醇，特别是低密度脂蛋白(LDL)，会促使血管壁斑块的形成
肥胖	肥胖对心血管系统产生压力，通常与高血压、高胆固醇固醇和糖尿病(代谢综合征)有关
心房颤动	心房颤动与高发生率的栓塞形成和随后的栓塞性脑卒中相关
先天性心脏异常	脑卒中的高发与卵圆孔未闭(PFO)有关。卵圆孔未闭是指通常出生1年便关闭的左右心房连接继续存在。PFO与栓塞性脑卒中有关
动脉粥样硬化	斑块在全身血管中堆积(动脉粥样硬化)与栓塞性和血栓性脑卒中有关
糖尿病	血管变化在2型糖尿病中很常见，会增加血管壁的硬度，并导致血管舒张能力下降
酗酒	过量饮酒会增加血液凝结，从而导致脑卒中
吸烟	吸烟会增加血液凝结的可能性，并助长动脉粥样硬化的发展
药物滥用	许多毒品(可卡因、迷幻药、安非他明、海洛因、阿片类药物、摇头丸、五氯酚)与脑卒中风险相关，常与诱发高血压，血管痉挛伴/不伴心动过速相关。海洛因/阿片类药物/迷幻药更容易通过心源性栓塞诱发脑卒中

[*], Ihle-Hansen H, Thommassen B, Wyllar TB, Engedal K, Fure B. Risk factors for and incidence of subtypes of ischemic stroke. Funct Neurol. 2012;27(1):35–40.

[**], Roda L, McCrindle BW, Manlhiot C, Macgregor DL, Askalan R, Moharir M, deVeber G. Stroke recurrence in children with congenital heart disease. Ann Neurol. 2012;72:103–111.

[***], Esse K, Fossati-Bellani M, Traylor A, Martin-Schild S. Epidemic of illicit drug use, mechanisms of action/addition and stroke as a health hazard. Bra in Beha v. 2011;1(1):44–54.

[****], Parry CD, Patra J, Rehm J. Alcohol consumption and non-communicable diseases: epidemiology and policy implications. Addiction. 2011;106:1718–1724.

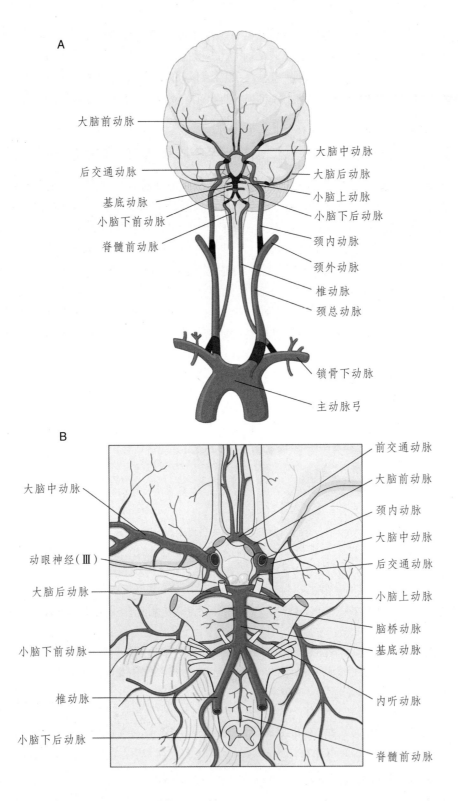

图10-3　大脑主要血管及Willis环示意图。（A）大脑由主动脉发出的两个供血网络：颈内动脉网络，其分支为大脑前、中动脉，供应大脑半球前2/3；椎动脉系统，供应后1/3大脑、脑干和小脑。（B）Willis环由大脑前动脉、前交通动脉、颈内动脉（颈动脉系统的组成部分）、后交通动脉、大脑后动脉（椎动脉系统的组成部分）组成。脑干背表面的椎动脉供应脑干、小脑及大脑后部。（Reproduced with permission from Kandel ER，Schwartz JH，Jessell TM，Siegelbaum SA，Hudspeth AJ. Principles of Neural Science，5th ED，New York，NY：McGraw-Hill；2013. Figure C-1，p. 1551.）

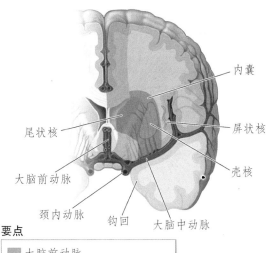

要点

- 大脑前动脉
- 大脑中动脉
- 大脑中动脉深穿支
- 大脑后动脉
- 大脑前动脉深穿支

内囊
屏状核
壳核
尾状核
大脑前动脉
颈内动脉
钩回
大脑中动脉

图 10-4　脑动脉循环分布。[Reproduced with permission from Hauser SL（ED）Harrison's Neurology in Clinical Medicine 3rd Ed, New York, NY: McGraw-Hill; 2013. Figure 27-6, p274 .]

差异,也可能与其他综合征症状相混淆。

根据脑卒中综合征,Brown 先生经历了哪种脑卒中综合征?

MCA

什么皮质区域的损伤最有可能引起 Brown 先生的症状?

初级运动(偏瘫),初级感觉(感觉丧失),布罗卡区(运动性失语),视辐射(上下同侧偏盲)。

以大脑中动脉（MCA）梗死为例

MCA 卒中是最常见的脑卒中综合征,占已知卒中发生率的51%[3],并且他们的介绍是讨论脑卒中后果、治疗和结果的一个很好的起点。MCA 卒中的起始症状常与说话含糊不清;面部、手臂和(或)腿部的刺痛或麻木;失去相应身体部位的运动有关,可能包含以上一个症状或多个混合。患者意识通常是清醒的;然而,当意识丧失时,通常与癫痫发作或明显的脑水肿有关。

运动功能障碍

MCA 卒中的运动功能损伤后果各不相同,但可以总结为大脑损伤的对侧肢体的早期软瘫(完全丧失运动功能和肌张力);这被称为轻偏瘫(运动减少)或偏瘫(运动缺失)。皮质脊髓和皮质延髓投射区经常在 MCA 卒中和其他脑卒中综合征中受损,可能是在起源部位(皮质)或是在通过内囊时受损。起源于初级运动皮质的脊髓纤维的缺失,破坏了肢体肌肉的独立肌肉控制。起源于运动前区皮质的脊髓纤维和投射到脑干核的皮质延髓纤维的缺失,会导致姿势控制的中断,主要以躯干和近端肌肉为主。有些患者会在早期出现运动和肌张力减退,但不会无力。肢体持续无力的情况很少见,所以使用偏瘫这个术语来描述大多数人脑卒中后的运动能力是不准确的,尽管它经常被使用。

运动恢复是复杂的,可分为分离肌肉控制(部分或全部)和协同运动控制的恢复。协同运动控制是在联合或协同作用下激活屈肌或伸肌。例如,肩关节的屈曲常伴有肘关节和腕关节的屈曲,以及手的抓握;相反,肩关节的伸展常伴随肘关节和腕关节的伸展和手的张开。类似的屈伸模式同样出现在下肢。此类型的运动与脑干水平的运动控制有关。分离肌肉控制是指激活特定肌肉,进行各种组合的分离运动(例如腕关节屈曲的同时手指伸展),这是典型的运动控制,与运动皮质控制有关。尽管有些患者会从协同运动发展到分离运动,但也有些患者仅仅会出现协同运动但不会继续发展为分离运动。尽管恢复了分离运动控制,一些脑卒中幸存者仍然无法恢复脑卒中前的活动量、灵巧性和力量,尽管他们经历了多年的治疗和康复。前额叶皮质的损伤,包括前运动皮质和(或)运动辅助皮质,经常导致运动规划能力的紊乱,称为失用症。失用症患者可能能完成给定的动作,但可能难以将该动作运用在复杂的动作中。因此,他们的活动看起来很笨拙,而且他们常常很难达到目标动作。

由于运动计划是一种双侧活动,所以脑卒中后可能会出现双侧失用。因此,尽管脑卒中后运动障碍通常被称为偏瘫,但在同侧肢体中看到运动控制的细微变化并不罕见,这可能对脑卒中幸存者和年资较浅的临床医生来说并不明显,但很可能影响康复。一些特异性损伤导致手指间的协调(手指运动)和手的灵巧性降低,影响许多功能运动。这些缺陷可能与同侧(未交叉)皮质脊髓束缺失或与双侧的皮质网络(影响运动计划和控制)中断有关。

此外,从受损半球到非受损半球的皮质投射的丢失会导致完整运动皮质的抑制降低,这可能会破坏精

表10-2　脑卒中综合征及其相关症状

动脉	损伤区域	常见症状
大脑前动脉 A*	额叶 　中间区域 　　初级运动区的前部和上部 　　前运动皮层的前部和上部 顶叶 　中间区域 　　上侧面	情感淡漠缺乏自发性 下肢和足部对侧运动障碍 膀胱失禁 步态失调 对侧下肢和足部感觉功能性障碍
大脑中动脉 B****	额叶外侧面 初级运动区 运动前区 布罗卡区 顶叶外侧面 顶叶向额叶和对侧顶叶的投射 内囊（后壁） 视辐射 　上顶叶（顶叶） 　下顶叶（暂时，Meyer） 　双方 颞叶（韦尼克区）	对侧偏瘫（UE＞LE) 失语症 表达性失语症（左）** 对侧半感觉丧失 对侧感觉丧失 对侧感觉辨别丧失 对侧偏瘫和半感觉丧失 下象限盲 上象限盲 同侧偏盲 感觉性失语症（左）**
颈动脉	大脑前动脉和中动脉的分布	大脑前动脉和中动脉综合症状

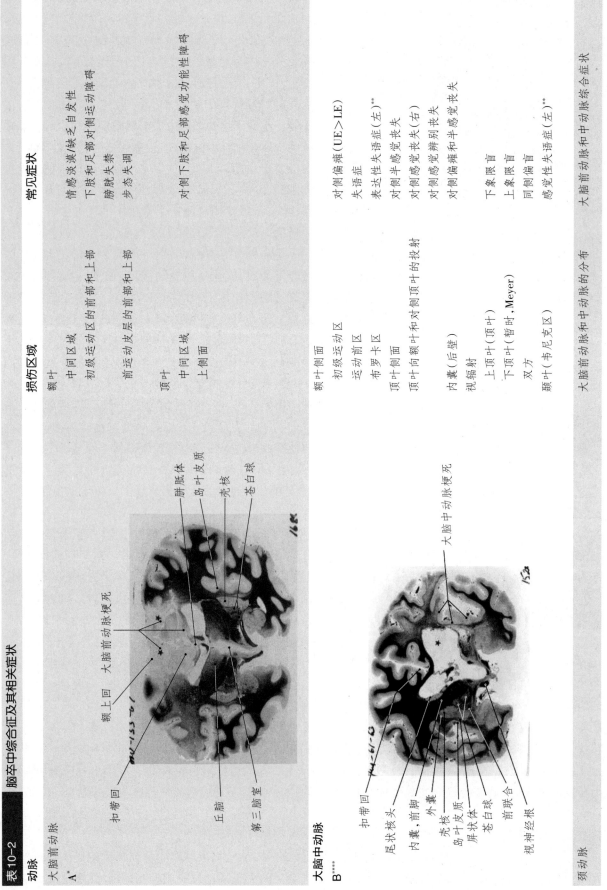

（大脑前动脉）扣带回　额上回　大脑前动脉梗死　丘脑　第三脑室　脉络体　岛叶皮质　壳核　苍白球

（大脑中动脉）扣带回　尾状核头　内囊，前脚　外囊　壳核　岛叶皮质　屏状核　苍白球　前联合　视神经根　大脑中动脉梗死

（待续）

表10-2 脑卒中综合征及其相关症状(续)

动脉	损伤区域	常见症状
大脑后动脉	枕叶	对侧偏盲或象限性偏盲
		皮质性盲(双侧)
		视觉性失认，失写症(支配的)
		面部失认：丧失面部识别能力
	丘脑	对侧感觉丧失
	海马(颞叶)	记忆力丧失(支配半球)
	大脑脚/中脑	偏盲或象限性偏盲
	外侧膝状体	眼肌麻痹
	动眼神经	同侧视线偏差——向下向外(无拮抗肌的上斜肌和外直肌)
		复视，缺乏调节能力
基底动脉	延髓	通常直接死亡，因为延髓中心和呼吸控制有关
	网状激活系统	丧失知觉，昏迷
	舌咽神经和舌下神经	舌麻痹，丧失味觉，吞咽障碍，发声困难
		同侧/双侧
	脑桥	
	动眼神经	瞳孔散大——同侧/双侧
	三叉神经和面神经	面部肌肉麻痹和感觉丧失(构音困难)——同侧/双侧
	展神经	水平凝视肌麻痹——双侧
	下行运动纤维	对侧偏瘫或四肢瘫(单纯运动型脑卒中)——同侧
	上行感觉纤维	对侧感觉丧失
	小脑	同侧(双侧)共济失调，眩晕，眼球震颤(同侧/双侧)
	大脑后动脉发布	和上述症状相同

(待续)

表10-2 脑卒中综合征及其相关症状（续）

动脉	损伤区域	常见症状
小脑下前动脉	脑桥腹外侧综合征	
	前庭神经核	眩晕，眼球震颤，恶心，同侧跌倒
	耳蜗神经核	同侧耳鸣和耳聋
	三叉神经核	同侧面部感觉丧失，同侧咀嚼肌麻痹（构音障碍，吞咽障碍）
小脑下后动脉	Wallenberg综合征（延髓外侧）	
	小脑/小脑脚	同侧肢体和步态共济失调
	前庭神经核	眩晕，眼球震颤，恶心
	舌咽神经	吞咽障碍
	迷走神经	发声困难
	Horner综合征	
	交感神经节后神经元损伤	同侧上睑下垂，瞳孔缩小，无汗
	三叉神经——感觉部分	同侧面部感觉丧失
	第2级脊髓丘脑神经元	对侧肢体痛温觉丧失
小脑上动脉	小脑/小脑脚	同侧共济失调（躯干较轻，四肢较重，步态），眩晕/头晕，恶心，呕吐，构音障碍，辨距障碍，视动性眼球震颤
	内侧丘系脊髓丘系（中脑）	对侧感觉丧失（触觉和痛温觉）
	皮质脊髓束（脑桥）	对侧偏瘫

*，大脑前动脉脑卒中是不常见的，主要是因为左右循环系统发布丰富。

**，两个区域的损伤都会导致完全性失语症（运动性失语症和感受性失语症）。

***，A（Reproduced, with permission, from Afifi AK, Bergman RA. Functional Neuroanatomy. 2nd edition.New York, NY: McGraw - Hill; 2005, Fig 28-2, pg.361.）

****，B（Reproduced, with permission, from Afifi AK, Bergman RA. Functional Neuroanatomy. 2nd edition.New York, NY: McGraw - Hill; 2005, Fig 28-1, pg.360.）

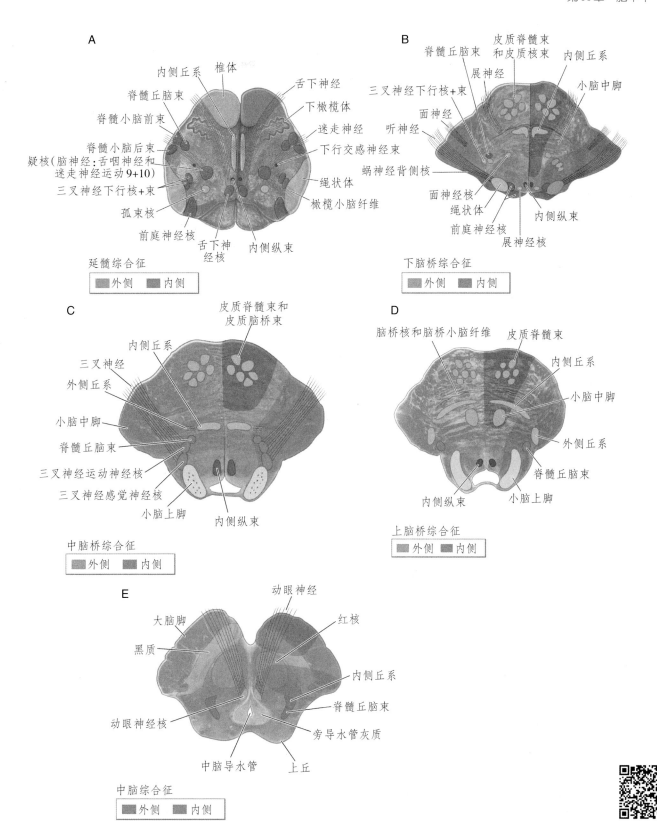

图10-5 （A-E)脑干循环和脑卒中综合征。逐渐上升的位置从延髓（A)到中脑（E)，说明了每个层面复杂结构（内侧和外侧)的损坏。皮质脊髓束、内侧丘系、脊髓丘脑束的损坏会引起对侧功能的丧失。在延髓下部处的损伤经常会影响双侧皮质脊髓和内侧丘系因为它们在这里十字交叉。通常，脑神经、脊髓小脑脚、内侧纵束的损伤是同侧的。因此，脑干综合征经常出现对侧或双侧的肢体变化，同侧或双侧的平衡/本体感觉变化和同侧或双侧脑神经功能变化。［Reproduced with permission from Hauser SL(ED)Harrison's Neurology in Clinical Medicine 3rd Ed,New York,NY: McGraw-Hill;2013. Figures 27-10-14,pp 280-284.］

细运动控制。

值得注意的是，文献中包括了一些术语来描述脑卒中后单侧损伤的对侧肢体，包括"影响/更影响""累及/更影响"，以及同侧肢体的"麻痹"，用"不受影响/较轻影响""不累及/较轻影响"或"非麻痹"来形容。由于瘫痪是以对侧肢体为特点的，而且没有在脑卒中后同侧肢体处被发现。本章会使用这个特点，未偏瘫侧为同侧。值得注意的是，这并不意味着功能没有变化，只是没有瘫痪。

感觉功能障碍

脑卒中后感觉功能障碍是十分复杂的，涉及多个区域，包括顶叶和额叶，而且由于它的复杂经常无法诊断出。感觉功能包括触觉、振动觉、本体感觉、痛觉、温度觉、质地觉、压觉和形状觉。通常临床只检查触觉、痛觉和本体感觉。这些异常可能出现在脑卒中后对侧肢体、面部和躯干。有时候会被称为偏侧性感觉障碍。这个术语有误导倾向，因为它暗示完全的感觉丧失，然而完全感觉缺失很罕见。更为常见的是，偏瘫侧不同位置不同程度的感觉减弱。感觉辨别力很少会被评估，但非常有可能受到损伤。此外，支持感觉辨别力的感觉网络是双侧的，包括顶叶和额叶。因此，感觉辨别力更有可能是双侧损伤，尤其是当同侧损伤为中度或重度时。

有两个复杂症状和脑卒中后感觉中断有关：倾斜综合征和半侧忽略综合征。倾斜综合征是一个难以理解的症状，患者用力地用健侧肢体把自己推向患侧，直到把自己完全推倒。反向推可能在任意大脑半球损伤时出现。当它在右侧半球损伤出现时，常伴有半侧忽略综合征。当它在左侧半球损伤出现时，常伴有失语症。因此，产生这种情况的源头依旧是让人困惑的。然而，常规损伤区域是在丘脑腹外侧核[4]。它是前庭神经元投射的突触部位。这个区域损坏的结果是直立的感觉受损。当医生对倾斜综合征患者进行测试时，患者倾斜18°~20°时会感觉自己是正的。所以患者推的举动只是希望自己回到"正确"姿势。半侧忽略综合征也是非常复杂的症状，主要以不注意一侧身体的信息为特点。它在右侧脑卒中里更为常见，但左侧也可能会出现。当左侧出现时，症状普遍较轻。当出现右侧CVA时，患者可能完全把左侧环境中的物体忽略，包括他自己的身体（患侧手脚），而且患者完全感觉不到这个问题。

可通过纸笔的简单测试来进行诊断，例如目标删除测试、时钟绘制实验。患者无法完成受损侧的内容（图10-6）。

虽然导致这些症状的确切损伤部位还在被持续研究中，但它似乎与顶叶、背侧额叶皮质之间的上纵束纤维有关。这些纤维是注意力网络的关键[5]。

视野缺损

由MCA卒中引起的视觉系统中断会导致视野丧失。Brown先生的偏盲，主要是对侧视野丧失（就他的病例来说，右边）。主要是由于视觉纤维（视辐射）在离开视交叉之后损坏。象限盲是丧失1/4的视野，同样这个发生在损伤侧的对侧。当只有顶叶纤维被损坏，上方视网膜纤维损坏，引起下方视野的丢失。当颞叶的膝状束被破坏，下方的视网膜纤维损坏，引起上方视野

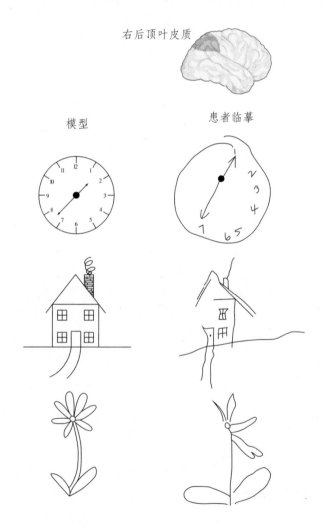

图10-6 半侧忽略综合征纸笔测验结果。（Reproduced with permission from Bloom F, Lazerson A: Brain, Mind and Behavior, 2nd ed. NewYork : Freeman ; 1988.）

的丢失。需要记住的是,视野是投射到双侧眼的,上方的视野投射到下方的视网膜,然后通过颞叶的膝状束投射到枕叶。下方的视野投射到上方的视网膜,然后通过顶叶到枕叶。图10-7是这些视野缺损的演示图。

语言障碍

Brown先生还表现为运动性失语或言语表达缺失/混乱。失语症是指语言障碍,主要分为三种:运动性失语、感觉性失语和完全性失语。由于语言中枢在大多数人中位于左半球,所以失语症通常与左侧的MCA卒中有关。在运动性失语(又称为非流利性失语)中,位于额叶和背侧流的布罗卡区受到损伤,如第7章所述,这限制了组织语言的能力。患者能理解别人跟他说的话,通常可以说单个单词、简单的词组,但是不能说完整的句子(语法中断)。患者经常感到挫折,因为他们

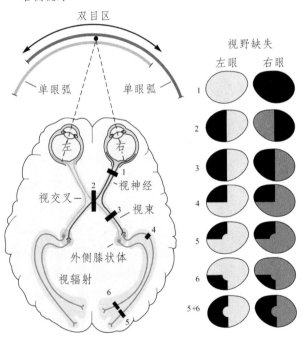

图10-7 视野缺失与视投射受损的关系。1=视神经损伤导致的单侧盲;2=视交叉鼻侧纤维损伤导致的双外侧盲;3=视束损伤导致的同侧偏盲;4=膝状束损伤所致对侧上象限盲;5=对侧上象限盲,由于顶叶重复保留黄斑视觉;6=顶叶辐射导致的对侧下象限盲,由于膝状束重复保留黄斑视觉;5+6=同侧偏盲,典型的保留黄斑视觉。这是由于在枕叶上中心视野有很大的区域,在大脑后动脉闭塞中很少会出现完全损坏(Reproduced with permission from Kandel ER, Schwartz JH, Jessell TM, Siegelbaum SA, Hudspeth AJ. Principles of Neural Science, 5th ED, New York, NY: McGraw-Hill; 2013. Figure 25-5, p. 561.)

想说点什么,但无法表达出来。通常书写能力是完整的,但受限于相关的偏瘫。表达性失语不应该与构音障碍混淆。构音障碍是因为初级运动皮质损伤导致的口腔肌肉瘫痪所导致的说话非常难理解,主要是因为口腔肌肉控制很差。言语失用也会导致语言表达差,这是由于运动前区皮质损坏所导致的产生语言的运动能力受损而不是因为布罗卡区。感觉性失语(又称为流利性失语)和处于颞叶和腹侧流的韦尼克区的损伤有关。它不只损伤对语言的理解力,也对创造和监控所表达的言语的能力产生影响。当我们说话时,我们首先必须确定我们想说什么,然后监控自己说话内容的准确性。在感觉性失语中,选择正确单词和监控说话的能力受到了损害,因此,虽然患者仍可产生语言,但这更像胡言乱语一般。此外,由于患者无法监控他们的讲话,因此他们不知道自己的表达没有意义。同时他们也无法理解别人听他们说话时的困惑。同样患者也会非常沮丧。最后,大的脑卒中会同时影响布罗卡区和韦尼克区或者背侧流和腹侧流。这会导致患者完全丧失这两种能力,称为完全性失语。患者将同时失去理解和表达的能力。传导性失语并不常见,主要表现为将单词的音节或短语中的单词组合时错误(语音错误)。例如,洗脸巾(facemat)、花盆垫(plantmat)和餐垫(placemat)单词的使用错误。患者需要多次尝试才能找到合适的单词组合。该失语以前一直被认为是连接韦尼克和布罗卡区的弧形纤维的中断。新的研究表明,顶叶后部小面积(后颞区、感觉统合)的重叠损伤,可能才是该失语的主要原因(图10-8)[6]。与语言相关的其他能力,包括写作(失写症/书写障碍)和阅读(获得性阅读不能或失读症)也可能在脑卒中后损伤。当失写症和失读症同时发生时,它们通常与左侧顶叶损伤相关,也与失语症相关。当仅失读症发生不伴有失写症,它通常与枕叶损伤相关。在失语症结果中辨认出真正的失读症和失写症是非常重要的。

认知功能障碍

认知功能障碍是脑卒中后的常见现象,预估发生率为10%~82%[7];老年幸存者的发生率更高,同时结果会与同时存在的来自阿尔茨海默病或其他痴呆症(即多发性痴呆)的神经退化相混淆[8]。具体的认知缺陷与病变的大小和位置密切相关;然而,脑卒中后记忆的破坏似乎要复杂得多。首先,颞叶内海马区的损害很少发生在任何常见的脑卒中综合征中;然而,这个颞叶

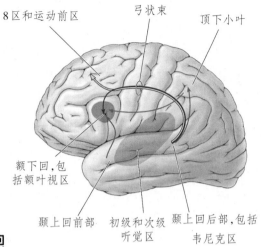

8区和运动前区　　弓状束　　顶下小叶

额下回,包括额叶视区

颞上回前部　　初级和次级听觉区　　颞上回后部,包括韦尼克区

图10-8 支持语言功能的大脑半球区域。颞叶、顶叶和额叶的区域通过弓状束连接起来,以支持语言功能的复杂成分,通常是在左侧半球。(Reproduced with permission from Martin J H. Neuroanatomy Text and Atlas, 4th ED. New York, NY: Mc Graw-Hill; 2012 , Figure 8 –11 Left Side, p195 .)

区与大脑的许多其他区域高度相连,以支持记忆功能。内侧颞叶的活动水平下降被发现与短期记忆受损有关;人们认为这种变化可能与该区域的网络投射中断有关,因为颞叶没有病变存在。工作记忆或情节记忆,对许多日常活动,包括感官辨别都很重要,同时非常容易受影响[9]。脑卒中后的认知功能障碍可分为轻度(主观意识到一些小问题,但对活动或参与没有影响)、中度(影响复杂活动,但不影响 ADL 或常规活动)和重度(日常生活的所有方面出现困难)。尽管脑卒中后认知功能障碍的发生率很高,但由于脑卒中后症状的复杂性,以及对感觉运动功能和日常生活活动恢复的重视,它们往往没有得到诊断。

　　即使是在迷你智力测验(Mini Mental exam©)(一种常见的定向和记忆测试)中得分在正常范围内的幸存者,在进行更全面的测试时,也被发现有某种程度的认知功能障碍。然而,早期的认知功能障碍已被发现持续存在,几乎没有改善;在严重的情况下,很可能会发展成痴呆症[8]。治疗师应该意识到这一点,并观察患者是否有能力遵循指示和保留信息到下次治疗。如果注意到有问题,应转诊到心理科进行评估和治疗,这对患者可能是有益的。重新设定治疗计划,更多地关注程序性而非陈述性知识,可能会促进那些有严重认知障碍的人重新学习运动技能。虽然关于促进脑卒中后认知功能障碍患者学习的治疗方法目前还很缺乏,但治疗师应借鉴阿尔茨海默病的文献来构建他们的治疗活动。

脑卒中急性医疗管理

缺血性脑卒中

　　脑卒中最初的医疗管理必须包括全面的病史;病史中最重要的部分是确定患者在发病前最后一刻神经系统正常,或者换句话说,确定脑卒中症状的发病时间。这一点,加上对排除标准的筛查,将决定是否能够使用静脉溶栓治疗,如重组组织型纤溶酶原激活物(rTPA 或 TPA),以帮助血栓分解。TPA 的排除标准包括目前或以前脑出血(脑内或蛛网膜下隙);在 3 个月内曾发生过脑卒中、头部损伤或心脏病发作;脑卒中相关的癫痫发作;未控制的高血压;CT /MRI 证据表明脑卒中涉及多个脑叶;以及限制性的实验室结果(血小板 ≤ 100 000 mm³,血糖≤50mg/dL)。TPA 只有在脑卒中发病后的 4.5 小时内才有作用,最好是在前 3 小时内,因此确定脑卒中发病时间对 TPA 是否应用至关重要。在应用前需要进行 CT 或 MRI 检查以排除颅内出血;缺血性改变通常在发病后至少 6 小时才会显现,所以入院时的影像学检查可能无法观察到缺血性脑卒中特有的灌注不足。已发现超声溶栓(超声辅助溶栓)可增强 TPA 的疗效而不增加风险,在一些卒中中心可以实施。由于脑卒中和心脏意外常常同时发生,建议做 12 导联心电图(ECG)。当应用 TPA 时,除非收缩压超过 220mmHg,否则要推迟降压控制,然后在前 24 小时内缓慢降压,降幅不超过 15%[10]。

出血性脑卒中

　　脑出血与血液集中有关(血肿),导致脑水肿和潜在的脑积水,因为碎片和血液进入脑室,阻碍/影响脑脊液分泌。意识丧失和呼吸障碍在出血性脑卒中中更为常见;因此,在急诊入院时更有可能进行插管和机械通气操作。脑卒中后高血压也常见于出血性脑卒中;同样,对这种高血压的控制仍有争议,但通常以保守的方式进行,并注意监测颅内压、平均动脉压和收缩压。颅内压增高通常伴随着脑出血;因此,小心监测也很关键。降低与出血有关的颅内压方法包括将床头抬高

30°,给予镇痛剂或镇静剂,或过度通气(将二氧化碳水平提高到30~35mmHg)。出血通常发生在已经接受抗凝血治疗的人身上,因此需要逆转抗凝血药物的作用;尽管这包括停止用药,但需要其他药物干预来加速抗凝血作用的逆转[11]。

评估脑卒中的严重程度

医生通常用NIH卒中量表(NIHSS)或其修订版,即mNIHSS来评估急性期的卒中功能。修改后的量表消除了多余的或可靠性较差的成分,它还重新调整了感觉成分的比例[12]。这两个量表都在临床上使用(表10-3)。在这两个量表中,0分表示正常功能,较低的总分与更好(更正常)的功能相关。需要注意的是,具有不同卒中症状的幸存者可以得到相同的总分,因此单独部分的分数能更好地展现患者的情况。

医学专业人员可用其他量表包括改良Rankin量表和格拉斯哥昏迷量表描述卒中结果的。二者都是根据残疾程度来描述结果。改良Rankin量表是一个6级量表:0=无症状,6=死亡;残疾程度按中间分值排列(1=无明显残疾症状,2=轻微残疾,3=中度残疾,4=中度残疾,5=严重残疾)。格拉斯哥昏迷量表(GOS)是一个类似的5级量表:1=恢复良好,2=中度残疾,3=严重残疾,4=持续的植物状态,5=死亡。很明显,这些都是一些主观的评分,并没有为脑卒中幸存者提供一个清晰的描述。

急性期脑卒中的转归

在急诊医院住院的确诊脑卒中患者中,约20%将死于初始发病或并发症,另外20%将回归家庭。在那些回家的人中,有些人是非常轻微的脑卒中,不需要康复治疗;有些人需要在家里或门诊机构进行不同程度的照顾(护理、治疗)。剩下的60%需要进入第二阶

表10-3	NIHSS与mNIHSS量表
NIHSS	**mNIHSS**
1.意识	排除1a;1b和1c相同
1a.常规(0~3);警惕——无反应	
1b.回答两个问题(0~3)	
现在是几月份?	
你的年龄是多少?	
1c.回应两个指令(0~3)	
睁开然后闭上眼睛	
用非瘫痪侧的手抓和放	
2.凝视(0~3):正常、部分凝视麻痹和强迫凝视	注视——相同
3.视野(0~4):正常、部分偏盲、完全偏盲、双侧偏盲	视觉——相同
4.面瘫(0~3):正常——完全瘫痪	面瘫——排除
5.上肢运动	上肢运动——相同
5a.左侧(0~4)正常——无运动	
5b.右侧(0~4)正常——无运动	
6.下肢运动	下肢运动——相同
6a.左侧(0~4)正常——无运动	
6b.右侧(0~4)正常——无运动	
7.肢体共济失调(0~2):无、一侧肢体、两侧肢体	共济失调——排除
8.感觉(0~2):正常、中轻度丧失、重度丧失	感官改进(0~1):正常,反常
9.语言(0~3):正常、轻中度失语、严重失语、完全失语	语言功能——相同
10.构音障碍(0~2):正常、中轻度、重度	排除
11.忽略(0~2):无、注意力不集中、严重的偏侧忽略	忽略——相同
总分=0~45	总分=0~35

段，进入专业护理机构（SNF）或住院式康复医院。医疗保险政策规定，只有在幸存者即将能或能参加每周5~6天、每天3小时的治疗（OT、PT、ST）的情况下，才可以转入康复病房；其他医疗保险也基本采用这一政策。如果幸存者的病情不稳定或进展太慢，就会转到专业护理机构或家庭，以较低的频率提供护理和治疗。如果幸存者的耐力和恢复程度达到了每天3小时的治疗水平，并有可能进一步改善，则可将其送往康复中心。在美国，脑卒中的住院康复通常持续15天[13]。应该注意的是，康复服务（PT、OT、ST）也可以在SNF中提供，其频率可能接近康复医院；然而，治疗的频率和时间是与患者的耐受水平相匹配的。

卒中后急性期神经可塑性

卒中后脑的自我修复机制（几小时/几天内）

神经系统的损伤，如脑卒中，会诱发一连串旨在修复神经和恢复动态平衡的事件，即所谓的自发重组。脑卒中的最初影响是受影响区域失血，中央部分细胞死亡（坏死），周围是被称为半影区的细胞功能障碍区。早期的重组主要聚焦于对半影区的存活组织进行再灌注，通常是通过血管再生（小血管或毛细血管增生），然后炎症细胞的浸润，开始愈合过程。如果由于广泛的血管损伤再灌注不成功，坏死的组织会扩散到半影区。然而，再灌注的成功与坏死组织的清除、水肿的减少和炎症浸润的较弱有关。剩余的功能性神经元网络逐渐稳定下来。然而，梗阻部位的神经元损失导致了与实际梗阻部位相距甚远的网络的破坏，包括那些投射到该部位的位置和该部位投射到的位置。因此，这一连串的变化后，本需要失去的神经元轴突恢复，同时改变局部和远处投射区的突触组织。这些突触的变化可以包括潜伏突触的出现；突触受体、轴突末端和树突分支的增加；膜兴奋性的变化；以及神经递质的产生、释放、再摄取和（或）降解的变化，导致突触内的活性增强或减弱。应该记住，在任何突触上通常都有竞争性的影响（兴奋性或抑制性）。重组取决于存活神经元的活动；因此，如果只有抑制性神经元存活，这些变化可能导致在一个给定的突触中出现夸张的抑制。显然，在只有兴奋性神经元存活的情况下会发生相反的情况。最佳的恢复很可能取决于剩余系统中抑制性和兴奋性投射之间的平衡。

急性重症监护室的物理治疗

一般概念

Brown先生正处于脑卒中的急性恢复期，主要重点是与拯救他生命有关的医疗和身体问题。在这个早期的时间点上，治疗人员扮演着双重角色，重点是脑卒中急性期的评估和治疗，以及预防可能阻碍潜力或恢复的常见并发症。初次脑卒中住院时间通常持续24~72小时，随后转到专业护理机构、住院式康复医院或回家。

即使在急性期，也要牢记长期康复的目标，这一点很重要。研究表明，早期干预是长期改善的一个关键。此外，这种对康复的重视可以防止习得性废用。这一概念源于Taub的实验（1994），即通过切断一个上肢的背根来实现猴子的感觉传入神经阻滞。在这一过程中，他注意到，尽管猴子的运动功能保持完好，但它们却无法使用该肢体。他为这一现象创造了"习得性废用"这一术语。猴子最初在没有感觉输入的情况下的笨拙运动，无法实现运动的目标，于是猴子停止使用该肢体。Taub猜测，实验中猴子的情况与脑卒中后的人相似，而且卒中后不仅感觉输入受损，运动控制也受到损害。因此，当脑卒中幸存者最初试图移动时，他们会失败，甚至当他们的运动能力提高时，他们可能无法使用手臂做有意义的事。为了防止习得性废用，在所有的活动中纳入瘫痪肢体的主动运动是至关重要的；要做到这一点，需要精心构思活动，并提供适当的帮助以确保成功[14]。

在一个专注于优化使用资源的高效护理的环境中，让患者回到最低护理水平有很大的压力，如果可能的话，尽快回家。这意味着治疗师在急症护理环境中，必须把重点放在使患者尽快恢复到最高水平的独立功能上。早期对恢复功能的重视可能会导致对补偿性治疗技术的强调。补偿性治疗技术是那些鼓励使用非瘫痪肢体独立完成功能任务的技术，同时允许忽略瘫痪肢体的存在。教会患者用非瘫痪的手吃饭和穿衣，并提供工具让患者只用一只手恢复行动，这些都是上肢补偿性技术。下肢补偿技术是使用使瘫痪的下肢最小负重的行走装置，可以使步态基本上只使用非瘫痪的下肢。转移时，通过未瘫痪侧下肢进行主要力量承重也是补偿技术。早期的补偿已被证明会导致习得性废用和不能发挥肢体的全部潜力。因此,治疗师必须在对患者的长期利益与迅速恢复功能以允许返回家庭或较低水平的护理之间取得平衡。治疗师应牢记,他们是负责改善患者长期康复潜力的专业人员。研究提供证据表明,急性期的治疗可导致1年后的更好结果。被证明是有效的治疗计划集中在以下关键目标上:

1. 评估;
2. 早期干预和预防并发症;
3. 以任务为导向的练习;
4. 强化重复练习。

评估

第9章中概述的神经系统评估应该在脑卒中后的急性期患者中进行。在进行力量测试时,应避免疲劳,并尽量减少体位变化,在每个体位上完成所有的测试,然后再改变体位。(这一原则在治疗开始后可继续执行,以减少体位变化。)表10-4是按体位整理的ROM和运动建议。力量测试通常在3/5水平开始,测试患者是否能在重力作用下全关节活动度下活动。如果不能,则在消除重力的情况下对该关节进行测试。如果该关节可在抗重力的情况下通过全ROM运动,就要增加阻力来确定肌力等级。许多患有CVA的人受协同模式影响。肌力测试不应该在协同模式中进行。如果唯一的运动是在一个协同模式中,那么需要在评估表中进行备注,但不能给出一个数字等级。

病例研究

在确定了Brown先生有能力与治疗师沟通并理解指令后,应在床上从AROM(主动关节活动度)的力量评估开始。为了优化Brown先生听从指示的能力,治疗师应站在他的左侧,这样他就可以在不受偏盲影响下看到和听到治疗师。如果Brown先生在仰卧或侧卧时没有表现出踝关节主动背屈,则应让他仰卧,抬高床头,使他能看到自己的脚。当患者在髋关节和膝关节屈伸时进行踝关节背屈时,治疗师注意踝关节是否背屈。这将被记录为"在屈肌协同模式中,可完成抗重力全关节活动度背屈"。有时,直到人们走路时踝关节的背屈才会出现。

对于那些在力量测试中没有表现出任何主动背屈的患者,在开始步行训练时一定要鼓励患者背屈,同时触诊和仔细观察踝关节是否有任何运动。此外,

表10-4	按体位整理的AROM测试和在急性护理阶段下做的床上锻炼	
体位	无重力下运动	抗重力下运动
仰卧位	髋关节外展 髋关节内收 髋关节外旋 膝关节屈曲 膝关节伸展 踝关节背屈	髋关节屈曲 髋关节内旋 膝关节伸展(髋关节屈曲,腿放在枕头上) 踝背屈
侧卧位	髋关节屈曲 髋关节伸展 髋关节内旋 膝关节屈曲 膝关节伸展 踝关节背屈	髋关节外展 髋关节内收 髋关节外旋
俯卧位		髋关节伸展 膝关节屈曲 踝关节跖屈

请牢记,在评估和治疗早期,例如踝背屈、手指和手腕伸展,以及伸展肩部都不是任何协同模式中强势的部分,而是常见的拮抗肌高张力,经常会导致激活和恢复那些肌肉群的使用困难。在评估和治疗期间,特别注意这些肌肉将会是恢复这些肌肉群功能的关键。此外,使体位改变最小化,牢记Brown先生在治疗的最后将会处于什么样的体位和计划最后在该体位完成治疗。

标准化测量结果方式是必不可少的部分,在急诊护理阶段应该被运用。在这个阶段,可用的方法非常有限,是具有挑战性的。被APTA的Stroke EDGE的神经学部分推荐的方法是6分钟步行、10米步行、功能性前伸、Orpington预后量表、脑卒中姿势评估量表和起立行走试验。其他更多对该阶段合适的方法可以在http:// www. neuropt.org/go/EDGE中找到。

病例研究

Brown先生目前不能独自行走,因此最适合他的评价量表是为Orpington预后量表和脑卒中姿势评估量表。使用Orpington预后量表可以协助治疗师和其他团队成员根据他的预后情况制定出院目标。在急诊护理期间,躯干控制和姿势期望被改善。脑卒中姿势评估量表是测试躯干控制的客观方法,同时可以客观地衡量治疗进展。Fugl Meyer量表和躯干损伤量表也可以进行该评定。

并发症的早期预防和干预

在康复的急性和亚急性阶段出现并发症的个体在 CVA 1 年后功能恢复会更差。早期活动和保持直立姿势（坐着或者站着）可以预防并发症，例如深静脉血栓、肺栓塞、肺炎和跌倒[15]。此外，除了这些风险因素外，在离开急性期的患者中，有 11% 的患者会出现进一步的病变[16]，这也是出院后转入更低级别功能或死亡的主要因素之一。在急性和亚急性阶段，监测生命体征和活动的系统进展对于确保患者的安全是至关重要的。

基于这些证据和考虑，Brown 先生的生命体征（血压、脉搏和呼吸频率）应由治疗师在每次治疗前、期间和之后进行评估，以检测患者对活动是否有任何异常反应，如脉搏快速上升、血压异常上升或下降或出现新的心律失常。治疗应该适度，并参照 Borg 运动量表（例如<12）（专栏 10-1）。在急性阶段，目标是让 Brown 先生直坐和在心肺功能允许的情况下进行主动运动。在康复的亚急性阶段，才会进行心肺功能训练。

急性期的重点是预防并发症，包括挛缩、肺炎、四肢血栓、皮肤破损和直立性低血压。应鼓励患者每天全身关节全范围活动 3~5 次，以保持组织的伸展性和防止挛缩。治疗师每天进行一次 ROM 治疗，对保持组织的正常伸展性是非常有效的方法。鼓励患者、家人和所有医护人员协助患者定期活动四肢，每天至少 3 次。

通过经常性地改变体位（至少 2 小时一次）、正确的体位防止压力区（表 10-5）和维持干燥健康的皮肤以预防皮肤破损。血栓和直立性低血压可通过主动性活动和经常改变体位进行预防。在医学可能的情况下，尽量早地使用躯干直立姿势预防直立性低血压。如果躯干直立姿势不可行，下肢肌肉的主动收缩可促进血液流动和降低血栓和挛缩的风险。促进深呼吸和加快呼吸频率的活动将有助于维持整个肺组织的空气流动以防止肺炎。当在急性期给患者做活动的时候，花时间指导他们深呼吸，并确保他们的肺充满空气。包括躯干直立姿势在内的体位改变有助于肺活动和预防肺部感染。

在急性康复期，可以让患者全天密集重复进行 AROM 和体位改变。在讨论亚急性和慢性康复阶段时，我们将更详细地讨论密集重复，他是脑卒中后康复

专栏 10-1	Borg 运动量表[17]	
运动描述	**Borg 等级**	**活动示例**
无	6	坐
非常非常轻微	7~8	洗手
非常轻微	9~10	洗餐具
相当轻	11~12	悠闲散步
有点累	13~14	快走
累	15~16	坚持锻炼以提高心率
非常累	17~18	尽可能高水平地保持续活动
非常非常累	19~20	最大极限地暴发活动

Data from Borg G. A. Psychophysical bases of perceived exertion. Medicine and Science in Sports and Exercise. 1982; 14:377-381.

表 10-5	CVA 患者在床上的体位：需要图像，仰卧位时需保持踝关节在中立位，而不是跖屈

仰卧位	患侧卧位	健侧卧位
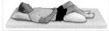		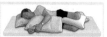

关键性体位

患侧的肩部应位于外展和屈曲的中线位置

患侧肘关节、腕关节和指关节处于伸展位置

患侧前臂处于中位或旋后位

髋部和膝部轻微弯曲

髋部旋转中立位并轻微外展

患侧脚放在脚板或矫形器上，以保持踝关节中立位，防止踝跖屈

在骨性突起处放置枕头或软垫

成功的关键。

高张力肌肉可能导致肌肉群的挛缩（表 10-6），因此，体位和 ROM 活动应该侧重于延长潜在的高张性肌肉以防止挛缩并改善长期预后，尤其是踝关节跖屈肌和髋屈肌。应该密切监测跖屈肌的肌张力。如果有张力增加，应该把脚被放置到脚板上、踝关节挛缩靴或静态足下垂矫形器中以防止跖屈肌挛缩，并促进良好的踝关节运动，以利于转动和移动。髋关节的伸展超过中间位置是正常步态的关键部分。在康复的急性和亚急性阶段，患者通常会花大部分时间进行髋部伸展练习，因为他们大部分的时间是坐着或者躺着。治疗方法应该将髋伸展的 AROM 和 PROM 设计进去，在侧卧位或仰卧位。

以任务为导向的训练

每一阶段的治疗应该都是有意义的，并鼓励使用活动或任务来重新训练运动控制。早期卧床的急性期治疗应包括助力关节活动度，以增加力量和运动控制，

表10-6	CVA后常见的高张力和协同模式区域		
	高张力肌肉群	屈肌协同模式	伸肌协同模式
上肢			
肩	肩胛骨牵缩肌群	屈曲	伸展
	内收肌群	内收	内收
	内旋肌群	内旋	内旋
	伸肌群		
肘	屈肌群	屈曲	伸展
前臂	旋前肌群	旋后	旋前
腕	屈肌群	屈曲	轻微伸展
手指	屈肌群	屈曲	轻微伸展
下肢			
髋	屈肌群	屈曲	伸展
		内收	内收
		外旋	内旋
膝	屈肌群	屈曲	伸展
踝	跖屈肌群	背屈	跖屈
			旋转

病例研究

Brown先生应该被鼓励积极参加所有的活动,不管他是否能够完成这项运动。治疗师应该根据需要提供帮助,并且鼓励Brown先生在活动中观察肢体,并思考他感觉。刺激感觉如摩擦或者有力的触摸也可以增强他对肢体的感觉能力和更好地集中激活肌肉。图像可视化是改善运动控制的有效手段,应该被用在Brown先生的急性期阶段,当他没有耐力完成严格的运动计划但可以承受这治疗方案的类型。

以及从仰卧位到侧卧位的早期翻身。由于主动关节活动度的训练需要在仰卧位和侧卧位上进行,治疗应从仰卧运动开始,然后转向侧卧位来进行更多形式的运动。将肌力训练与功能性活动结合起来,可以最大限度地减少不必要的体位变化和疲劳对治疗的影响。有证据表明,早期的躯干锻炼,如臀桥、翻身、坐位骨盆倾斜、在不稳定的平面保持稳定的活动,不仅能改善躯干功能,而且能改善急性和亚急性脑卒中患者的站立平衡和活动能力[20]。

翻身/床上移动

翻身是一项可以为急性期患者带来很多好处的活动。它使患者能更独立地完成压力释放和位置变化。任何独立的运动都有助于给急性期脑卒中患者一种重新控制自己的身体和生活的感觉,并能振奋情绪。在

病例研究

如果在开始治疗时,Brown先生是仰卧位,右侧肢体不能在抗重力下完成关节活动度训练,应该鼓励他在仰卧位进行无重力肩膀和髋关节外展。治疗师应该为他提供一个滑板或者帮助他减少肢体和床之间的摩擦。在仰卧位,还可以在治疗师帮助下进行主动桥式训练,治疗师保持骨盆水平,并促进右侧的臀肌激活。臀大肌的促进通常是通过手对外侧臀部施加快速而有力的按压来完成的。

教授床上移动时,应鼓励患者全程积极参与,即使他们不能提供有意义的帮助。治疗师应选择关键点作为手部位置,最大限度地减少治疗师的接触,但可以为最受损的部位提供最适当的帮助。通常将手放在肩膀和臀部对床上移动训练是最有帮助的。此外,可以使用被动定位来预先摆放患者的位置,以便他们能够在治疗师的最小帮助下执行转移。应当注意的是,触碰总是会改变患者的运动输出,应以任何可行的方式将其最小化,同时安全应该放在第一位。

病例研究

Brown先生保持仰卧位已经2小时了。因此,在治疗结束时,应将患者置于侧卧位,以防止因压力引起的皮肤破损,尤其是已诊断为糖尿病前期。他希望在治疗后能阅读或看电视,所以最好右侧侧卧,这样较强的左侧可以不受阻碍,更好地使用呼叫按钮、阅读书籍和操作电视控制器。治疗开始时,首先教Brown先生帮助他从仰卧滚动到他的左侧,然后用右上下肢进行无重力的活动,例如肩膀、肘部、臀部和膝盖的屈伸。应该鼓励Brown先生积极地翻身,治疗师不应该提供任何超过绝对必要的帮助。体位可以用来帮助Brown先生用更少的治疗师帮助获得成功,例如确保右臂屈曲,以免最终被压在身下,并帮助Brown先生将右腿越过左腿进行翻身。然后,治疗师可以将手放在肩膀和骨盆上,帮助Brown先生利用动力摇摆2次,然后在第3次尝试时翻身。还应该鼓励他用头转动,以增加动力。然后,他可以练习翻回仰卧位,然后翻身到右侧,呼叫按钮、床控制和电视控制器所在的位置。确认他了解如何使用它们,并在治疗结束时将他置于适当的侧卧位(表10-5)。应该告知护士体位改变的时间和换的体位,以便她们2小时后换体位。

直立位活动

　　一旦患者被允许开始直立活动，包括转移和行走，并感觉有能力参与这些活动，治疗应立即开始；这通常发生在第2天，除非出现广泛的医疗并发症。专栏10-2用于如何促进运动和专栏10-3用于转移和早期步行活动。手臂功能训练可以在仰卧、侧卧和坐位中进行。对于极度虚弱的患者来说，离心运动可能是最容易开始的地方。要对肘关节伸肌进行低水平离心运动，应使受检者仰卧，肩部弯曲90°，肘关节伸直。治疗师支撑手臂，防止肘部弯曲，并指导患者慢慢把手放到嘴边。治疗师帮助患者慢慢弯曲肘关节，并进行感觉输入刺激肱三头肌，以协助患者进行这一肌肉组织的主动收缩。这项活动使患者能形象地看到活动有意义；另外，减慢手臂下降速度的离心收缩，通常会比向心收缩更早重新获得。一旦患者成功地获得离心收缩，他们很可能可以进行非重力下的主动运动。

专栏10-2　运动想象

　　运动想象是通过指导患者想象完成指定任务的感觉来完成的。治疗师可以让他们把注意力集中在任务的某些方面，比如想象把同等重量放在脚上进行坐立转换的感觉，或者在坐到立的过程中"鼻子越过脚趾"向前弯曲的感觉。研究表明，在常规治疗中增加运动想象可以改善卒中后患者的疗效[18]。为了确保疗效，应使用运动想象问卷（RS），以确保患者能够利用图像[19]。一些感觉功能差的患者被发现很难想象运动的动作，因此，不能期望他们对运动想象治疗有反应。在治疗的急性阶段，运动想象的好处在于，它在不增加生理需求的情况下强化练习，并且不需要治疗人员的额外时间。

专栏10-3　急性期转移和步行教学技术

转移的关键
- 鼓励患者成为积极的参与者。
- 治疗师不应提供任何超出必要的帮助。
- 肢体的位置摆放可以帮助患者获得成功。

仰卧位到侧卧位
- 利用被动定位，最小化治疗师的帮助：确保底部手臂弯曲，这样它不会被压在身下；如果移动到健侧，将患侧的腿跨过健侧的腿，使其处于可翻身的位置（应鼓励患者尽可能协助）。
- 然后，治疗师可以将手放在肩膀和骨盆上，帮助患者利用动力摇摆2次，然后在第3次尝试时翻身。

- 鼓励患者转动头部以获得额外的动力。

侧卧到坐在床边
- 使用上面的技巧，翻身侧躺，面朝床边。
- 在侧卧时把患者双腿放到床外。鼓励患者使用健侧腿来帮助患侧腿从床上垂下，但要尽可能让患侧腿主动运动参与其中。
- 为了让侧卧到坐过程更容易，床头可以微微抬高。
- 当双腿在床下时，让患者用双手推床。
- 治疗师应仅在需要时在肩部和骨盆提供帮助。
- 如果患侧在上方，治疗师可能希望通过将手放在一个承重的位置来帮助治疗师将一只手放在患者的手上，使其在负重时保持稳定，另一只手放在肘部后部，来鼓励患侧手臂的主动负重。

从床上坐到站
- 首先，确保双脚平放在地板上，髋和膝盖弯曲成90°（或者把床抬高，髋和膝盖放在不那么弯曲的位置，这样转移起来更容易）。
- 在转移过程中，双臂应处于承重的位置，以鼓励主动活动，并在恢复的早期阶段提供本体感受输入。
- 床头柜可用于提供稳定的表面，患者通过双侧手臂承重。床头柜使你可以从较低的桌子开始，然后在患者站立时抬高桌子，为需要双手参与的站立位下活动提供稳定的表面。
- 如果患侧手有不错的功能，则患者可用双侧上肢推床，然后将手放在助行器上。单侧辅助设备不应用于站立活动，因为它们会鼓励学习者不使用患侧上肢和下肢，也不会促进两侧同等负重。

早期步态活动：急性护理
- 在这个阶段的康复中，平衡负重和使用患侧应该是重点。
- 在行走中，双杠、带臂槽的轮式助行器和床头柜是脑卒中后患者可使用的双侧上肢设备。
- 早期的步态和站立活动应该集中在直立躯干的控制，鼓励在步态中使用患侧肢体和双侧使用步进模式。
- 治疗师可以根据需要给予患侧帮助，稳定腿部，支撑肢体，以帮助患者承重。
- 不管患者的能力如何，他都应该积极参与所有的运动，以鼓励患者恢复运动能力，即使是在四肢软瘫的情况下。

病例研究

活动的顺序应该根据 Brown 先生在治疗开始时的位置（躺着或坐在床上），以及他的目标而定。转移活动，包括卧−坐、床边坐、坐−站，都是先开始，然后是早期的移动活动。在这种情况下，我们知道 Brown 先生在家有一位妻子可以帮助他，并设定了回家的目标。因此，辅助转移和步态是急性期出院的合理目标。考虑他的手臂和腿的中度麻痹，在直立活动他最初可能需要中度到最大程度的帮助。在直立活动的第1天，有第2个人来协助，将可加入更具挑战性的活动。Brown 先生的治疗将从仰卧位到床边坐开始（表10-7）。为了防止习得性废用，应该指导 Brown 先生在所有活动中尽量使用右侧肢体。如果 Brown 先生不能使用肢体，治疗师应将其放置在承重的位置，并协助握住肢体，以便 Brown 先生在所有活动中都能恰当地使用肢体。此外，他还应该通过感觉输入，如观察四肢和感官提示［如轻触和（或）治疗师施加的压力］来感受自己偏瘫肢体。

记住，在恢复的急性阶段，重要的是要把重点放在习得性废用上。从所有活动中来实现。虽然拐杖和半侧助行器为返回家中的功能性行走提供了最可行的帮助，但这些设备不能作为最合适的辅助设备来重新训练正常的步态。使用需要或允许双侧上肢支持的设备可鼓励双侧平均负重，并使患侧上下肢参与功能活动。在治疗过程中，应使用带有手臂槽的轮式助步器、双杠或床头柜等设备，以鼓励双侧上肢负重使用。出院的时间和地点将决定何时需要教给患者使用单边器械，例如手杖和半侧助行器。在有必要或恢复独立功能之前，如出院回家，或有更高功能的患者，不应引入这些设备，因为它们利用的是补偿性步态训练方法，而不是将患者康复到最佳的长期无障碍状态。在每次治疗结束时，可用这些设备进行短暂的练习，以确保患者能使用单侧设备或功能，同时将大部分治疗时间集中在双侧上肢负重和同等步长上。治疗师应在使者快速独立的功能与恢复最佳神经可塑性和充分恢复功能的需求之间达到微妙的平衡。关键的康复原则见专栏10-4。治疗师面临的挑战是如何在医疗环境中发挥作用，同时关注 CVA 患者的最佳利益。代偿技术可快速恢复功能，但会阻碍神经可塑性和功能完全恢复。

专栏10-4　功能康复的关键

1.首先，制定一些对体力要求不高的任务，在患者的能力范围内完成动作，例如：

（1）将肢体置于无重力位置或提高座椅高度进行转移。

（2）进阶包含使任务对体力要求更高，直到患者可以在自然环境中完成任务。

（3）在任务练习中增加可变性将加强学习过程，并使其更普遍地适用于"现实生活"的情况。

2.开始时，使用与你训练的运动模式相关的任务，并且不允许用补偿模式取得成功，例如：

（1）当训练从坐到站，重点是通过患侧腿承受重量时，可以让患者坐在一个高的表面上，将降低体力要求并提高成功的可能性；另外，在健侧脚下放置一个柔软的物体，如一个鸡蛋盒，将进一步迫使通过患侧腿承受重量。

（2）为了推进任务，要改变设置，让患者有更多的选择。例如，在上述情况下，目标是通过限制通过非瘫痪肢体承受重量的能力来锻炼瘫痪肢体的承受能力。进展将允许患者在通过瘫痪肢体承担多少重量方面有更多选择。进阶可能是：

1）在非瘫痪的脚下垫上鸡蛋盒——迫使瘫痪的腿承受重量。

2）在瘫痪侧使用一个辅助装置，如杆子或桌子——迫使患者靠在瘫痪的一侧，通过非瘫痪的腿承担一些重量。

3）使用辅助装置，如在患者面前的杆子或桌子——让患者选择每条腿承受多少重量。其目的是使双腿承受的重量相等。

协助等级

在记录时，重要的是要准确描述患者在每项活动中所需要的协助量。第9章介绍了确定协助程度的适当方法。良好的治疗的最基本和最重要的关键是以一种确保患者安全的方式来设置练习。目标是尽量减少治疗师必须提供的帮助，并优化患者的主动参与。对于 Brown 先生来说，从坐到站的转换，最理想的做法是在一个被抬高的硬面基座上开始。基座将被抬高到一个水平，使 Brown 先生能在尽可能少的帮助下进行从坐到站的转换。由于他的右臂仍有麻痹，因此在转移和站立过程中都应该将其考虑在内，使其处于承重位置。

表10-7	床上活动和躯干功能性活动
位置	**活动**
仰卧:双脚平放,髋和膝弯曲	桥式运动——如果虚弱,治疗师可以帮助虚弱的一侧。治疗师也可对臀肌提供感觉输入,以协助激活肌肉组织 • 目的:加强躯干和臀部肌肉组织
仰卧-侧卧	手臂朝翻身的方向伸去 • 目的:加强躯干屈肌 用上肢拉床栏 • 目的:加强肩带肌肉组织和肱二头肌
侧卧	骨盆倾斜 • 目的:无重力情况下躯干和髋关节周围肌肉组织的强化
坐在床边	治疗师在患者肩膀上推,而患者努力保持坐姿平衡。治疗师应向前、后、侧推 • 目的:姿势性躯干肌肉的等长收缩以保持稳定 患者在身体前进行上下左右地伸展。一定要让患者伸手去拿东西,如杯子或其他物体,因为这能刺激神经系统激活手 • 目的:增强躯干肌肉组织,更好激活躯干伸展肌,达到间接激活躯干旋转肌的效果 坐位下冠状面伸出手臂 • 目的:加强躯干侧弯的肌肉 将手放在球上,用任何一只手将球在身边来回滚动 • 目的:在躯干活动期间为有平衡问题或躯干肌肉极度虚弱的人提供支持

病例研究

Brown先生在治疗师的指导和中等协助下坐在床边。然后,他利用床边桌的双侧上肢支持,进行从坐到站的转移和站立平衡训练。带上步态带,轮椅在近处,他可以尝试走几步,把床边桌作为轮式步行器。在这个阶段,床边桌对这些活动是有益的,因为它的高度可以在Brown先生从床边桌到站立、从站立回到坐着的过程中被调整。另一个选择是轮式助行器。Brown先生的手可以放在助行器上,由治疗师协助他抓握。然后他可以在治疗师的帮助下,引导助行器并推动他的右腿行走。开始行走时,应让Brown先生用他的健侧(左)腿走一步,使他立即用瘫痪的右腿承担重量。这也使他的右髋关节处于伸展状态,这将有助于启动右腿的跨步。激活步态模式生成器的外围驱动力包括髋关节的伸展、站立、下肢交替的承重。由于Brown先生将在2天后出院到康复机构,因此,确定使用轮式助行器行走是优化神经可塑性和恢复功能最合适的行动方案。如果他要回家,步态训练将分为两部分:①使用助行器进行步态训练,以重新学习适当的功能性步态模式;②使用半侧助行器或拐杖进行步态训练,以便在家庭环境中与他妻子一起生活。

病例A:第2部分

Brown先生在脑卒中后的第4天被转移到康复医院。他的入院记录显示他的踝跖屈肌出现轻度痉挛,股四头肌、腘绳肌和臀部有3/5肌力,踝背屈、跖屈和臀肌有2/5肌力。他上肢大部分肌肉有1/5肌力,肩部有中度关节半脱位(2级)。运动性失语,但能对一些问题做出单字回答。他能在床边坐起来,方法是向左滚动并用左臂推起,并在极少的帮助下进行站立旋转转移到轮椅上。负重是不对称的,但他能够使用四轮手杖站立,在第一次治疗过程中,他在1人的适度协助下走了12英尺×2英尺(1英尺=30.5cm)。

痉挛:概念和医学处理

痉挛是上运动神经元损伤的一种表现,其表现为肌张力增加(高肌张力)和腱反射亢进(反射亢进)。痉挛中的高肌张力是一种与速度有关的对牵伸的阻力,即你牵伸得越快,对牵伸的阻力就越大。这被称为紧张性牵张反射。痉挛的原因已经得到了广泛的研究,并仍在进行中。在神经和肌肉水平上都有多个原因。首先,皮质延髓投射的丧失主要导致脑干内抑制性控制的丧失,在剩余的神经网络中产生某种程度的无对抗性兴奋。这种无对抗性的兴奋历来被称为释放现象。已知脑桥网状结构的下行通路可促进上肢的屈曲（肩屈曲外展肌、肱二头肌、腕和手指的屈肌）和下肢髋屈肌、腘绳肌和踝跖屈肌。这种促进作用通常由皮质-延髓（皮质到延髓网状结构）和皮质-脊髓（皮质到α运动神经元）的抑制性控制来平衡，并通过脊髓中的运动神经元促进对立的肌肉。脑卒中后，皮质脊髓和皮质延髓束经常受损。这时网状脊髓束可随意对肢体各肌肉产生无对抗的兴奋，导致低水平的肌肉收缩，被认为是静息张力增加。这种肌张力亢进伴随着痉挛中紧张性和相位性牵张反射的过度反射。相位性牵张反射是单突触反应，被称为肌腱反应或肌腱"痉挛"，由肌腱敲击引起，激活肌肉纺锤体中的Ia纤维，直接突触脊髓中的α运动神经元，引起相关肌肉的快速反应性收缩。相位牵张反射过度兴奋也是抑制作用丧失的结果，不是在脑干，而是在肌肉纺锤体Ia纤维和α运动神经元之间的突触交界处。这就允许在没有下行抑制的情况下发生反射激活（图10-9）。痉挛是否发生及发生时痉挛的程度与病变的位置，以及皮质脊髓和皮质延髓束损伤的程度有关；以恢复独立的肌肉功能为重点的康复方案对于最大限度地恢复功能和减少痉挛的发生很重要[21]。

偏瘫患者中有20%~30%会出现痉挛，通常在发病后3个月。只有大约4%的患者痉挛严重。如第9章所述，痉挛通常用Ashworth量表或改良的Ashworth量表来测量。虽然神经活动的变化对痉挛的发展有重要影响，但痉挛也与肌肉的变化有关。这些变化包括肌节的丧失、肌肉中胶原蛋白的渗透、肌肉类型的变化，特别是快肌与慢肌的比例，从而使肌纤维的收缩性和被动弹性发生变化。关于神经变化和肌肉变化之间的关系有很多争论，特别是关于神经变化是否会引起肌肉变化，但这一点尚未确定。Ashworth量表和改良的Ashworth量表可区分神经与肌肉对痉挛的贡献。

康复机构的物理治疗管理

在康复中心的最初几天，患者通常仍处于急性恢复期。这意味着他们在医学上仍然很虚弱，容易疲劳，增加了在短时间内实现最佳功能的挑战。神经可塑性仍然是康复过程中的一个关键因素，必须与恢复独立的前提条件一起考虑，以便将患者送回家中或较低水平的护理。如果可以，康复的重点是在有缺陷的功能性任务的重新学习，如果不行便分开练习。通常情况

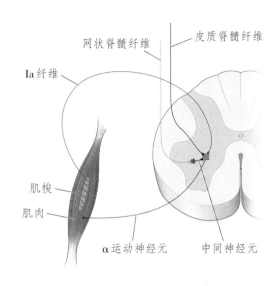

图10-9 高肌张力和反射亢进机制图示。皮质脊髓束内上运动神经元的丧失使脊髓内的抑制回路消失，造成α运动神经元对Ia纤维激活的兴奋性增加。再往上走，脑干的皮质延髓纤维的缺失使网状脊髓神经元对单突触反射回路的促进作用净增，主要通过腹角内的中间神经元。应该注意的是，抑制性和兴奋性的中间神经元都位于腹角内，以调控反射活动。这些中间神经元被许多下行运动系统（皮质脊髓、网状脊髓、前庭脊髓）激活，但当脑卒中同时损伤皮质脊髓和皮质延髓时，出现的肌张力亢进似乎是由网状脊髓对上肢屈肌和下肢伸肌的α运动神经元的影响所驱动。由于神经支配的变化，肌群的继发性变化随着时间的推移而出现，并导致肌力亢进和过度兴奋，特别是在更严重的脑卒中。

下，患者自行进行损伤水平治疗任务是合理的，如ROM和力量练习。

高强度训练：上肢

根据基础科学和临床研究的证据，习得性废用是脑卒中后个人不良康复的一个负面结果；建议早期治疗应鼓励有意义的偏侧上肢使用，他通常比下肢受损更严重。再次强调，所有的活动都应包括患侧上肢，并应避免使用代偿性技术。对于处于软瘫期的上肢，治疗师应将其置于承重的位置，然后在整个转移过程和步态中对其进行支持，以便在所有功能活动期间其承受的重量与正常情况一样。此外，应鼓励患者在所有的PROM活动中积极活动肢体。早期治疗的一个重要组成部分是根据需要提供不超量的帮助。这样患者就能成功地完成有意义的主动活动。没有患者积极参与的被动运动被证明不会帮助恢复偏瘫手臂的主动运动。

手的预期用途决定了整个上肢肌肉组织的激活情况。如果一个患者要完成一个伸手的任务,他们必须有一个有意义的最终目标,以便适当地形成上肢运动。如果目标是做一个开放性的手推或拍击,如做一个击掌动作,其激活模式将与最终目标是在公告板上拉一个图钉有很大不同。击掌动作涉及手和手指的张开,初步的手臂的粗大运动控制,而拉出图钉则需要对手指有精细运动控制,几乎没有手指的伸展。这两项任务所需的力量输出和协调性也不同,一项是高度协调的、低力量的运动,而另一项在力量输出和手眼协调方面都允许有更多的错误。缺乏手指伸展能力的患者可以通过执行伸手任务而受益,其最终目标是抓取一个需要手指伸展才能成功抓取的大物体,这样手的张开是动作的自然目标。这将鼓励神经重组,以恢复手部伸展的功能。任务应该相对容易的,治疗师可以协助定期闭合手掌,以允许积极强化。以任务为导向的方法着重于用患侧手完成正常的日常活动,这是非常有益的,并鼓励神经可塑性和功能恢复。应选择对患者有意义的任务,并涉及患者可以掌握但尚未掌握的动作。可以改变物理要求以提高表现,例如在无重力的位置上进行伸手任务,将手放在光滑的桌子上练习肘部的屈曲/伸展。这种姿势还可以通过支撑手臂,使肩部和躯干的肌肉组织不必提供这种支持,从而最大限度地减少自由度。见专栏10-5上肢康复的关键摘要。

专栏10-5　　上肢康复的关键

1.手决定整个上肢的激活状态。

2.使用有意义的任务。

3.较低的生理需求。

(1)将肢体置于关键肌肉的重力消除位置。

(2)为躯干和近端肌群提供支持,使自由度最小化,集中于一个关节运动。

4.选择能产生动作的功能性任务,这些动作是患者治疗的重点。例如:

(1)手张开时,让他们拿一个12盎司的饮料罐或小球,以促进手指和手腕的伸展,从而达到举起一个非常轻的物体的目的。这项活动也可集中在使用肘关节伸展结合肩部屈曲(从协同模式下脱离)。

(2)为了协调性,让患者碰到一个小物体,并推动它。

(3)对于精细的运动控制,让患者拿起一个小物体,重新移动它,然后把它放在另一个位置。例如,将图钉从公告板上取下,放入小容器中保存。

双侧训练是CVA后成功恢复上肢功能的另一种方法。这是一种治疗方法,包括用两只手同时做同一件事,但要独立完成。精细运动和粗大运动任务都可以在双侧训练中使用。

该方法可使大脑半球间抑制恢复正常,提高受损半球的活动能力。很多任务都可以使用这种方式来练习,比如堆积木、擦黑板、翻卡片。它可以改善同侧和对侧的手臂功能[22,23]。

使用功能性电刺激(FES)也被证明是有帮助的。一项研究利用FES在双侧手腕伸展活动中对手腕伸展肌进行了测试,结果显示手腕伸展肌肉恢复主动[24]。同样镜像疗法可能有利于上肢恢复。镜像疗法包括将健侧手放在一个有双向镜的盒子里,而将患侧手放在镜子另一侧。患者在看镜子时移动健侧手。镜子使它看起来就像患侧手在也在移动。所有这些治疗活动的关键是患者要积极参与,试图以一种有意义的方式移动患侧上肢。

高强度训练:步态

随着患者病情稳定,现在可以将注意力集中在强化步态训练上。强化练习得到了文献的有力支撑,这意味着学习或重新学习一项技能需要大量重复练习。关于约束诱导疗法和跑步机训练的文献使我们相信,所需的重复次数在几百到几千之间。使用传统的治疗方法很难达到这个数字。只有治疗师在场的情况下才能进行训练,限制了练习技能的总时间,以及可切实完成的重复次数。因此,临床医生和研究人员一直在研究各种方法,可以在一天中频繁提供练习机会。一个非常有效的方法是利用团队方法,使每个团队成员都知道患者该如何完成运动技能和日常生活活动。这样一来,无论谁和患者在一起,患者都会以同样的方式完成所学的任务,这样每次重复都是以正确和最有利的方式来完成任务。如果允许患者以不适当的方式完成任务,使用不良的运动控制或只使用健侧肢体,那么他们最终将重复许多错误的技术,而不是治疗中强调的优秀技术。因此,不仅在治疗中,而且在治疗之外也需要练习技能,以确保正确运动模式的重复次数超过不正确运动模式的重复次数。

另一种可以进行强化训练的步态训练方法是带辅助带的跑台训练。使用辅助带的跑步机可以最大限度地减少治疗师的帮助,并允许在最少的人员下进行步态训练。跑步机还允许在数百次或数千次的重复中持续练习对称的步态。如果患者在没有帮助的情况下难以保持直立姿势,则可以使用辅助带进行体重支持(BWS)。相对较少的研究考察了在急性-亚急性恢复阶段,需要治疗师协助的患者中,BWS跑步机训练的好处。然而,部分研究证明早期提供体重支持跑步机训练是有好处的[25-27]。对脊髓损伤和卒中的研究表明,由于特定任务训练参数的影响,跑步机训练应随着地面步态训练而增加或快速发展(专栏 10-6)。LEAPS试验提供的证据表明,当患者能够使用辅助设备独立行走时,在地面上进行步态训练也是同样有效的。此外,对神经可塑性的研究表明,跑步机训练对神经元变化的影响在急性期患者和进一步进入亚急性期的患者之间存在差异。总之,这些研究结果进一步支持了在康复过程的早期重新训练交互对称的步态的必要性。

- 不能行走者,以初始速度 0.25m/s 和 30%BW 开始[28]。
- 跑台上的速度应尽快增加。
- 辅助体重支撑应尽可能逐渐减少。

病例研究

Brown 先生在一人中度协助下借助四点拐杖可以在地面上行走。这既没有为他提供强化的步态练习,也没有促进交互步态模式。Brown 先生可能很适合在跑台进行训练,这样可以在减少治疗师帮助的情况下实现更多的交互步态模式运动。他可以在每次跑台训练结束后继续练习地上步态,随着步态和距离的改善,他将不再使用跑台,而是进入一个更以任务为导向的地上步态训练项目。

地面训练和跑台训练都应该注重一种交互步态模式,包括全负重或未负重偏瘫肢体,以及完整的步幅;这将允许摆动从髋伸展的位置开始。跑台是一个非常有效的手段,以鼓励同等承重、对称步长,并在站立末端出现髋伸展。研究表明,当这些成分出现时,步态模式就会被触发。当进行地面训练时,建议在训练过程的早期,可以通过指导患者用健侧下肢迈出第一步来促进这些成分。患侧脚跟超过健侧脚尖的一步可以促进患侧肢体负重,并在摆动前保持髋部伸展的姿势。这将激活步态模式发生器,有助于实现交互步态模式。所提供的任何帮助都应保持在最低限度,并应尽快取

消。FES在步态训练中也有益处。它可以用来辅助任何肌群,常用于胫骨前肌,往往在地面和跑台步态训练中使用。Brown 先生踝背屈肌肉较弱,在步态训练中,FES刺激胫骨前肌对他可能很有效。

病例研究

应鼓励患者自我评估他们的表现和纠正错误。Brown 先生有严重的运动性失语症,这使他很难向他的治疗师描述他的表现。这并不意味着他不能进行自我评估。治疗师应该引导他思考完成运动任务时的感觉,然后就他的表现问一些是/否的问题,比如,"你认为自己有没有把体重平均放在双脚上""这似乎需要很多努力,是不是可以用一种不那么费力的方式来做?"如果 Brown 先生表示他能够识别运动中的困难,让他再试一次并观察看看他是否做了适当的修改。

如果他没有适当地修改自己的动作,那么就应该提供反馈,告诉他你看到了什么,以及如何以一种能使整体协调性和运动控制能力提高的方式进行活动一个常见的例子是,Brown 先生可能试图从坐到站,他的大部分重量在左腿上,同时用他的左手伸向辅助器具。经过自我评估,他将左手放在椅子上,用这只手从椅子上推开借力,但继续将他的大部分重量放在左腿上。治疗师会告诉他:"你用你的手臂从椅子上推起来,这很好,这次可以加上你的右臂一起推,并尝试用你的右腿一起站起来。"Brown 先生的交流能力可以通过使用写字板和画板来加强,这样他就可以指着图片,描述交流的常见内容,如洗手间和食物。如果患者是感觉性失语,那么,在教学过程中,最合适的方法是演示动作。

另一种加强练习的时间及练习强度的方法是使用群体疗法。这可能是有效的,但要避免常见的陷阱。常见的陷阱包括是允许个人使用不良的技术或补偿性策略来练习一项任务,以及未能充分监督或保证安全。重要的是,组织者应接受培训,以观察或识别错误,并进行干预,向患者指出这些错误,并协助他纠正错误。群体治疗不应取代个人治疗时间,因为患者需要一对一的时间来发展必要的技能,以便在团体环境中有效地练习技能。必须保证小组中所有患者的安全。如果不提供足够的人员,可能会导致不安全的情况或有限的练习,或由于安全问题,小组成员无法完成所有技能。

以任务为导向的训练：步态

地面步态训练应包括绕过障碍物、在不同的表面（粗糙、光滑、柔软、坚硬、倾斜）行走、改变速度和执行双重任务（说话、拿东西）的训练。使用任务导向步态训练可以帮助促进更正常的步态模式。任务导向疗法通过鼓励患者解决运动问题，同时最小化来自治疗师的帮助和反馈。它的意义还在于，患者希望完成的日常活动，即回家后的活动，都可以利用这个训练过程。推荐的以任务为导向的步态和转移的活动见表10-8，一个病例见专栏10-7。

上运动元损伤后，患者有双重任务障碍是很常见的，例如边走边说。为了重新融入社区，患者不仅需要能边走边说，而且还要能边走边看地图上的方向，或者搬运物体。研究指出，在正式康复结束后，双重任务的能力仍然受到损害。为了恢复和改善这种技能，治疗应包括涉及双重任务的活动，如边走边拿水杯、边走边说话，以及边走边看标志和导航。在附录

专栏10-7	划圈步态模式

一种常见的步态偏离，发生在下肢前进困难的情况下，通常是由于踝背屈肌力量不足，导致足下垂。这种情况下会出现划圈步态。如果踝背屈肌有2/5或更大的力量，而髋屈曲肌有3/5或更大的力量，跨越小障碍物是一种很好的方式。在跨过障碍物时引起踝背屈，而不是划圈，促进神经重组以达到更正常的步态。另一个方法是在患者面前摆放一个低长的木板，让他患侧下肢跨过木板，在必要时连续多次重复，以改变模式。木板需要很长用来阻碍划圈动作。木板的高度可以促进髋、膝、踝屈曲以通过木板。通过使用这种技术，患者必须解决如何越过木板的问题，而且任务已经被限制在这样一个方式，即抑制异常的模式，只能使用治疗师希望的运动模式进行。表10-8列出了一些常见的步态异常和一些任务的例子，可以利用这些例子来鼓励使用功能性更强、更适合该任务的运动模式。

表10-8	卒中后以任务为导向的转移和步态训练方法	
功能性活动	推荐的运动	避免的运动
转移		
坐-站转移时，在健侧下肢放一个鸡蛋纸盒或其他"柔软"的物品	患侧下肢负重	仅健侧承重
坐-站转移时，在患者前方放置一个床头柜并在双侧上肢负重的情况下完成转移	两侧上下肢等量负重 向前重心转移	不推荐坐-站转移时重心后移
坐-站转移时，将一根棍子置于身体前方，双手放在棍子上，健侧手握住杆子上的患侧手	向前重心转移 重心转移到患侧 患侧下肢负重 将双手高高地放在棍子上来直立躯干	不推荐坐-站转移时重心后移
步态		
一边走一边重复地用偏瘫侧下肢跨过一块30.48cm宽的低木板	髋、膝、踝关节屈曲摆动 促进背屈	下肢以外展划圈的方式前进摆动
上斜坡	屈髋——使腿向前伸 背屈——远离地面 髋、膝和踝的肌肉活动增加，以推动身体上坡 伸膝肌	膝关节过度伸展
下斜坡	提倡躯干伸展，使保持直立 需要特殊的臀部肌肉活动，并且可以增强肌力 还需要特殊的背屈肌活动来控制足拍击地面 并可以用来增强肌力	
重复地用健侧下肢跨过小物体	患侧上肢负重	
行走时偏瘫侧靠墙	提倡通过屈髋来进行摆动	
在不平坦且柔软的地面上行走	促进背屈肌运动 挑战平衡力	减少健侧下肢站立 减少划圈步态

中给出了几个测量方法,旨在评估双重任务技能,应使用这些方法来确定在这一方面是否存在缺陷,并在治疗结束时评估其掌握情况。

辅助器具

使用带轮子的辅助装备可以使步态模式更加正常。利用跑台训练的研究已经证明了交互性步态的重要性,让髋关节在摆动期前进入伸展状态。这个位置是启动摆动的一个触发因素,即使在脊柱化的动物中也是如此。

如果你不能把 Brown 先生的手放在助行架上,你可能需要一个带槽的轮椅。将他的手放在助行器上,治疗师的手在其上固定,这足够了。然后治疗师可以协助引导助行器。推轮椅可以提供良好的支持,它比较重,不会翻倒。

单侧装置如手杖和半助行器,使患侧以最小的负重和较短的站立相行走,形成代偿性步态;通常,step-to gait 模式被使用,这种模式是不正常的。因此,在恢复早期,可能会对神经可塑性产生负面影响。鼓励患者使用患侧肢体步态模式的时间越长,就越有可能恢复他们的全部潜能。如果患者能独立使用单侧设备,他们可以在自己的家中进行,但这并不妨碍使用双侧设备进行治疗,以训练更对称的步态模式。

另一个常见的问题是步态中缺乏背屈、足下垂。使用矫形器可以成功解决。在康复过程中过早提供矫形器时应谨慎,因为这也会妨碍神经可塑性和功能的完全恢复。如果踝关节在背屈时得到充分的支撑,激活背屈的正常触发器将无作用,这可能导致这个肌群习得性废用。使用 ace-wrap(弹力绷带)可提供一个低成本的选择,提供步行的安全性和工作能力,同时允许正常的感觉和神经输入到踝关节肌肉组织。患者穿着 ace-wrap 有助于保持背屈,但仍然感觉需要激活背屈肌,和与之相对的跖屈肌群。与矫形器处方有关的另一个问题是报销。一旦购买了矫形器,患者将不再有资格在一段较长时间内获得新矫形器的保险补偿(目前为2年)。从康复中心出院后数周至数月,患者极有可能继续迅速而有意义地在肌力、ROM、肌张力和功能方面改善。

这很可能导致需要获得一个不同的矫形器,而不

是在康复中心中所认为的。因此,应该尽可能地等待,以获得合适的踝关节矫形器,这样可以鼓励患者在肌肉组织的康复中取得最佳进展,从而保证保险协助购买到他们最终的最佳矫形器,以符合他们长期的功能能力。

痉挛:慢性期的医疗管理

慢性痉挛是医疗管理上的挑战,可能对物理疗法的干预无反应。对于肌肉或关节局部痉挛的患者,可能需要肌内注射肉毒杆菌毒素。肉毒杆菌中最常见的类型是肉毒杆菌毒素 A[29],它具有多个变种。这些注射是在受累肌肉内进行的,具有相对局部的效果。因此,当广泛痉挛时,不建议使用肉毒杆菌毒素。肉毒杆菌素通过破坏乙酰胆碱的释放而起作用,乙酰胆碱是神经肌肉连接处的神经递质,可减少强直性和相向性运动表现,从而减少痉挛。注射后感觉神经元兴奋性的变化被认为也有上游的影响,脊髓和脑干可能有助于痉挛的减少。肉毒杆菌毒素注射后,增强的物理疗法可增强拮抗肌的能力和最大限度地改善肢体功能。肉毒杆菌毒素是暂时性的,持续12~20周。重复注射3次后,发现药物效果可继续存在。人们担心重复注射可能会引起免疫抵抗。但相隔12~16周的3个连续注射不会引起这种反应[30]。

广泛的痉挛可通过鞘内注射巴氯芬得到最有效的治疗。巴氯芬是一种 GABA-β 受体激动剂,这意味着它的功能与抑制性神经递质 γ-氨基丁酸(GABA)相似。口服时,巴氯芬难以穿越血-脑屏障,因此,必须大剂量给药才能缓解外周痉挛。这些剂量还可能导致头痛、镇静和昏睡,这限制了它作为一种治疗方法的可取性。其他口服药物,如地西泮、丹曲林和替扎尼丁,有时也被使用,但同样会引起镇静和嗜睡的副作用,限制了它们在脑卒中后的使用[31]。然而,椎管内注射是直接应用于蛛网膜下隙,在蛛网膜和软脑膜之间,具有更好的局部脊柱反应和更少的中枢反应,如镇静。最常见的是通过一个可植入的泵来应用,该泵可连续或定期输液。在植入泵之前,我们将尝试单次注射以确定疗效;单次注射的疗效相对较短(数小时),但观察到可能出现的张力变化。已发现在 T2-4 水平植入泵可使上肢和下肢痉挛者的疗效最大化,而典型的植入部位是 T11-12[32],对下肢痉挛者疗效最大。从连续注射到定期注射可以优化疗效。植入后的物理治疗干预对于最大限度地提高疗效和减少副作用至关重要,随着

张力下降,重点是增加运动范围、力量和功能。植入后的结果不仅包括痉挛的减少,还包括功能的改善,包括活动能力、行走速度、自我护理、上肢功能和工作。此外,改善可发生在脑卒中发病后的几年[31,32]。起初,有人担心,由于巴氯芬输液的双侧影响,可能会导致健侧的肌肉力量减弱;然而,在多项试验中并没有出现。值得注意的是,一个常见的副作用是植入后最初的功能下降。这是因为痉挛的肌肉无力,或学会了"使用"痉挛肌肉进行运动。 因此,这是一个关键的康复治疗时间,以解决增加力量和功能的问题。这种康复方法与下列各节所述的方法一致。

病例A,第3部分

Brown先生在脑卒中后4周返回家中,之后进行了家庭物理治疗,并在8周后进行了门诊康复治疗。他用四点拐杖和右侧AFO独立短距离行走。走楼梯需要使用栏杆和四点拐杖,并需要妻子最小程度的辅助。他需要一人中等协助才能在倾斜或不平坦的地面上行走。他可以独立地从至少18英寸高的坚固表面上转移,但他需要有人协助他进行沙发和标准高度马桶的转移。他在自己的房间里使用一个浴盆洗澡。汽车转移需要一人中度协助。他的肘部和肩部肌肉有(2~3)/5肌力,但手部活动仍受限。手指有痉挛,手在放松状态下握拳;但当他伸手触摸目标时可以打开手。痉挛促进了抓握,这使得释放物体变得困难。他正在用左手进行所有日常活动,因为偏瘫他无法驾驶。失语症正在好转,但仍有一些找词问题。尽管他有很大的进步,但他对自己不能开车和返回工作岗位感到沮丧。

家庭康复和门诊康复环境中的物理治疗管理

Brown先生现在身体状况稳定,熟练掌握日常基本活动,可以在妻子的协助下回到家中。他正在处理其改变生活后所带来的心理影响,一旦进入家庭环境,他的身体状况和参与能力的变化对他及其家人来说就更加明显。正是在这个时候,我们的许多患者面临着抑郁和焦虑的问题,因为他们已经摆脱了危机,但现在每天都面临着生活的改变。这时候,恢复的速度已经放缓,现在的改善更多的是Brown先生的功能改善,而

不是自然恢复。他仍有潜力改善他的活动能力和上肢功能,应鼓励他选择现实的短期目标,并承认他在努力实现长期目标的过程中每周都会有收获。团队应该对他的抑郁症进行评估和监测,并进行适当跟踪,这至少应该包括他的医生和参与他护理的人员,并可能包括心理医生或顾问。

在家庭环境中,以任务为导向的强化培训计划是最可行的方法。一旦Brown先生可以在没有过度疲劳或困难的情况下被送到门诊治疗,治疗就会转移到那个环境。家庭治疗的好处是可以让Brown先生在生活的地方进行功能训练,而门诊治疗的好处是可以使用更多的设备,鼓励Brown先生开始在社区环境中活动。LEAPS试验表明,以家庭为基础的方法对行走和下肢活动是有益的,而其他涉及循环训练和约束诱导运动疗法的研究则支持以门诊康复为基础的治疗方案[33]。其他需要解决的问题是Brown先生日益严重的痉挛问题和更高水平的功能活动。

以任务为导向的训练：不平坦的表面

Brown先生已经实现了独立行走,但在台阶等不平坦的地方行走仍有困难。早期的台阶训练在功能上是有益的,也是治疗潜在损伤的一种方法。 使用低矮的台阶可加强患侧腿的向心收缩(当用患侧腿向上迈步时)和离心收缩(当健侧腿向下迈步时)。用健侧腿踏步可以鼓励患侧腿负重。这项活动应尽早开始。许多人在楼梯上形成了一种不使用患侧腿的代偿性踏步模式——step-to模式。此外,这种爬楼梯的模式是缓慢的,不能使患者恢复到正常的功能。虽然这可能有利于加快独立或返回家庭,但这种方法不能促进长期恢复参与的目标。在开始进行阶梯训练时,应开始练习交互爬楼梯的模式,并把它养成一种习惯。代偿性爬楼梯的方法应该少用,除非是因为安全问题。如果患者太弱,不能进行标准高度的台阶练习,可通过使用较低的台阶、栏杆和FES使任务的体力要求降低。

以任务为导向的训练：向低平面转移

Brown先生在转移到低矮、柔软的表面,以及那些需要操纵才能接近的表面(如汽车)时有困难。对这些类型的转移有困难的患者通常需要对潜在的损伤,如力量,以及运动控制进行训练。 在康复早期开始的功能练习,从高到低,从较硬到较软的表面,到许多不同的情况下进行转移,而不是僵化的运动计划,限制患者

只能在有扶手的座位上进行转移。使用这种方法可能需要更长的时间来发展独立性,但最终的回报是更高的功能水平。

高强度以任务为导向的训练:其他方案

一旦患者能无困难进出汽车,就可以开始门诊治疗。门诊治疗的好处是可以使用FES、跑步机等设备,甚至可以使用机器人技术或虚拟现实。另外,该环境允许或使用训练范例,例如循环训练和约束诱发运动疗法(CIM)。循环训练,以及标准和改进的CIM已被证明可有效地恢复运动障碍和功能障碍。

循环训练

循环训练是一种方法,包括设立站点来练习特定的技能或解决特定的障碍。患者在一个循环中移动,从一个站到另一个站,并在每个站进行活动或练习。这些站点的设置使每个患者通过该站点时运动练习都是个性化的。例如,在一个进行从坐到站的转移训练和下肢肌力训练站点。在这个站点,可能有一个标准高度的椅子,上面有一个可以放在椅子上的硬坐垫或垫子,以提高垫子的高度,还有一个凳子用作较低的表面。根据每个患者的能力和运动控制能力,他/她将在适合自己的椅子上练习从坐到站。然后,随着他们的生理能力和运动控制能力的提高,他们将不断进步,通常是到下一个较低的椅子上。进步应该挑战运动控制和身体限制。这种训练在急性康复医院(90分钟,每周5天)和亚急性至慢性脑卒中的门诊中得到了成功的应用。训练站可以由工作人员监督,也可以由患者结对进行训练。两人一组可以让伙伴观察并反馈表现,同时记录表现。 疗程中的表现会被用来在下一次疗程中激励当事人。这些项目的例子可以在 van de Port(门诊康复)[34]和 Rose(急性住院康复)[35]发表的研究中找到。

力量训练可通过传统的举重方法进行,也可以通过重复性功能动作进行。如果遵循了正确的力量训练规程(例如,以10次或更少的重复次数达到疲劳状态),则可以使用诸如阶梯运动或坐站训练之类的活动来增强髋和膝盖的伸直肌。伴随音乐拍打脚掌可能增强极弱的踝背屈肌。治疗师必须在规定的重复次数内(一般不超过10次),以使关键肌肉群达到疲劳的方式设置活动。这种疗法的关键是治疗师能够倾听患者的意见,并设计出一个个性化的方案,进行有意义的训

病例研究

Brown先生的循环训练需要着重于手臂和腿部功能,鼓励抓握、释放及控制握力的站点。此外,他应该做一些转移到低表面和需要操纵的表面(汽车座椅)的站点训练,以及鼓励步行速度和在不平坦地面上步行的站点训练,如侧石、斜坡和粗糙路边。Brown先生是一名运动员,他可能会喜欢与一个脑卒中伙伴一起完成,因为这鼓励团队合作,患者以前很喜欢。他可能也喜欢并看到了力量训练计划的好处,因此,可能会将一些传统的力量训练设备纳入他的循环训练之中。其他患者可能对传统的力量训练反应不佳,因此,会推荐坐一个基于功能的力量训练计划,如坐-站练习来锻炼股四头肌和臀肌或拍打脚掌来锻炼踝背屈肌肉。

练。这需要创造性的思维能力,以及对任务和活动中的运动学有深刻理解。

强制性诱导运动疗法(CI或CIMT)

CIMT,最初被强制使用,是一种治疗模式,旨在增加卒中后手的使用。这项技术最初是由Taub[36]在其与猴子的工作中描述的,并且首先由Wolf在临床人群中实施[37]。对于猴子来说,这是限制了完整手臂运动的"强迫"猴子使用传导神经阻滞的手臂,到2周时,无法从手术前状态区分手臂功能。Wolf[37]将其转化为临床应用,然后在一项大型多站点临床试验中进行了验证,该试验被称为EXCITe(肢端约束诱导疗法评估)试验(2006),用于亚急性和急性慢性脑卒中参与者[38]。

传统上,CIMT将进行2周的干预措施,每天进行6小时的练习,每周5天;在大部分清醒时间,参与者佩戴吊带或手套禁止健侧肢体的使用,使患者集中在用患侧肢体进行大多数日常活动。

参与者签署的合同概述了手套的例外情况,以及在家里进行的练习。治疗重点是患侧肢体的高强度重复运动(大规模练习),遵循运动学习原则和塑造策略。换句话说,使用了挑战个人当前水平的任务,还可以逐渐增加难度。锻炼是多种多样的,反馈以多变的方式提供,但包括表现和结果。

常用的一些任务包括堆木块、在形状分类器中放置器具、擦除黑板上的线、打棋子或完成点对点的描画。可能包括一些家务,例如折叠或挂衣服、熨烫或除尘。根据参与者的需要,可以选择强化肩膀或肘部的

动作、手的开/合、单个手指的动作或某种组合的动作。显然，这种治疗要求参与者具有一定程度的手和手臂功能。在行动中，最初的参与者必须具有90°的肩关节和肘关节活动度，手腕和手指的每个关节至少具有10°的伸展度。最近，这种方法已用于功能更差的人，但仍需要一定程度的手和手臂功能[39]。此外，多项临床试验表明，CIMT在临床治疗中需要的时间较为节省（每周2次，每次30分钟），并提高手部活动能力；然而，基于最近的Meta分析，传统方法似乎在卒中后的自我护理和参与中更为有效[40]。研究需要继续评估包括远程医疗在内的替代实施方法，以某种方式令CIMT更容易地获得脑卒中后的保险赔付和治疗时间

CIMT也已用于偏瘫性脑瘫患儿——年龄从18个月到十几岁不等。限制包括每天2~24小时健侧手臂使用手套或手夹板[41]、吊索[42]、石膏[43]；CIMT协议提供2周间隔，与传统模型一致。至6周，从每周9小时到每天6小时。在一项研究中，使用上肢石膏3周与每天使用3~6小时对比，上肢改善的效果是相同的。表明每天3小时足以改善手部活动能力和日常活动使用[43]。与成人实验类似，大量适合儿童进行的治疗活动也遵循着塑造和运动学习原则。

卒中后感觉训练

感觉功能障碍对运动恢复的影响常被忽略。在过去的10年中，感觉功能障碍比以前认为的要更普遍，尤其是评估各种形态（质地、重量、形状）的感觉障碍。此外，感觉功能可预测运动和生活质量，但很少进行康复干预。有证据表明，对感觉辨别进行高强度训练可以改善运动功能[44,45]。有人认为，包括感觉辨别训练的运动处方，需要手的主动操作可能也会改善运动功能。建议这种类型的治疗使用与塑造和运动学习原则相一致的训练参数，如CIMT所述；通过使用窗帘或其他障碍物遮挡视线，允许在设计或感觉功能障碍的任务中用手操作物品，大多数情况下，视觉可以补偿一部分感觉功能障碍。因此，用视觉练习可能无法使用感觉识别神经网络。可用于感觉训练的任务有：找出布袋中所有的拼图边缘碎片、将物品放在窗帘后的形状分类器中，以及通过用瘫痪的手操作匹配的物体，与非瘫痪的手感受到的纹理相匹配。应注意的是，感觉辨别功能是双侧的，所以健侧手可能没有完整的感觉。

机器人技术和虚拟现实：关于机器人和虚拟现实的Cochrane综述和系统性综述显示，有证据支持进一步研究这些干预措施，但目前（2015）还没有足够的证据表明它们会导致日常工作的改善。研究仍然是有限的，规模小，方法多样，使其难以合并或分析研究。机器人技术已被用于手臂和腿部的康复，在改善潜在的损伤（如虚弱和痉挛）方面最有前景。这项技术对远端手臂功能（手腕和手）和恢复非卧床者的行走能力影响最大。使用虚拟现实和视频游戏的证据是积极的，但还不足以改变临床实践。

半侧忽略综合征和倾斜综合征

对已经患上半侧忽略综合征或倾斜综合征的人来说，康复是一个挑战。这两种综合征通常需要较长的康复时间，以确保在日常活动中的安全和独立。

半侧忽略综合征：康复这类患者的目标是帮助患者发展对患侧身体和环境的认识。第一步是评估忽略的严重程度及其对日常活动和功能的影响。有几种测量方法可以达到这个目的，如线段分割测试（如图10-10所示）、Catherine Bergego量表、取消任务量表和复制任务量表。分割线、取消任务和复制任务测试都能显示出忽略方向及忽略的严重程度。Catherine Bergego量表允许治疗师客观地评估忽略对正常活动的影响，如梳洗、饮食和行走时方向。

治疗方法包括视觉扫描、感觉意识和空间组织训练等技术。视觉扫描包括在患者舒适的空间内进行视觉吸引，然后将他们的视野慢慢引向被忽略的一面。一旦到达视觉边界，将他们视觉上所接触的物体保持在边界上，并鼓励他们保持对该物体的关注。如果患者必须以某种方式与视觉目标进行互动，例如必须阅读文字，那么这项任务就更有吸引力。感觉意识训练应包括本体感觉和许多皮肤感觉（触摸、物体识别）。包括患侧负重的活动，将患者的注意力集中在负重的

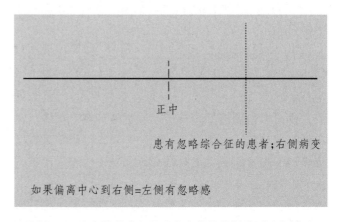

正中

患有忽略综合征的患者；右侧病变

如果偏离中心到右侧=左侧有忽略感

图10-10 有忽略综合征的患者个体的线剖分测试的例子。

感觉上被认为是特别有益的。还建议治疗师向患侧肢体提供不同类型的感觉刺激(如粗糙、热、冷),同时让患者观察刺激的作用,并描述刺激的感觉和放置位置。研究发现,将视觉探索与TENS或振动患侧的上斜方肌相结合是治疗半侧忽略综合征的有效手段[46]。棱镜的使用与主动指向的活动相结合,也得到了研究的支持[47]。如果患者吃得不好或因忽略而受到严重影响,一个补偿性的技巧是转动身体,使胸骨进入被忽略的空间。躯干是身体的内部代表,因此,有半侧忽略综合征的人似乎是"忽略"了相对于躯干中心的空间。如果他们没有在盘子的左边吃东西,把椅子转过来,让他们的胸骨靠近盘子的左边,就可以让他们感觉到盘子左边的食物在右边,而他们通常会吃下所有的食物。这种技巧在坐着的活动中很有效,但在涉及移动的活动中通常不容易做到。此外,这种技术是补偿性的,因此,它无助于神经可塑性和综合征的解决,所以应该少用,只能在安全问题上使用。

倾斜综合征:患有倾斜综合征的人对自己在空间的位置感有严重的改变。这导致他们在所有的位置上都强烈地向患侧推,并抵制任何被动纠正其姿势的尝试。他们的头转向健侧,不能放松颈部,以便将头转向患侧。他们对从患侧传来的刺激的感知能力下降,他们的触觉和运动感觉可能严重受损。这些人看不到或听不到患侧的东西。他们缺乏面部表情,声音单调。在运动过程中,他们倾向于将体重保持在健侧,而将其重心推到患侧。这导致他们在站立和坐着时都会摔倒。即使在跌倒后,你会注意到他们似乎继续向患侧用力。这些人向后推的情况也很常见,因此,在转移和步态训练中,他们出现抵制和对抗的情况。在站立时,重心移向瘫痪的一侧,他们甚至在濒临摔倒时也不觉得害怕。腿部内收,患侧腿弯曲,承担少量重量,健侧腿保持夸张的伸展状态。在从站到坐的转移过程中,他们往往坐得太早,而且他们倾向于说很多话,提供很多"解释"或为什么事情会出错。这些解释通常并不适合当时的情况。由于不断的推挤运动,他们很可能会出现皮肤破裂和挛缩。有一种客观测量方法,即Contraversive Pushing量表(SCP)[48]。该量表允许临床医生用数字来评定推挤行为的程度,因此,有一种客观的方法来跟踪推挤解决的进展。

对患有倾斜综合征的人进行治疗的关键是确保他们有视觉上的垂直,并使用积极的运动来获得垂直,然后在垂直状态下进行正常的活动。倾斜综合征患者需要按顺序学习以下内容。

1.认识到对直立身体位置的感知受到干扰。

2.视觉上探索他们周围的环境,以及他们的身体与周围环境的关系。使用能反馈身体方向的视觉教具。

3.学习达到身体垂直位置所需的动作。

4.在进行其他活动时保持身体的垂直位置。

这里推荐的大多数治疗方法都是在治疗师位于患者健侧的情况下最容易和最安全进行的。这是治疗中的一个关键因素,因为它有助于治疗师以更有效的方式来保护患者的能力。如果治疗师坐在瘫痪的一侧,患者会不断地推到治疗师身上,而治疗师将不得不通过将患者推回到直立状态来进行反击。在这种情况下,治疗师实质上是在"对抗"这种推挤。如果治疗师在健侧守护,他们可以用拉动的动作来防止跌倒,从而用自己的身体重量来稳定对抗推的动作。此外,这种情况下,治疗师可以鼓励患者靠在他们身上,从而"打破"推的行为。治疗师现在是让患者主动结束推挤行为,而不是与患者对抗,抵制推挤行为。

治疗师还应设计治疗方案,以便有视觉线索来说明垂直的位置。你可以指示患者看门框,或者在他们面前的镜子上贴上条纹。关键是为患者提供垂直方向的视觉定位。在利用视觉定位的同时,指导患者主动将自己移到一个更加直立的位置。试图强行把他们推到直立状态是反作用的。相反,治疗师应该提供一些活动,鼓励他们积极地从推的姿势中走出来。例如,让患者坐在镜子前。治疗师在健侧,将他的手举到肩部水平,指导患者将他们的肩膀往治疗师手的方向靠。这项活动可以促进患者主动摆脱推挤,进入所需的直立姿势。

如果患者表示非常害怕跌倒(这很常见),治疗师可以在患者健侧垫子上放置一个大的瑞士球,并将患者的健侧手臂放在瑞士球上。指令是推动球。同样,患者是在控制中,并积极地从推的行为中走出来。通过允许患者保持控制并提供适当的支持,他们将减少对跌倒的恐惧,并能够更好地克服他们正在跌倒的感觉,同时走出推的行为。

站立活动最初可能是相当困难的。可以通过在患侧放置一个膝关节支架来提高安全性,使其处于承担重量的位置。此外,健侧上肢应处于不允许推的位置,但允许其负重。要做到这一点,最好是让它尽可能地保持肘屈曲。使用与胸口同高的桌子可以帮助患者站立,因为它允许患者通过前臂承受重量,因此,不鼓励推,同时鼓励直立的姿势和非常稳定的支撑面。治疗师应再次从健侧进行保护。双手可以环绕骨盆,治疗师可以用自己的身体重量来抵消推力。再一次,治疗师将指示患者向他们靠拢,提示患者主动运动,不要推挤。随着患者的进展,向健侧伸手的活动提供了一种练习主动移除推的手段。当步态开始时,用健侧腿跨过物体,鼓励瘫痪的一侧承重。一般来说,不鼓励使用允许患者使用健侧手臂来推的装置。有时治疗师甚至可以将患者的健侧手臂保持在肩部内收和内旋、肘部完全屈曲的位置,以防止推挤。 一旦推挤开始消退,治疗师应逐渐减少防止使用健侧手臂。

如果客户已经发展到表现出高水平的认知能力和良好的自我识别能力,治疗师可以通过让患者闭上眼睛,找到他们认为是直立的坐姿。然后,治疗师把他们置于真正的直立状态。然后让他们想一想这个姿势对他们来说是什么感觉,同时给他们一个反馈,让他们知道他们确实处于一个直立的姿势。这是闭着眼睛做的,因为这些人在闭着眼睛的时候往往会停止对姿势矫正的抗拒。

总结

所有能使脑卒中后患者的日常活动得到改善的治疗技术都涉及集中的、以任务为导向的对功能活动的练习。 临床医生应着重于确保他们的患者有机会进行以任务为导向的练习,包括多次重复进行适合其功能的活动。补偿性训练可能会导致患者快速恢复独立,但会对神经可塑性产生不利影响,并导致较差的长期功能结果和运动恢复。

神经医学疗法诱发神经可塑性改变

神经可塑性是指与行为变化相关的突触功能的自然变化,包括学习新的运动技能或减少对某一身体部位的使用量。因此,物理治疗的干预措施会自然而然地诱发神经可塑性,并产生长期的影响,早期治疗主要是通过使用健侧肢体(即用健侧肢体来举起患侧)来改善功能。治疗师应记住,限制使用瘫痪肢体可能会导致运动皮质的手/臂或腿区域的神经投射丧失。此外,增加使用健侧臂或腿会导致神经变化,扩大与这些身体部位相关的神经元网络。为了保护神经网络和(或)诱导病变半球的积极神经变化,治疗必须侧重于增加患侧肢体的感觉器活动。Kleim 概述了

指导物理治疗干预的关键原则,以最大限度地提高神经可塑性:①康复治疗应注重肢体的使用,因为不使用肢体将导致额外的神经损失;②诱发的可塑性将与所提供的治疗有关;③可塑性需要高强度(练习的速度和数量)和多次重复;④早期可塑性可能改善或阻碍后续可塑性[49]。在治疗过程中,任何特定的活动都会有1~2次的重复;除非患者能够在一天中不断地进行额外的重复,否则这不太可能产生可塑性改变。家庭计划和家庭成员或其他卫生保健专业人员的参与,以鼓励持续的活动是至关重要的,以确保足够的练习来诱发可塑性。

神经可塑性改变的影像学评估

体内可塑性的评估主要采用成像方法,如解剖学和功能性磁共振成像(fMRI)、正电子发射断层成像(PET)或弥散张量成像/束图(DTI 或 DTT)。解剖成像(MRI 或 CT)的结果表明,比较不同区域的病变位置和体积,对卒中预后的预测能力较差[50],但比较同一区域血管时,对预后的预测可能达到中等[51];然而,这些方法确实可以记录损伤的位置、分析病变体积及脑容量或特定的脑成分(即皮质)。此外,高强度的卒中后训练可增加与改善功能有关区域的皮质厚度[52],通过MRI解剖学扫描方法进行测量。功能性磁共振成像允许在特定的活动(即敲击)中观察血液的变化,显示早期运动恢复的特点是双侧激活,而正常人是单侧(通常是对侧)激活;然而,良好的恢复大多与单侧同侧激活的恢复有关,与非脑卒中激活模式相似。另外,高强度的训练可诱导出与非脑卒中激活更相似的激活,而激活的程度与恢复的程度相关联。感觉运动恢复较差的脑卒中幸存者保持着双侧和更多的激活模式,这表明这种激活模式与有效的神经可塑性不一致。白质成像主要是对白质结构的评估,并显示白质的完整程度,特别是皮质脊髓结构和功能运动结果之间有密切关系[53]。然而,训练会增加病变半球白质的能力还没有得到充分的证明。

感觉系统内的神经可塑性似乎更为复杂。首先,尽管感觉知觉,即把触摸定位到特定身体区域的能力,似乎是一个单侧过程,涉及对侧顶叶的初级感觉皮质(S1),但感觉辨别是一个双侧过程,涉及对侧S1和双侧S2(次级感觉皮质),以及前额叶皮质的双侧区域。因此,对这一感觉辨别网络的损害导致双侧障碍也就不足为奇了,而这一障碍在对侧的手部更为严重。感

觉辨别能力的恢复似乎在一定程度上反映了运动能力的恢复,因为与非卒中模式相似的激活模式与更好的恢复有关,这表明最好的恢复与病变皮质的S1和S2区域的可塑性有关。此外,丘脑上辐射(丘脑到顶叶皮质的感觉投射)的完整程度似乎与卒中后感觉辨别能力的程度密切相关[50]。然而,有一些建议认为,感觉辨别的双侧性质可能允许或通过增加对侧半球的使用而产生有效的感觉辨别。到目前为止,还没有相关研究评估感觉辨别训练在这个双侧网络中诱发神经可塑性的能力。

病例 B:基底动脉瘤

Jennifer是一名36岁的白种人女性,她因"一生中最严重的头痛"来到急诊室。她抱怨说有颈部疼痛。CT扫描显示基底动脉-椎动脉交界处有一个大的动脉瘤,血液渗入蛛网膜下隙。她被紧急送往手术室,动脉瘤被成功切除。手术后,她出现了复杂的症状,特点是四肢瘫痪、右面部肌肉瘫痪、复视、上睑下垂、眼球震颤、眩晕、构音障碍和吞咽困难。

本病例中描述的症状与哪种卒中综合征最为接近?

基底动脉综合征

动脉瘤:它们是什么?是什么原因导致的?它们又是如何进行医疗管理?

动脉瘤是血管壁上的一个弱点,它使血管壁膨胀,并有破裂的危险。脑动脉瘤通常没有症状,因此没有被诊断出来,估计有1%~9%的人存在;然而,每年大约有1/10 000的人发生破裂,进入蛛网膜下隙或环绕脑组织[54]。高达45%的动脉瘤破裂者死亡,往往在到达医院前就已经死亡;大多数幸存者人都会有一些永久性的神经功能障碍[55],这与破裂的部位和周围组织的损伤相一致。动脉瘤在女性中更常见,并且随着年龄的增长而增加;但也有小儿发生的记录。风险因素与脑卒中相似,包括高血压、毒品(尤其是可卡因)或过度饮酒和吸烟。

动脉瘤最常见于Willis环内各血管之间的连接处,尤其是前交通动脉和后交通动脉(见图10-11)。其他常见部位是颈动脉分叉和基底动脉末端(进入大脑后动脉的分叉点),以及大脑中动脉和小脑后下动脉内[55]。动脉瘤在前部循环中更为常见,大约85%的动脉瘤出现在这里。虽然大多数动脉瘤没有症状,除非它们破裂,但如果它们扩大到压迫邻近的脑组织,有些动脉瘤会出现神经系统症状。然而,更常见的是动脉瘤保持"沉默",直到发生小的泄漏或完全破裂。小的渗漏可能表现为头痛、脑神经变化、恶心、畏光(对光敏感)或颈部疼痛;这些可能比实际破裂早几个小时或几天,被称为前哨出血。破裂通常表现为所谓的"雷鸣

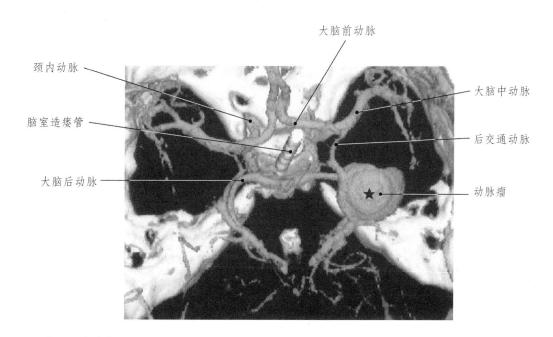

图 10-11 大脑后动脉瘤图示。(Reproduced, with permission, from Afifi AK, Bergman RA. Functional Neuroanatomy. 2nd edition. New York, NY: McGraw-Hill; 2005, Fig 28-5, pg. 364.)

般"的头痛，即快速发作的严重头痛，这是由于血液进入蛛网膜下隙或脑组织所致。随着出血的进展，意识可能会丧失。动脉瘤可以通过CT或MRI扫描发现；然而，脑血管造影通常用于确诊和指导治疗。

对正在渗漏的动脉瘤的医疗管理首先侧重于稳定患者，然后防止破裂；治疗方法是外科手术，使用带或不带支架/球囊的盘绕，或剪除。盘绕法包括将微小的线圈推进动脉瘤，以阻断从主血管流入动脉瘤的血流；铂金线圈通过导管插入，通常通过股动脉引导到动脉瘤的位置。支架是一种提供外壳或线圈的金属网管，更常用于梭形动脉瘤（那些具有宽椭圆形开口的动脉瘤）。支架的另一个选择是所谓的球囊，这是一个小的球囊导管，与线圈一起插入以保持它们的位置。在某些情况下，修复需要进行开颅手术和剪断动脉瘤，这只是用一个小夹子穿过动脉瘤的颈部，防止血液进入动脉瘤。对动脉瘤破裂的治疗与对泄漏的动脉瘤的治疗相同，使用盘绕和剪断两种方法。如果动脉瘤破裂，动脉瘤修复的结果取决于对并发症的处理和最初出血造成的脑损伤的程度。动脉瘤破裂和修复后的常见并发症是脑积水、血管痉挛和低钠血症（低钠）。每种情况都需要谨慎处理。

脑积水可能在手术修复后3天内发生，也可能在出院后很晚才发生。在急性脑积水中，有高达40%的人可自发恢复；因此，早期治疗可能侧重于监测。脑积水的发展可能需要分流以控制脑脊液的积聚和进一步的脑损伤。这可以通过放置脑室外引流管（放置在侧脑室并向外部分流）、腰部引流管或重复腰部穿刺来实现。当然，这些治疗方法都有其自身并发症的风险，所以最初的监测对于保证分流的需要至关重要。

低钠血症是指大脑中钠的显著减少。对于动脉瘤修复后这种情况的原因存在争议。然而，治疗的重点是保持盐和液体水平。

动脉瘤后的血管痉挛可诱发后续的CVA，所以预防这种并发症至关重要。值得注意的是，这种并发症在破裂后的5~14天内最为常见。预防的重点是药物治疗，最常用的方法是使用钙通道阻滞剂尼莫地平。研究的重点是确定其他可能更好的药物来控制血管痉挛。

脑干卒中：极其复杂的临床表现和闭锁综合征

脑干是一个复杂的结构，既有脑神经核，也有网状和前庭系统的核。此外，它是一个上行感觉纤维的纤维通道区域，起源于身体的所有部位，将感觉传递到丘脑和皮质，下行运动纤维（皮质丘脑、皮质脊髓）传递到脑干结构和脊髓。因此，脑干内的损伤可导致上运动神经元综合征，表现为偏瘫和痉挛，原因是皮质脊髓和皮质醇纤维受损，或下运动神经元综合征，与支配眼、脸、嘴、舌头和软腭肌肉的脑神经核内的α运动神经元受损有关。此外，症状可以是同侧的、对侧的或双侧的，这取决于受损的结构和相应损伤的大小（见图10-5和表10-2，了解与脑干水平和可能的临床表现相关的潜在结构）。

感觉功能的变化同样与损伤部位有关。楔状核和薄束核水平以下的损伤导致同侧体感功能丧失，而在这些核的水平上，由于投射纤维的交叉，损伤将产生双侧体感丧失，而在这一水平以上将产生对侧丧失。同样，影响脑干两侧结构的大损伤也会导致双侧感觉丧失。由于疼痛和温度是通过前外侧通路的脊髓丘脑束而不是背柱内侧丘脑通路传递的，局部损伤可能导致一条通路的丢失，而不是另一个通路在延髓上部的这些感觉投射的合并。外侧延髓的损伤可能会破坏脊髓丘脑束；而内侧的损伤则可能会破坏内侧丘系纤维。应该注意的是，脑干内的脊髓丘脑损伤总是产生对侧障碍，因此，单侧低位置延髓脑卒中时，同侧感觉丧失、对侧痛温觉丧失是可能的，但不常见。在脑桥和中脑的水平上，这些投射通路是连在一起的，损害通常会破坏二者，产生对侧损害。

脑神经核内有α运动神经元，负责支配眼睛（眼外肌）、眼睑、脸、舌头和喉咙的肌肉。脑神经运动核的损害会在所支配的肌肉中产生同侧下运动神经元症状，表现为无力或肌肉萎缩/疼痛。同样，感觉脑神经接受同侧眼、耳、脸和口腔结构的投射，因此这些神经核的损害导致同侧感觉功能（体感、疼痛和温度）的丧失。

前庭神经核有4个（外侧、内侧、上侧、下侧）位于上髓质和下脑桥的两侧，与内耳和小脑一起工作，以保持身体相对于环境的位置。影响髓质和脑桥的脑卒中也会破坏前庭神经核的功能，包括：①抗重力肌肉控制以保持直立姿势（外侧前庭脊髓束）；②以视觉定位反射性控制头部位置（内侧前庭脊髓束）；③前庭-眼反射（眼球震颤）；④内耳和小脑投射或运动控制的整合。前庭神经核的传入和传出投射大部分是单侧的，因此这些核的损伤表现为同侧症状。同样小脑病变也会导致同侧症状。很难区分前庭神经核和小脑病变的症状，部分原因是因为它们经常共存。然而，前庭网络内的损伤通常会导致眼球震颤或眩晕、共济失调或凝视麻痹。当损伤被定位于前庭神经核时,产生的共济失调取决于重力,躺卧时不存在,但在直立位置存在;由于耳蜗神经核的邻近,前庭损伤也经常伴随着听觉功能的改变(耳鸣、听力损失)。小脑病变时,共济失调不依赖于重力,通常伴有肌张力低下、不协调和视力障碍(对目标的过度瞄准)[56]。

闭锁综合征

闭锁综合征(LIS)是一种现象,最常见的是与基底动脉卒中和由此引起的腹桥损伤有关。它的特点是四肢瘫痪,双侧三叉神经至侧脑的功能丧失,导致水平凝视麻痹,不能说话(失语)或激活局部肌肉。对垂直眼球运动和眼睑的控制通常与认知功能保持一致。通过垂直眼球运动可以实现交流;然而,眼球震颤和其他视觉障碍(复视、调节功能受损)的存在可能使通过视觉获得信息变得复杂。对大多数人来说,听力仍然是完整的。LIS脑卒中后的恢复情况很差,死亡率很高,但数据并没有很好地被记录。然而,强化的康复训练已被发现可改善运动恢复和降低死亡率。使用通信设备和其他辅助技术是必要的,以最大限度地提高功能。与LIS有关的死亡,最常见的原因是呼吸系统并发症[57]。

基底动脉瘤的评估与干预

基底动脉卒中后的评估要求治疗师对协调、平衡、视觉和前庭功能进行更详细的检查。一些可能是适当的测量包括动态步态测试、感觉组织测试、起立行走试验,以及眩晕障碍量表。对任何在大脑这一区域发生卒中的人都应该进行脑神经功能的全面评估。此外,应按照评估(第9章)、前庭和小脑(第16章)章节的概述完成协调和平衡评估。

对涉及后循环卒中的治疗,通常要求治疗师解决可能由小脑和前庭神经核结构受损导致的重大平衡障碍。这些治疗方法在前庭和小脑疾病一章中有所概述(第16章)。除了这些问题,这些人很可能有一条或多条脑神经的损伤,需要进行脸、口腔和喉咙肌肉的再训练。虽然物理治疗师可以对面部运动无力的治疗做出宝贵的贡献,但应将其转介给语言治疗师,并应以团队方式管理患者。

利用本章前面提到的运动学习概念进行功能再训练,也可用于基底动脉卒中。这些患者还需要将活动重点放在姿势控制、平衡和与前庭系统破坏有关的协调。干预措施或这些情况的例子见第16章。

病例研究

Jennifer有复视、眩晕和四肢瘫痪的症状。动态步态指数[58]是一种能给Jennifer带来有价值的客观结果并在卒中和前庭疾病中有效的评估工具。Jennifer有复杂的表现,包括许多视觉障碍。这些将阻碍她利用视觉获得平衡和运动功能反馈的能力。治疗师应评估她的视觉如何与她的运动功能相互作用,并鼓励她学习利用体感反馈系统进行运动。此外,用于功能训练的对象应是大的并且有鲜明的对比色,以简化视觉跟踪。继发于小脑病变的眩晕对康复治疗有一定的阻力,但通过使用适应性练习可取得缓慢的进展(见第16章)。在能够完全受益于以任务为导向的强化方法之前,Jennifer很可能需要进行凝视稳定和适应性练习。一旦她开始适应她的视觉和平衡系统的变化,她就应该采用本章前面所概述的强化任务导向方法。为了适应她的复视,治疗师应该使用大字报和简单的线条图片,用于教育资料和家庭教育。Jennifer的右脸瘫痪应该对NMES和主动训练有反应。视力可能因眼睑下垂而进一步受到影响,治疗计划中应包括对眼睛上提肌的治疗。

治疗可能涉及对下部和上部运动神经元损伤的干预。对于这两种类型的损伤,只要下运动神经元是完整的,一个适当的疗法就是使用电刺激。可以设置单元或功能性神经肌肉再训练,或在松弛的肌肉上,可以设置单元以刺激肌肉的激活,促进神经系统的恢复。如果正确使用功能性神经肌肉电刺激(FES),它可以帮助促进神经可塑性。关键是鼓励使用视觉和本体感觉反馈,同时使用该装置来协助运动。使用FES有助于产生更正常的运动,并可使个人完成更多的重复动作。因此,个人可以对复杂的运动模式(如行走)进行密集的任务导向练习。FES的一个常见用途是用于步态中的胫前肌。典型的设置是利用一个带有开关的单元,放在鞋跟下。当患者行走时,开关会触发刺激器,在步态的适当时候协助背屈。这样患者就能以适当的步态走更多的步子。也有一些证据表明,使用电刺激可减缓或停止卒中后常见的肌肉纤维类型从Ⅱ型向Ⅰ型的转换。FES已被证明可有效恢复卒中后手、肩[59,60]和脚踝[60]的功能。

病例C：镰状细胞性卒中

Amelia是一个3岁的孩子，出生于塞内加尔的移民家庭，最初的症状是右手第三指发生指炎(发炎)，在9个月大时被诊为镰状细胞病。她每天服用叶酸和青霉素来控制病情。她说话含糊不清，无精打采，有轻微的左侧偏瘫，被她父母紧急送进急救室。CT确定了右前额叶皮层的低灌注区域。镰状细胞病与异常的红细胞球有关，它更容易凝结，使患者有卒中和其他器官内凝结的危险(图10-12和专栏10-8)。

闭锁综合征给康复团队带来了许多挑战。成功的康复计划的关键是与个人建立沟通。最初可以利用观察眼睛的运动，并询问是/否的问题，但应立即转诊言语治疗以获取沟通的设备。物理和作业治疗师应该把重点放在移动肢体上，并在可能的情况下鼓励积极运动。在此类人群中建议使用电刺激来增强运动恢复。直立的位置对于防止继发性并发症和促进与环境的相互作用仍然很重要。治疗师应给患者提供一把椅子，以便能正确评估。

儿童脑卒中的病因有哪些？

儿童脑卒中的病因与成人脑卒中的病因不同。这些包括但不仅限于：先天性心脏缺陷(如卵圆孔未闭等隔膜疾病)、脑血管系统内血管异常(如烟雾综合征等)、感染(脑膜炎、脑炎、人类免疫缺陷病毒)、代谢状况(高脂血症)和一些遗传综合征(神经纤维瘤病、肌纤维异常增生、镰状细胞贫血症)。

儿童脑卒中的症状如何？

在婴幼儿中，与运动症状相比，更常见的是意识受损或癫痫发作；有时易怒可能是最初的症状。当然，在一个非常小的婴儿身上可能很难"看到"早期的运动变化，因此，早期的迹象可能被忽略了。因此，脑卒中可能在很小的时候就没有被诊断出来。在较大的儿童中，脑卒中的症状很像它在成人中出现的一样，伴随着语言、协调、局部感觉或运动症状的变化。在病例描述中，Amelia的表现为常见的症状，如精神萎靡、轻度偏瘫和说话含糊不清。诊断需要完整的症状发作史、血检和影像学检查以排除其他原因并寻找潜在的卒中原因(梅毒、脑炎)。MRI扫描能更好地识别儿童的病变，

专栏10-8　什么是镰状细胞贫血症，为什么它与脑卒中有关？

镰状细胞贫血症(SCA)是一种可能影响红细胞形成的遗传性常染色体隐性疾病，导致红细胞呈镰刀状或新月形而不是典型的圆形(见图10-12)。这种遗传方法要求父母双方均为该基因的携带者。SCA最常见并起源于非洲、地中海、中美洲和南美洲、加勒比海和中东的家庭。红细胞不仅形状与普通细胞不同，而且也更脆弱，更容易破裂，并携带被称为血红蛋白S的异常血红蛋白，它在携带氧气方面的效率较低。记住，血红蛋白是红细胞中携带氧气的蛋白质。SCA的诊断可以通过验血来完成，通过验血可以识别血红蛋白S。

镰刀状红细胞的脆弱性，加上血红蛋白S所携带的氧气量的减少会导致慢性贫血，继而导致慢性疲劳。值得注意的是，SCA中的红细胞也很容易粘在一起，从而阻塞了包括体内器官、肢体和大脑在内的全身的小血管。尤其是当这种阻塞发生在内部器官中时，会导致剧烈的疼痛，在SCA中被称为"危机"。在Amelia的病例中，指的是手指受伤，引起疼痛和炎症。在受影响的情况下，危机可能以不同的频率发生。器官损伤，特别是脾脏损害是常见的；脾脏损伤增加了SCA患者感染的机会，进而导致其他问题[64]。脑卒中在SCA患儿中也是一个常见的问题，有7%~13%的SCA患儿受其影响，在10岁以下的儿童中最为常见[65]。

即使CT扫描在早期使用单光子发射计算机断层扫描(SPEC)可获得更清晰的图像，但MRI比它更清晰。儿童和婴儿进行影像学检查常常需要镇静[61,62]。

儿童脑卒中的医疗管理

儿科脑卒中的医疗管理与成人脑卒中的医疗管理

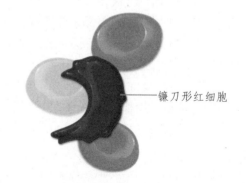

——镰刀形红细胞

图10-12　镰刀形红细胞。一组正常的红细胞内的单个镰刀状红细胞。

并没有太大的不同。早期稳定至关重要。rTPA 尚未被批准用于儿童，部分原因是其发病症状不是很明确，其最大有效性是在发病后 3~4½ 小时内[62]。然而，抗凝血剂，如肝素或华法林，可用于减少血液凝固。诱导低温也被发现对婴幼儿有神经保护作用，可以使用。此外，抗癫痫药也可用于预防卒中后癫痫引起的进一步脑损伤[63]。儿童脑卒中由于发生在发育期，可能对后续的发展和对获得适当年龄的跨领域——认知、情感、感觉运动有深远的影响。物理治疗干预将反映在为脑瘫儿童提供的治疗中，因此，将在本章进行讨论。

SCA 的治疗

SCA 的治疗主要集中在预防危机和卒中，包括监测卒中的潜在可能性，使用经颅多普勒超声来识别可能发生卒中的潜在阻塞区域；长期输血也可用来替换受损的血细胞。然而，长期输血并非没有风险，包括过多的铁（铁超载）、同种免疫（对输血的免疫反应）和感染的并发症[64]。其他的药物治疗可能包括：①叶酸增加血液中的铁；②预防性抗生素以减少感染；③紧急情况下的止痛药；④羟基脲能促进红细胞生成。

参考文献

1. Ahire A. Stroke Statistics and Stroke Facts. Available at: http://ezinearticles.com/?expert=Anne_Ahira.

2. National Stroke Association's Stroke 101 Fact Sheet. Available at: http://www.stroke.org/site/DocServer/STROKE_101_Fact_Sheet.pdf?docID=4541. Accessed October 31, 2013.

3. Ng YS, Stein J, Ning M, Black-Schaffer, RM. Comparison of clinical characteristics and functional outcomes of ischemic stroke in different vascular territories. *Stroke.* 2007;38:2309-2314.

4. Karnath HO, Broetz D. Understanding and treating "pusher syndrome". *Phys Ther.* 2003;83:1119-1125.

5. Bartolomeo P, DeSchotten MT, Chica AB. Brain networks of visuospatial attention and their disruption in visual neglect. *Front Hum Neurosci.* 2012;6(article 10):1-10.

6. Buchsbaum BR, Baldo J, Okada K, Berman KF, Dronkers N, D'Esposito M, Hickok G. Conduction aphasia, sensory-motor integration, and phonological short-term memory – an aggregate analysis of lesion and fMRI data. *Brain Lang.* 2011;119:119-128.

7. Rasquin SM, Lodder J, Ponds RW, Winkens I, Jolles J, Verhey FR. Cognitive functioning after stroke: a one-year follow-up study. *Dement Geriatr Cogn Disord.* 2004;18:138-144.

8. Vakhnina NV, Nikitina YL, Parfenov VA, Yakhno NN. Post-stroke cognitive impairments. *Neurosci Behav Physiol.* 2009;39(8):16-21.

9. Snaphaan L, Rijpkema M, van Uden I, Fernandez G, de Leeuw FE. Reduced medial temporal lobe functionality in stroke patients: a functional magnetic resonance imaging study. *Brain.* 2009;132:1882-1888.

10. Barrett KM, Meschia JF. Acute ischemic stroke management: medical management. *Semin Neurol.* 2010;30(5):461-468.

11. Elliott J, Smith M. The acute management of intracerebral hemorrhage: a clinical review. *Anesth Analg.* 2010;110:1419-1427.

12. Meyer BC, Hemmen TM, Jackson CM, Lyden PD. Modified national institutes of health stroke scale for use in stroke clinical trials: prospective reliability and validity. *Stroke.* 2002;33:1261-1266.

13. Conroy BE, DeJong G, Horn SD. Hospital-based stroke rehabilitation in the United States. *Top Stroke Rehabil.* 2009;16(1):34-43.

14. Taub, E. Crago JE, Burgio LD, Groomes TE, Cook EW 3rd, DeLuca SC, Miller NE. An operant approach to rehabilitation medicine: overcoming learned nonuse by shaping. *J Exp Anal Behav.* 1994;61(2):281-293.

15. Meijer R, Ihnenfeldt DS, van Limbeek J, Vermeulen M, de Haan RJ. Prognostic factors in the subacute phase after stroke for the future residence after six months to one year. A systematic review of the literature. *Clin Rehabil.* 2003;17(5):512-520.

16. Rocco A, Pasquini M, Cecconi E, et al. Monitoring after the acute stage of stroke: a prospective study. *Stroke.* 2007;38(4):1225-1228.

17. Borg GA. Psychophysical bases of perceived exertion. *Med Sci Sports Exerc.* 1982;14:377-381.

18. Zimmermann-Schlatter A, Schuster C, Puhan MA, Siekierka E, Steurer J. Efficacy of motor imagery in post-stroke rehabilitation: a systematic review. *J Neuroeng Rehabil.* 2008;5:8.

19. Gregg M, Hall C, Butler A. The MIQ-RS: a suitable option for examining movement imagery ability. *eCAM.* 2010;7(2):249-257.

20. Saeys W, Vereeck L, Truijen S, Lafosse C, Wuyts FP, Heyning PV. Randomized controlled trial of truncal exercises early after stroke to improve balance and mobility. *Neurorehabil Neural Repair.* 2012;26(3):231-238.

21. Sommerfeld DK, Gripenstedt UK, Welmer AK. Spasticity after stroke: an overview of prevalence, test instruments, and treatments. *Am J Phys Med Rehabil.* 2012;91(9):814-820.

22. Morris JH, Van Wijck F. Responses of the less affected arm to bilateral upper limb task training in early rehabilitation after stroke: a randomized controlled trial. *Arch Phys Med Rehabil.* 2012;93(7):1129-1137.

23. Wu C, Chuang L, Lin K, Chen H, Tsay P. Randomized trial of distributed constraint-induced therapy versus bilateral arm training for the rehabilitation of upper-limb motor control and function after stroke. *Neurorehabil Neural Repair.* 2011;24(2):130-139.

24. Chan MK, Tong RK, Chung KY. Bilateral upper limb training with functional electric stimulation iin patients with chronic stroke. *Neurorehab Neural Repair.* 2009;23(4):357-365.

25. Hesse S. Treadmill training with partial body weight support after stroke: a review. *NeuroRehabilitation.* 2008;23(1):55-65.

26. Lau KW, Mak MK. Speed-dependent treadmill training is effective to improve gait and balance performance in patients with sub-acute stroke. *J Rehabil Med: Official journal of the UEMS European Board of Physical and Rehabilitation Medicine.* 2011;43(8):709-713.

27. McCain KJ, Smith PS, Polo FE, Coleman SC, Baker S. Excellent outcomes for adults who experienced early standardized treadmill training during acute phase of recovery from stroke: a case series. *Top Stroke Rehabil.* 2011;18(4):428-36.

28. Hesse S. Treadmill training with partial body weight support after stroke: a review. *NeuroRehab.* 2008;23:55-65.

29. Olvey EL, Armstrong EP, Grizzle AJ. Contemporary pharmacologic treatments for spasticity of the upper limb after stroke: a systematic review. *Clin Ther.* 2010;32(4):2282-2303.

30. Bakheit AMO, Fedorova NV, Skoromets AA, Timerbaeva SL, Bhakta BB, Coxon L. The beneficial antispasticity effect of botulinum toxin type A is maintained after repeated treatment cycles. *J Neurol Neurosurg Psychiatry.* 2004;75:1558-1561.

31. Dvorak EM, Ketchum NC, McGuire JR. The underutilization of intrathecal baclofen in poststroke spasticity. *Top Stroke Rehabil.* 2011;18(3):195-202.

32. Schiess MC, Oh IJ, Stimming EF, Lucke J, Acosta F, Fisher S, Simpson RK. Prospective 12-month study of intrathecal baclofen therapy for poststroke spastic upper and lower extremity motor control and functional improvement. *Neuromodulation.* 2011;14:38-45.

33. Duncan PW, Sullivan KJ, Behrman AL, Azen SP, Wu SS, Nadeau SE, Dobkin

BH, Rose DK, Tilson JK, Cen S, Hayden SK, LEAPS Investigation Team. Body-weight-supported treadmill rehabilitation after stroke. *N Engl J Med.* 2011;364:2026-2036.

34. Van de Port IGL, Wevers LEG, Lindeman E, Kwakkel G. Effects of circuit training as alaternative to ususal physiotherapy after stroke: randomized controlled trial. *BMJ.* 2012;344:e2672.

35. Rose D, Paris T, Crews E, Wu SS, Sun A, Behrman AL, Duncan P. Feasibilty and effectiveness of circuit training in acute stroke rehabilitation. *Neurorehabil Neural Repair.* 2011;25(2):140-148.

36. Taub E. Somatosensory deafferentation search with monkeys: implications for rehabilitation medicine. In: LP Ince, ed. *Behavioral Psychology in Rehabilitation Medicine: Clinical Applications.* New York, NY: Williams & Wilkins; 1980:316-401.

37. Wolf SL, Lecraw DE, Barton LA, Jann BB. Forced use of hemiplegic upper extremities to reverse the effect of learned nonuse among chronic stroke and head injured patients. *Exp Neurol.* 1989;104(2):125-132.

38. Wolf SL, Winstein CJ, Miller JP, et al. Effect of constraint-induced movement therapy on upper extremity function 3 to 9 months after stroke: the EXCITE randomized clinical trial. *JAMA.* 2006;296(17):2095-2104.

39. Taub E, Uswatte G, Bowman MH, Mark VW, Delgado A, Bryson C, Morris D, Bishop-McKay S. Constraint-induced movement therapy combined with conventional neurorehabilitation techniques in chronic stroke patients with plegic hands: a case series. *Arch Phys Med Rehabil.* 2013;94:86-94.

40. Peurala SH, Kantanen MP, Sjogren T, Paltamaa J, Karhula M, Heinonen A. Effectiveness of constraint-induced movement therapy on activity and participation after stroke: a systematic review and meta-analysis of randomized controlled trials. *Clin Rehabil.* 2011;26(3):209-223.

41. Eliasson AC, Shaw K, Berg E, Krumlinde-Sundholm L. An ecological approach of constraint induced movement therapy for 2-3 year old children: a randomized control trial. *Res Dev Disabil.* 2011;32:2820-3828.

42. Gordon AM, Chalres J, Wolf Sl. Methods of constraint-induced movement therapy for children with hemiplegic cerebral palsy: development of a child-friendly intervention for improving upper extremity function. *Arch Phys Med Rehabil.* 2005;86(4):836-844.

43. DeLuca SC, Case-Smith J, Stevenson R, Ramey SL. Constraint-induced movement therapy (CIMT) for young children with cerebral apalsy: effects of therapeutic dosage. *J Pediatr Rehabil Med.* 2012;5(2):133-142.

44. Byl NN, Pitsch EA, Abrams GM. Functional outcomes can vary by dose: learning-based sensorimotor training for patients stable poststroke. *Neurorehabil Neural Repair.* 2008;22:494-504.

45. Borstad AL, Bird T, Choi S, Goodman L, Schmalbrock P, Nichols-Larsen DS. Sensorimotor training induced neural reorganization after stroke. *JNPT.* 2013;37(1):27-36.

46. Pernet L, Jughters A, Kerckhofs E. The effectiveness of different treatment modalities for the rehabilitation of unilateral neglect in stroke patients: a systematic review. *NeuroRehabil.* 2013;33:611-620.

47. Fortis P, Ronchi R, Senna I, Perucca L, Posteraro L, et al. Rehabilitating patients with left spatial neglect by prism exposure during a visuomotor activity. *Neuropsych.* 2010;24(*6):681-697.

48. Baccini M, Paci M, Rinaldi LA. The scale of contraversive pushing: a reli-

ability and validity study. *Neurorehabil Neural Repair.* 2006;20(4):468-472.

49. Kleim JA, Jones TA. Principles of experience-dependent neural plasticity: implications for rehabilitation after brain damage. *J Speech Lang Hear Res.* 2008;51:S225-S239.

50. Borstad A, Schmalbrock P, Choi S, Nichols-Larsen DS. Neural correlates supporting sensory discrimination after left hemisphere stroke. *Brain Res.* 2012;1460:78-87.

51. Schiemanck SK, Post MM, Kwakkel G, Witkamp TD, Kappelle LJ, Prevo AJH. Ischemic lesion volume correlates with long-term functional outcome and quality of life of middle cerebral artery stroke survivors. *Restor Neurol Neurosci.* 2005;23:257-263.

52. Gauthier LV, Taub E, Perkins C, Ortmann M, Mark VW, Uswatte G. Remodeling the brain: plastic structural brain changes produced by different motor therapies after stroke. *Stroke.* 2008;39(5):1520-1525.

53. Schaechter JD, Moore CK, Connell BD, Rosen BR, Dijkhuizen RM. Structural and functional plasticity in the somatosensory cortex of chronic stroke patients. *Brain.* 2006;129:2722-2733.

54. Dupont SA, Wijdicks EFM, Lanzino G, Rabinstein AA. Aneurysmal subarachnoid hemorrhave: an overview for the practicing neurologist. *Semin Neurol.* 2010;30(5):545-554.

55. Grobelny TJ. Brain aneurysms: epidemiology, treatment options, and milestones of endovascular treatment evolution. *Dis Mon.* 2011; 567:647-655.

56. Lee H. Neuro-otological aspects of cerebellar stroke syndrome. *J Clin Neurol.* 2009;5:65-73.

57. Schjolberg A, Sunnerhagen KS. Unlocking the locked in: a need for team approach in rehabilitation of survivors with locked-in syndrome. *Acta Neurol Scand.* 2012;125:192-198.

58. Available at: https://www.health.qld.gov.au/pahospital/biru/docs/vestibular_gait.pdf.

59. DeKroon JR, IIzerman MJ, Chae J, Lankhorst GJ, Zilvoid G. Relation between stimulation characteristics and clinical outcome in studies using electrical stimulation to improve motor control of the upper extremity in stroke. *J Rehabil Med.* 2005;37(2):65-74.

60. Daly JJ, Ruff Rl. Construction of efficacious gait and upper limb functional interventions based on brain plasticity evidence and model-based measures for stroke patients. *Sci World J.* 2006;7:2031-2045.

61. Steinlin M. A clinical approach to arterial ischemic childhood stroke; increasing knowledge over the last decade. *Neuroped.* 2012;43:1-9.

62. Fan HC, Hu CF, Juan CJ, Chen SJ. Current proceedings of childhood stroke. *Stroke Res Treat.* 2011;43:28-39.

63. Grunwald IQ, Kuhn AL. Current pediatric stroke treatment. 2011;76;6S:S80-S84.

64. Quinn CT. Sickle cell disease in childhood: from newborn screening through transition to adult medical care. *Pediatr Clin North Am.* 2013;60(6): 1363-1381.

65. Mazumdar M, Heeney MM, Sox CM, Lieu TA. Preventing stroke among children with sickle cell anemia: an analysis of strategies that involve transcranial Doppler testing and chronic transfusion. *Pediatrics.* 2007;120: e1107.

复习题

1. 让患者仰卧,臀部伸展,脚向外翻。你正在测试主动运动范围。在这个姿势下,在重力消除的情况下,应该测试以下哪个动作?

    A. 脚踝背屈   B. 髋关节外展

    C. 髋关节内旋   D. 伸膝

2. 当在急性护理环境中提供ROM时,以下哪个肌肉群应该是卒中后的重点,通过提供ROM使关节_____避免形成典型的高张力模式。

    A. 伸肘   B. 前臂内旋

    C. 肩关节内收   D. 手腕背伸

3. CVA患者很难从仰卧位翻身到侧卧位。为了实现这项活动并改善他的运动控制能力和力量,建议:

    A. 通过将手放在他的肩膀和臀部下方来帮助他翻身,然后将他推到侧卧位

    B. 将他的腿朝着他翻身的方向交叉放在另一条腿上,然后指示他用他的手臂和头部来形成动力,然后通过将它们甩出而翻身

    C. 在开始翻身之前,在两腿之间放置一个枕头以使它们处于外展状态

    D. 抬起床头,让他的胳膊和头左右摆动,以形成翻滚的动力

4. 在恢复功能时,从身体所能适应最低的任务量开始进行适当的发展,并使用:

    A. 允许最大的运动误差

    B. 在掌握任务的第一种形式之前避免变化

    C. 要求你所训练的运动模式

    D. 利用健侧肢体来确保任务完成

5. 在卒中后重新尝试训练步态时,对于在治疗过程中仍需要器械辅助的个人而言,最佳的辅助器械选择是:

    A. 双杠

    B. 四手杖或标准手杖

    C. 标准助行器

    D. 带臂槽轮式助行器

6. 以下哪种说法对于患者在卒中后使用跑步机训练的最佳做法是正确的?

    A. 最适用于慢性卒中人群

    B. 应该进展到地面训练

    C. 使用50%的体重支持

    D. 使用速度设定为1.0 m/s或更大

7. 进行步态训练时,以下哪种方式可以防止膝盖过伸?

    A. 用偏瘫侧肢体跨过小物体

    B. 由坐位过度到站位时在健侧脚下放一个柔软物体

    C. 走斜坡

    D. 走路时用健侧肢体行走

8. 步态期间可以使用功能性电刺激(FES)来辅助背屈。以下哪项是有关功能性电刺激的真实陈述?

    A. 目前没有足够的证据支持FES的使用

    B. 功能性电刺激可减慢或阻止肌纤维类型转换

    C. 在整个步态周期中将刺激施加到背屈肌

    D. 功能性电刺激的使用会阻碍神经可塑性

9. 对于患有闭锁综合征的患者来说,成功康复的关键是:

    A. 建立有效的沟通方式

    B. 将患者直立放置以帮助呼吸

    C. 至少每2小时提供一次体位变动

    D. 提供感官刺激,以帮助他们脱离昏迷状态

10. 当与脑卒中后出现倾斜综合征的人一起训练时,重点要注意的是:

    A. 建立训练,使他们朝着有效的方向获得有效的负重

    B. 建立训练,让他们正在进行推举的一侧获得有效的负重

    C. 建立环境,使所有的视觉刺激都处于边缘,然后将目光转移到另一边

    D. 建立环境,使所有的视觉刺激都处于非平衡的一侧,并将目光投向另一面

11. 哪种脑卒中综合征很可能会导致下肢瘫痪而上肢正常?

    A. 大脑前动脉卒中

    B. 基底动脉卒中

    C. 大脑中动脉卒中

    D. 大脑后动脉卒中

12. 左上视野的缺损很可能与哪个部分的视辐射受损有关?

    A. 左颞部视辐射   B. 左顶叶视辐射

    C. 右颞部视辐射   D. 右顶叶视辐射

13. 患者具有理解语言的能力,但只能说出几个单词。哪种类型的失语症会像这样?

    A. 传导性失语症   B. 运动性失语症

    C. 完全性失语症   D. 感觉性失语症

14. 脑桥网状结构的过度活跃与脑卒中后的什么症状有关？

　　A. 阵挛

　　B. 反射亢进

　　C. 相位性牵张反射

　　D. 紧张性牵张反射

15. 患者拇指外展肌出现局部痉挛，最能减轻痉挛症状的药物治疗是什么？

　　A. 鞘内注射巴氯芬

　　B. 注射A型肉毒杆菌毒素

　　C. 口服巴氯芬

　　D. 口服地西泮

16. 患者出现同侧面肌瘫痪，同侧面部感觉丧失，对侧躯干和肢体瘫痪，以及对侧躯干和肢体感觉丧失。脑的哪个部位的病变会产生这些症状？

　　A. 小脑　　　　　B. 髓质

　　C. 中脑　　　　　D. 脑桥

17. 儿童脑卒中发作时最有可能出现哪种症状？

　　A. 言语缺失　　　B. 偏瘫

　　C. 意识障碍　　　D. 感觉丧失

答案

1. B	2. D	3. B	4. C	5. D
6. B	7. C	8. B	9. A	10. A
11. A	12. C	13. B	14. D	15. B
16. D	17. C			

脑外伤与肿瘤

Deborah A. Kegelmeyer，Deborah S. Nichols-Larsen

第 11 章

学习目标

- 鉴别区分与脑外伤有关的局灶性和弥漫性损伤及后遗症。
- 审视脑外伤患者的医疗管理。
- 鉴别区分脑损伤和创伤性脑损伤。
- 依据脑外伤后患者Ranchos量表制订脑结构损伤评估和临床康复干预的日期和方案，以促进身体认知的恢复。
- 处理临床干预过程中出现的各种精神行为障碍，尤其特别关注躁动不安、激越。
- 鉴别轻度的脑外伤。
- 要充分认识脑外伤患者回归家庭后的适应性问题，应提供适当的家庭教育。
- 要将认知和行为康复的目标与功能性活动有机结合起来。
- 回顾成人和儿童肿瘤的临床表现、病理和医疗管理。
- 讨论物理治疗师在脑肿瘤患者医疗管理中的作用。

病例A:第1部分

Aaron是一个22岁的白人男性，在一起机动车事故之后被救护车送进急诊室，事故起因是驾驶的时候没有系安全带，撞到电线杆之后，人从挡风玻璃飞了出去。他的血液乙醇含量是20，且他意识丧失，伴有多处骨折，包括右侧股骨、右侧锁骨、右侧桡骨和尺骨、多处肋骨及颌骨。尽管其头部整体保持完整，但头部右侧有多处挫伤和一个很深的长切口。即使手掌和脚部承受着很重的压力，他也没有睁开眼睛，无法表达，并且他整个左侧肢体呈现弯曲状态。

概述

脑外伤(TBI)影响全球多达1000万人[1]，并且是造成500 000例新发病例[2]的长期功能丧失的主要原因。仅在美国，每年的估计成本就高达170亿美元，但这笔支出反映不出脑震荡人数的逐渐增长，以及那些没有寻求

医疗救助的人。通常脑外伤在男性中较为常见，尤其是青少年和年轻人(17~24岁)，而在年长的人群中则无性别偏向。脑外伤通常与男性或年轻人进行的活动水平和风险程度有关。脑外伤的发生有两个高发期，一个是在17~24岁的时候，另一个是在60~70岁的时候。

脑外伤可以是头部突然的撞击或者一个突然的加减速对头部造成的冲击而引起的。就像病例描述的那样，许多脑外伤(通常是最严重的那类)都是在车祸中发生的，当汽车撞到物体或是另一辆车时，司机或是乘客的身体突然受到一股快速向前移动的力，并快速被安全带、仪表盘或是地面止住(突然的加-减速)，最糟糕的情况，如汽车翻转，而且在身体和头部转动时，头部可能会多次撞击侧面窗户、车顶，以及已经被翻转的仪表盘上。或是一个人被甩出车外，他的头撞击地面而发生了严重的创伤。脑外伤可分为开放性和闭合性，依据是头骨是被穿透还是完整。穿透伤可能是由子弹等弹丸引起的，也可能与颅骨骨折有关，颅骨骨折的一部分本身穿透了下面的脑组织。闭合性脑外伤比穿透性损伤更常见，这是由于机动车事故、跌倒，以及殴打和娱乐活动(例如体育运动)对头部造成的撞击所致。很大程度上，跌倒是导致TBI的最常见原因，尤其是幼儿和老年人。根据最初的症状、意识丧失的时间及失忆时间，TBI可分为轻度、中度或重度(见表11-1和后面有关失忆症的章节)，并且这种初步表现在一定程度上预示了潜在的损伤结果。值得注意的是，一些患有初期轻度TBI的患者已经死亡，而一些患有严重TBI的患者已康复并恢复到正常的参与和功能水平。因此，尽管这些标准在某种程度上是可预测的，但它们并不是绝对预测，因为受伤的部位、年龄和并发症都会影响预后。格拉斯哥昏迷量表(GCS)(专栏11-1)是专门用于记录患者的最初表现，但事故现场越来越多地应用镇静药，使得GCS的应用更加困难，因为阻碍对患者反应性的评估，但同时也能改善治疗结果。专栏11-2指出了其他在初诊时可能发现的TBI症状。

表11-1	TBI的严重程度[1]		
严重程度	格拉斯哥评分	无意识的时间+失忆期	潜在的结果
轻度	13~15	<30分钟	高生存率,伴有极少的长期残疾
中度	9~12	30分钟至24小时	中等高生存率,但会伴随一些长期残疾
重度	3~8	>24小时	低生存率且有高度残疾的可能性

根据Aaron在第1部分的描述,他会在GCS中得多少分?

如果是5分的话,那你是正确的。

专栏11-1　格拉斯哥昏迷量表

格拉斯哥昏迷量表(GCS)创立于20世纪70年代,用于评估睁眼反应、语言反应和运动反应,寻找自发性与响应性活动相应反应分数如下,每个量表均用数字记录,如此处所示。

检查项目	动作程度	评分
睁眼反应	自发睁眼	4
	要求时会睁眼	3
	给予疼痛刺激时会睁眼	2
	对刺激无反应	1
语言反应	言语清楚,说话有条理,对时间、地点有定向能力	5
	可应答,但有答非所问的情况,对话混乱无条理,可以完成一个句子,但没有时间和地点定向能力	4
	可说出单字,但无法成为完整有意义的句子	3
	可发出声音,无法理解	2
	无言语反应	1
运动反应	可依指令做出要求的动作	6
	能够定位痛处(可用另一侧手将你推开)	5
	给予疼痛刺激时会出现逃避动作(弯曲或收回被刺激的肢体)	4
	给予疼痛刺激时屈肌反射(刺痛时屈曲肢体,去皮层强直)	3
	给予疼痛刺激时伸肌反射(刺痛时伸展肢体,去大脑强直)	2
	对疼痛刺激无反应	1
	总分	

脑外伤的病理生理学

典型的TBI表现为两种类型的损伤:局灶性和弥漫性。局灶性损伤是在颅骨与大脑之间的接触区域或穿透大脑的发射物所造成的。在典型的加减速损害中,当身体的运动迅速停止时,大脑撞入颅骨会导致局灶性损伤,然后再"反弹"到另一侧时头骨发生对冲伤(相对的)。例如,Aaron的汽车撞到一根电线杆,

专栏11-2　脑外伤的表现

- 从耳朵或鼻子漏出的脑脊液
- 可能会加剧的混乱或焦虑
- 瞳孔散大或不均衡
- 头痛
- 恶心或呕吐
- 神经系统体征-巴宾斯基征阳性,去大脑肢位或去皮质肢位
- 癫痫:

去皮质肢位定义了上肢屈曲的情况,包括握拳、下肢及脚趾延伸,这是在中脑和间脑连接处的大脑受损造成的,导致网状脊柱神经和脊髓束控制的髓质下降了。相反,去大脑肢位的特点是上下肢的内旋的过度伸展,继发于躯干和颈部的损伤中脑的水平。一些患者最初会出现去皮质姿势,然后逐渐发展为去大脑姿势,这表示病变扩大或大脑疝气。

导致他的头迅速向前移动,撞到了通往人行道的挡风玻璃上,并在大脑撞到颅骨的前部时严重损害了额叶,当他停在人行道上时,他的大脑会迅速向后颅骨弹回,从而对枕叶造成了对冲伤。局灶性损伤部位的特征是:①挫伤-脑表面挫伤;②撕裂伤-软脑脊膜或蛛网膜物质或脑组织的撕裂;③血肿-硬膜下或硬膜外间隙或脑组织内的出血,称为实质内出血。这些出血的发生是由于这些区域内的血管破裂:①硬膜下-渗入硬脑膜和蛛网膜物质之间的空间的脑动脉或静脉撕裂;②硬膜外-硬膜外的脑膜动脉破裂出血进入硬脑膜和颅骨之间的空间;③实质内-穿透性脑动脉破裂并出血进入脑组织。

弥漫性轴索损伤(DAI)是大脑在颅骨内"弹跳"时,由于惯性力或旋转力导致的包含白质的轴突撕裂而导致的(图11-1)机动车事故。与多数DAI有关[3],然而,即使是相对较小的脑震荡,无论是专业运动员还是业余运动员,在一些事件中(比如头对头或者头盔碰

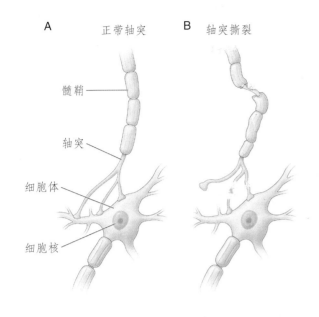

图11-1　弥漫性轴索损伤。(A)正常神经元轴突与突触后神经元的连接。(B)弥漫性轴突损伤的特征是髓磷脂的扭曲、撕裂和潜在的轴突;这将逆行退化回细胞体。

头盔)都会受到脑震荡的伤害,这已经证明会造成轴突损伤,并且反复的脑震荡会造成永久性的重大伤害(本章节之后会进行讨论)[2]。DAI最常见于脑干、胼胝体和外侧半球的矢状旁突的白质中。可以量化为:1级(轻度),白质中的微观变化;2级(中度),胼胝体明显受损;3级(严重),损坏胼胝体和脑干白质[2]。早期成像用于确定早期损伤的程度,这通常是通过计算机断层扫描(CT扫描)完成的,它可有效地识别血肿或穿透性损伤中的弹丸或骨碎片位置。之后磁共振成像(MRI)用于更好地表征脑损伤,并且可能包括弥散张量成像(DTI),可使白质完整地可视化,这可帮助确定潜在的预后[4]。

　　TBI的结果取决于局灶性损伤的区域和白质损伤的程度。然而,最初的创伤之后是继发性的级联变化,其导致神经元的进一步丧失。第一,对轴突的破坏,破坏了通过轴突的长度输送营养的轴突运输,最终导致轴突的远端的丢失。第二,ATP(腺苷5'-三磷酸腺苷)的丢失,破坏了维持机体和近端轴突中钠、钙和钾细胞平衡的细胞机制,从而使钙进入这些成分。同时,氧化剂过量产生,产生氧化应激,并过度释放谷氨酸和自由基,这进一步破坏了受损和邻近神经元的细胞功能。顺行变性较早发生,导致远段死亡。随后是近端轴突段的逆行变性或垂死,最后是细胞体。这些变化诱发炎症,触发巨噬细胞侵入该区域,并进一

步破坏邻近神经元和神经胶质细胞的功能[2]。值得注意的是,神经元和白质破坏的损失似乎仍在持续,或在初始损伤后相当长的时间内持续存在,从而导致额外的一般性脑萎缩、白质异常,以及继发于损伤后数月的继发性功能丧失[1],从而使个体证明改善到平稳点,随后功能丧失[5]。这些慢性变化称为阴性或适应不良的可塑性,似乎与淀粉样蛋白和T蛋白沉积,以及持续的神经炎症相关,与反应性小胶质细胞有关(请参阅第2章)[5]。适应性不良的可塑性可能持续数年,并且被认为是由影响衰老的相同过程导致的,包括:①在局限且通常平稳的环境中降低活动水平;②感觉过程的破坏,即嘈杂的过程(见第17章,衰老),与感觉皮层活动减少和对感觉信息的认知分析减少有关;③神经调节降低,这是由于多巴胺和乙酰胆碱的含量较低,这些对关键或执行功能和注意力至关重要。这些适应不良的可塑性变化共同导致已被初始伤害破坏的那些功能进一步恶化。适应不良的概念打开了大门或物理治疗师与康复团队一起解决并潜在地防止负面的可塑性。

TBI的结果

昏迷、创伤后遗忘症和执行功能障碍

　　从早期对GCS的讨论中可明显看出,TBI的第一个后果是意识丧失。这可能太短了,以致没有引起注意(几秒钟)或持续了几周。当失去意识的时间超过6小时后,则称为昏迷,其特征是缺乏反应能力、自主运动和睡眠-苏醒循环周期。与电影不同,昏迷的人不会立即"醒来",而是逐渐从昏迷中陷入困惑。但在轻度受伤的人中,此阶段可能持续1分钟或几分钟,而在重度受伤的人中,该阶段可能持续数月,甚至有时他们永远不会完全摆脱这种状态。一些重度TBI的幸存者将进入所谓的植物人状态(Braintree量表第二阶段,见表11-2),其特征是出现了睡眠-觉醒周期和对刺激的普遍反应(Ranchos量表2级,表11-2);当这种状况与皮质大脑活动的缺乏有关时,表明依赖于控制睡眠周期、呼吸和反射反应的脑干中心,因此是一种永久性状况,患者可生存多年(永久性植物状态)。许多人在这种状态进入最低意识状态,这是对刺激的特定反应(例如脚退缩至脚底触碰),但没有言语。

　　对于那些从昏迷中醒来的人,在中至重度的TBI

之后,他们会从植物人状态逐渐转向恢复反应性和严重的困惑、异常行为(躁动不安、禁忌和情绪变化)及记忆障碍[6]。这段时期称为创伤后遗忘症(PTA),它会在事故发生之前破坏记忆,并形成新的记忆,包括医院环境中的日常活动(见专栏 11-3 或有关失忆的更多信息)。正如 PTA 明确指出的那样,患者可应对多种系统的众多缺陷-感觉、运动、行为和认知[7]。从 TBI 记录行为、记忆和反应能力恢复的方法有 Ranchos Los Amigos 认知恢复量表[8]、Galveston 定向和失忆测试(GOAT)[9]、残疾评定量表[10]、JFK 昏迷恢复量表(修订版)[11]和脑损伤恢复的神经学阶段的 Braintree 量表。GOAT 主要用于识别 PTA 的清除情况,并询问患者一系列问题以确定对人、地点、时间和情况的方向,包括有关事故的回忆及他如何去医院的详细信息。对错误进行评分并从总计 100 分中减去错误的分。表 11-2 提供了其中一些度量的比较。应当注意的是,恢复可在这些规模的任何水平上停顿,而没有进一步进展或阶段进展之间的某些延迟(长度可变)。

呼吸窘迫综合征

概述

呼吸困难与继发于意识丧失和控制呼吸的髓质区域继发的严重脑损伤有关。此外,吞咽可能会受到损害,并且面部或气管损伤常见于咽喉继发性出血或血肿形成[13]。TBI 的继发并发症可能是急性呼吸窘迫综合征(ARDS),其发生率高达 31%。住院期间,TBI 入院的特征是肺内壁发炎、气体交换中断和缺氧。这是 TBI 患者死亡的主要原因。ARDS 最常与其他继发并发症(败血症、肾病或心力衰竭或高血压)相关[14,15]。没有确定的试验或 ARDS,因此可根据以下因素进行诊断:①动脉血氧比例吸氧分数<300mmHg 的分压;②胸部 X 线片显示双侧肺水肿;③正常的心电图(心电图)[14]。

治疗

在 GCS≤8 的患者中,需要通过口咽、鼻咽或气管插管进行通气支持,以提供呼吸支持[16]。通常在事故现场进行。如果存在口面部损伤或呼吸功能中断,某些中度 TBI 患者可能还需要呼吸机支持。对于能自行呼吸的患者,通过面罩提供的持续气道正压通气(CPAP)或通过鼻导管提供的正压气支持通气支持就

足够了[4]。

ARDS 没有确定的治疗方法;实际上,最好的治疗方法是预防。标准护理或 ARDS 应提供呼吸机支持,以最大限度地减少肺部压力;这通常通过所谓的肺保护通气来完成,该呼吸使用较低的吸气量(潮气量),以防止弱化的肺泡过度拉伸,同时增加呼吸速率。对于某些人来说,这将需要额外的镇静剂,以防止患者和呼吸机之间的不同步[15]。

颅内高压(ICH)

概述

创伤后 ICH 由多种原因引起。最初血肿的存在可能会增加压力,使脑组织越过中线或尾部转移到脑干区室。后者可发生于内侧,使瞳孔扩张无反应而使第 Ⅲ 对脑神经受到双侧压迫,或颞叶上无瓣突的突出物向外侧,伴有单侧瞳孔扩张(见图 11-2)。脑组织水肿、脑脊液(CSF)循环受损及维持颅内压(ICP)的自调节机制的破坏可能会进一步增加初始损伤后的 ICH 的天数。另外,血流量不足可能会阻碍灌注,从而加剧 ICH。正常情况下,ICP 的测量值是 10~15mmHg,周期性增加和减少,并伴有心律失常。汞升高至 20mmHg 表示需要或进行治疗[17]。ICP 升高的迹象包括恶心、呕吐、视盘水肿(视盘周围肿胀)、视网膜出血和嗜睡。

治疗

首先,必须对重度 TBI 及任何已发现血肿的患者进行 ICP 监测;这通常通过将导管放置在硬膜外隙或心室(较不常见)中或将刚穿过头骨的 Richmond 螺钉/螺栓™完成的。Richmond 螺钉™不能排出过多的脑脊液,这可通过导管来实现。导管的放置是通过颅骨上的钻洞完成的。当然,放置导管会引起额外的脑部创伤和潜在的出血,尤其是放置在心室中时。它也可能导致部位感染或继发感染,因此认真监测或解决这些问题至关重要[4]。治疗 ICH 的第一步是镇静,以最大限度地降低动脉高压、躁动不安和呼吸机的潜在或抵抗节奏,从而导致 ICH 升高和导管移位。但镇静会产生不利的副作用,包括心脏功能和血压下降及其他风险或感染。第二步涉及施用高渗剂(甘露醇或高渗盐水)以增加血液中的渗透压,并将液体从脑组织中抽出进入循环系统,从而减少脑容量。血肿扩大或过度的脑水肿可能导致脑干疝出,这是医疗急症,需要

立即治疗以缓解ICH，并可能需要手术干预。大型血肿可能还需要手术切除，以最大限度地减少继发性脑损伤并缓解ICH。在那些镇静和高渗治疗无效的患者中，可进行减压颅骨切开术，以使大脑通过颅骨开口扩大。但这种方法的益处尚有争议[17]。换气过度也可用于增加脑灌注，以促进水肿和血肿的清除。

护理的人员、护理位置及口述先前（当天或更早）发生的事件或活动的能力。但即使患者无法对过程进行口头表达，也可能会发生程序学习。清除PTA对患者来说是一个重要阶段，因为它表明了积极参与其康复的能力。PTA早期恢复的特点是能记住当天的活动并开始遵循时间表。

专栏11-3　失忆症

失忆症通常分为两类：逆行失忆症和顺行性失忆症。逆行性失忆症与先前事件的记忆丧失有关；这个可能是因为无法从我们的记忆存储中检索这些记忆，这可能会导致无法识别记忆检索的适当线索。因为记忆的储存不局限于指定区域，多个区域的损坏可能与逆行性失忆症有关。顺行性失忆症无法形成新的记忆，可能是由于颞叶或额叶或连接它们的白质受损所致；这阻碍了新记忆的巩固。对于那些中至重度的TBI的人来说，事故记忆的巩固通常会因头部受伤而中断，因此大多数幸存者都不记得实际的事故，也可能不记得导致事故发生的时间。该时间段随伤害的严重程度而变化，但可能仅包括几分钟、几小时或几天。在中至重度TBI患者中，创伤后失忆症是逆行和顺行失忆的时期。逆行失忆症可能会阻止患者了解他们的家人、朋友和确定他们是谁的信息——职业、喜好/不喜欢等。但过程和语义记忆（在第7章中讨论过）通常不受影响或更轻微的影响。顺行性失忆症会阻止新的记忆累积，包括为患者提供

癫痫

概述

大约25%的重度TBI患者会发展为创伤后癫痫病（PTE）（见第19章或癫痫病的描述）；这种情况可能发生在事件发生的第一周（最多占患者的16%），或者发生在受伤后一年或更长时间。中度TBI后PTE的发生率较低，在晚期很少发生。相比之下，PTE的发生率要高得多，或者发生穿透性脑损伤的发生率将近53%[18]。早期PTE可能会导致受伤后产生有害的兴奋性中毒，从而加剧原始损伤。有建议表明，晚期PTE也可能通过类似的机制引起初始脑组织损失的扩大。这些创伤后癫痫发作的原因仍不清楚。一种理论认为，随着血肿的溶解，剩下的铁沉积物会触发自由基的形成，继而刺激异常的谷氨酸释放和神经元过度活化[18]。另一个因素涉及促炎细胞因子参与病灶扩大和癫痫发作的发展[19]。癫痫发作的类型变化很大，但包括全身性、局灶性，以及进展为全身性的局

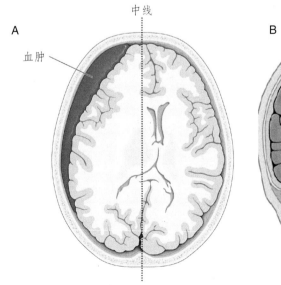
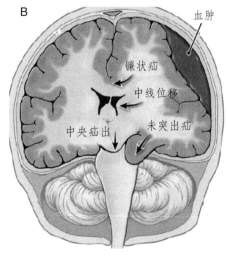

图11-2　与创伤性血肿相关的脑转移。（A）额颞叶血肿压迫外侧半球，中线位移到中心对侧。（B）脑血肿诱发脑疝和中央白质的突出向下，压迫脑干组织。

灶性[20]。局灶性癫痫最常见于额叶或颞叶[19]。

临床处理

大多数重度 TBI 患者和一些中度 TBI 患者一入院就将接受预防性抗癫痫药物（通常是苯妥英钠）的治疗[21]。如果患者在第一周内没有癫痫发作幸存下来，则应在仔细观察癫痫发作出现任何迹象后停用这种预防性药物。但有迹象表明，亚临床癫痫发作可能没有明显症状，因此，即使那些看起来没有癫痫发作，实际上也可能具有异常的神经元激活。尽管早期服用苯妥英钠，但许多 TBI 幸存者仍会或早或晚地发生癫痫。长期服用抗癫痫药物可能会通过使用多种药物来控制癫痫发作（见第 19 章或潜在药物）。但对于那些局灶性癫痫的患者，手术切除损伤的组织可能是有效的。与颞叶癫痫相比，颞叶癫痫更容易发生，因为该区域更容易进入，并且癫痫发作部位通常更具局灶性[19]。

表 11-2　TBI 的康复措施[2,8,10-12]

格拉斯哥评分	JFK 昏迷恢复量表评分（修订版）[11]	RANCHOS LOS AMIGOS 认知恢复水平量表[8]*	BRAINTREE 量表[12]	残疾评分量表[10]**
3	不会觉醒(0)；在所有级别上无反应(0)；可能有异常姿势(1)；总分=0~1	第一阶段：昏睡，对任何刺激无反应	1. 昏迷——没有反应	在任何范围都没反应，且完全独立；总分=29
4~8	被听觉和视觉刺激惊吓（每个 1 分）；对伤害性刺激出现屈曲或收缩反应(2)；反射性言语反应(1)；受到刺激睁开眼睛(1)；没有沟通；总分=6	第二阶段：出现整个肢体对刺激的反应，反应不可持续，不管何种刺激，反应都一样	2. 植物人状态——开始睡眠-苏醒周期	使眼睛睁开(2)；无法理解的语音——模糊嘟囔(3)；延伸(4)或屈曲(3)肢体疼痛或退缩(2)；没有喂食、洗漱、打扮的意识（各 3 分）；完全依赖(5)和无法就业(3)；总分=24~26
9~10	声音定位(1)；锁定物体-视追踪(2~3)；对有害刺激的局部反应(3)；有目的发声/口语运动(2)；有意发声(1)；有无刺激眼睛都会睁开(1~2)；总分=10~12	第三阶段：局部反应——局部特定刺激出现特定反应，但反应无持续性，可遵从单个指令，但反应明显延时，仍然需要全面的协助	3. 低意识——回应无法持续，无言语能力	睁开眼睛讲话(1)或自发(0)；不全面的演讲(3)；局部运动刺激(1)；禁止喂食、洗漱或打扮（各 3 分）；完全依赖(5)；无法就业(3)；总分=21~22
12~14	遵从命令反应不一致(3~4)；够取物体或识别物体(4~5)；可对物体进行手工操作，或完成物体的功能性使用(4~6)；可被理解(3)；交流功能正常(2)；对周围情景或状况有感知(3)；总分=19~23	第四阶段：困惑和躁动不安，会言语辱骂别人，且极容易被激怒，可有攻击性行为，需要最大的协助	4. 创伤后失忆症	自发睁眼(0)；言语混乱(1)；能遵从命令移动(0)；对进食有一定认识(2)；对如厕需求有一定认识(2)；基本自我打扮的能力(2)；标记(4)需要协助；无法就业(3)；总分=17
		第五阶段：困惑，躁动不安症状有所改进，仍然有不当行为，需要最大限度地监督		睁眼(0)；言语混乱(1)；听命令移动(0)；对如何养活自己、洗漱和打扮有部分认识（各 3 分）；所有时间都需要有标记的帮助(4)；无法就业(3)；总分=10

（待续）

表11-2	TBI的康复措施[2,8,10-12]（续）			
格拉斯哥评分	JFK昏迷恢复量表评分（修订版）[11]	RANCHOS LOS AMIGOS 认知恢复水平量表[8]*	BRAINTREE 量表[12]	残疾评分量表[10]**
15		第六阶段:困惑,但行为趋于正常;需要中等适度的监护 第七阶段:自动且适当的行为反应——如果有部分的监督或协助,可完成ADL和日常活动,但仍有记忆问题且无法解决 第八阶段:有目的性,行为合理——能独立完成任务,理解能力有局限性,还有一些行为问题需要间断的协助	5.PTA消除,独立性增加 6.独立性增强,回归社会的各种工作、社交技术提升	睁眼(0);定向语音(0);遵守运动指令(0);充分喂养、洗漱、打扮的意识需求(各0);中度依赖,在家中需要监督(3);没有工作能力(3)或能在有保护的工场场所工作(2);总分=5或6 与上述相同,但功能不断增强,在一定监督下可独立行动(1);并且可能可在有保障的地方工作(2)或从事选定的工作(1);总分=2或3

*,Ranchos量表实际上还有两个阶段:第九阶段,与保持专注和将注意力从一项任务转移到另一项任务的能力增强相关,但持续的轻度情绪/行为挑战可能需要护理人员的帮助来重新对准;第十阶段,这与良好的目标导向功能、多任务处理能力有关,但仍伴随一些注意力挑战和需要更多时间来完成一些活动。治疗师很少见到八到十阶段的患者。

**,残疾评分量表的最终功能类别为所有技能独立(0)和工作=无限制工作能力(0)。

炎症:系统性炎症综合征和多器官功能障碍综合征

概述

中枢神经系统炎症是TBI的自然结果;然而,严重的损伤可能会导致全身性炎症反应,从而破坏多个器官的功能。全身性感染的特征是细胞因子通过血-脑屏障(BBB)扩散到全身循环。这种细胞因子的出现伴随着血浆白细胞升高及循环电解质、金属离子、兴奋性氨基酸、糖皮质激素和自由基的改变[22,23]。这些变化共同触发肝脏刺激蛋白质合成,从而达到体内稳态,刺激组织修复并减少炎症。然而,如果受伤严重,这种急性反应可能无效,并可能转变为全身性炎症反应综合征(SIRS);SIRS表现为发热、通气过度和白细胞计数极端升高,这似乎是由损伤诱导的免疫抑制所致[23]。SIRS不仅可能损害肝脏,还可能损害肺和肾脏,导致多器官功能障碍综合征(MODS),最终可能导致器官衰竭。

临床处理

目前对MODS无确定的治疗方法;已经尝试了多种方法,包括糖皮质激素和大黄素醇(前列环素类似物)给药。然而,没有发现任何一种方法比标准的医疗方法更有效,其中包括控制原发性感染和治疗ICH。最终,MODS患者有10%~20%会死亡[22,23]。

代谢异常综合征和胃肠功能障碍

概述

脑损伤后,患者的新陈代谢需求增加,表现为代谢亢进。这是由于皮质类固醇、肾上腺素、去甲肾上腺素、胰高血糖素和皮质醇的升高,以及循环炎症介质(如细胞因子)的增加所致[24,25]。肾上腺素和去甲肾上腺素水平的增加会破坏正常控制交感神经系统的代谢,全身炎症过程会进一步加剧,能量需求高达正常水平的200%[24,25]。在某些情况下,这种过度代谢发展为过度分解代谢,这涉及葡萄糖的过度利用和人体蛋白质的分解(例如肌肉-骨骼和心脏),导致骨骼肌的大量损失[25]。颅脑损伤越严重(GCS越低),其代谢需求和分解代谢的可能性就越大[25]。严重TBI患者的营养需求面临的挑战可能会因口腔颌面损伤、吞咽困难及胃肠紊乱而加剧。胃肠道功能障碍的特征是胃肠道排空延迟或变慢,继括约肌张力减弱导致食管反流。后者可导致吸入性肺炎[25]。

TBI的继发性并发症是胃应激性溃疡。多种导致它们发展,包括:①严重的头部受伤的高度压力性,影响到所有主要器官系统；②由于抑制下丘脑并导致胃酸分泌过多而引起副交感神经活动不受抑制；③由于一系列创伤后变化导致流向胃黏膜的血流减少；④肠内刺激或感染[26]。

临床处理

全面的营养支持对于重度脑损伤的生存至关重要。最初，这是由静脉注射提供的，称为全肠外营养（TPN）。然而，为了满足TBI幸存者在昏迷或严重的口面部损伤中的代谢需求，通常在入院后24~48小时内开始肠内营养。这需要放置鼻胃管或口胃管[24]。如果需要长时间的喂食支持或严重的口腔损伤，则使用经皮胃造口术（PEG）管，该管通过腹壁直接置入胃部；当胃功能障碍或反流严重或胃排空受损时，可将导管放入空肠（空肠造口术）以进行幽门后喂养[25,27]。为了帮助ICH，通常会提早开始使用高渗配方奶粉[4]。但尚无法确定最佳的其他饮食成分，有证据表明，高蛋白饮食加上锌补充剂和增强免疫力可能有益[24]。尽管饮食类型存在争议，但通过适当的营养疗法来满足TBI幸存者的高代谢需求至关重要。随着恢复的进展，调整饮食以满足正常的分解代谢需求以防止体重增加也很重要。

自主神经功能异常/阵发性交感神经过度激活（PSH）

概述

自主神经功能障碍，最近更名为PSH，是自主神经功能失调，占TBI入院患者的10%~12%，尤其是在那些严重受伤的患者中[28]。最常见于骨折、感染或长时间通气且DAI显著的患者[29]。尽管尚未明确的原因，但PSH可能是由于皮层与下丘脑之间的连接受损所致，导致对内外刺激的抑制作用和超敏性丧失[29]。结果出现心动过速、高热（发热）、血压升高、伸展姿势（脱皮或脱脑）和大量出汗，持续数分钟至数小时。虽然最常见的情况是患者在ICU中，但这种情况可能会持续到康复阶段，而影响康复。

临床处理

药物治疗通常与尝试的各种药物一起使用，包括巴氯芬、β-受体阻滞剂（如普萘洛尔）、苯二氮䓬类药和吗啡。最近发现鞘内给予巴氯芬可提供较长期的治疗。然而，由于需要通过手术将给药导管植入硬膜外隙，这可能不是首选方法[28]。

神经精神症状

概述

TBI最令人沮丧的后果可能是随之而来的神经病学变化。许多TBI幸存者都经历过的两种常见行为综合征是情绪和行为失控。情绪失控表现为躁动不安、烦躁、病理性笑/哭（假性球麻痹）和（或）情绪不稳定。病理性笑/哭表现为这些情绪的不自觉和持续时间，这些情绪是在没有激发的情况下发生的，但会破坏功能。相反，情绪不稳定是对适当触发因素的夸大反应，因此在这种情况下，可能会为某种悲伤的情况而过度哭泣（例如，与亲人道别，但第二天他们会再次见面）。这种情况非常常见，在急性后阶段的发生频率增加，多达62%的幸存者会出现这种情况。行为失控的特征是失抑制，有时甚至是有攻击性。这可能会导致在恢复早期拔出静脉输液管和饲管，并且打架和骂人，在以后的恢复中会发生过度性行为和过度冒险。次要表现包括不良的社会意识和冲动；但即使是这些也会对TBI的长期结果产生深远的影响，阻碍社会参与和就业。值得注意的是，一些TBI幸存者还将经历其他精神疾病，其中抑郁症最为常见。这将需要仔细监测和治疗，但也必须与更常见的情绪和行为失控加以区别[30]。

临床处理

对TBI常见的神经精神后果最关键的治疗方法是谨慎和一致的行为管理。这将在本章的"物理治疗管理"部分中进行讨论，但包括创建一个环境尽量减少过度刺激，与患者交流时保持冷静以防止自残行为。在某些情况下，需要进行药理管理；这可能涉及多种形式，但镇静是为了早期预防自残行为，而在后期使用抗抑郁药来治疗持续的抑郁症是很常见的[30]。

物理治疗管理

治疗师对TBI后的患者必须处理3个核心问题领域：身体、认知和行为。就像在我们对Aaron的病例研究一样,许多患者都参与了导致多种创伤的某种事故。在物理领域,也有类似于第10章(CVA)中讨论的发现。尽管就TBI而言,许多问题可能是双侧的,并经常伴有肌肉骨骼和周围神经系统损伤。如第9章(评估)和第10章所述进行检查和治疗,并对双侧损伤进行适当修改。本章将讨论TBI认知和行为后遗症的管理。

认知/记忆

如第7章所述,认知是一个复杂的功能,涉及大脑处理、存储、检索和操纵信息以解决问题的能力。它包括:

- 注意力,包括选择性注意力、分散注意力和持续注意力;
- 记忆,整合、存储和检索行为、事件、经验等的能力;
- 发起,采取行动的能力;
- 判断力,做出深思熟虑的决定或得出合理结论的能力;
- 处理速度,将指示处理为动作的速度。

TBI可能会影响这些领域中的任何一个;因此,物理治疗评估包括仔细检查认知功能的范围,并且基于这些发现进行治疗。注意力评估通常通过在治疗评估期间观察患者保持专注于手头任务的能力来完成的。在分散注意力的情况下,也应观察患者,以确定是否选择性注意力受损。如果患者可在执行任务时讲话(如进行锻炼),那么分散注意力是没问题的。持续注意力是通过患者与治疗师合作期间完成任务的时间来衡量的。

即使在轻度TBI之后,记忆力丧失也很常见,应提出一些问题以评估患者恢复旧记忆和获取新记忆的能力。为了确定逆行性失忆症的程度和恢复情况,询问受伤前的时间、受伤的时间及受伤后,将确定记忆丧失的窗口。在随后的治疗中,询问前一治疗期间的事件是评估顺行性失忆症的一种手段。如本章前面所述,PTA是指不能可靠地将记忆从一天存储到下一天。PTA的持续时间是损伤严重程度和预后的关键指标,定义为从损伤到恢复连续记忆或进行中事件的时间(专栏11-4)。

有关认知评估或启动、判断和处理速度,以及功能示例的说明请见表11-3。

据推测,注意力分散、执行能力和长期记忆的缺陷是由于工作记忆受损或处理速度不足引起的。Ciarmelli

病例A:第1部分

当Aaron从昏迷中醒来时,其他认知能力的差异评估将作为物理治疗评估的一部分。他被要求向他妈妈挥手告别,他有时间做出回应,注意他在30秒后才挥手致意。此外,在评估过程中,请Aaron指着红纸。2分钟和提示后,他没有指着纸。这项评估表明处理速度很慢,而Aaron能理解简单熟悉的命令,如"挥手告别",但他无法认知地处理指向红纸,尽管他有充足的时间来回应。挥手受限于处理速度,而指向任务受限于更高级别的认知功能障碍。

专栏11-4 基于PTA的预后[31]

基于PTAR持续时间的严重程度:

轻度=小于1小时

中度=大于1小时、小于24小时

严重=大于1天、小于7天

极严重=大于7天

Data from Nakase-Richardson R, Sepehri A, Sherer M, et al: Classi cation schema of posttraumatic amnesiaduration - based injury severity relative to 1-year outcome: analysis of individuals with moderate and seve retraumatic brain injury. Arch Phys MedRehabil. 2009 Jan;90(1): 17-19.

等的研究支持这一假设,即这些认知功能的缺陷主要是由于工作记忆的损伤引起的[32]。因此,在治疗过程中逐渐挑战工作记忆,同时留有足够的时间来处理信息,会导致更好的功能结果。

人格障碍

TBI后通常会出现人格和行为改变,对个人的自我感知有重大影响,并且会对患者及其家人和朋友产生不良影响。轻度TBI患者,因为他们意识到这种改变及其对他们的朋友和家人的影响,人格改变更困难。当与患者和家人一起工作时,治疗师应认识到这些变化,并有必要根据情绪和不良行为来调整治疗方案。认识到认知和行为缺陷很重要,因为这些缺陷与长期残疾密切相关[33]。TBI后发生的常见行为障碍包括躁动不安、困惑、固执、情感淡漠等。每种行为的描述及在诊所中管理这些行为的方式见表11-6。本文将基于受伤后的时间和康复阶段,探讨本章其余部分中特定行为的管理技术。

运动技能学习

动作学习可能是完整的，这取决于大脑中受TBI影响的区域，尽管这是很常见的，或者动作学习的某些方面受到TBI的负面影响。通常程序性学习保持不变，而叙述学习则是硬式学习。对于治疗任务，如坐立转换到使用带轮的助行器行走，TBI幸存者通常表现出完整的程序性学习，但当被要求解释如何安全站立时，TBI患者无法解释转换的步骤。通过重复，这些患者在转换时继续证明了程序性学习是安全的。然而，他们将这种学习应用于新情况的能力是有限的，需要治疗人员或家人在每个环境中教授其完成任务。

对于有认知、记忆或行为缺陷的个体而言，成功的运动学习需要重复多次，且结构和反馈一致。Kimberly等的一项研究表明，在该研究中重复完成的次数显示神经可塑性明显高于常规治疗[34]。如果治疗师希望优化TBI之后的神经可塑性改变，他们需要非常了解练习时间和重复次数。到目前为止，由于很难定义人群，动作学习和TBI领域的研究非常有限。一项研究表明，慢性TBI患者对新环境要求的步态适应能力下降，因此，步态适应能力可能是康复中的一项重要技能[35]。也有证据表明，一些TBI患者可从随机（变量）学习方法中受益，这种学习方法比封闭练习更好地向新情况转移，就像在非TBI受试者中发现的那样[36]。

早期管理

紧随TBI之后，治疗的重点是挽救患者的生命。在重症监护室（ICU）中，治疗师的重点是确定损伤的严重程度，保护生命，预防进一步的损伤。随着恢复的进展及患者变得更加稳定，治疗可发展到包括活动性、力量和活动范围。最初的PT评估集中于唤醒状态、Ranchos Amigos Stages定义的认知水平，以及识别神经肌肉和肌肉骨骼系统的损伤。肌肉骨骼和神经系统应定期重新评估，因为昏迷患者很容易忽略这些系统的缺陷。在TBI患者站立和行走之前，治疗师必须重新评估患者的下肢疼痛、韧带松弛和骨折症状。这样的轻伤在多种创伤的生死情况下可能会被忽略。在整个护理过程中，治疗师在监测肌肉骨骼系统中发挥至关重要的作用。

病例A：第2部分

Aaron已经在重症监护室呆了10天，仍然处于昏迷状态。已安排物理治疗，他的颅内压已恢复正常，脑室内导管已取下，颅骨已闭合。当进行关节活动度到左边时，治疗师要求他屈肘。在第三次重复时，Aaron主动屈肘。他不再摆出屈伸的姿势，而是会不时地睁开眼睛，特别是当他的家人在房间的时候。在手臂关节活动度内，Aaron右边的肱二头肌上有个硬块，并画了个鬼脸。治疗师怀疑他的肱二头肌中出现异位骨化（HO）（见后面部分的讨论），并且仅在无痛范围内对这块肌肉进行主动关节活动，以避免组织进一步发炎。

Aaron昏迷到什么程度了？

他处于Ranchos Ⅲ级，因为他对刺激做出反应，并遵循简单的命令。

治疗师工作后Aaron在仰卧状态下左右摇摆是否安全？

是的，治疗师可以让Aaron仰卧，在医生允许的情况下左右滚动，因为他的颅内压是正常的。如果他的生命体征有任何明显的变化，或者他正在发热，就不应该进行治疗。

表11-3	认知功能与评估	
	它如何影响功能	评估
初始阶段	与情感淡漠密切相关，尽管二者是分离的实体。缺乏主动性的个体有能力解决问题，但无法启动该过程。很难主动地将问题与抑郁、情感淡漠或严重的认知障碍区分开	需要通过心理学服务排除情感淡漠和抑郁。观察患者必须进行的新对话中选择主题或参与一项不是特别要求他完成的活动产生新对话的能力。开始对话通常会变成患者回家时遇到更大的问题
判断力	损害安全性	要求患者做出决定、判断，在判断受控环境中安全性（例如，询问患者在模拟环境下过马路或在治疗人员的密切监督下过马路是否安全）
处理速度	处理速度变慢，但如果有足够的时间，个人处理速度慢可解决问题	在检查期间留出处理时间以确定每个患者处理信息所需的时间范围。一旦所需时间确定后，可基于此测量将来的会话

挛缩的预防

在重症监护室,治疗师利用体位变化、关节活动训练和夹板来防止挛缩。张力亢进的发展往往导致肘关节和跖屈肌严重挛缩。脚踏板可用于将脚固定在90°的位置,但只有在患者始终正确地放置在脚踏板上时才有效,而且可避免膝盖弯曲。使用软垫靴使脚踝保持90°是防止脚踝挛缩最有效的方法。前臂、手腕和手的挛缩最好通过夹板来预防,夹板通常需要作业治疗咨询来进行安装和构造。

病例A:第3部分

Aaron应该将枕头垫在两个靠背下,使他的肘部稍微弯曲,肩膀略微抬高并外展,前臂保持中立。由于前臂骨折他的右手腕和手指打了石膏,应该右侧靠枕头支撑,左侧保持轻微屈曲。他应穿半硬式靴子,使脚踝呈90°的背屈。

对于那些出现挛缩的患者,最常见的治疗方法是药物、拉伸、动态夹板和石膏矫正法。很少有研究探讨动态夹板对张力亢进患者或TBI患者的益处。研究表明,当与肉毒杆菌毒素和拉伸相结合时,动态夹板可改善肘部的活动范围[37]。目前还没有研究证实动态夹板法在痉挛患者中的应用。静态拉伸,使用石膏矫正法已被证明可改善那些TBI患者运动范围,并且耐受性良好[38]。一项比较石膏矫正法和肘部动态夹板的研究发现,两种方法同样有效,但3名被分配到动态夹板组的人要求改为静态-石膏矫正组。动态夹板更可能导致不适或是疼痛。对于情绪激动的人,石膏矫正法的一个可能好处是,对这个患者来说,摘除石膏比较困难。有效的挛缩复位是困难的,维持关节活动度增加似乎取决于个人在功能上使用该运动范围的能力[39,40]。

动态夹板包括一个有弹簧的夹板,提供一个恒定的低水平的拉伸。动态夹板有利于组织的弹性反应。使用这种类型的夹板时,动态夹板有利于监测皮肤状态,并且它可以拿下来清洗和执行关节活动度的练习。当张力亢进时应谨慎使用,因为这种类型的夹板会加重张力亢进。由于这些夹板也很容易移除,它们可能对焦虑或认知功能差的患者无效。应注意将夹板准确地应用于解剖关节,以避免不适。这种类型的夹板也更有可能导致皮肤破裂,因为它不是完全接触的。

石膏矫正法涉及一个长期的低水平拉伸,有利于组织的塑性反应,从而导致更大的永久伸长量伴有最少的创伤和组织弱化。当使用石膏矫正法时,治疗师对关节进行一定范围的运动,然后将关节移动到末端,但不要拉伸。肢体以这种姿势铸造石膏,石膏保持7~10天。移除石膏,就提高了关节活动度和活动性。然后将关节移至末端,但不再移动,并应用新的石膏。石膏每周或3~6周更换一次。连续铸造石膏是有效和安全的,皮肤破裂的风险较低,因为它们是完全接触的。必须监测肢体在石膏远端的循环状态和肿胀迹象。

治疗无效的严重挛缩可通过手术来松解。典型的松解部位是跟腱、腘绳肌、髋内收肌和肱二头肌。接受下肢松解术的患者通常可在手术后活动。并不是所有患者都能从肌腱延长手术中获益。应进行仔细的评估,以确保个人完全由于挛缩而采用这种姿势。在某些个体中,如针对脑性瘫痪儿童所讨论的,紧绷的肌肉可能为负重提供稳定性,或增强腿部其他关节的稳定性。治疗师可就肌腱延长手术对任何患者的潜在影响向外科医生提供有价值的见解。

异位骨化症(HO)是软组织中骨的异常存在,通常见于肌肉骨骼损伤、脊髓损伤或中枢神经系统损伤。由于复发的可能性高,在病变成熟之前(通常为1.5年),无法进行手术移除骨头[41]。主动运动通常是激励尽量减少关节活动度的丢失。至于拉伸是否会导致更多的炎症,是否应该避免,仍然存在争议。在获得确凿的证据之前,建议治疗师在无痛范围内提供活动范围。如果指出可进行温和的被动运动范围,但应避免拉伸。

稳定期TBI患者的医疗管理

一旦患者病情稳定,我们的任务就是让他们以尽可能高的功能水平回归社会。在这个时候,治疗师可能会发现更多在昏迷期间不明显的轻微肌肉骨骼损伤。此时,管理的重点是基于认知功能的水平。TBI后最常见的认知和行为功能是Ranchos Los Amigos水平的认知功能(Ranchos表,如表11-2所述)。该量表为所有专业人员在与TBI患者沟通时使用的语言制定了规则。它为你治疗TBI的身体、认知和行为后遗症提供了依据。Ranchos量表根据恢复水平提供了一种指导目标设定的方法。TBI的恢复过程是连续的,但如前所述,患者的进展可在任何水平停止。

基于RANCHOS LOS AMIGOS认知功能水平的评估和管理[42,43]

昏迷程度

前3个水平，Ranchos Los Amigos水平Ⅰ、Ⅱ和Ⅲ通常被称为昏迷水平。在恢复的这个阶段，个体是无反应的，可被描述为似乎是睡着了。在第一阶段，个体对刺激无反应，包括疼痛的刺激。当个体开始对刺激做出广义反应时，他们就进入了第二阶段。无论刺激的类型如何，这个阶段的反应都是一样的。反应可能是生理变化、全身运动和（或）发声。当强烈的光线穿过视野时，个体开始从痛苦的刺激中退缩或眨眼，他们产生刺激特异性反应，这被称为第三阶段。个体也可遵循简单的指令，如闭上眼睛或握紧一只手。这些反应通常是不一致的，可能会延迟。

在昏迷状态下，TBI幸存者的管理重点是维持个体的健康，而康复物理治疗则侧重于肌肉骨骼和神经肌肉系统。当患者处于昏迷状态时，学习是不可能的。为了防止挛缩，正确的定位很重要，通常必须通过辅具和绑带固定。如果患者的颅内压升高，必须将床头抬高约30°[44]，并在医生允许患者仰卧之前不应降低床头。在进行任何范围的运动或定位之前，康复物理治疗师应该检查所有的辅具和绑带，确保它们都在预定运动的路线之外。具体的定位策略将在第10章讨论（见表10-5）。

与TBI患者交谈很重要，就像与其他患者交谈一样。研究表明，处于昏迷状态的人可以听到声音，人们相信与他们交谈有助于唤醒他们，提高他们的反应能力。事实上，一项针对重症监护室患者的小型研究显示，每天听30分钟MP3熟悉声音的人从昏迷中醒来的时间明显比不听MP3的人短[45]。治疗师应询问来访者或有关TBI患者的信息，然后与他谈论他感兴趣的话题，并在开始治疗前问候他，在治疗期间解释你将做什么。仔细观察患者对感觉刺激的反应。在可行的情况下，侧滚有助于刺激前庭系统，而将床抬高成反向Trendelenburg卧位，用承重脚板可刺激自主神经系统和躯体感觉系统。附加的感官刺激可以在临床上用来刺激患者，包括熟悉的气味来刺激嗅觉系统、触摸不同的肌理来刺激躯体感觉系统。多模式刺激是一种有效的技术，需要医护人员或患者家属系统地对患者的5

种感觉中的一种或多种进行刺激，以提高患者的反应能力。其基本原理是，频繁地接触各种各样的感官刺激将激活感觉系统，促进树突生长，改善受损神经系统的突触连接[46,47]（专栏11-5）。

专栏11-5　应用多通道感觉刺激程序的规则

- 开始前，检查休息时的生命体征（心率、血压和呼吸频率）。在整个治疗过程中监测生命体征，如果生命体征发生显著变化，则停止治疗。
- 避免或尽量减少对有脑室切开术患者的刺激方案，这些患者仍然存在不稳定或高颅内压（ICP）和（或）脑灌注压（CPP）；在治疗期间和治疗后监测ICP和CPP。
- 控制环境，尽可能消除干扰。在治疗过程中，环境应该是简单和整洁的，患者周围的人应是有限的，并且关掉电视，关上门。
- 在开始之前要确保患者感到舒适。
- 以一种有序的方式呈现刺激，一次只涉及1~2种感觉模式。重要的是控制提供刺激的多少和频率，因为患者可以"习惯"或适应这种刺激，在这种情况下，这种刺激可能变得没有意义。
- 向患者解释刺激前和刺激时发生了什么。
- 给患者更多的时间来做出反应。首先，在刺激陈述之间提供1~2分钟的间隔，直到确定该个体的反应延迟时间。
- 保持简短——患者通常可以忍受15~30分钟。
- 进行频繁的治疗，允许患者每天几次做出反应，但要交替刺激和休息。
- 选择有意义的刺激，比如家人和朋友的声音、喜欢的音乐、喜欢的食物的味道等。对患者有情感意义的刺激通常更容易引起反应。
- 为回应提供语言强化，以增加在未来会议中得到回应的可能性。

一旦进入Ranchos Ⅳ级，就可进行运动检查。审查和评估按第9章（评估）的概述进行。美国物理治疗协会召开的神经学部分工作小组于2013年确定在TBI人群中使用最合适的结果测量方法。建议的措施列于表11-4。

Ranchos Ⅳ级：困惑、躁动不安（激越）

对于Ⅳ级的患者来说，治疗策略是一种行为治疗策略，而不是一种学习治疗策略。对许多治疗师来说，这是一个关键的哲学转变。当采用行为治疗策略时，

表11-4　TBI EDGE 建议[48]	
急性期医疗机构	**住院和门诊康复**
激越行为量表	高级行动能力评估*
昏迷恢复量表*	Moss 注意力评分量表*
Moss 注意力评分量表（修订）	6分钟步行试验，10米步行试验，Berg 平衡量表
Rancho 认知功能恢复等级量表	社区平衡与移动性量表
	残疾评定量表
	功能评估量表
	改良的 Ashworth 肌张量评估量表
	患者健康问卷
	脑损伤后的生活质量
	Rancho 认知功能恢复等级量表
仅适用住院康复患者	**仅适用于门诊康复患者**
激动行为量表	手臂测试行为研究
Barthel 指数和O测量	情感淡漠评价量表
意识障碍量表	平衡误差评分量表
职能独立性度量	全球疲劳指数
	悉尼社会心理再整合量表
	社区整合问卷调查
	眩晕障碍评分量表

*，强烈建议采取的措施。

数据来自美国物理治疗协会。住院和门诊康复的TBI边缘结果测量。

重点是损伤，本质上更具有补偿性。认知学习要求个人能学习不同的行为方式，并能理解其行为的后果。在这个恢复期，个人不能做这两件事。要理解一个人行为的后果，这个人必须能辨别自我和环境，这是Ⅳ级的人所不能做到的。认知学习首先在 Ranchos Ⅵ级成为可能。与TBI患者合作的关键是要冷静、克制、灵活和一致。表 11-5 列出了与有行为问题的患者建立沟通的具体指南。

运动学习不依赖于认知学习，可以从 Ranchos Ⅳ级开始，或者当个体能主动移动时开始。运动学习的能力也取决于大脑的哪部分受损及受损的严重程度。在恢复的这个阶段，任何运动学习都是含蓄的，并来自运动的重复练习。

现在，Aaron 已经进入了 Ranchos Ⅳ级，他的治疗将集中在频繁地调整他的方向，防止自残，让他参加有意义的、熟悉的、无意识的活动，比如走路。继续参加PTA，不会记得以前的治疗过程。治疗活动应简短，治疗师应事先准备好多种可能的活动。每隔几分钟就要换一次活动，因为 Aaron 的注意力持续时间很短。此外，治疗师应熟悉 Aaron 在情绪激动时表现出的症状，

病例A：第4部分

事故发生5周后，Aaron 已经被转移到一个康复中心。他变得非常激动。他试图从床上爬起来，右臂上的石膏被扯掉了一部分。他往往会大喊大叫，但他说的话与实际情况无关。一张网状的床已经到位，工作人员被告知要把头发绑在后面，因为他一直在抓工作人员的头发和手臂。他还吐痰、骂人、自慰。Aaron 的母亲哭着走出他的房间。

Aaron 在 Ranchos Ⅳ级，他的哪些行为提示我们他在这一阶段？

激动、撕掉石膏、在他无法安全站立时试图站立、不恰当的语言表达，以及无法意识到工作人员和家属的头发和手臂不是物品，而是属于其他人。

当母亲对他的行为感到不安时，工作人员应该告诉她什么？

工作人员应该解释说，Aaron 处于一种困惑的状态，他被感官刺激所淹没，却无法理解周围发生了什么。他的行为不是针对任何人的，他不知道他的行为正在影响其他人。

以便在情绪激动的最早迹象出现时就能改变活动。治疗应该是高度结构化的，最好让工作人员与 Aaron 保持一致，帮助他熟悉并适应自己的情况。指令应该简单明了。应该在安静的环境中进行，尽量避免干扰。要求家庭成员参与治疗，只要可能，来促进合作，帮助患者保持冷静和舒适。当躁动不安发生时，活动停止，允许患者休息。

病例A：第5部分

在允许的情况下，Aaron 可负重行走。由于骨折，他只能靠两个人搀扶和右臂支撑的滚轮助行车行走。治疗师把助行器放在 Aaron 的前面，站在两边，和左边的人帮助他抬左腿。Aaron 的母亲被要求站在房间的另一边，叫 Aaron 到她身边来。Aaron 回应他的母亲，开始走向她。中途在房间里他开始大声喊叫，治疗师认识到这是一个早期的焦虑迹象，所以他的轮椅被带到他们面前，他被平静的声音告知要坐下。Aaron 坐在那里，继续发出声音，并拨弄他右臂上的石膏。他的母亲走到他跟前，一边揉着他的肩膀，一边用平静的声音和他说话，他平静下来了。这一次，Aaron 只接受了15分钟的治疗，然后就变得非常烦躁。

表11-5	TBI患者康复干预指南：躁动不安
指导方针	**策略**
提供一个安静的、可控的环境	• 对待患者就像对待成年人一样尊重他们，即使他们表现得像孩子一样 • 在言语和身体上都保持冷静和克制
在计划和整个治疗过程中要灵活	• 用身体和语言引导患者，而不是争论 • 要想到意料之外的事情 • 为每个治疗目标计划几个活动，并愿意在出现焦虑迹象时改变活动
提供的疗程方案的一致性	• 为你和患者成功结束疗程 • 在所有医疗管理领域要一致，并要跨学科的团队管理 • 建立一个框架，确保团队所有成员都能以同样的方式对行为做出反应 • 在维护可预测的结构化环境时，尽可能多地给予患者控制和责任，以使患者能最佳地发挥功能 • 避免过度刺激和混乱刺激，因为TBI患者对压力更敏感

通常表明患者变得焦躁不安的动作有很多，比如扭动或拍打脚、发声或注意力持续时间缩短。每个患者都有一个独特的表现，工作人员应该学会识别每个患者即将到来的焦虑迹象，并将患者带到一个安静的地方，让他们休息。当Aaron吐痰时，他被平静的、没有感情的声音告知这种行为是不合适的。工作人员被告知在管理这种行为时要始终如一，并且要认识到此时Aaron无法学会改变这种行为。当他自慰的时候，工作人员告诉他应该在他自己的房间里私下进行，然后把他送到自己的房间。这是在不适当的环境中适当行为的一个例子。随着Aaron认知能力的提高，他将学会延迟满足欲，方法是要求他停止自慰等行为，并等待一定的时间，直到他回到自己的房间开始这种行为。满足欲的时间逐渐增加。

躁动不安是工作人员及其家人难以忍受的行为。看到所爱的人做出不适当的、不符合自己性格的举动，会让家人感到非常难过。对于处于Ranchos Ⅳ级的个体来说，躁动不安是人对自己内心的困惑做出反应。在Ranchos Ⅴ~Ⅷ级，个体对环境做出反应。关于躁动不安有许多误解。专栏11-6阐明了其中的一些误解，并提供了正确的解释。

病例A：第6部分

Aaron现在能相当一致地回应简单的命令。他需要外部结构来运作，尽量减少躁动不安；因此，工作人员每天都应该遵循相同的时间表，只要可能，就应该与相同的工作人员一起工作。他现在表现出对环境的高度关注，但注意力高度分散，缺乏集中注意力的能力。他能在社会自动化水平上进行短时间的交谈。例如，当被问到"你好吗？"，他会用"你好"来回答。如果谈话持续太久，他就会变得烦躁不安，并开始大声哼歌。他的言辞经常是不恰当的，有时他会说一些不切实际的言论，比如上周踢足球时，因为被绊倒了，他说他的腿痛。他的记忆力严重受损，而且他对以前的治疗过程几乎没有记忆。他此时无法学习新信息，但在治疗活动中表现出程序性学习的改善。

Aaron现在是什么等级？

他现在是Ranchos Ⅴ级。他仍然有点激动，注意力持续时间短，但他能进行基于社交的自主谈话。

在Ranchos Ⅴ级，工作人员会延长Aaron专注于任务的时间。在物理疗法中，他们的工作是长时间不间断地行走。这有助于提高他的耐力和对任务的注意力。当他开始遵循简单的指示，并表现出对任务的学习，比如穿衣、坐立转换，他就被认为已经进入了Ranchos Ⅵ级（融合而合适的阶段）。在Ⅵ级，他可以完成目标导向的活动，比如走到绿色椅子前坐下，但他仍然需要工作人员的指导才能安全地完成任务。当被问到今天是星期几时，他五分之三的答案都是错的，但他总是用一周中的一天来回答，这说明他的答案与实际情况相符。Aaron仍在试着移除他的石膏，但当工作人员解释说他的手臂断了，他需要离开石膏时，他顺从了。他确实需要经常提醒，因为他在几小时内都记不住这些指示。

在Ranchos Ⅴ级和Ⅵ级，个体继续表现出焦虑和其他行为，如困惑、抗拒治疗、情感淡漠、缺乏主动性、无法自我反省、冲动、抑制解除、抑郁、持续言语和虚构症。他们可能会抗拒治疗,在这个阶段,可以拒绝。抵抗往往是由躁动不安和困惑引起的。为了应对治疗的阻力,治疗师可提供多种选择,或者在没有任何"是/否"选项的情况下进行每项活动。对于这些人来说,为他们提供活动选择是很重要的,这提供了很高的成功可能性,然后提供积极的反馈,以加强他们在治疗中的参与。表11-6给出了每个行为的描述和管理这些行为的建议。

重返工作是成人TBI的主要目标之一,但高达55%的人在受伤3年后没有工作[50]。功能评估测量(FAM)是由临床医生开发的,专门针对主要功能领域,包括认知、行为、交流和社区功能。FAM由12个项目组成,打算与FIM(FIM+FAM)一起使用。FAM分数<65是长期失业的先兆[50]。

专栏11-6 TBI常见行为障碍及其医疗管理

TBI的患者:

对工作人员和访客很"凶狠"或生气

TBI的患者感到困惑和害怕。

需要药物来"让他平静下来"。

药物治疗进一步降低了

TBI患者处理刺激和解释周围情况的能力,这加剧了他们的焦虑和困惑。

此外,药物在使患者平静下来方面通常是无效的,直到剂量高到使患者昏昏欲睡和睡着。

不肯配合治疗

TBI患者在认知上无法合作,也没有参与的动机。

为了大家的安全,必须时时刻刻都要被约束吗?

约束会导致焦虑加剧。

如果不受约束,人们会更平静。

需要很多人来控制它们

更多的人会增加焦虑。

是大喊大叫,应该大喊"安静"

通常有一些事情会导致患者大声喊叫;找出它是什么,并相应地改变环境。

治疗没有好处

TBI患者可从治疗中受益。

短期治疗是最有效的。

在他平静下来之前,我们应该忽略他

在陌生的环境中独处会增加恐惧和焦虑。

人与人之间的接触有一种非常好的镇定作用。

病例A:第7部分

受伤10周后,Aaron在住院康复治疗中表现良好,能独立完成穿衣和自我护理任务。他做这件事很自然,每天都有固定的程序。他能学习新的技能,比如如何使用助行器及如何使用自适应设备来养活自己。当遇到诸如在满是障碍物的房间里或过马路等情况时,他表现出较差的判断力。

现在Aaron在什么认知功能水平?

Aaron在Ranchos的VII级。他所表现出来的行为是自动的、适当的,但缺乏Ranchos VIII级的判断和抽象推理。

重要的是要注意,当Aaron已经通过Ranchos VII级时,任何Ranchos级别的进展都可以停止。Aaron一直在康复,只要他的保险能支付,他的康复进程就会大大减缓。此时,他出院回家了。他将继续在门诊进行治疗,重点是重新融入社区。Aaron可继续在Ranchos阶段取得进展,也可以停留在Ranchos VII级。以他最初的受伤程度,他的预后将表明,他不太可能恢复到以前的功能水平,可能会继续停留在Ranchos VII级。在这个阶段,他有学习的认知能力(参见专栏11-7为恢复阶段的学习能力)。Aaron现在的学习能力有一定程度的下降,并已为新知识做好准备。由于安全和判断问题,他需要继续密切的监督。基于这些困难,建议他与父母同住。如果他要独自生活,就需要在一个结构化的环境中,他将继续需要财务上的帮助,进行约会和联系,以及任何其他高层次的日常活动。需要有人带他去杂货店购物,并经常查看他的情况。在这个时候,一个辅助生活设施对Aaron来说也是合适的。如果Aaron继续进步,他将进入Ranchos VIII级,适合在没有监督的情况下独自生活。

在日常生活中躁动不安不再出现,但当Aaron处于巨大压力下时可诱发。此外,当他和老朋友在一起或在一个高度刺激的环境中时,他会变得冲动。典型表现是,TBI患者在疲劳或压力下继续表现出早期的行为。乙醇很可能会加剧安全和判断问题,应该避免。

专栏11-7 通过Ranchos认知功能水平进行认知学习的能力

I~V级:缺少的

VI级:严重受损;有些东西需要重新学习

VII级:适度降低;有些是为了新知识而留下来的

VIII级:最低限度受损;良好的学习新知识能力,学习后无须监督

表11-6	TBI常见行为及其治疗[49]	
行为描述	**治疗关键**	**治疗策略**
激越是TBI常见的行为,被定义为行为过度。典型的激越行为包括烦躁不安、无法集中注意力或保持注意力、易怒,以及在激越程度较高时好斗	防止焦虑情绪升级,改变环境和工作人员的行为,避免使用身体和医疗上的约束	• 在言语上、身体上和非言语行为上保持冷静 • 治疗阶段的目标应该是灵活的,以适应焦虑的程度 • 治疗环境应安静,尽量减少外界刺激 • 注意患者的紧张情绪,在激动变得好斗之前停止外部刺激 • 转移患者的注意力,将他们转移到一个刺激或令人沮丧的活动较少的地方,直到焦虑减轻 • 不要试图从逻辑上讨论焦虑,因为这会让你对自己的行为感到内疚 • 在焦虑期间,不要让患者处在无人监护或独自一人的状态 • 与患者互动人员尽量保持一致性,以促进熟悉度,减少新的刺激 • 在可能的情况下,允许在焦虑加剧时走动或说话
困惑是由于患者无法回忆起生活中每分钟、每小时或每天发生的事情。因此,他们无法根据已经发生或将要发生的事情来了解自己目前的情况。相关问题包括注意力下降、学习和定向能力下降	增加甚至提供个人的外部结构,特别是在时间、地点和活动方面	• 在患者房间内放置日历,并在其房间内张贴每日活动安排;也有一个他们可以随身携带一整天 • 在他们的房间里张贴他们日常生活活动的步骤 • 在每次治疗开始时,检查你的名字、日期、时间和地点。使用日历、时钟、姓名标签和建筑标识来强化这些信息 • 最大限度地保持一致性,并在治疗期间建立例行程序 • 为了提高患者意识,每次活动开始时,都要对患者的期望予以简短易懂的解释 • 在会议结束时,利用患者的时间表知晓他或她将参与的下一个活动
冲动行为是一种不经思考就采取行动的倾向。对TBI患者来说很常见,经常与焦虑和困惑一起出现	为护理人员和访客之间提供一致性,并让患者口头重复每次治疗活动的策略	• 整个团队应该尝试对患者使用相同的策略;不一致只会造成混乱 • 在允许患者开始之前,口头回顾每个活动的步骤 • 在开始之前,使用患者自己(大声或自言自语)回顾的书面步骤清单 • 患者口头大声复述完成任务所需的步骤 • 在开始一项任务之前,患者要等待几秒钟,并在开始之前被告知如何完成任务 • 在所有治疗期间和一整天里,大声朗读,口头排练应该始终如一地执行。当患者表现出更强的控制力时,可逐渐形成对自己的排演,然后在开始任务前简单地停顿一下

(待续)

表 11-6　TBI常见行为及其治疗[49]（续）

行为描述	治疗关键	治疗策略
失抑制是指无法阻止自己按照自己的想法行事。性不当行为是一种缺乏抑制的特殊情况	保持冷静,并提供具体的行为反馈	• 首先,重点解决简单的情况,可能是最容易让患者学会管理 • 将问题定义为"自我控制",当患者需要控制自己的行为时,以此作为提示患者的关键词 • 当延迟满足欲成为问题时,从行为和奖励之间的短增量开始,随着患者的改善而延长增量。在这方面,使用手表或计时器进行特定的提示可能会有帮助 • 在这种情况下,向患者提供有关性行为不当的反馈是很重要的,不要以负面的关注来看待它的存在 • 避免愤怒或尴尬等情绪反应,这种行为可以强化 • 忽略这种行为或者用幽默的评论来掩饰也可能会加强这种行为的存在,而不会给患者提供足够的信息来理解这种行为是不恰当的 • 最好的方法是直接、冷静地表达出这种行为的不当之处。一定要让患者知道你指的是什么行为,比如"你的性手势是不恰当的,大多数女/男人都不会欣赏你的。"
固执是一个人对某些行为的重复,不管是行动还是言语。一些人坚持一个一致的主题,而另一些人重复外部刺激或他们自己之前的反应	使用暗示和踱步来打断重复的行为,并提供一个刺激来进行下一步	• 调整与患者之间的互动节奏,以便在进行下一个活动之前能脱离一项活动 • 提供一个高度结构化的环境 • 利用线索引导患者从持续行为转向下一步 • 不要试图用逻辑去"讨论"一个重复的主题
虚构症是一种错误记忆的产生,经常出现在困惑的患者身上,有时反映出他们无法找到对所发生事情的另一种解释	重要的是要记住,虚构可能对患者有帮助,包括减少焦虑	• 对于较低功能、相对更加困惑的患者,忽略虚构,不要质疑其真实性 • 对于有较高功能的患者,对记忆的不准确性提供不具威胁性的反馈;然后,将注意力转向另一项任务
缺乏自我反省能力是由于缺乏对自己行为对他人影响的洞察力。患者不知道他们的能力或限制,通常会高估他们执行任何给定任务的能力。这些患者常常会因为自己的沮丧而责怪别人,并表现出偏执	使用贴在TBI患者容易获得的地方的具体目标,并在贴出的目标表上注明取得的进展	• 将患者包括在目标设定中 • 目标应该是具体的,进度应该被记录下来,这样患者就可以监控自己的进度 • 始终如一地尝试让患者了解他们的缺陷。不要评判,表达出对差距将被克服的期望 • 录像带可以提供具体的反馈 • 只让患者意识到可在康复治疗中解决的缺陷,并希望看到改善 • 完成洞察力之后,需要持续的强化来改变行为
情感淡漠可从抵抗中区分出来,表现为嗜睡,为一种温和的情感,缺乏激动、缺乏动力 随着患者自我意识的提高,抑郁有时是明显的。它可能表现在眼泪中,也可能表现在社交退缩、自我贬低、焦虑、易怒和小题大做中	治疗应以选择为目标,并取得成就	• 工作人员及其家人应鼓励参与 • 你可能需要提醒他们受伤的后果和缺乏参与康复的影响 • 图表或其他显示进展的具体方式可能有助于激发动机 • 坚定地呈现活动,不要呈现"是/否"的选择。为一个活动提供两个或更多的选择 • 与其他患者一起工作可能会有激励作用 • 患者自发表现出兴趣的活动应用于满足康复目标 • 要求患者选择激发动机的活动 • 确定短期目标,明确治疗活动与这些目标之间的关系 • 回顾到目前为止的进展 • 将患者的注意力从悲惨的或焦虑的想法上转移 • 告知心理工作人员患者抑郁或焦虑想法的性质

（待续）

表11-6	TBI常见行为及其治疗[49]（续）	
行为描述	治疗关键	治疗策略
缺乏主动与情感淡漠的区别在于患者有动力去做一件事，但却无法决定如何去做。在确定正确的步骤顺序或仅仅不知道第一步时，缺乏初始化可能是很明显的。重要的是要记住，患者并不总是意识到这个缺点，并可能提供其他的借口，为什么一个活动没有开始或执行	在活动的开始或下一步中提供提示是促进开始的关键	• 暗示是帮助缺乏启蒙的人的主要方法。线索应该是外在的 • 不要执行或被动地帮助他们发起活动 • 一开始应该使用语言暗示。用同样的词来暗示同样的行为将有助于患者进入下一步 • 随着独立性的增强，用其他不需要他人提供线索的外在线索代替语言线索。外在提示的例子是张贴在房间里的日常生活活动清单。外部线索应该简洁，容易看到，无干扰的内容 • 持续改善的患者应放弃外部提示，改为简单的口头陈述，在患者完成活动时，可以大声说出来或自言自语。这些自我提醒应该简洁易学 • 在住院期间，开始训练患者和家人建立日常生活的技巧

在定目标时，不仅要包括功能性或损伤程度的目标，还要包括行为和认知方面的修饰语，这一点很重要。这修饰语允许治疗师处理所有与TBI相关的问题。此外，认知缺陷对学习和实现流动性目标的时间有着深远的影响。想想怎样才能安全地在社区里走动。个人必须能独立行走，但也要有认知能力，能找到他们的路，并确定安全（如过马路）。有问题的行为也会干扰成功的治疗干预，影响行动的独立性和安全性。为了参与治疗，患者必须能保持足够长的注意力，走一段规定的距离，并以适当的行动回应走路的要求。专栏11-8提供了在书写目标时可使用的限定词的例子。

家庭适应

"脑损伤不像死亡。你在地狱边缘。死后，你最终会继续你的生活。这种TBI会一直持续下去，你的余生都会在某个阶段或另一个阶段应对它"。

家庭成员[51]

"几乎所有昏迷了几天以上的TBI幸存者都不可逆转地改变了某些重要的社会心理构成。"[52]

受伤时，家人的精力都集中在亲人的生死存亡上。当患者从昏迷中醒来时，他们的家人面临着他们所爱的人经历的剧烈变化。性格和行为上的变化往往是最难理解的，家人和朋友也很难理解。做得好的家庭，学会了"放开"受伤前的那个人，并找到了将"新人"融入家庭的方法。治疗师的职责是教育患者家属如何在身体上帮助患者，以及TBI对整个人的影响。此外，治疗师经常与家人保持密切的联系，他们可能是第一个向他们倾诉自己的感受及如何应对这种情况的人。治疗师在为家庭成员提供当地支持系统方面起着关键

作用。

轻度创伤性脑损伤和脑震荡

历史上，脑震荡和轻度创伤性脑损伤（mTBI）被认为是独立的实体；事实上，脑震荡被定义为一种没有永久性生理或结构损伤的脑功能障碍，而mTBI涉及短暂的意识丧失和轻度结构损伤，可能导致永久性残疾。最近人们认识到，脑震荡是TBI中最温和的一种，它会导致微观结构的损伤，从而改变大脑的活动和连接，而这是通过成像方法无法检测到的，可能还会导致意识丧失。更小的轴突更容易受到过度拉伸的影响，这种过度拉伸被认为是轻度损伤（而不是撕裂），进而导致钠钾钙细胞平衡的破坏和代谢细胞需求的增加，进而造成微结构损伤[3,53]。然而，当多次脑震荡发生时，尤其是在很近的时间内，它们可能对长期的认知能力、心理健康和行为控制有额外的影响。值得注意的是，在儿童中，一个相对较小的损伤可导致明显的但往往是延迟的脑血管舒张和严重的水肿，称为青少年头部创伤综合征[53]。

与运动相关的TBI发病率是普通人群TBI发病率的2倍[54]，脑损伤发生率高得惊人。更令人担忧的是，脑震荡在青少年时期越来越常见，这个时候大脑还在发育，可能有更大的受伤风险和（或）轻度损伤的不良后果。值得关注的是，有迹象表明，由于脑-头骨大小的结构差异，儿童/青少年的症状比成人更严重；因此，表现出症状的儿童可能比表现出类似症状的成年人受到更大的压力[55]。儿童和青少年的症状似乎需要更长的时间才能恢复，甚至在症状消失和神经测试正常之后，仍可能进行神经恢复。对mTBI患者进行识别有

专栏11-8　认知和行为目标与心理发展

适当的反应:个人的反应是否符合正确的类别,他们是否适当地使用设备。

- Aaron会锁住轮椅,并适当地将左手放在轮椅的扶手上,5次中有4次会站起来。

注意:描述一个人完成一项特定任务的持续时间(如重复、距离、时间)。

- Aaron将能够在1分钟内行走30英尺×3英寸,而不会分心,并且可以适当地移动助行器并提供备用帮助。

身体意识:忽略,个体对偏瘫侧的注意,对非负重部分的照顾。

- Aaron会注意到他的左脚什么时候从脚踏板上掉了下来,然后再把它放回脚踏板上,这只是自我暗示。

回顾:个人是否表现出对重复活动的记忆,是否有任何证据表明对技能、名称和地点有新的学习。

- Aaron将演示从上午到下午的坐立台阶过渡,只有触觉提示。

提示:定义成功完成任务所需提示的数量和类型(即触觉的、语言的或二者兼有)。

- 参见上面的例子

参与:描述活动的数量,活动的类型,是简单的还是困难的,他们参与一个活动的时间、一个疗程,以及他们是否会参与你想让他们做的事情。

- Aaron能按照单步指令在上午的会话中完成3个连续的活动,而不感到焦虑或冲动。

定位:考虑一些事情,比如了解建筑,如何到达地点,如何返回,使用地图,遵循时间表,使用环境提示(如标志)。

- Aaron可通过轮椅来移动自己,用他的右手和脚来推进,根据他的轮椅托盘上的时间表,按时完成。

安全:包括定位技能、判断力、身体意识、环境意识、冲动和移行。

- Aaron是面向×2(人和地方),提高了他的意识,避免在他断了的手臂上负重,减少了移除石膏的尝试。

社会交往:他们是否适合与同事和工作人员相处,是否有不恰当的性行为,是否表现出脱抑制,是否进行有效的沟通。

- Aaron用恰当的"嗨"和"再见"来问候家人和员工,但却在一次又一次的见面中记不住名字。

助于初级预防工作,例如降低高危人群的再伤害风险。此外,它还可促进获得适当的干预措施,从而减少mTBI的长期影响。表11-7详细说明了mTBI/脑震荡的早期症状。值得注意的是,这些症状可能会在最初受伤的几小时甚至几天后出现。

在一些运动员中,重复的mTBI导致了长期的神经萎缩,尤其是在额叶皮层[54]。此外,迄今为止的研究似乎表明,执行功能对多种mTBI最为敏感[53];然而,这一领域的研究各不相同,而且常常相互矛盾。由于这些令人担忧的发现,在体育运动中筛查mTBI变得更加紧迫,在脑震荡后或mTBI的管理上更加保守。mTBI筛查包括定向、注意力、记忆力、外部刺激和神经完整性测试。表11-8详细描述了每个类别中要执行的测试。当个人测试呈阳性时,患者应停止任何繁重的生理或运动活动,并且不允许回到之前的运动,直到物理治疗师或医生批准他们这样做。

值得注意的是,对于如何治疗脑震荡患者,尤其是儿童和青少年,也存在相当大的争议。对脑震荡后治疗的早期建议强调休息,包括身体和认知方面,以及那些在运动中受伤的人在重返赛场前的正常神经心理学测试。至少有一项研究发现,中等程度的体力活动(如缓慢慢跑)与脑震荡后神经心理学测试的改善表现相关,而那些体力活动强度更大(如恢复体育锻炼)的表现更差[56]。同样强烈的认知活动被发现会延迟恢复,而更适度的认知活动比绝对休息有相同的恢复时间表[57]。尽管绝对休息对脑震荡后认知障碍的恢复可能不是必要的,但有足够的证据支持在受伤后第一周左右体力和认知活动水平下降的建议;事实上,这表明在神经心理学测试后,完全活动(认知和体力)的恢复可能需要延迟一段时间。这是物理治疗师的另一个机会,通过促进适度活动的引入来帮助mTBI患者康复;对于研究怎样用最好的方法去康复mTBI患者和什么时候应该进行正常的活动的研究也是非常必要的。

对大多数人来说,脑震荡发生在最初受伤的几周内。然而,高达30%的症状持续时间更长,导致所谓的脑震荡后综合征,其领域症状类似于其他TBI严重程度的症状,包括轻微的行为和执行功能障碍[53]。

TBI的长期预后

如前所述,患者从TBI康复的各个阶段进展速度不同,可能在任何阶段都停滞不前。对于那些在植物

表11-7	脑震荡或mTBI的症状[56]		
认知方面	**生理方面**	**情感方面**	**睡眠方面**
注意力不集中	视力模糊	易怒	困倦/昏睡
记忆障碍	头痛	沮丧	睡眠量增加
认识处理变慢	恶心/呕吐	过度情绪化	失眠
	噪声和(或)光敏感性	焦虑	
	不平衡/不协调		

表11-8	mTBI的筛查试验
分类和测试方法	**询问运动员受伤的时间、地点、姓名和当时受伤情况**
定向	试验
注意力集中	让他们以相反的顺序向你重复一串数字。例如，如果你说9-3-5,他们会反过来重复"5-3-9":3-1-7、4-6-8-2、5-9-3-7-4。让他们以相反的顺序告诉你一年中的几个月
记忆力	询问运动员以前比赛的队伍名称,总统、州长的名字,以及其他最近有新闻价值的事件
神经学检查	瞳孔——检查对称性和对光的反应 协调——让他们进行手指对鼻子和串联行走 本体感觉——让他们闭着眼睛进行手指对鼻子 Romberg测试——双脚并拢站立,闭着眼睛1分钟
外源性激惹测试	让运动员做40码短跑,5个俯卧撑,5个仰卧起坐,5个屈膝。阳性激发试验是指出现一种或多种相关症状:头痛、头晕、恶心、不稳定、畏光、视力模糊或复视、情绪不稳定、精神状态改变

人状态(Ranchos Ⅱ级)中停滞至少1个月的人,大约一半将会在1年后恢复意识,其中大部分会在头3个月内恢复。1年后,患者不太可能从植物人状态中恢复过来。对于那些停在Ranchos Ⅲ级的人来说,比起那些停在Ⅱ级的人,他们只有轻微的残疾,但如果他们保持最低意识状态至少30天,高达40%的人将会出现严重残疾。据报道,对于那些长期植物人状态或最低意识状态的患者,约有50%被送回家,另一半人在康复出院时被送到熟练的护理机构。对这些患者的长期随访发现,25%改善到轻度或无残疾水平;25%继续表现出严重残疾;其余(50%)显示中度残疾,如残疾评定量表

上评定。值得注意的是,22%的人返回工作或学校;然而,其中大约5%的人部分返回[12]。类似地,发现患者的预后与长期PTA的时间长短有关,在1年内恢复了全部或部分就业、学校或家务工作(生产性)的患者分布如下:①中度PTA(0~14天)——68%恢复了生产性生活;②中度严重(15~29天)——41%;③严重(29~70天)——21%;④极其严重(>70天)——9%[31]。对于许多无法恢复生产力的人来说,存在持续的行为障碍(如易怒/攻击性、抑制/冲动)和执行功能障碍(如问题解决、记忆和注意力受损)。同样,运动后遗症的持续问题——平衡问题、痉挛/肌张力障碍——会阻碍功能和恢复生产力。事实上,发音和平衡问题会随着时间的推移而恶化。在急性康复期过后很长一段时间,可通过持续的物理治疗来预防挛缩(夹板固定、拉伸)和最大化功能(治疗性锻炼、活动能力训练)。对某些人来说,可能需要药物来控制痉挛状态(如巴氯芬或肉毒杆菌毒素)[58]。

病例A:第8部分

对Aaron来说,他很可能属于上一段所述的严重组,因为他的昏迷持续了约5周,他的PTA又持续了5周(35天)。所以Aaron很可能会回家,但他受伤后1年内全职工作的可能性相对较小[31]。

如本章前面所述,TBI的继发性神经后果(如炎症、兴奋性毒性)可能在TBI后持续较长时间,导致继发性功能丧失,可能在损伤后1年以上出现。令人感兴趣的是,TBI后阿尔茨海默病和帕金森病的发病率都有所增加;虽然这些长期的神经退化过程与这些疾病的发展有关,但其他因素(如环境和遗传学)也可能导致这些疾病的发生[18]。即使没有退行性疾病,也发现中至重度TBI会因各种原因降低幸存者的预期寿命。持续的癫痫发作或呼吸问题会影响寿命,分别与

癫痫发作活动或吸入性肺炎相关的死亡有关。此外，年轻的TBI幸存者更有可能恢复高风险的生活方式，包括药物滥用，这导致了比未受伤对照组更高的死亡率[59]。

有趣的是，TBI后还会发生多种影响长期生存的慢性变化。首先，高达80%的幸存者表现出神经内分泌功能的改变，导致垂体功能减退和循环激素的继发性损失，特别是生长激素、性激素和甲状腺激素。这些关键激素的丢失会导致骨密度降低/骨质疏松症、运动能力/硬结和肌肉力量（虚弱），从而进一步限制幸存者的身体健康[58,59]。此外，TBI幸存者中代谢综合征（肥胖症、高血压、血脂升高和胰岛素抵抗）的发生率增加，这可能源于与下丘脑和丘脑饱腹中枢紊乱、活动受限和缺乏启动相关的激素变化；综合来看，这些会导致不活跃的生活方式、体重增加的倾向，以及增加心脏病、卒中和糖尿病易感性的代谢综合征的风险[58]。慢性激素变化，以及功能丧失、收入损失和家庭问题的影响可能导致TBI幸存者，尤其是年轻幸存者普遍存在抑郁和焦虑。此外，由于抗抑郁药的常见副作用，包括镇静作用、减缓精神状态和诱发癫痫发作的可能性，抑郁症在这些人群中很难治疗。此外，多达50%的幸存者会经历慢性疼痛，最常见的是头痛，这可能会导致抑郁并影响生活质量。慢性疼痛也很难治疗，因为这一人群中药物滥用的发生率很高，因此需要避免许多止痛药[58]。这是物理治疗师的一个机会，据报道，在治疗TBI幸存者的慢性疼痛状况方面，生物反馈、TENS、超声波和干针刺等疗法取得了一些成功[58]。影响TBI幸存者的其他慢性疾病包括睡眠障碍，最常见的是失眠和睡眠-觉醒周期紊乱，以及继发性疲劳[59]。

虽然mTBI或脑震荡的名字表明中枢神经系统损伤很小或没有明显损伤，但越来越多的证据表明，即使轻微的头部损伤也会导致永久性残疾。首先，存在第二次冲击综合征，在第一次冲击综合征的很短时间内出现第二次轻度损伤，导致严重的脑水肿和潜在的脑疝；这被认为是由于脑血流自动调节障碍和儿茶酚胺过度释放导致广泛脑水肿。几乎在所有情况下，这种继发性损伤都与青少年或年轻男性参与体育运动（如足球、拳击和曲棍球）有关。有迹象表明，青少年头部创伤综合征实际上是一种二次撞击损伤表现[53]。对于那些经历重复性头部损伤的人来说，几乎有20%的可能性发展成一种被称为慢性创伤性脑病的疾病，以前被称为拳击运动员痴呆症，因为它最初是在拳击手身

上被诊断出来的；然而，近年来，在经历过多次脑震荡的足球运动员中，这种疾病被诊断得更为普遍。这种状况最初表现为情绪或行为的变化，但最终发展为进行性记忆和认知缺陷（痴呆）。这些变化与脑萎缩和侧脑室的继发性扩张有关[53]。

脑瘤

病例B：第1部分

Alice是一名48岁的女性，在过去的30分钟内，她在家中突发严重癫痫，被急救人员带到了急诊室。她的17岁女儿报告说她母亲在癫痫发作前看起来很好，据她所知，这是她母亲经历的第一次发作。她的母亲是术后，但可以完成的神经系统检查并不显著——瞳孔反应一致，反射率为2+，肌肉张力正常，巴宾斯基和霍夫曼测试为阴性。她正在等待CT扫描。

原发性脑肿瘤的类型（PBT）

PBT相对不常见，全世界每年只有大约20万人被诊断为PBT[60]，但它是儿童最常见的肿瘤，仅次于白血病，是儿童死亡的癌症原因[61]。大脑也是成人而不是儿童转移的常见部位；然而，我们将在本章中重点讨论PBT。像全身的肿瘤一样，PBT涉及大脑内神经元或神经胶质细胞的异常增殖，或大脑结构内的细胞——脑膜（脑膜瘤）、脉管系统或垂体或松果体[60]。PBT是根据其细胞类型命名的。

基于脑组织中的原代细胞，在成人（77%的成人PBT）[59]和儿童（高达50%的PBT）[61]中最常见的肿瘤类型是神经胶质瘤。这些可进一步分化为星形细胞瘤（最常见；来自星形胶质细胞）、少突胶质细胞瘤（来自少突胶质细胞）、室管膜瘤（来自心室壁室管膜细胞）和混合胶质细胞瘤，它们通常同时涉及星形胶质细胞和少突胶质细胞。此外，还有涉及神经元和神经胶质的神经元-神经胶质肿瘤。胶质瘤从相对良性（Ⅰ期和Ⅱ期）发展到恶性程度（Ⅲ期和Ⅳ期；见表11-9），基于它们的生长速度、分化和周围脑组织的浸润。肿瘤描述和分期见表11-10。然而，一些良性肿瘤有向恶性转化的趋势，因此初始分期可能并不能反映最终分期。分化是在显微镜下区分肿瘤内细胞类型的能力，与良性肿瘤相关的分化更好。严重程度的增加也与脑组织

的更大浸润有关。虽然局部肿瘤生长在起源区域内，并且通常被包裹，但浸润性肿瘤会渗透并与周围的神经组织缠绕在一起，使其更难切除。然而，即使是局部肿瘤也可能损害周围的脑组织，导致永久性脑损伤甚至死亡，这取决于它们的位置。其他类型的脑肿瘤有相似的分期方法。

肿瘤的位置也有所不同，如后颅窝（幕下），涉及小脑、小脑蚓部或脑干；或幕上（小脑幕上方），涉及大脑、深核（基底核）、脑室脉络丛或室管膜细胞（脑室内层）、视路、下丘脑、垂体、松果体或其他结构[60,61]。值得注意的是，儿童可能出现各种神经系统发育所特有的肿瘤，其中髓母细胞瘤是最常见的，死亡率为30%；在幸存的70%中，通常有显著的残余身体残疾。这些肿瘤发生在后颅窝，最常见于小脑内，被认为是由未分化的干细胞发展而来，起源于第四脑室的脑室区的生发区[60]。同样神经外胚层肿瘤（PNET）来源于神经嵴细胞（见第18章神经管发育的描述），实际上与髓母细胞瘤相同，但发生在幕上，而不是幕下[63]。肿瘤类型和分期见表11-10。

病例B：第2部分

在急诊室，一旦Alice警觉起来，一个更完整的病史显示，在过去几周内，频繁的头痛越来越严重，伴有恶心和一些轻微的记忆问题，Alice将其归因于失眠。Alice接受了非增强CT扫描，这通常是第一种用于评估患者的成像类型，这种影像呈现出癫痫发作的最初活动，并且可典型地显示肿瘤和寻找出血或脑疝的迹象。随后第二天进行了磁共振成像，以更全面地描述肿瘤的特征。诊断为左侧颞叶的Ⅳ期胶质母细胞瘤，其向顶叶突出。

肿瘤症状

尽管许多肿瘤症状是部位特异性的（例如后颅窝肿瘤的共济失调），但颅内压增高的迹象是肿瘤存在的最初指征。与TBI一样，这些症状包括恶心、头痛、继发于视盘水肿和（或）视网膜出血的视力模糊及嗜睡；就像Alice的情况一样，这些症状可能是由其他原因引起的，如疲劳、压力或小病，直到它们变得更严重。在幼儿中，肿瘤可能表现为易怒、睡眠障碍、囟门突出和喂养不良[61]。此外，由于邻近细胞的刺激和最终死亡，许多肿瘤诱发癫痫发作并最终导致癫痫。在高达50%的脑肿瘤患者中，最初的癫痫发作活动是肿瘤的第一个迹象，这些表现为全身性或部分性癫痫发作[68]。癫痫发作活动在脑肿瘤中最常见，但这些都是较易治疗的肿瘤类型[68]。记忆或执行功能的改变通常与颞叶或额叶肿瘤有关；类似地，额叶/顶叶后部的肿瘤可表现为与卒中相似的对侧感觉运动障碍。当然，这些症状开始时往往是轻微的，随着肿瘤的生长会发展到更严重的程度。后颅窝肿瘤破坏小脑和脑干；因此，他们表现出类似于脑干卒中或小脑疾病的症状，包括失调、头晕、共济失调和脑神经失调。

肿瘤诊断

成像技术通常是肿瘤识别的唯一必要诊断工具，而CT扫描通常是第一种使用的方法，因为它在大多数急诊室都很容易获得，并提供快速分析。肿瘤表现为比周围正常组织低强度（较轻）的区域，而那些密度最大、级别较高的区域在扫描时显得更亮。然而，如果怀疑有脑肿瘤，有或没有钆的磁共振成像会更清晰，是肿瘤识别的标准方法。钆增强可确定肿瘤特征，包括细胞分化、脑组织浸润水平、异常血管发育，以及肿瘤内

表11-9	胶质瘤的分期[60-62]	
分期	症状	代表性类型
Ⅰ期	良性、局部、分化良好、生长最慢、可移除、良好的结果	毛细胞星形细胞瘤、神经节细胞瘤或神经节细胞胶质瘤、巨细胞星形细胞瘤
Ⅱ期	良性但可能变成恶性，生长缓慢，分化程度低于Ⅰ期（看起来更不正常），非浸润性，可切除但可能复发	弥漫性纤维星形细胞瘤、少突胶质细胞瘤
Ⅲ期	恶性、分化差、浸润、生长较快，通过手术加化疗和（或）放疗，可能复发为Ⅳ期肿瘤	间变性星形细胞瘤或少变性星形细胞瘤
Ⅳ期	恶性、未分化、生长速度快，浸润性比Ⅲ期更强，产生血管生成，很难治疗	多形胶质母细胞瘤、髓母细胞瘤

表11-10	肿瘤的位置和特征	
肿瘤类型	**常见位置**	**特征**
室管膜瘤	通常位于幕下,但也可位于幕上(顶叶或颞叶)	源自心室室管膜细胞(心室内层);幕下肿瘤通常为Ⅲ期,而幕上肿瘤通常为Ⅱ期[61]
胶质细胞瘤	任何地方	源自胶质细胞——星形胶质细胞(星形细胞瘤)、少突胶质细胞(少突胶质细胞瘤);范围可从Ⅰ~Ⅳ期胶质母细胞瘤—Ⅳ期星形细胞瘤,刺激异常血管生成,产生高度血管化的肿瘤。预后很差[64]
胶质神经元	颞叶或额叶;小脑	由神经胶质细胞和神经元组成的肿瘤,起源于神经上皮组织[62];最常见于颞叶。与药理学上有抗药性的癫痫有关[65]
髓母细胞瘤	小脑	生长迅速的儿童恶性后颅窝肿瘤<7;与脑积水有关[61]
脑膜瘤	蛛网膜	Ⅰ~Ⅲ期(大多数是Ⅰ期);多重基因贡献;Ⅰ期和Ⅱ期通过手术和放疗得到有效治疗[66]
垂体腺瘤	脑垂体	脑垂体6种细胞类型之一的良性肿瘤,导致相应分泌激素(促肾上腺皮质激素、生长激素、催乳素、促甲状腺激素、促卵泡激素和促黄体激素)的异常分泌,并伴有相关症状。肿瘤生长可能会破坏垂体功能。通常可用伽玛刀手术治疗[67]
原始神经外胚层肿瘤	幕上,通常在松果体内	以下标准分期:0=无转移;1=脑脊液中的细胞;2=幕上转移;3=脊柱转移。几乎50%是致命的(只有20%发生在松果体),尤其是一旦转移。可用手术治疗和放疗,有时用化疗[63]

部和周围组织坏死和水肿程度(见图11-3)。根据磁共振成像扫描类型,肿瘤会比周围组织暗(T1加权)或更亮(T2加权)。额外的成像技术,正电子发射断层扫描(PET)可说明组织代谢活动,磁共振波谱可阐明血管增生/损伤,并阐明肿瘤组织成分。有时功能性磁共振成像(fMRI)用于在肿瘤切除前阐明感觉运动和认知区域,以尽量减少对这些区域的损害[61,69]。

肿瘤发病机制

一些肿瘤,特别是神经胶质瘤和髓母细胞瘤,似乎是由异常神经发生引起的,这是神经元和神经胶质细胞形成的过程。虽然在胎儿发育过程中,神经发生在多个区域,但在成人中,只发现了两个神经发生区域:①海马的颗粒下区;②侧脑室的脑室下区。神经胶质瘤的形成被认为是异常细胞分化的结果,它将正常干细胞转化为产生肿瘤的干细胞[64]。同样髓母细胞瘤似乎来自脑干和第四脑室干细胞;由于这些神经元区域在成人中不活跃,这些肿瘤只影响儿童。虽然它们可能起源于脑干区域,但这些肿瘤细胞通常进入脑脊液,并由此可转移至前脑或脊髓区域[70]。其他类型的肿瘤似乎是由特定组织内的异常细胞增殖(例如室管膜瘤——室管膜细胞增殖)引起的。

那么,是什么引发了这种异常的神经发生或细胞增殖呢?对于正常的神经发生来说,转录因子是一种与DNA结合并控制基因表达的蛋白质,它能促进或阻止细胞增殖。与肿瘤发展相关的异常神经发生似乎是由天然神经源性/胶质源性转录因子的破坏引起的[70]。这种破坏可能是由染色体缺失或扩增引起的遗传异常引起的。在我们的DNA中,存在着被称为原癌基因的

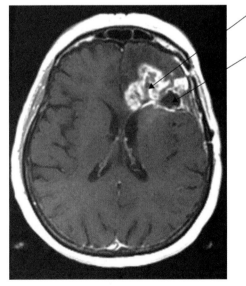

水肿邻近区

边界强化肿瘤

图11-3 胶质母细胞瘤的CT扫描。在这张T1加权图像中,肿瘤看起来很暗,周围高强度区域标志着肿瘤的边界或外部边缘。同时周围水肿区的浸润表现为高信号。(Reproduced with permission from Hauser SL: Harrison's Neurology in Clinica l Medicine,3rd edition. New York,NY: McGraw-Hill;2013)

基因，这些基因在突变后会变成癌基因并引发肿瘤的发展。同样DNA包括天然肿瘤抑制基因(TSG)，当突变时，不能抑制异常细胞增殖，因此，允许肿瘤通过异常细胞增殖而发展。虽然神经胶质瘤是由于自然细胞增殖过程（干细胞的神经发生）的破坏而产生的，但其他肿瘤似乎是正常非复制细胞（如脑膜瘤）细胞增殖的结果。在大多数或所有肿瘤类型中，癌基因和TSG的突变都有助于细胞增殖。多种遗传缺陷和生长因子的变化已被确定为这些DNA变化的触发因素，同时确定了细胞周期调节和细胞代谢过程的次级变化。大多数类型脑肿瘤的病因可能是多因素的，仍在调查中。此外，环境因素也可能起作用；然而，只有暴露在环境辐射下才与脑肿瘤的发展有明确的联系。此外，免疫抑制，如与艾滋病毒感染有关的免疫抑制，与脑肿瘤的发生有关。

脑肿瘤的医学治疗

脑肿瘤需要积极治疗，以避免因其生长导致的继发性神经损伤。手术切除和放射治疗是几乎所有肿瘤类型的选择方法。立体定位放射外科(STR，伽玛刀)是同时从多个角度使用高剂量辐射，由成像(CT或MRI)和立体定位（三维）坐标引导。当肿瘤位于脑干内或大脑半球深处，手术切除不可行时，这一点尤其有用；然而，它在良性肿瘤如脑膜瘤也是有效的，无论是作为初始治疗方式还是作为初始切除后的二次治疗[71]。化疗也可实施，但对许多肿瘤类型相对无效。然而，在胶质母细胞瘤Ⅰ期切除后，化疗和STR的联合治疗导致了更长的存活时间[71]。

其他受到关注的治疗方法包括以基因为中心的治疗，以纠正与肿瘤生长相关的基因突变；当然，确定合适的基因突变将是开发这些治疗方法的关键。对于胶质母细胞瘤和其他对标准方法反应不佳的进行性肿瘤，一些人正在研究使用靶向病毒，这种病毒可以杀死肿瘤细胞，而不伤害正常细胞。这是一个快速增长的领域，但目前成果有限。

脑肿瘤患者的物理治疗管理

如病例所示，脑肿瘤和治疗方法的损伤可能导致类似于卒中或局灶性脑损伤的神经后果。损伤通常局限于肿瘤区域。然而，在放射治疗后，疲劳、认知功能障碍，以及加工速度、工作记忆或注意力受损和呼吸能力减弱更普遍的影响也是明显的。因此，康复从业者，

病例B：第3部分

Alice接受了手术切除，然后是立体定向放射和化疗。接受这些治疗后，她进入了一个住院康复病房，被诊断为深度感觉丧失伴继发性运动功能障碍，其特征是动作不协调和失用。此外，她表现出接受性失语症和明显的记忆丧失。

尤其是物理治疗师的一个增长领域是肿瘤康复领域。治疗应集中在特定的损伤和功能限制及一般的身体条件。已经发现早期康复可改善脑肿瘤药物治疗后的功能结果[72]。此外，放疗后的运动可能会减轻这种治疗的一些破坏性影响，包括疲劳、抑郁和肌肉丧失在内的身体条件减弱。值得注意的是，来自动物研究的一些证据表明，运动还可促进皮质神经胶质的形成，使放射治疗中丢失的小胶质细胞得以重新增殖，从而改善神经功能的微环境[73]。

病例B：第4部分

对Alice来说，治疗侧重于感觉再训练，包括各种刺激（例如热/冷、纹理、振动和电刺激——TENS)进行感觉刺激；这发展到为使用手动操作的感觉辨别活动，视觉被处理物体和Alice之间的幕帘遮挡。这允许辨别物体的温度、纹理、重量和形状，通常包括与目标物体的匹配。此外，她的治疗集中在许多物体操作任务上，因此她必须通过将手指向目标槽的方向来将块放入形状分类器或槽中。她腿部/足部的感觉也受损，导致绊倒和脚步高度过高，因此治疗重点是对她的足部进行感觉刺激和步态训练，以提高在各种表面行走的安全性，并且经常在赤脚行走，以方便她"感受"表面。最初，她表现出明显的改善，并被出院接受门诊治疗。在6周后的随访中，治疗师注意到她左侧肱二头肌和三角肌的运动无力。Alice被转诊回她的医生进行评估，在那里诊断出她的额叶肿瘤复发。不到1周，Alice被转移到临终关怀院，在那里她又接受了物理治疗。此时，护理的重点是减轻疼痛和控制身体症状。

晚期癌症患者的物理治疗管理也是一个不断发展的实践领域。常见的治疗方法包括运动和活动范围（主动、主动辅助或被动）以防止疼痛挛缩，随着功能减弱转移技术和日常生活活动、水肿管理、放松技术和

（或）按摩以控制疼痛和肌肉痉挛[74]。此外，可能会要求物理治疗师确定适当的适应性设备（轮椅、助行器）以最大限度地提高晚期患者的活动能力。

参考文献

1. Sundman MH, Hail EE, Chen NK. Examining the relationship between head trauma and neurodegenerative disease: a review of epidemiology, pathology, and neuroimaging techniques. *J Alzheimers Dis Parkinsonism*. 4. doi:10.4172/2161-0460.1000137.

2. Meythaler JM, Peduzzi JD, Eleftheriou E, Novack TA. Current concepts: diffuse axonal injury-associated traumatic brain injury. *Arch Phys Med Rehabil*. 2001;82:1461-1471.

3. Teasdale G, Maas A, Lecky F, Manley G, Stocchetti N, Murray G. The Glasgow Coma Scale at 4 years: standing the test of time. *Lancet Neurol*. 2014;18:844-854.

4. Pasquina P, Kirtley R, Ling G. Moderate-to-severe traumatic brain injury. *Semin Neurol*. 2014;34:572-583.

5. Tomaszczyk JC, Green NL, Frasca D, Colella B, Turner GR, Christensen BK, Green RE. Negative neuroplasticity in chronic traumatic brain injury and implications for neurorehabilitation. *Neuropsychol Rev*. 2014;24:409-427.

6. Sherer M, Yablon SA, Nakase-Richardson R. Patterns of recovery of post-traumatic confusional state in neurorehabilitation admissions after traumatic brain injury. *Arch Phys Med Rehabil*. 2009;96:1749-1754.

7. Andriessen TMJC, Jacobs B, Vos PE. Clinical characteristics and pathophysiological mechanisms of focal and diffuse traumatic brain injury. *J Cell Mol Med*. 2014;14(10):2381-2392.

8. Ranchos Los Amigos Cognitive Recovery Scale. Available at: https://www.jhsmh.org/LinkClick.aspx?fileticket=8hAd-OqTIQ0%3D&tabid=298. Accessed 3/5/2015.

9. Galveston Orientation and Amnesia Test (GOAT). Available at: http://scale-library.com/pdf/Galveston_Orientation_Amnesia_Test.pdf. Accessed 3/5/2015.

10. Disability Rating Scale. Available at: http://www.tbims.org/combi/drs/DRS%20Form.pdf. Accessed 3/5/2015.

11. Kalmar K, Giacino JT. The JFK Coma Recovery Scale – revised. *Neuropsychol Rehabil*. 2005;15:454-460.

12. Katz DI, Polyak M, Coughlan D, Nichols M, Roche A. Natural history of recovery from brain injury after prolonged disorders of consciousness: outcome of patients admitted to inpatient rehabilitation with 1-4 year follow-up. *Prog Brain Res*. 2009;177:73-88.

13. Keren O, Cohen M, Lazar-Zweker I, Groswasser Z. Tracheotomy in severe TBI patients: sequelae and relation to vocational outcome. *Brain Inj*. 2001;15(6):531-536.

14. Rincon F, Ghosh S, Dey S, Maltenfort M, Vibbert M, Urtecho J, McBride W, Moussouttas M, Bell R, Ratliff JK, Jallo J. Impact of acute lung injury and acute respiratory distress syndrome after traumatic brain injury in the United States. *Neurosurgery*. 2012;71:795-803.

15. Carlucci M, Graf N, Simmons JG, Corbridge SJ. Effective management of ARDS. *Nurse Pract*. 2014;39(12):35-40.

16. Franschman G, Peerdeman SM, Greuters S, Vieveen J, Brinkman ACM, Christiaans HM, Toor EJ, Jukema GN, Loer SA, Boer C, ALARM-TBI investigators. Prehospital endotracheal intubation in patients with severe traumatic brain injury: guidelines versus reality. *Resuscitation*. 2009;80:1147-1151.

17. Stocchetti N, Maas AIR. Traumatic intracranial hypertension. *N Engl J Med*. 2014;370:2121-2130.

18. Bramlett HM, Dietrich WD. Long-term consequences of traumatic brain injury: current status of potential mechanisms of injury and neurological outcomes. *J Neurotrauma*. 2015;32:1-15.

19. Gupta PK, Sayed N, Ding K, Agostini MA, Van Ness PC, Yablon S, Madden C, Mickey B, D'Abrosio R, Diaz-Arrastia R. Subtypes of post-traumatic epilepsy: clinical, electrophysiological, and imaging features. *J Neurotrauma*. 2014;31:1439-1443.

20. Lowenstein DH. Epilepsy after head injury: an overview. *Epilepsy*. 50(suppl 2):4-9.

21. Szaflarski JP, Nazzal Y, Dreer LE. Post-traumatic epilepsy: current and emerging treatment options. *Neuropsychiatr Dis Treat*. 2014;10:1469-1477.

22. Anthony DC, Couch Y. The systemic response to CNS injury. *Exp Neurol*. 2014;258:105-111.

23. Lu J, Goh SJ, Tng PYL, Deng YY, Ling EA, Moochhala S. Systemic inflammatory response following acute traumatic brain injury. *Front Biosci*. 2009;14:3795-3813.

24. Costello LAS, Lithander FE, Gruen RL, Williams LT. Nutrition therapy in the optimization of health outcomes in adult patients with moderate to severe traumatic brain injury: findings from a scoping review. *Injury*. 2014;45:1834-1841.

25. Pepe JL, Barba CA. The metabolic response to acute traumatic brain injury and implications for nutritional support. *J Head Trauma Rehabil*. 1999;14(5):462-474.

26. Biteghe-bi-Nzeng A, Wang Y. Cushings ulcer in traumatic brain injury. *Chin J Trauma*. 2008;11(2):114-119.

27. Acosta-Escribano J, Fernandez-Vivas M, Carmona TG, Caturia-Such J, Garcia-Martinez M, Menendez-Mainer A, Solera-Suarez M, Sanchez-Paya J. Gastric versus transpyloric feeding in severe traumatic brain injury: a prospective, randomized trial. *Intensive Care Med*. 2010;36:1532-1539.

28. Laxe S, Terre R, Leon D, Bernabeu M. How does dysautonomia influence the outcome of traumatic brain injured patients admitted in a neurorehabilitation unit? *Brain Inj*. 2013;27(12):1383-1387.

29. Hendricks HT, Heeren AH, Vos PE. Dysautonomia after severe traumatic brain injury. *Eur J Neurol*. 2001;17:1172-1177.

30. Arciniegas DB, Wortzel HS. Emotional and behavioral dyscontrol after traumatic brain injury. *Psychiatr Clin N Am*. 2014;37:31-53.

31. Nakase-Richardson R, Sepehri A, Sherer M, et al. Classification schema of posttraumatic amnesia duration-based injury severity relative to 1-year outcome: analysis of individuals with moderate and severe traumatic brain injury. *Arch Phys Med Rehabil*. 2009;90:17-19.

32. Ciaramelli E, Serino A, Di Santantonio A, Ládavas E. Central executive system impairment in traumatic brain injury. *Brain Cogn*. 2006;60(2):198-199.

33. Rabinowitz AR, Levin HS. Cognitive sequelae of traumatic brain injury. *Psychiatr Clin N Am*. 2014;37(1):1-11.

34. Kimberly TJ, Samargia S, Moore LG, Shakya JK, Lang CE. Comparison of amounts and types of practice during rehabilitation of traumatic brain injury and stroke. *J Rehabil Res Dev*. 2010;47(9):851-862.

35. Vasudevan EV1, Glass RN, Packel AT Effects of traumatic brain injury on locomotor adaptation. *J Neurol Phys Ther*. 2014;38(3):172-182.

36. Giuffrida CG, Demery JA, Reyes LR, Lebowitz BK, Hanlon RE. Functional skill learning in men with traumatic brain injury. *Am J Occup Ther*. 2009;63(4):398-407.

37. Lai JM, Francisco GE, Willis FB. Dynamic splinting after treatment with botulinum toxin type-A: a randomized controlled pilot study. *Adv Ther*. 2009;26(2):241-248.

38. Moseley AM The effect of casting combined with stretching on passive ankle dorsiflexion in adults with traumatic head injuries. *Phys Ther*. 1997;77(3):240-247; discussion 248-259.

39. Singer BJ, Jegasothy GM, Singer KP, Allison GT. Evaluation of serial casting to correct equinovarus deformity of the ankle after acquired brain injury in adults. *Arch Phys Med Rehabil*. 2003;84(4):483-491.

40. Moseley AM, Hassett LM, Leung J, Clare JS, Herbert RD, Harvey LA. Serial casting versus positioning for the treatment of elbow contractures in adults with traumatic brain injury: a randomized controlled trial. *Clin Rehabil*. 2008;22(5):406-417.

41. Shehab D, Elgazzar AH, Collier BD. Heterotopic ossification. *J Nucl Med*. 2002;43(3):346-353.

42. Gouvier WD, Blanton PD, LaPorte KK, Nepomuceno C. Reliability and validity of the Disability Rating Scale and the Levels of Cognitive Functioning Scale in monitoring recovery from severe head injury. *Arch Phys Med Rehabil.* 1987;68(2):94-97.

43. Flannery J. Using the levels of cognitive functioning assessment scale with patients with traumatic brain injury in an acute care setting. *Rehabil Nurs.* 1998;23(2):88-94.

44. Kose G, Hatipoglu S. Effect of head and body positioning on cerebral blood flow velocity in patients who underwent cranial surgery. *J Clin Nurs.* 2012;21(13-14):1859-1867.

45. Gorji MA, Araghiyansc F, Jafari H, Gorgi AM, Yazdani J. Effect of auditory stimulation on traumatic coma duration in intensive care unit of Medical Sciences University of Mazandarn, Iran. *Saudi J Anaesth.* 2014;8(1):69-72.

46. Cossu, G Therapeutic options to enhance coma arousal after traumatic brain injury: state of the art of current treatments to improve coma recovery. *Br J Neurosurg.* 2014;28(2):187.

47. Megha M, Harpreet S, Nayeem Z. Effect of frequency of multimodal coma stimulation on the consciousness levels of traumatic brain injury comatose patients. *Brain Inj.* 2013;27(5):570-577.

48. TBI EDGE outcome measures for in- and outpatient rehabilitation. Available at: http://www.neuropt.org/professional---resources/neurology---section---outcome---measures---recommendations. Accessed 3/5/2015.

49. Riedel D, Shaw V. Nursing management of patients with brain injury requiring one-on-one care. *Rehabil Nurs.* 1997;22(1):36-39.

50. Grauwmeijer E, Heijenbrok-Kal MH, Haitsma IK, Ribbers GM. A prospective study on employment outcome 3 years after moderate to severe traumatic brain injury. *Arch Phys Med Rehabil.* 2012;93(6):993-999.

51. Mitiguy, JS. Coping with survival. *Headlines.* 1990:228. In: Power PW, Dell Orto AE. *Families Living with Chronic Illness and Disability: Interventions, Challenges, and Opportunities.* New York, NY: Springer Publishing Company; 2004.

52. Lezak MD. Psychological implications of traumatic brain damage for the patient's family. *Rehabil Psychol.* 1986;3(4):241-250.

53. McKee AC, Daneshvar DH, Alvarez VE, Stein TD. The neuropathology of sport. *Acta Neuropathol.* 2014;127(1):29-51.

54. Karr JE, Areshenkoff CN, Garcia-Barrera MA. The neuropsychological outcomes of concussion: a systematic review of meta-analyses on the cognitive sequelae of mild traumatic brain injury. *Neuropsychology.* 2014;28(3):321-336.

55. McCrory P, Collie A, Anderson V, Davis G. Can we manage sport related concussion in children the same as adults? *Br J Sports Med.* 2004;38(5):516-519.

56. Mejerske CW, Mihalik JP, Ren D, Collins MW, Reddy CC, Lovell MR, Wagner AK. Concussion in sports: postconcussive activity levels, symptoms, and neurocognitive performance. *J Athl Train.* 2008;43(3):265-274.

57. Brown NJ, Mannix RC, O'Brien MJ, Gostine D, Collins MW, Meehan WP. Effect of cognitive activity level on duration of post-concussion symptoms. *Pediatrics.* 2014;133(2):e299-e304.

58. Murphy MP, Carmine H. Long-term health implications of individuals with TBI: a rehabilitation perspective. *NeuroRehabilitation.* 2012;31:85-94.

59. Bay EJ. Chartier KS. Chronic morbidities after traumatic brain injury: an update for the advanced practice nurse. *J Neurosci Nurs.* 2014;46(3):142-152.

60. Kheirollahi M, Dashti S, Khalaj Z, Nazemroaia F, Mahzouni P. Brain tumors: special characters for research and banking. *Adv Biomed Res.* 2015;4:4.

61. Koob M, Girard N. Cerebral tumors: specific features in children. *Diag Interv Imaging.* 2014;95:965-983.

62. Gilbert MR, Armstrong TS, Pope WB, van den Bent MJ, Wen PY. Facing the future of brain tumor clinical research. *Clin Cancer Res.* 2014;20(22):5591-5600.

63. Jakacki RI, Burger PC, Kocak M, Boyett JM, Goldwein J, Mehta M, Packer RJ, Tarbell NJ, Pollack IF. Outcome and prognostic factors for children with supratentorial primitive neuroectodermal tumors treated with carboplatin during radiotherapy. *Pediatr Blood Cancer.* 2015. doi:10.1002/pbc.25405.

64. Dubois LG, Campanati L, Righy C, D'Andrea-Meira I, Sporh RC, Porto-Carreiro I, Pereira CM, Balca-Silva J, Kahn SA, DosSantos MF, Oliveira MA, Ximenes-da-Silva A, Lopes MC, Faveret E, Gasparetto EL, Moura-Neto V. Gliomas and the vascular fragility of the blood brain barrier. *Front Cell Neurosci.* 2014;8(418):1-13.

65. Park CK, Phi JH, Park SH. Glial tumors with neuronal differentiation. *Neurosurg Clin N Am.* 2015;26:117-138.

66. Miller R, DeCandio ML, Dixon-Mah Y, Giglio P, Vandergrift WA, Blanik NL, Patel SJ, Varma AK, Das A. Molecular targets and treatment of meningioma. *J Neurol Neurosurg.* 2014;1(1):1-15.

67. Hasegawa T, Shintai K, Kato T, Iizuka H. Stereotactic radiosurgery as the initial treatment for patients with nonfunctioning pituitary adenomas. *World Neurosurg.* 2015. doi:10.1016/j.wneu.2015.01.054.

68. Giulioni M, Marucci G, Martinoni M, Marliani AF, Toni F, Bartiromo F, Volpi L, Riguzzi P, Bisulli F, Naldi I, Michelucci R, Baruzzi A, Tinuper P, Rubboli G. Epilepsy associated tumors. *World J Clin Cases.* 2014;2(1):623-641.

69. DeAngelis LM, Wen PY. Primary and metastatic tumors of the nervous system. In: *Harrison's Neurology in Clinical Medicine.* Chicago, IL: McGraw Hill; 2013.

70. Swartling FJ, Cancer M, Frantz A, Weishaupt H, Persson AI. Deregulated proliferation and differentiation in brain tumors. *Cell Tissue Res.* 2015;359:225-254.

71. Kondziolka D, Shin SM, Brunswick A, Kim I, Silverman JS. The biology of radiosurgery and its clinical applications for brain tumors. *Neuro-Oncol.* 2015;17(1):29-44.

72. Bartolo M, Zucchella C, Pace A, Lanzetta G, Vecchione C, Bartolo M, Grillea G, Serrao M, Tassorelli C, Sandrini G, Pierelli F. Early rehabilitation after surgery improves functional outcome in inpatients with brain tumors. *J Neurooncol.* 2012;107:537-544.

73. Rodgers SP, Trevino M, Zawaksi JA, Gaber MW, Leasure JL. Neurogenesis, exercise, and cognitive late effects of pediatric radiotherapy. *Neural Plast.* 2013; Article ID 698528, 12 pages.

74. Jensen W, Bialy L, Ketels G, Baumann FT, Bokemeyer C, Oechsle K. Physical exercise and therapy in terminally ill cancer patients: a retrospective feasibility analysis. *Support Care Cancer.* 2014;22:1261-1268.

复习题

1. 一名年轻人因跌倒头部撞击自行车车把而导致右额叶闭合性脑挫伤,可能的对冲伤害部位是:
    A. 右颞叶　　　　B. 左颞叶
    C. 右顶叶　　　　D. 左枕叶

2. 2级弥漫性轴索损伤通常累及以下哪个结构:
    A. 胼胝体
    B. 胼胝体和矢状面投射神经纤维
    C. 胼胝体、矢状旁投射和脑干白质
    D. 矢状旁白质的微结构损伤

3. 慢性神经退行性变(TBI 后 >1 年)可能由哪些机制引起?
    A. 顺行变性　　　B. 兴奋性毒性
    C. 逆行退化　　　D. 负可塑性

4. 哪种评估通常用于确定创伤后失忆症的消失?
    A. 脑损伤恢复神经系统阶段的 Braintree 量表
    B. 加尔维斯顿定向和失忆症测试
    C. JFK 昏迷恢复量表
    D. Ranchos Los Amigos 认知恢复量表

5. Amy,女,严重头部外伤14周后,她不记得任何事故发生的细节。目前也不记得她在事故发生前从事过何种工作,不记得她与 Matt 婚姻的任何事情,抑或她大学生涯的任何细节。她能够记住她的治疗安排表并能将自己转移到每个治疗项目,准时参与康复干预项目。在治疗项目中,她能够记住前一天习得的事务,并能用语言表达。鉴于以上,Amy 的失忆为何种类型?
    A. 顺行的　　B. 创伤后　　C. 逆行

6. 一名正在ICU接受PT干预的严重TBI术后的患者,开始出现呕吐症状。康复物理治疗师最应该考虑的是:
    A. 自主神经系统失调
    B. 颅内压增高
    C. 多器官衰竭
    D. 癫痫发作

7. 一名从TBI中恢复的患者正在看一个电视节目,其中一个角色死亡;患者反应强烈,开始哭泣并持续哭泣近1小时。这可能是什么情况的征兆?
    A. 情绪失控
    B. 情绪不稳定

C. 精神病理性哭泣
D. 假性球麻痹情感障碍

8. 在评估患有 s/p TBI 的患者时,康复物理治疗师要求患者演示如何安全地进行坐到站转移。患者需要很长时间来启动该转移活动,但随后以安全和正确的方式执行活动。当护士在晚餐后催促患者从餐厅椅子站起来时,患者转移活动是不安全的,并且需要提示。根据以上描述,由于认知功能的哪个领域受损,导致两种转移执行的差异?
    A. 失忆　　　　　B. 判断力差
    C. 处理速度慢　　D. 选择性注意力差

9. 为了改善因注意力不集中和执行功能障碍而受损的功能,康复物理治疗师应该逐步挑战认知功能的哪个领域?
    A. 工作记忆　　　B. 处理速度
    C. 选择性注意力　D. 动作的启动

10. 对于颅内压增高的患者,床头应该在什么位置?
    A. 平的　　　　　B. 升高到10°
    C. 升高到30°
    D. Trendelenburg卧位:头低足高位

11. 一名处于 Ranchos LOC Ⅳ级且躁动不安的TBI患者,左侧偏瘫,并且进行重复的单一的坐站转移训练。一周后,他依旧处于Ranchos LOC Ⅳ级,但在提示下,其改善了他从中度辅助到CGA的转换。这种改善主要是由于:
    A. 股四头肌肥大　B. 外显式学习
    C. 内隐性学习　　D. 记忆力改善

12. 多模式感官刺激项目应该
    A. 以随机顺序呈现刺激
    B. 包括生命体征监测
    C. 项目持续时间最长可达1小时
    D. 使用标准化刺激,无情绪症状加剧

13. 您可以从Ranchos LOC 哪个级别开始,可以期待患者出现带有外显性学习的延续效应?
    A. Ⅳ　　　　　　B. Ⅴ
    C. Ⅵ　　　　　　D. Ⅶ

14. 与躁动不安的患者沟通交流时,以下哪项是合适的?
    A. 约束患者,预防其对自我和他人的伤害
    B. 药物治疗可以缩短从躁动不安和困惑中恢复的时间
    C. 确保至少携带3名工作人员协助治疗,以确保

掌控患者

D. 试着找出导致他们躁动不安的原因并改变环境以减少焦躁不安

15. 对于冲动性行为,以下哪项是适当的干预措施?

A. 使用书面的每项活动要遵循的步骤清单

B. 鼓励在不排练的情况下完成任务

C. 不要让患者在无人监护下进行

D. 提供日常活动的安排日历

16. 下列关于重复性轻度 TBI 的说法,正确的是

A. 运动功能是对这种损伤最敏感的区域

B. 外部激惹刺激是筛查轻度 TBI 的一种手段

C. 不会导致萎缩等神经病理变化

D. 注意力和注意力集中不受影响

17. 一名青少年在长曲棍球比赛中,被另一名运动员以球棒击中其头盔后离场。患者主诉感觉很好,希望重返赛场。他可以逆向重复数字,并且清楚知道他在哪里及刚刚发生了什么。他还能够告诉你他们一周前与哪个球队打过比赛,并且能说大赛的比分。瞳孔对光反应灵敏对称且指鼻试验阴性。他被要求 40 码(约 91.4 厘米)冲刺跑,然后做 5 组俯卧撑。在第三组俯卧撑时,他呕吐了。关于他的轻度 TBI 筛查,以下哪项陈述是正确的?

A. 筛查结果为阴性,他可以重返赛场

B. 筛选有阳性结果,但只有在激惹的情况下才出现,因此他能重返赛场

C. 激惹实验呈阳性,所以他应该被禁赛

18. 最近的研究表明,脑震荡的最佳治疗方法是:

A. 绝对卧床休息

B. 中等强度的生理和认知活动为最佳

C. 中等强度的生理活动,同时轻度认知活动为最佳

D. 建议进行高等强度的生理和认知活动

19. 对于重度 TBI 患者,哪种长期结果最有可能出现?

A. 完全重返工作、学校或家庭

B. 返回到需要监护的工作和生活环境

C. 无法重返工作,但能独立生活

D. 在家需要全面照护并且无法工作

20. 少突胶质细胞瘤分化较好,无浸润,生长缓慢。该肿瘤将分期为:

A. I 期　　　　　　　B. II 期

C. III 期　　　　　　D. IV 期

21. 哪种肿瘤可以被归类为神经胶质瘤

A. 星形细胞瘤　　　B. 室管膜瘤

C. 脑膜瘤　　　　　D. 垂体腺瘤

22. 脑瘤的哪些症状只见于幼儿?

A. 易激惹,易怒　　B. 疲劳/睡眠障碍

C. 癫痫发作　　　　D. 囟门突出

23. 对于接受放射治疗的脑瘤患者,放疗完成前应避免运动。

A. 正确　　　　　　B. 错误

24. 在脑瘤患者临终关怀中,首要的治疗重点应该是什么?

A. 增加有氧运动能力

B. 加强肌力

C. 疼痛管理

D. 改善行走耐力

答案

1. D	2. A	3. D	4. B	5. C
6. B	7. B	8. C	9. A	10. C
11. C	12. B	13. C	14. D	15. A
16. B	17. C	18. C	19. B	20. B
21. A	22. D	23. B	24. C	

脊髓损伤

D. Michele Basso

第12章

学习目标

- 了解脊髓损伤(SCI)的病理生理学。
- 描述脊髓损伤功能障碍与支配肺、皮肤、肠、膀胱、心血管系统的自主神经解剖关系。
- 审视脊髓损伤后最严重且最常见并发症的医疗管理。
- 辨别不同类型和不同程度脊髓损伤患者的感觉、运动和反射功能障碍。
- 确认不完全性脊髓损伤和完全性脊髓损伤患者的结构化康复干预方案。
- 充分认知脊髓损伤给患者个人及其家庭带来的生活和工作方式变化问题。

病例A:第1部分

Jane Roberts是一名45岁的非裔美国妇女,她在颈部C2-3有一处自己造成的枪伤。通过救护车送入急诊科,入院时她已在院外完成插管并戴上呼吸机。她的血压(98/62mmHg)、心率(60次/min)都偏低且持续下降。X线片显示C2附近有一枚子弹,C2椎体骨折,椎管内有骨碎片。她有抑郁和轻度肥胖史,但没有针对这些情况服用药物。目前Roberts女士在急诊科,四肢没有任何自主运动。跖屈反射存在,但四肢的深肌腱反射(DTR)全部缺失。她没有结婚,在装配厂工作,一个人住在两层楼的房子里。

病理生理学

脊髓损伤

脊髓受周围椎骨的保护,但在遭受严重外伤时,椎骨会发生骨折或脱位。实际上,椎骨骨折、脱位和(或)半脱位是脊髓损伤最常见的原因。损伤的骨段撞击脊髓并立即引起病变。这种对脊髓的直接损伤称为原发性损伤。需要注意的是,脊髓几乎从来没有被完全切断;一些脊髓组织通常是幸免的。通常骨折或脱位的椎骨压迫脊髓或仅部分刺穿它。大多数情况下,原发性损伤源于脊髓灰质损伤,当血管受剪切力破裂时直接损伤神经元。在接下来的几个小时内,伤处有明显的出血,伤处附近有小的点片状出血。白质轴突也可能因原发性损伤发生直接病变。这些原发病变引起了复杂的继发连锁反应,导致病变在远距离和长时间内扩大范围。

继发性损伤源于原发性损伤创造的有毒环境[1]。血-脑屏障的开放使红细胞对灰质产生影响,它们所含的铁和血红蛋白对最初未受创伤损害的神经元是有毒的。周围神经元死亡时,它们释放神经毒素和谷氨酸继续杀死原发性损伤部位以外的其他神经元。产生其他有毒物质,包括自由基、活性氧和过氧化物酶,它们降解细胞膜并导致细胞进一步死亡。随着这种坏死细胞的死亡,水肿加剧,受损的血管在远离原发性损伤的几个部分被压迫阻断,从而引起缺血。缺氧导致细胞死亡增多,即使细胞能克服这种压力,一旦血流返回该区域(再灌注)或者产生更高水平的活性氧,细胞也会死亡。

继发性损伤和病变扩大的另一个主要因素是神经炎症[1]。在受伤后的最初几小时和几天内,外周血流中的常驻小胶质细胞和浸润性巨噬细胞流入病变中心。早期它们在消毒伤口和清除碎片方面发挥着重要的有益作用。然而,炎症反应会持续很长时间,在远离受伤部位的地方产生有害作用。活化的小胶质细胞产生高水平的促炎性细胞因子和趋化因子,这些因子会损害位于损伤部位以下10个节段的神经元功能。此外,少突胶质细胞特别容易受到促炎性细胞因子的影响,导致少突胶质细胞死亡并在损伤水平上下的许多节段形成脱髓鞘区。关于脊髓损伤局部化的观点正在受到挑战,重要的是要开始理解远离原发性损伤的区域也将经历继发性损伤，这将影响康复。

在继发性损伤阶段，围绕原发性病变的反应性星形胶质细胞形成神经胶质瘢痕，作为再生轴突的物理屏障。星形胶质细胞还产生化学抑制性屏障（例如硫酸软骨素蛋白聚糖，称为 CSPG）延伸至原发性损伤上下 2~3 个节段。反应性星形胶质细胞离损伤部位很远，但可能不会形成瘢痕。一些观点认为它们在这些远处区域提供了代谢支持，并有助于控制水肿。

重要的是，这些继发性损伤途径是脊髓损伤后的最佳治疗靶点。通过消除其中的部分或全部途径，可大大降低病变的严重程度和导致的运动障碍程度。因此，神经保护已成为科学研究的主要焦点。再生、生长促进和细胞替代疗法在最近的研究中也显示出了一些前景[2,3]。任何减小的病变范围或有效的细胞生长促进技术都将为改善脊髓损伤后的功能恢复提供重要的基础。

脊髓损伤的流行病学和病因

每年约有 12 000 人患有脊髓损伤。脊髓损伤最常见的病因是交通事故（36%）、跌倒（28%）、暴力（14%）或运动（9%）造成的创伤[4]。尽管运动损伤曾在各病因中居首位，但它一直在稳步下降，而交通事故和跌倒持续上升。损伤模式的改变与损伤年龄的增加相关。20 世纪 70 年代，脊髓损伤时的平均年龄约为 27 岁，但现在平均年龄为 42 岁[4]。尽管如此，几乎一半的脊髓损伤发生在 30 岁以下的年轻人中[4]。脊髓损伤发生率男性高于女性，为 75%~80%。

脊髓损伤的其他病因包括横贯性脊髓炎、椎管狭窄、脊髓脓肿或肿瘤。椎管狭窄是指椎管变窄，其程度可大至使脊髓受到压迫。最常见于颈椎或腰椎。狭窄的椎管可能不会引起任何神经症状，直到轻微的创伤，如跌倒或颈部过度伸展。骨关节炎患者尤其容易出现过伸型脊髓损伤。受到这种轻微的创伤，脊髓会受到极大的压迫，导致灰质的原发性损伤。我们将在后面部分讨论伴有椎管狭窄的特定脊髓损伤类型，称为中央脊髓综合征。与椎管狭窄相关的脊髓损伤好发于平均年龄 64 岁的老年人群中，且女性患此类损伤概率较外伤性脊髓损伤高 40% 左右[5]。此类损伤的严重程度似乎低于创伤性脊髓损伤，因为截瘫比四肢瘫更常见，康复时间也更短[5]。

横贯性脊髓炎是贯穿脊髓两侧的明显炎症，通常在几小时内突然发作，并在几周内恶化[6]。引发炎症的原因目前尚不清楚，但感染病毒的可能性很大。每年约有 1400 人被诊断为横贯性脊髓炎，儿童和成人均可能受累。如在创伤性脊髓损伤中一样，炎症级联作用以少突胶质细胞为靶细胞，导致细胞死亡产生脱髓鞘和轴突丢失的区域。对于大多数有长期运动障碍的患者来说，康复程度是高度可变的[6]。复发很少见但不是没有。

鉴别诊断

创伤性脊髓损伤通常在急诊科确诊，但非创伤性脊髓损伤通常会被误诊为肌肉骨骼疾病；因此，物理治疗师在治疗这些疾病时必须谨慎。脓肿、肿瘤或横贯性脊髓炎的主要症状是腰痛，其可以是局部疼痛或放射痛。由于这种疼痛在肌肉骨骼疾病和非创伤性脊髓损伤中都很常见，因此，需要周密的神经系统检查以排除脊髓损伤。SCI 的最佳指征是疼痛平面以下的反射变化、巴宾斯基征阳性和（或）排便或膀胱排空困难。

脊髓损伤的损伤部位有两个神经病理学区域：灰质中的神经元、白质上行束和白质下行束。当脊髓的一个或多个节段中的运动神经元受损时，会出现下运动神经元（LMN）体征。当白质束受损时，会出现上运动神经元（UMN）体征。大多数情况下，脊髓损伤会同时导致上下运动神经元体征阳性，因为灰质和白质均会受损。

下运动神经元体征包括受伤后早期的反射消失和弛缓性瘫痪，以及数周或数月内的严重肌肉萎缩。这些体征与在损伤水平所支配肌肉的运动神经元的死亡直接相关。弛缓性瘫痪和反射消失的区域用于确定损伤水平，但在没有深肌腱反射或无法进行测试的躯干中很难检查。在患有肌肉骨骼疾病的人（例如腰背痛）中观察到的任何下运动神经元体征都需要立即转诊给神经科医生。脐孔的 Beevor 征可能有助于确定胸髓段（T10-12）运动神经元的缺失。这很明显，当上腹直肌受神经支配，但下腹直肌受神经支配弱且无力时，只有上腹直肌应力收缩。患者仰卧用力抬头时，上腹直肌牵拉脐孔向头部，确定下胸髓段病变。

上运动神经元体征阳性是因为从大脑传递至脊髓的信息在白质束被阻断。上运动神经元病变会引起反射亢进、痉挛、阵挛和巴宾斯基征阳性（如第 10 章脑卒中所述），但与脑卒中不同，这些问题的出现是由于损伤了脊髓上神经元的轴突而不是神经元体。任何正在接受治疗的患者或肌肉骨骼疾病患者出现了上运动神经元征必须立即转诊给神经科医生。

脊髓损伤的分类

脊髓损伤使用美国脊髓损伤学会神经分类标准（AIS）和脊髓损伤神经学分类国际标准（ISNCSCI）按主要病理学的级别和严重程度进行分类[7]。有免费的在线培训项目可供学习来评估损伤[8]。损伤水平是指根据影像学和临床症状确定的原发病变的部位。指向的节段是最远端未受累的功能正常的节段。C4损伤的患者意味着C4以下出现功能障碍。颈椎损伤会导致上肢和下肢的功能障碍，称为四肢瘫痪。当脊髓损伤发生在胸椎或上腰椎区域时，下肢会受到影响，这被称为截瘫。

脊髓损伤的严重程度分为四级，从AIS A到AIS D，从完全性脊髓损伤到不完全性脊髓损伤（表12-1）。AIS / ISNCSCI系统检查身体尖锐觉、钝觉和轻触觉的每个感觉，并给出以下3个评分之一：0 =无感觉；1 =感觉异常，可以是高敏感或低敏感；2 = 正常感觉。使用手动肌力测试（MMT）分别对上肢的5个关键肌群和下肢的5个关键肌群进行运动功能评估。传统的MMT评分范围从0到5，用于每组双侧肌肉群，上肢运动评分（UEMS）满分为50分，下肢运动评分（LEMS）满分为50分。

AIS系统有几个重要的临床注意事项。在受伤后72小时进行AIS评级，可很好地预测患者预后是否会恢复行走功能。肛周存在部分或完整的针刺觉预测脊髓损伤患者的行走功能[9,10]。在脊髓损伤后的第1年，AIS评级有较高概率向更高的评级转变[11,12]。这意味着在急性期和住院期间，康复治疗师应期待部分感觉和运动的恢复，并使用康复干预措施来促进康复。传统上，在脊髓损伤发生后1~5年间，AIS评级和运动评分的变化微乎其微[13]，这将关注的重点侧重于脊髓损伤后第1年的康复治疗。然而，最近的研究表明，在跑步机上进行的针对AIS C或D损伤的行走训练，极大地提高了亚急性至慢性脊髓损伤患者的上下肢的运动评分[14]。更高的AIS评级转化率高于预期，并且四肢瘫和截瘫患者在治疗后都有所改善[13,14]。这些发现表明，即使在慢性期，脊髓损伤后的运动功能恢复对所接受的康复类型也高度敏感。

表12-1	脊髓损伤的分期
AIS A	完全性损伤；损伤平面以下无任何感觉和运动功能
AIS B	不完全性损伤；损伤平面以下，包括骶髓区（S4-5）存在部分感觉功能，但无运动功能
AIS C	不完全性损伤；损伤平面以下存在部分感觉和运动功能，但大部分关键肌肌力MMT在3分以下
AIS D	不完全性损伤；损伤平面以下存在感觉和运动功能，且至少一半关键肌肌力MMT≥3分
AIS E	正常运动和感觉功能

尽管AIS系统是广泛应用于脊髓损伤的评级系统，但它有一些局限性。它不能测量作为开展物理治疗重要临床指标的躯干运动功能。感觉评分1分意味着感觉低于正常（低敏感）或高于正常（高敏感），因此，它不适用于评定神经性疼痛。AIS A评级表示该损伤在临床上是完全性损伤，但Richard Bunge对脊髓损伤患者的后期研究发现，在大量AIS A病例中发生了解剖保留[15,16]。最近，Harkema及其同事在AIS A或AIS B患者损伤平面以下植入了硬膜外刺激器[17]。在植入前，这些患者没有下肢肌肉的自主控制，但在刺激的第一天，每个人都表现出了腿、脚或脚趾的自主运动。结合Bunge的研究表明，即使评定为AIS A完全性损伤，也可能存在解剖保留。当开展特定的任务训练时，这种保留可能是功能恢复的重要基础。

一种新的评估工具：脊髓损伤神经肌肉恢复量表（NRS）已被明确开发，专门用于相对正常的损伤前运动表现脊髓损伤进行分类。它共有14项躯干、上肢和下肢的运动控制任务。项目包括向坐位转移、坐位、向站位转移、行走、单手操作任务和双手操作任务。NRS的概述和测试项目的视频示例是可学习的[18]。根据运动表现的评分大致分级（1~4级），分级越高意味着回归正常活动的可能性越大。每一级都进一步细分为3个类别（A、B或C），以精细地区分功能表现。总体分类由分期和亚分期（例如1A期、4B期等）反映损伤前功能的最低阈值。NRS还可通过为每个损伤前的亚分期安排一个任务来评估功能恢复。总分161分。对接受康复且脊髓损伤AIS A~D的门诊患者和住院患者已进行了NRS的心理测试。与其他脊髓损伤结局评定，包括ISNCSCI运动和感觉评分、10米步行测试、6分钟步行测试、Berg平衡测试和改良功能性前伸测试[22]相比，该方法显示出更高的评估者间信度和测试-

复测信度[19,20]、高效度[21]和对随时间推移的功能提高的更高敏感性。由于正常损伤前的功能是量表的基础，因此，NRS评分系统使治疗师能发现功能受损区域，并针对这些区域开展康复干预治疗。

不完全性损伤及其临床表现

为了有效治疗SCI，了解损伤与临床表现之间的关系是十分重要的。部分损伤会导致永久性功能丧失，而其他部分可能有恢复的潜力。可通过绘制病变部位来区分这些损伤。

脊髓半切综合征是指主要损害脊髓一侧而另一侧相对完整的损伤（图12-1）。这种类型的损伤可能发生在骨折或脱位的情况下，但最常见的情况是玻璃碎片、刀或枪击造成的穿透伤。临床表现为损伤侧的运动障碍、粗触觉和震动觉丧失，以及对侧痛温觉障碍。通过同侧损伤部位以下出现快速腱反射和巴宾斯基征测量的反射亢进（图12-1B）。损伤同侧出现出汗、寒战和面部潮红的自主神经功能障碍病症。

中央束综合征是由脊髓中央灰质病变引起的，并伴有外伤、肿瘤或脊髓空洞，表现为上运动神经元征阳

性（弛缓性和肌肉萎缩），下肢损伤程度较轻（图12-2）。通常手功能的丧失是明显且永久的，而腿部则保留或恢复足以支撑行走时保持相对稳定平衡的功能。病变主要位于颈髓灰质，保留大部分下行运动系统保持完好。因此，由于运动神经元的丧失，损伤水平出现下运动神经元征，而来自大脑的下行输入可启动损伤水平以下完好的中枢模式发生器（CPG）或运动。

前束综合征是脊髓前三分之二的病变，由脊髓前动脉的损伤或梗死引起（图12-3）。动脉血流可能由于血凝块而断流，通常称为脊柱卒中。其他原因包括骨碎片阻断或切断动脉，脊柱过度弯曲压迫血管，或压迫降主动脉或进行腹部手术，这会导致多达40%的手术患者延迟缺血/再灌注损伤[23]。前束综合征由于皮质脊髓前束和皮质脊髓侧束位于受损区域内，因此在损伤水平及以下的自主运动完全丧失。其他下行运动系统，如前庭脊髓束和网状脊髓束，也占据这些区域，导致完全性运动脊髓损伤。痛温觉的上行感觉束也通过前外侧白质，因此损伤平面及以下的痛温觉丧失。然而，后索从脊髓背动脉接收血液供应，因此振动觉和本体感受保持完好。此损伤模式是脊髓损伤AIS B的

A. 感觉缺失的脊髓半切综合征　　B. 下肢反射亢进　　C. T8水平硬膜外压迫

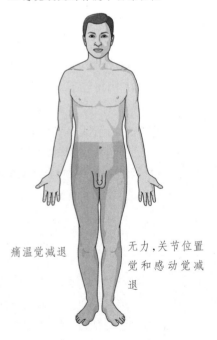
痛温觉减退　　无力，关节位置觉和感动觉减退

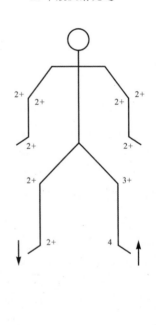

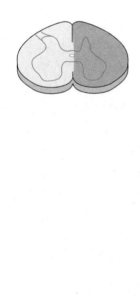

图 12-1　脊髓半切综合征模式。脊髓半切综合征模式的主要症状是同侧运动和躯体感觉功能障碍，对侧痛温觉缺失（A）；同侧下肢反射亢进（B）；病变局限于脊髓的一侧（C）。（Reproduced with permission from Kandel ER, Schwartz JH, Jessell TM, Siege lbaum SA, Hudspeth AJ. Principles of Neural Science, 5th Ed, New York, NY: McGraw-Hill; 2013. Figure B-5, p. 1545.）

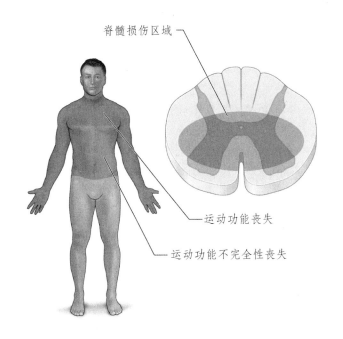

图 12-2　中央束综合征。显示了中央灰质的病变,保留了周围的白质边缘(右)。阴影区域(左)显示了运动功能完全丧失(深色)和运动功能不完全,轻度运动功能丧失(浅色)的区域。

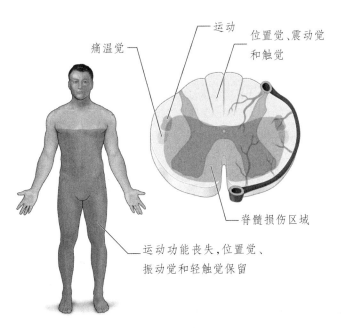

图 12-3　前束综合征。右侧脊髓图像显示了腹侧灰质和白质的病变位置。左侧的阴影区域显示运动功能、痛觉和温觉缺失。振动觉和位置觉保留。

典型示例。 根据脊髓损伤的程度,也可能发生自主神经功能障碍。

后束综合征(图12-4):脊髓后侧可能受到背部穿透伤或椎弓过伸损伤;然而,这是一个罕见的脊髓损伤

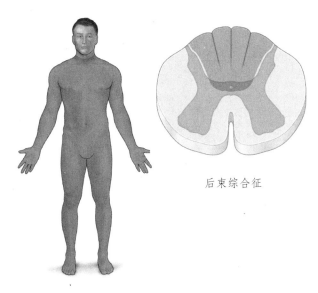

后束综合征

图 12-4　后束综合征。右侧脊髓图像的阴影区域显示病变部位在后柱。左侧阴影区域为受影响的身体区域,振动觉和位置觉丧失。

类型,但有一个经典的表现。本体感觉和振动觉丧失,痛觉和温觉保持完好。运动功能也完好无损。

脊髓圆锥综合征(图12-5):脊髓圆锥的损伤发生在L1水平,在该处脊髓逐渐变细直至末端。 源自此部分脊髓的神经和穿过该空间的神经均受到损伤的影响。 这些神经控制腿、生殖器、膀胱和肠。 最常见的症状是:下背部深处酸痛和腹股沟、大腿、小腿或脚的麻木感。 也会出现尿潴留、肠功能障碍和阳痿。 这些问题起病突然,通常是双侧表现。

马尾综合征:马尾一词的意思是马的尾巴,用来命名穿过椎管终端的神经(图12-5)。 很难将马尾综合征与脊髓圆锥病变区分开来,因为在这两种情况下,下行至出口的神经常受伤。 马尾神经损伤的位置将低于L2水平。 由于马尾神经损伤,背痛通常很严重,并且会出现沿着皮节刺痛(放射状),症状很可能是单侧的。

医疗管理

当损伤是创伤性时,脊髓损伤的急性期医疗管理始于社区,而其他类型的脊髓损伤则始于急诊室。 如果损伤不是由创伤引起的,那么则应进行系统的鉴别诊断,尤其要注意肠和膀胱功能,以及相关区域下方的反射,以免脓肿或肿瘤的患者被送回家。

是否需要进行脊柱减压固定手术应尽早做出决

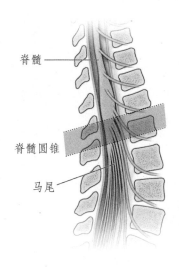

脊髓

脊髓圆锥

马尾

图 12-5 脊髓圆锥综合征和马尾损伤。脊髓圆锥损伤导致 L1 处脊髓的远端损伤。马尾损伤导致位于脊髓末端下方的脊髓节段脊神经损伤。

定。需要手术的情况包括：神经症状的逐步恶化、小面关节脱位或闭锁、硬膜外脓肿或马尾综合征。脊柱减压固定手术的应用尚不统一，而且不被认为是脊髓损伤的护理标准，因为支持手术的证据水平不是前瞻性或随机的[24,25]。最近进行了这样一项对照手术试验，发现在 6 个月的随访中，脊髓损伤约 14 小时内接受减压的患者有 20% AIS 评级改善 2 级或以上[26]。相比之下，延迟手术（脊髓损伤 2 天之后）的患者仅 9% 出现了这种改善。因此，脊髓损伤后第一天的脊柱减压固定手术应变得更加常规。随着这种外科手术方法的广泛应用，物理治疗师可期望约有一半接受这种手术的患者在感觉和运动功能方面有更大的进步。

另一个早期的医学决定是是否使用类固醇。直到最近，根据三项随机对照试验，美国国立急性脊髓损伤研究（NASCIS Ⅰ、Ⅱ 和 Ⅲ）建议在非穿透性 SCI 后 8 小时内使用类固醇作为治疗标准[27,28]。大剂量甲泼尼龙可提高完全性或非完全性脊髓损伤患者的 ACI / ISNCSCI 测试的运动和感觉评分。然而，出现了有关科学设计、随机化和数据分析的问题。许多医师团队已经修订了使用类固醇治疗脊髓损伤的建议，指出任何临床获益都可能被严重的副作用（如败血症或肺炎严重抵消）[29]。这意味着对于通过检查败血症、肺炎或其他感染迹象而接受甲泼尼龙的任何患者，物理治疗师将需要成为护理团队中重要的一员。

一旦确诊了脊髓损伤，临床治疗将侧重于在所有

康复阶段中被密切关注的几个关键因素。在脊髓损伤治疗的整个过程中，物理治疗师都是团队的一部分。他们是预防危及生命状况额外的眼睛和手，因此，熟悉临床结果和症状是至关重要的。此后，脊髓损伤团队急需关注的 5 个领域是：①心血管变化；②低血压；③膀胱和肠道功能障碍；④呼吸功能；⑤皮肤完整性。低血压和其他心血管并发症是由自主神经功能紊乱引起的。这些系统需要密切关注，因为如果不加以管理，它们会威胁生命。

自主神经功能障碍

自主神经系统的结构和功能

如第 1 章所述，自主神经系统由交感神经系统和副交感神经系统组成，负责中枢神经系统与重要器官之间的复杂反射整合。来自心脏、动脉和骨骼肌感受器的兴奋性交感神经信号被传送至脑干的孤束核。来自颈动脉、主动脉弓和其他血管中的 Barrow 感受器的副交感神经输入通过舌咽神经和迷走神经抑制了孤束核。大脑的两个区域——下丘脑和围绕第三脑室的室旁核提供了对心脏的控制。下丘脑增加心脏和其他器官的交感神经活动。髓质的交感性血管舒缩运动会引起血压升高，中缝核的血流灌注会增加心率。室旁核将轴突信号传递至脊髓，以增加心率并调节下胸髓段的交感神经系统[30]。

脊髓损伤的影响

心脏和血管舒缩变化——T6 或以上的损伤中断了对心脏系统的脊髓上交感神经控制，仅保留通过迷走神经对心脏进行副交感神经调控。如果没有交感神经调控，心脏跳动减慢（心动过缓），并可能以波动的速率跳动（心律失常）。血管舒缩反应也会出现问题，包括血管张力降低，这会使血液积聚在血管和器官中，从而降低血压（低血压）。这种交感神经失能被称为神经源性休克，不应与稍后描述的脊柱休克相混淆。这些心脏和血管舒缩影响至少持续 5 周。在 T6 水平以下脊髓损伤中，血管舒缩控制和心脏反应保持正常。

深静脉血栓形成——肝、脾和骨髓失去脊髓上交感神经调控，也可能导致深静脉血栓形成。虽然淤滞是深静脉血栓形成的一个重要因素，但发展为深静脉血栓的脊髓损伤患者也已发现血小板和凝血因子的变化[30]。另一个可能导致深静脉血栓形成的因素是由于

受伤时对血管本身的额外创伤。

自主神经反射障碍(图12-6)——当脊髓损伤在T6水平以上时会发生这种情况。其定义为血压明显升高和心跳加快,并出现明显的出汗、竖毛(鸡皮疙瘩)和面部潮红,以及头痛、视力模糊和(或)鼻塞等症状[30]。要记住自主神经反射障碍的一个重要部分是脊髓损伤患者的静息血压远低于正常水平,因此,不会出现由于反射障碍而导致的血压严重升高至超出"正常"范围。自主神经反射障碍是一种危及生命的情况,这种情况下,损伤水平以下的强烈但不一定有害的感觉输入在脊髓中上行(图12-6A),并引发内脏神经的大量交感神经电涌(图12-6B)。这些信号引起血管收缩和高血压。颈部的压力感受器通过舌咽神经和迷走神经向大脑发出这种高血压危象的信号(图12-6C),并引发两种不同的反射来解决该问题(图12-6D)。第一,更强的下行交感神经抑制指令被传送到脊髓以阻止电涌,但信号被损伤所阻断;第二,副交感神经输入通过迷走神经来减慢心跳,但心率的适度降低并不能代偿大血管收缩。如果任其发展,癫痫、肺水肿、心肌梗死、卒中和死亡都可能发生。表12-2列出了一些自主神经反射障碍的潜在诱因。

膀胱功能障碍

泌尿系统的神经支配

膀胱由平滑肌组成,并通过两个尿道括约肌——尿道内括约肌和尿道外括约肌储存尿液。逼尿肌构成

表12-2	自主神经反射障碍的原因
膀胱	膀胱充盈
	膀胱肾结石
	尿道堵塞
	尿路感染
胃肠道	肠梗阻
	肠胀气
皮肤系统	衣物和鞋过紧
	压疮
	水疱、烧伤、虫咬
生殖系统	性交
	射精
	分娩
其他	骨折
	深静脉血栓
	异位骨化

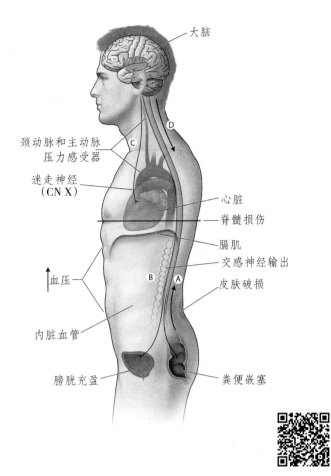

图12-6 自主神经反射障碍。当损伤下方的刺激导致血压升高而无法抑制时,就会发生自主神经反射障碍,因为来自大脑的下行输入被损伤所阻断了。

膀胱壁和膀胱颈内括约肌。膀胱壁和内括约肌受腹下神经(T11-L2)支配,该神经是交感神经系统的神经节后分支,在膀胱充盈时抑制肌肉收缩(图12-7)。在膀胱的两个括约肌中,尿道外括约肌是真正的括约肌,因为它由横纹肌组成,受会阴神经支配(S2-4),并处于自主控制之下。它位于尿道口。会阴运动神经元具有张力性活动,使外括约肌处于闭合状态,防止膀胱排空,直到时间和地点合适。内括约肌被认为是一种功能性括约肌,当膀胱内尿液压力增加时,括约肌收缩或收紧,这意味着它处于反射状态,而不是自主控制。

正常功能

要使膀胱排空,膀胱肌肉的收缩必须与括约肌的打开精确同步。它需要整合副交感神经、交感神经和躯体神经系统。副交感神经纤维控制膀胱排空,交感神经纤维作用于膀胱充盈。在正常情况下,内括约肌

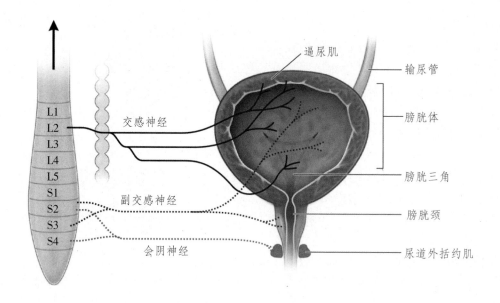

图 12-7 膀胱和尿道括约肌的交感神经和副交感神经支配。交感神经纤维促进膀胱放松以充盈和闭合内括约肌；副交感神经纤维控制逼尿肌收缩和内括约肌打开。外括约肌由会阴神经的张力活动保持闭合。为了排空膀胱，必须从更高级的大脑中枢抑制这种活动。（Reproduced with permission from Hall JE: Guyton & Hall Textbook of Medical Physiology, 13th edition. Philade lphia, PA: Elsevier; 2016.）

和外括约肌都是闭合的，尿液会积聚在膀胱中。当膀胱充盈时，膀胱壁的传入神经向骶髓和脑干的排尿中枢发出信号。脑干向会阴部和腹下运动神经元发送抑制性输入，使内外括约肌松弛。同时盆腔神经中的副交感神经纤维引起逼尿肌收缩，尿液被排出。

脊髓损伤的影响

脊髓损伤时，向脑干传递的上行信号通常受损或完全缺失，膀胱壁的反应会变得过敏或迟钝。痉挛性膀胱是指骶髓反射过度活跃，导致膀胱无论尿量多少都会收缩。当反射减弱或完全消失，尿液没有从膀胱排出时，就会发生弛缓性膀胱。当传入脑干的信息不足或缺失时，括约肌失去协调控制，导致括约肌协同障碍。这个问题常见于膀胱收缩但外括约肌不开放，导致膀胱膨胀。膀胱内的压力变得相当高，阻止肾脏排泄，所以尿液在肾脏中回流，这被称为反流。反流会损害膀胱、输尿管和肾脏，可能危及生命。肾结石也会通过阻塞尿流和损害肾脏而危及生命。钙和其他未从膀胱完全排空的代谢废物形成结石。大约20%的脊髓损伤患者在脊髓损伤的早期和几年后会发展为肾结石[31]。大约为14%的患者发展为膀胱结石，通常发生在受伤后的3~6个月内[31]。2年内的复发率高达72%[32]。结石形成的危险因素包括四肢瘫痪、膀胱感

染史和高钙血症[32]。

膀胱治疗计划最重要的目标是排出尿液并防止膀胱内的高压。膀胱治疗的另一个目标是预防肾结石或膀胱结石。有几种方法可实现这些目标，最佳的膀胱治疗方法的选择取决于残存的手功能、个人可获得的看护支持量，以及诸如尿路感染和自主神经反射障碍等并发症。在脊髓损伤急性期，留置导尿管是从膀胱中排出尿液的最常见方法，在住院康复期间将过渡到长期管理计划。为了减少结石形成和感染的风险，每种治疗方法都需要消耗不同量的液体。

间歇性导尿管——每天2夸脱（8~10杯水）的适度但不多的水消耗量，每天应每4~6小时进行一次导尿。可使用无菌或"清洁、无菌"的技术。无菌导管设备一次性使用意味着不接触插入管。它降低了细菌进入膀胱的风险。清洁技术有一个多用途的导管，每次使用后必须清洗。保险范围可能会限制或阻止无菌导管的使用。

留置性导尿管——每天应保持约3夸脱（15杯水的高耗水量），以减少膀胱结石或肾结石的风险。

尿管——尿道导尿管，通过部分充气的气囊固定在适当的位置。通常每月更换一次。这种类型的导尿管可能会抑制或阻碍性功能。

耻骨上导尿管——通过手术插入的导管穿过腹壁

进入膀胱。女性通常选择这种类型的导管,因为它不像尿道导管那样存在尿液渗漏的问题。它也不会干扰男性或女性的性功能。

男性阴茎导尿管——每天耗水约2夸脱(8~10杯水)。应该每天或隔天更换一次。没有针对女性生殖系统的版本。如果膀胱收缩较弱或括约肌功能障碍限制了排尿,则这种类型导管的效果较差。

尿道括约肌注射肉毒杆菌毒素(Botox)——越来越多的证据表明,在脊髓损伤后,Botox注射已被越来越广泛地用于改善膀胱排尿和克服括约肌功能障碍。Botox引起括约肌麻痹,使尿液更容易通过。它会在3~6个月内失去效力。最近的一项系统性回顾表明,脊髓损伤患者和其他疾病的患者注射Botox 30天后,排尿得到了改善[33];然而,证据有限,需要重新注射Botox是缺点。虽然存在手术选择(见下文),但使用Botox可能是最好的第一步,因为其影响是可逆的。

尿道支架——通过括约肌管腔插入一个网状管,使其保持开放状态,尿液将持续流动。风险包括支架移入膀胱、结痂或引起疼痛和自主神经反射障碍[33]。如果需要,可移除支架。阴茎导尿管用于收集尿液,这使得女性无法使用这一方法。

括约肌切开术——手术切除外括约肌是治疗协同功能障碍的一种不可逆但有效的方法。它通常局限于男性,在所有其他治疗方案失败后才使用。阴茎导尿管用于收集尿液。这种手术通常不适合女性,因为它会导致持续的尿液渗漏,并带来严重的皮肤溃疡风险(见下文)。

反射和徒手技术——这些技术在膀胱上施加压力,以刺激传入冲动力并引起逼尿肌收缩,或推动尿液通过松弛的括约肌。Crede法涉及向下按压小腹,从而压迫膀胱。耻骨上叩诊为膀胱提供间歇压力。Valsalva动作通过下压和(或)前倾产生压力来排空膀胱。

药物管理也是膀胱治疗的一部分。不能储存尿液可用抗胆碱能药物来减少逼尿肌反射亢进,用α-肾上腺素促进括约肌控制。对于排空膀胱有困难的患者,胆碱能类药物(氯贝胆碱)可增加膀胱反射,α-肾上腺素能阻滞剂有助于括约肌松弛,中枢神经系统抑制剂(如地西泮和巴氯芬)可减轻协同障碍。

尿路感染

脊髓损伤后膀胱功能障碍最常见的并发症之一是尿路感染(UTI)。在T6及以上的脊髓损伤患者中,此类感染会导致尿液中白细胞和细菌含量升高及以下症状:发热、发冷、出汗、恶心、头痛、痉挛加剧和自主神经反射障碍。如果怀疑是尿路感染,则需要使用抗生素治疗并立即转诊。大多数脊髓损伤患者的膀胱中都有细菌,这些细菌是在导管插入过程中从皮肤或尿道进入的。对于某些患者来说,这些细菌会"定殖"在膀胱,最终不会引发感染。对于其他患者,每年都会频繁地出现感染症状[34]。

尿路感染的一个可能原因是使用干净但不无菌的导管进行间歇性导尿,但直到最近,还没有证据支持这一想法[35]。在这项国际研究中,重复使用导尿管的患者与从未重复使用导尿管的患者相比,前者患尿路感染的数量后者的4倍。由于成本和可用性,一次性导尿管平均重复使用34次,但有些患者重复使用导尿管超过200次。因此,对患者进行避免导尿管重复使用的教育可能是减少尿路感染的有效方法。留置性导尿管比干净的间歇性导尿发生尿路感染的发生率更高[36]。

肺部并发症及呼吸功能障碍

肺部和呼吸功能的神经支配

呼吸依赖于延髓中节律启动神经元产生的下行神经冲动。吸气和呼气的延髓神经元都位于延髓内,并通过橄榄脊髓束向脊髓的膈核发送投射信号。部分下行的球脊髓轴突在延髓中交叉,但大多数是单侧投射。膈核位于C3-5之间,支配膈肌(图12-8)。主要吸气肌是由C2-7支配的膈肌和斜角肌。辅助吸气肌是由C2-3和脑副神经支配的胸锁乳突肌和由T1-11支配的肋间肌。呼气通常是被动完成的,但受T7-L1支配的腹肌在用力呼气(例如咳嗽)中起着重要作用。基于这些神经支配模式,C5以上的脊髓损伤将损害大多数主要呼吸肌和辅助呼吸肌。即使是较低的中段胸髓损伤也会降低肺功能。

正常功能

通常膈肌收缩变平并下拉胸腔,而斜角肌、肋间肌和胸锁乳突肌收缩上提胸腔。这样,胸腔扩张将空气吸入肺部。辅助肌只有在有更大的通气需求时才会变得活跃,如在跑步或锻炼时。当膈肌松弛,肺部和肌肉组织会回缩,从而被动地将气体从肺部推出,完成呼气。腹肌的有力收缩也有助于将气体排出肺部。

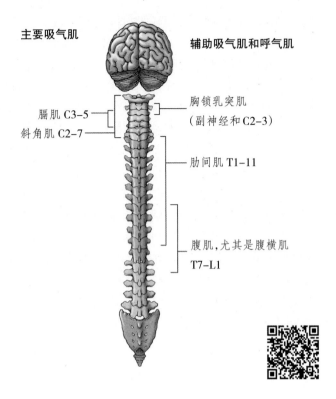

主要吸气肌

辅助吸气肌和呼气肌

膈肌 C3-5

斜角肌 C2-7

胸锁乳突肌
（副神经和 C2-3）

肋间肌 T1-11

腹肌，尤其是腹横肌
T7-L1

图 12-8 主要呼吸肌和辅助呼吸肌的神经支配水平。 主要呼吸肌（膈肌和斜角肌）和胸骨乳突肌（辅助肌）由颈髓水平神经支配。 辅助呼吸肌肋间肌和腹肌由胸髓水平神经支配。

脊髓损伤的影响

脊髓损伤后呼吸功能障碍的程度取决于损伤水平，高位颈髓损伤会产生最严重的影响，但即使是下胸段脊髓损伤也会导致呼吸功能障碍。 呼吸肌神经调控的部分或完全丧失是呼吸功能障碍的最常见原因，被称为限制性呼吸肌功能障碍，包括：

- 由于球脊髓轴突损伤、膈肌运动神经元缺失或膈神经损伤而导致的膈肌麻痹。没有咳嗽。这种情况发生在 C4 或以上的完全性脊髓损伤，需要呼吸机。膈肌完全瘫痪导致一种矛盾的呼吸模式，腹部在吸气时收缩，在呼气时舒张。 这种模式是由肋间肌激活不良和腹部收缩无力引起的。

- 由于橄榄脊髓束、膈肌运动神经元或膈神经的不完全损伤导致的膈肌局部麻痹。咳嗽无力且无效。这种情况发生在从 C2-4/5 的颈髓不完全性损伤。如果肺活量、吸气压力或 CO_2 水平恶化，则可能需要呼吸机。

- 肋间肌和腹肌麻痹/局部麻痹。咳嗽无力，尤其是 T5 以上胸椎损伤。这种情况发生在 C5-T11 完全性

或非完全性脊髓损伤。除非出现并发症，否则通常不需要呼吸机。

当胸壁或肺同时受伤时，在创伤性脊髓损伤急性期也会发生限制性障碍。这种损伤可能是一种严重的并发症，并产生长期的影响。

阻塞性呼吸肌功能障碍也可导致脊髓损伤相关的呼吸问题。如上所述，在 T6 或以上脊髓损伤急性期会导致自主神经功能障碍。对于肺来说，这意味着会产生过多的支气管分泌物和黏液。交感神经输入障碍会导致副交感神经调控不受抑制，从而导致支气管痉挛、血管充血和纤毛活动无法清除黏液。多余的黏液在肺部积聚，纤毛不能将黏液移出肺，尽管咳嗽反射可能完好无损，但咳嗽本身是无力且无效的。这些情况使患者处于肺不张（肺泡塌陷）、肺炎和呼吸衰竭的危险中[37]。

对不需要呼吸机的四肢瘫的患者而言，体位会影响呼吸能力。坐位时，无力或松弛的腹肌允许腹部内容物向前突出，使膈肌变平，并将胸腔保持在扩张的位置。由于脊髓损伤导致的吸气肌无力，它们无法克服这种机械缺陷。但如果患者取仰卧位，重力会将腹部内容物向后拉，使得即使是非常微弱的膈肌收缩也能扩张胸腔并产生吸气。在脊髓损伤急性期时，通常在仰卧位会出现更好的呼吸能力，因为腹部内容物不会突出且膈肌力学更为有效。

对于四肢瘫痪的患者来说，使用束腹带来补偿腹部松弛可立即改善呼吸功能。 据报道，在直立位使用束腹带可提高肺容积和咳嗽力[38]。

压疮和皮肤完整性

皮肤系统的神经支配

皮肤是人体最大的器官，可作为保护屏障并维持体温调节。为了给身体降温，血液会通过皮肤表面以下的血管网络。在寒冷的天气中，皮肤中的感受器通过收缩靠近皮肤表面的血管来帮助提高体温。自主神经系统控制血液流动，因此有助于体温调节。皮肤的外层是表皮，在那里细胞脱落，新的细胞取而代之。真皮位于表皮下方并包含感觉感受器、汗腺、淋巴管和血管。 在真皮层下方是脂肪层、肌肉层和骨骼。

脊髓损伤的影响

脊髓损伤后，损伤水平以下区域的轻触觉、压觉和

热觉会受到损害,因此,向大脑发出的移动和释放压力的信号就会缺失。此外,血液流动的神经控制受到干扰,使得脊髓损伤患者在极冷或极热的环境下难以控制体温。当压力持续作用于皮肤(通常在骨头上)会形成压疮,并损伤皮肤和深层组织。压力的大小和持续的时间会增加伤口的严重程度。短期的高压和长期的低压均可导致压疮。压力会压迫毛细血管,阻止氧气到达受压区域的组织。缺血和细胞死亡发生在较深层的组织内,而表层和皮肤最初可能只表现出皮肤变白的改变。伤口从皮肤下方开始,向上扩展形成一个金字塔形的病变,皮肤上有一个小伤口,在较深层的组织内有一个范围更广的病变。

有几个系统来对压疮的类型和严重程度进行分级,但最新的建议是对伤口进行分类而不是分级。有多种分期治疗压疮的类型和严重程度的系统,但较新的建议是对伤口进行分类而不是分级。分级意味着伤口的发展和愈合依次通过每一级(例如,从1级到2级,再到3级,愈合过程则相反),但情况不一定如此。一个国际专家小组开发了一个综合所有不同分级系统的通用系统(表12-3)[39]。重要的评估因素包括颜色、伤口的深度及是否有坏死组织,这是一种黏稠的、潮湿的组织,颜色较浅,有黄色、白色或绿色。焦痂是一种厚而硬的组织,呈深褐色或黑色,附着在伤口处或边缘。

高危区域

身体上脂肪组织很少或没有脂肪组织覆盖在骨突起部位发生压疮的风险最高。脊髓损伤后,最常见的溃疡部位是骶骨/尾骨、坐骨、脚跟和转子。其他危险区域包括后脑、肩胛骨、肘部、膝盖和耳朵,因为当躺在床上时,这些部位会暴露在压力下。

脊髓损伤急性期发生压疮的危险因素与限制体位变化的医疗条件和医疗程序有关。对于以下患者来说,发生压疮的风险要高得多:气管切开术、手术减压后恢复时间较长或到达急诊室时动脉血压较低的患者[40]。在到达医院之前限制行动的因素也会增加风险,包括在担架上花费的时间、颈圈的放置及运送至医院时间[40]。由于在急诊室常规放置留置性导尿管,所以尿失禁的急性发作风险较小。住院康复期间的危险因素尚未得到充分研究,且易与住院急性期较高的压疮发生率相混淆,估计为30%或更高[40,41]。在脊髓损伤慢性期,许多因素会产生影响,如社会人口学、行为学、神经学和医学问题[42]。也许最令人担忧的是既

往溃疡史。据估计,高达90%的溃疡患者会继发另一种溃疡,而新的溃疡可能不在相同的位置(即复发)[43]。复发意味着最初溃疡引起的病理组织改变构成严重风险。然而,当复发性溃疡发生在新的位置时,表明系统性因素可能构成最大的风险。

预防压疮

为了预防压疮,在急性住院期间,患者的体位必须每2小时改变一次,床的脚跟处应抬高,床头不应抬高超过30°。头部高度越高,骶骨的压力越大,这是一个高风险区域。通过在小腿下方放置一个枕头使脚跟悬于床面。确保膝盖略微屈曲,以避免深静脉血栓的风险(见下文)。重要的是要记住改变患者体位是为了避免损伤皮肤。切勿在床面上拖拉身体,因为剪切力和摩擦力可能会损伤皮肤。使用任何可用的辅助系统[例如床单、扶手和(或)高架提升系统]来转动患者。与90°侧卧位相比,将患者置于30°倾斜侧卧位可最大程度地增加血液流动,并降低转子上的压力。保持每个姿势都应使用枕头和泡沫,而不是毛巾,因为毛巾会产生更大的压力,而不是减少皮肤的压力。请注意,枕头或泡沫应该放置在身体部位之间的空隙处。如因手术的预防措施而不能使用倾斜的侧卧位,则每2小时将患者从侧卧位改为仰卧位,然后改为对侧卧位。在某些机构中,可使用特殊的床来减轻压力,新的床边压力测绘系统正在兴起,可能有助于急性住院期间的预防。

住院康复期间及康复后预防压疮的关键部分是减压和定期检查皮肤。每天都要检查高危区域皮肤的发红、肿胀、硬度或是否有水疱之类的损伤。这些区域包括骶骨、尾骨、坐骨结节、大转子、脚跟、肘部、膝、脚踝和足部。当患者坐在轮椅上时,应每15分钟进行一次重心转移,持续60秒,并且患者应尽可能独立完成(表12-4)。

为了在整个治疗过程中预防压疮,应监测和避免几个因素[44]。营养不良是压疮形成的主要危险因素,并使溃疡难以愈合。重要的是要养成良好的饮食习惯,不仅可预防压疮,而且可确保最佳地参与物理治疗。虽然没有与压疮相关的单一营养因素,但在脊髓损伤后通常要监测蛋白质、白蛋白和血红蛋白水平作为营养不良的指标。脊髓损伤后蛋白质摄入不足,机体对蛋白质进行分解代谢,导致胶原蛋白形成不良,体重下降。第二个因素是皮肤长期潮湿。两个最常见

表12-3	压疮的分类
分类/分级	描述
1类/1级	不褪色的红斑 • 皮肤完整 • 不褪色的局限性红斑 • 受损部位与周围相邻组织比较有疼痛、发硬、松软、皮温升高或降低 • 肤色较深的人可能难以检测到
2类/2级	局部增厚 • 浅的开放性伤口伴有粉红色的伤口床(创面) • 无坏死组织 • 也可能是一个完整的或破裂的水疱 • 无瘀伤
3类/3级	全层皮肤缺失 • 可见皮下脂肪暴露,但骨、肌肉和肌腱未外露。骨和肌腱不能直接触及 • 坏死组织,若存在不会掩盖缺失组织 • 可能包含有潜行性损伤(向内和向深部)和隧道 • 因身体部位和脂肪组织的数量不同可能会发生浅溃疡和深溃疡。没有脂肪组织的区域将形成浅溃疡
4类/4级	全层组织缺失 • 骨、肌腱或肌肉外露或可直接触及 • 存在坏死组织或焦痂 • 常有潜行性损伤或隧道 • 深度因位置而异 • 压疮可能会侵袭肌肉、筋膜、肌腱等,可能导致骨髓炎或骨炎
不可分类/分级	全层皮肤或组织缺失——深度未知 • 深度被坏死组织或焦痂掩盖,只有去除足够多的坏死组织或焦痂,暴露出伤口床才能确定压疮的深度 • 足跟处稳定的焦痂(干燥的、无红斑附着)是良好的保护性覆盖层,不应去除
组织损伤	可疑深部组织损伤——深度未知 • 完整的皮肤区域出现紫色/栗色 • 因剪切力或压力造成充血水疱 • 在变色/起疱之前,与完整组织相比,病变处可能会出现疼痛、发硬、糜烂、松软、皮温升高或降低 • 可能进展迅速且有水疱覆盖深色伤口床

的水分来源是皮肤相互接触区域出汗和大小便失禁。由于尿液和粪便的酸度很高,所以在皮肤过敏之前,尽快清洗暴露在外的皮肤是很重要的。经常、长期接触水分会导致皮肤浸软或破损。第三个因素是吸烟,因为尼古丁会限制皮肤血液流动并减少组织氧合。由于压疮的风险和预防涉及许多复杂因素的相互作用,因此,人们将更多的重点放在采取健康的生活方式上,而不是仅仅关注患者的教育或自我减重技巧(例如重心转移,坐垫)[45]。治疗师应在康复的各个阶段鼓励良好的营养、有规律的锻炼和戒烟。这些生活方式的改变不仅会影响压疮的风险,还会影响心血管疾病和其他并发症。

神经源性肠道

肠道的神经支配

结肠从小肠延伸到直肠末端的肛门括约肌(图12-9)。有两个括约肌:①肛门内括约肌,它由结肠内的平滑肌组成;②横纹肌,自主控制的肛门外括约肌。肛门内括约肌由腹下神经(S2-4)支配,外括约肌

表12-4	不同脊髓损伤水平的减压技术	
脊髓损伤水平	**方法**	**难度**
C4、C5、C6	躯干侧向倾斜 用手勾住轮椅的推手以保持平衡,身体后倾以减轻坐骨 结节的重量	最容易执行;与其他方法相比,需要较少的躯干 控制
C6及以下	向前倾斜 如果可能的话,双手顺着腿下行至地板,让坐骨结节完全 离开座位	较困难;需要更强的躯干控制和平衡
C6及以下	手撑,臀部离开轮椅 将手放在扶手或轮子上,向下推,直到臀部离开座位	最难;患者必须有提起自身重量的力量
C4	向轮椅背倾斜 确保双腿抬起,使骨盆离开轮椅	在手动轮椅上,需要协助;在电动轮椅上,可能不 需要帮助

由会阴神经(S2-4)支配。 耻骨直肠肌受S1-5神经根支配,环绕直肠,使其保持弯曲,并与两个括约肌共同作用,这三个结构确保了大便节制。

结肠的神经控制包括躯体和自主神经系统,其主要的神经支配是肠神经系统,也称内在神经系统。肠神经系统非常有趣,因为它可以独立于大脑和自主神经系统发挥功能,并且包含许多神经元,因此被称为肠道大脑。这意味着即使在脊髓损伤和失去与大脑的联系之后,结肠的许多功仍能完好无损。肠神经系统由以下部分组成:①位于结肠肌肉层之间的肌间神经丛(Auerbach神经丛);②位于黏膜和肌肉内层之间的黏膜下神经丛(Meissner神经丛)。副交感神经系统通过迷走神经和盆腔神经(S2-4)起作用,引起结肠收缩。交感神经系统通过肠系膜神经(T9-12)和腹下神经(T12-L2),使结肠松弛,降低肠蠕动。兴奋性肠反射被抑制,括约肌收缩。

正常功能

结肠的作用是提取水分和营养物质,同时将食物形成粪便并将其推向直肠和肛门括约肌。结肠壁平滑肌的反射性收缩有助于混合内容物,然后通过蠕动将粪便向前推动。结肠壁的拉伸激活了扩张处上方的肌间神经丛,平滑肌收缩,推动粪便向前。与此同时,神经丛使扩张处下方的肌肉放松,从而使粪便进入此空间。 这种运动仅通过肠神经系统发生,不需要大脑或自主神经输入。胃结肠反射也可单独通过肠神经系统起作用,并在进食后几分钟内启动小肠和结肠的蠕动。由肠道系统驱动的这些活动与增强的肛门内括约肌交感神经驱动相协调,从而提高张力,但一旦直肠开始充满粪便,就会产生对肛门内括约肌的抑制。骶副交感神经和盆腔神经增加肠活动,引起排便。直肠内的粪便使耻骨直肠肌和直肠平滑肌得到伸展。排便受到自主控制,当大脑的抑制作用导致肛门外括约肌和耻骨直肠松弛时,就会发生排便。 在咳嗽或做Valsalva动作期间,增加对肛门外括约肌和耻骨直肠肌的神经驱动可防止失禁。 粪便通过结肠的正常转运时间为12~30小时[46]。

脊髓损伤的影响

脊髓损伤后,自主神经和大脑输入受损或缺失,但肠神经系统仍能正常运作。 这意味着部分运动存在,但括约肌的控制,尤其是肛门外括约肌的控制将严重受损。 粪便的运输时间延长至80小时或更长[47],这意味着更多的水分被提取形成干燥、坚硬的粪便。脊髓损伤的位置将导致上运动神经元或下运动神经元肠功能障碍[48](表12-5)。

肠功能障碍对脊髓损伤患者的健康和生活质量而言是一个重大难题。 运动能力下降、粪便潴留和便秘导致许多胃肠道问题,包括疼痛、腹胀、胃胀、痔疮、恶心、食欲不振和胃食管反流。 当损伤水平高于T6时,这些并发症可能会更加严重,因为它们会引起自主神经反射障碍,如前所述,这是一种危及生命的疾病。其他严重并发症包括肛周脓肿、粪石穿孔(肠壁破裂)和肠梗阻。

对脊髓损伤患者来说,更严重的是焦虑、抑郁和无法维持活动和生活方式,这不仅是由肠道功能障碍引起的,而且还由肠道管理计划引起的[49,50]。健康问题和生活质量的限制是可以通过制订个性化的肠道管理

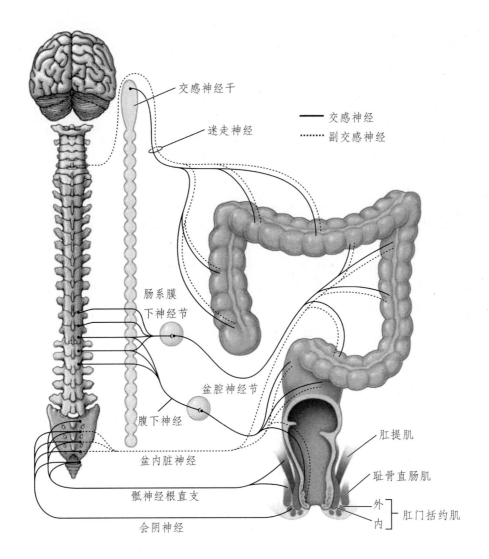

交感神经干

迷走神经

—— 交感神经
······ 副交感神经

肠系膜
下神经节

盆腔神经节

腹下神经

盆内脏神经

肛提肌

耻骨直肠肌

骶神经根直支

外
内 } 肛门括约肌

会阴神经

图12-9 结肠和肛门括约肌的交感神经和副交感神经。

表12-5	不同脊髓损伤部位的肠功能障碍类型		
脊髓损伤部位	张力	功能障碍的类型	临床表现
上运动神经元：损伤在脊髓圆锥以上	反射亢进痉挛	结肠壁张力增加 由于失去脊髓上输入而不能放松肛门外括约肌；当脊髓损伤水平高于T12时，肛门内括约肌放松功能完好	粪便潴留、便秘、反射性失禁
下运动神经元：损伤在脊髓圆锥和马尾	反射消失弛缓	由于自主神经和脊髓上输入缺失导致运动能力下降，肛门外括约肌松弛；耻骨直肠肌松弛	大便失禁、便秘

计划来预防的。

肠道管理计划

该计划的目标是实现可预测的、有效的排便，来预防计划外的排便和减少胃肠道并发症。对于上运动神经元反射亢进功能障碍，该计划的目标是通过直肠刺激和形成软便，使粪便排出。对于下运动神经元反射消失功能障碍，该计划的目标是通过增加粪便硬度，让它存留在直肠内，通过手动排出来，降低失禁风险。为了个性化定制肠道计划，必须确定以下参数：伤前排便习惯肠道功能障碍的类型（痉挛型、弛缓型）、手功能、上肢力量和本体感受、坐位平衡、痉挛、形成压疮的风险、转移技能、在家中执行该计划的可行性。还必须跟踪营养摄入和食物偏好、液体消耗和药物治疗，因为它们都影响肠道功能。肠道管理计划应在医院急诊室就开始。通过适应日常的时间、有规律的间隔和一致的准备过程,有可能"训练"肠神经系统和相关的反射来改善排便。

物理治疗师在肠道管理计划中的角色是使患者的身体功能与肠道计划的类型和位置保持一致。当功能恢复时,需要对计划进行反馈性调整。在坐位而不是床上卧位进行排便的能力取决于良好的坐位平衡、痉挛严重程度和频率低、易于转移和压疮的风险低。坐位排便可使用洗手间、无障碍淋浴/坐便椅或带衬垫的坐便椅。虽然坐位排便可改善排空和清理的状况,但难以评估肛门区域和由于长时间坐位造成的压疮风险。与损伤程度相关的身体功能可帮助确定患者在肠道管理中的角色和是否需要帮助(表12-6)。

排便计划需要全面的方法,利用残存的功能,调节液体和食物的摄入量,并仔细考虑药物对排便功能的影响。对脊髓损伤患者而言,高纤维饮食实际减少肠胃蠕动运动和延长结肠运输时间似乎是违反直觉的,因此,需要对每位患者进行谨慎的纤维滴定。通过降低排便动力和增加便秘而对肠道功能产生负面影响的药物包括抗抑郁药、抗胆碱能药、抗痉挛药和麻醉药。大多数保守的肠道护理方法将胃-结肠反射、结肠的手指刺激、腹部按摩和粪便软化剂或灌肠结合起来,以帮助排便[48]。手指刺激包括将戴手套的手指插入直肠并以圆周运动的方式通过刺激肠神经系统引起蠕动波。进餐也通过胃结肠反射触发蠕动,进餐后使用手指刺激对运动能力有累加作用。诸如乐可舒、甘油和聚乙二醇的栓剂可减少排便计划所需的时间和支持[48]。

肠道管理计划通常每天或隔天进行一次。一个成功的计划应在1小时或更短的时间内完成,但多达14%的脊髓损伤患者的纪录远远超出此时间范围[50]。肠道管理计划的其他主要问题是实施该计划的时间缺乏灵活性,该计划对其他生活活动的干扰,例如工作和娱乐,缺乏护理人员及丧失自主权和隐私权[50,51]。

大约20%的患者的肠道管理计划完全需要帮助,这些人生活满意度较低。脊髓损伤女性患者表现出更多的肠道功能问题,并出现更多症状,如胀气、腹痛、便秘和意外排便[50]。

如果保守治疗无效,则可能需要口服药物和手术。刺激肠蠕动和胃排空的口服药物包括甲氧氯普胺、普鲁卡因、氨力农、新斯的明和格隆溴铵。这些药物干预措施的使用可改善脊髓损伤后的排便[48]。如果在药物治疗后并发症仍继续存在,那么外科手术干预将包括结肠造口术或回肠造口术。这一过程在结肠或肠开口,使粪便绕过直肠和肛门流入外部收集装置。虽然这些外科手术通常被认为是康复失败,但选择进行结肠造口术或回肠造口术的患者表示高度满意,并希望更早地进行该手术[52]。进行结肠造口术的患者不再认为自己的排便是一个问题,并且完成该过程的时间明显缩短了[53]。

从物理治疗的角度来看,脊髓损伤后增加活动量和减少卧床休息对肠道功能有益。尽管证据水平和证据数量有限,但站立活动和电刺激均被证明可改善肠功能[54-57]。在脊髓损伤后,电刺激已被用于两种不同的方法来补偿失去的自主激活的腹部肌肉[55,56]或诱导骶髓节段的神经可塑性[57]。两项研究使用了补偿性电刺激方法并诱发了腹肌收缩,以提高排便时的腹部压力。在这两项研究中,肠道运动能力得到改善,结肠运输时间缩短[55,56]。在一项研究中,6次排便过程中,在肚脐处放置了一个嵌入电极的束腹带[55]。刺激被随机分配在3次排便中进行,在其他3次排便中停止。每个人都不知道刺激是什么时候开始的。四肢瘫痪的患者中,当使用腹肌刺激时,排便的时间明显减少[55]。在第二项研究中,腹部完全瘫痪的患者在腹外斜肌和腹直肌上放置了8个刺激电极。刺激强度足以产生明显的肌肉收缩,且持续时间短(25min/d)超过8周。与对照组相比,接受刺激的患者运动能力更好,转运时间更快,对排便过程的满意度也更高。采用神经可塑性方法,对2例不完全性脊髓损伤和大便失禁患者进行小

表12-6	脊髓损伤水平和肠道护理的功能性支持	
脊髓损伤水平	功能表现	协助
C1-5	依赖于纸尿裤的管理、转移、排便活动	需要护理人员
C6-7	可能需要帮助,但不依赖于纸尿裤的管理、转移、排便活动	需要护理人员部分协助
C8-L2	独立完成穿衣、转移、排便活动	坐位不需要护理人员

范围研究，对胫后神经进行电刺激，以激活构成该神经的骶部感觉和运动纤维(S1-3)[57]。刺激(30min/d)每隔一天或4周进行一次，然后每2个月进行一次。改善直肠感觉、会阴运动功能，提高生活质量，降低失禁的严重程度。这些研究中的每一项都支持物理治疗通过使用无创电刺激改善肠道功能障碍的作用。尽管这些研究规模较小，但它们有望通过补偿或促进神经可塑性来改善肠道功能障碍。

不幸的是，几乎没有证据表明运动活动在物理治疗中对肠道功能的作用。一项研究表明，在站立架中直立对脊髓损伤患者有益[58]，但动态活动尚未得到研究。在健康人中，跑步或骑自行车极大地增加了肠蠕动[59]，这表明运动作为物理治疗的一部分，如跑步机训练、机械训练、臂力计和其他治疗干预可能改善脊髓损伤后的肠道功能。运动也与改善失禁和便秘有关[60]。在一项针对不活动患者的初步研究中，通过运动和腹部按摩相结合可减少大便失禁[61]。然而，由于运动并不是单独测试的，所以还不清楚它是否是调节因素[61]。鉴于运动对未受伤个体胃肠道健康的重要性[60]，确定基于运动的干预是否能促进脊髓损伤后肠道功能改善是至关重要的。

急性期物理治疗

在急性住院期间，如果患者拥有大部分(不是全部)临床上具有挑战性的疾病，将会影响治疗干预的类型和耐受性。所有康复干预措施都必须在不使这些临床疾病恶化的情况下进行。在康复的这个阶段，物理治疗师必须预测到脊髓损伤程度和严重程度可能导致的功能恢复类型。重要的是要确保目前的康复干预措施有助于下一阶段住院和门诊的治疗。注意，下一位治疗师不必花费宝贵的治疗时间来消除关节挛缩等有害因素。物理治疗的作用是评估运动和感觉功能，预防并发症，将保留的肌肉功能纳入康复，并持续监测运动和感觉功能的恢复。

物理治疗评估

使用第9章中所述的标准化神经评估。如果尚未进行ISNCSCI / AIS测试，那么你需要完成完整的测试。如果治疗师已经完成测试，则应快速确认病变下方的肌肉和感觉康复效果。注意，我们期望感觉运动功能会有所恢复，而早期恢复可能会导致更广泛的恢

复和更好的长期预后。也许最应关注的是检查肌肉收缩的迹象，因为这意味着运动神经元并没有完全丧失。还应注意ISNCSCI测试中未涵盖的肌群，例如肩外展肌、肩下压肌、臀大肌和臀中肌、腘绳肌和大趾伸肌。这些肌群对未来的活动如转移、减重和步态训练很重要。在急性期，由于脊柱休克导致的肌肉反应或反射消失并不一定表明损伤的严重程度或位置。

在脊髓损伤后几分钟内，脊髓神经活动普遍减弱，损伤下方的反射消失或非常微弱(反射减退)。这种模式称为脊髓休克或神经痛。脊髓休克是指没有直接被损伤的神经元和反射功能消失，随着时间的推移而恢复[62]。脊髓休克的一个典型例子是单侧半切后早期的四肢瘫痪。几天后，对侧肢体运动活动恢复。未损伤功能的恢复需要数天、数周和数月，并且会从反射减退发展到反射亢进[62]。反射依次出现延迟跖屈反射、球海绵体反射、提睾反射，跟腱反射、巴宾斯基征和膝跳反射[62](表12-7)。

许多神经康复学家认为提睾反射恢复代表脊髓休克结束，但要记住，该反射可能因脊髓圆锥或马尾水平的脊髓损伤而消失。在紧急情况下，脊髓休克可能会有一定程度的缓解。当脊髓休克消退时，不仅反射恢复，而且期望看到被保留的自主运动也恢复。对于物理治疗师而言，通常无法判断功能的改善是由于治疗还是脊髓休克的解除，因为脊髓损伤后的脊髓休克时间可长达1年。

很少有物理治疗评估工具可用于脊髓损伤后的急性期。APTA (EDGE)特别小组强烈建议对脊髓损伤后0~3个月的急性期进行6项结果测量。但在这段时间内，将进行急性期和住院患者的康复。在院内急性期，只有两种措施是可行的，先前所述的AIS / ISNCSCI检查和手持测力计。手持测力计使用力传感器客观地量化肌肉力量，并在脊髓损伤后的第1周内显示出比徒手肌力测试更高的可信性和敏感性[63,64]。

物理治疗师还应该进行哪些其他检查以诊断脊髓半切综合征？

应测试本体感觉。

巴宾斯基征。

你希望测试结果如何显示以确认脊髓半切综合征？

右侧本体感觉比左侧更弱。

仅右足存在巴宾斯基征阳性。

表12-7	脊髓休克的发展顺序	
反射	活动	反射减退−反射亢进
延迟跖屈反射(L5-S2)	强大的深层压力从足跟沿足外侧缘再跨越第3、第4、第5跖骨产生缓慢跖屈	在数小时内出现,并在第1周内恶化;1周后减弱/消失
球海绵体反射(S2-4)	挤压阴茎龟头或阴蒂会引起肛门括约肌收缩	3天内出现;在4周至1年内出现轻度反射亢进
提睾反射(L1-2生殖股神经)	卒中侧大腿内上方上提同侧睾丸	3天内出现;在1~12个月内出现轻度反射亢进
踝牵张反射(S1-2)	当足背屈时,轻叩跟腱会引起跖屈	3天内出现;在1~12个月内出现轻度反射亢进
巴宾斯基征(皮质脊髓束)	应用压力从足跟沿足外侧缘上划至脚趾头,导致大脚趾上翘,其他脚趾呈扇形;取代延迟跖屈反射	3天内出现;在1~12个月内出现轻度反射亢进
屈肌回撤反射(L2-S1)	针刺脚底导致下肢关节屈曲	3天内出现;在4周内出现轻度反射亢进,1~12个月出现明显反射亢进
深肌腱反射 膝腱反射(L2-4) 肱二头肌腱反射(C5-6) 肱三头肌腱反射(C7-8) 肱桡肌腱反射(C6)	轻敲损伤水平以下肌腱引起快速反应	3天内出现;在4周内出现轻度反射亢进,1~12个月出现明显反射亢进

病例A:第2部分

Roberts 小姐在脊髓损伤5天后完成了 AIS/IS-CNSCI测试,确认了C2水平脊髓损伤。上肢肌功能评分为5分,下肢肌功能评分为8分。运动评分不对称,左侧的运动评分比右侧高(表12-8)。针刺觉评分也不对称,右侧得分比左侧高。S4−5针刺觉正常。由于主要病变部位对侧肌力较大,痛觉障碍,故将其归类为 AIS C——脊髓半切综合征。她下半身痛觉差,极有可能发生压疮,因此,必须定期进行皮肤检查和翻身。颈部和肩部区域的痛觉虽然受损,但已部分恢复,这将有助于避免肩胛带发生压疮。未行脊柱稳定手术,颈部用颈圈固定。Roberts 小姐在第6天拆除了呼吸机。

表12-8	ASIA运动评分	
ASIA关键肌	右侧	左侧
C5 肘屈肌	0/5	2/5
C6 腕伸肌	0/5	1/5
C7 肘伸肌	0/5	2/5
C8 指屈肌	0/5	0/5
T1 指外展肌	0/5	0/5
L2 髋屈肌	0/5	2/5
L3 膝伸肌	1/5	2/5
L4 踝背屈肌	0/5	0/5
L5 趾长伸肌	0/5	0/5
S1 踝跖屈肌	1/5	2/5

急性期物理治疗管理

预防并发症

急性期最常见的临床并发症包括肺炎、压疮和深静脉血栓。物理治疗师应加强对患者及其家属的辅助咳嗽技术培训,在每次治疗中增加呼吸训练,通过躯干的运动范围(ROM)改善胸壁活动度,并为所有T12以上脊髓损伤的患者佩戴束腹带。

四肢瘫痪的患者将来有肩和肘部疼痛和受伤的风险。仔细的床上体位摆放和运动范围管理有助于预防关节挛缩或损伤。避免将手臂放在腹部或胸部,因为肘屈肌、肩外展肌和外旋肌将处于短缩位置,产生新的、限制性的静息长度。在脊髓损伤之后,髋关节和膝关节的屈曲挛缩是很常见的，因为所有的时间都是坐着的。如果没有手术或医疗预防措施，将患者置于俯卧旋转位以保护皮肤。俯卧位有助于保持髋关节和膝关节伸展，如果将来可行走或站立，这是非常重要的。

运动范围是整个康复过程，以及回归家庭和充分参与的关键决定因素。在部分肌群和关节中，运动范围越大，功能越好。然而，对某些肌肉而言，运动范围受限是有益的。特定关节的最佳关节活动度将在未来的日常活动中提供独立性，如表 12-9 所示。由于脊髓休克，关节活动最初主要是被动活动，但应依赖于患者产生的任何自主肌肉活动的主动-协助或主动关节活动。

最大化挖掘和发挥保留肌肉的功能

肌肉激活分为以下三类：①未受损且完全激活；②部分神经支配，激活较弱；③无激活。在这个阶段，临床状况通常不稳定，因此患者无法忍受剧烈的肌力训练。此外，附着或穿过骨折椎体的肌力训练可能是禁忌证。在这个阶段，正常或部分神经支配的肌肉主动运动对降低挛缩和继发并发症的风险很重要。任何时候只要有可能，这种锻炼应该作为有意义任务的一部分来完成，如在床上移动，以促进新技能的学习，确保更好地参与到日常活动中，并提高耐力。

由于先前描述的心血管变化和低血压，大多数患者在脊髓损伤早期不能耐受垂直坐姿。以心率、血压

表 12-9　功能性活动的身体要求

最佳关节活动度/肌肉长度	相关功能
肘关节全范围伸展、旋后；腕关节 70°~90° 伸展	推动轮椅、重心转移、穿衣、转移
踝背屈中立位	将脚放置/保持在轮椅脚踏板上；对于将来的站立/行走很重要
髋关节和膝关节 90° 屈曲	最佳轮椅使用、穿衣、转移
髋关节全范围外旋和外展	穿衣、穿鞋子和袜子
指屈肌短缩	C6 水平脊髓损伤需要屈肌紧张，通过伸腕完成抓握——肌腱抓握
腘绳肌拉长	达到髋关节屈曲大于 100° 且膝关节伸展；预防长时间坐位向后跌倒；必须避免拉伸下背部肌肉
下背伸肌短缩	提高坐位稳定性

病例 A：第 3 部分

Roberts 小姐除指长伸肌外，所有关节都被应用了被动关节活动。被动腕伸伴手指屈曲，以便将来肌腱抓握。鼓励她在活动度锻炼期间主动活动每一个关节，同时治疗师触诊所有肌肉收缩情况。呼吸机连接限制了肩关节运动，所以肩关节活动与她在床上的体位改变相协调，以保护皮肤。当她处于右侧卧位时，完成左侧肩关节活动。一旦呼吸机移除，应鼓励 Roberts 小姐进行深呼吸练习，并给予其束腹带，并增加被动躯干旋转练习。

和临床状况为指导，患者将在急性期开始坐位训练。限制或阻止开始坐位练习的问题包括心率或血压不稳定、骨折或脱位不稳定，以及骶骨或坐骨结节上存在压疮或存在压疮的风险。束腹带和腿部压力袜通过防止腿部积血有助于减少头晕。抬高床头可通过调整患者头晕阈值附近的头的角度来提高患者的耐受性，在降低头的角度之前保持这个姿势几秒钟到几分钟。每次练习都尝试将阈值提高到更高水平，以耐受 60° 倾斜为目标，此时患者可开始使用带脚踏板的斜躺轮椅。可降低背部、抬高双腿来补偿头晕或其他症状。一旦使用轮椅，减压必须纳入坐位训练中，可通过使用不同的坐垫并开始训练患者执行重量转移的任务。在康复的早期阶段，大多数人无法进行重心转移，但教育他们每 15 分钟调整一次体位，增加他们对常用体位（用于减重）的耐受性，将有助于他们将来向独立重心转移的过渡。

病例 A：第 4 部分

Roberts 小姐在住院的第 1 周被限制开始坐位训练，同时对骨折部位进行评估，并试图稳定不稳定的心率。由于颈段脊髓损伤的患者在头部抬高时会出现呼吸模式异常，因此使用了腹带来改善膈肌和胸壁力学。在第一阶段，将床头从水平位置抬高至 20° 倾斜位时，会导致呼吸加快、呼吸模式异常、血压和心率下降。降低角度可稳定症状，她每次最多忍受 30 秒。在接下来的 5 天里，床头被抬高至 45°，她保持这个姿势长达 60 秒。Roberts 小姐的病情已经稳定，她将出急诊科接受住院康复治疗。她在受伤后 5 天内从完全瘫痪进展到具有部分运动和感觉功能，这一事实表明，脊髓休克的一些影响正在消退，在住

院康复期会出现肌肉功能更大程度的恢复。S4-5针刺觉存在表明在接下来的几个月中运动会进一步恢复。她还在7天内停用了呼吸机,这减少了发生并发症的风险,避免了包括膈肌在内的长期肌肉无力。

住院康复期的管理

常规治疗

住院康复和门诊康复的重点已超越补偿性治疗,试图促进神经可塑性和功能恢复。脊髓损伤的补偿方法包括使用功能性身体部位、支架或设备来代替受损的功能。这些方法之间存在微妙的平衡。在脊髓休克期或无肌肉激活期,为了完成日常活动(如进食或穿衣)需要一些补偿技术。然而,对补偿的依赖减少了对那些不活跃的神经运动系统的驱动,从而为适应不良的可塑性提供了机会。脊髓损伤后,神经系统通过补偿受损系统的突触位点而发生自发重组。动物和一些人体研究表明,基于活动的治疗可诱导功能性神经可塑性[65,66]。另一个更强调依赖于活动的可塑性而不是代偿的原因是,在可塑性和恢复期稳定之后,总是可以增加补偿技术。然而,如果开始就使用了这些技术,那么可能很难克服适应不良的可塑性。

在使用神经可塑性方法进行康复治疗时有3个重要因素。第一,患者在尝试执行任务时应投入最大的注意力和努力,这需要一定程度的坚持,因为在早期会有很高的出错率或缺乏响应。第二,为了进行技能学习,训练必须允许出现错误。在脊髓损伤的啮齿动物上进行的一项有趣的研究很好地证明了这一点[67]。脊髓损伤后,我们使用机器人在踏步模式下移动腿,一组使用精确控制,不出错;另一组使用较少的控制,允许运动出错。当关闭机器人并让他们自己完成踏步动作时,没有错误的组表现出了较差的行走能力和较严重的功能障碍。第三,为了使训练效果和功能恢复出现,需要大量重复训练。在脊髓损伤的啮齿动物模型中,将跑步机训练期间每次锻炼100步与每次锻炼1000步进行对比[68]。只有高度重复训练模式改善了行走能力,表明康复的好处取决于成千上万的试验。

病例A:第5部分

Roberts小姐在脊髓损伤后第16天转入住院康复中心。在转入康复中心后的3天内进行ASIA / IS-CNSCI测试。表12-10列出了关键肌的得分。

对不包括在ASIA测试的肌群进行测试,左肩外展肌的肌力为2/5,竖脊肌和腹直肌上部的肌力为2/5。臀中肌和臀大肌的肌力左侧为2/5,右侧为1/5。腘绳肌肌力左侧为3/5,右侧为1/5。C2及以下左侧本体感觉消失。双侧肱二头肌、肱桡肌、髌腱和跟腱的深肌腱反射存在。巴宾斯基反射右侧阳性,左侧阴性。延迟跖屈反射消失。直坐耐受性提高至55°。Roberts小姐的所有转移活动、床上活动和日常生活活动,包括穿衣和进食,均依赖他人。

痉挛与弛缓性瘫痪

当脊髓休克消失后,运动神经元所支配的肌肉失去了下行运动调控出现痉挛和反射亢进(如上运动神经元病变)。正如其他章节所讨论的,痉挛在临床上被定义为速度依赖性的肌肉牵伸导致的张力增加[69]。损伤水平以下的深肌腱反射也会过度兴奋,这意味着它们更容易诱发,反应更强烈。损伤水平以上的反射正常。痉挛是来自大脑的下行调控受限或缺失和感觉传入输入增多的结合。肌肉纤维、胶原蛋白和肌腱的变化也有助于增强肌张力[70]。当运动神经元、周围神经或肌腱作为损伤的一部分,肌肉和反射会弛缓。这被认为下运动神经元损伤。大多数T11以下的脊髓损伤会有下运动神经元损伤,因为运动神经受损,被称为脊

表12-10	ASIA 运动评分	
ASIA 关键肌	**右侧**	**左侧**
C5 肘屈肌	0/5	4/5
C6 腕伸肌	0/5	3/5
C7 肘伸肌	0/5	2/5
C8 指屈肌	0/5	0/5
T1 指外展肌	0/5	0/5
L2 髋屈肌	1/5	3/5
L3 膝伸肌	1/5	3/5
L4 踝背屈肌	0/5	0/5
L5 趾长伸肌	0/5	0/5
S1 踝跖屈肌	1/5	3/5

左侧针刺觉障碍,右侧正常。

髓圆锥/马尾型脊髓损伤。

痉挛和反射亢进最常见的治疗方法是中枢神经系统抑制剂巴氯芬。口服时，它可减轻挛缩和屈肌痉挛，但它具有许多局限性的副作用，不利于康复。这些副作用包括嗜睡、头晕、无力和共济失调[71]。为了克服这些副作用并增加剂量，巴氯芬也可直接通过鞘内泵在脊髓上方给药。需要注意的是，使用巴氯芬可能会抑制神经激活，限制治疗师促进基于运动的神经可塑性的能力。

物理疗法已被单独用于减轻痉挛或与药物结合共同减轻痉挛。这些活动包括被动牵伸/关节活动、被动骑车、本体感觉神经肌肉促进技术（PNF）、马术治疗和在站立架中被动站立；这些都会对痉挛产生限制作用[71]。相比之下，功能性电刺激（FES）的骑行和步行通常会降低痉挛程度[71]。因此，即使是短期的治疗，基于运动的物理治疗似乎比被动牵伸/关节活动减轻痉挛的疗效更好。值得注意的是，在运动神经插入位点之上对肌肉进行长期直接电刺激可能会加重痉挛[72]。

有一种新的训练方法试图通过改变潜在的神经可塑性来抑制痉挛和反射亢进。Wolpaw及其同事在脊髓损伤的动物模型中发现，通过训练可降低腿部肌肉的脊髓反射活动[73]。训练包括当肌肉肌电图维持在较低范围内几秒钟时给予动物奖励。肌肉激活是对运动神经元兴奋性的测定，有证据表明，训练可促进运动神经元上更强的抑制性突触。重要的是，减弱脊髓损伤动物的反射能力可促进更好的运动能力和更少的运动障碍。这些研究支持了这一观点，即通过集中注意力和生物反馈，可训练脊髓损伤患者适应神经可塑性，减少痉挛和反射亢进。对慢性脊髓损伤患者进行的反射减弱训练的研究显示相似的功能改善：反射亢进减轻、步速提高，以及对膝关节和踝关节的运动控制改善[74]。

异位骨化

异位骨化（HO）是肌肉和软组织内的病理骨形成，在脊髓损伤患者中占10%~78%[75,76]。它通常在受伤后2个月内发生，并与其他因素相关，包括痉挛、肺炎、吸烟和尿路感染[77]。尽管引起异位骨化的机制尚不明确，但有证据表明，干细胞分化为成骨细胞，而不是肌肉、韧带或脂肪细胞[78]。驱动干细胞沿着成骨路径下行的信号尚不清楚，但一旦这个过程开始，便会在数周内发生钙化[78]。在异位骨化的初始阶段，可能会出现非特异性炎症症状。当它完全成形时，主要的临床症状是关节和肌肉疼痛，并伴有该区域的肿胀和低热。当脊髓损伤水平高于T6时，异位骨化可引起自主神经反射障碍，因此，当出现原因不明的反射障碍时，必须考虑异位骨化。异位骨化的存在会严重限制关节活动度，并且如果关节/肌肉的长度受到严重限制，则会导致关节的强直（固定），从而妨碍日常活动，例如穿衣、转移和轮椅使用。在脊髓损伤早期，异位骨化发生之前，可通过非甾体抗炎药预防异位骨化[75]。一旦确诊为异位骨化，考虑手术切除以恢复失去的关节活动度，但有些人不能长期维持，其原因可能是异位骨化复发[79]。

骨质疏松症

脊髓损伤后几天内，骨吸收开始，导致尿中钙含量高。这种吸收过程会持续数月或数年，并可能贯穿患者的一生。它导致骨矿物质流失高达50%，尤其是在髋关节和膝关节。主要原因可能是长期卧床、肌肉功能丧失和不负重活动[80]。这些机制表明，增加负重和肌肉收缩活动可缓解骨质流失，但对功能性电刺激骑车、跑步机训练、电刺激和站立的系统性回顾表明其效果是有限或中等的[80]。

明显的骨质流失会增加骨折的风险。以下因素可导致骨折：16岁以下、酗酒、体重指数低、脊髓损伤10年或以上、女性、运动完全性脊髓损伤、截瘫、骨折史、骨折家族史，以及使用抗惊厥药、肝素或阿片类药物[81]。存在5个或以上的风险因素反映了较高的骨折风险。如果在脊髓损伤的急性期早期给予双膦酸盐，如替鲁膦酸盐、氯膦酸盐和依替膦酸盐可能可预防骨质流失[80]。

住院康复期物理治疗管理

脊髓损伤的水平和完全性为脊髓休克结束后可获得的功能预期提供了指南（表12-11）。重要的是要记住，这些特点是一个普遍的指导方针，脊髓损伤患者通常表现出独特的康复模式。这意味着物理治疗师必须警惕检查非典型性收获，并将其纳入干预措施。考虑到住院康复的时间很短，大约1个月，主要目标是为患者做好接下来过渡的准备，通常是回家。照料者将需要能掌握肠道和膀胱护理、转移、皮肤保护、轮椅的组装和使用。这一康复阶段的优先顺序如下：

• 获得适当的力量、活动、平衡、耐力或预期功能；

- 教育患者和照料者执行床上移动、转移、减压和轮椅使用等功能性任务;
- 评估康复后患者将居住的家庭、工作和社会环境。

从康复医院出院后,大多数患者的目标是回归家庭。为了确定此阶段物理治疗干预的重点,团队决定预测现实生活的条件。回归家庭的相关因素包括是否已婚、积极参与物理治疗及有效使用设备的能力[82]。患有严重脊髓损伤的未婚、老年、黑人或西班牙裔更有可能被送进护理院或其他地方,而不是回家[82]。

由于脊髓损伤的复杂性,目前对哪些物理治疗干预措施对脊髓损伤患者最有效知之甚少。神经康复专家开发了一种物理治疗分类,以开始研究效果最好的治疗方法[83]。表 12-12 列出了脊髓损伤的治疗重点及执行这些治疗的康复学科。为了提高肌力、耐力和技能学习,在进行更困难的任务之前,应先掌握简单的任务。最近的证据表明,花在肌肉骨骼治疗(例如关节活动/牵伸、直立活动)上的时间越多,对其他人的运动功能依赖性越大(即更低的 FIM 运动评分[82])。因此,物

理治疗师会想要尽快地进行功能性任务,如床上移动、转移和轮椅移动。住院康复期间进行步态训练的患者通常是 AIS D 损伤,仅有 25% 的患者是 AIS A、AIS B 或 AIS C 损伤[84]。

床上移动

良好的床上移动能力的重要性不可低估,因为穿衣、排便和皮肤保护都是在床上进行的。在垫子表面的活动将比在床上更容易,在医院的床比在家里的床更容易。为了促进脊髓损伤患者或照料者获得最大的功能,过渡到床面是有必要的。高位颈髓损伤的患者将依赖于照料者进行床上活动,而治疗师的角色是教育患者和照料者。

床上的独立移动需要在不同的位置滚动和移动的技能。下段颈椎和胸椎水平损伤的患者应能通过使用设备实现独立性。垫子和床的活动可构造成促进活动依赖的可塑性或代偿性(表 12-13)。选择哪一种将取决于脊髓损伤水平预期的功能结果(表 12-13)、受伤的时间,以及受伤的完全性。如果脊髓损伤水平是下

表 12-11 根据脊髓损伤水平预测活动能力和结果

脊髓损伤水平	预期活跃的肌肉	潜在功能结果	设备需求
C1-4	颈部和面部肌肉 膈肌:C4	床上移动:依赖 转移:依赖 压力释放:电动轮椅可独立 进食:依赖 穿衣:依赖 修饰:依赖 洗澡:依赖 轮椅操纵:电动轮椅可独立 站立:依赖 行走:不期望	病床 转移板和(或)升降机 倾斜或靠背轮椅;轮椅坐垫 - - 滚动淋浴/马桶椅 站立床;立式呼吸机
C5	C1-4 中列出的肌肉 肱二头肌、肱肌、肱桡肌 三角肌 冈下肌 肩胛下肌	床上移动:少量-适度协助 转移:少量协助 压力释放:电动轮椅可独立 进食:少量协助 穿衣:依赖 修饰:少量协助 洗澡:依赖 轮椅操纵:电动轮椅可独立 站立:依赖 行走:不期望	病床 转移板;升降机 倾斜或靠背轮椅;轮椅坐垫 协助进食、穿衣及修饰的夹板和设备 滚动淋浴/马桶椅 站立床;站立架

(待续)

表12-11 根据脊髓损伤水平预测活动能力和结果（续）

脊髓损伤水平	预期活跃的肌肉	潜在功能结果	设备需求
C6	C1-5的肌肉 桡侧腕伸肌 前锯肌	床上移动：少量协助 转移：少量协助 压力释放：电动轮椅可独立 进食：独立 穿衣：上半身独立；下半身少量-中度协助 修饰：独立 洗澡：上半身独立；下半身少量-中度协助 轮椅操纵：电动轮椅可独立；手动轮椅室内独立，室外需少量-中度协助 站立：依赖 行走：不期望	病床 转移板；升降机 倾斜或靠背轮椅；轮椅坐垫 夹板 夹板 夹板 滚动淋浴/马桶椅 站立床；站立架
C7-8	C1-6的肌肉 肱三头肌、桡侧腕屈肌、指伸肌 指屈肌：C8	床上移动：独立 转移：独立 压力释放：电动轮椅可独立 进食：独立 穿衣：独立 修饰：独立 洗澡：上半身独立；下半身少量协助 轮椅操纵：室内外都可独立操作手动轮椅 站立：少量协助 行走：不期望	病床或标准床 有无转移板均可 轮椅坐垫 适应性用具 适应性用具 适应性用具 淋浴/马桶椅 站立床；站立架
T1-9	C1至损伤水平的肌肉 手功能 肋间肌 竖脊肌 腹肌：T6	床上移动：独立 转移：独立 压力释放：独立 进食：独立 穿衣：独立 修饰：独立 洗澡：独立 轮椅操纵：独立操纵手动轮椅 站立：独立 步行：非功能性	标准床 有无转移板均可 轮椅坐垫 淋浴/马桶椅 站立架

（待续）

表12-11 根据脊髓损伤水平预测活动能力和结果(续)

脊髓损伤水平	预期活跃的肌肉	潜在功能结果	设备需求
T10-L1	C1至损伤水平的肌肉	床上移动:独立	标准床
	肋间肌、腹外斜肌和腹内斜肌	转移:独立	
		压力释放:独立	轮椅坐垫
	腹直肌	进食:独立	
	L1部分屈髋肌	穿衣:独立	
		修饰:独立	
		洗澡:独立	洗浴凳
		轮椅操纵:独立操纵手动轮椅	
		站立:独立	站立架
		行走:功能性;少量协助下独立	助行器,前臂拐杖,支具
L2-S5	C1至损伤水平的肌肉	床上移动:独立	标准床
	髂腰肌	转移:独立	
	腰方肌	压力释放:独立	轮椅坐垫
	梨状肌	进食:独立	
	闭孔肌	穿衣:独立	
		修饰:独立	
		洗澡:独立	洗浴凳
		轮椅操纵:独立操纵手动轮椅	
		站立:独立	站立架
		行走:功能性;少量协助下独立	前臂拐杖,支具

表12-12 治疗重点

床上移动:PT和OT	优先转移活动 穿衣、皮肤护理、肠道护理需求
转移:PT和OT	重新融入日常活动的需求
轮椅活动:PT和OT	提供正确对位对线的骨骼支持,确保皮肤完整;改善或恢复功能性活动

段颈椎或更低且是不完全性的,为了促进神经驱动和可塑性,任务特异性训练应该是训练计划的一部分。

转移

转移是指在两个表面之间移动。技能水平取决于平衡、手臂力量、控制设备的能力及身体类型/大小。技能进步将由辅助转移变为独立转移,从较简单的转移类型到更困难的转移类型。如果可以达到预期的功能效果,转移困难将从使用转移板的坐位转移到不使用转移板的坐站转移(表12-11)。适当的转移类型对皮肤摩擦风险最小,同时允许最大限度的独立性。就像在床上活动一样,不同类型的表面会增加难度,训练将需要着重于患者在家中会遇到的表面,例如

病例A:第6部分

Roberts小姐现在可以完成部分左侧躯干肌肉的激活,但动作幅度很小且不一致。部分治疗将致力于强化这些肌肉并将其应用于床上移动。Roberts小姐应被置于侧卧位。侧滚是最简单的翻身方法。鼓励她使用肩膀和骨盆发起滚动。起初,她收效甚微,所以增加稍偏离侧卧位角度可使她利用重力来协助运动。从侧卧位变到仰卧位可通过钩状卧位过渡——膝盖弯曲且脚放在垫子上。在脚上向下加压试着募集臀肌和竖脊肌。俯卧在楔形垫上是拉伸髋屈肌的有效方法。随着直立位耐受性的提高,可以结合短坐和长坐。当她转移到短坐位并保持身体正确对位对线时,她需要帮助。长坐位和腘绳肌的灵活性对于穿衣很重要。在两种坐姿中,治疗应该从手放在骨盆后方,到身体两侧,再到前方。增加动态活动,例如稍微举起一只手以增加难度,以及力量和耐力训练。继续鼓励积极使用右上肢。在任何肌肉激活出现之前,可能需要数千次的尝试,所以要坚持不懈,始终如一。

轮椅到沙发、床、马桶、浴缸/淋浴间、地板和车辆。对于高位颈段脊髓损伤的患者来说，家中可能需要使用升降设备以保护照料者免受伤害。

轮椅活动

脊髓损伤后将使用两种类型的轮椅——一种是电动轮椅，用于没有足够的臂力或功能自行推动的患者；另一种是手动轮椅，用于具有相应力量和功能的患者。使用标准推轮来推动手动轮椅的最低身体标准包括双侧肩外展肌、肘屈肌和腕伸肌的肌力正常。对于手上肢功能较差、上肢疼痛或耐力较差的患者，电动辅助推轮是有益的。电动辅助推轮可增强推进力，同时降低肩部肌肉活动的要求[85]。轮椅活动的技能等级从最简单到最难，始于在水平表面上的推进、在狭小空间中的移动、在拥挤区域移动、在不平坦的地形移动、上坡或下坡、通过耸起的障碍和路缘及下楼。完成一项正式的轮椅技能培训项目（通过这些渐进式任务），技能提高水平至少是典型康复的3倍[86]。重要的是，技能培训项目总共只需要4次，每次2小时。为了确保日常生活所需的轮椅技能足够，开发了一种新的评估工具：轮椅技能测试。该测试可靠、有效，对不同水平的脊髓损伤具有一定的规范价值[87]。此外，还需要对患者（有能力时）或照料者进行安全使用轮椅各部件的培训。

病例A：第7部分

随着直立位耐受性的恢复，Roberts小姐需要开始将肌力训练纳入功能性任务。为了促进神经可塑性，设计的任务允许尝试和错误及成功。将任务分解成几部分可能会有所帮助，缩短范围或允许重力协助运动可能会提高技能学习。在转移训练中，使用可调节协助等级的吊顶支持系统将使Roberts小姐能完成整个任务。对于每种类型的转移，将支持级别设置为允许她活动最无力区域的范围。为了解决腹肌和竖脊肌无力，使用支撑系统使Roberts小姐能克服重力并完成以下任务：躺坐转移并归位、前倾再坐回轮椅，以及坐在垫子边缘时旋转躯干和向各个方向伸手。完成这些任务的进度将取决于她保持头部和身体良好对位对线的能力，然后通过降低提供的支撑和（或）增加手臂的活动来增加挑战难度。也可通过使用吊顶支持系统来实现坐站转移并归位。最初，应提高座椅高度，并增加协助等级，以允许她尝试并完成整个任务，即向前倾斜、双腿负重站立。通过反复尝试和错误，她将了解自己的重心位置，以及在站立过程中如何控制重心而不会跌倒。

轮椅座位必须降低压疮风险，同时保持良好的身体对位对线和促进功能改善[88]。由于躯干肌无力，重

表12-13	专为可塑性或代偿性设计的床移动训练	
功能	**任务特定的可塑性**	**代偿性**
滚动 圆木滚法 分段式滚法	• 集中注意力 • 从侧卧位开始且鼓励使用受伤前的行为模式 • 通过重力协助活动来获得成功	• 仰卧位转移到俯卧位时屈颈 • 俯卧位转移到仰卧位时伸颈 • 摇动或向后摆动手臂，以创造动力、带动骨盆
俯卧位肘支撑		• 用于牵伸髋屈肌群 • 用于改变床上的体位
俯卧位手支撑		• 牵伸髋关节和下背部到过度伸展位 • 为行走做准备
短坐位 髋关节和膝关节屈曲， 脚置于地板上	• 使用高于头部升降机或主动协助从倾斜面或仰卧位坐起 • 通过接近直立位开始训练并获得成功 • 如果本体感觉障碍，使用镜子帮助纠正身体对位对线 • 鼓励使用上肢	• 将手放在骨盆后方、侧方或前方来改善稳定性 • 使用上肢协助保持躯干直立
长时间坐位 髋关节屈曲，膝关节伸 直悬于垫外	• 使用高于头部升降机或主动协助从倾斜面或仰卧位坐起 • 通过接近直立位开始训练并获得成功 • 如果本体感觉障碍，使用镜子帮助纠正身体对位对线	• 四肢瘫痪时，通过肩关节过度伸展来被动伸肘 • 在仰卧位且肩关节过伸时，通过肘关节双侧重量转移至长时间坐位

　　早期的轮椅技能将侧重于学习仅使用左臂和左手来控制轮椅的部件。轮椅移动性训练将侧重于使用左上肢和左下肢进行推进,因为腘绳肌肌力恢复至3级或更高,肘伸肌肌力达到4/5。为了减压,她需要开始使用横向重量转移技术,因为她没有足够的躯干控制力来完成前倾或双臂力量来抬起身体。

力会将头部和上身向前拉,将脊柱拉成C形或夸张的后凸畸形[88]。骨盆后倾和腰椎也后凸。这种姿势会对骶骨造成更大的压力,限制膈肌呼吸,以及颈部过度后伸以保持对周围环境的凝视。稍微向后倾斜座椅可使重力延伸到脊柱并降低这些风险。座椅支持的目标因损伤水平和相关身体限制而异(表12-14)。不对称的痉挛或肌力会导致偏离良好的身体姿势。强化弱侧肌力的治疗目标是允许更大的功能性活动和更低的压疮风险。如果不对称现象持续存在,那么支撑可能会改善坐姿。

上肢物理治疗

　　四肢瘫痪的患者认为手功能与性功能或肠和膀胱管理同等重要或更重要[89-91]。虽然上肢的治疗侧重于作业疗法,但物理治疗师也会护理上肢。它是脊髓损伤后大多数移动功能的基本部分,例如转移、轮椅使用、压力释放和移动。上肢的主要康复目标是预防并发症,在脊髓损伤的预期范围内优化功能并在可能的情况下恢复功能。这些目标将在早期、急性期,以及通过住院和门诊康复得到解决。在这里,我们将讨论住院和门诊两种方法,因为最大的不同将在于困难的进展。

　　上肢的体能和承受疲劳的能力将通过高重复的肌力训练来解决。因为总体预后取决于进行身体活动的能力,所以肌力的增强很可能使患者更好地参与基于活动的康复,特别是因为在康复中花费的精力较少。从理论上讲,工作能力的提高将转化为执行日常任务、手部功能和步态的提高。肌力训练可利用重力或主动辅助强度的电刺激。

　　旨在提高神经可塑性的新方法已经显示出良好的效果,并表明对部分四肢瘫痪的患者而言,补偿干预措施在未来可能会被推迟或完全取消[92-94]。Field-Fote及其同事将运动学习理论和躯体感觉刺激相结合,以增强脊髓的传入冲动。该理论认为,传入刺激会增加神经活动,而密集的大量训练会将可塑性塑造为长期的功能可塑性,而不是适应不良的可塑性。完成这种联合治疗的不完全性脊髓损伤患者,在握力、运动速度和手功能方面都有显著提高。他们的表现优于仅完成大量训练或仅接受躯体感觉刺激的患者[93]。此外,感觉知觉得到改善,皮质兴奋性增加,这支持了这种治疗方法会产生更大的神经激活的观点。

　　夹板固定是四肢瘫痪患者的一种常用治疗方法,可补偿失去的功能,并实现更大的独立性。夹板的作

　　Roberts小姐可能会从右上肢的功能性电刺激项目中受益,因为大多数肌肉不能被自主激活。功能性电刺激可能有助于促进肌肉活动和肌力提高,但它也可能成为一种电夹板补偿失去的功能。在脊髓损伤后早期,无论是否使用功能性电刺激系统,她都必须尝试功能性任务,以促进技能发展,降低补偿风险。一旦上肢运动控制开始恢复,使用躯体感觉刺激和大量训练可能更有利于长期康复。大量训练的任务应该是功能性的,并根据难度进行分级,这样训练可随控制能力的提高而逐级提高难度。治疗师希望通过躯体感觉刺激和大量训练,看到功能性的提高和感觉的改善,这对她有好处,因为右侧的本体感觉受损。

表12-14	根据脊髓损伤水平的限制和座位支持	
脊髓损伤水平	**身体限制**	**座位支持**
上段颈椎C1-4	无主动平衡能力 不能使用手臂支撑	需要广泛的外部支持保持直立位
下段颈椎C5-8和上段胸椎T1-8	使用手臂进行坐位支持 当双臂抬高时脊柱后凸	后方和侧方支持允许双手操作
下段胸椎T9-12	当双臂抬高时保持躯干直立 经常改变坐姿	下背部支持可能有所帮助

病例A：第10部分，住院康复患者出院小结

Roberts 小姐的肌力改善，尤其是左侧（表12-15）。非 ASIA/ISNCSCI 肌群的肌力也提高了一个等级，包括左肩外展肌、竖脊肌、左侧臀大肌、腘绳肌及双侧大趾伸肌出现轻微收缩。脊髓休克继续缓解，肠和膀胱功能也随之恢复。住院康复期间痉挛加重，伴双侧髌腱、跟腱和肱二头肌腱的深肌腱反射出现反射亢进。无阵挛，但右侧巴宾斯基征仍旧是阳性。

右颈区域出现神经性疼痛，这限制了她参与康复的能力。焦点问题出现，并且注意到功能表现前后不一致。右上肢的运动评分可能无法反映她的真实功能。虽然在 ASIA 测试时她无法产生任何肌肉激活，但在随后的评估中，观察到她的右臂和右手在移动。尽管功能逐渐恢复，但她昏昏欲睡，无法集中精力，难以康复。抑郁症干扰了她在住院康复期的进展，考虑到她目前和将来的健康状况，她有必要在精神病院接受抑郁症的住院治疗。

表12-15	ASIA 运动评分	
ASIA 关键肌	右侧	左侧
C5 肘屈肌	0/5	4/5
C6 腕伸肌	0/5	3/5
C7 肘伸肌	0/5	2/5
C8 指屈肌	0/5	0/5
T1 指外展肌	0/5	0/5
L2 髋屈肌	3/5	4/5
L3 膝伸肌	3/5	5/5
L4 踝背屈肌	1/5	3/5
L5 趾长伸肌	1/5	1/5
S1 踝跖屈肌	3/5	5/5

用是防止挛缩，支撑和保护无力关节、减少疼痛和过度拉伸的风险[95]。手部和肘部的夹板术可防止因肱三头肌失去神经支配而导致的屈肌挛缩。

脊髓损伤后最严重、最常见的长期并发症之一是严重的肩痛，被称为"轮椅使用者的肩膀"[96]。肩痛在脊髓损伤的第1年内出现，且研究表明，长期使用轮椅的患者出现肩痛概率高达100%[96]。肘关节损伤不常见，而腕管损伤介于二者之间[95]。这些损伤很可能是由于在执行任务时过度使用和不良的生物力学造成的。因此，在所有活动任务中，改善体位可能会限制肩部和上肢损伤的严重程度或延迟其发生。关节休息策略也可能有帮助，但要注意，当一个关节受到保护时，附近的关节可能会出现过度使用损伤。考虑改变设备以改善人体工程学或更好地匹配当前的功能能力和体重变化。避免或减少不同水平平面间的转移。评估并调整肌力训练、牵伸和适应性练习。

门诊康复机构物理治疗管理

在此康复阶段，重点将是促进尽可能多的功能恢复并优化功能表现，以实现最高的独立性。在此阶段，诸如神经性疼痛、反射亢进/痉挛和性行为之类的事情变得更加突出。抑郁症也是一个问题。运动能力的最大变化发生在脊髓损伤后的第1年，前6个月的改善速度最快[12]。在此期间，脊髓休克基本得到解决，因此不应错过诱发功能性神经可塑性的机会。

脊髓损伤的慢性并发症

神经病理性疼痛与急性组织损伤相关疼痛鉴别诊断

疼痛是一个复杂的问题，包括情绪、认知、生理和神经成分，通过提醒个人注意有害事件，在预防严重、持久的身体伤害中起重要作用。大多数脊髓损伤的创伤性质意味着身体组织将作为创伤的一部分受到损伤，并产生疼痛。这类急性疼痛是损伤和愈合过程的自然组成部分，通常会消失。然而，脊髓损伤后，疼痛反应的强度可能变得十分异常，这种变化可能成为永久性的。这种类型的疼痛称为神经性疼痛。

神经性疼痛是由于对躯体感觉系统的直接伤害而引起的。这意味着脊髓损伤本身会改变保留的神经系统并产生神经性疼痛。神经性疼痛被描述为烧灼痛、刺痛、闪电式痛和压痛。它通常会在受伤后数月或数年出现，并且会干扰患者的日常生活，就像他们从脊髓损伤回归到更正常的生活方式一样。脊髓损伤1年后，神经性疼痛的患病率超过80%[97]。存在两种类型的神经性疼痛。异常性疼痛是对正常无害刺激的剧烈疼痛，例如风吹在皮肤上或衣物轻柔地接触皮肤。痛觉过敏是对有害刺激的过度疼痛，例如热水或针刺。受神经性疼痛影响的身体区域可能很远，可能在损伤平面的下方、上方和（或）同一水平上发生[98]。虽然神经性疼痛的原因尚未明确，但越来越多的证据表明，炎症、小胶质细胞活化和星形胶质细胞的反应性起一定作用。也有证据表明，脊髓背角和大脑疼痛处理中心的结构具有神经可塑性[99]。

脊髓损伤后神经性疼痛的治疗基本上无效[100]。加巴喷丁在缓解神经性疼痛方面有一定的疗效,但其副作用包括嗜睡、便秘、恶心、失去平衡和头晕,这些副作用往往超过了治疗作用[100]。抑制小胶质细胞的米诺环素可减轻啮齿动物损伤水平以下的疼痛[101],但基于一项针对放射性神经性疼痛的临床试验,对人体的临床疗效提出了质疑[102]。实验表明,运动有望使感觉恢复正常[65, 103]。重要的是,脊髓损伤患者报告说最有效的治疗疼痛的方法是物理治疗[104]。

如果要确定有效的治疗方法,必须仔细评估和跟踪神经性疼痛的复杂性。这意味着常用的疼痛数字评分量表是不够的。一组专家开发了专门针对脊髓损伤引起的疼痛的评估系统[105]。疼痛基础数据集分为肌肉骨骼痛、内脏痛和神经性疼痛3种最严重的疼痛问题[106]。收集这些疼痛问题的位置、强度和持续时间。重要的是,还通过测量疼痛对日常活动、整体情绪和夜间睡眠的干扰程度来评估这些疼痛问题对心理和情感的影响。

性功能

回归家庭和重新融入社会环境将把重点转移到恢复男女的性活动上。性行为是个人身份和自我意识的主要因素。脊髓损伤后的第一个问题是性行为。在可行的情况下,应尽早就性功能进行公开讨论,并在康复的每个阶段继续讨论。虽然这一部分是在门诊康复,但继续解决性问题很重要。为了使患者在沟通恐惧和问题时感到自在,将需要一种开放、直接和非判断性的方法。性功能恢复将取决于脊髓损伤的水平和损伤的完全性(表12-16)。

改善男性勃起功能障碍的治疗依赖于Ⅴ型磷酸二酯酶抑制剂,如伟哥。如果这些方法无效,则可使用可注射的海绵体内药物、真空装置和阴茎植入物。与完全性损伤和骶骨区域损伤相比,不完全性脊髓损伤更容易达到性高潮。对于不经常射精或不射精的男性,可使用振动或电刺激方法获得精液,用于体外受精等人工授精技术。吸烟可能会对性功能产生负面影响。勃起和润滑取决于有效的循环和血流;吸烟会降低循环和血流。

对于女性而言,性功能的限制通常包括性唤起差和性高潮受损。在脊髓损伤后最初的4~5个月,女性不会有月经周期,但会在第1年内恢复正常。女性的生育能力和怀孕能力没有明显的障碍。然而,怀孕会加重脊髓损伤的并发症,如痉挛、自主神经反射障碍、膀胱问题和移动能力。

物理治疗师的作用是协助脊髓损伤患者找到安全、有效的性活动位置。在性活动期间,由于骨折、脱位或韧带损伤的风险,身体的任何部位都不应出现高压。挛缩部位可能需要枕头支持,以减轻压力。治疗师还需要在牢记禁忌或受伤部位的同时,推荐合适的体位。

抑郁症

抑郁症是脊髓损伤的严重并发症,在脊髓损伤患者及其照料者中发病率很高。据估计,脊髓损伤后抑郁症发病率高达42%[107]。抑郁是一系列对患者的功能产生负面影响的频繁且严重的症状。症状包括体重减轻、失眠、近乎每日的疲劳或嗜睡、感觉自己毫无价值、难以思考或集中注意力及反复出现死亡的念头。由于许多这些症状也可能是由疼痛、药物和损伤本身(睡眠、体重变化)引起的,因此很难确定为抑郁症,这可能导致许多抑郁症患者得不到治疗。抑郁症可能是部分脊髓损伤患者必须面对并试图克服的持续挑战,其中最重要的是环境障碍、社会困难和健康问题[108]。尽管这些代表了复杂的问题,但它们都是可改变的,这表明可采用全面的方法来提高脊髓损伤患者的幸福感,从而限制或预防抑郁症。

表12-16	脊髓损伤后性功能的限制	
性功能	**男性**	**女性**
马尾	• 没有勃起反射	• 缺乏阴道分泌物
脊髓圆锥	• 偶尔射精	• 生育功能通常完好
胸椎/颈椎	• 勃起反射持续时间短	• 存在阴道分泌物
	• 偶尔射精	• 生育功能完好
		• 分娩痛觉消失

病例A：第11部分

　　Roberts 小姐因自杀未遂而患脊髓损伤，这是抑郁症的明确标志。在康复的每个阶段都需要密切监测她的心理健康。从急性期开始，改善情绪是她临床护理的一部分。她的物理康复列为优先事项，以便她可以在不久的将来更好地参与心理治疗和小组治疗。为了使她参与小组治疗，她将需要恢复直立的能力，具有良好的耐力和其他功能。

物理治疗管理

步态训练

　　在考虑步态训练是采用代偿法还是基于可塑性的方法时，两种训练方法的最大差异就出现了。传统的步态训练方法使用辅助设备和支具来代偿失去的肌肉功能。相反，体重支持疗法最大程度弱化支具并允许在没有辅助设备的情况下行走。有大量的动物和人类证据表明，即使在患有 AIS A 完全性脊髓损伤的患者中，这类训练也可更大程度地促进肌肉激活并恢复复杂的运动环路[66,109,110]。促进这种改善的因素包括以 2.0 m/s 的正常步行速度在跑步机上行走，将腿部的负荷减少至50%或更低，并且需要患者主动参与，而不是使用机器人来被动参与[111]。动物研究的证据表明，与特异性任务训练相关的细胞可塑性显著[112,113]。因此，步态训练的体重支持疗法是：这种训练可以产生其他治疗方法很难或不可能获得的神经可塑性、肌肉激活和功能恢复的疗效。

　　代偿性方法的观点是，不可能再进一步的恢复，步行只能通过使用技术、支具和（或）辅助设备来恢复。除常规训练（如下所述）外，其他代偿性步行系统还包括可植入的功能性电刺激设备和经FDA批准的新型外骨骼。

　　植入型功能性电刺激系统为站立和行走的关键肌群提供电刺激。计算机控制刺激的模式。这些系统的主要缺点是耗能和疲劳度很高，而步行速度却很慢。非植入型功能性电刺激系统在皮肤上提供刺激，并且已广泛用于进行周期性肌力测试，而不是步行。表面功能性电刺激系统用于强化肌力、调节和减少肌肉萎缩[114]。

　　工程师们一直在设计机器人设备，希望能制造出轻巧的机器人来执行步行。Lokomat 系统是一种机器人跑步机训练系统，患者的下肢是被动移动。步行机器人的另一种形式是计算机控制的外骨骼，其使穿戴者可在环境中自由移动。该软件根据用户的运动学变量来个性化步行模式，以及从坐位到直立和站立的运动。至少有一种设备获得了FDA的批准，即Re-Walk，并且已在康复机构中用于步态训练。这些系统的缺点是成本高，用户必须具有高水平的功能，并且能拄着拐杖站立。

　　硬膜外刺激可能是依赖活动的训练方法和常规代偿技术的结合。将植入型刺激器放置在硬脑膜上，并将连续的电脉冲传递到背根传入神经，然后传入脊髓[117]。当这种刺激与特定任务训练相结合，如站立或在跑步机上迈步时，完全性脊髓损伤患者能自主控制腿部运动。但这些新技能只能在刺激器打开时执行。硬膜外刺激器可补偿大脑神经冲动的缺失，但它有助于学习的可塑性。

常规代偿性步态训练

　　这种康复的重点将是强化可用的手臂和躯干肌肉，牵伸髋部使髋关节伸展，然后逐渐使用支具、功能性电刺激系统或外骨骼进行训练。常规步态训练所需的身体特征包括：

- 无髋关节屈曲挛缩。理想情况下，髋关节的运动范围会出现过度伸展，因为这个位置会激活CPG并启动步行的摆动相。

- 无膝关节屈肌挛缩或踝关节跖屈肌挛缩。肢体对位不良会降低稳定性并妨碍平衡。

- 肩关节下压肌肌力良好，足以无痛地通过手臂支撑全部体重。这便于拐杖或助行器的使用。

- 痉挛程度低或痉挛得到很好控制。高张力限制运动，痉挛或阵挛可导致失去平衡或跌倒。

- 良好的躯干控制。对于下运动神经元损伤的患者，下肢将利用躯干和骨盆旋转所产生的动力推进。在行走过程中，还需要躯干控制以保持动态、直立的平衡。

- 站立位动态平衡。这允许辅助设备和下肢被提起和移动。

- 骨折风险低。骨质疏松症在完全性脊髓损伤和损伤后长时间患病率最高。

- 血压不稳定。直立站比端坐对心血管系统要求更高。使用手臂维持稳定和前移双腿所需的高体力消耗会加重这种情况。

- 康复积极性高。步态训练是一项艰苦的运动，需要大量的训练来提高步态技能。

患者需要能穿上、脱下和操作支具。支具的类型取决于与脊髓损伤水平相关的功能障碍（表 12-17）。如果出现膝关节过度伸展及踝关节背屈无力或缺失，则需要支具。当重量压在肢体上时，支具可以保护关节并防止腿部塌陷。初始阶段将佩戴支具在双杠中进行。活动强调躯干平衡（有/无手支持）、转移和行走使治疗师确定在双杠之外进行工作的安全性和可行性。一旦脱离了双杠的限制，患者将开始移动技能训练，比如从轮椅转移、使用不同的辅助设备行走，以及穿越高低不平的地形、斜坡和楼梯。常规的步态训练可能是那些对其他步态训练没有反应患者的最佳选择。

任务导向性运动训练

在过去的 10 年或更长时间里，体重负重运动已在临床中广泛使用。已使用了 3 种不同的类型：①Lokomat 机器人系统；②徒手辅助训练，通常称为运动训练；③用于地面训练的吊顶支持系统。虽然这些系统最近受到了严格的审查，但一项针对亚急性脊髓损伤（住院和门诊康复）的随机临床试验确定，运动训练与合适强度的地面步态训练在提高步速和改善功能方面疗效相当[115]。一项试验将 Lokomat 跑步机训练系统与传统治疗进行比较，没有发现差异[116]。在慢性期脊髓损伤患者中，至少有 10 项研究比较了跑步机训练项目前后的功能表现和 5 项随机对照试验。在所有的研究中，约 70% 的患者在治疗后有所改善[114]。一些研究表明，运动训练可提高肌力、平衡、步速和步行距离[14,117]，而其他研究则表明，最明显的疗效来自体重负重运动、功能性电刺激和地面运动[111]。重要的是，与其他类型的训练相比，Lokomat 训练没有任何好处[111]。能预测良好训练效果和提高步速的因素包括受伤后时间较短、痉挛程度较低、自主排便和膀胱排尿，以及训练前的步行速度[118]。换而言之，在训练之前具有更好行走能力的患者最有可能成为快速的行走者。

运动训练目标

当使用任务导向性技术时，应鼓励尽可能多的主动运动，并提供尽可能少的帮助。腰髓中的中枢模式发生器可能介导行走，从而产生有节奏的、对称的迈步[119-121]（有关中枢模式发生器功能的说明请参阅第 4

表12-17	不同脊髓损伤水平的支具类型
支具类型	**目的**
交替式步态矫正器（RGO）	SCI T5-7
	促进一侧髋关节屈曲，而另一侧髋关节伸展
髋-膝-踝矫形器（HKAFO）	SCI T5-7
	稳定髋关节
膝-踝-足矫形器（KAFO）	SCI T8-12
	股四头肌肌力小于 3/5 时使用；足跟触地激发支撑相的膝关节控制
踝足矫形器（AFO）	SCI 所有水平
	提供脚趾间隙和有助于膝关节控制
踝背屈的功能性电刺激	SCI 所有水平
	在步行周期的适当时间点，置于小腿上部的套囊将电脉冲传递到胫骨前部，产生踝背屈，然后关闭
踝上矫形器（SMO）	SCI 所有水平
	控制踝关节翻转

章）。中枢模式发生器响应来自四肢的传入输入，并整合来自大脑的下行输入以产生有意义的行走。在脊髓损伤之后，下行控制是最微弱的，从而使传入输入的作用更为重要。训练强调诱发迈步的感觉提示[122]。

- 使用正常的行走速度 2.0m/s 或更快。
- 在不屈曲膝关节的情况下，最大限度地增加支撑肢的可承受负荷，通常不超过体重的 50%。
- 保持头部和身体良好的垂直对位。
- 重现髋关节、膝关节和踝关节正常的步行运动。
- 一侧肢体的髋关节伸展，同时另一侧肢体负重。髋关节伸展会引起摆动，因此，当达到伸展时，对侧肢体必须处于或接近站立姿势。
- 避免通过上肢负重，因为它会抑制下肢的肌电活动[123]。
- 采用相等步长、摆动次数、手臂摆动等方法，使肢体协调一致。
- 辅助运动时，减少异常的感觉刺激。支撑时，请将手放在伸肌表面上，以增加伸肌传入的提示。为了辅助摆动，请将手放在屈肌表面上，以增加屈肌传入的提示。

训练师的位置在骨盆、患者两侧和电脑/跑步机控

病例A：第12部分

由于Roberts小姐的肌肉激活和肌力不断提高，因此，她的步态训练计划应从任务导向的神经可塑性方法开始，等到恢复稳定后再增加补偿成分。使用跑步机和自身体重负重的运动训练计划最适合她目前的功能。将来随着躯干控制能力的提高，以及她用双手操控辅助设备能力的提高，地面的体重负重运动计划可能是可行的。适应性训练的最初重点是在站立和行走时独立保持头部和肩部在骨盆上方。在再培训中，重点将是提高她的耐力和直立位的耐受性。由于她的脊髓损伤水平太高，她可能会出现低血压、疼痛加重和疲劳。由于直立和负重的时间增加，痉挛起初可能加重，然后改善。避免增加痉挛药物，如果可能的话，尽量减少以促进训练的神经可塑性。进展包括减少体重支持和提高跑步机速度。当自主迈步的能力恢复和提高时，可增加跨越放置在跑步机上的障碍物。在地面训练中，不带支具的行走将有助于转换从跑步机上学习的技能。起初，治疗师需要提供徒手辅助，但在康复过程中，应鼓励Roberts小姐重现跑步机上的步态。

制处。训练分为两个部分：①在跑步机上；②地面训练。再训练部分使用徒手辅助来尽可能地重现正常的迈步。当患者移动腿和骨盆/躯干时，训练师将逐步调整他们所提供的协助。第二部分是适应性训练，它要求脊髓损伤患者在尽可能少的协助下重现正常的步行运动学。在减少下肢关节的辅助之前，适应性训练允许反复尝试和发生错误，且更侧重于近端躯干控制。再训练和适应性训练用于在跑步机上迈步和站立，治疗时间通常为1小时。

地面训练将跑步机上的技能转化为日常活动、转移和移动。在此训练期间，避免异常的感觉提示很重要。在跑步机和地面训练期间，应避免使用可能会抑制活动的物品，如支具和某些辅助设备。辅助设备指鼓励通过手臂承重和向前倾斜的躯干防止髋关节伸展，并减少启动摆动信号的设备。在进行地面训练时，辅助设备应促进躯干直立且允许更高的步行速度（例如为需要更多支持的患者提供高且带滑轮的助行器）。对运动控制更好的患者而言，与标准助行器相比，滑轮助行器最大限度地减小手臂的负重，将更好地强化身体的正常姿势且允许更快的步行速度。

评估

通过10米步行测试或6分钟步行测试评估步行速度，反映了功能表现和回归社区的参与度[124]。脊髓损伤患者成为社区步行者的最小步速阈值为0.44m/s，低于已有报道的卒中患者步速阈值。该阈值最初是在欧洲[125]被定义的，后来在美国得到确认[124]。治疗师可使用此基准来进行治疗。此外，使用两种步行测试而不是传统的10米步行测试来收集步速也很有价值[124]。在脊髓损伤慢性期中，6分钟步行测试似乎反映了耐力（维持步行速度的能力）；而10米步行测试可能倾向于短暂的速度爆发。步行指数或脊髓损伤II是高度推荐的步行功能恢复的测试；然而，它是基于支具的使用，任务导向性训练试图避免这种情况[126]。脊髓独立性测试III是一种患者报告工具，可评估日常生活活动、协调、进食、功能性活动、呼吸和失禁[127]。SCIM评分高代表更好的平衡能力、上肢控制能力、肌力和步行能力[128]。由于SCIM是专为脊髓损伤设计的，因此，与更常用的功能独立性测量（FIM）相比，它提供了更详细和适当的功能独立性评估。

终身考虑

脊髓空洞症

脊髓空洞症是在脊髓中央形成充满脑脊液的囊状物。它在创伤性脊髓损伤后数月至数年内发展，并且可能具有毁灭性，因为随着病变的扩大，它会夺走重要的运动功能[129]。迟发性脊髓空洞症的症状为感觉运动功能改变，例如神经根痛、感觉丧失、节段性无力、步态共济失调、痉挛加剧[130]。密切关注颈椎区域的脊髓空洞症，因为它威胁膈肌的神经支配和呼吸。这种情况下最典型的治疗方法包括通过分流术将脑脊液从囊状物中引出，以减缓其进展或解除脊髓的束缚，这是一种移除脊髓和硬脑膜之间瘢痕粘连的手术。在这种情况下，物理治疗师的作用是鉴别功能丧失的原因。因为囊状物生长缓慢，所以功能丧失的速度也是缓慢的，而不是突然的，从而使其更难以识别。一个以上系统（如感觉系统和运动系统）功能的轻微丧失，需要对脊髓空洞症进行更仔细的检查。

心血管失调

心血管疾病（CVD）是用于捕获心脏和血管问题的

术语。它存在于30%~50%的脊髓损伤患者中[131,132]，如果把无症状的疾病包括在内，则会增加到60%~70%[133]。不幸的是，因心血管疾病而死亡的脊髓损伤患者比身体健全的人要多[131,132]。心血管疾病的原因是肾上腺素能调控的丧失、饮食不良和缺乏运动。肾上腺功能障碍与脊髓损伤的水平有关，直接影响心脏功能。

- T1：无脊髓上交感神经控制
- T1~5：部分保留交感神经控制
- T5以下：完全受脊髓上交感神经控制

由于脊髓损伤水平无法改变，因此，降低心血管疾病的努力必须集中在可改变的因素，如体育活动。物理治疗师的作用是促进健康的生活方式，并为脊髓损伤患者制订长期健身计划。心血管疾病的流行病学表明，在脊髓损伤之后，使用轮椅和其他辅助工具的日常活动不足以维持心血管健康。几种物理治疗干预措施已被证明可有效改善心脏功能[134]：

- 带体重支持系统的跑步机；
- 每周数次中高强度的功能性电刺激下肢骑行训练；
- 功能性电刺激下肢骑行训练与手摇车结合；
- 每周数次中等强度的有氧上肢骑行训练。

病例A：第13部分

在住院康复后，Roberts小姐在精神病院度过了一段时间，然后在参加门诊物理治疗的过程中与朋友同住了几个月。在门诊康复期间，她最终回到了自己的家中。经过9个月的康复治疗，Roberts小姐出院时能使用直拐独立行走。由于跖屈肌痉挛和背屈肌无力，右侧脚趾拖拽，需要使用助行电刺激器进行补偿。她能使用左侧的扶手上下楼梯。通过躯体感觉刺激和大量的练习，左侧上肢功能广泛恢复，右侧手功能改善，感觉也得到了改善。实施了一项家庭健身计划，包括固定式自行车、力量训练和牵伸。加巴喷丁控制神经性疼痛。她的抑郁症正在接受药物治疗，并且她不再参加团体治疗。她无法重返工作岗位，因为这需要体力和手工技能。

参考文献

1. Profyris C, Cheema SS, Zang D, Azari MF, Boyle K, Petratos. Degenerative and regenerative mechanisms governing spinal cord injury. *Neurobiol Dis.* 2004;15:415-436.
2. Kanno H, Pearse DD, Ozawa H, Itoi E, Bunge MB. Schwann cell transplantation for spinal cord injury repair: its significant therapeutic potential and prospectus. *Rev Neurosci.* 2015;26(2):121-128. doi:10.1515/revneuro-2014-0068.
3. Lee-Kubli CA, Lu P. Induced pluripotent stem cell-derived neural stem cell therapies for spinal cord injury. *Neural Regen Res.* 2015;10:10-16
4. www.uab.edu/nscisc
5. McKinley WO, Tewksbury MA, Mujteba NM. Spinal stenosis vs traumatic spinal cord injury: a rehabilitation outcome comparison. *J Spinal Cord Med.* 2002;25(1):28-32.
6. West TW. Transverse myelitis – a review of the initial presentation, diagnosis, and initial management. *Discov Med.* 2013;16(88):167-177.
7. Burns S, Biering-Sørensen F, Donovan W, et al. International standards for neurological classification of spinal cord injury (revised 2011). *Top Spinal Cord Inj Rehabil.* 2012;18(1):85-99.
8. http://www.asia-spinalinjury.org/elearning/elearning.php
9. Crozier KS, Graziani V, Ditunno JF, Herbison GJ. Spinal cord injury: prognosis for ambulation based on sensory examination in patients who are initially motor complete. *Arch Phys Med Rehabil.* 1991;72(2):119-121.
10. Waters RL, Adkins RH, Yakua JS, Sie I. Motor and sensory recovery following incomplete tetraplegia. *Arch Phys Med Rehabil.* 1994;75(3):306-311.
11. Spiess MR, Müller RM, Rupp R, Schuld C, EM-SCI Study Group, van Hedel HJ. Conversion in ASIA impairment scale during the first year after traumatic spinal cord injury. *J Neurotrauma.* 2009;26(11):2027–2036.
12. van Middendorp JJ, Hosman AJ, Pouw MH, EM-SCI Study Group, Van de Meent H. ASIA impairment scale conversion in traumatic SCI: is it related with the ability to walk? A descriptive comparison with functional ambulation outcome measures in 273 patients. *Spinal Cord.* 2009;47(7):555–560.
13. Kirshblum S, Millis S, McKinley W, Tulsky D. Late neurologic recovery after traumatic spinal cord injury. *Arch Phys Med Rehabil.* 2004;85(11):1811-1817.
14. Buehner JJ, Forrest G, Schmidt-Read, M, White J, Tansey K, Basso DM. Relationship between ASIA exam and functional outcomes in the NeuroRecovery Network Locomotor Training Program. *Arch Phys Med Rehabil.* 2012;93:1530-1540.
15. Bunge RP, Puckett WR, Becerra JL, et al. Observations on the pathology of human spinal cord injury: a review and classification of 22 new cases with details from a case of chronic cord compression with extensive focal demyelination. *Adv Neurol.* 1993;59:75-89.
16. Bunge RP, Puckett WR, Hiester ED. Observations on the pathology of several types of human spinal cord injury, with emphasis on the astrocyte response to penetrating injuries. *Adv Neurol.* 1997;72:305-315.
17. Angeli CA, Edgerton VR, Gerasimenko YP, Harkema SJ. Altering spinal cord excitability enables voluntary movements after chronic complete paralysis in humans. *Brain.* 2014;137(pt 5):1394-1409.
18. www.NRS.com
19. Basso DM, Velozo C, Lorenz D, Suter S, Behrman A. Inter-rater reliability of the Neuromuscular Recovery Scale for spinal cord injury. *Arch Phys Med Rehabil.* 2015;96(8):1397-1403.
20. Behrman A, Velozo C, Suter S, Lorenz D, Basso DM. Test-retest reliability of the neuromuscular recovery scale. *Arch Phys Med Rehabil.* 2015;96(8):1375-1384.
21. Velozo C, Moorhouse M, Ardolino E, Lorenz D, Suter S, Basso DM, Behrman A. Validity of the Neuromuscular Recovery Scale: A measurement model approach. *Arcch Phys Med Rehabil.* 2015;96(8):1385-1396.
22. Tester NJ, Lorenz D, Suter S, et al. Responsiveness of the Neuromuscular Recovery Scale during outpatient activity-dependent rehabilitation for spinal cord injury. *Neurorehabil Neural Repair.* 2015, epub (Sept) pii:1545968315605181.
23. Wan IYP, Angelini GD, Bryan AJ, Ryder I, Underwood MJ. Prevention of spinal cord ischaemia during descending thoracic and thoracoabdominal aortic surgery. *Eur J Cardiothorac Surg.* 2001;19(2):203-213.
24. Mirza SK, Krengel WF 3rd, Chapman JR, Anderson PA, Bailey JC, Grady MS. Early versus delayed surgery for acute cervical spinal cord injury. *Clin Orthop Relat Res.* 1999;(359):104-114.

25. Gaebler C, Maier R, Kutscha-Lissberg F, Mrkonjic L, Vecsei V. Results of spinal cord decompression and thoracolumbar pedicle stabilisation in relation to the time of operation. *Spinal Cord*. 1999;37(1):33-39.

26. Fehlings MG, Vaccaro A, Wilson JR, et al. Early versus delayed decompression for traumatic cervical spinal cord injury: results of the surgical timing in acute spinal cord injury study (STASCIC). *PLoS One*. 2012;7:e32037.

27. Bracken MB, Shepard MJ, Hellenbrand KG, et al. Methylprednisolone and neurological function 1 year after spinal cord injury. Results of the National Acute Spinal Cord Injury Study. *J Neurosurg*. 1985;63(5):704-713.

28. Bracken MB, Shepard MJ, Holford TR, et al. Administration of methylprednisolone for 24 or 48 hours or tirilazad mesylate for 48 hours in the treatment of acute spinal cord injury. Results of the Third National Acute Spinal Cord Injury Randomized Controlled Trial. National Acute Spinal Cord Injury Study. *JAMA*. 1997;277(20):1597-1604.

29. Anderson P. New CNS/AANS guidelines discourage steroids in spinal injury. *Medscape Medical News*. March 28, 2013. Available at: http://www.medscape.com/viewarticle/781669. Accessed April 7, 2013.

30. Furlan JD, Fehlings MG. Cardiovascular complications after acute spinal cord injury: pathophysiology, diagnosis and management. *Neurosurg Focus*. 2008;25(5):e13.

31. Hansen RB, Biering-Sorensen F, Kristensen JK. Urinary calculi following traumatic spinal cord injury. *Scand J Urol Nephrol*. 2007;41(2):115-119.

32. DeVivo MJ, Fine PR. Predicting renal calculus occurrence in spinal cord injury patients. *Arch Phys Med Rehabil*. 1986;67(10):722-725.

33. Utomo E, Groen J, Blok BF. Surgical management of functional bladder outlet obstruction in adults with neurogenic bladder dysfunction. *Cochrane Database Syst Rev*. 2014;5:CD004927.

34. Edokpolo LU, Stavris KB, Foster Jr. HE. Intermittent catheterization and recurrent urinary tract infection in spinal cord injury. *Top Spinal Cord Inj Rehabil*. 2012;18(2):187-192.

35. Krassioukov A, Cragg JJ, West C, Voss C, Krassioukov-Enns D. The good, the bad and the ugly of catheterization practices among elite athletes with spinal cord injury: a global perspective. *Spinal Cord*. 2015;53:78-82.

36. Singh R, Rohilla RK, Sangwa K, Siwach R, Magu NK, Sangwan SS. Bladder management methods and urological complications in spinal cord injury patients. *Indian J Orthop*. 2011;45(2):141-147.

37. Vazques RG, Sedes PR, Farina MM, Marques AM, Velasco MEF. Respiratory management in the patient with spinal cord injury. *Biomed Res Int*. 2013;2013:12. Article ID 168757. doi:10.1155/2013/168757.

38. Julia PE, Sa'ari MY, Hasnan N. Benefit of triple strap abdominal binder on voluntary cough in patients with spinal cord injury. *Spinal Cord*. 2011;49:1138-1142.

39. NPUAP. Available at: http://www.npuap.org/wp-content/uploads/2012/02/Final_Quick_Prevention_for_web_2010.pdf

40. Gélis A, Dupeyron A, Legros P, Benaïm C, Pelissier J, Fattal C. Pressure ulcer risk factors in persons with spinal cord injury part 1: the acute and rehabilitation stages. *Spinal Cord*. 2009;47:99-107. doi:10.1038/sc.2008.107.

41. DiVita MA, Granger CV, Goldstein R, Niewczyk P, Freudenheim JL. Risk factors for development of new or worsened pressure ulcers among patients in inpatient rehabilitation facilities in the United States: data from the uniform data system for medical rehabilitation. *Phys Med Rehabil*. 2015;7(6):599-612. doi:10.1016/j.pmrj.2015.01.007.

42. Gélis A, Dupeyron A, Legros P, Benaïm C, Pelissier J, Fattal C. Pressure ulcer risk factors in persons with spinal cord injury part 2: the chronic stage. *Spinal Cord*. 2009;47:651-661. doi:10.1038/sc.2009.32

43. Niazi ZB, Salzberg CA, Byrne DW, Viehbeck M. Recurrence of initial pressure ulcer in persons with spinal cord injuries. *Adv Wound Care*. 1997;10(3):38-42.

44. Consortium for Spinal Cord Medicine Pressure ulcer prevention and treatment following spinal cord injury: a clinical practice guideline for healthcare professionals. *J Spinal Cord Med*. 2001;24(Suppl 1):S40-101.

45. Krause JS, Vines CL, Farley TL, Sniezek J, Coker J. An exploratory study of pressure ulcers after spinal cord injury: relationship to protective behaviors and risk factors. *Arch Phys Med Rehabil*. 2001;82:107-113.

46. Spinal Cord Medicine Consortium. Clinical practice guidelines: neurogenic bowel management in adults with spinal cord injury. *J Spinal Cord Med*. 1998;21(3):248–293.

47. Nino-Murcia M, Vincent ME, Vaughan C, Fee WE, Goode RL, Robbins AH, Zboraiske FF. Esophagography and esophagoscopy. Comparison in the examination of patients with head and neck carcinoma. *Arch Otolaryngol Head Neck Surg*. 1990;116:917-919.

48. Krassioukov A, Eng JJ, Claxton G, Sakakibara BM, Shum S. Neurogenic bowel management after spinal cord injury: a systematic review of the evidence. *Spinal Cord*. 2010;48:718-733.

49. Glickman S, Kamm MA. Bowel dysfunction in spinal-cord-injury patients. *Lancet*. 1996;347:1651-1653.

50. Coggrave MJ, Norton C, Wilson-Barnett J. Management of neurogenic bowel dysfunction in the community after spinal cord injury: a postal survey in the United Kingdom. *Spinal Cord*. 2009;47:323-330.

51. Burns AS, St. Germain D, Connolly M, Delparte JJ, Guindon A, Hitzig SL, Craven C. Phenomenological study of neurogenic bowel from the perspective of individuals living with spinal cord injury. *Archive Phys Med Rehabil*. 2015;96(1):49-55.

52. Rosito O, Nino-Murcia M, Wolfe VA, Kiratli BJ, Perkash I. The effects of colostomy on the quality of life in patients with spinal cord injury: a retrospective analysis. *J Spinal Cord Med*. 2002;25(3):174-183.

53. Hansen RB, Staun M, Kalhauge A, Langholz E, Biering-Sorensen F. Bowel function and quality of life after colostomy in individuals with spinal cord injury. *J Spinal Cord Med*. 2015. epub March. doi: http://dx.doi.org/10.1179/2045772315Y.0000000006

54. Korsten M, Singal AK, Monga A, et al. Anorectal stimulation causes increased colonic motor activity in subjects with spinal cord injury. *J Spinal Cord Med*. 2007;30:31-35.

55. Korsten MA, Fajardo NR, Rosman AS, Creasey GH, Spungen AM, Bauman WA. Difficulty with evacuation after spinal cord injury: colonic motility during sleep and effects of abdominal wall stimulation. *JRRD*. 2004;41:95-99.

56. Hascakova-Bartova R, Dinant J-F, Parent A, Ventura M. Neuromuscular electrical stimulation of completely paralyzed abdominal muscles in spinal cord-injured patients: a pilot study. *Spinal Cord*. 2008;46:445-450.

57. Mentes BB, Yuksel O, Aydin A, Tezcaner T, Leventoglu A, Aytac B. Posterior tibial nerve stimulation for fecal incontinence after partial spinal injury: preliminary report. *Tech Coloproctol*. 2007;11:115-119

58. Hoenig H, Murphy T, Galbraith J, Zolkewitz M. Case study to evaluate a standing table for managing constipation. *SCI Nurs*. 2001;18:74-77.

59. Oettle GJ. Effect of moderate exercise on bowel habit. *Gut*. 1991;32:941-944.

60. Peters HPF, DeVries WR, Vanberghe-Henegouwen GP, Akkermans LMA. Potential benefits and hazards of physical activity and exercise on the gastrointestinal tract. *Gut*. 2001;48:435-439.

61. Resende TL, Brocklehurst JC, O'Neill PA. A pilot study on the effect of exercise and abdominal massage on bowel habit in continuing care patients. *Clin Rehabil*. 1993;7:204-209.

62. Ditunno JF, Little JW, Tester A Burns AS. Spinal shock revisited: a four-phase model. *Spinal Cord*. 2004;42:383-395.

63. Schwartz S, Cohen ME, Herbison GJ, Shah A. Relationship between two measures of upper extremity strength: manual muscle test compared to hand-held myometry. *Arch Phys Med Rehabil*. 1992;73(11):1063-1068.

64. Herbison GJ, Isaac Z, Cohen ME, Ditunno JF. Strength post-spinal cord injury: myometer vs manual muscle test. *Spinal Cord*. 1996;34(9):543-548.

65. Hutchinson KJ, Gomez-Pinilla F, Crowe MJ, Ying Z, Basso DM. Three exercise paradigms differentially improve sensory recovery after spinal cord contusion in rats. *Brain*. 2004;127:1403-1414.

66. Hubli M, Dietz V. The physiological basis of neurorehabilitation – locomotor training after spinal cord injury. *J Neuroeng Rehabil*. 2013;10:5-8.

67. Ziegler MD, Zhong H, Roy RR, Edgerton VR. Why variability facilitates spinal learning. *J Neurosci*. 2010;30(32):10720-10726.

68. De Leon RD, See PA, Chow CH. Differential effects of low versus high

amounts of weight supported treadmill training in spinally transected rats. *J Neurotrauma*. 2011;28(6):1021-1033.

69. Lance, JW. Symposium synopsis. In: Feldman RG, Young RR, Koella WP, eds. *Spasticity: Disordered Motor Control*. Chicago, IL: Year Book Medical Publishers; 1980:485-494.

70. Dietz V, Sinkjaer T. Spastic movement disorder: impaired reflex function and altered muscle mechanics. *Lancet Neurol*. 2007;6:725-733.

71. Hsieh JTC, Wolfe DL, McIntyre A, et al. Spasticity following spinal cord injury. In: Eng JJ, Teasell RW, Miller WC, et al., eds. *Spinal Cord Injury Rehabilitation Evidence*; 2012. Available at www.scireproject.com.

72. Robinson CJ, Kett NA, Bolam JM. Spasticity in spinal cord injured patients: 2: initial measures and long-term effects of surface electrical stimulation. *Arch Phys Med Rehabil*. 1988;69(10):862-868.

73. Chen XY, Chen Y, Wang Y, Thompson A, Carp JS, Segal RL, Wolpaw JR. Reflex conditioning: a new strategy for improving motor function after spinal cord injury. *Ann N Y Acad Sci*. 2010;1198(suppl 1):E12-E21.

74. Thompson AK, Pomerantz F, Wolpaw JR. Operant conditioning of a spinal reflex can improve locomotion after spinal cord injury in humans. *J Neurosci*. 2013;33(6):2365-2375.

75. Banovac K, Williams JM, Patrick LD, Haniff YM. Prevention of heterotopic ossification after spinal cord injury with indomethacin. *Spinal Cord*. 2001;39:370-374.

76. van Kuijk AA, Geurts AC, van Kuppevelt HJ. Neurogenic ossification in spinal cord injury. *Spinal Cord*. 2002;40:313-326.

77. Citak M, Suero EM, Backhaus M, Aach M, Godry H, Meindl R, Schildhauer TA. Risk factors for heterotopic ossification in patients with spinal cord injury: a case-control study of 264 patients. *Spine*. 2012;37(23):1953-1957.

78. Pape HC, Lehmann U, van GM, Gansslen A, von GS, Krettek C. Heterotopic ossifications in patients after severe blunt trauma with and without head trauma: incidence and patterns of distribution. *J Orthop Trauma*. 2001;15:229-237.

79. Garland DE, Orwin JF. Resection of heterotopic ossification in patients with spinal cord injuries. *Clin Orthop Relat Res*. 1989;242:169-276.

80. Craven BC, Lynch CL, Eng JJ. Bone health following spinal cord injury. In: Eng JJ, Teasell RW, Miller WC, et al., eds. *Spinal Cord Injury Rehabilitation Evidence*. Version 5.0. Vancouver; 2014:1-37. Available at www.scireproject.com.

81. Craven BC, Roberston LA, McGillivray CF, Adachi JD. Detection and treatment of sublesional osteoporosis among patients with chronic spinal cord injury: proposed paradigms. *Top Spinal Cord Injury Rehabil*. 2009;14(4):1-22.

82. Teeter L, Gassaway J, Taylor S, et al. Relationship of physical therapy inpatient rehabilitation interventions and patient characteristics to outcomes following spinal cord injury: the SCIRehab project. *J Spinal Cord Med*. 2012;35(6):503-526.

83. Natale A, Taylor S, LaBarbera J, et al. SCIRehab Project series: the physical therapy taxonomy. *J Spinal Cord Med*. 2009;32(3):270-282.

84. Taylor-Schroeder S, LaBarbera J, McDowell S, et al. Physical therapy treatment time during inpatient spinal cord injury rehabilitation. *J Spinal Cord Med*. 2011;34:149-161.

85. Lighthall-Haubert L, Requejo PS, Mulroy SJ, Newsam CJ, Bontrager E, Gronley JK, Perry J. Comparison of shoulder muscle electromyographic activity during standard manual wheelchair and push-rim activated power assisted wheelchair propulsion in persons with complete tetraplegia. *Arch Phys Med Rehabil*. 2009;90(11):1904-1915.

86. MacPhee AH, Kirby RL, Coolen AL, Smith C, MacLeod DA, Dupuis DJ. Wheelchair skills training program: a randomized clinical trial of wheelchair users undergoing initial rehabilitation *Arch Phys Med Rehabil*. 2004;85(1):41-50.

87. Lemay V, Routhier F, Noreau L, Phang SH, Ginis KA. Relationships between wheelchair skills, wheelchair mobility and level of injury in individuals with spinal cord injury. *Spinal Cord*. 2012;50(1):37-41.

88. Minkel JL. Seating and mobility considerations for people with spinal cord injury. *Phys Ther*. 2000;80(7):701-709.

89. Anderson KD. Targeting recovery: priorities of the spinal cord-injured population. *J Neurotrauma*. 2004;21:1371-1383.

90. Hanson RW, Franklin MR. Sexual loss in relation to other functional losses for spinal cord injured males. *Arch Phys Med Rehabil*. 1979;57:291-293.

91. Snoek GJ, Ijzerman MJ, Hermens HJ, Biering-Sorensen F. Survey of the needs of patients with spinal cord injury: impact and priority for improvement in hand function in tetraplegics. *Spinal Cord*. 2004;42:526-532.

92. Beekhuizen KS, Field-Fote EC. Massed practice versus massed practice with stimulation: effects on upper extremity function and cortical plasticity in individuals with incomplete cervical spinal cord injury. *Neurorehabil Neural Repair*. 2005;19:33-45.

93. Beekhuizen KS, Field-Fote EC. Sensory stimulation augments the effects of massed practice training in persons with tetraplegia. *Arch Phys Med Rehabil*. 2008;89:602-608.

94. Hoffman LR, Field-Fote EC. Cortical reorganization following bimanual training and somatosensory stimulation in cervical spinal cord injury: a case report. *Phys Ther*. 2007;87:208-223.

95. Connoly SJ, McIntyre A, Mehta S, Foulon BL, Teasell RW. Upper limb rehabilitation following spinal cord injury. In: Eng JJ, Teasell RW, Miller WC, et al., eds. *Spinal Cord Injury Rehabilitation Evidence*. Version 5.0. Vancouver; 2014:1-74.

96. Nichols PJ, Norman PA, Ennis R. Wheelchair user's shoulder? Shoulder pain in patients with spinal cord lesions. *Scand J Rehabil Med*. 1979;11:29-32.

97. Cardenas DD, Bryce TN, Shem K, Richards JS, Elhefni H. Gender and minority differences in the pain experience of people with spinal cord injury. *Arch Phys Med Rehabil*. 2004;85:1774-1781.

98. Bryce TN, Biering-Sorensen F, Finnerup NB, et al. International Spinal Cord Injury Pain Classification: part I. Background and description. *Spinal cord*. 2012;50:413-417.

99. Finnerup NB, Baastrup C, Jensen TS. Neuropathic pain following spinal cord injury pain: mechanisms and treatment. *Scand J Pain*. 2009;51:S3-S11.

100. Cardenas DD, Jensen MP. Treatments for chronic pain in persons with spinal cord injury: a survey study. *J Spinal Cord Med*. 2006;29(2):109-117.

101. Hains BC Waxman SG. Activated microglia contribute to the maintenance of chronic pain after spinal cord injury. *J Neurosci*. 2006;26(16):4308-4317.

102. Vanelderen P, Zundert JV, Kozicz T, et al. Effect of minocycline on lumbar radicular neuropathic pain: a randomized, placebo-controlled, double-blind clinical trial with amitriptyline as a comparator. *Pain Med*. 2015;122:399-406.

103. Detloff MR, Smith EJ, Quiros Molina D, Ganzer PD, Houle JD. Acute exercise prevents the development of neuropathic pain and the sprouting of non-peptidergic (GDNF- and artemin-responsive) c-fibers after spinal cord injury. *Exp Neurol*. 2014;255:38-48.

104. Widerstrom-Noga E, Turk DC. Types and effectiveness of treatments used by people with chronic pain associated with spinal cord injuries: influence of pain and psychosocial characteristics. *Spinal Cord*. 2003;41:600-609.

105. http://www.iscos.org.uk/international-sci-pain-data-sets

106. Widerstrom-Noga E, Biering-Sorensen F, Bryce TN, et al. The international spinal cord injury pain data set. *Spinal Cord*. 2008;46(12):818-823.

107. Krause JS, Kemp B, Coker J. Depression after spinal cord injury: relation to gender, ethnicity, aging and socioeconomic indicators. *Arch Phys Med Rehabil*. 2000;81:1099-1109.

108. Kemp B, Mosqueda L. *Aging with Disability: What the Clinician Needs to Know*. Boston, MA: John Hopkins University Press; 2004.

109. Harkema SJ, Hurley SL, Patel UK, Requejo PS, Dobkin BH, Edgerton VR. Human lumbosacral spinal cord interprets loading during stepping. *J Neurophysiol*. 1997;77(2):797-811.

110. Edgerton VR, Roy RR. Activity-dependent plasticity of spinal locomotion: implications for sensory processing. *Exer Sport Sci Rev*. 2009;37(4):171-178.

111. Field-fote EC, Roach KE. Influence of a locomotor training approach on walking speed and distance in people with chronic spinal cord injury: a randomized clinical trial. *Physical Ther*. 2011;1(1):48-60.

112. Tillakaratne NJ, de Leon RD, Hoang TX, Roy RR, Edgerton VR Tobin AJ.

Use-dependent modulation of inhibitory capacity in the feline lumbar spinal cord. *J Neurosci.* 2002;22(8):3130-3143.

113. Martinez M, Delivet-Mongrain H, Leblond H, Rossignol S. Recovery of hindlimb locomotion after incomplete spinal cord injury in the cat involves spontaneous compensatory changes within the spinal locomotor circuitry. *J Neurophysiol.* 2011;106(4):1969-1984.

114. Lam T, Wolfe DL, Domingo A, Eng JJ, Sproule S. Lower limb rehabilitation following spinal cord injury. In: Eng JJ, Teasell RW, Miller WC, et al., eds. *Spinal Cord Injury Rehabilitation Evidence.* Version 5.0. Vancouver; 2014:1–73. Available at www.scireproject.com.

115. Dobkin B, Apple D, Barbeau H, et al. Weight-supported treadmill vs over-ground training for walking after acute incomplete SCI. *Neurology.* 2006;66:484-493.

116. Hornby GT, Campbell DD, Zemon DH, Kahn JH. Clinical and quantitative evaluation of robotic-assisted treadmill walking to retrain ambulation after spinal cord injury. *Top Spinal Cord Injury Rehabil.* 2005;11:1-17.

117. Harkema SJ, Schmidt-Read M, Lorenz DJ, Edgerton R, Behrman AL. Balance and ambulation improvements in individuals with chronic incomplete spinal cord injury using locomotor training-based rehabilitation. *Arch Phys Med Rehabil.* 2012;93:1508-1517.

118. Winchester P, Smith P, Foreman N, Mosby J, Pacheco F, Querry R, Tansey K. A prediction model for determining over ground walking speed after locomotor training in persons with motor incomplete spinal cord injury. *J Spinal Cord Med.* 2009;32:63-71.

119. Bussel B, Roby-Brami A, Neris OR, Yakovleff A. Evidence for a spinal stepping generator in man. Electrophysiological study. *Acta Neurobiol Exp (Wars).* 1996;56:465-468.

120. Bussel B, Roby-Brami A, Yakovleff A, Bennis N. Late flexion reflex in paraplegic patients. Evidence for a spinal stepping generator. *Brain Res Bull.* 1989;22:53-56.

121. Calancie B, Needham-Shropshire B, Jacobs P, Willer K, Zych G, Green BA. Involuntary stepping after chronic spinal cord injury. Evidence for a central rhythm generator for locomotion in man. *Brain.* 1994;117:1143-1159.

122. Behrman AL, Harkema SJ. Locomotor training after human spinal cord injury: a series of case studies. *Phys Ther.* 2000;80(7):688-700.

123. Visintin M, Barbeau H. The effects of body weight support on the locomotor pattern of spastic paretic patients. *Can J Neurol Sci.* 1989;16:315-325.

124. Forrest GF, Hutchinson K, Lorenz DJ, Buehner JJ, Vanhiel LR, Sisto SA, Basso DM. Are the 10 meter and 6 minute walk tests redundant in patients with spinal cord injury? *PLoS One.* 2014;9(5):e94108. doi: 10.1371/journal.pone.0094108. eCollection 2014.

125. van Hedel HJ, Dietz V, European Multicenter Study on Human Spinal Cord Injury (EM-SCI) Study Group. Walking during daily life can be validly and responsively assessed in subjects with a spinal cord injury. *Neurorehabil Neural Repair.* 2009;23(2):117-124.

126. Ditunno PL, Ditunno JF. Walking index for spinal cord injury (version II) scale revision. *Spinal Cord.* 2001;39:654-656.

127. Iztkovich M, Gelemter I. The spinal cord independence measure(SCIM) version III: reliability and validity in multicenter international study. *Disabil Rehabil.* 2007;29:1926-1933.

128. www.rehabmeasures.org

129. Ko HY, Kim W, Kim SY, Shin MJ, Cha YS, Chang JH. Factors associated with early post traumatic syringomyelia. *Spinal Cord.* 2012;50:695-698.

130. Brodbelt AR, Stoodely MA. Post-traumatic syringomyelia. A review. *J Clin Neurosci.* 2003;10:401-408.

131. Myers J, Lee M, Kirati J, Jaramillo J. Cardiovascular disease in spinal cord injury: an overview of prevalence, risk evaluation and management. *Am J Phys Med Rehabil.* 2007;86:142-152.

132. Myers J, Kirati J, Jaramillo J. The cardiometabolic benefits of routine physical activity in persons living with spinal cord injury. *Curr Cardiovasc Risk Rep.* 2012;6:323-330.

133. Bauman WA, Raza M, Chayes Z, Machac J. Tomographic thallium-201 myocardial perfusion imaging after intravenous dipyridamole in asymptomatic subjects with quadriplegia. *Arch Phys Med Rehabil.* 1993;74:740-744.

134. Warburton DER, Krassiokov A, Sproule S, Eng JJ. Cardiovascular health and exercise following spinal cord injury. In: Eng JJ, Teasell RW, Miller WC, et al., eds. *Spinal Cord Injury Rehabilitation Evidence.* Version 5.0. Vancouver; 2014:1–48. Available at www.scireproject.com.

复习题

1. AIS C 脊髓损伤患者在损伤水平以下将具有以下功能：

A. 仅运动完全瘫痪

B. 运动功能保留，感觉完全缺失

C. 仅感觉完全丧失

D. 运动功能和感觉功能均保留

2. C8 受伤可能会导致以下障碍：

A. 自主神经反射障碍

B. 咳嗽无力

C. 坐姿"C"形后凸

D. 手指外展无力

E. 以上均有

3. 中央脊髓损伤通常会出现以下哪种类型的功能障碍：

A. 仅在身体的一侧疼痛觉和温度觉丧失

B. 手部肌肉严重萎缩，下肢运动控制良好

C. 下肢瘫痪，下肢本体感觉良好

D. 下肢本体感受不良，下肢运动控制良好

4. 在受伤的第 1 周内完全瘫痪，这意味着运动不会恢复。

A. 正确　　　　　　　B. 错误

5. 深静脉血栓形成是由以下哪种原因引起的：

A. 高血压　　　　　　B. 痉挛

C. 脊髓休克　　　　　D. 卧床休息

6. 自主神经反射障碍的症状最有可能表明严重危及生命的问题：

A. 剧烈的头痛　　　　B. 出汗

C. 竖毛　　　　　　　D. 面部潮红

7. 膀胱松弛导致尿潴留。

    A. 正确   B. 错误

8. 尿路感染会干扰物理治疗,因为它:

    A. 加重痉挛

    B. 引发恶心

    C. 引发自主神经反射障碍

    D. 以上均是

9. 在颈段脊髓损伤的急性期,失去对肺的交感神经调控会导致:

    A. 痉挛   B. 低血压

    C. 支气管分泌物过多   D. 纤毛损伤

10. C6 水平四肢瘫痪患者在直坐体位时血氧水平低。这很可能是由于:

    A. 腹部突出扩大胸腔

    B. 黏液分泌增多

    C. 血管收缩

    D. 膈肌运动调控丧失

11. 为了预防脊髓损伤后所有康复阶段出现压疮,应调整以下因素:

    A. 戒烟

    B. 坐位时每15分钟执行一次压力释放

    C. 每2小时改变一次卧床体位

    D. 避免尿失禁

    E. 以上均有

12. T8 水平脊髓损伤且损伤水平以下存在上运动神经元体征的患者最可能出现的肠道功能障碍:

    A. 大便失禁   B. 肠反射消失

    C. 大便潴留   D. 运动能力差

13. 根据对 T8 以上脊髓损伤患者的描述,治疗师需要监测哪些下列肠道情况:

    A. 腹胀和疼痛   B. 自主神经反射障碍

    C. 直立性低血压   D. 尿路感染

14. C5 水平完全性脊髓损伤患者在进入住院康复时期将:

    A. 没有进一步的恢复,并保持 AIS A

    B. 需要呼吸机

    C. 使用手动轮椅

    D. 可主动活动肩部肌肉

15. 异位骨化是脊髓损伤患者的主要问题,因为:

    A. 关节的活动范围受到严重限制,无法穿衣

    B. 低复发率

    C. 干细胞预防自主神经反射障碍

    D. 发生 Frank 骨质疏松

16. 一般来说,如果脊髓损伤发生在___以下,则脊髓损伤患者有望获得独立的手功能:

    A. C2   B. C4

    C. C6   D. C8

17. 你正在评估一位不完全性颈段脊髓损伤的患者。为了使患者能手动推动轮椅,哪些上肢肌群必须具有良好的力量?

    A. 三角肌   B. 肘伸肌

    C. 指伸肌   D. 竖脊肌

18. 上肢需要尽早采取具体干预措施。 物理治疗师的职责是:

    A. 仅提供被动拉伸

    B. 告知作业治疗师力量相关的问题

    C. 应用躯体感觉刺激和大量练习以改善运动控制

    D. 以上均有

19. 神经性疼痛是脊髓损伤患者面临的主要挑战,因为:

    A. 迟发会妨碍融入社交和日常生活

    B. 目前的治疗方法无效

    C. 通常情况下,这种刺激是非常痛苦的

    D. 以上均有

20. 脊髓损伤后所有患者都有望恢复性功能。物理治疗师的职责是:

    A. 允许护士讨论患者的性功能

    B. 假设因脊髓损伤而丧失性冲动

    C. 将双性恋或同性恋者转介给神经心理学专家

    D. 以上均不是

21. 无论病变的严重程度或位置,脊髓损伤患者最有可能发生以下哪些并发症?

    A. 尿路或膀胱结石   B. 肺炎

    C. 压疮   D. 抑郁症

    E. 以上均有

22. T6 完全性脊髓损伤的患者在进行步态训练时,最可能需要:

    A. 交替式步态矫正器

    B. 髋-膝-踝矫形器

    C. 踝-足矫形器

    D. 踝上矫形器

23. 在体重支持下进行的步态训练有益于下列哪一类型脊髓损伤患者:

    A. AIS B 级 T1 水平脊髓损伤

    B. AIS A 级 T9 水平脊髓损伤

C. AIS C级C6水平脊髓损伤   A.骨质疏松   B.心血管疾病

D. AIS D级C2水平脊髓损伤   C.肩痛和肩功能障碍   D.脊髓空洞症

E.以上均有   E.以上均有

24. 脊髓损伤的长期后果包括：

答案

1. D	2. E	3. B	4. B	5. D
6. A	7. A	8. D	9. C	10. A
11. E	12. C	13. A	14. D	15. A
16. D	17. A	18. C	19. D	20. D
21. E	22. A	23. E	24. E	

多发性硬化

Anne D. Kloos, Deborah A. Kegelmeyer

第13章

学习目标

- 描述关于多发性硬化(MS)的人口统计学特征、风险因素、病因、病理生理学、常见症状和诊断。
- 不同类型多发性硬化综合进展与预后的差异。
- 讨论多发性硬化的医疗管理。
- 为多发性硬化的个体设计一个具有适当目标和结果的物理治疗干预方案。

病例A:第1部分,多发性硬化

Sheila Dillman 是一位37岁的白人女性。她来神经内科门诊检查她长期以来患有的神经疾病。Dillman女士说,在过去2年里,她注意到自己有一些奇怪的症状,特别是在行走困难之前,通常会产生暑病的症状。她主诉说自己有几次差点摔倒,并把这时候的步态描述为"蹒跚步态"。她还说,在过去的2年里,她产生过视力模糊的症状。2个月前她离婚了,一个人搬到了自己的公寓。这个时候她得了流感,而且病情还恶化了。那时她手里拿不了东西,非常疲惫。她还跌倒了几次,身体左侧的间歇性关节疼痛扩散到多个关节。最近,她的病患表格显示她突然出现了左半球感觉障碍。MRI扫描显示双脑半球多灶性白质病变,T2信号增强。脊髓穿刺发现脑脊液中存在寡克隆区带。视觉诱发反应检测异常,视神经传导减慢。

检查发现:她左侧身体仍然虚弱、感觉麻木;有膀胱功能障碍,早晨多尿,有时有夜尿。她大小便失禁,现在白天得戴防护垫。她也有持续的平衡问题,有一些旋转的感觉,持续的耳鸣和轻微的听力损失,她感觉很疲劳,主诉短期记忆受损和易怒。

多发性硬化

多发性硬化是一种慢性进行性炎症疾病,可累及中枢神经系统的神经元。Jean-Martin Charcot 在1868年首次全面定义了这种疾病。他提出了它的临床和病理特征,并概述了被称为夏科三联征的症状:意向性震颤、眼球震颤和断续言语。

流行病学/风险

多发性硬化的发病率为每10万人口有30~80例;在美国约有40万人患上该病。它是年轻人神经功能障碍最常见的原因之一,通常易发于20~50岁人群,平均发病年龄为32岁。儿童(≤18岁)和50岁以上的成年人很少发病。多发性硬化在女性中的发病率是男性的2~3倍。欧洲血统的白人多发性硬化发病率高于非洲、亚洲和西班牙/拉丁美洲血统的白人。某些人群,如阿拉斯加因纽特人、挪威拉普斯人、澳大利亚土著人和新西兰毛利人几乎从来没有患过多发性硬化。多发性硬化的发病率随着距离赤道越远而增加,在斯堪的纳维亚国家、北欧、美国北部、加拿大南部、新西兰和澳大利亚南部患病率最高。迁移研究表明,青春期前从一个地理区域迁移到另一个地理区域的人,发病率往往会与迁移区域的相同,无论是高风险还是低风险。然而,那些青春期后搬家的人往往会表现其出生地的发病率。多发性硬化爆发或"流行"很早就被报道,尤其是在二战期间被英国士兵占领的苏格兰海岸法罗群岛,但爆发的原因和意义尚不清楚。

与多发性硬化患病风险增加的相关其他因素是吸烟和缺乏维生素D。流行病学研究表明,与不吸烟者相比,吸烟者患多发性硬化的风险增加了40%~80%,并且如果他们表现出复发缓解型多发性硬化,那么他们患继发性进展性多发性硬化的可能性是不吸烟者的3倍以上[1]。由于太阳光(紫外线)照射较少,维生素D水平较低,这就是距离赤道越远多发性硬化发病率越高的原因。对美国护士进行的一项大型前瞻性研究发现,使用补充维生素D(主要来自多种维生素)的女性患多发性硬化的风险比不使用维生素D的女性低

40%[2]。

病理生理学/发病机制

多发性硬化的确切病因尚不清楚，但人们相信，外部环境因素，特别是病毒，被认为是引发基因易感个体多发性硬化的原因。尽管目前还没有确定的病毒能引发人类多发性硬化的发病，但包括麻疹、人类疱疹病毒6型(HHV-6)、人类T淋巴细胞病毒1型(HLV-1)和爱勃斯坦–巴尔病毒在内的一系列病毒都被认为是致病因子。在这些病毒中，爱勃斯坦–巴尔病毒是最可疑的病毒[3]。虽然没有直接与多发性硬化相关的基因，但位于6号染色体上的人类白细胞抗原(HLA)基因与多发性硬化的发生发展密切相关。这些基因编码对调节免疫细胞功能重要的蛋白质。此外，研究人员还发现了50多个非HLA基因，这些基因增加了患多发性硬化的风险，其中大部分编码免疫系统相关分子[4]。这些基因的发现支持了多发性硬化主要是一种免疫介导

疾病的观点。一般人群中患多发性硬化的风险为1：750，但任何与该病有近亲(父母、兄弟姐妹、子女)的人患多发性硬化的风险都会上升到1：40。双胞胎研究表明，患有多发性硬化的同卵双胞胎患此病的风险约为30%，而异卵双胞胎患此病的风险约为3%[5]。

这种疾病涉及免疫系统对中枢神经系统的攻击，部分是由活化的细胞(可能还有B细胞)介导的，这些细胞通过血–脑屏障进入中枢神经系统，并启动免疫反应，导致髓鞘覆盖层和轴突本身的炎性损伤(图13-1)。

髓鞘和轴突的损伤减缓或中断了神经冲动的传导，导致受损神经元特有的症状。炎症及其相关水肿的减轻，以及少突胶质细胞的代偿性再髓鞘化和(或)轴突可塑性被认为是导致或缓解症状的原因(图13-1和专栏13-1)。随着时间的推移，少突胶质细胞死亡，再髓鞘化是不可能的。脱髓鞘区域充满了无毛的星形胶质细胞，形成瘢痕组织(硬化)或所谓的硬化斑块，这是该疾病的病理特征。受损轴突出现横断，发生逆行

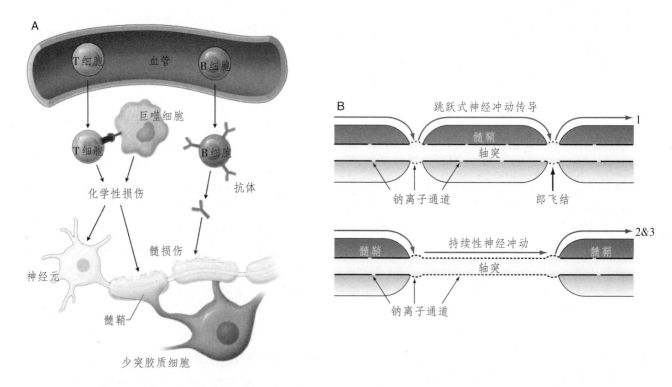

图13-1 (A)髓鞘损伤的自身免疫过程：活化的T细胞和潜在的B细胞，随着巨噬细胞的活动，引起髓鞘炎症，损害髓鞘。在炎症期，传导受损，产生与受累轴突相关的症状；随着炎症消退，如果脱髓鞘，症状就会恢复。(B)多发性硬化中脱髓鞘和轴突变性的图示。①有髓轴突的正常神经功能示意图；②急性脱髓鞘时，由于节间轴突区电压门控钠通道数量少，动作电位不能通过开放通道传导而停止；③在脱髓鞘轴突中，如果通过神经可塑性将电压门控钠通道添加到轴突膜上，则可发生传导，但要慢得多；④随着髓鞘的进一步丧失，轴突变性发生(未显示)。[B, Reproduced with permission from Hauser SL (ED) Harrison's Neurology in Clinical Medicine 3rd Ed, New York, NY: McGraw-Hill; 2013, Fig 39-1, pg. 475.]

变性,最终导致细胞死亡。除了白质外,在皮质(包括运动区在内的颞叶和额叶皮质)和皮质下(丘脑、基底核和小脑)灰质中也发现斑块,并且与身体残疾和认知障碍有关[6]。最近研究表明,灰质病理学在一定程度上独立于白质病变,可能先于白质病理学的发展[7]。炎症和神经退行性变过程最终导致神经元丢失和脑萎缩。轴突破坏发生较早,甚至在诊断为多发性硬化型之前就可以在MRI上发现。

多发性硬化的缓解和复发进程

问:Sheila最有可能表现出哪种多发性硬化?

Sheila的病史存在一种间歇性神经症状的模式,这种症状是突然出现的,并且随着时间的推移,发作之间有一段功能稳定的时期,与RRMS一致。最近,随着时间的推移,她的症状似乎在逐渐恶化,MRI上有多处硬化病变的迹象,提示她可能是继发进展型多发性硬化。

多发性硬化的诊断

早期诊断很重要,因为早期治疗可减缓或预防残疾的恶化。然而,由于症状的异质性和缺乏明确的诊断试验,多发性硬化的诊断可能需要数年时间。多发性硬化的诊断仍然是一种基于病史和神经科检查结果的临床诊断,至少有2次神经系统症状的证据,这些症状与中枢神经系统在空间(即大脑白质、脑干、小脑束、视神经、脊髓)和时间上分离的有髓区域有关。许多医生使用2010年修订的McDonald诊断标准或多发性硬化(表13-1)进行诊断。在诊断多发性硬化之前,必须排除所有症状相似的疾病。

影像学和其他诊断方式

支持多发性硬化诊断的重要实验室和诊断测试包括MRI、脑脊液(CSF)分析和诱发电位测试(包括视觉、躯体感觉和脑干听觉诱发反应)。脑脊液对寡克隆免疫球蛋白G(IgG)呈阳性——一种保护机体不受感染的抗体,支持多发性硬化诱发电位检测的诊断。

MRI检查是有用的,甚至在临床症状明显之前就能检测到斑块或病变,识别活跃的炎症区域,并及时建立传播(斑块/病变的年龄)(图13-3)。

多发性硬化病变可在中枢神经系统白质的任何部

专栏13-1 多发性硬化的分类

随着时间的推移,不同的人和特定的人,其临床疾病的进程是不可预测的。然而,有4种主要亚型描述了多发性硬化最常见的临床过程(图13-2)。

复发缓解型多发性硬化

大多数被诊断为多发性硬化的个体(约85%)最初被诊断为复发缓解型多发性硬化(RRMS)。RRMS患者有明显的复发,也称为发作、突然发作或恶化,在此期间神经功能恶化。这些复发之后是缓解期,在此期间疾病没有进展,个人经历神经功能完全或不完全恢复。随着时间的推移,不完全的康复会导致残疾加重。未经治疗的RRMS的复发率为每年1~2次,与残疾相关。

继发进展型多发性硬化

在RRMS的最初阶段之后,许多人发展成继发进展型(SPMS)疾病过程,在此过程中,疾病稳步恶化,有或没有明显的复发、缓解或处于停滞状态。在疾病治疗药物出现之前大约50%的RRMS患者在诊断后10年内出现了SPMS。目前还没有长期数据来确定接受治疗的患者是否能延迟进展为此类型多发性硬化。

原发进展型多发性硬化

原发进展型多发性硬化(PPMS)约影响10%的人,其特征是自诊断时起神经功能缓慢恶化,无明显复发或缓解。随着时间的推移,进展的速度可能会有所不同,偶尔会出现停滞和短暂的轻微改善。PPMS患者在发病时往往年龄较大(即40岁左右)。

进展复发型多发性硬化

进展复发型多发性硬化(PRMS)包括大约5%的多发性硬化患者,他们从一开始就经历了病情的稳定与恶化,伴随着叠加的复发,随后没有或几乎没有恢复。与RRMS相比,即使在2次复发之间,疾病仍在继续发展,残疾也在增加。在罕见的病例中,多发性硬化患者经历了一种非常轻微的疾病过程,称为良性多发性硬化,在发病15年后,其全部神经功能得以保留。然而,有一部分人会经历一个非常迅速的疾病过程,称为恶性多发性硬化(Marburg病),在发病后的短时间内导致死亡。

位发现,但有15%~37%位于灰质[8]。位于脑室附近或周围的斑块,称为脑室周围病变,以及胼胝体内的斑块,是多发性硬化的高发部位。钆被吸引到炎症区域,

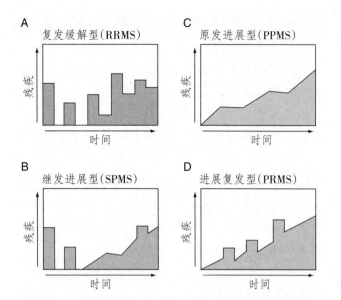

图 13-2　与多发性硬化亚型相关的临床病程示意图。[Reproduced with permission from Hauser SL(ED)Harrison's Neurology in Clinical Medicine, 3rd Ed, New York, NY: McGraw-Hill; 2013, Figure 39-2, pg. 479.]

并被用作 T1 加权 MRI 扫描对比剂，以确定新的活跃的病变。T2 加权 MRI 扫描提供了轴索损伤和疾病进展的信息，包括病变面积和脑萎缩的总量。

高度差异化的多发性硬化的症状和体征

根据病变在中枢神经系统中的位置不同，多发性硬化的症状和体征差异很大，可能包括感觉、运动、认知、情绪和自主等方面的表现。一个人出现中枢神经系统脱髓鞘事件的急性或亚急性首次发作，症状持续时间至少 24 小时的神经系统异常通常被称为临床孤立综合征（CIS）。多发性硬化最常见的早期症状是感觉异常，包括麻木感、针刺感和触电感，或视觉障碍（例如，单眼或双眼视力模糊、复视或视力下降/丧失）。多发性硬化的常见症状见专栏 13-2。症状通常在数分钟或数小时内迅速发展，但可能在数周或数月内发展缓慢。它们是不可预测的，因人而异，并且可在同一个人身上反复出现。

当原发性症状治疗不充分时，第二类症状会发展为感染、跌倒、受伤、挛缩和压疮，导致残疾和生活质量下降。随着疾病的发展，个体会出现三级症状，如失业、失去伴侣、角色转变、家庭破裂、社会孤立、依赖、自尊丧失及慢性病的所有可能后果。

感觉功能障碍

感觉障碍影响大多数多发性硬化患者，通常包括感觉异常、刺痛和麻木，影响面部、身体或四肢。感觉丧失的分布可局限于单一的脑神经或脊神经根分布、单侧肢体（单侧麻醉）、单侧身体（半麻醉），如 Dillman 女士的病例，或可分布于多个区域（如脑神经加半麻药）。触觉、压力觉、疼痛觉、温度觉和本体感觉的中断可能与功能活动的表现有关，在严重的情况下会导致继发伤、烧伤或跌倒。感觉完全丧失（麻痹）是不常见的。

疼痛

疼痛是多发性硬化患者的常见症状，并对其日常活动和生活质量产生负面影响。几种不同类型的神经性疼痛可由神经损伤引起，包括感觉障碍、视神经或三叉神经炎和（或）耳鸣征。感觉障碍是多发性硬化最常见的疼痛，是累及四肢或周围的躯干的疼痛、烧灼感。它们可能是急性的（突发和自发的）或慢性的，并且在运动后或暴露于高温环境下可能恶化。在严重的情况下，个人会因轻触或压力刺激皮肤（包括衣服）而感到不舒服或疼痛。三叉神经痛是一种严重的、与三叉神经损伤有关的面部剧烈刺痛。Lhermitte 征是一种沿脊柱向下的短暂电击样感觉，发生在颈部向胸部外溢，常与颈脊髓的背柱损伤有关（图 13-4）。肌肉或韧带拉伤引起的肌肉骨骼疼痛可由机械应力、异常姿势或运动、肌肉无力、严重痉挛和强直性肌肉痉挛引起的关节不活动引起的。

视觉障碍

视觉障碍发生在大约 80% 的多发性硬化患者身上。最常见的问题是视力下降或模糊（视神经炎）、复视和不自主眼球运动（眼球震颤）。视神经炎是指视神经发炎，导致一只眼睛的视力急剧模糊或变灰，甚至失明，并伴有眼睛后面剧烈疼痛。很可能 Dillman 女士在她视力模糊的时候就患上了视神经炎。

视野内可出现暗点或黑斑，但患者往往不会注意。神经炎通常在 4~12 周内痊愈。由视神经功能受损引起的中性粒细胞炎可导致 Marcus Gunn 瞳孔症状。测试 Marcus Gunn 瞳孔是用摆动手电筒测试；呈阳性时，当明亮的光线从未受影响的眼睛转到受影响的眼睛时，人的瞳孔就会扩大，而不是收缩。在未受影响的眼

表13-1 2010年修订了麦克唐纳对多发性硬化的诊断标准

临床表现	多发性硬化诊断所需的额外数据
≥2 发病[a]；≥2 个病灶的客观临床证据或 1 个病灶的客观临床证据，并有合理的既往病史[b]	无[c]
≥2 次发病[a]；1 例病变的客观临床证据	空间传播，表现为： 至少 2/4 多发性硬化——典型的中枢神经系统区域(室周、球旁、幕下或脊髓[d])≥1 个 T2 病灶；或者等待涉及不同中枢神经系统部位的进一步临床发病[a]
1 例发病[a]；客观临床证据≥2 个病灶	及时传播，表现为： 任何时候同时存在无症状的钆增强和非增强病变；或新的 T2 和(或)后续 MRI 上的钆增强病变，不考虑其参考基线扫描的时间；或者等待第二次临床发病[a]
1 例发病[a]；1 例病变(临床孤立综合征)的客观临床证据	在空间和时间上的传播，表现为： 对空间传播： CNS 的 4 个典型区域(室周、球旁、幕下或脊髓[d])中至少有 2 个 T2 病变；或等待第 2 次临床发病[a] 涉及不同的中枢神经系统位置；以及 对时间传播： 任何时候同时存在无症状的钆增强和非增强病变；或新的 T2 和(或)钆增强病变的后续 MRI，不考虑其时间参考基线扫描；或等待第二次临床发病[a]
提示 MS(PPMS)的隐匿性神经进展	1 年疾病进展(回顾性或前瞻性确定)加上下列 3 项中的 2 项[d]： 根据≥1 个 T2 病变的多发性硬化特征性(室周、球旁或幕下)区域的证据来判断脑内 DIS 脊髓内≥2 个 T2 病变为 DIS 的证据 CSF 阳性[等电聚焦证据：寡克隆条带和(或)IgG 指数升高]

Reproduced with permission from Polman et al. Diagnostic criteria for Multiple Sclerosis: 2010 Revisions to the McDonald Criteria, Ann Neurol

如果符合标准，且没有更好的临床表现解释，诊断为"MS"；如果可疑，但标准不完全符合，诊断为"可能的 MS"；如果在评估过程中出现了另一种诊断，可以更好地解释临床表现，那么诊断就"不是 MS"。

[a], 发病(复发；恶化)定义为患者报告的或客观观察的典型急性中枢神经系统炎性脱髓鞘事件，包括当前的或过去的事件，持续时间至少 24 小时，无发热或感染。通过同期的神经病学检查，它应是记录在案的，但一些有 MS 症状和演变特征的历史事件，但没有客观的神经病学记录，可以为先前的脱髓鞘事件提供合理证据。然而，阵发性症状的报告(历史的或当前的)应该包括在不少于 24 小时内发生的多次发作。在对 MS 做出明确诊断之前，必须至少有 1 次发作得到神经系统检查结果、报告先前视觉障碍的患者的视觉诱发电位反应或在神经系统症状的病史中涉及的中枢神经系统区域脱髓鞘一致的 MRI 证实。

[b], 基于 2 次临床发病的客观临床诊断是最安全的。在缺乏客观神经病学证据的情况下，过去 1 次发作的合理病史可包括既往炎性脱髓鞘事件的症状和演变特征的历史事件；然而，至少有 1 次发病，必须有客观的调查结果支持。

[c], 不需要额外的测试。然而，任何对多发性硬化的诊断都应基于这些标准进行成像。如果进行了影像学检查或其他检查(如脑脊液)，结果呈阴性，则在诊断 MS 之前需要格外谨慎，且必须考虑其他诊断方法。临床表现是最好的解释，必须有客观证据支持 MS 诊断。

[d], 不需要钆增强病变；有症状的病变被排除在脑干或脊髓综合征的考虑范围之外。

睛中照射光线会导致两个瞳孔收缩(正常功能)；当光线快速移动到受影响的眼睛时，由于受影响的眼睛的光感不佳，瞳孔会异常扩张(图 13-4)。

复视发生时，眼球运动不协调，大脑会同时得到两个略有不同的图片。通常发生在多发性硬化影响脑干时，脑干控制着眼球运动的协调性。核间性眼肌瘫痪

（INO）是导致INO患者视力下降的常见原因。INO可通过水平眼球运动受损、视线远离患眼、患眼内收肌乏力和对侧眼球外展性眼球震颤来鉴别；由于双眼失去协调，造成了双眼的复视，这是由脑桥或中脑的内侧纵束（MLF）病变所致（图13-4）。多发性硬化患者也可能因脑干损伤而发展出复视，影响到脑神经Ⅲ、Ⅳ或Ⅵ，每条神经都支配特定的眼部肌肉；由于肌肉无力而导致的眼部控制中断也会改变协调的眼部运动，导致复视。眼球震颤的特征是眼睛不自主的有节律运动、水平（前后）或垂直（上下），是对旋转的自然反应。小脑或前庭中央通路的病变引起病理性眼球震颤，这种震颤是由看向两侧或垂直（凝视引起的眼球震颤）或头部运动引起的。当与多发性硬化患者共事时，治疗师应评估视力受损对患者平衡和日常生活活动能力的影响。

运动功能障碍

运动障碍，包括虚弱、疲劳、痉挛、平衡和协调问题，导致步态和活动受限，以及对个人参与工作、学校、家庭和娱乐活动产生负面影响，并降低生活质量。

无力

虚弱可能是由于运动皮质的缺失、小脑损伤或肌肉继发性改变的结果，与失神经或使用减少有关。如第5章所述，力的产生与来自M1的皮质脊髓投射有关；因此，皮质脊髓神经元的损伤可以破坏特定肌肉内

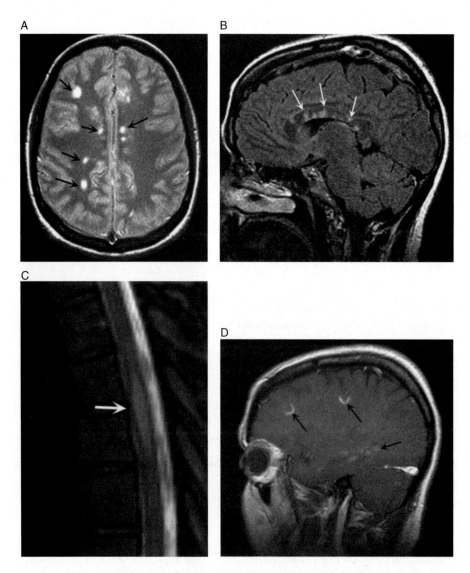

图13-3 多发性硬化的MRI发现。显示为与病变一致的高强度区域。[Reproduced with permission from Hauser SL（ED）Harrison's Neurology in Clinical Medicine, 3rd Ed, New York, NY: McGraw-Hill; 2013, Figure 39-3, p 481.]

专栏13-2	多发性硬化的常见症状

感觉症状

感觉减退,麻木

感觉异常

疼痛

感觉迟钝

视神经或三叉神经炎

Lhermitte 征

慢性疼痛

视觉症状

模糊或复视

视力下降/丧失

盲点

核间性眼肌瘫痪

眼球震颤

运动症状

虚弱或瘫痪

疲劳

痉挛

平衡不稳

共济失调与意向性震颤

步态和运动能力受损

言语和吞咽障碍

认知症状

信息处理速度降低

短期记忆力下降

注意力和专注力下降

执行功能受损

视觉空间处理受损

言语表达能力受损

情绪/行为症状

抑郁症

假性反应

欣快征

自知力缺失

适应障碍

强迫症

心血管自主失调

膀胱和肠道症状

尿急、尿频

夜尿症

尿潴留,小便淋沥

便秘

腹泻

尿失禁

性症状

勃起和射精功能障碍

阴道润滑减少

性欲下降

性功能下降

的力量产生,通常是由受损神经元激活的。全身性肌肉无力,称为痉挛,可由小脑损伤引起,并伴有沉重感、过度运动或简单任务,以及早期疲劳感。小脑通过与内侧下行系统(前庭脊髓束和网状脊髓束)的连接,在基线肌张力中起关键作用,当被多发性硬化破坏时,基线肌张力消失,导致衰弱。最后,不活动会导致因停用而引起的继发性肌无力,出现虚弱和疲劳;肌肉的变化包括氧化能力降低、肌肉对负荷的代谢反应受损,以及兴奋-收缩耦合受损。值得注意的是,虚弱程度从轻微到严重不等,包括一侧或整体躯干和四肢。

疲劳

疲劳是多发性硬化最常见的症状之一,75%~95%的患者出现疲劳。它发生在疾病的各个阶段,与多发性硬化的严重程度或持续时间无关。近一半多发性硬化患者将疲劳描述为其疾病中最具致残性症状。至少65%的多发性硬化患者每天都会感到疲劳,通常是在午休期间。疲劳被多发性硬化理事会或临床实践指南的疲劳问题小组定义为"个人或护理者认为与通常或理想的活动相互影响的身体和(或)精神能量的主观缺乏",似乎与健康人或其他神经疾病患者的疲劳明显不同。

疲劳的原因未知,但很可能是多因素的(图13-5)。

疲劳可能与疾病机制(原发性疲劳)直接相关,也可能继发于非疾病特异性因素。原发性疲劳可能是炎症、脱髓鞘(即神经传导减慢和失同步或部分或完全传导阻滞)或轴突丢失的结果[9]。 中枢疲劳的发生是由于中枢运动对脊髓α运动神经元的驱动力下降,而脊髓α运动神经元也会导致虚弱。如前一节所述,不活动会导致肌肉变化,这些变化可能独立于中枢神经系统损伤,也会导致疲劳。其他次要因素包括热不耐受、抑郁、睡眠障碍、药物副作用(即抗炎药、抗抑郁药、止痛药等)、医疗条件(即甲状腺功能减退)、多发性硬化继发并发症(感染、呼吸障碍),以及身体、社会和文化方面的生活和工作环境。

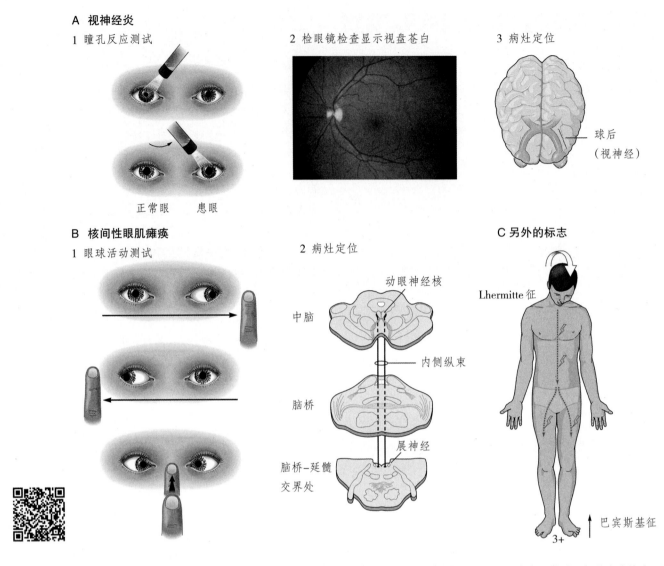

图13-4　多发性硬化常见的间歇性症状。(A) 1.非受累眼所示的光在两侧产生收缩，但受累眼所示的光产生扩张，表明瞳孔缩小。2.检眼镜检查显示视神经模糊或隆起。3.在没有偏盲的情况下，病变可与视神经分离。(B) 1.当手指穿过视野时，受累眼不能内收（上图和中间的插图说明了这一点）。手指指向鼻子的会聚说明了正常的内收，显示了 CNⅢ和细胞核的完整性。2.病变局限于 MLF 部位。(C) 展示 Lhermitte 标志的测试位置。(Reproduced with permission from Kandel ER, Schwartz JH, Jessell TM, Siege lbaum SA, Hudspeth AJ. Principles of Neural Science , 5th ED, New York, NY: McGraw-Hill; 2013. Figure B-2, p. 1539.)

痉挛

　　大约75%的多发性硬化患者会发生痉挛。严重程度较高的患者通常为男性、老年人或多发性硬化持续时间较长的患者。痉挛与多发性硬化相关，导致硬化和随后的功能障碍或死亡，参与皮质脊髓通路的上运动神经元（UMN）（见第10章脑卒中的痉挛描述）。与影响 UMN 的其他情况一样，这种损伤会产生一种症状和交感模式，包括麻痹、痉挛、反射亢进和阵挛、不自主的屈肌和伸肌痉挛、夸张的斜肌反射和巴宾斯基征

（见第10章脑卒中），也称为痉挛性轻瘫。最终，自主运动被破坏，并与肌肉激活不良、综合运动和肌肉异常共收缩有关。严重时，多发性硬化痉挛可导致异常姿势和关节不活动，进而引起疼痛、挛缩和难以维持皮肤完整性。下肢张力过大会增加行走所需的力量，进而降低步态质量和长距离行走的能力。与痉挛性轻瘫相关的常见步态偏差包括拖拽步态或足下垂，与胫骨前肌和趾伸肌无力、腓肠肌痉挛或二者同时存在相关，并诱发提髋、躯干倾斜、腿部侧弯的代偿反应，以及"跳跃"（将把脚跟抬起放在有力一侧的腿上，以便更容易

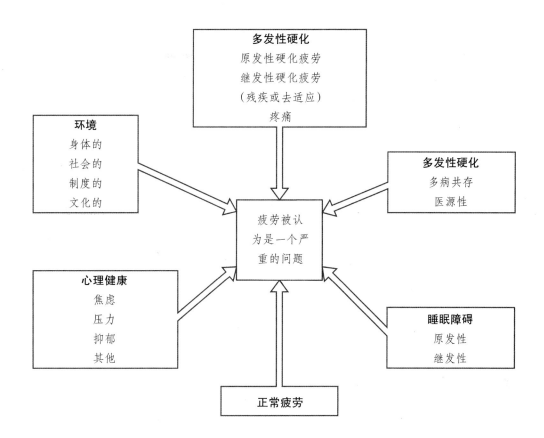

图13-5 疲劳的多因素原因。[Adapted with permission from Braley TJ, Chervin RD: Fatigue in multiple sclerosis: mechanisms, evaluation, and treatment, Sleep. 2010 Aug; 33(8): 1061-1067]

地摆动较弱的腿)。

协调和功能障碍

多发性硬化患者,头晕、协调和平衡问题是最常见的运动障碍。头晕是由影响小脑(小叶)或中央前庭通路的脱髓鞘病变引起的。多发性硬化患者可能会有不平衡感(精神错乱)、头昏眼花或感觉自己或周围环境在旋转(眩晕)。影响小脑和小脑束的病变会产生共济失调、震颤(姿势和意图)、张力减退、躯干无力和全身无力的症状,如前面所述与虚弱相关。共济失调包括协调能力下降,其特征是节律失调(估计肌肉活动失调的能力受损)、协同能力失调(无法协调自主的肌肉运动)和食欲不振(无法快速轮替运动)。姿势性震颤是指在坐或站的过程中发生的摇晃、前后摆动的运动。目的性或动作性震颤是随着意志性运动而发生的有节奏的摇晃运动,如到达或移动物体或将脚移动到特定位置。严重的震颤可能与功能活动有关,特别是进食、说话、写作、个人卫生和行走。足部麻木、继发于背柱内侧丘脑通路的损伤,也会导致平衡和行走困难(感觉

性共济失调)。

步态和移动障碍

大约80%的多发性硬化患者在病程中表现出行走困难。各种损伤包括虚弱、疲劳、痉挛、感觉受损、前庭症状(包括共济失调)和视觉缺陷都会导致步态问题。步态的特点通常是步态蹒跚、步态不均匀、肢体运动不协调、脚落地的位置不合适、经常失去平衡。如前所述,这些症状是由于神经系统的多个区域受损或个别症状造成的。

言语和吞咽功能障碍

言语和吞咽受虚弱、痉挛、震颤和共济失调的影响。高达40%的多发性硬化患者在患病期间的某个时候可能会有语言问题。患者可能表现为构音障碍(发音含糊或发音不清晰)和发声障碍(音质变化,如刺耳、嘶哑、呼吸急促或鼻音过重)。扫描构音障碍常与多发性硬化有关,即正常的"音节"或语音模式被破坏,单词之间或单词的单个音节之间出现异常长的停顿。吞咽

问题或吞咽困难，可能是由于舌头和口腔肌肉协调性差。吞咽困难的症状包括咀嚼时间过长，难以将食物和液体含在嘴里，无法吞咽食物，以及在用餐期间或餐后咳嗽。慢性吞咽问题可能导致脱水、营养不良或吸入性肺炎，原因是食物颗粒或液体在进食时进入肺部。不良的姿势和呼吸控制也会导致言语和进食问题。

认知和情绪/行为功能障碍

认知功能障碍

大约50%的多发性硬化患者有继发于该病的认知功能障碍。新出现的证据表明，灰质内的炎症和萎缩可能比皮质下白质损伤更有可能导致认知功能障碍。多发性硬化中受影响最大的认知领域包括信息处理速度、短期记忆、注意力和专注力（特别是交替和分散注意）、执行功能（抽象推理、解决问题、计划和排序）、视觉空间处理和语言表达能力。一般来说，认知缺陷往往随着身体残疾的恶化、疾病持续时间的延长和疾病病程的进展而增加[10]。认知功能障碍可能会对个人的就业状况、家庭角色、社会互动及日常活动的独立性产生负面影响，即使运动功能足够。

情绪/行为障碍

情绪/行为症状和障碍，如抑郁、攻击性、情感淡漠、欣快感（与每个人的残疾程度不符的夸大的幸福感和乐观情绪）、缺乏洞察力、适应障碍（无法适应或应对特定的压力源）、强迫症（由产生不安、忧虑、恐惧或担心的侵入性思维所形成的焦虑症性格）在多发性硬化患者中普遍存在[11]。这些变化的潜在机制被认为是由于额颞叶神经网络中的白质功能障碍改变了一个人的行为，但在功能不可预测的慢性疾病中可能出现的无法适应的不良反应也可能起作用。抑郁是多发性硬化最常见的神经精神症状，患病率为50%。多发性硬化患者有很高的自杀意念和企图。假性延髓反应（PBA）是一种神经系统疾病，其特征是无控制的、不明显的、有间歇的哭笑，约10%的患者可能与皮质延髓束病变有关，导致不自主的大笑和哭泣。

自主神经功能障碍

心血管功能障碍

据报道，在多发性硬化患者中，心血管自主神经功

能障碍的患病率为10%~50%[12]。病理结果高度多变，一些个体以症状性病理为主，另一些个体以副交感性病理为主。在临床上有更严重残疾的人中，自主神经失调似乎更容易发生。一些多发性硬化患者的出汗反应减少或消失。见专栏13-3或自主心脏控制的讨论。

膀胱功能障碍

膀胱功能障碍是多发性硬化的一种常见且痛苦的症状，80%的患者间歇性发作，96%的患者有多发性硬化≥10年。膀胱功能障碍严重程度从轻到重不等。表13-2概述了神经源性膀胱疾病的原因和症状。

手功能和活动能力（转移和行走）的逐渐下降也会导致个人卫生困难、无法如厕或处理膀胱功能障碍。残余尿量过大会增加尿道炎（UTI）和尿毒症频发导致肾脏损害的风险。

> **专栏13-3　自主心脏控制**
>
> 心率（HR）是对心脏的副交感神经和交感神经输入的平衡。当副交感神经输入增加时，心率降低；当交感神经输入增加时，心率升高。从坐姿到仰卧姿势的改变通常与受副交感神经影响的增加和心率的降低有关，反之，站姿与受交感神经影响的增加和心率的轻微增加有关。同样血压（BP）也受自主神经系统的调节，随着交感神经的激活，血管收缩增加，血压升高，副交感神经的激活产生血管舒张，血压降低。

肠功能障碍

肠道问题是常见的，影响80%的多发性硬化患者。神经源性肠（表13-2）是一种反射亢进的痉挛性肠或反射减退的松弛性肠，二者都与便秘有关，尽管有不同的神经原因。导致便秘的其他因素包括缺乏活动、缺乏足够的液体、不良的饮食、排便习惯及药物副作用。大便失禁和腹泻发生于肛门外括约肌和盆底肌不适或继发胃肠道问题（胃肠炎、炎症性肠病）。

性功能障碍

性功能障碍影响50%~90%的多发性硬化患者，是导致痛苦的主要原因。最常见的症状是男性勃起和射精功能障碍、女性生殖器不适的感觉变化和阴道干涩、性冲动丧失，以及对方都难以达到性高潮[13]。这些损伤可能与中枢神经系统的脱髓鞘损伤直接相关（见第12章脊髓损伤），类似于所描述的肠或膀胱功能障碍。

| 表13-2 | 肠和膀胱功能障碍 | | |

神经源性膀胱

类型和原因	描述	症状
反射亢进性痉挛性膀胱——骶髓以上脊髓UMN病变	膀胱痉挛;因此,反射性排尿,膀胱充盈最少;膀胱容量随时间变小	尿频;膀胱容量最少时的尿急
反射不足性膀胱——骶髓、马尾或盆神经的LMN病变	膀胱变松弛,反射性排尿消失	开始排尿时犹豫不决;排空不全(尿潴留);排尿间歇漏液
逼尿括约肌协同障碍(DSD)——UMN损伤	膀胱的括约肌收缩与放松之间失去协调	排尿不全伴尿潴留,排尿困难

神经源性肠

| 高位痉挛性肠——骶髓以上的UMN病变 | 排便反射完整;外括约肌和盆底肌痉挛 | 便秘 |
| 反射减退性肠系膜松弛——骶髓、马尾或盆神经的LMN病变 | 排便反射紊乱;结肠减速与肛门内括约肌功能障碍 | 便秘或腹泻;大便失禁 |

非性生理的症状,如疲劳、虚弱、痉挛、不协调、行动困难、肠和膀胱问题、非生殖区麻木、疼痛或灼热感、多发性硬化药物副作用及认知问题,也可能导致多发性硬化患者的性功能障碍。可能影响多发性硬化患者性功能的心理、社会和文化因素包括负面的自我形象或身体形象、表现焦虑、自尊变化、依赖感、与伴侣的沟通障碍、抑郁、家庭和社会角色变化或角色冲突。如果多发性硬化患者遇到性问题,应鼓励他们与神经科医生或初级保健医生交谈,以便对其进行评估或找出潜在原因,并根据需要接受医疗或转介给其他卫生专业人员。

多发性硬化不会影响生育能力或妊娠结果,妊娠也不会对疾病的临床进程产生负面影响。由于妊娠激素对免疫系统的影响,多发性硬化的孕妇的复发率通常会降低,尤其是在妊娠中晚期。多发性硬化女性患者和没有多发性硬化女性的产科护理、分娩和分娩时的阵痛通常是相同的。疾病免疫调节药物在怀孕期间不被批准使用,在母乳喂养期间也不推荐使用。分娩后复发的风险增加,可通过母乳喂养、使用皮质类固醇或使用IMD来减轻。

药物治疗

多发性硬化的治疗需要团队合作,包括但不限于医生、护士、社会工作者、心理健康专业人员和康复专业人员(物理治疗、作业治疗和言语治疗师)。

长期药物治疗

免疫调节药物(IMD)是治疗多发性硬化的主要药物。目前有10种美国FDA批准的IMD(表13-3)可长期用于RRMS,以及复发性SPMS或PRMS。没有经FDA批准的IMD来治疗PPMS。磁共振成像显示IMD可限制复发、疾病进展和新的炎性病变。没有对未服用IMD的患者和使用IMD的患者进行疾病进展的长期研究。然而,国家多发性硬化学会(NMSS)国家临床咨询委员会认识到IMD对疾病致病性的影响,建议尽快使用IMD,除非缺乏明确的益处、无法忍受的副作用或发现更好的治疗方法。大多数多发性硬化患者更喜欢口服药物,因为他们会因反复注射而出现身体和心理上的不适。药物副作用和不良反应很常见,可能对依从性产生负面影响(表13-3)。

新症状的治疗取决于它们是复发还是假性复发。复发是指新的神经症状或已经存在的症状恶化,至少持续24小时,并且与先前的发作至少间隔30天。假性复发是指原发神经系统症状的突然恶化或复发。许多多发性硬化患者表现出热不耐受,以致环境温度(如日晒、热水浴)或体内温度(如长期或剧烈运动)的任何升高都可能导致假性复发。例如,与运动相关的视力模糊是一种假性复发。这一现象被命名为Uhthoff征症状,源自19世纪的一位法国神经学家认识到热会导致脱髓鞘轴突的传导阻滞。

复发症状的药物管理

急性复发通常采用大剂量静脉注射皮质类固醇(甲泼尼龙)或口服皮质类固醇(泼尼松、地塞米松)逐渐减少剂量后的3~5天或几天到几周来治疗,以降低复发的严重程度并加快恢复。皮质类固醇治疗的不良反应包括免疫抑制、尿潴留、高血压、高血糖、电解质失衡和精神/行为表现引起的感染风险。长期风险是体重增加、白内障、缺血性坏死和骨质疏松。

疼痛

疼痛可根据其发病机制加以控制。急性发作性感觉症状（即感觉障碍）、三叉神经痛和 Lhermitte 征引起的神经性疼痛通常首先用抗惊厥药物治疗，包括加巴喷丁、普瑞巴林和卡马西平（表13-4）。此外，三环类抗抑郁药阿米替林（Elavil）、选择性5-羟色胺和去甲肾上腺素再摄取抑制剂度洛西汀（Cymbalta）也可作为处方应用。

痉挛

治疗痉挛的方法多种多样。由于痉挛程度因人而异，治疗必须个体化，并且需要多发性硬化患者和医疗保健专业人员的密切合作，以实现最佳剂量。非药物治疗可能包括牵伸和力量训练、支撑站立、适当运用支具和辅具，以及一些日常生活活动的改变。一线药物或痉挛包括巴氯芬和替扎尼定（表13-4）。治疗师应该意识到，痉挛可增强患者的躯体功能（即伸肌痉挛用于辅助坐-站转换），因此，痉挛的显著改善可能导致患者的某些功能丧失。对于严重痉挛或对口服药物不耐受的病例，可以植入巴氯芬泵，将巴氯芬注入腰椎脑脊液中。与使用巴氯芬泵的上肢相比，通常下肢和躯干肌肉痉挛的改善更大。其他口服类药物还包括加巴喷丁、苯二氮䓬类（地西泮和氯硝西泮）和丹特罗琳。A型肉毒杆菌毒素（Botox）可注射到受影响的肌肉群中，以促进伸展和肌肉松弛。效果在1~2周内达到峰值，持续3~4个月，然后重复注射。肉毒杆菌毒素治疗与物理治疗相结合可改善体位和活动能力，减轻疼痛。当所有抗痉挛药物都失效时，可考虑手术治疗，如肌腱移植或选择性背根切断术（见第19章：脑瘫）。

疲劳

疲劳可通过非药物和药物干预来治疗。非药物干预包括有氧运动和能量储存技术。在一天中使自己有节奏、有间隔地进行活动，早晨进行一些有强度的活动，优先考虑完成一定的任务，安排休息的时间，并保持一个切实可行的目标，能保证机体的能量储存。药物干预包括提高能量水平的药物，如金刚烷胺、选择性5-羟色胺再摄取抑制剂（SSRI）、莫达非尼和较少使用的苯丙胺类药物哌甲酯。

共济失调和震颤

共济失调和震颤的治疗包括协调训练和特定任务训练。已取得一定效果的药物包括氯硝西泮、普萘洛尔、丁螺环酮、昂丹司琼、普利酮和托吡酯。某些患者可能需要手术干预，如对丘脑进行深部脑刺激。

步行功能

针对步行功能的治疗药物有达法普利定（Ampyra），是一种可增强受损神经传导的钾通道阻滞剂。它适用于所有类型的多发性硬化患者，但要确保这些患者没有癫痫发作史或肾病史。研究表明，与服用安慰剂的患者相比，服用达法普利定的多发性硬化患者其步行速度显著提高[14]。该药物常见的副作用包括头晕、紧张和恶心。

认知和情绪问题

由多发性硬化导致的认知障碍的治疗主要包含药物治疗、认知康复和认知矫正治疗。有证据表明，疾病改善药物可能对认知功能有一定的帮助[10]。用于治疗阿尔茨海默病患者认知功能障碍的乙酰胆碱酯酶抑制剂，如多奈哌齐（Aricept）、利瓦斯汀（Exelon）和加兰他敏（Razadyne）在一些治疗多发性硬化的试验中预后较好。为了提高特定认知能力的认知康复计划，通过使用计算机软件训练和神经心理治疗的方法，对多发性硬化患者也会有较好的疗效。促进认知功能行为改善的认知矫正治疗方法，如避免吸烟、改善睡眠、进行有规律的适度锻炼和均衡饮食等，对多发性硬化患者有益处。

抑郁症的治疗包括药物治疗、认知行为治疗和心理治疗。使用的抗抑郁药物包括氟西汀、舍曲林、埃西他洛普兰、度洛西汀、丁丙普利、丙咪嗪和阿米替林（表13-4）。心理治疗和认知行为已被证明能有效治疗由多发性硬化引起的抑郁症[14]。心理治疗可帮助多发性硬化患者接受和适应疾病；CBT可帮助人们提高应对、社交和解决问题的能力；氢溴酸右美沙芬和硫酸奎尼丁（Nuedexta）可以用于治疗假性延髓反应。

膀胱和肠道问题

膀胱功能障碍的治疗首先要进行全面的尿动力学检查，以确定问题的原因。痉挛性膀胱（储存问题）的治疗通常包括药物治疗、改变饮食和行为，以及手术治

表13-3 免疫调节药物

药物/适应证	类型	副作用	给药
倍他松（Betaseron） 适应证:复发缓解型和复发型，CIS	具有抗病毒特性的干扰素β-1b-免疫系统调节剂	流感样症状、注射部位皮肤反应、血细胞计数和肝功能异常	每隔一天皮下注射250μg
Extavia 适应证:复发缓解型和复发型，CIS	具有抗病毒特性的干扰素β-1b-免疫系统调节剂	流感样症状、注射部位皮肤反应、血细胞计数和肝功能异常	每隔一天皮下注射250μg
Axonex 适应证:复发缓解型和复发型，CIS	具有抗病毒特性的干扰素β-1a-免疫系统调节剂	流感样症状、注射部位反应	每周肌内注射30μg
Rebif 适应证:复发缓解型和复发型，CIS	具有抗病毒特性的干扰素β-1a-免疫系统调节剂	流感样症状、注射部位皮肤反应、血细胞计数和肝脏检查异常	每周3次皮下注射44μg
克帕松（Copaxone） 适应证:RRMS、CIS	醋酸格拉默——髓磷脂中发现的4个氨基酸的合成链（免疫系统调节剂,阻断对髓磷脂的攻击）	注射部位反应,以及偶尔的全身反应（胸痛、心悸、呼吸困难）	每天皮下注射20mg
那他珠单抗（Tysabri） 适应证:复发型的单一疗法;对注射药物反应不足或不能耐受的患者	那他珠单抗——一种抑制黏附分子以防止受损免疫细胞穿过血-脑屏障的单克隆抗体	头痛、疲劳、抑郁、关节痛、腹部不适和感染;与罕见和致命的进行性多灶性白质脑病相关	每4周静脉输注一次
诺肖林（Novantrone） 适应证:恶化RRMS、SPMS和PRMS	米托蒽醌——抗肿瘤药物（免疫系统调节剂和抑制剂）	恶心、头发稀疏、月经不调、膀胱感染、口腔溃疡;尿液和眼白可能会暂时变蓝;由于有患心脏病和白血病的危险,很少使用	每3个月静脉输注一次（最多2~3年）
Gilenya 适应证:复发型MS	芬戈利莫德——鞘氨醇-1-磷酸受体调节剂,可阻止损伤性T细胞离开淋巴结	头痛、流感、腹泻、背痛、肝脏检查异常、咳嗽、心率暂时减慢	每日口服一次,每次0.5mg,
奥巴洛（Aubagio） 适应证:复发型MS	特立氟胺——干扰嘧啶的合成,影响T和B细胞的产生;也可能抑制神经变性	头痛、肝酶升高、头发稀疏、腹泻、恶心、中性粒细胞减少、感觉异常（刺痛、灼烧感或麻木感）、妊娠期出生缺陷	每天一次口服7或14mg片剂
Tecfidera 适应证:复发型MS	富马酸二甲酯——具有抗炎特性的免疫调节剂;可能具有神经保护作用	潮红和胃肠道疼痛;白细胞（淋巴细胞）计数减少;少数患者肝酶升高	240μg片剂,每日两次口服

表13-4　对症治疗

药物	作用机制	副作用
神经性疼痛药物		
加巴喷丁(神经桥蛋白)	一种 γ-氨基丁酸类似物。注意：γ-氨基丁酸是一种抑制性神经递质	头晕、困倦、周围水肿
普瑞巴林(Lyrica)	通过增加谷氨酸脱羧酶(GAD)增加神经元 γ-氨基丁酸的水平，促进 γ-氨基丁酸的产生	头晕、共济失调、嗜睡、精神错乱、视力模糊、周围水肿
卡马西平(Teqretol)	增强 γ-氨基丁酸受体	复视、头晕、低钠血症、血液异常、嗜睡。禁用单胺氧化酶抑制剂和骨髓抑制
抗痉挛口服和注射药物		
巴氯芬(Lioresal)	氨基丁酸受体激动剂	疲劳、嗜睡、虚弱、头晕、胃肠道症状、膀胱功能障碍
替扎尼定(Zanaflex)	中枢作用 α_2-肾上腺素能受体激动剂	口干、镇静、头晕、直立性低血压、水肿、药物性肝炎
苯二氮䓬类：地西泮(Valium)和氯硝西泮(Klonopin)	增强 γ-氨基丁酸的抗惊厥、肌肉松弛和抗焦虑特性	困倦、认知障碍、焦虑、性欲减退
丹曲林(Dantrium)	肌肉松弛剂，可消除肌肉细胞中的兴奋-收缩耦合	中枢神经系统影响：言语和视觉障碍、抑郁、困惑、幻觉、头痛、失眠、癫痫发作、神经紧张
肉毒杆菌毒素(Botox)	与突触前钙通道对接蛋白相结合，并抑制神经肌肉接头处乙酰胆碱的释放	无力
疲劳药物		
金刚烷胺(Symmetrel)	增强儿茶酚胺能/多巴胺能传递	幻觉、困惑、失眠和头晕
莫达非尼(普罗维吉尔)	激活下丘脑，增加去甲肾上腺素和多巴胺的释放	心脏禁忌证及 BCP 疗效降低。失眠、焦虑、易怒、恶心、腹泻、心悸。SEA：Stevens-Johnson 综合征
哌甲酯(利他林)	通过对单胺转运蛋白的再摄取抑制，增加大脑中的多巴胺和去甲肾上腺素	心绞痛、心律失常、心悸、心动过速、血压/心率变化、出汗、头晕、口干
抑郁症药物		
氟西汀(百忧解)和舍曲林(左洛复)	选择性 5-羟色胺再摄取抑制剂(SSRI)；通过阻断突触连接处的摄取来增加血清素	焦虑、失眠、食欲增加、震颤、胃肠道症状、头痛、皮疹和性欲减退的性功能障碍
艾司西酞普兰(Lexapro)和度洛西汀(Cymbalta)	选择性去甲肾上腺素再摄取抑制剂(SNRI)；增加大脑中的血清素和去甲肾上腺素	与 SSRI 相同
安非他酮(威布特林)	多巴胺和去甲肾上腺素再摄取抑制剂	焦虑、失眠、体重减轻；可能导致更高剂量的癫痫发作
丙咪嗪(Tofranil)和阿米替林(Elavil)	三环类抗抑郁药(TCA)；通过减慢再摄取率增加大脑中的 5-羟色胺和去甲肾上腺素	口干、尿潴留、便秘、血压/心率变化

(待续)

表13-4	对症治疗（续）		
药物	作用机制		副作用
膀胱药物			
奥昔布宁（Ditropan）、托特罗定（Detrol）和普鲁本辛（Pro-Banthine）	毒蕈碱乙酰胆碱受体拮抗剂；阻断副交感神经系统（PSNS）		抗胆碱能副作用：口干、便秘、恶心、排尿困难、视力异常、头晕、嗜睡
坦索罗辛（Flomax）和哌唑嗪（Minipress）	α_1-肾上腺素能受体拮抗剂；松弛膀胱括约肌		头晕、异常虚弱、困倦、失眠、性问题、直立性低血压
性功能障碍药物			
西地那非（伟哥）、伐地那非（艾力达）、他达拉非（西力士）	磷酸二酯酶5型抑制剂（PDE 5）；延长磷酸二酯酶活性，引起血管扩张		视力异常、腹泻、面部潮红、头痛、鼻塞、尿路感染；有心脏病史者禁用

Data from Ben-Zacharia AB. The rapeutics for multiple sclerosis symptoms, Mt Sinai J Med. 2011 Mar-Apr;78(2):176-191.

疗[14]。通常开出抗胆碱能药物（奥昔布宁、托特罗定、普鲁本辛）或三环抗抑郁药（丙咪嗪）（表13-4）等处方。饮食上的改变包括每天增加8杯水的摄入量，限制咖啡因、酒、高酸食物（番茄或葡萄柚）和刺激膀胱的辛辣食物的摄入。预防事故的训练包括盆底肌肉收缩（凯格尔训练）以改善膀胱控制，使用放松技术来延迟排尿，以及定期上厕所。视觉和听觉生物反馈技术可用来训练患者如何进行凯格尔训练。有些人可能会从骶神经刺激中受益，该刺激包括在S3水平皮下植入可编程刺激器，电刺激骶神经，引起外尿道括约肌和盆底肌肉收缩。逼尿括约肌协同失调可通过α肾上腺素能阻滞剂（坦索罗辛、哌唑嗪）和抗痉挛药物（表13-4）进行治疗。通过使用促进排尿的技术来管理松弛的膀胱（排空问题），例如Valsalva手法（挤压腹部肌肉以增加膀胱压力）和Crede maneuver手法（对下腹壁施加手动压力）或间歇式自导管（ISC）插入术。在极少数情况下，当膀胱症状无法用药物和（或）ISC控制时，可能需要连续导管插入术，或使用避孕套导管或男性导管（Texas导管）。对于不能进行自导管插入术的患者，可能需要通过耻骨上导管进行手术转移。

便秘可通过饮食改变来治疗，包括增加液体摄入、食用高纤维食物（水果、蔬菜、全谷类食品）和（或）添加膨大形成补充剂（Metamucil、FiberCon、Citrucel）或大便软化剂，如二十二碳二酯钠（多库酯钠）。大小便失禁是通过避免食用刺激性食物（咖啡因、酒、辛辣食物）或添加抗胆碱能药物（托特罗定、普鲁本辛）来管理的。肠道计划包括通过刺激排便反射（痉挛性肠道）或手动方法（弛缓性肠道）定期排便（每天或每隔一天）。

性功能障碍

性功能障碍可通过药物和医学咨询来治疗。男性勃起功能障碍用西地那非、伐地那非和他达拉非治疗（表13-4）。润滑剂和振动刺激可以缓解女性阴道干燥。医疗保健专业人员可就转移和定位，以及管理导致性功能障碍的继发症状向多发性硬化患者提供咨询。向心理学家探讨亲密关系、人际关系和沟通交流同样有益。

问：Sheila最有可能开什么药？

Sheila很可能会被开具一种改善IMD疾病的药物，很可能是一种干扰素药物或口服药物。此外，可用抗胆碱能药物治疗其症状或膀胱功能障碍（即痉挛性膀胱），或用金刚烷胺或其他抗疲劳药物治疗疲劳，或用乙酰胆碱酯酶抑制剂治疗其短期记忆障碍。

预后

在大多数多发性硬化患者中，预期寿命通常是正常或接近正常，74%的患者症状出现在25年之后。大多数多发性硬化患者不会严重残疾。据估计，15岁时50%的多发性硬化患者需要使用辅助设备行走，20岁时50%需要轮椅。然而，发病10年后，劳动力中的人数很低。

虽然很难预测个体在多发性硬化病程，但在多发性硬化确定了几个预后因素。这些仅是指南，并不适用于每个人。

• 性别：女性往往比男性预后更好，因为男性往往在年龄较大时发展为多发性硬化，并且多为PPMS

类型。

- 年龄：年轻时发病比40岁后的起病更有利，这与PPMS病程和更大的残疾有关。
- 症状：仅有一次发作是预后良好的强指标。影响运动控制、精神功能或排尿控制或影响身体多个区域的初始症状对预后的影响较小。
- 病程：良性的和RRMS比PRMS和PPMS预后好。不完全缓解、第一次和第二次发作之间的短时间间隔（<2年）和发作后不久进展的RRMS表明预后较差。
- 5年内的神经病学表现：5年内累及多个区域的锥体和小脑征是预后恶化和严重残疾可能性的有力指标。
- MRI表现：低总病变负荷、低活动性病变形成和最小髓鞘或轴突损失是积极的预后因素。

物理治疗

检查

Dillman女士患有急性多发性硬化，需要采取预防措施，以避免在物理治疗过程中过度劳累。如前所述，多发性硬化几乎影响身体的每个系统，包括视觉、听觉、肠道和膀胱、认知、心理和感觉运动系统。因此，进行一次全面的系统审查，以了解对所有系统的影响，并制订一个整体和个性化的护理计划。在第9章概述的神经系统评估之后，应进行调整，以包括多发性硬化具体影响区域的更多细节。运动控制高度依赖于感觉输入，多发性硬化影响运动和感觉系统；感觉功能、力量和运动控制的检查通常由物理治疗师单独或与其他团队成员［如作业治疗师和（或）神经科医生］一起进行。强烈建议对脑神经进行彻底检查，或对多发性硬化患者进行检查，以确定视觉和听觉问题的程度，从而制订治疗计划，以适应这些损失或将转介给适合的专业人员。购买辅助设备可能很贵；因此，要等到病情缓解后才能确定长期辅助设备是否合适。CN评估也是一种识别面部和颈部感觉、运动缺陷的方法，如Dillman女士左侧面部感觉丧失。

该系统的审查提供了一个相当详细描述Dillman女士的主要损伤，并指出她有一些步态困难，因为她的步态速度下降。系统评论也指出了在力量、感觉和平衡方面的缺陷。根据最初的审查结果，对这些系统进

行了更详细的审查，这将指导结果措施的选择。有许多因素需要考虑，包括患者和治疗师的治疗目标、预期的治疗持续时间和疾病的自然过程。专栏13-4列出了治疗多发性硬化患者时常用的结果衡量标准，并由APTA神经科和G-编码（功能限制）分类推荐。考虑到Dillman女士会产生疲劳，检查是在尽可能少的位置变化和使用最少的结果措施的情况下进行的。

所选择的结果措施为我们提供了一个客观衡量Dillman女士行走困难的指标，并将有助于指导治疗，以提高安全性和防止跌倒。此外，他们还提供了证据，证明她步态缓慢，灵巧性明显受损。她应该接受有关作业治疗益处的教育，通过使用辅助设备找到补偿的方法，直到她脱离急性期，然后在她病情缓解时恢复她的灵巧性。疲劳通常是多发性硬化最常见和致残的症状之一，应客观评估。有几种测量方法可用；然而，修订的疲劳影响量表由APTA的神经科推荐。鉴于多发性硬化对呼吸功能的影响，应通过最大吸气和呼气压力、VO_2最大值和VO_2峰值来观察和测量呼吸。如果发现呼吸系统有缺陷，Dillman女士的治疗计划应包括一个强化计划。设计、安全实施和测量治疗效果需要所有导致损伤的客观和详细证据，包括来自神经肌肉系统以外系统的损伤。

专栏13-4	MS EDGE强烈推荐的结果测量和G代码

12件MS步行量表[a,b]

6分钟步行测试[a]

9孔销钉测试[c]

Berg平衡量表[b]

眩晕障碍量表[+a,b,c,d]

MS功能复合材料[+a,c]

MS影响等级（MSIS-29）[a,b,c,d]

生活质量量表（MS Qol-54）[a,b,c,d]

定时25英尺步行[a]

认知和手动计时及移动（TUG）[a,b]

急性期MS EDGE推荐措施

躯干损伤量表[b]

最大吸气和呼气压力

VO_2最大值和VO_2峰值

疲劳冲击量表（修正）

[+]，仅门诊康复设置；G代码——[a]，活动性：行走和移动；[b]，改变和保持身体位置；[c]，携带、移动和处理物体；[d]，自我护理。

病例A:第2部分

Dillman女士的脑神经评估没有发现眼外肌运动麻痹,也没有发现眼球平移追踪(跟踪物体)或迅速扫视(快速的双侧眼球运动到物体表面)的困难。这表明她将能在移动任务期间执行视觉的导航。如果她有眼外肌运动麻痹,她将产生扫描障碍物困难的情况,可能导致跌倒,使驾驶困难,甚至不安全。此外,眼球平移追踪中的损伤会导致难以跟踪运动对象,从而导致在动态环境(如街道、商店和家庭)中的移动问题。由于Dillman独自生活,没有宠物,她不太可能在家庭环境中遇到与眼球平移追踪有关的困难。她的左耳听力下降,她的伸舌是对称的。如果治疗人员站在她右侧并给予较大且固定的视觉提示,Dillman女士将能更好地听到指令。她的讲话音量和清晰度都很好,测试时上腭抬高;因此,目前还没有迹象表明可以转诊到言语治疗。运动和感觉检查显示,除手部外,双侧上肢肌力正常。她还降低了手指两侧的灵巧度和左侧的运动障碍(难以快速改变动作)。双侧下肢轻度肌力丧失。反射和感觉检查显示脚踝和膝盖处3个+的深腱反射,双侧巴宾斯基阳性,左侧浅触和针刺扩散减少,双侧蹋趾和内踝轻度振动丧失。功能测试表明,随着支撑基部变窄(Romberg测试位置),摇摆增加,直线连足行走失去平衡,步速缓慢。问题:哪根脑神经的参与会导致俯视困难? 滑车神经损伤会导致俯视功能受损。

病例A:第3部分

Dillman女士的短期目标是避免摔倒,而她的长期目标是恢复手指打字的灵巧性和高尔夫球的技巧。应转介作业治疗。物理治疗师决定在Dillman女士稳定下来之前侧重于防跌倒的治疗。评估:为避免Dillman女士产生疲劳,并更好地了解她在自然环境中遇到的问题,选择12项MS步行量表作为结果测量之一。这是一个自我评估,不需要任何活动,这会让她感觉到此时对她来说最危险的区域或情况。其他合适的评估包括:①眩晕障碍量表,以确定眩晕对其功能的影响;②定时25英尺步行,以确定步速;③9孔销钉测试,以确定手指灵巧性的基线。调查结果:MS步行量表显示,Dillman女士抓住物体,在户外行走时非常害怕。她表示,走路对她来说很费力,并且走不远。她用了7秒的时间走了25英尺,这意味着她的速度是1.0m/s,她在9孔销钉测试中的表现比年龄匹配标准低了2个标准差。

治疗

基于疾病阶段和缺陷区域对多发性硬化患者进行治疗,包括疲劳、痉挛、感觉缺陷、运动控制改变、共济失调和功能丧失。本章关于多发性硬化的治疗RRMS的证据上。例外情况或其他形式的多发性硬化,在适当的情况下予以说明。很少甚至没有研究检测运动或PT在第二或原发性进展型多发性硬化患者中的应用,因此,治疗必须基于我们从RRMS中了解的情况和对潜在疾病过程的考虑。

值得注意的是,对于正在经历急性加重的个体,治疗是非常不同的。病情恶化时,不建议运动。神经活动剧烈,运动可加重炎症过程。此外,多发性硬化患者在病情恶化时通常会接受大剂量皮质类固醇治疗,这可能导致液体潴留、血压升高、骨质疏松和无菌性坏死。

急性发作时,治疗师应检查肿胀的脚踝和脚,并确保监测血压后开始运动。骨质疏松和无菌性坏死(仅次于血管病变的骨死亡)使骨骼容易骨折。应注意避免皮质类固醇治疗期间和之后的进行高影响活动。无菌性坏死最常见的影响是股骨头,因此,任何髋关节疼痛的主诉都应认真和充分调查,以排除这种情况。多发性硬化患者应避免在温暖的环境中进行锻炼和日常生活,因为他们对热不敏感,而且在热的时候更容易疲劳。一些多发性硬化患者在变暖时,会出现Uhthoff征。Uhthoff的症状是当身体过热时,神经系统症状恶化,如虚弱、痉挛或视力模糊。这些变化是暂时的,表明需要休息并采取措施降温。建议在运动过程中使用轻便、分层、宽松的衣服,以防止过热。此外,运动期间可以使用风扇帮助保持体温较低,应鼓励多发性硬化患者喝冷饮和洗冷水澡,以帮助提神和恢复活力。对于那些有严重问题的人,可让医生开降温背心。

在考虑与多发性硬化患者一起进行锻炼之前,我们必须先问问自己:"锻炼对这个人是安全和有益的吗?"已经确定锻炼不会引发病情恶化[15];相反,已经发现锻炼可改善多发性硬化患者的肌肉力量、有氧能力、行走性能、疲劳、平衡和生活质量[16-18]。尽管许多研究表明,运动对多发性硬化患者是安全和有益的,但另一个问题是运动类型是否重要? 由于缺乏研究,这个问题现在很难回答。有研究表明,使用机器人辅助行走并不能比传统的地面行走方案更好地提高行走能力[19]，而且全身振动疗法不能产生一致的积极效果或力量训练。综合理疗计划、有氧训练和力量训练都有证据支持它们在多发性硬化中的应用。早期非随机试验的初步数据表明，从海马疗法、水疗法和使用外部注意力集中（指专注于结果而不是运动细节）来看，行走得到了改善。总结这些发现，似乎锻炼或治疗的类型确实很重要，因此，选择锻炼或治疗的类型应基于要解决的特定损伤和功能损失。一些类型，如力量训练，对姿势更有效，而平衡通过平衡训练、力量训练、有氧运动相结合来改善。运动对多发性硬化有益的机制尚不清楚，但迄今为止的证据表明，运动可能影响炎症、神经退行性变、细胞因子水平和中枢神经系统结构；然而，证据有限[16,18,20]。

疲劳

如本章前面所述，疲劳是多发性硬化的一种严重致残症状，治疗起来很有挑战性。此外，很难确定中枢因素（神经系统控制的变化）还是外周因素（肌肉或神经肌肉接头的变化）是疲劳的主要原因。周边疲劳更容易通过耐力活动来治疗，如骑固定自行车或行走。中枢疲劳似乎对运动也有反应，但程度较轻。

感觉障碍

多发性硬化的感觉变化可以是间歇性的，也可以是慢性的，因此需要经常重新评估感觉。触觉丧失、针刺觉和定位通常是在小区域和间歇性发生的，但当它们变成慢性或导致麻木时，会引起诸如烧灼感和压疮等安全问题。主要治疗是教导个人改变他们的环境，以防止暴露在热水管或热水中，并意识到至少每2小时检查定位和麻木的皮肤面积。

多发性硬化另一个常见的感觉丧失是本体感觉，这导致平衡和协调困难。治疗应侧重于平衡系统的恢复，并在无法恢复平衡系统时传授安全措施。改善四肢和关节感觉的疗法侧重于负重活动，包括在视觉改变或不改变的情况下改变支撑物的表面和底部。专栏13-5列出了一系列练习，可用来改善本体感觉缺陷引起的平衡问题。在每一个练习中，都应给予指导，重点是要意识到脚的感觉和每次重心转移的感觉。通过缩小支撑面、改变表面和改变视觉，练习逐步进行。改变表面和改变视觉在难度上没有区别，但应该一次增加一个。视觉和表面的变化对每个个体的影响是不同的，取决于每个个体的前庭、躯体感觉和视觉系统的状态（见第6章本体感觉的讨论）。

上肢的感觉变化是以同样的方式进行的，肩和肘关节的承重越来越复杂，这可通过手臂放在桌子上或四足动物（手和膝盖）、坐着或站着来完成。手部的感觉丧失是通过设置个人处理不同大小、质地和重量的物体情况来治疗的。在进行活动的过程中，要在个体识别对象特征的同时，阻断其对对象的视线。另一个练习是把一个小物体放在大米或类似大米的颗粒状物中，让他们通过触觉找到它。

痉挛

痉挛很难治疗，并且这方面的研究也很少。本章的前面已详细介绍过许多药理学治疗方法。这些都有副作用的风险，如嗜睡、头晕、意识错乱、恶心和肌肉无力。因此，非药物治疗仍然是痉挛治疗的重要组成部分。每天进行包括积极运动和伸展运动在内的体育活动可缓解疼痛，单独进行或与药物治疗一起进行都是有益的。理想情况下，治疗将在药物治疗的同时开始，宣教多发性硬化运动者每天至少在家进行一次主动运动训练和牵伸运动。选择包含痉挛肌肉群的主动运动作为主要运动。例如：在一项古怪的活动中使用腘绳肌，让一个腘绳肌痉挛的人向后走。重复经颅磁刺激也显示出积极的结果[21]。其他已经尝试过但没有效果的治疗方法有TENS、振动疗法和攀岩。

共济失调

共济失调在多发性硬化中很常见，是另一种致残且难以治疗的疾病。这种情况下的物理治疗通常包括集中于重新学习控制和协调运动的练习。患有共济失调的人被放置在一个位置，以便容易地看到要锻炼的肢体。当聚焦于肢体末端时，他们小心地将其移动到目标或目标上，注意创造一个平稳的运动，然后回到起始位置。专栏13-6给出了一些例子。改善共济失调患者步行能力的练习并非是多发性硬化所特有的。重点在于让患者进行平衡练习，在平衡练习中，支撑面逐渐变窄，视力发生改变，如专栏13-5所列。此外，在多发性硬化共济失调的治疗过程中包括了双重任务的练习，如在做减法时带一杯水和行走[22]。共济失调治疗后的改善在动态平衡中被注意到，但通常在静态平衡中没有注意到。

治疗师尝试对四肢或躯干施加重量以控制共济失调和提高运动质量很常见。有一些有限的案例研究证据表明,这种技术是可行的。使用较轻的重物进行称重,以免个人过度疲劳。加重背心被用来控制躯干的稳定性,并被认为有助于为肢体运动提供稳定的基础。远端称重是通过将小重物分别包裹在腿或手臂、脚踝和手腕处或上肢来完成的,被测物体也可以逐步加重。可以购买比一般更重的喂食工具,如杯子、叉子、勺子等,它们有更大的手柄,这可能会改善喂食过程中的协调性。

功能缺损的物理治疗干预

治疗多发性硬化的功能丧失遵循与卒中和其他神经系统疾病相同的原则。应解决潜在的损伤,并实施以任务为导向的训练,以改善功能。有氧训练、强化计划和平衡运动都被推荐作为综合治疗计划的一部分。鉴于存在明显的疲劳,通常有必要将有氧训练和力量训练纳入功能性任务中,以便在多发性硬化患者重新学习功能性活动的同时解决潜在的损伤。

随着Dillman女士的进步和功能恢复,以及力量和耐力的提高,她可能会启动一项包括举重在内的强化计划,并且她可能会受益于持续的有氧运动,如每天行走或使用固定自行车来健身。除了治疗性锻炼活动外,Dillman女士和其他多发性硬化患者还应接受能量保存技术方面的教育。节能与工作模拟是指以最节能的方式完成任务,以获得足够的能量或享受最多的活动。专栏13-8列出了节能和简化工作的原则。

运动

越来越多的证据表明,有氧运动对受多发性硬化影响的大脑部分有保护作用,其中包括那些与认知功能有关的部分。此外,运动的多发性硬化患者的功能下降速度似乎较慢[24]。对于多发性硬化患者来说,参加锻炼计划有许多障碍,但健康状况对这些人的整体健康和生活质量很重要。参加锻炼的障碍包括疲劳和难以抽出时间。一些人还表示,由于疾病的明显症状,在公共场合锻炼感到不舒服。物理治疗师可通过设计有行动障碍的个人能访问的程序,并在治疗之外安全地执行,来促进和协助患者的健身规划。教育是促进健康的另一个关键方面。多发性硬化患者应接受有关运动在减少疲劳方面所起作用的教育,以及关于帮助他们应对疲劳的节能技术的教育。

专栏13-5　平衡练习

静态平衡练习

在面积狭窄的支撑物上站立或Romberg站立——双脚并拢站立。

进阶Romberg站立——一只脚放在另一只脚的前面,前脚的脚跟接触后脚的脚趾。

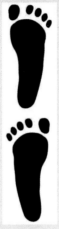

单脚站立——站在一根杆或固定物体旁边,单腿站立,60秒被认为是正常的。

动态平衡练习

前跨后跨——先向前跨,然后回到空挡,用同一只脚向后跨,再回到空挡。用另一条腿重复。

跷跷板——双臂左右摆动,双膝并拢分开,双膝向内,然后双膝向外。

脚跟——脚尖行走——一只脚放在另一只脚的正前方。

侧踏——利用髋外展和内收侧踏步。

编织——横向步进,结合前后交叉前行。

向后行走——在安全的环境中练习向后行走,必要时可以抓住杠铃。

楼梯——以交互模式上下楼梯。

为了增加难度,还应使用以下练习

1. 柔软的表面——使用密集的泡沫,使脚不会下沉到泡沫的底部。

2. 不平的地面——在不平的地面上行走。

3. 改变视觉——使用深色太阳镜或在塑料眼镜的镜片上放置凡士林在镜片上使视觉效果产生变化。

4. 消除视觉——闭上眼睛。

运动与认知

新的证据表明,运动对老年人和神经退行性变患者的认知功能可能有好处。虽然这是一个新的研究领域,但证据表明,有氧训练、体力活动和运动训练可减缓多发性硬化患者的认知能力下降,运动训练与老年人更好的认知功能相关,训练对老年人和多发性硬化患者的活动能力和生活质量结果具有相当的影响。更多信息见第17章:认知和运动的年龄。

疾病分期物理治疗策略

早期

本章介绍了一般的治疗策略,Dillman 女士最初出现在疾病的早期,使我们能将之前讨论的所有治疗方法应用于早期个体。

中期

随着病情的发展,多发性硬化患者的感觉和运动功能通常会下降。由于感觉功能不包括在 Kurtzke-EDSS 中,感觉衰退的严重程度很少被记录;然而,治疗师应注意仔细测量感觉功能,并考虑其对运动功能的影响。处于疾病中期的个体在行走时会出现更大的困难,可能需要辅助设备,如助行器和矫正器。手杖是最常用的助行器,为平衡系统提供额外的输入,并在步态中改善平衡。手杖不能提供足够的稳定性来防止摔倒;有跌倒史的人通常需要有更大支撑基础的设备提供额外的支撑。在选择辅助设备时,要考虑每个设备对步态模式和运动控制的影响。像手杖和标准步行机这样的设备会导致一种步态模式,这种模式比正常的往复模式慢,变化更大。

另一个考虑是双重任务要求。多发性硬化患者走得慢一些。在多发性硬化患者中,当行走和执行认知任务时,双重支撑时间进一步增加,这在年龄匹配的对照组中是看不到的[25]。在双重任务中的这些缺陷也可能使使用辅助设备的行走成为可能,这需要运动计划或认知控制更加困难。四轮转轮步行机(rollator)促进往复步态模式,不需要太多的运动协调,因为它是简单的推动,因此,将是一个低水平的双重任务活动。平衡、步态模式和上肢功能是设备选择中要考虑的其他因素。

与多发性硬化相关的一个更常见的问题是脚下垂。常见的治疗方法包括踝足矫形器(AFO)和功能性电刺激(FES)。一些案例研究和小型临床试验已经检验了 AFO 对多发性硬化患者的益处,并得出了各种不同的发现。有证据表明,像弹簧一样的 AFO 减少了行

专栏 13-6　共济失调和协调的肢体锻炼

说明:我要你把我演示的动作重复一遍,集中精力慢慢地、平稳地做。通常情况下,这些训练最初是由个人来完成的,他们可以观察自己在做什么,以便使用视觉反馈。为了研究本体感觉,他们可以在没有视觉反馈的情况下进行。

上肢

交替弯曲和伸展——弯曲右肘,同时伸展左肘,然后反向。手腕和肩膀也要这样做。

旋后和旋前——交替旋后和旋前前臂。难度增加的方法是,先是逐渐加快速度,同时保持旋后和旋前同步,然后更难做到两侧不同步(即右前臂处于旋后状态,而左前臂处于旋前状态)。你也可以通过肩膀外旋和内旋来完成。

手指灵巧性——将第 1 个手指按在拇指上,然后伸展,将第 2 个手指按在拇指上并伸展,然后继续到第 3 和第 4 个手指。越走越快,难度越大。

石头、剪刀、布——用拳头对另一只手掌、手掌对手掌、尺侧对手掌的动作做一个图案。

从两个动作的组合开始,然后发展到 3 个动作的组合。让多发性硬化患者重复你做的动作。你可以让他们反复练习做这个动作。

下肢

屈曲和伸展——仰卧时,将脚跟向臀部滑动,然后慢慢将腿伸直,交替屈曲,再伸展臀部和膝盖。为了使这更困难,将脚跟放在膝盖水平的胫骨上,沿着胫骨向下到脚踝,然后再向上追踪。集中精力做一个平稳的动作。

背屈和跖屈——交替的踝关节背屈和跖屈。

双侧踝背屈和跖屈——坐着时,先双脚背屈(脚跟向上),然后双脚跖屈(脚尖向上),并重复(见上文)。

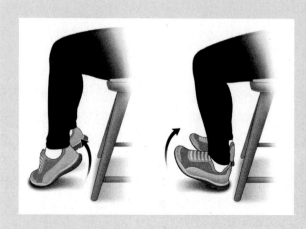

交替的背屈和跖屈——坐着时，一只脚背伸(脚跟向上)，另一只脚(脚尖向上)足底屈曲，然后倒转，使双脚不同步。

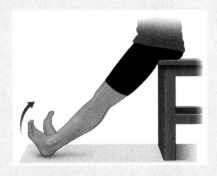

画线——坐着时，无论是脚趾还是脚跟，都要专注于做一个平稳的动作。可以在地板上画一个圆，并要求个人画这个圆走。用另一条腿重复。

任何模式都可以使用，这些模式包括记住和遵循越来越复杂的模式，例如使用一个用胶带在地板上创建的方框图(如下图所示)。

1	2
3	4

使用说明："请先将脚趾指向2，然后指向3"，然后"请将脚趾指向以下数字：4、1、3、2。"任何组合都可以，复杂性和长度可以从简单发展到复杂。

走的工作量，但AFO对步态的空间和运动学方面的影响是可变的。一些研究报告称，使用AFO可改善定时任务，而另一些研究报告称，执行任务的时间没有变化。处方矫正的另一个考虑因素是安全性。这方面尚未研究，但是很重要。一些脚下垂的人无法通过增加髋关节和膝关节的屈曲来进行补偿，因此，在行走中会出现绊倒。无论这些人是否提高了运动速度，他们都有可能使用AFO来提高安全性。

对腓神经的功能性电刺激，由鞋跟中的传感器触发，用于有弱背屈肌和外翻肌的个体，在步态中产生足部间隙。FES产生的效果与AFO相当，可改善多发性硬化患者的步态[26]。在多发性硬化中，AFO的效果不如在卒中患者。有迹象表明，一些人在使用FES一段时间后，能恢复足够的背屈/外翻力量，能在没有FES的情况下行走。

病例A：第4部分

Dillman女士的短期目标是防止摔倒，而她的长期目标是恢复手指打字的灵巧性和高尔夫球的技巧。检查显示她行走速度慢(1.0m/s)，协调困难。此外，她左侧无力，左腿力量等级从背屈肌的2/5级到膝盖和臀部肌肉的3+/5级不等。她主诉严重的疲劳限制了她的日常活动，使她只能待在家里。在急性期，她接受了一个活动范围的运动计划，通过拉伸来选择肌肉，以最大限度减少急性期间的功能损失，并给她开了一个四轮转轮助步车，以提高急性期的安全性。一旦她的病情缓解，治疗的重点应放在提高社区行走的力量、协调性和独立性上。最初，可根据需要建立一个有休息时间的循环练习。活动应包括从标准椅子坐到站，在疲劳的引导下重复。例如，如果她可以在疲劳之前做6次，那么她应该做2组6次，并且随着站立变得更容易，活动应该通过增加重复次数来进行。一旦她可以重复10次，就可以开始向较低的表面发展；也可以开始向可变高度和稳定的表面(如填充椅、治疗球)进一步发展。监测脉搏和血压，根据karvonen公式(220－年龄)×0.65，她应该工作到最大VO$_2$的60%~65%。用这个来做mula，她的心率应该是101~119 bpm。在治疗期间，应监测脉搏，鼓励她继续工作，直到心率达到适当的范围；然后，她应继续工作，将心率保持在该范围内进行有氧训练。由于耐力差，她最初可能需要每10分钟休息一次，但会慢慢地、逐步地进行长达30分钟的有氧运动。MS运动进展的一般原则见专栏13-7。其他应该包括在她的治疗中的活动是平衡和协调活动，如专栏13-5和专栏13-6所述，以及行走。她还应在冷静期做伸展运动。热身可以在固定自行车上进行，因为自行车的使用不会像走路那样影响她的平衡。手指的灵巧性应该包括在她的作业治疗中，团队也应该让她进行高尔夫挥杆，以提供积极的运动范围和加强她的肩膀力量。

专栏13-7　MS患者的运动进展原则

1.运动应在间歇的基础上进行，即一轮短暂的运动，然后休息，再进行另一轮运动，直到完成所需的运动。使用这种锻炼－休息模式的训练效果与同等时间的持续锻炼的效果相似。

2. 对于阻力运动，应谨慎处理超负荷进展的速率，并允许训练课间完全恢复，以防止肌肉骨骼过度使用损伤。

3. 在连续的训练中正确重复15次，阻力可以安全地增加2%~5%。

4. 心肺和阻力项目应在1周的不同时间交替进行训练，训练间隔有24~48小时的恢复时间。

5. 注意Uhthoff征，并在出现这种情况时采取休息和冷静策略。

6. 鉴于疲劳和虚弱对日常生活活动的影响，运动计划的进展应：

(1) 从参与日常生活活动开始；

(2) 在日常工作(如停车稍微远一点，以增加步行距离)方面取得进展；

(3) 开始参与个人喜欢或通常参与的积极娱乐活动；

(4) 最终进入结构化有氧训练计划。

专栏13-8 节能与工作简化技术

- 在计划一天时，提前计划，设定优先顺序，并平衡活动。记住必须完成的任务和期望的休闲活动。提前计划一周，使繁重而轻松的任务可以在一周内展开。
- 腾出时间进行休闲活动。
- 通过交替休息和活动来调整活动的节奏。限制执行的每项任务，这样疲劳不会妨碍下一项任务的完成。
- 如果可以边做任务边坐着，可以节省能量。折叠衣物和混合烹饪原料等任务可以坐着完成。在厨房里放一个吧台凳子，可以让你在柜台的高度坐着完成项目。
- 在可能的情况下，滑动物体，而不是提起和携带它们。
- 使用辅助设备来减轻工作负荷。厨房里的推车可以节省能量，完成更多的日常活动。
- 合理安排用具、设备和工作区域以提高效率。确保所需的工具触手可及。
- 将重物和常用物品移到较低的架子或台面上。
- 通过以更合理和有效的方式对活动进行排序，寻找提高活动效率的方法。
- 消除不必要的任务(例如让盘子风干，而不是用毛巾擦干)。

- 尽可能避免在温暖的环境中活动。早上和晚上在最凉爽的时候，在户外散步；在运动中使用风扇；喝冷饮；在水温较低的游泳池里游泳。
- 不要害怕寻求帮助。

晚期

随着时间的推移，Dillman女士的多发性硬化可能会从RRMS发展到继发性进行型硬化，她的损伤也会变得更加严重。以前人们认为，处于神经退行性疾病晚期的个体不能从康复治疗中获益。最近的研究表明，多学科康复、呼吸训练和降温服有一定的益处。这些研究提供了低水平的证据，但表明有必要进一步探讨为多发性硬化的非流动个体提供治疗干预。

呼吸肌受益于阻力训练。在60%最大呼气压力下，每天2次，持续3个月，进行呼气阻力训练，可提高吸气和呼气肌的力量，并在停止治疗后保持咳嗽疗效[27,28]。市场上有一些设备可以为呼吸肌提供阻力训练且价格合理。在Sapienza和Wheeler(2006)[28]的一项研究中，研究方案是4周的训练，每周5天，每天5次，每次训练持续15~20分钟。多发性硬化患者功能会改善。

随着疾病的进展，Dillman女士除了运动和感觉症状的进展外，还可能在吞咽困难、认知功能障碍和神经源性膀胱方面遇到困难。吞咽缺陷会导致吸入，进而导致肺炎。应观察到Dillman女士是否有任何吞咽缺陷的迹象，如难以从她口中清除食物或非生产性咳嗽；需要转诊到言语治疗和(或)吞咽评估。

如果活动性受到严重限制，则应使用轮椅。在购买轮椅之前，请将多发性硬化患者转介给雇用经过认证的辅助技术专业人员的轮椅诊所，轮椅处方考虑了个人的当前需求和随着时间推移的潜在疾病进展。选择合适的轮椅很复杂。第一个决定是轮椅应该是手动的还是电动的。当个人缺乏肌肉力量来自行推动手动座椅，或者他们没有足够的耐力来正常使用手动座椅时，应使用电动椅。此外，还要考虑椅子的特性和居住环境，包括：①使用者或其家人将椅子放进或放出车辆的能力；②椅子的尺寸和大小与家庭的尺寸或设备将要使用的任何地方(如工作场所、商店、餐厅、停车场、汽车和公共交通工具)；③椅子是否合适或个人的活动。

总之，多发性硬化的治疗是一个复杂且持续的过程，其得益于跨学科方法。治疗师应采用整体方法检查和管理损伤与功能障碍，以提高参与度。

参考文献

1. Hernan MA, Jick SS, Logroscino G, Olek MJ, Ascherio A, Jick H. Cigarette smoking and the progression of multiple sclerosis. *Brain.* 2005;128:1461-1465.

2. Munger KL, Zhang SM, O'Reilly E. Vitamin D intake and incidence of multiple sclerosis. *Neurology.* 2004;62:60-65.

3. Owens GP, Bennett JL. Trigger, pathogen, or bystander: the complex nexus linking Epstein-Barr virus and multiple sclerosis. *Mult Scler J.* 2012;18(9):1204-1208.

4. Gourraud P-A, Harbo HF, Hauser SL, Baranzini SE. The genetics of multiple sclerosis: an up-to-date review. *Immunol Rev.* 2012;248:87-103.

5. Hansen T, Skytthe A, Stenager E, Petersen HC, Brennum-Hansen H, Kyvik KO. Concordance for multiple sclerosis in Danish twins: an update of a nationwide study. *Mult Scler.* 2005;11:504-510.

6. Pirko I, Lucchinetti CF, Sriram S, Bakshi R. Gray matter involvement in multiple sclerosis. *Neurology.* 2007;68:634-642.

7. Horkova D, Kalincik T, Dusankova JB, Dolezai O. Clinical correlates of grey matter pathology in multiple sclerosis. *BMC Neurol.* 2012;12:10-20.

8. Maloni HW. Multiple sclerosis: managing patients in primary care. *Nurse Pract.* 2013;38:25-35.

9. Induruwa I, Constantinescu CS, Gran B. Fatigue in multiple sclerosis – a brief review. *J Neurol Sci.* 2012;323:9-15.

10. Messinis L, Kosmidis MH, Lyros E, Panathanasopoulos P. Assessment and rehabilitation of cognitive impairment in multiple sclerosis. *Int Rev Psychiatry.* 2010;22:22-34.

11. Rosti-Otajarvi E, Hamalainen P. Behavioural symptoms and impairments in multiple sclerosis: a systematic review and meta-analysis. *Mult Scler J.* 2012;19:31-45.

12. Merkelbach S, Haensch C-A, Hemmer B, Koehler J, Konig NH, Ziemssen T. Multiple sclerosis and the autonomic nervous system. *J Neurol.* 2006;253:1/21-1/25, online.

13. Celik DB, Poyraz EC, Bingol A, Idlman E, Ozakbas S, Kava D. Sexual dysfunction in multiple sclerosis: gender differences. *J Neurol Sci.* 2013;324:17-20.

14. Ben-Zacharia AB. Therapeutics for multiple sclerosis symptoms. *Mt Sinai J Med.* 2011;78:176-191.

15. Rietberg MB, Brooks D, Uitdehaag BM, Kwakkel G. Exercise therapy for multiple sclerosis. *Cochrane Database Syst Rev.* 2005;1:CD003980.

16. Motl RW, Smith DC, Elliott J, Weikert M, Diugonski D, Sosnoff JJ. Combined training improves walking mobility in persons with significant disability from multiple sclerosis: a pilot study. *JNPT.* 2012;36(1):32-37.

17. Paltamaa J, Sjogren T, Peurala SH, Heinonen A. Effects of physiotherapy interventions on balance in multiple sclerosis: a systematic review and meta-analysis of randomized controlled trials. *J Rehabil Med: Official Journal of the UEMS European Board of Physical and Rehabilitation Medicine.* 2012;44(10):811-823.

18. Pilutti LA, Greenlee TA, Motl RW, Nickrent MS, Petruzzello SJ. Effects of exercise training on fatigue in multiple sclerosis: a meta-analysis. *Psychosom Med.* 2013;75(6):575-580.

19. Vaney C, Gattlen B, Lugon-Moulin V, Meichtry A, Hausammann R, Foinant D, Anchisi-Bellwalkd AM, Palaci C, Hilfiker R. Robotic-assisted step training (lokomat) not superior to equal intensity of over-ground rehabilitation in patients with multiple sclerosis. *Neurorehabil Neural Rep.* 2012;26(3):212-221.

20. Courtney AM, Castro-Borrero W, Davis SL, Frohman TC, Frohman EM. Functional treatments in multiple sclerosis. *Curr Opin Neurol.* 2011;24(3):250-254.

21. Missaoui B, Thoumie P. How far do patients with sensory ataxia benefit from so-called "proprioceptive rehabilitation"? *Neurophysiol Clin/Clin Neurophysiol.* 2009;39(4-5):229-233.

22. Kalron A, Dvir Z, Achiron A. Effect of a cognitive task on postural control in patients with a clinically isolated syndrome suggestive of multiple sclerosis. *Eur J Phys Rehabil Med.* 2011;47(4): 579-586.

23. Prakash RS, Snook EM, Motl RW, Kramer AF. Aerobic fitness is associated with gray matter volume and white matter integrity in multiple sclerosis. *Brain Res.* 2010;1341:41-51.

24. Stuifbergen AK, Blozis SA, Harrison TC, Becker HA. Exercise, functional limitations, and quality of life: a longitudinal study of persons with multiple sclerosis. *Arch Phys Med Rehabil.* 2006;87(7):935-943.

25. Gosselink R, Kovacs L, Ketelaer P, Carton H, Decramer M. Respiratory muscle weakness and respiratory muscle training in severely disabled multiple sclerosis patients. *Arch Phys Med Rehabil.* 2000;81(6):747-751.

26. Taylor P, Humphreys L, Swain I. The long-term cost-effectiveness of the use of Functional Electric Stimulation for the correction of dropped foot due to upper motor neuron lesion. *J Rehabil Med: Official Journal of the UEMS European Board of Physical and Rehabilitation Medicine.* 2013;45(2):154-160.

27. Ray AD, Udhoji S, Mashtare TL, Fisher NM. A combined inspiratory and expiratory muscle training program improves respiratory muscle strength and fatigue in multiple sclerosis. *Arch Phys Med Rehabil.* 2013;94(10):1964-1970.

28. Sapienza CM, Wheeler K. Respiratory muscle strength training: functional outcomes versus plasticity. *Semi Speech Lang.* 2006;27(4):236-244.

复习题

1. 关于多发性硬化的流行病学，下列哪个问题是正确的？

    A. 随着距离赤道的距离越来越远，多发性硬化的发病率越来越高

    B. 随着距离赤道的距离越来越近，多发性硬化的发病率也越来越高

    C. 多发性硬化的患病率在世界各地分布均匀

    D. 多发性硬化的发病率在非洲人和亚洲人后裔中最高

2. 多发性硬化的明确病因尚不清楚，但以下哪些因素对多发性硬化的发展被认为是最重要的？

    A. 环境、病毒和遗传

    B. 种族、饮食和抗生素耐药性

    C. 运动、血压和阳光

    D. 情绪健康、饮食和吸烟

3. 多发性硬化涉及中枢神经系统的哪些病理生理过程？

    A. 髓鞘的炎症和破坏   B. 轴突变性

    C. 淀粉样斑块的形成   D. A 和 B

    E. A 和 C

4. 大约有百分之多少的多发性硬化患者被诊断为复发缓解型多发性硬化？

    A. 15%   B. 60%

    C. 85%   D. 95%

5. 对于称为多发性硬化复发或加重的神经症状发作，第一次和第二次发作之间症状持续时间必须：

    A. 持续6小时，间隔10天

    B. 持续12小时，间隔20天

    C. 持续24小时，间隔30天

    D. 持续48小时，间隔60天

6. 下列哪些因素是预后不良的指标？

    A. 最初的运动症状（震颤、共济失调、瘫痪）

    B. 女性

    C. 发病年龄早

    D. 只有一种症状

7. 与多发性硬化相关的最常见和最严重的症状是什么？

    A. 痉挛   B. 疼痛

    C. 抑郁症   D. 疲劳

8. 运动中有哪些预防措施是多发性硬化所特有的？

    A. 运动可导致多发性硬化患者的肌肉萎缩

    B. 运动是有问题的，因为多发性硬化患者有呼吸问题

    C. 运动引起的体温升高可导致暂时性严重或恢复先前存在的神经症状

    D. 运动可引起多发性硬化患者的情绪紧张

9. 以下哪一项是目前治疗急性复发多发性硬化的最佳药物？

    A. 血浆置换   B. 干扰素β

    C. 皮质类固醇   D. 抗生素

10. Thomas 和 Sally 打算成家，但是 Sally 患多发性硬化，以下关于计划生育和妇女的陈述哪一个是正确的？

    A. 怀孕期间复发的风险更高

    B. 某些节育方法对多发性硬化患者无效

    C. 患有多发性硬化的妇女不能怀孕

    D. 免疫调节药物在妊娠和产后可安全服用

11. Sally 得了多发性硬化，她抱怨说，由于太累了，她无法熬过一天。她很担心自己的工作和工作后照顾孩子的能力。为了客观地衡量她的疲劳程度，你会使用以下哪些方法？

    A. Berg平衡量表   B. 6分钟步行测试

    C. 疲劳冲击量表（修正）   D. 定时25英尺步行

12. 患有多发性硬化的 Sally 在开始治疗前曾接受高剂量皮质类固醇。在治疗期间，她抱怨说髋关节疼痛且是持续的，并且随着负重的增加而加重。根据这里提供的病史，在进行治疗之前，治疗师应调查并排除以下哪一种情况？

    A. 无菌性坏死   B. 滑囊炎

    C. 关节的稳定性   D. 神经根病

13. 关于运动和多发性硬化，下列哪个陈述是正确的？

    A. 运动可能引发病情恶化

    B. 运动不会影响生活质量

    C. 通过力量训练可改善姿势

    D. 机器人辅助行走比地面行走更好

14. 下列哪项运动可改善静态平衡？

    A. 向后走

    B. 编织

    C. 提高Berg实验的姿势难度

    D. 向前一步，向后一步

15. 患有多发性硬化的 Sally 患有腓肠肌-比目鱼肌痉挛。医生应该给她开一些伸展运动的处方，她应该做哪些运动呢？

    A. 站着，踮起脚尖，慢慢放下，重复10次

    B. 至少向后走50步

    C. 做直腿抬高，重复20次

    D. 踮起脚尖走路，重心放在脚跟上

16. 多发性硬化中的共济失调治疗包括以下哪一项？

    A. 进行重心转移的平衡练习

    B. 包括双重任务练习，如边走边喝水

    C. 把胳膊放在桌子上，集中精力慢慢展开，然后再合起来

    D. 用重物对相关肢体进行阻力强化

17. 多发性硬化患者应按Karvonen公式（220-年龄× ____ 计算？）

    A. 少于40%

    B. 大于80%

    C. 60%~65%

    D. Karvonen公式不能用于多发性硬化

18. 有多发性硬化的 Sally 已婚，有3个孩子，住在两层楼的房子里。她一直在做小学教师。她很疲倦，正在接受节能和简化工作的教育。下列哪种选项是最适合 Sally 的？

    A. 在教室里使用一把摇椅或凳子，以便她在帮助

完成作业时能在学生之间来回摇动

B. 她需要去兼职工作

C. 避免晚上参加孩子们的体育活动

D. 早上做所有剧烈运动,下午和晚上休息

19. **你是在教育Sally有关锻炼对多发性硬化的作用。关于健身与多发性硬化,以下哪项是正确的? 经常锻炼的多发性硬化患者:**

A. 似乎下降的速度很快

B. 生活质量较差

C. 体验对认知功能的保护作用

D. 整体健康状况较差

20. **在多发性硬化的晚期,哪些治疗方案是有益的?**

A. 平衡训练,强调缩小支持范围

B. 提高步行能力的阻力训练

C. 每天两次呼吸阻力训练

D. 机器人辅助步态训练

答案

1. A	2. A	3. D	4. C	5. C
6. A	7. D	8. C	9. C	10. C
11. C	12. A	13. C	14. C	15. A
16. B	17. C	18. A	19. C	20. C

基底核病变：帕金森病和亨廷顿舞蹈病

Anne D. Kloos, Deborah A. Kegelmeyer

第 14 章

学习目标

- 讨论特发性帕金森病（PD）和亨廷顿舞蹈病（HD）的人口学特征和病因。
- 比较特发性PD、PD叠加综合征和亨廷顿舞蹈病的病理学和发病机制。
- PD和亨廷顿舞蹈病的鉴别诊断。
- 比较PD与亨廷顿舞蹈病的特别性临床表现。
- 描述PD和亨廷顿舞蹈病的临床进程、预后、医疗管理和外科治疗。
- 讨论PD和亨廷顿舞蹈病的循证检查。
- 讨论PD和亨廷顿舞蹈病患者的循证医疗管理。
- 对比PD、亨廷顿舞蹈病的早期、中期、晚期检查和医疗干预。

帕金森病和亨廷顿舞蹈病

帕金森病和亨廷顿舞蹈病是基底节及其连接处的进行性神经退行性疾病，严重影响患者的运动、认知和精神功能。帕金森病的名字源自英国医生詹姆斯·帕金森他的著作《关于震颤麻痹的研究》发表于1817年，描述了6个患者的症状。亨廷顿舞蹈病的名字源自美国医生乔治·亨廷顿，他于1872年发表了一篇题为《舞蹈病》的文章，描述了这种疾病。

流行病学

帕金森病是第二常见的神经退行性疾病失调症，仅次于阿尔茨海默病，据估计，全球有100万美国人和700万~1000万人患有该病。美国每年约有60 000例新发病例[1]。平均发病年龄为60岁，40岁以下人群的患病率和发病率很低，随年龄增长而增加，80岁达到高峰[2]。这种疾病在男性中的发病率是女性的1.5倍。据报道，在一项对美国加利福尼亚州的多民族人群进行的研究中，帕金森病在西班牙裔人群中发病率最高，其次是非西班牙裔白人、亚洲人和黑人[3]。

帕金森病的病因及危险因素

帕金森病是一组具有多种潜在病理学的疾病，可导致帕金森样症状，包括运动减慢（运动迟缓）、震颤、强直僵硬和平衡问题。帕金森病或特发性帕金森病是最常见的疾病，约占人群的78%。继发性帕金森综合征是由可识别的原因引起的，如毒素、创伤、多发性卒中、感染、代谢紊乱和药物。也有一些疾病，被称为帕金森综合征，在某些方面类似于帕金森病，但由其他神经退行性疾病引起。

特发性帕金森病

帕金森病的确切病因尚不清楚[4]，但大多数科学家认为是遗传因素和环境因素相互作用导致的。家族史已被证明是一个很强的危险因素，在家族中一个人患帕金森病的风险是一级亲属患帕金森病的2.9倍[5]。双胞胎研究报告称，与异卵双胞胎相比，单卵双胞胎没有差异或具有更高的一致率（包括所有年龄），但在50岁之前诊断为帕金森病的双胞胎中，同卵双胞胎的一致率始终较高[4]。这些发现表明，遗传因素在早发性帕金森病中发挥的作用比晚发性帕金森病更大。

在家族性帕金森病的病例中，各种基因的突变是常见的，占诊断病例的10%~15%，其中包括：①α-突触核蛋白、亮氨酸富集重复激酶2（LRRK2）；②Parkin RBR E3泛素蛋白连接酶（PARK2）；③磷酸酶和张力素同源物（PTEN）诱导的激酶1（PNK1）；④DJ-1。流行病学研究确定了几种可能增加帕金森病发病风险的环境因素，包括长期接触杀虫剂（如鱼藤酮、百草枯）、长期接触重金属（如锰、铅、铜）、农村生活、饮用井水，这些因素叠加起来可能导致部分军人、产业工人和矿工的帕金森病发病率更高[4,6]。帕金森病患者有头部损伤和服用β-受体阻滞剂是日后诊断风险较高的相关生活方式因素，而吸烟、喝咖啡和茶（即咖啡因）、体力活动、服用钙通道阻滞剂或非甾体类抗炎症药物（阿司匹林除外）等与帕金森病风险较低有关[6]。

继发性帕金森病

中毒性帕金森病

一氧化碳、汞和氰化物中毒可导致帕金森综合征。MPTP（1-甲基4-苯基1,2,3,6-四氢吡啶）是一种在制造休闲药物MPPP（1-甲基-4-苯基-4-丙氧基哌啶）时意外产生的化学物质。MPPP是一种合成的海洛因替代品。MPTP的神经毒性是在20世纪80年代初发现的，当吸毒者服用被MPTP污染的MPPP后，在3天内出现了PD症状。MPTP穿过血脑屏障并转化为神经毒素，选择性地破坏黑质中的多巴胺细胞[4]。

创伤后帕金森病

严重或频繁的头部损伤可导致帕金森样症状被称为创伤后帕金森病。这种情况也可能与痴呆症有关。拳击手或其他运动员、头部受到多次打击的人、脑震荡者、职业使他们面临更大风险的人、头部有创伤的人易受这种情况影响。

血管性帕金森病

血管性帕金森病（也称为多发梗死性帕金森病）是由基底节（BG）的一次或多次小卒中引起的。血管性帕金森病患者的发病症状可能是突然的，或者卒中很轻微，可能会逐渐进展，类似于症状进展或特发性帕金森病。血管性帕金森病的症状涉及下肢（如步态和平衡问题）多于上肢。值得注意的是，计算机断层扫描（CT）或磁共振成像（MRI）脑扫描将显示多发性或更广泛病灶区域的卒中[4]。

感染性疾病

帕金森病可能是由不同的脑炎引起的，最显著的是嗜睡性脑炎，该疾病于1917—1926年间在世界范围内大流行，但没有再发。奥利弗·萨克斯的《觉醒》一书

生动地描述了1917—1926年流行病幸存者的病历，他们中的大多数人在患上嗜睡性脑炎多年后患上了帕金森病。人类免疫缺陷病毒（HIV）继发性脑炎（又称HIV相关性痴呆）患者可因基底节的病理改变而发展为帕金森病。

代谢原因

在极少数情况下，帕金森病可能是由代谢条件引起的，包括甲状腺疾病（甲状腺功能减退、甲状腺功能亢进）、终末期肾病、钙代谢紊乱（甲状旁腺功能减退、甲状旁腺功能亢进）、肝病（肝脑变性）和遗传性代谢紊乱（遗传性血色素沉积症、戈谢病、苯丙酮尿症）[4]。

药物性帕金森病

常用于治疗其他疾病的多种药物可能通过与多巴胺突触传递相互作用而引起药物性帕金森病（表14-1）。老年人对药物引起的帕金森病特别敏感。然而，一旦停药，帕金森病症状通常会在几周内消失。

帕金森综合征

帕金森综合征是一组神经退行性疾病，由于黑质的神经元损伤，帕金森综合征与原发性帕金森病（PD）有许多相同的症状，同时也有其他非PD特征的神经症状。这些综合征包括进行性核上麻痹（PSP）、多系统萎缩（MSA，主要包括帕金森病症状分类为MSA-P的纹状体黑质变性；小脑症状分类为MSA-C的橄榄体脑桥小脑萎缩；自主神经症状显著的Shy-Drager综合征），皮质基底节变性（CBGD）和路易体痴呆（DLB）（表14-2）。提示帕金森综合征的临床特征包括对左旋多巴等抗帕金森药物缺乏或反应减弱，起病时出现对称症状，缺乏或不规则的静止性震颤，躯干僵硬程度大于四肢，反复发作的早发性痴呆，自主神经症状（如直立性低血压、失禁），视觉症状（如垂直凝视受损、眼球震颤）、小脑症状和运动性失用症。

其他伴有神经退行性病变的帕金森综合征

其他与帕金森病样症状相关的神经退行性疾病包括：①关岛和日本岛高发的肌萎缩性侧索硬化/帕金森综合征（ALS/PDC）；②伴有锥体外征的阿尔茨海默病；

表14-1　与药物性帕金森病相关的药物[7]

作用	药物类型	代表药物
突触后多巴胺受体阻滞剂	镇静剂	氯哌啶醇
		氯丙嗪(盐酸氯丙嗪)
		利培酮
	止吐药	丙氯吡嗪(康帕西)
		异丙嗪(非那根)
	胃动力药	甲氧氯普胺(雷格兰)
钙通道阻滞剂	抗高血压药	氟桂利嗪
		硝苯地平(心痛定)
		维拉帕米(卡兰)
突触前多巴胺受体阻滞剂		利血平
		丁苯那嗪
		甲基多巴
钠通道阻滞剂	抗惊厥药	苯妥英(迪兰丁)
		丙戊酸钠
去甲肾上腺素摄取抑制剂	抗抑郁药	氟伏沙明
		阿米替林(三唑)
		曲唑酮(乙烯基)
去甲肾上腺素受体阻滞剂/血清素胺促进剂	情绪稳定剂	锂

表14-2　帕金森病其他病因的鉴别诊断[8]

帕金森病的类型	疾病与帕金森病的临床特征	预期病程
血管性帕金森病	一般发病年龄较早 帕金森型共济失调步态(步幅较短,支撑基部较宽,步长可变),导致跌倒 下肢锥体征(即巴宾斯基征、反射亢进)	通常比帕金森病病程短
进行性核上麻痹	垂直核上凝视麻痹(向下大于向上) 轴向僵硬比向后倾斜肢体僵硬突出,导致向后倾斜 在疾病中经常摔倒,特别是向后摔倒	中位生存期为6.2年(范围为0.5~24年)
多系统萎缩	自主神经功能障碍(直立性低血压、泌尿和勃起功能障碍) 小脑萎缩(步态和肢体共济失调、共济失调性构音障碍、持续凝视诱发的眼球震颤)	中位生存期为9.7年;步态障碍发生较早
皮质基底核变性	早期认知功能障碍与进展性痴呆 显著的肢体失用及肌张力障碍主要发生在单侧上肢 异己肢体现象(肢体不自主运动并产生异己感)	10年内严重残疾和死亡
路易体痴呆	进展性认知障碍性帕金森病 对称性帕金森病症状 视幻觉 波动认知	确诊后中位生存期为8年

③亨廷顿舞蹈病的强直性变异;④神经退行性变伴脑铁沉积(Hallervorden-Spatz病)或铜沉积(Wilson病)的神经变性;⑤海绵状脑病(如Creutzfeldt-Jakob病、库鲁病);⑥原发性苍白球萎缩。

病理生理学

帕金森病的症状是由含有多巴胺的黑纹状体神经元变性引起的,这些神经元的细胞体位于中脑的黑质致密部（SNpc），主要投射到壳核。这些神经元也会产生神经黑色素，使它们在脑标本中外观呈现为黑色。随着多巴胺神经元退化，它们会形成称为"路易体"的胞质包涵体，主要由错误折叠的α-突触核蛋白组成（见第17章或路易体痴呆）。帕金森病的发生和发展是由多种细胞机制介导的，如蛋白质降解机制中的病症、线粒体功能障碍、氧化应激和持续的α-突触核蛋白积累。它们是通过神经胶质细胞和神经元之间的细胞间相互作用驱动的，最终通过凋亡导致细胞死亡[9]。

黑质中黑纹状体多巴胺神经元的缺失会导致纹状体中多巴胺水平的降低，尤其是在具有重要运动功能的壳核中。最初，神经系统可以通过增加轴突侧支来补偿或弥补这种细胞丢失。不过，当发现症状时，约60%的SNpc神经元已经丢失，壳核中的多巴胺减少了近80%[9]。多巴胺能从灰质致密部SNpc传入到丢失的纹状体，导致非直接运动通路活动的增加，和直接运动通路活动的减少，这是多巴胺神经递质对非直接通路和直接通路作用差异的结果（见第5章，图5-4）。这些变化共同导致BG输出核，即苍白球（GPi）内部分段和黑质网状部的活动增强，从而对丘脑皮质神经元和中脑脚前核（PPN）产生更大的抑制作用。其结果是一种肌肉僵硬（强直）状态，肌肉难以激活、放松或孤立运动，导致缺乏这种疾病特征的意志和自动运动特征的。因此，当患者试图移动时，激动剂和拮抗剂都被激活。BG功能障碍的另一个后果是运动缓慢（运动迟缓）和运动幅度降低（运动减退）。在某种程度上，这可能是过度共收缩和僵硬的结果。但另一个因素似乎是对运动速度和幅度的感知发生了改变。患有帕金森病的人认为自己比实际情况更活跃。

基底核回路也与前额叶和顶叶有关，与调节感觉和知觉有关，所以这一系统会发生一些变化，也就不足为奇了。纹状体多巴胺能输入的丢失也会影响联想神经、动眼神经和边缘神经回路，分别起源于前额叶背外侧皮质和前扣带回皮质，并有助于PD的认知、情感和行为表现（专栏14-1）[10]。

临床表现

原发性运动症状

震颤

震颤是初始症状在约70%的PD患者中可见，通常表现为身体一侧的手或手指不自主的缓慢振荡（4～6次/秒）。震颤是一种静息性震颤，因为它存在于静息状态，但通常随着身体部位的自愿使用而停止。许多人最初的表现为拇指和示指之间的震颤，有时被误认为是滚动的震颤，但静息性震颤可能出现在其他身体部位，如前臂（旋前-旋后）、脚、下巴、舌头。压力和焦虑会加剧震颤，而放松和睡眠会使震颤减弱。随着病情的发展，震颤变得越来越严重，持续时间越来越长，并累及身体两侧，这可能与一个人的日常活动能力有关。帕金森病中的震颤可能是由丘脑腹侧中间核（VIM）内的细胞引起的，这些细胞接受来自GPi的异

专栏14-1   4个基底核回路[10]

　　尽管第5章详细介绍了基底节的2个回路（直接回路和间接回路），但实际上有4个回路将基底核连接到整个大脑的各个区域（图14-1）。每个回路从皮质的一个或多个区域开始，投射到基底节的各个组成部分，然后投射到丘脑，并返回到起始区域。第5章中的直接回路和间接回路构成了运动回路或骨骼运动回路。动眼神经回路收到来自额叶和辅助眼区，以及后顶叶联合皮质（视觉信息整合区）的输入，并投射回前额叶眼区。这个回路负责协调和调节眼球运动的速度。此外，从黑质致密部到上丘脑的去嗅作用也有助于基底节对眼球运动的控制并可能影响这些运动的开始。这个循环的中断会导致非自愿的扫视。联想回路将基底节连接到背外侧前额叶和运动前皮质，这些皮质是多个大脑皮质的投射集合，有助于执行功能，包括目标导向行为，特别是运动计划、解决问题、转移注意力和完成双重任务——将注意力分散在2个同时进行的活动（如边走边说）之间的能力。因此，执行功能障碍往往与帕金森病有关。这在早期阶段通常是轻微的，但在高达40%的患者中是预先出现的，并可在晚期导致痴呆。最后，边缘环通过丘脑内侧核将前扣带回和内侧眶额回皮质连接到基底节，并回到前扣带回和边缘结合皮质。这个循环有助于行为动机和情绪调节。PD患者的心理障碍很常见，包括抑郁、焦虑、睡眠中断、情感淡漠等。虽然这些似乎是对退行性疾病（如帕金森病）的常见反应，但它们往往早于症状的出现，导致一些关于"帕金森症状"的描述；这可能是由于循环的早期中断。

A

1. 运动回路

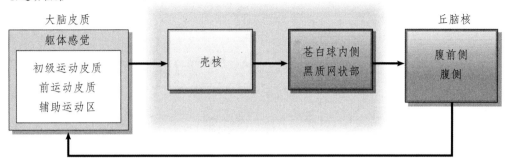

2. 动眼神经回路

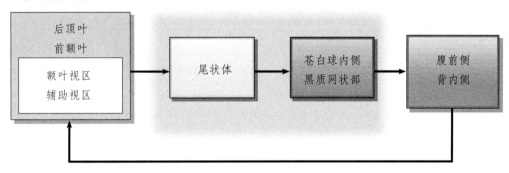

3. 关联回路

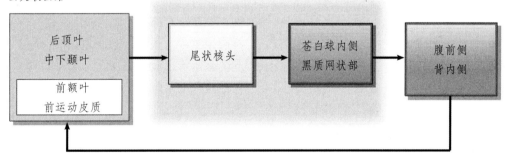

4. 边缘回路

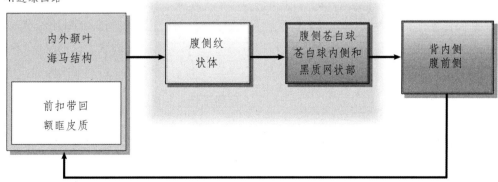

图14-1 4个基底核回路。(A)4个回路的图解:①运动回路;②动眼神经回路;③关联回路;④边缘回路。(B)皮质与4个回路同样相关。(待续)(Reproduced with permission from Martin JH. Neuroanatomy Text & Atlas 4th edition. New York, NY: McGraw-Hill;2012. Figure 14-8, pg. 338–339.)

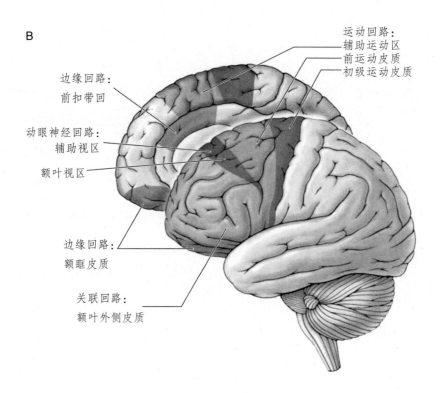

B

边缘回路：
前扣带回

动眼神经回路：
辅助视区

额叶视区

边缘回路：
额眶皮质

关联回路：
额叶外侧皮质

运动回路：
辅助运动区
前运动皮质
初级运动皮质

图 14-1（续）

常抑制输入，因为 VIM 核的手术损伤消除了静息性震颤[11]。

运动迟缓

运动迟缓是随意动作速度变慢，表现为动作启动和改变姿势障碍，如从坐位起身站立困难，以及在运动中不随意动作的变慢。运动低下是运动幅度的减低，影响全局性的运动表现，更是步速减慢和步长变短的主要来源。随着疾病的进展，个体可能会经历一个突然、暂时不能移动的冰冻期（运动不能）。为了克服肢体的明显惯性，帕金森病患者必须集中精力做最简单的运动任务。当尝试新的或不自然的运动时，或同时组合多个运动时（如伸出肘部同时用同一只手挤压物体）[12]，运动启动尤其受到损害，提出的机制或运动迟缓是由通过 BG 的兴奋性电路不充分激活运动皮质区域。脊髓中的运动神经元池得不到足够的刺激，从而影响运动单位的募集和放电率，导致运动小而弱。这一假说，在应对特定情景时，如接住抛给自己的球，或突然到有人突然喊"起火了"的火警警报时，正常人出现的动作反应，往往在运动不能的帕金森病患者中减弱或消失。帕金森病患者的动觉知觉受损，因此感知到的距离比正常距离短，这可能部分解释了他们的低动力运动[13]。

强直

强直早期会影响近端肌肉，特别是肩部和颈部，后期会扩散至面部和四肢的肌肉。强直有两种类型：齿轮样和铅管样。齿轮样强直是由肌肉交替张紧和放松引起的棘手状、棘轮状的抵抗。铅管样强直则是对被动运动更持久的抵抗。帕金森病患者经常抱怨四肢"沉重"而"僵硬"，使他们活动困难。对侧肢体的主动运动及精神、情绪压力会加剧强直。颈部和躯干的强直（轴向强直）可能会导致手臂摆动能力下降，并且随着时间的推移，会导致后凸姿势。随着强直程度的恶化，它会影响一个人在床上翻身、坐入椅子及走路时转弯的能力。学者已经提出了几种机制来解释 PD 的强直性，包括异常高增益、长时间潜伏的肌肉拉伸反应、脊髓中抑制性神经元活性降低及继发于停用肌肉的弹性变化[11]。

姿势不稳

帕金森病患者在疾病的早期通常不受体位不稳的影响，但随着疾病的进展，它变得更加普遍和恶化。体位不稳是该病最具致残性的症状之一，因为它与跌倒次数增多和失去独立性有关。临床和体位学研究有助于理解帕金森病复杂的病理生理学和体位不稳，但仍有许多问题存在。

平衡控制异常是导致帕金森病姿势不稳的主要因素。这些异常包括:①稳定性极限的降低;②姿势响应幅度降低;③姿势适应性受损;④预期姿势调整的变化。当站立不动时,PD患者的姿势摇摆通常更大,尤其是在内侧方向上,并且与非PD患者相比,姿态矫正更为频繁[14]。当要求PD患者站立时尽可能朝不同的方向倾斜,他们移动得较慢,并且更害怕达到保持稳定的极限,这一点尤其体现在(患者)前进的方向上[15]。为了应对平衡紊乱,PD患者表现出微弱和不充分的姿势反应,与异常的肌肉收缩模式有关,从而延迟了身体重心回到稳定范围内[16,17]。与正常人相比,PD患者纠正平衡损失的步进响应较晚并且纠正幅度较小,因此需要多个步骤去停止运动[17]。晚期阶段,PD患者对干扰没有姿势响应,会"像一棵树一样跌倒"。PD患者难以适应不断变化的状况(如从站立在大而坚硬的表面上变为狭窄的表面时,从脚踝转向髋关节的策略),并且无法根据实际平衡干扰的大小来适应变化[16,18]。PD患者在自发运动之前的预期姿势调整(APA)也发生了改变。在疾病的早期阶段,PD患者相对于对照组而言,其APA或坐立转移的幅度(即髋关节外翻和重心向前移位)较大[19],但随着疾病的进展,患者倾向于降低APA[20,21]。自发行走(即在准备或踏步时体重转移到相对的下肢)时会降低APA,这导致患者在第一步时会很慢。在患有步态摇摆(FOG)的PD患者中观察到的膝盖颤抖看起来像多个APA正在准备踏步,这表明将APA与自发运动(如迈步)耦合可能存在问题[17]。

一些研究表明,感觉处理障碍会导致PD患者姿势不稳。据报道,PD患者的本体感受性下降[22],可能与PD患者的垂直身体定向受损有关[23]。当PD患者被要求在没有视觉和前庭功能的情况下,在倾斜的支撑平台上直立时,他们是无法像对照组一样保持躯干垂直的[24]。PD患者会越来越依赖视觉提示去控制移动,这可能是一个弥补本体感受的适应性策略;而正常成年人只有在平衡受到干扰时才依靠动态视觉(即对人自身运动产生的环境中物体运动的视觉感知)来进行走动,PD患者进行步态速度的控制时对动态视觉提示有更高的依赖,即使在稳定平衡的状态下[25]。

随着时间的推移,PD患者会出现姿势畸形。通常会出现一种弯腰的姿势,其特征是头部向前、肩部呈圆形,并且躯干、臀部和膝盖的屈曲增加,并且可能通过将身体的重心定位在靠近极限方向或稳定性的位置而导致姿势不稳。屈曲姿势的原因尚不清楚,但可能与反重力肌肉无力、屈肌张力增加或垂直感不准确有关[17]。另外,由于PD患者姿势不稳,弯腰姿势可能是一种预防跌倒措施[26]。与PD患者相关的其他姿势异常包括躯干前屈症(以躯干明显屈曲为特征)和比萨综合征。比萨综合征是指躯干在侧面(尤其是坐着和站立时)倾斜[24]。

跌倒通常在早期阶段不存在,在中期阶段更为普遍,然后在后期阶段,随着患者变得不活动而逐渐减少。PD患者群体中约有70%的人在前一年跌倒过,而在前一年中跌倒过2次或2次以上的患者可能会在接下来的3个月内再次跌倒[26]。与年龄匹配的对照组相比,PD患者跌倒导致的四肢骨折的发生率显然更高,约27%的人在诊断后10年内发生了髋关节骨折[27]。PD患者跌倒的原因很多,如图14-2所示。前瞻性研究表明,疾病严重程度、姿势不稳、FOG、认知障碍是预测PD患者是否会跌倒的重要指标[28,29]。一项荟萃分析发现,最能预测PD患者是否跌倒的因素是其前一年跌倒2次或2次以上的病史(敏感性68%,特异性81%)[30]。一些有跌倒病史的PD患者"害怕跌倒",这已经导致他们丧失自信、避免活动及移动依赖增加。

> **病例 A:第1部分**
>
> Martin先生60岁时被第一次诊断为PD,彼时他注意到自己的右手会持续颤抖,尤其在他放松的时候。他是一个大型软件公司的副总裁。此时,颤抖还不会影响打字或书写,但他认为这会对自己的工作形象产生负面影响,因为当他开会时,会更容易引起注意。他的妻子和孩子也注意到,他开始放慢脚步,走路更"像一个老人"。他继续工作,并且开始接受治疗和敷药。
>
> Martin先生的什么症状表明他患有PD?
>
> 答:他的年龄较大,伴有静息性震颤及运动迟缓慢(运动徐缓)表明可能患者有帕金森病。

继发性运动症状

肌肉功能

与神经系统正常的成年人相比,在等长、等速和等张模式进行测试,PD患者的上、下肢肌肉群的肌肉力量有所降低[31]。单个运动单位的肌电图(EMG)研究显示了多种异常,包括运动单位的延迟激活和松弛、不规则和间歇放电模式、低阈值募集的大量运动单位及拮抗肌的异常共激活[31,32]。对PD患者产生力的能力降低的解释可能是运动神经元的兴奋性和抑制性输入的中枢失衡，疾病或继发性疾病导致的运动神经元、肌肉的外周适应性改变，以及正常衰老过程中的偏差[32,33]。下肢肌肉组织的虚弱会损害功能移动性和独立性，如从坐到站的任务。在这种情况下，PD患者的髋部、膝盖和踝部肌肉组织显示出与他们执行任务能力下降有关的扭矩降低和力量发展速度降低。强度变化似乎与疾病病理有关，因为与处于"关闭"状态的患者相比，服用多巴胺能药物(即左旋多巴)患者的个体力量得到了改善。

步态

步态障碍在中晚期的PD患者中普遍存在，并导致跌倒、丧失独立性和机构化。PD患者通常步态速度较慢，步幅较短，脚后跟撞击时负载增加，步幅变异性增加，双支撑时间增加[35]。躯干旋转减少，导致手臂摆动减少、消失或"整体"转向，其中PD患者需要多个小步骤来完成转向，因为他们会保持颈部和躯干强直，而不是通常的颈部扭曲、躯干扭曲和脚趾旋转。脚跟间的支撑基础可能在早期扩大，但通常随着疾病的进展而减小。肌张力障碍是导致不正常运动和(或)姿势的非自

愿持续性肌肉收缩，通常会影响脚和脚踝(主要是脚趾外翻和脚踝内翻)，可能与步态有关[36]。步态变异性增加与老年人和PD患者跌倒风险增加相关。帕金森病步态的其他特征，特别是慌张步态(即步幅加快和缩短)和步态冻结(见下一段)，也可能易使患者跌倒。向前倾斜的步态(前倾)与屈曲的姿势相结合会导致向前跌倒。向后的慌张步态(后退)会导致向后跌倒。

步态冻结(FOG)是异动症的一种表现。当发生FOG时，PD患者形容自己的感觉，就像是脚被粘在地板上一样。PD患者描述了FOG的5种亚型：①开始犹豫—当患者开始走路时；②转向犹豫—转向时的FOG；③在狭窄的地方犹豫；④目的地犹豫—患者接近目标时的FOG；⑤开放空间犹豫。左旋多巴治疗可显著改善FOG[37]。由于额叶和顶叶的变化，PD患者中的FOG与认知和知觉行为有关[38]。

双重任务(例如，一边走路一边向后计数或说话)会降低步态速度并增加PD患者的步态变异性，并且与执行功能障碍相关，但与记忆力无关[39]。健康的年轻人和一些老年人倾向于在多任务处理中将运动优先于认知任务，以避免跌倒，这被称为"姿势优先"策略[40]。有研究报告称，PD患者中的非痴呆症个体在双重任务

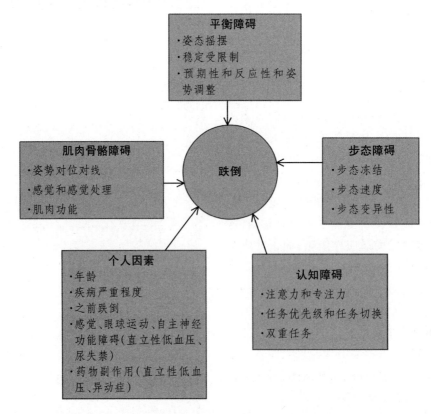

图14-2　帕金森病患者跌倒的危险因素。帕金森病的跌倒风险是多因素的，可能源于肌肉骨骼障碍、平衡障碍、个人因素、步态障碍和认知障碍。

行走过程中采用典型的"姿势优先"策略,其表现与对照组受试者相似。然而,当执行复杂的多项运动和认知任务时,与健康的年轻人和老年人相比,他们倾向于优先考虑第一个任务和姿势,这会导致更多的错误(即犹豫和异动症)[40]。多任务处理的困难也表现为在复杂环境中优先注意的困难。例如,与不听音乐的情况相比,PD患者在听音乐时通过障碍路线的行走速度明显慢于不听音乐的情况,而健康的老年人在听音乐和不听音乐的情况下步态速度没有差异[41]。

其他运动症状

　　PD患者经常观察到由于延髓功能障碍而导致的言语障碍和吞咽困难(吞咽障碍)。这些症状通常被认为是由运动迟缓和口面部、喉部肌肉的强直引起的。PD患者并发低运动性构音障碍,典型表现为音量降低、音调极少的单调语音、发音不清晰及可变的语速(即语速忽快忽慢)。声音质量通常被描述为带嘶哑或刺耳的喘息声。PD患者通常在开始发音时有困难,有时会导致口吃。在晚期,该人可能只能悄声耳语或无法讲话(缄默症)。一些PD患者抱怨经常出现单词查找困难,这被称为"话到嘴边现象"。吞咽障碍通常是由于无法开始吞咽反射或延长喉部或食管运动引起的[42]。吞咽障碍会导致窒息、吸入性肺炎、营养不良及体重减轻。过度流口水(流涎)可能是由自发性吞咽减少引起的,在睡眠或开始说话时尤其令人不安,并可能导致社交场合的尴尬。

　　PD患者自动运动的丧失会导致表情缺乏症,这是多种症状的综合表现,包括面部运动减少、眼球运动减慢、眨眼速度减慢和面部表情减少。表情缺乏症患者的脸通常被描述为"面具状",嘴巴静止不动,眼睛不眨。表情缺乏症可能是PD患者最令人沮丧的症状之一,因为与PD患者互动的人可能会错误地认为该人情绪低落、沮丧或无趣。对家人和密友进行有关表情缺乏症的教育可以预防或减轻他们可能感到的困惑或困扰。

　　甚至在PD疾病的早期,手的灵巧性和手指协调也会受到影响[43]。PD患者因运动迟缓而难以进行快速、重复、交替的手部运动(手指轻拍、手握、手前旋−后旋)。精细动作的流畅、协调性和速度受损,不利于对物体的抓取和操纵,导致难以执行诸如使用钥匙或扣纽扣的任务。写字过小症是一种运动机能减退的形式,表现为手写字体狭窄而异常。PD患者可能会表现出一致的小笔迹,或者他们开始书写时笔迹为正常大小,逐渐发展为越来越小的笔迹。

> **病例A:第2部分**
>
> 　　68岁的时候,Martin先生抱怨自己在高尔夫球场上行走很困难,并且从他看过神经科医生之后,在6个月内已经摔倒3次了。他换了药并得到了治疗处方。什么因素可能会导致Martin先生摔倒?
>
> 　　答案:很多因素可能会导致Martin先生摔倒(图14-2)。换药这一事实引起了人们对药物敏感性下降或可能导致他跌倒的副作用的担忧,这是治疗专家应该解决的。

运动学习

　　纹状体会参与运动学习的所有阶段,尤其是在巩固由一系列运动组成的学习技能的过程中。研究表明,对于没有痴呆症的人,在PD的早期阶段就保留了学习新的运动技能或调整技能的能力,但是与健康的对照组相比,PD患者通常需要更长的时间学习运动任务。对于需要多个运动程序的任务,例如同时运动(即双重任务)[12,44]和连续运动(即从一个运动转换为另一运动)[45],已经记录了运动学习的不足。此外,PD患者的速度准确性学习或运动技能学习受到损害,包括进行快速和准确动作的能力(如伸手)[46]。脑成像研究发现,PD患者的双侧小脑、运动前区、顶叶皮质、前突神经、背外侧前额叶皮质具有更大的神经活动,同时对手指运动序列进行反复练习,这表明PD患者用于学习的神经回路效率降低了[44,45]。

　　PD患者的运动学习也已显示出受益于外部听觉或视觉提示的使用,特别是在步态方面[47]。当使用稍微减少频率(66%)的增强反馈(即对结果的了解)而不是持续反馈(100%)时[48],PD患者的运动学习保持能力得到了改善,并且发现受阻实践比随机练习要好,这是查找或控制同伴的对立面[49]。此外,在与练习条件不同的条件下进行保持力测试时,PD患者的运动学习似乎更具上下文特定性[50]。PD晚期,痴呆症和视觉知觉缺陷最终会降低运动学习能力。值得注意的是,当PD患者"服用"多巴胺能药物时,运动学习可能会比"停用"时得到改善。

> **病例A,第3部分**
>
> 　　75岁的时候,Martin先生开始一次又一次的摔倒,据报告称他不再能享受打高尔夫球的乐趣。他的妻子注意到他很少在房间里移动,而且几乎每天都摔倒。他们还抱怨有睡眠障碍及肠道、膀胱的变化。

非运动症状

非运动症状很常见，对于PD患者来说可能比运动症状更麻烦，包括自主神经功能障碍、认知障碍、行为障碍、感觉和睡眠异常（表14-3）。

自主神经功能障碍

自主神经功能障碍可能出现在疾病的早期阶段[51]，可能是由下丘脑、脊髓的中间外侧核、交感神经节、迷走神经的背运动核和肠神经系统的路易体病变导致的[52]。症状包括直立性低血压、体温调节功能障碍（过度出汗、温暖和寒冷带来的不适感）、泌尿系统症状（膀胱尿急、尿频和夜尿症）和性功能障碍（勃起功能障碍、男性射精障碍、女性性交时失去润滑和不经意排尿的问题）；在极少数情况下，性功能障碍表现为性欲亢进，在男性和发病较早时更为常见，但对病因的了解却很少[53]。在PD早期发生的常见皮肤问题是皮脂溢出症（皮脂腺的油脂分泌增加）和脂溢性皮炎（油性、擦伤和发红的皮肤）。胃肠道运动能力降低、食欲下降（可能由嗅觉丧失所致）及PD的水合作用不足会导致体重减轻、便秘、大便失禁、胃食管反流、恶心和呕吐。

在大多数PD患者中，心脏的交感神经去神经支配发生较早，随着时间的推移而进展[54]，并且可能与疲劳症状有关[55]。在自行车测功机上进行的测试表明，轻度至中度PD患者的运动能力（最大心率、耗氧量）与年龄匹配的对照组的运动能力无明显差异[56,57]。然而，PD患者表现出较低的峰值功率和较高的次最大心率和耗氧率[56]。在中度至重度PD患者中，也曾报告过类似的心率（HR）和血压（BP）升高及最大运动耗氧量减少的异常情况[58,59]。

晚期阶段，PD患者可能由于循环系统的变化而出现轻度至中度的脚和脚踝水肿，导致静脉瘀积，这与久坐的生活方式有关，可以通过增加体育锻炼或抬高脚部来缓解。

直立性低血压（OH）是指BP急剧下降（收缩压下降20mmHg或舒张压下降10mmHg），常发生在人从床上或从椅子上站起来的时候，并可能导致晕厥或跌倒。OH的症状包括头晕、虚弱、思维困难、头痛和晕厥。PD中OH的2个主要原因：①由自主神经异常导致的位置变化，使HR升高不足；②多巴胺能药物（卡比多巴/左旋多巴、溴隐亭、罗匹尼罗、普拉克索）[60]。引起OH的其他原因，包括使用利尿剂、脱水、心脏病、贫血。

PD患者的呼吸紊乱通常发生在疾病的晚期，表现为阻塞性模式（难以呼出肺中的所有空气）或限制性模式（难以用空气充分扩张肺部）[61]。阻塞模式可能与强直、颈椎病或颈部活动受限有关；限制性模式可能与胸壁僵硬、肌肉骨骼柔韧性降低或后凸姿势有关。呼吸异动症也可能损害呼吸，这是左旋多巴疗法的副作用[62]。肺功能障碍可导致日常活动减少和心肺功能减退。呼吸功能障碍的严重并发症是肺炎，这是PD患者死亡的主要原因。

认知和情绪/行为异常

新确诊的PD患者中约25%存在认知障碍。在疾病的早期阶段受影响的认知功能包括执行能力（如计划、决策、概念形成、认知灵活性、在学得好的工作之间切换）、工作记忆（检索多于编码缺陷）、视觉空间处理、心理运动速度及注意力，而语言功能通常受影响较小[63,64]。认知功能可能会随着时间的推移逐渐下降，并且某些人最终会患上帕金森病痴呆症（PDD）。PD的危险因素或早期痴呆症包括年龄较大，严重的帕金森病和轻度认知障碍[65]。患者PD型亚型姿势不稳-步

表14-3	帕金森病患者的非运动症状		
自主的	**认知/情感/行为**	**感觉**	**睡眠**
• 出汗过多	• 执行功能障碍	• 嗅觉缺失症	• 白天过度嗜睡
• 冷热异常	• 工作记忆问题	• 本体感受缺陷	• 失眠
• 皮脂溢出	• 混乱/痴呆	• 视觉空间缺陷	• 快速眼动睡眠行为障碍
• 直立性低血压	• 抑郁	• 感觉统合缺陷	• 下肢不宁综合征
• 膀胱功能障碍	• 焦虑	• 感觉异常	• 周期性腿部运动障碍
• 便秘	• 情感淡漠	• 疼痛	• 睡眠呼吸暂停
• 性功能障碍	• 强迫行为	• 静坐不能	• 夜尿症
• 呼吸障碍	• 疲劳		

态障碍(PIGD)的患者患痴呆症的风险也较高。估计有50%~80%的PD患者最终在诊断后的10年内发展为痴呆。心智迟缓、思维迟缓,出现在PD的早期阶段,与纹状体病理和抑郁症有关[66]。由于处理与运动迟缓有关的信息可能需要更长的时间,因此可能会让患者和护理人员感到沮丧。

抑郁、情感淡漠和焦虑在PD患者中也很常见。估计有30%~45%的PD患者会发展为严重的抑郁症,其症状包括情绪低落、对日常活动失去兴趣或乐趣、疲劳、注意力不集中、短期记忆下降、失眠和体重减轻。情感淡漠可以单独发生,也可以与PD抑郁症同时出现,表现为缺乏动力或兴趣、社会活动的参与度降低、生产力下降及依赖他人安排日常活动[67]。PD患者中25%~49%患有焦虑症。惊恐障碍(突然或反复的恐惧发作)、广泛性焦虑症(慢性焦虑表现为过度的担忧或紧张,即使没有什么事情可担心),以及社交恐惧症(社交退缩)是最常见的焦虑症。焦虑的症状可能包括心悸、呼吸急促、出汗和发抖。抑郁、情感淡漠和焦虑在疾病的各个阶段都可能发生,包括在发作之前或运动症状之前。它们可能与PD患者经历的心理和社会担忧,以及涉及多巴胺、去甲肾上腺素和血清素的神经化学变化有关[63]。

除了情绪障碍外,许多患有PD的人还表现出强迫和冲动行为,如暴饮暴食、成瘾(特别是吃甜食)、强迫性觅食、购物、性欲亢进,病态赌博和强迫性刻板行为(对反复摆弄物体、检查物体的状态、整理和安排物体有着强烈的执迷)[62]。这些行为症状与多巴胺能药物,尤其是多巴胺激动剂的使用有关[68]。同样,左旋多巴的毒性症状包括意识错乱、幻觉、妄想和精神病。

疲劳

疲劳是PD的常见症状,也是最致残的症状之一。疲劳被定义为压倒性的疲倦感、精力不足和精疲力竭。它在启动和维持脑力、体力任务方面最为困难。使用问卷的临床研究表明,疲劳与PD的运动和非运动症状有关[69,70]。支持疲劳作为PD运动症状的证据包括其与疾病严重程度、运动并发症(即左旋多巴治疗期间经历的运动波动)、明显的姿势不稳、步态症状及身体不适的关系。与疲劳有关的非运动症状是抑郁、焦虑、白天过度嗜睡和心血管交感神经功能障碍。神经影像学研究表明,疲劳与非多巴胺能(即血清素)或纹状体多巴胺能途径的参与有关[70]。

感觉异常

PD患者中常见的感觉症状包括嗅觉功能障碍、疼痛、感觉异常、静坐不能和视觉障碍(以下各节将对此进行讨论)。PD患者经常报告嗅觉减退或丧失(失嗅症),这种现象通常在运动症状发作前几年发生,使其成为诊断的重要症状。气味的丧失会影响一个人享用食物的能力,这可能会对进食产生负面影响并导致体重减轻。PD患者中的嗅觉功能障碍与杏仁核中的神经元丢失或延髓中的多巴胺能神经元减少有关。

据报道约有50%的PD患者出现疼痛和感觉异常(即麻木、刺痛、疼痛、灼痛感)。PD患者的疼痛通常由以下5个原因引起:①与强直、缺乏自发运动、姿势不良、机械应力不佳或身体磨损有关的肌肉骨骼问题;②与颈部或背部关节炎有关的神经根性或神经性疼痛;③肌张力障碍相关的疼痛;④极度躁动(感觉异常)引起的不适;⑤"中枢性"疼痛,推测由中枢性疼痛途径改变导致[72]。肩部疼痛或肩周炎(粘连性关节囊炎)是最常见的肌肉骨骼疾病之一,这有时是PD患者的最初症状。髋关节,背部和颈部疼痛都是PD患者中常见的不适。肢体长时间不活动时,通常在手或脚可能会出现挛缩。神经根发炎引起的根性疼痛通常被描述为灼痛,并以皮肤模式放射。肌张力障碍性痉挛可能引起疼痛性马蹄内翻足畸形、足趾屈曲、斜颈(异常的,非对称性头或颈的位置)、作家手痉挛(书写痉挛)、嘴-下颌肌张力障碍(面、下巴或舌)、眼睑痉挛(强迫性眼睑闭合)。一些PD患者会因静坐不能而感到不适,躁动不安,并且需要经常运动,表现为站立或坐着时摇摆,抬起脚好像在原地行走,坐着时双腿交叉和不交叉。一些患有帕金森病痴呆症的人无法静坐、躺在床上、开车、在餐桌旁吃饭或参加社交活动。在极少数情况下,PD患者会经历"中枢"疼痛,被描述为奇怪而无法解释的刺痛、灼烧和烫伤的感觉,通常出现在腹部、胸部、口腔、直肠或生殖器等不寻常的身体部位。患有抑郁症的人对疼痛的抱怨可能更大。

PD患者的视觉障碍包括视觉受损,对比敏感度、颜色辨别能力、视野和运动感知。据报道,约75%的PD患者出现的眼跳和平滑的追逐眼球运动。扫视运动(即快速运动)是缓慢而低节拍的(即低于目标),而平稳的追逐运动由于小扫视的干扰而具有齿轮样外表。会聚的眼球运动与双眼向外偏移有关(复视)。眨眼次数减少会导致异常的泪膜和干燥,使受刺激的眼睛发痒和灼痛。视觉幻觉是 PD 患者的慢性并发症，尤其是在左旋多巴和多巴胺激动剂治疗的人群中。用于治疗 PD 的抗胆碱能药物可导致视力模糊和对光敏感（畏光）。视空间缺损被定义为个体完成视知觉任务时，有空间组织能力的参与，如线性定向、空间位置记忆力、智力性旋转（也就是看到一个物体，拥有运动想象其在空间旋转的能力）、物体探测和面部识别[73]。假定这些改变在 FOG 和视觉幻觉的发展中起作用。

睡眠障碍

睡眠问题可能是 PD 的早期征兆，甚至在运动症状出现之前。帕金森病患者的一些常见睡眠问题包括：失眠（入睡和维持睡眠问题）、白天过度嗜睡（困倦）、噩梦、睡眠发作（突然的非自愿性睡眠发作）和睡眠呼吸暂停（浅眠或呼吸不畅）。约有 1/3 的 PD 患者发生快速眼动睡眠行为障碍（RBD），并且是 PD 发病的重要危险因素。RBD 的特征在于暴力的梦境内容，即患者通过说话、大喊、咒骂、抓、握、踢腿、跳跃及其他可能危及床伴的暴力和潜在伤害性活动来"表现"出来[74]。PD 患者还容易患上下肢不宁综合征（如颤抖、拉动、爬行或其他不适感，并且无法控制地移动双腿）和周期性的腿部异动症（如持续几分钟到几小时的肢体周期性

节律运动），这两种情况可能会严重破坏睡眠。夜尿症（夜间频繁排尿）是 PD 睡眠中断的另一个原因。

在第 3 部分，Martin 先生表现出哪些非运动症状？

答：他的睡眠障碍及自主神经功能障碍（肠和膀胱变化）是 PD 的常见非运动症状。

医学诊断

帕金森病主要是根据医生的神经系统检查结果进行临床诊断，没有可以明确识别该疾病的测试。最终诊断仅在尸体经 Lewy 小体病理证实后才能进行。诊断通常基于病历和临床检查。英国（UK）帕金森病学会脑库[75]和美国国家神经系统疾病与卒中研究所（NINDS）已制定了诊断标准（表 14-4）[76]。

PD 与其他形式的帕金森综合征的区别至关重要。两侧对称的锥体外系体征、对左旋多巴缺乏反应、痴呆症早期发作、体位不稳、早期自主神经体征、垂直注视受损和运动性失用症提示帕金森综合征。特发性震颤与 PD 的区别在于双侧对称性低振幅高频震颤，这种震颤通常出现在自愿运动期间，除了四肢外还会影响头部和声音。越来越多学者强调鉴定生物标志物以帮助诊断症状前疾病。早期前驱征可能表明运动症状发作

表14-4	英国和美国的诊断标准		
	英国诊断标准[75]	**美国 NINDS 诊断标准**[76]	
1	移动缓慢（运动迟缓） 加上强直、静息性震颤或姿势不稳	A 组特征	不对称症状 运动迟缓 静息性震颤 强直
2	排除继发性帕金森病的原因	B 组（表明需要寻找替代诊断方法的特征）	较早出现的晚期症状（诊断后 3 年内）： • 姿势不稳 • 冷冻 • 幻觉 • 痴呆 • 核上性凝视麻痹 • 家族性自主神经功能异常 有记录的继发性帕金森病病因
3	有以下症状的 3 种： • 不对称/单边呈现 • 静息性震颤 • 症状进展 • 对 PD 药物的反应至少为 5 年 • 左旋多巴引起舞蹈病 • 10 年以上的进展	可能是 PD 极有可能是 PD 确诊 PD	2~4 组 A 特征，其中之一必须是运动迟缓或震颤；没有 B 组功能；对左旋多巴有反应 3~4 组 A 功能，无 B 特征；对左旋多巴有反应 所有 A 组特征和尸检证据

之前 PD 的特定病理,已被确定为嗅觉减退(嗅觉降低)、便秘、情绪障碍(即抑郁、焦虑)、RBD、手臂摆动减少和其他轻度的异动症变化(如从椅子上起身困难,字迹变小,手臂或腿晃动,声音变柔和,表情变少,步子变小或拖沓,按钮难以使用)[77,78]。神经影像学[经颅超声检查、MRI(标准 MRI 和扩散张量成像)、使用化学标志物识别多巴胺系统缺陷的功能性成像(正电子发射断层成像,PET;单光子发射计算机断层扫描,SPETC;功能性 MRI)]可以帮助 PD 的临床前诊断或区分不同的帕金森综合征。脑脊髓液、血液或唾液中 α-突触核蛋白水平升高正在作为 PD 的早期生物标志物进行研究[79]。

由于额叶功能障碍,一些 PD 患者呈现出原始反射,可以帮助 PD 的诊断。这些反射包括:睑板反射(反复敲打额头的前睑区域会引起眨眼,每次敲击都会使眼睛眨个不停)、掌膜反射(敲击手掌会导致下巴处的颏肌收缩)和"掌声"(一些患者有继续拍手来回应击掌三下指令的倾向)。

临床进程

该疾病通常进展缓慢,有约 5 年的较长亚临床期(无明显症状),随后症状逐渐增加,平均持续时间约为 13 年。进展速度各不相同;发病年龄轻(<50 岁)和以震颤为主的 PD 患者的病情发展速度通常较慢,而具有 PIGD、异动症性 PD 和 PDD 的患者病情下降速度通常较快[80]。痴呆症和神经行为障碍在 PIGD 和异动症性 PD 患者中更为常见[80]。左旋多巴疗法一般进展较慢,死亡率也有所提高。死亡通常由肺炎和心血管疾病引起[81]。疾病阶段的典型症状进展如表 14-5 所示。

2 种广泛用于衡量疾病进展和严重程度的临床指标是帕金森病综合评分量表(UPDRS)[82]和 Hoehn-Yahr 残疾分类量表[83]。UPDRS 的原始版本由 Goetz 及其同事在 2008 年进行了修改,并被更名为运动失调协会发起的 UPDRS 修订版(MDS-UPDRS,附录 A)[84]。它由以下 4 个部分组成:第 1 部分—日常生活体验的非运动方面;第 2 部分—日常生活中的运动体验;第 3 部分—运动检查;第 4 部分—运动并发症。对项目的评分为 5 分制(0.表示正常或无问题;1.表示轻微问题;2.表示轻度问题;3.表示中度问题;4.表示严重问题)。Hoehn-Yahr 残疾分类量表使用运动体征和功能状态来确定疾病的严重程度。第 1 阶段表明疾病损害最小,

而第 5 阶段则表明一个人只能卧床或坐在轮椅上(表 14-6)。Goetz 及其同事在 2004 年对其原始版本进行了修改,增加了 1.5 和 2.5 阶段,以帮助描述该疾病的中间过程。

医疗处置

药物管理

PD 无法治愈。医疗管理旨在通过神经保护策略及运动和非运动症状的治疗来减缓疾病的进展。很多一线药物可用于神经保护和对症治疗(表 14-7)。医生的药物选择取决于许多变量,包括患者的年龄、症状表现及其他并发的健康问题。早期开始用药已被证明可以减缓疾病的进展。重要的是帕金森病患者必须按固定的时间表服用药物,以保持血液中足够的血药浓度。根据美国国家帕金森基金会(NPF)所说,3/4 的帕金森病患者在医院未按时接受药物治疗,导致了严重的并发症。NPF 网站[86]上的护理建议可以帮助患者、护理人员和卫生专业人员避免这些并发症。

左旋多巴/卡比多巴(复方卡比多巴)

左旋多巴是治疗 PD 的最有效方法,在 1960 年后期开始广泛使用。它是一种多巴胺前体,可通过大脑神经细胞内的多巴脱羧酶转化为多巴胺。左旋多巴给药后,几乎全部(99%)在血液中被代谢,然后到达大脑,给予高剂量时会产生明显的副作用(即恶心和呕吐)。因此,它可以与卡比多巴(一种脱羧酶抑制剂,可阻止左旋多巴的外周代谢)结合使用,从而使治疗浓度的左旋多巴进入大脑时不会产生不良的副作用。最著名的左旋多巴/卡比多巴制剂称为复方卡比多巴。有许多不同比例的卡比多巴和左旋多巴片剂(如 10/100、25/100、50/200、25/250)和制剂可供选择,包括短效速释(IR)和长效控释(CR)2 种形式。还有一种药物可以在没有水的情况下溶于口腔,称为复方帕尔科帕酸[88]。

左旋多巴疗法的主要作用是减轻运动迟缓和强直的运动症状,可以提高运动速度和力量。左旋多巴对震颤的影响未有明确定论,有些人的震颤幅度降低,而另一些人则几乎不再出现震颤或没有一点改善。左旋多巴对姿势不稳的影响也有所不同。左旋多巴可导致安静姿势下姿势摇摆程度的改善或恶化,反应性姿势调整的恶化,预期姿势调整和动态平衡的改善[17]。关

表14-5	帕金森病(PD)和亨廷顿舞蹈病在不同疾病阶段的症状进展			
疾病	前趋性症状	前期	中期	后期
帕金森病	• 嗅觉减退 • 便秘 • 抑郁/焦虑 • 快速眼动睡眠行为紊乱 • 步行时手臂摆动减少 • 轻度运动功能变化	• 单侧震颤 • 强直 • 轻度步态运动减退 • 写字过小症 • 言语减少	• 双侧运动迟缓,轴位和四肢僵硬 • 平衡和步态缺陷/跌倒 • 言语障碍 • 在阶段结束时可能需要帮助	• 严重的自主异动症 • 肺功能和吞咽功能受损 • 自我照顾和日常生活,依赖他人
亨廷顿舞蹈病	• 轻度运动症状(步态快速轮替运动,协调良好) • 难以完成复杂的思考任务 • 抑郁、攻击行为、烦躁	• 轻度舞蹈病(主要是手) • 轻度平衡障碍(转弯) • 眼外运动异常 • 轻度视觉空间和认知障碍 • 抑郁、烦躁	• 舞蹈病、肌张力障碍 • 自主运动异常 • 平衡和步态缺陷/跌倒 • 认知/行为问题 • 体重减少 • 自我照顾困难	• 运动迟缓、强直 • 重度构音困难,吞咽困难 • 舞蹈病(可能更少) • 全面性痴呆 • 精神病 • 自我照顾和日常生活,依赖他人

表14-6	帕金森Hoehn-Yahr分级量表[83]
等级(严重程度)	描述
1级	单侧肢体症状,包括运动、面部表情、震颤或姿势,但活动不受限
1.5级	单侧肢体症状合并躯干损伤
2级	双侧肢体症状,但无平衡障碍
2.5级	轻中度双侧肢体症状,能够从后拉测试中恢复平衡
3级(中度)	中度双侧症状,运动受限和姿势不稳
4级(严重)	步行受限;不能独自生活,需要护理;颤抖减弱,僵硬和运动迟缓增加
5级(恶化)	不能站立或行走;需要护理

于何时开始左旋多巴/卡比多巴疗法的时间是不同的,或者每个帕金森病患者都不同,需要考虑潜在的利益、风险和替代品的可用性。左旋多巴治疗开始后,通常能观察到功能状态的显著改善,并持续一段时间(通常在4~6年之间),称为"蜜月期",该药可提供持续的症状缓解,且副作用最小。

随着剂量的增加和左旋多巴的长时间使用,帕金森病患者会经历一种消退的状态,在这种状态下药物的疗效会降低。同时,出现异动症、肌张力障碍和运动波动等副作用。异动症是指不受控制的不自主运动,通常在受帕金森病影响最大的一侧表现为舞蹈病或手足徐动症,通常是先发生于腿部,然后是手臂[89],如第19章所述的脑瘫。舞蹈病是指从一个身体部位向另一个部位的不自主、快速、不规则、无目的和不连续的运动。扭动动作叠加在舞蹈动作上,称为舞蹈徐动症。

它们可能从人体某一部位的小幅度运动开始,然后发展为身体多个部位的大幅度运动。异动症通常累及躯干、颈部、头部和四肢。它通常在峰值剂量或左旋多巴水平升高或逐渐消失时看到,被称为"双相性异动症"。年轻的帕金森病患者更容易出现异动症。在接受多巴胺能治疗的人中,肌张力障碍通常发生在"停药"期间(即清晨或两次给药之间),通常涉及足部的肌张力障碍性内翻[36],并在高峰期出现,多见于颈部和面部。双相性肌张力障碍也可能发生,通常会影响腿部和单侧手臂。运动波动包括"开-关"现象和"剂末"现象。"开-关"现象是指突然不能活动或突然活动良好,两种现象频繁交替出现。"剂末"现象是指用药后的前3~5年疗效满意,随着用药时间延长,疗效越来越差,甚至出现失效的现象。左旋多巴诱发的异动症(LID)和运动波动的潜在机制尚不清楚,但纹状体突触后受体的搏动性多巴胺刺激(多巴胺水平的波动)在其发病机理中很重要[90]。美国神经病学会治疗左旋多巴诱发的异动症和运动波动的实践指南建议将恩他卡朋或雷沙吉兰作为减少"关闭"现象的第一线药物,使用金刚烷胺以减少异动症,以及对底丘脑核(STN)进行深层脑刺激来减少两者[91]。

多巴胺激动剂

多巴胺受体激动剂通常在新诊断的患者中单独使用,尤其是60岁以下的个体,因为多巴胺受体激动剂会延迟机体对左旋多巴的需求,从而推迟长期左旋多巴治疗引起的运动并发症。

多巴胺激动剂也与左旋多巴/卡比多巴一起给药,以减少左旋多巴的需要量,从而延长其有效性。在疾病的中晚期,通常会使用多巴胺激动剂,当单独的左旋多巴不能控制症状并且增加剂量会导致过度的副作用,或者服用左旋多巴的人正经历剧烈的运动波动。激动剂往往对减少运动迟缓和强直最有效。

阿扑吗啡是一种可注射的速效多巴胺激动剂,通常在注射后10分钟内有效,并在60~90分钟内产生与左旋多巴相同的作用。由于它的快速作用,被用作PD患者的"救援疗法",这些患者正在经历冰冻步态的发作,而左旋多巴或其他多巴胺激动剂并不能缓解这种情况[87]。

抗胆碱药

释放乙酰胆碱的纹状体中神经元对多巴胺所在的中棘状纹状体神经元有拮抗作用。中棘状纹状体神经元是通过BG的直接和间接运动通路的一部分。乙酰胆碱增加间接通路中神经元的兴奋性并抑制直接途径中的神经元[92]。纹状体中的乙酰胆碱和多巴胺之间也存在相互调节作用;乙酰胆碱触发黑质纹状体神经元释放多巴胺,而多巴胺抑制纹状体中间神经元释放乙酰胆碱。由于PD中黑质纹状体神经元的丧失,纹状体多巴胺的消耗导致胆碱能使神经元的兴奋性增加,从而导致运动减少。因此,可以使用阻断乙酰胆碱作用的抗胆碱药来治疗PD。这些药物对主诉为震颤的年轻PD患者及左旋多巴无法缓解的肌张力障碍患者最有帮助。

酶抑制剂

一些抗帕金森药物通过抑制降解多巴胺的酶起作用,从而提高纹状体多巴胺的水平。分解多巴胺的两种酶是儿茶酚-邻甲基转移酶(COMT)和单胺氧化酶B(MAO-B)。COMT抑制剂总是与左旋多巴或其他抗帕金森病药物合用。MAO-B抑制剂(如司来吉兰和雷沙吉兰)可能具有神经保护和神经修复作用,并且通常在疾病早期单独使用,以延迟对左旋多巴的需求[93]。在更严重的帕金森病中,将它们与左旋多巴组合使用可减少冰冻步态发作和运动波动。

金刚烷胺

金刚烷胺最初是作为抗病毒药开发的,于1969年被发现可减轻PD的运动症状。它可以单独使用,但通常与其他多巴胺激动剂和抗胆碱能药合用。它有利于治疗震颤和治疗对常规措施(如减少左旋多巴)无反应的异动症。

表14-7	帕金森病药物		
药物	作用	副作用	品牌名称
左旋多巴/卡比多巴	左旋多巴在大脑中转化为多巴胺以恢复其水平	直立性低血压、异动症、幻觉、嗜睡	信尼麦 立即缓释片
多巴胺激动剂	直接刺激突触后多巴胺受体	恶心、镇静、头晕,便秘、幻觉。与冲动控制障碍有关(如病态赌博、强迫性购物、性欲亢进)	普拉克索(乐伯克) 罗匹尼罗(力必平) 吡贝地尔(泰舒达) 罗替戈汀透皮贴片(罗替戈) 阿扑吗啡(普利马)
抗胆碱能药	阻断乙酰胆碱受体,可能抑制纹状体对多巴胺的再摄取	视力模糊、口干、头晕、尿潴留;毒性会导致记忆受损、思维混乱、幻觉和错觉	苯海索(安坦) 甲磺酸苯扎托品(苯扎托品)
儿茶酚-邻-甲基转移酶(COMT)抑制剂	抑制COMT酶,防止多巴胺降解	异动症、恶心、呕吐、直立性低血压、睡眠障碍、幻觉、腹泻、托卡朋肝损伤	恩他卡朋(诺康停) 恩他卡朋和左旋多巴(达灵复) 托卡朋(答是美)
单胺氧化酶B(MAO-B)抑制剂	抑制MAO-B酶,以防止多巴胺降解	轻度恶心、口干、头晕、直立性低血压、意识错乱、幻觉、失眠	司来吉兰(盐酸司来吉兰) 雷沙吉兰(雷沙吉兰片)
金刚烷胺	突触前增加多巴胺的释放;阻断乙酰胆碱受体	头晕、恶心、厌食、网状青斑(即皮肤上的紫红色斑点)、腿部水肿、意识模糊、幻觉	金刚烷胺 氯环利嗪(金刚烷胺)

药理管理对物理治疗的影响

物理治疗师需要了解PD患者正在服用的药物及其潜在的副作用。治疗师应尝试在与最佳剂量一致的时间安排他们的检查和治疗。如果某人正经历运动波动，则治疗师还应在"关闭"时间内评估患有PD的患者。治疗师需要监测帕金森病患者的运动能力和功能状态，并将他们的观察结果和有关功能状态变化的检查结果告知医生，以协助开药。

在第1部分中，Martin先生处于帕金森病的早期，早期表现为典型的手部静止性震颤和运动迟缓。他可以继续工作，治疗的重点是使他的症状康复并防止运动症状的恶化。他可能正在服用多巴胺激动剂，此时可能没有服用卡比多帕-左旋多巴。

在这种情况下，根据病例的第2部分和第3部分，他可能正在服用卡比多帕-左旋多巴；而在案例的第3部分和第4部分，他可能在其药物治疗过程中症状发作，并出现了药物副作用，如幻觉、异动症或肌张力障碍。对于使用卡比多帕-左旋多巴的人来说，确定用药时间表尤为重要，因为他们治疗过程的表现在峰值剂量时最好，一些功能缺陷更有可能在他们用药周期结束时显现出来。治疗师制定了一项护理计划，以便在峰值剂量和服药时间结束时保持功能的独立性。

营养管理

当高蛋白含量的食物与左旋多巴同时摄入时，它们可能会吸收左旋多巴。因此，建议PD患者在饭前30~45分钟服用左旋多巴，并且还可能被要求进行低蛋白饮食或重新分配蛋白质，其中大部分蛋白质根据营养师的建议于晚上食用。如果体重减轻或体重过

轻，应鼓励PD患者健康饮食，并建议他们服用食品补充剂以提供营养支持，建议便秘的人多喝水和多吃富含纤维的食物。作业治疗师帮助PD患者改善上肢进食动作，并推荐适应性进食设备。语言病理学家评估吞咽困难，并推荐干预措施以协助吞咽。在晚期，可能需要进行经皮内镜下胃造口术（PEG）以维持足够的营养。

脑深部电刺激和外科治疗

脑深部电刺激（DBS）涉及在锁骨下区域通过外科手术植入称为植入式脉冲发生器（IPG）的电池供电医疗设备。它由一根穿在皮肤下的细导线连接到电极上，电极将高频电刺激传送到大脑的特定区域，从而阻断引起帕金森病运动症状的异常神经信号。脑深部电刺激改变了大脑的发射方式，但并没有减慢神经变性的进程。PD典型的受刺激区域为丘脑（腹外侧核）、下丘脑核、苍白球内段和桥脚核。手术后，医生会调整设备提供的刺激量，以更好地满足个人需求。之后，PD患者可以使用控制器从外部控制植入式脉冲发生器的通断开关。植入式脉冲发生器通常可持续3~5年，并且更换过程相对简单。目前，脑深部电刺激仅用于症状不能通过药物充分控制但仍对左旋多巴有一定反应的个体。脑深部电刺激对不再对左旋多巴有反应的人无效。许多人使用脑深部电刺激可以减轻运动症状（如震颤、强直、异动症），并且可以减少药物使用，从而减少异动症等副作用。对丘脑底核的深部脑刺激可观察到步态障碍和冻结步态有所改善，通过双侧刺激会有更好的效果。脑深部电刺激对平衡的影响不明确。据报道，改善或恶化取决于刺激的部位[17]。脑深部电刺激不能改善PD的认知症状，并且可能会使症状恶化。因此，一般来说，当存在痴呆症状时，不使用深部脑刺激。

减轻帕金森病症状的姑息手术包括苍白球切开术和丘脑切开术。苍白球切开术可通过手术破坏苍白球，以减少震颤、运动迟缓、强直和异动症。丘脑法破坏丘脑腹侧外侧核的一部分以减轻震颤。2种手术都有严重的并发症，而且由于DBS可使用，因此很少执行。替代纹状体多巴胺或改善多巴胺能细胞功能的修复性外科手术，如胚胎干细胞移植、基因治疗和干细胞治疗，有望成为PD的实验性治疗方法。将人胚胎中脑多巴胺丰富的组织进行纹状体移植到PD患者中会导致可变的功能转归，有些（但不是全部）患者的运动症

病例A：第4部分，80岁时的帕金森病

Martin先生已经不能走路了，需要全天候的护理。他的妻子报告说，她有一个每天来的助手，但当助手不在场时，她在转移丈夫时伤了自己的背。她还担心的是，Martin难以自行进食和服药。她不认为药物对他有帮助，并报告说，当他们增加剂量时，他出现了抽搐的反应，并抱怨说自己晚上能在卧室的墙上看到蛇。

Martin先生抽搐和产生幻觉的原因是什么？

答：由于长期左旋多巴治疗，他很可能出现异动症和幻觉。

状改善不明显[94]。PD的基因治疗旨在通过手术将遗传修饰的细胞植入到纹状体中的靶细胞中,以产生增加多巴胺合成或降低STN活性的酶,提供保护多巴胺神经元的神经营养因子,或减轻PD的遗传原因[95]。PD中的干细胞研究旨在建立或找到可产生多巴胺神经元的可再生资源用于移植。

帕金森病医学评估

病史

患者的病史包括收集日常生活中出现的症状,并阐明病人的治疗目标。此外,了解帕金森病患者服用何种药物及他们的服药时间表也很重要。有些药物如复方卡比多巴(卡比多帕-左旋多巴)可能对运动功能有显著的影响,治疗需要根据用药计划进行规划。跌倒是PD中常见的另一个问题,询问跌倒史是病史的重要组成部分。通常,跌倒史包括询问最近的时间范围及较长的时间范围,如最近1周的跌倒和最近6个月的跌倒。在Hoehn-Yahr表第2.5级、3级和4级的PD患者甚至每天都会跌倒,这并不罕见。

身体结构和功能

神经系统

如第9章所述,神经系统检查的重点是运动控制和运动规划,因为这些功能是由基底核控制的。诸如轻触、温度、针刺和双点辨别通常PD患者不会被改变,因此可能被筛选而不是详细评估。帕金森病患者的本体感觉通常会受损,在疾病的早期出现轻度损伤[96];因此,应该更详细地检查振动和本体感受(见第9章)。MDS-UPDRS[85]是一种评估量表,临床医生能够通过量表评估帕金森病的典型特征,如强直、震颤和运动迟缓,以及常见区域的缺陷(如认知和疲劳)。

认知筛查。认知功能会影响运动能力,如步态和转移,是评估安全性的一个重要考虑因素。蒙特利尔认知评估量表是一种痴呆症筛查工具,特别对轻度认知障碍敏感[97],在帕金森病痴呆患者中,也具有较高的信度和效度[98],以上是来自于帕金森病循证数据库APTA神经组指南工作委员会关于痴呆症临床筛查有效性的推荐。它快速,易于管理,不需要特殊的培训,可免费使用。

疲劳。疲劳难以评估和治疗,但重要的是确定和记录其对PD患者的影响。有一种帕金森病特异性测量方法被称为帕金森病疲劳量表,推荐在这一人群中使用[99]。

运动迟缓。为了评估运动迟缓,MDS-UPDRS包括手指轻敲和脚趾轻敲。手指轻敲时,指导患者重复地将示指与拇指相接触,每次完全张开手,同时治疗师观察速度、幅度,包括任何减量、犹豫并在每侧停顿或重复10次。得分为0(无问题)、1(轻度)、2(中度)、3(严重)或4(不能或只能勉强完成任务)。每个类别的进一步描述符都包含在测试中。以类似的方式评估下肢运动迟缓,方法是用脚趾轻敲,同时保持脚后跟着地[85]。

平衡。在MDS-UPDRS中通过拉力试验评估姿势不稳定性。患者被要求站立,双脚与肩同宽,并尽其所能防止跌倒。检查者站在患者身后,毫无预兆地抓住患者的双肩,迅速向后拉。治疗师应站在患者身后,与患者保持一臂之遥,并与肩同宽,以防止跌倒。该测试的评分为0~4分。0分是0~2步的得分,表示正常,没有失去平衡功能;4分表示无法独立站立[85]。

震颤。震颤以位置(上肢、下肢、唇/颌)、振幅、持续时间(<25%的测试时间、26%~50%的测试时间、51%~75%的测试时间、>75%的测试时间)来描述。此外,应记录不同类型的震颤(静止、姿势或运动)。

异动症。评估包括异动症是否存在、是否对患者造成困扰或是否以任何方式干扰患者参加检查过程的能力等信息。如果存在令人烦恼的异动症,就要注意并考虑用药的时间,因为它们可能是药物的副作用反应。

冻结。冻结和难以发起运动是使人衰弱的问题,也是导致PD患者跌倒和残疾的主要原因,但这些症状在临床中很难诱发。在诊所里,冻结可以通过双向快速360°转弯来评估[100],也可以通过观察在有限空间里的步态来评估,比如走到一个角落和转身。然而,即使在冻结很严重的情况下,患者也不会随时感觉到冻结步态。为了评估冻结步态对日常生活的影响,治疗师会记录冻结步态发作的频率和典型诱因。这可以通过使用冻结步态问卷(FOGQ)来增强准确性[101],FOGQ是唯一经过验证的具有良好的信效度的筛选工具。在这份问卷中,有6个项目是关于在正常的日常活动中冻结步态如何影响步行能力的。范围从表示正常运动的0分到表示不能行走的4分。最高分数是24分,表明更严重的冻结步态。研究还发现，与MDS-UPDRS上步行时的冻结测量方法相比，它是一种更为灵敏的测量冻结步态的方法[102]。

运动评估。通过让患者进行30秒快速、重复地从拇指到食指的运动（如运动迟缓症所述）来评估运动迟缓程度和协调能力（运动量表）。治疗师不仅观察速度，还观察动作幅度的任何变化。每次动作时，手都应完全张开，然后再合上。对于PD患者，随着动作时间的延长，手指对手指的运动幅度将逐渐变小；运动缓慢，在疾病的中晚期，运动时间不规则。

肌肉骨骼系统

像Martin这样患有帕金森病的人通常处于中晚期或进入老年阶段，常伴有关节炎和废用性病萎缩等肌肉骨骼问题。在帕金森病早期，一般不会出现肌力功能丧失的情况，并且手动肌肉测试不太可能在疾病的中晚期发现由疾病、正常老化或废用引起的力量缺陷。建议用等速测试、功能强度测试或运动范围的测试检测早期微妙的强度变化。应在整个疾病过程中监测肌肉力量，包括核心力量。此外，硬度会导致僵直，减少活动范围，并发生肌肉挛缩。因此，应该在整个疾病过程中对肌肉长度和关节活动范围进行监测。负责屈曲和旋转的肌肉群（如胸肌、髂腰肌、腘绳肌、腓肠肌）尤其容易缩短，所以定期评估躯干和四肢的活动范围，特别关注躯干的伸展、肩部抬高（外展）、臀部伸展、膝关节伸展、踝关节背外翻、躯干和颈部旋转。此外，对姿势评估或脊柱侧凸和后凸进行评估，因为它们通常发生在疾病的后期。

躯干旋转是许多功能性活动的关键，如大跨步地行走和伸展。躯干旋转可以通过检查个人的旋转能力进行安全评估，要求坐的时候双脚放在地板上，双臂交叉。治疗师指示患者回头看他或她的肩膀，从而注意到任何一侧的左右不对称。如果使用标准的座位和位置，可以通过在墙上以1英寸（1英寸=2.54cm）的间隔放置数字，并要求患者指出可以读取的最后一个数字来测量旋转。旋转也可以在站立时进行测试（图14-3）。

功能损伤和对社会参与的影响

功能的测量和记录为治疗师提供了记录有意义变化的一种方法，以提高个人保持独立和活跃的能力。此外，标准化测量的使用通过使用允许在治疗师和诊所之间进行比较的通用语言来改善沟通。标准化测量

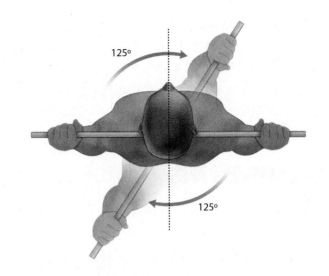

图14-3 主干旋转测量方法俯视图。用胶带在地板上画一条线，并在胶带上画出一系列不同颜色的点，这些点与左右两边的中心标记等距。患者站（或坐）在直线上，双脚与肩同宽，以点为导向，确保双脚对称地放在中心标记的两侧。一根约4英尺（1英尺=30.48cm）长的木棒均匀地横放在受试者的肩膀上，用受试者的手拿着，尽可能地靠近他们的肩膀。告知患者尽可能地向左或向右旋转，保持木棒在他们的肩膀上，脚保持不动。治疗师需检查在整个测试过程中，木棒是否保持水平。在旋转运动结束时，将铅锤或绳上的其他重物连接到木棒的左端以进行右旋转，将木棒左端的重物连接到木棒的右端以进行左旋转。木棒被评分员稳住，然后允许快速移动时掉下来接触地面。用非永久性的记号笔标记铅锤触地的位置。用长臂测角仪测量旋转度。测角仪的轴放置在直线的中心，固定臂放置在直线上。木棒被评分员尺子或其他轻便的长棍固定在测角仪的移动臂上，以便标记并可以更精确的测量。诊所在进行这些测量时，可以在地板上标记一个圆，并按一定的间隔在其弧线上标记度数；治疗师可以简单地测量圆圈上的标记，而不是每次都使用测角器。

的使用也使临床医生能够更好地评估治疗期间和治疗后的有效性干预。基线测量允许：①量化整个护理过程中状态的变化；②疾病进展的记录；③不同治疗师和诊所之间的沟通。

帕金森病循证数据库APTA神经组指南工作委员会推荐在帕金森病的不同阶段使用此套核心评估和测量组合。这些措施按国际分类功能（ICF）分类，列于图14-2。

功能和活动水平的测量。步态、转移、平衡、跌倒筛查和参与者的测量与评估。上述内容与第9章中推荐的测量没有显著差异。具体的腹膜透析措施或使用

方法见专栏14-2。

专栏14-2	PDEDGE核心评估[103]

强烈建议的措施		针对特定障碍的量表
身体结构和功能		步态冻结
MDS-UPDRS：第3部分	蒙特利尔认知评估量表	步态冻结问卷
MDS-UPDRS：第1部分		疲劳
活动		帕金森疲劳量表
6分钟步行测试		害怕跌倒
10m步行试验		ABC量表
简易平衡评定系统测试	功能性步态评估（FGA）	双重任务
		起立-行走计时试验
	5次坐-立试验	认知功能
MDS-UPDRS：第2部分	9孔柱测试	
参与受限		
PDQ-8或PDQ-39		

所有强烈推荐的测量方法都被推荐用于研究和学生的学习管理。

帕金森病管理

身体功能

关节活动度和牵伸

一旦诊断出关节和组织的屈伸和旋转，就要开始努力保持和改善关节、组织的灵活性。腿后肌群特别容易发生挛缩，应在发病早期进行拉伸，以保持长度和预防挛缩。如果发生缩短和挛缩，应每天拉伸2~3次，进行长而缓慢的拉伸。考虑到PD患者在诸如行走等活动中有屈曲姿势和缺乏旋转的倾向，治疗也着重于躯干关节活动的伸展和旋转（图14-4）。

力量

高强度的运动训练会导致 I 型和 II 型肌肉的肌纤维肥大，向不易疲劳的肌纤维类型转变，并增加线粒体的复杂活动[104]。此外，力量训练或8周以上的单次重复最多60%~70%可以显著改善6分钟步行测试、下楼

梯的时间和坐-立时间[105]。没有证据表明一种运动优于任何其他运动，同心和偏心运动都是安全的，对PD患者有良好的耐受性。然而，有人提出，偏心运动可能会使耗氧量最小化并最大限度地加强力量[106]。

平衡

平衡训练通常被推荐给PD患者。平衡练习是针对评估中指出的缺陷而进行的，必须包括对个人极具挑战性的练习[107,108]。有证据表明，使用视觉提示进行重复的步进训练可以提高反应时间、稳定性极限的最大偏移和运动速度[109]，但没有证据表明平衡训练可以预防跌倒[107,108]。使用家庭视频游戏很受欢迎，可以提高锻炼的依从性。如使用塑身板练习重量时，Berg平衡量表的分数有所改善，但没有产生最小的临床重要差异[109]。全身振动是一种尚未被证实的新技术[110]。

病例A：第5部分

最初使用国际异动症协会修订的帕金森病统一评分量表、蒙特利尔认知评估量表、6分钟步行测试、10m步行试验、简易平衡评定系统测试、FGA、5次坐-立试验、9孔柱测试和帕金森病生活质量问卷-8对Martin先生进行评估（第1部分）。这些是记录基线功能和疾病症状的理想工具。在他60岁的时候（第2部分），他主诉说有跌倒史且户外行走困难。治疗师指出，在重复核心测量时，他在简易平衡评定系统测试和FGA上的得分处于高风险范围。此外，他的帕金森病生活质量问卷-8分数下降了，走路速度变慢，距离缩短（10m步行试验和6分钟步行测试）。根据这些数据，治疗师和神经学家一致认为，Martin应该接受个体化治疗，以改善平衡感和行走能力，并重新评估他的家庭锻炼计划。使用相同的测量方法可以为治疗和更好的跟踪提供依据。

70岁时，Martin搬到了佛罗里达州，75岁时因为行走困难、缺乏活动和摔倒而接受了物理治疗。治疗师检查了核心指标，并翻阅了Martin的病程记录，将他的状态与7年前他最后一次有文件记录的状态进行比较。此时，9孔柱测试、蒙特利尔认知评估量表评分、帕金森病生活质量问卷-8有明显下降。治疗师会考虑手部功能、抑郁和安全性，并根据这些评估结果转诊到精神病学科进行专业治疗。

活动

移动性训练

标准的物理治疗通常包括以任务为导向的步态和转移练习。练习更大的步幅、转弯，在不平整的地面上行走，以及更快的步态可以提高步态性能，但这是一个挑战，因为个人必须在很长一段时间内多次重复正确的运动模式，才能在每个动作中带来永久性的改变。每次练习45~60分钟，每周2~3次或至少8周，可获得持久的效果[111,112]。这一强度水平在传统治疗中很难达到，因为就诊次数和费用的限制。以适当强度或至少1080分钟进行个体化物理治疗可改善速度、2~6分钟步行测试、步长、起立行走计时试验、功能性前伸试验、Berg平衡量表的分数和临床评定的帕金森病统一评分量表运动分数[113]。

跑步机训练可以提高步速、步幅、耐力，并导致多巴胺能信号的神经可塑性[114-116]。跑步机训练或PD患者在没有体重支持的情况下同样有效，因此，仅在需要时建议使用安全带以确保安全。跑步机训练以个人舒适的步行速度或稍慢的速度开始，然后逐渐增加。这就是所谓的速度依赖型跑步机训练，是提高步行速度和步幅的有效手段。重要的是，训练要利用步行而不是跑步，因为步行和跑步不是同一种运动技能，一种技能的训练并不能完全转化为另一种技能的提高。训练

时间为30~45分钟，每周2~3次或至少持续8周，然后立即进行地面训练以强化在跑步机上的锻炼效果。低强度和高强度跑步机训练可改善心血管健康。因此，如果服务对象需要提高步态速度和适应性，那么在跑步机上安装鼓励以安全步态速度行走的步行程序可能是最有效的。跑步机训练不会提高力量或运动范围。一些设施在跑步机训练期间会使用机器人设备。这种设备可以减少治疗人员的工作量，但不会为PD患者增加任何好处。鉴于跑步机训练对轻度至中度PD患者最有效，并且通常不需要治疗人员的实际帮助，因此不建议在该人群中使用机器人[117]。

视觉和听觉暗示。PD患者对暗示反应良好，以增加运动幅度和速度[118]。视觉暗示和听觉暗示都是有效的。典型的方法或暗示包括在地板上使用视觉暗示来指示适当的步长，使用激光或其他在行走时移动的视觉暗示，以及使用音乐或计数来设置步频。在地板上放置胶带或其他视觉刺激物可以有效地提高步长，但存在自然环境下无法使用的局限性，而且需要患者始终低头，这增加了以屈曲姿势行走的倾向。为了减轻这些顾虑，可以在助行器和手杖上安装激光器；此外，还有一种特殊的眼镜可以在观看者面前产生视觉刺激。这两种系统都可以增加步长，但是关于激光在自然环境中工作的证据是模棱两可的。此外，这种眼镜通常体积庞大，个人不愿在公共场合佩戴。听觉暗示非常有效，有大量证据支持其使用，包括动态步态指

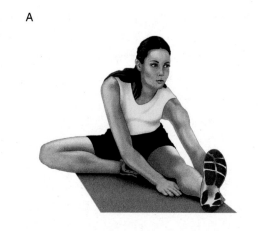
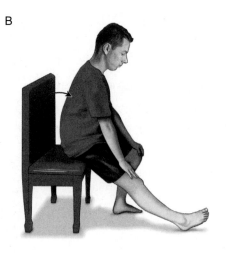

图14-4　腿部肌腱拉伸方法的示意图。指令提示患者保持抬头，并将注意力集中从腹部移至大腿上，以确保拉伸是在臀部上进行的，而不是过度拉伸胸椎。当患者试图将脸贴近大腿时，通常会出现这种情况。由于平衡问题，最好是在坐着的时候做伸展运动，这样可以更好地隔离要拉伸的肌肉，让人在不需要集中精力保持平衡的情况下做伸展运动。

数(DGI)、Tinetti 步态测试(TMT)和步态冻结问卷(FOGQ)得分的提高。在社区环境中,使用外部听觉暗示也很困难,因此人们尝试使用内部暗示。不幸的是,内部暗示的改进没有得到维护。暗示是可以使用的策略,但迄今为止,尚未证明在社区环境中是最佳的或长期的延续和使用策略。它仍然是帮助患有 FOG 的个人的更有效的手段之一。

辅助装置通常被用来提高安全性和减少跌倒。尽管人们普遍接受辅助装置,但很少有研究关注它们的有效性及如何最好地使用这些装置。患有 PD 的人在过渡性运动(即坐姿转为站立)、转弯和双重任务方面有困难[119]。值得注意的是,辅助装置的使用是一项双重任务。因此,理论上对涉及 BG 的神经系统疾病(如 PD)患者来说,使用辅助装置可能有困难。另外,许多辅助装置(拐杖、标准助行器、两轮助行器和手杖)要求使用者在转弯和操纵时将它们捡起,这会产生不稳定的作用力让使用者失去支撑或帮助。考虑到这些因素,那些不需要从地面抬起就可以转动的装置在转动过程中可能会更安全或更容易使用。四轮直排轮助行器可以使 PD 患者达到最高的行走速度,在转弯过程中绊倒和跌倒的次数最少[120]。最稳定的步进两轮助行器在转弯和高度可变的步态中会带来行动困难和安全问题。一些 PD 患者倾向于以向前推进的步态行走,导致他们的上半身在步态中向前移动。这些人对带有反向制动器的助行器反应良好。反向制动器要求使用者挤压手部制动器来释放它们,然后松开制动器使用它们。这个系统对许多 PD 患者很有帮助,因为走动时似乎可以更好地控制步行器,并且在失去平衡时,他们倾向于松开刹车,而不是挤压刹车。因此,反向制动器符合他们的自然反应。通过许多药店和大型零售商,购买轮式助行器的成本很低,而且自行车和轮椅修理店的工作人员可以以低廉的价格将其改装成反向制动装置。在开具辅助器材处方时,应考虑社区活动、居家活动,以及个人及其照顾者的能力。重型设备可能难以放置在汽车中,从而无法在最可能需要重型设备的社区中使用。成本也是一个考虑因素,可能会成为购买某些设备的障碍。保险公司一直不愿意为辅助器具提供保险,而且可能不承保 U 型助行器等设备,这些设备是专为 PD 患者设计的。此外,许多设备在楼梯上是没有用的,甚至可能增加在楼梯上摔倒的风险。在家庭中,可以通过在家庭的每个楼层上放置一个设备来缓解此问题,从而不必携带任何设备上下楼梯。

> **病例A:第6部分**
>
> Martin 先生从拐杖的使用中受益,当他的身体平衡能力开始下降时,为了改善身体平衡,他会向周围的其他人发出信号,以给他更多的空间。一旦他开始跌倒,一根拐杖就不足保障他的安全,他接受了个性化治疗,并获得了一个助行器。这个设备能够鼓励 Martin 先生尽可能长时间地走动,对身体健康、整体健康和生活质量都是最佳的。当他开始表现出向前推进的步态时,他的助行器刹车被改装成反向刹车,成功地减少了跌倒,并提高了他的安全感。当他接近病情晚期时,他需要在帮助下行走,而他的妻子无法安全地提供这种帮助。他继续安全地使用 Up and Go 走路,该设备既可以在走路时部分支撑自己的体重,又可以在失去平衡时完全支撑自己的体重。在家庭环境中,当 Martin 可以通过腿承受重量时,该设备可以帮助他行走(图 14-5)。Merry walker 是一种在行走时提供上肢支持的设备,带有滚动装置,若使用者失去平衡,它能够提供支撑。Merry walker 很大,仅适用于大型走廊,如在护理设施中。

预防跌倒是我们与 PD 患者共同的目标,但很难衡量和实现。我们知道,适当的治疗可以降低常见所有风险评估工具的风险评分,至少有一项研究发现了所有风险评分都呈降低的趋势[121]。Canning 等在 2014 年发表的一篇综述发现:①有证据表明,在团体或个人监督下进行挑战性平衡活动可以减少跌倒;②家庭运动项目对所有减少(预防)跌倒的证据有限;③在不增加跌倒的情况下,可以改善活动能力和体力活动;④干预措施应针对所有风险水平、跌倒史(如多次跌倒或跌伤)和危险因素(如认知障碍)进行调整[122]。

显然,预防跌倒需要包括平衡训练在内的个性化干预。此外,干预措施需要基于每个人独特的缺陷和环境因素。目前,只有 3 个随机临床试验检查跌倒的发生情况,每个试验都使用个体化的平衡程序,在有或没有其他干预的情况下证明了跌倒的发生[108,123,124]。许多其他研究表明,增加活动量和参与运动不会对该人群造成额外的跌倒风险。

转移训练需要在使用运动学习原则指导不同层面的任务实践的前提下完成,以优化任务技能的习得和迁移。患有帕金森病的人很难把他们的体重转移到脚上,因此,随着他们转移的表面减小,动作难度也越来越大。让患者身体前倾，同时保持头部向上，以确保脊柱挺直，身体重心向前移动，这一点至关重要。屈曲脊柱向前屈曲增加了在转移结束时伸直的难度，并可能导致 PD 患者陷入屈曲姿势。双手放在膝盖上可以帮助身体向前移动并提供上肢辅助或转移（图 14-6）。站着坐下时，双手放在大腿上，滑向膝盖，鼓励臀部屈曲转移，并有助于维持身体在脚部的重量，同时提供上肢支撑。

娱乐性活动干预

LSVT BIG 是一项基于 Lee Silverman 语音治疗（LSVT）的技术，需要在 1 个月内进行 16 次以上的强化培训。该培训强调使用大幅度运动，并且在 UG 测试中被证明可以提高运动幅度、步行速度和 TUG 测试的表现，这优于北欧式步行计划和标准的家庭锻炼计划[125,126]。该培训的关键要素是重复的、针对特定任务的大幅度运动练习。

基于音乐的运动疗法是一种很有前途的干预手段，由于其趣味性和社会性，人们相信它能提高患者的依从性。这种疗法将认知、暗示、平衡策略与体育活动相结合。它还使用音乐作为动作的听觉暗示，已研究

的几种舞蹈形式，包括探戈舞和单人舞。这两种方法都提高了 Berg 平衡分数，并且保持了 1 个月舒适的、尽可能快的步行速度[127]。与没有舞伴的同龄人相比，有舞伴的参与者表现出更多的乐趣和继续参加这个项目的兴趣。

电子游戏是一种流行的活动，在临床环境中得到越来越多的应用。当这些游戏涉及适当的运动策略

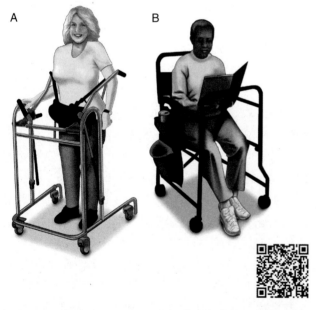

图 14-5 用于辅助步态的步行器。使用（A）Up and Go® 行走时，助行器通过安全带和一组气弹簧部分支撑体重，但在失去平衡时完全支撑体重。（B）Merry walker® 行走时带有防止倾倒的滚动装置，并设有座椅和安全带，如果个人失去平衡，可以防止跌倒。Merry walker 助行器很大，只能在大型走廊上使用，如护理设施中的走廊。

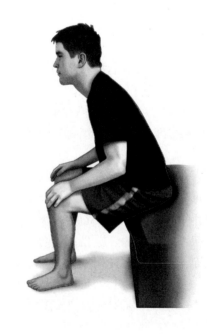

图 14-6 坐位向站位转换，双手放在膝盖上。指导 PD 患者将手放在膝盖上，鼓励其身体重心向前移动，同时提供上肢辅助，使其从坐姿转为站姿。

时,可以改善PD患者的平衡和运动能力。患有帕金森病的人在一些电子游戏中表现较差,而且在一些游戏中有明显的学习缺陷,而在其他游戏中则没有。PD患者玩电子游戏的能力取决于对游戏的认知和运动学习需求,这就要求治疗师仔细分析游戏的匹配度和患者玩游戏的能力[128]。虽然电子游戏可能由于其有趣和吸引人的特性而提高依从性,但与更传统的平衡训练练习相比,它们并没有提供额外的优势[129]。

书写和手功能

写字过小症是PD患者的常见问题,尚未得到充分研究。治疗的标准建议是练习大幅度的手指和手部运动,以改善运动幅度并使用横格纸来补偿。当使用横格纸作为视觉暗示时,PD患者能够写出更大,更一致的笔迹[130]。

体能

被诊断患有神经系统疾病的人通常比他们的同龄人更久坐,身体状况也更差。当被问及为什么他们不参加社区锻炼项目时,他们报告说他们对锻炼的结果期望很低,缺乏锻炼的时间,并且害怕在锻炼过程中摔倒[131]。为了提高依从性,治疗师需要解决这些障碍。对于锻炼益处的教育和同伴的支持可以帮助提高他们的期望或从锻炼中获益。在治疗师指导下设计的个性化锻炼项目可以解决对摔倒的恐惧,如果与患者合作

设计,可以解决锻炼的时间问题。

帕金森叠加综合征的评估和治疗

血管性帕金森病。运动和感觉检查以损伤为基础,更多地关注远端运动和感觉损伤。治疗方法将帕金森病与那些通常使用的方法或脑卒中康复相结合,如研究增加双侧步幅,同时研究因肌肉无力或阵挛等锥体束征引起的步态变化(表10-8)。进展通常比PD或CVA慢。

路易体痴呆。治疗方法在早期被修改,以适应认知的变化,重点是教授解决问题的能力和管理行为的方法,这些行为都与解决问题能力差有关。因为解决问题的能力有缺陷,在认知问题加剧之前,安全培训是早期的重点。此外,与特发性帕金森病相比,运动学习受损更严重。因此,治疗师应该使用一个固定的练习时间表,避免使用随机的练习时间表。路易体痴呆的进展会比特发性帕金森病慢,注意力问题会对一些治疗产生负面影响。

进行性核上性麻痹。评估包括对眼球运动的深入评估。为了评估视追踪,让患者用双眼追踪一个物体的上下(垂直方向)和左右(水平方向)运动,并使用以下等级量表对垂直和水平运动进行评分:①不会运动;②部分运动;③完全运动。早期训练应该包括平衡活动和教学,视觉扫描环境或障碍物,并练习在步行时绕过障碍物。在选择适应性装置时,不仅需要考虑在失去平衡时提供支持,而且还需要提供一种识别地面障

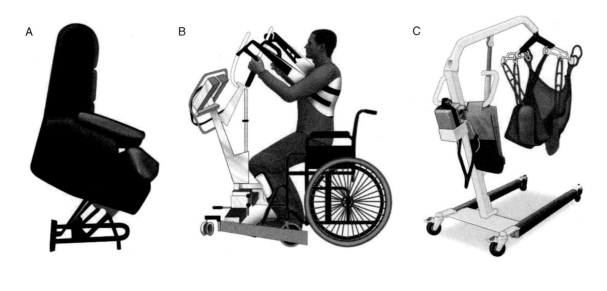

图14-7 用于辅助坐立活动的设备。(A)升降椅-电动椅:可缓慢将人抬高至站立状态。(B)电动坐立装置:让人站着时可以用UE拉力,背带可以向上拉动,带衬垫的支撑可以提供小腿的稳定性。(C)全身提升装置:护理人员使用安全带系统将患者提升至站立位置,然后转移到床上、椅子上或便桶上。

碍物的方法，同时还要提供引导绕过障碍物的方法。拐杖可能会指引或者识别障碍物，但不能阻止失去平衡的人跌倒，在 PD 和亨廷顿舞蹈病患者中，Rolloctor walkers 已经被证明能够提供安全的引导绕过障碍物。因此，很可能为那些患有路易体痴呆的人提供更好的服务[120,132]。现有的设备都不能满足这群客户的需求。

多系统萎缩。由于直立性低血压是普遍存在的，在多系统萎缩患者中是一个重要的问题，因此评估包括在体位改变时检查血压。治疗方法包括教病人慢慢地从仰卧姿势过渡到坐立姿势，再从坐立姿势过渡到站立姿势，以及在站起来之前进行踝关节活动和其他小腿运动。如果协调性受到影响，治疗计划中应包括共济失调练习（第13章，专栏13-3）。

皮质基底节变性。在这种情况下，协调性通常受到更严重的损害，并且在疾病进展的早期就会发现缺陷。对协调工作进行彻底的评估，并立即采取措施解决协调问题。协调治疗包括使用共济失调练习（第13章，专栏13-3）和功能内协调工作。治疗这种障碍是具有挑战性的，需要治疗师灵活而富有创造性。表14-8提供了这些帕金森综合征与特发性帕金森病的比较。

亨廷顿舞蹈病

流行病学

在美国，亨廷顿舞蹈病的患病率约为0.1‰，总数约为30 000人。另外还有25万美国人有患亨廷顿舞蹈病的风险。发病通常在中年，30~50岁之间；尽管如此，5%~10%的病例发生在20岁之前（青少年亨廷顿舞蹈病），约25%的病例发生在59岁之后（晚发型）[133]。亨廷顿舞蹈病对女性的影响略大于男性，在西欧白人中比亚洲人或非洲人更常见[134]。委内瑞拉是世界上亨廷顿舞蹈病最为高发的国家，主要是因为一个生活在马拉开波湖畔的家庭。这个家庭的原始祖先生活在19世纪初期，留下了18 000多名后代，其中约有14 000人仍在世。

病因和危险因素

亨廷顿舞蹈病是由一个患者的两个亨廷顿基因中的任意一个常染色体显性突变引起的，该基因在1993年被定位到4号染色体。胞嘧啶、腺嘌呤和鸟嘌呤（CAG）的DNA核苷酸三联体的重复次数比正常基因多得多（36~125倍，而正常基因为11~30倍）。鸟嘌呤重复数≥41的个体会发展为疾病，重复数为36~40的个体可能会或不会发展为疾病，而重复数≤35的个体则不会为疾病。感染者的任何孩子都有50%的机会遗传该疾病。

CAG重复的数量与亨廷顿舞蹈病症状发作的年龄之间存在大致的负相关关系。因此，亨廷顿舞蹈病发作较早的个体倾向于具有更长的重复序列。CAG重复序列的数量可以随着复制的增加而增加，特别是在男性中，这可以解释遗传预期的发生。在这种情况

表14-8	帕金森叠加综合征：与特发性帕金森病的比较及评价和治疗			
	预后	步态/平衡描述	其他症状	评价和治疗
血管性帕金森病	和特发性帕金森病相比较差	症状恶化，速度更快	在基线水平上，UPDRS得分更高（更差）	基于损伤的运动和感觉检查
路易体痴呆	8年	帕金森运动症状	认知功能逐渐衰退，注意力不集中	检查认知-MOCA 提高训练中的安全性因为临床表现是高度变异的
进行性核上性麻痹	不同，误吸导致窒息	早期姿势不稳伴第一年跌倒病史	垂直注视麻痹尤其是向下时	评估眼球运动（UPDRS）检查视觉扫描环境和避开障碍物的能力
多系统萎缩	9~10年	小脑功能障碍	直立性低血压	检查直立性低血压 学会处理低血压
皮质基底节变性	6~8年	运动迟缓-病灶性强直	肢体失用、肌张力障碍	评估协调性 发现失用症 培训协调性

WD是一名42岁的男性亨廷顿舞蹈病患者。1年前开始出现运动症状,他的家人注意到,在过去3年左右的时间里,他更容易生气,也更笨手笨脚。WD的母亲在患病20年后死于亨廷顿舞蹈病,享年60岁。WD有4个兄弟姐妹;他的姐姐得了亨廷顿舞蹈病,哥哥的检测结果为阴性。他还有两个弟弟,一个已经通过检测呈阳性,另一个还没有接受基因检测。WD有3个孩子,年龄分别为16岁、19岁和22岁。他的孩子们都没有接受过基因检测。WD在当地一家工厂做管道工,他的妻子在当地一家养老院做护士助理。WD上的是白班,他妻子的工作时间是晚上11点到早上7点。他们住在一栋两层楼的房子里,还有两只狗和一只猫。他们居住的城镇很小,而且是在一个非常偏僻的地方。

WD的3个孩子患亨廷顿舞蹈病的概率有多大?

答:因为亨廷顿舞蹈病是常染色体显性遗传,所以每个孩子有50%的概率患病。

下,亨廷顿舞蹈病的发病年龄在后代中会提前,而且在青少年型亨廷顿舞蹈病患儿中,父系遗传的可能性更大。家族阴性的个体新发病的亨廷顿舞蹈病病例可能源于交界性或正常CAG重复范围的基因扩增(28~35),通常来自父亲。CAG重复数约占发病年龄变异的60%,其余变异是由其他基因和环境造成的。虽然CAG数量并不能准确预测一个人会有什么样的症状,或者疾病的进程会有多严重或多快,但有些数据表明,随着CAG重复时间的延长,疾病的发展速度可能会更快,特别是对于有青少年发病疾病的个体[134]。

亨廷顿基因产生的蛋白质也称为亨廷顿(htt),通常在人体所有细胞中都存在。基因密码或氨基酸谷氨酰胺中的CAG三联体重复。亨廷顿舞蹈病中CAG片段大小的增加导致了一种具有异常长的多聚谷氨酰胺链的亨廷顿突变蛋白的产生。这种细长的蛋白质被切割成更小的有毒物质,这些有毒物质结合在一起,聚集在神经元中,破坏神经元的正常功能,最终导致神经元死亡[134]。

病理生理学

患有亨廷顿舞蹈病时,基底核的尾状核和壳核内的神经元严重缺失。随着细胞的减少,尾状核的头部

缩小,侧脑室的前角增大。大脑皮质的颞叶、额叶及小脑的浦肯野细胞也可见神经元变性[134]。早期亨廷顿舞蹈病的特点是间接基底核通路的纹状体中棘状脑啡肽或氨基丁酸的投射神经元缺失。最终的结果是相对解除对丘脑的抑制,从而刺激皮质,产生运动机能亢奋,增加运动。在亨廷顿舞蹈病的晚期,所有的纹状体投射神经元和皮质神经元都会退化,导致一种类似帕金森病的相对运动减退状态。

临床表现

症状通常进展缓慢,而且因人而异,即使在同一家庭中也是如此。运动、认知和行为功能都会受到影响。一些个体可能出现轻度的非自愿运动(舞蹈病),并具有更多的亨廷顿舞蹈病情绪或行为症状,而另一些则具有较少的情绪或行为症状,伴有舞蹈病。

运动症状

亨廷顿舞蹈病患者不自主的运动异常主要包括舞蹈病和肌张力障碍(持续的肌肉收缩导致异常姿势或扭转运动),如第19章中脑瘫所述。舞蹈动作一开始会给人一种很不舒服或焦躁不安的感觉,但随着疾病的进展,它们会影响到脸部、头部、嘴唇、舌头和躯干,并导致病态的动作,称为"颤搐"。患有亨廷顿舞蹈病的人经常由于舞蹈病导致的共济失调和"跳舞"步态而被误解为醉酒。成年亨廷顿舞蹈病患者的舞蹈病最初随着时间的推移而恶化,但是随后在晚期阶段由于帕金森病症状(强直、运动迟缓)的出现,舞蹈病变得不那么突出。尽管舞蹈病可用于诊断的,但舞蹈病却不能很好地指示疾病的严重程度,除严重情况外,通常不会干扰功能性任务的执行[134]。据报道,最常见的肌张力障碍类型是肩部内旋、持续握拳、过度的膝关节外翻和足内翻[135]。亨廷顿舞蹈病患者可能表现出的其他不自至运动包括抽搐(突然的、重复的、非节律性的运动或发声,涉及离散的肌肉群)、肌阵挛(短暂的、类似克的肌肉收缩)和震颤(可能在休息、姿势或随意运动时出现)。肌阵挛和震颤在儿童和青年亨廷顿舞蹈病患者中更为常见。

妨碍日常活动的主动运动障碍包括运动迟缓、运动不能(如PD所示)、失用症(在没有肌肉或感觉损伤的情况下执行复杂协调运动能力的丧失或损伤)、动作不持久性(不能在恒定的水平上保持随意的肌肉收缩)、快速轮替运动减少及执行一系列运动出现困难。

动作不持久性表现为握手时习惯性地掉落物体、"挤奶女工的握法"（握法的交替收缩和放松）、无法闭上眼睛、咀嚼不完全、驾驶速度不一致。动作不持久性与舞蹈病无关，并呈线性进行性，这可能是疾病严重程度的一个标志[134]。

亨廷顿舞蹈病的肌肉骨骼损伤主要体现在肌肉表现低下、姿势障碍和肌张力障碍。总体上来说，肌力障碍并不是亨廷顿舞蹈病首先出现的临床症状，但是随着疾病的进展，甚至在功能能力丧失尚不明显之前，肌肉的力量就可能降低[136]。目前尚不清楚肌无力是疾病过程中的原发性损害，还是继发于运动能力下降和失用性萎缩的继发性损害。对有症状的亨廷顿舞蹈病患者和无症状的突变携带者的研究发现，由于线粒体功能障碍和骨骼肌中亨廷顿的异常染色导致运动后肌肉中 ATP 水平的恢复延迟，这可能导致亨廷顿舞蹈病的肌肉无力[137]。亨廷顿舞蹈病患者由于不良的姿势习惯、强直姿势和静止不动，可能出现肌肉紧张和姿势改变。在坐着的时候，亨廷顿舞蹈病患者倾向于采用一种懒散的姿势，伴随着过度的胸椎后凸和骨盆后倾。在晚期，患者通常更多地采取屈曲姿势。在亨廷顿舞蹈病中深部肌腱反射可能增强。舞蹈病患者可能会出现"悬挂"反射，在肌腱被敲击并发生反射作用后，肢体会缓慢而不是迅速地恢复到中立位置。

异动症会对功能任务表现产生负面影响。手的灵巧性和精细运动技能（如敲指技能）在疾病早期经常受损，并导致书写、穿衣、切割食物和操作器具方面的问题[136-140]。步态和平衡障碍会导致摔倒。步态障碍开始于亨廷顿舞蹈病早期，通常包括步态速度较慢、短且可变的步幅较大、支撑基础更宽、支撑时间增加和躯干摇摆增加[132,141-143]。平衡障碍通常发生在疾病的早期到中期，表现为对意外的平衡障碍和串联站立困难的延迟运动反应，以及双腿站立、单腿站立、闭着眼睛行走和站立时的困难[143,144]。在运动过度时，由于力量调节控制的问题，可能会导致亨廷顿舞蹈病患者失去平衡，原因是他们无法达到支撑的基础，从椅子或床上掉下来。当亨廷顿舞蹈病患者坐下或下楼时，偏心运动控制的问题也会导致摔倒。

言语和吞咽障碍

言语障碍和吞咽困难是亨廷顿舞蹈病的症状，随着时间的推移而发展。患有亨廷顿舞蹈病的人表现出言语能力受损，其特征是异常的发音（产生语音）、韵律异常（说话的音调、响度、节奏和韵律）、语速降低、语音停顿次数增加、稳定地重复单个音节（如 / pa /、/ ta /）存在明显困难[145]。对患有舞蹈病的亨廷顿舞蹈病患者吞咽困难的研究显示，在摄入的所有阶段都表现出许多异常。①口腔阶段：姿势不稳、头和躯干过度伸展、进食快速冲动、舌头控制不佳、吞咽不协调、反复吞咽、吞咽后残留食物。②咽喉阶段：咳嗽、窒息、误吸。③食管阶段：痉挛、食管蠕动减慢和反流[146,147]。如果一个人在吃饭的时候进行交谈，由于他的呼吸道暴露在食物中，当声带打开时，他吸入食物的风险就会更高。强直和运动迟缓的亨廷顿舞蹈病患者表现为下颌强直、舌舞蹈病、食物传递延迟、吞咽潜伏期延长、进食时咳嗽和窒息[147]。治疗师应将有言语障碍和吞咽困难的人移交给言语病理学家进行评估和治疗。

运动学习

像 PD 患者一样，亨廷顿舞蹈病患者在运动序列学习和速度准确性运动技能学习方面也表现出缺陷，这大概是由纹状体回路的损害所致[46]。一些证据表明，显性（意识）运动序列学习比隐性（无意识）运动序列学习更早（即在预示阶段）受到损害，这表明显性运动学习措施可能是对亨廷顿舞蹈病有用的生物标志[148,149]。一项研究检测了运动想象训练对五种不同大小的文字抄写两次的影响，发现非痴呆的亨廷顿舞蹈病患者在运动想象训练后，其运动等时性有显著提高，这在非痴呆的 PD 患者中没有得到证实，这表明运动想象在亨廷顿舞蹈病患者中比 PD 患者受到的影响更小，并可能促进这一人群的运动技能学习[150]。

认知症状

亨廷顿舞蹈病患者的认知问题出现于发病早期，包括时间知觉受损、处理速度下降、视觉空间知觉受损、短期记忆衰退和执行功能缺陷[151]。在晚期阶段，认知缺陷会发展为整体性痴呆。亨廷顿舞蹈病患者很难提前估计时间，他们的配偶会经常抱怨曾经守时的患者经常迟到，并且低估了完成一项任务需要的时间。思考速度和动作技能（如敲手指）的表现变慢，使得完成普通的认知和动作任务变得很累。视觉空间处理受损会导致对身体空间和环境的感知减弱，并可能导致撞到物体。亨廷顿舞蹈病患者在学习新信息和检索以前学过的信息方面有困难，但是一般来说，长期记忆是没有问题的[149]。执行功能受损，如注意力、计划、解决问题、决策、排序、适应变化和认知灵活性(在两种不同想法之间切换的能力,以及同时思考多个概念的能力),所有这些都阻碍了新的运动技能的获得。亨廷顿舞蹈病患者经常报告"多任务处理"困难,并且有研究报告了患者的双任务处理能力受损,特别是当认知负荷增加到运动任务时[152]。值得注意的是,亨廷顿舞蹈病患者对自己的行为和感受缺乏认识,经常高估自己在行为、情绪控制及日常生活活动表现方面的能力[153]。语言能力下降的速度比理解能力下降的速度快,尽管亨廷顿舞蹈病患者在开始对话和理解对话中所听到和所说的内容方面表现出困难,这是由认知过程缓慢造成的[151]。

情绪和行为症状

情绪和行为症状在疾病的早期经常出现,通常在运动症状出现之前。这些症状不仅会对亨廷顿舞蹈病患者的日常生活产生负面影响,还会对患者的家庭生活产生负面影响。亨廷顿舞蹈病患者常见的情绪和行为障碍包括抑郁、焦虑、情感淡漠、易怒、失抑制、冲动、偏执和持续现象。抑郁症是最常见的症状,很难诊断,因为体重减轻、情感淡漠和缺乏活动也是亨廷顿舞蹈病的特征。抑郁通常与自卑感、内疚感和焦虑感有关,而这些通常与疾病的开始和(或)病程的不确定性有关。情感淡漠表现为缺乏活力和主动性、缺乏毅力和工作质量、消极行为、判断力受损、自我照顾能力差、情感迟钝,很难将其与抑郁症区别开来。冷漠与疾病分期相关,抑郁、焦虑与疾病分期无关。易怒通常是亨廷顿舞蹈病的第一个信号,它的表现形式从粗鲁或伤人的言论到严重的争论和身体攻击。具有失抑制和冲动的亨廷顿舞蹈病患者可能会出现问题行为,如易怒、脾气暴躁、性乱交和不加思考的行为。有强迫症和持续现象的人会被一种想法或活动"困住",很难从一种活动或想法转换到另一种活动或想法,也很难应对日常生活中的变化。亨廷顿舞蹈病患者的其他情绪和行为障碍包括躁狂症、双相情感障碍和强迫症。精神病可能发生在疾病的晚期,妄想、偏执和幻觉是最需要的症状。亨廷顿舞蹈病的性问题最常见的是性欲减退和性高潮受到抑制,但性欲亢进会在某些人中引起相当大的问题。自杀率估计为一般人群的5~10倍(5%~10%)[134],最常见于预先显现的基因携带者和早期有症状的个体,尤其是在基因测试期间或独立性下降时。

睡眠障碍

很多亨廷顿舞蹈病患者都有失眠的经历。脑电图(EEG)研究表明,与对照组相比,亨廷顿舞蹈病患者的睡眠启动和维持能力受损,非快速眼动睡眠(NREM)时间较长,快速眼动睡眠(REM)时间较短,总睡眠时间缩短。亨廷顿舞蹈病患者在入睡后也会出现觉醒增加。失眠的原因可能包括抑郁、冷漠、缺乏日间刺激、睡眠–觉醒周期中断、药物治疗和不自主运动[155]。尽管在睡眠中亨廷顿舞蹈病的舞蹈样运动趋于减轻,但它们可能会干扰入睡或在夜间醒来后重新入睡。不良的睡眠卫生会导致白天的嗜睡感增加。亨廷顿舞蹈病的患者通常会过度睡眠或花费大量时间在床上。建议对有睡眠问题的人进行睡眠研究。

感觉障碍

亨廷顿舞蹈病患者可能会因肌张力障碍、肌肉失衡、行动不便、摔倒或无法控制的肢体运动而受伤,这些都可能导致他们不小心撞到物体。有报道称,在亨廷顿舞蹈病的晚期,患者会出现严重的"中枢"疼痛,这可能是由于疾病过程中的传入神经阻滞所致。在亨廷顿舞蹈病晚期的患者中,皮肤感觉异常已被报道,这显然是由于躯体感觉信息的皮质处理(传入神经阻滞)受到干扰[156]。对本体感觉功能的研究发现,亨廷顿舞蹈病患者存在一些缺陷,但这些缺陷对主动运动的影响程度尚不清楚[157]。亨廷顿舞蹈病患者的眼球运动异常包括运动开始延迟、眼跳运动减慢及在疾病早期开始的快速平稳的追踪运动,可能会影响平衡和步行表现[158]。在晚期阶段,个体可以用头部运动来发起眼球运动。患有亨廷顿舞蹈病的人能够辨别气味,但是难以识别气味是什么[151]。

心血管和呼吸功能

据报道,亨廷顿舞蹈病患者对有氧运动的代谢和生理反应异常。与健康对照组相比,使用循环血压计对有症状的亨廷顿舞蹈病患者进行最大运动测试,发现其心肺反应正常,心排血量和通气正常,但工作能力下降,无氧阈值(AT)降低,血乳酸含量较早增加[159]。

在亚极量有氧运动测试中,有亨廷顿舞蹈病症状的患者在无阻力自行车测试的第一阶段无法达到稳定心率,一些患者在试验期间进行无氧运动表现出较低的厌氧阈[158]。在设定的心率下,运动能力较低可能是由于较低的肌肉力量或较低的心肺功能,而较低的厌氧阈可能是由亨廷顿舞蹈病患者骨骼肌细胞的线粒体功能障碍或功能降低、糖异生能力降低所致[157,159]。

缺乏运动可能会导致心血管耐力下降,这是由于亨廷顿舞蹈病患者的适应性改变。一些使用活动监测器调查日间活动水平的研究表明,与健康对照组相比,亨廷顿舞蹈病患者的运动水平显著降低[161],与未发生跌倒的患者相比,亨廷顿舞蹈病患者的每日步数显著减少[160]。较低的日常活动水平与自主运动障碍、平衡和步态障碍及功能降低有关[161,162]。

呼吸功能受损可能导致机体耐力下降。亨廷顿舞蹈病患者会表现出呼吸系统的阻塞和限制性通气障碍[163]。但大多数人直到疾病晚期才出现呼吸道症状。肺部感染可能导致亨廷顿舞蹈病患者的发病和死亡。

跌倒

跌倒在亨廷顿舞蹈病患者中很常见,尤其发生在他们同时进行多项任务、绕过地板上的障碍物、转弯或爬楼梯时[142,161]。许多因素可能导致跌倒的发生,包括不自主运动(即舞蹈病、肌张力障碍)、自主运动障碍(运动迟缓、肌力调节障碍和偏心运动控制)、肌肉骨骼损伤(肌力力量下降、耐力下降、步态异常)、平衡问题、步态障碍(特别是运动迟缓、步态变异和躯干过度摇摆)、认知缺陷(注意力和双重任务执行能力降低)、行为改变(冲动、判断力减退导致不能完成任务)、视觉干扰、视空间处理障碍[164]。

体重降低

许多亨廷顿舞蹈病患者在疾病的整个阶段都会发生体重降低[165,166]。虽然体重降低的原因尚不清楚,但有多种因素,包括痴呆症、抑郁症、咀嚼和吞咽困难、口腔问题、异动症、活动量减少导致的肌肉萎缩、摄食减少及药物的副作用,都是导致该人群体重降低的原因[166]。建议体重过度降低的人向营养师或营养咨询人员进行相关咨询。

青少年亨廷顿舞蹈病

青少年亨廷顿舞蹈病患者也存在三联征:异动症、认知障碍和行为障碍,这与成年亨廷顿舞蹈病患者相同。而在症状上,两者存在一些较明显的不同之处[167,168]。青少年亨廷顿舞蹈病在患者出生后10年内最常见的表现是自主异动症(步态异常、四肢或躯干僵

病例B:第2部分

WD已经2年没有复诊了,此时他的步态和平衡能力明显恶化;他的妻子说,他因为行为问题导致难以胜任工作而被解雇了。WD认为自己在工作中表现还可以,对被解雇一事表示不满。当被问到他白天做什么时,他说看电视。他的妻子说,WD晚上失眠,如果她在工作,他就会玩电脑或去看电视。白天应该照看狗和做家务的时候,WD却在睡觉。因此,晚上她不能睡得太沉,并且要经常起床去看孩子,这使得她高度疲劳。她担心WD会摔倒受伤,特别是他上楼开始有困难时,他似乎会因脚趾被卡住而绊倒。

可能是什么原因导致WD在楼梯上绊倒?

答:导致WD在楼梯上绊倒的因素可能包括舞蹈病、肌张力障碍、运动迟缓、躯体不协调、下肢肌肉无力、早期动态平衡问题、视觉和视觉空间处理障碍、注意力不集中和双重任务执行能力下降,以及冲动导致的步行速度过快。

可能是什么原因导致WD的睡眠受到干扰?

答:WD的睡眠可能会受到以下因素的干扰:舞蹈病、抑郁、冷漠、缺乏日间刺激,以及睡眠一觉醒周期的紊乱。

硬、言语迟缓、吞咽困难和流口水)、认知障碍、行为障碍和癫痫发作。与通常出现典型不自主异动症的成年人不同,舞蹈症状在青少年中并不常见。需要医疗或法律干预的行为障碍或不良的在校表现可能是青少年的首发症状。一些儿童在晚期出现共济失调和其他小脑症状,以及严重的肌张力障碍。眼球扫视运动减慢及头部代偿性偏向一侧较常见。癫痫发作通常为全身型或肌阵挛型,约有25%的青少年伴有癫痫发作。

诊断

基因检测可以确定一个人是否携带亨廷顿病基因。检测结果呈阳性的人会面临失去健康保险、人寿保险及工作的风险,这直接增加了他们的心理压力。由于这些原因,以及不能治愈这种疾病,大多数"有患病风险"的人选择不参加基因测试。接受测试的人通常是为了能够继续上班和分担家务。目前的方案是用来排除生育缺陷或自杀意念,检测结果通常会通知受检者的亲属,确定后续治疗的经济来源,并向患者保密[134]。

如果家族史呈阳性,亨廷顿舞蹈病的典型运动体

征和症状的出现通常足以确诊。基因检测阳性是有意义的,能够为伴有亨廷顿舞蹈病症状的个体提供确诊信息,而无论其是否具有亨廷顿舞蹈病家庭史。亨廷顿舞蹈病中晚期进行常规MRI和CT扫描显示侧脑室纹状体体积减小,侧脑室额角增大,这对亨廷顿舞蹈病的早期诊断往往无帮助。功能神经成像(PET和功能MRI)可以在症状出现11年前发现受检者大脑中的纹状体萎缩,这可能有助于诊断和跟踪疾病的进展[134]。

临床病程

亨廷顿舞蹈病的临床病程大致可分为症状前期、诊断前期、早期、中晚期四个主要阶段。症状前期包括健康期与诊断前期,前者无临床异常症状,后者在人格、认知、运动方面发生些许改变。一旦亨廷顿舞蹈病患者出现足以确诊的症状时,根据他们的总功能能力(TFC)评分[169,170],他们被分为早、中、晚3个阶段。TFC是一个总分为14分的量表,用来衡量残疾和生活中的重要技能(工作=3分,财务管理=3分,家庭责任和家务=2分)和日常生活活动(3分),包括提供护理的地方(家庭与长期护理设施=3分)。

症状出现后,疾病通常缓慢进展,平均寿命为10~20年。在那些确诊的年轻人中,疾病的进展往往更快。大多数亨廷顿舞蹈病患者死于营养不良、感染或肺炎的并发症。整个疾病阶段进展的典型症状如表14-9所示。

联合亨廷顿舞蹈病评定量表(UHDRS)是用于量化疾病严重程度及跟踪症状随时间变化的标准评估工具[171,172]。它已经作为一种临床评定量表,用来评估亨廷顿舞蹈病患者的4大功能(运动功能、认知功能、行为异常和功能能力)的临床表现。UHDRS包括15个项目,每个项目得分为0~4分(0分=正常)。将每个部分的问题得分相加来计算总分,分数越高表示损伤越大。该量表具有很好的信度和效度[171];但往往要经过大量的培训和执业认证后才能对受检者进行测试,以

便管理不同部分的评估。

医学处理

亨廷顿舞蹈病的药物治疗主要针对运动、认知、情绪和行为症状的管理。用于管理症状的典型药物如表14-10所示。治疗师应该了解亨廷顿舞蹈病患者正在服用的药物及潜在的副作用。深部脑刺激、胎儿细胞移植、基因治疗和干细胞治疗等外科干预措施还处于实验阶段。咨询可以帮助接受治疗的个人、配偶,以及有亨廷顿舞蹈病风险的人。虽然很少有人利用预测性产前基因检测,但亨廷顿舞蹈病患者可以从与健康相关内容(包括家庭、财务和职业规划)的专业建议中受益。支持小组能够提供宝贵的信息,并帮助亨廷病患者和家人应对疾病带来的困难。

物理治疗评估

亨廷顿舞蹈病的评估包括标准的神经学评估,以及舞蹈症状、眼球运动和运动耐力测试。使用UHDRS量表或表14-11中的量表评估眼球运动和舞蹈症状。舞蹈症状是在患者安静地坐着和走路的时候观察到的。治疗师需要观察四肢、面部、颈部和躯干的运动。

使用UHDRS,让患者伸出舌头并记录:①伸出全部舌头的能力;②保持舌头伸出10秒的能力,来衡量运动耐力。同样重要的是,在功能性活动(如握住物体)过程中,评估运动耐力。具体可以通过让患者拿着一个物体,并让其行走,看看他们握住的物体是否掉下或通过改变他们的步态模式来判断其运动耐力。另一

表14-9	总功能容量分阶段[169]	
阶段	TFC分数	描述
阶段1(早期)	11~13	所有领域不受限
阶段2(中期)	7~10	一些工作和理财受限,但仍能在家里履行家庭义务并完成所有日常活动
阶段3(中期)	3~6	工作能力受限,需要经济支持和家务协助;日常生活活动有一些困难,但仍然可住住在家里
阶段4(晚期)	1~2	失业或无法进行财务或一样的家务;日常生活活动的困难增加,不能独立居住
阶段5(晚期)	0	需要护理,自理能力丧失

表14-10　治疗亨廷顿病的药物[169]

药物亚类	示例	潜在的副作用
抗舞蹈病药		
多巴胺抑制药物	丁苯那嗪（Xenazine）	抑郁、锥体外系症状、嗜睡、感觉异常
非典型抗精神病药物	奥氮平（再普乐）、利培酮（维思通）	锥体外系症状、昏昏欲睡、神志不清
抗精神病药物（多巴胺阻滞剂）	氟哌啶醇（安度利可）、氟奋乃静（普利欣）	锥体外系症状、镇静、失神
抗抑郁药（用于抑郁症状的治疗，有时用于易怒和焦虑症的治疗）		
选择性5-羟色胺再摄取抑制剂（SSRI）	氟西汀（百忧解）、西酞普兰（赛克）、舍曲林（左洛复）、帕罗西汀（帕克斯尔）	失眠、胃肠不适、躁动、体重减轻、口干、焦虑、头痛
三环抗抑郁药	阿米替林（Elavil）、去甲替林（Pamelor）	与SSRIs相同
其他药物	安非他酮（Wellbutrin）、文拉法辛（Effexor）	失眠、头痛
抗精神病药物（用于精神病的治疗，有时用于易怒或舞蹈病）		
非典型抗精神病药物	奥氮平（再普乐）、喹硫平（思瑞康）、齐拉西酮（Geodon）、阿立哌唑（Abilify）	锥体外系症状、昏昏欲睡、神志不清
抗精神病药物（多巴胺阻滞剂）	氟哌啶醇（安度利可）、氟奋乃静（普利欣）	锥体外系症状、镇静、感觉异常

病例B：第4部分

　　正如第1部分所述，当WD开始出现症状时，他被转诊进而接受了物理治疗评估。在他的第一次问诊中，完成了全面的神经学评估，包括眼球运动和舞蹈症状的评估。他被要求在垂直和水平位置上，眼睛跟着检测者手中的笔运动，WD在2个方向上都可以达到最大程度的运动。当他坐着和走路时，检测者观察了四肢、躯干、颈部和面部的表现，以评定舞蹈症状。WD的右臂和右腿没有异常运动，面部有持续轻微的抽动，躯干、左臂、左腿有间歇的轻微运动。走路的过程中，舞蹈症状很明显。检查时，使用UH-DRS进行评定。WD可以伸出舌头，但在8秒后就把舌头缩回口中。考虑到存在早期运动耐力低下，MMT的结果可能不准确，但WD在所有主要肌群中，能够获得正常评分。如果他有任何缺陷，治疗师会在比较重要的运动中进行肌肉功能的检查，比如观察5次坐-立试验的能力。

种方法是让患者握住物体并与之对话，这样他们就不会关注自己的手上的物体是否会掉落。此外，运动耐力会对某些评估产生负面影响。徒手肌力测定要求受检者保持肌肉等长收缩。任何患有亨廷顿舞蹈病的人，都无法保持肌肉等长收缩，这使得个体运动耐力低下，而并非肌肉无法运动和维持收缩力。此外，一些测量要求人闭着眼睛进行平衡或协调活动，对于亨廷顿舞蹈病患者来说这是很难的。

　　由于运动耐力低下，亨廷顿舞蹈病患者听指令闭

病例B：第5部分

　　对于WD来说，在他最初的PT问诊中，应该确定他的舞蹈症状、行为、认知方面如何影响了他的工作。由于理解力障碍是亨廷顿舞蹈病的常见早期症状，所以在问诊中详细陈述并尽可能听取家人的意见很重要。WD认为自己可以胜任工作，但他的妻子说，在过去的6个月里，WD受到了两次纪律处分，一次是因为工作表现不佳，另一次是因为与上级进行了不当的口头争执。WD被转诊给社会工作者，他被问及如何控制在工作中遇到压力时的冲动及可能出现的问题。治疗师进一步评估WD的运动控制，并建议转诊接受职业病治疗，因为此时与工作相关的问题与手功能下降有关。此外，他还被问到在狭窄空间或高架表面行走的相关工作要求。他工作时确实是在狭窄的通道上行走，这可能会成为一个安全隐患。此时，他的治疗评估显示，他可以踮着脚尖行走，不会发生绊倒，他的TUG得分为9秒，表明他大概率可以安全地继续工作。治疗师为他提供了一个家庭锻炼计划，强调平衡能力的训练，包括站姿。还鼓励他参加一项可以改善健康的状况活动，学习伸展和放松。

上眼睛，完成并维持稳定运动能力逐渐减弱，口头提醒可以帮助其闭上眼睛。蒙眼进行相同的测试与闭着眼睛进行测试的效果是不一样的，蒙眼测试不能替代闭眼测试。神经系统根据个体是否使用视觉来进行调节。因此，在测试剥夺视觉的平衡能力时，必须确保视觉被真正确实干扰。不准确但依然存在的视觉，用于

表14-11　针对亨廷顿舞蹈病特有障碍的建议评级标准

视追踪[眼睛上下(垂直)和左右(水平)跟随物体的能力]

垂直方向	水平方向
• 不跟随移动	• 不跟随移动
• 部分移动	• 部分移动
• 最大程度移动	• 最大程度移动

舞蹈症状

上限值

右侧		左侧	
• 消失	• 轻度(小动作,不妨碍功能)	• 消失	• 轻度(小动作,不妨碍功能)
• 间歇性	• 中度(中小型动作,可能会妨碍功能)	• 间歇性	• 中度(中小型动作,可能会妨碍功能)
• 持续性	• 显著(中大型动作,会妨碍功能)	• 持续性	• 显著(中大型动作,会妨碍功能)

下限值

右侧		左侧	
• 消失	• 轻度(小动作,不妨碍功能)	• 消失	• 轻度(小动作,不妨碍功能)
• 间歇性	• 中度(中小型动作,可能会妨碍功能)	• 间歇性	• 中度(中小型动作,可能会妨碍功能)
• 持续性	• 显著(中大型动作,会妨碍功能)	• 持续性	• 显著(中大型动作,会妨碍功能)

躯干	
• 消失	• 轻度(小动作,不妨碍功能)
• 间歇性	• 中度(中小型动作,可能会妨碍功能)
• 持续性	• 显著(中大型动作,会妨碍功能)

脸部	
• 消失	• 轻度(小动作,不妨碍功能)
• 间歇性	• 中度(中小型动作,可能会妨碍功能)
• 持续性	• 显著(中大型动作,会妨碍功能)

注:上述评级由D.Kegelmeyer提出。

病例B:第6部分

　　2年后,在WD的下一次门诊中(病例B:第2部分),WD随着参与度和情绪的改变而表现出明显的功能丧失。治疗师认为有必要对其进行更彻底的评估,同时进行有重点的跨学科护理。WD现在的TUG为15秒,TMT得分为19分,BBS得分为50分。根据TUG和TMT,他的转移和行走能力已经下降,跌倒的风险增加。BBS测量的静态平衡还没有严重受损。单肢站立时间现在是双侧均小于5秒。

测试平衡系统对于感觉信号整合的能力[174]。

　　舞蹈病是使用表14-11中的分级标准客观测量和记录的。这需要与医生沟通,并密切监测舞蹈病的进展。当因舞蹈病而发生功能障碍时,治疗师需要与神经科医生进行沟通协商,启动药物治疗。虽然舞蹈症状相当明显,可能会导致功能下降,但步态和平衡障碍并不会随着舞蹈病的进展而下降[175]。关于行走安全

性的决定不应该建立在舞蹈症的可视化基础上,应该对步态和平衡进行完整和标准化的评估,以确定跌倒的风险,并提供基础或安全建议。亨廷顿舞蹈病中可靠的参考指标包括TUG、TMT和BBS[176]。

　　亨廷顿舞蹈病患者在疾病进程早期表现出明显的单肢站立能力缺陷是相当常见的,这意味着他们有能力在不平坦的路面上行走,并能在路缘与台阶上下走动。亨廷顿舞蹈病患者都反映,他们的跌倒大部分发生在同时处理两项任务,尝试避开地板上的障碍物时;或者发生在上下楼梯时[142]。

亨廷顿舞蹈病管理

　　根据第6部分所述的情况,WD需要社会工作者来处理与工作有关的问题,因为他已被解雇,也许还需要为他找到一份更合适的新工作,例如摆放货架或为食品、杂货装袋。物理治疗评估显示,他的TUG评分为20秒,无法踮起脚尖行走或进行单肢站立;TMT评分为18

分,表明他摔倒的风险很高,行走速度相当慢。在这个时候,他将受益于正式的物理治疗计划。亨廷顿舞蹈病的物理疗法很少,但有研究表明:①为期3周的住院PT计划可以改善TMT测量的平衡和体能[177];②健身房中的固定自行车和强化运动可以提高6分钟步行测试结果[178];③在玩Dance,Dance Revation时的多向踏步提高了在步态中保持单肢体站立或站立更长时间的能力[179]。根据已发生的损伤和功能丧失确定需要治疗的区域;然后根据亨廷顿舞蹈病的独特症状(如舞蹈症状、认知变化、情感淡漠和肌张力障碍)完善治疗。治疗方法通常基于PD使用的方法,或者根据亨廷顿舞蹈病的独特性进行完善。这些方法(如力量训练和跑步机步行)的治疗效果在亨廷顿舞蹈病中尚未得到证实,但考虑到它也是BG损伤的结果,在PD也是如此,类似的治疗方法可能是治疗计划一个很好的起点。

身体功能

关节活动度和牵伸

这些干预措施将与本章先前在PD部分的概述相同。

转移

亨廷顿舞蹈病患者从坐姿变换到站姿时重心倾向

病例B:第7部分

WD在2年后重新接受治疗(第2部分),他非常冷漠,并且表现出抑郁、情感淡漠的症状,所以他的护理计划应该包括每天下午3点和妻子或16岁的孩子一起锻炼10分钟。使用固定的计划可以提高依从性并最大限度地减少争论。WD缺乏对疾病和功能障碍的洞察力。治疗师重点介绍了WD过去做过的一项运动,并告诉WD这对他的"亨廷顿舞蹈病"有好处,而不是试图让他认识到他的平衡力很差,走路不安全。在适当的时候,关于WD损伤的具体反馈可能有助于它自己深入了解自己的缺陷。例如,如果他在治疗过程中绊倒,治疗师会立即指出他是因为失去了立足点,并告诉他治疗和锻炼计划将帮助他行走从而找到立足点。由于认知能力的丧失,亨廷顿舞蹈病患者在保持这种洞察力或将这种洞察力转移到新环境中的能力也可能受到限制。在这种情况下,需要采取安全措施,将WD从不安全的情况中转移,并改善他的环境,以提供更高的安全性。

于向后移,从而使身体维持在相对伸展的姿势。此外,患者在与计划坐着的位置对齐之前就开始坐下。转身时手放在体重变化的一侧的大腿上并向下按压,从坐位变换到站位时,从站位变换到坐位时,如PD部分所示(图14-6)。通过这样做,患者被迫屈曲髋部,保持重心与脚掌在一条线上。此外,这样做提供了适当的上肢支撑,促进了身体功能。用简单的三步指令来鼓励患者走到椅子前转身,然后再坐到座位上。指导亨廷顿舞蹈病患者思考并说"转身""摸椅子"和"现在把手放在腿上坐下"。在我们的异动症诊所,通过多次重复的阻碍练习是教授转移的一种有效的方法。

对于那些使用辅助设备却记不住提示的人,可以制作一张提示卡,并用胶带绑在他们的Rollactor walker的座椅上。指导照顾者使用步态安全带,并为患者的臀部提供帮助。如果上肢的舞蹈动作阻碍了照顾者的转运过程,可以通过指导亨廷顿舞蹈病患者"拥抱自己"来减少阻碍。

步态

步态训练是在注意到损伤的基础上进行的,并使用本章PD部分讨论的技术。对步行器和亨廷顿舞蹈病的研究表明,Rollactor walker可以使患者的步态最安全、最流畅[132]。和PD一样,Rollactor walker在转弯时最大限度地减少了双重任务的需求,并提供了均匀的稳定功能。在狭小的空间里操作起来也更容易。

楼梯

对于仍在尝试不平坦路面或楼梯的患者,治疗师应该进行楼梯安全性评估。亨廷顿舞蹈病患者在上下楼梯时容易跌倒,这表明他们在脚的摆放上有困难。对亨廷顿舞蹈病患者在楼梯上的观察显示,上楼时有绊倒的倾向,下楼时姿势不匀称。尽管他们在楼梯上摔倒过,并知道他们在楼梯上会不安全,但亨廷顿舞蹈病患者仍然会快速下楼梯,不在楼梯上停留,也可能不借助栏杆,即使有栏杆和需要借助栏杆的时候也是如此。在这个阶段,治疗师的重点是教导患者:①在开始爬楼梯之前停下来,并思考如何安全地使用楼梯;②抓住扶手;③开始上楼或下楼。患有亨廷顿病的人可能还需要被教导在下楼梯时需要慢慢走。在疾病的中晚期,短期记忆和认知受损,导致无法学习这些步骤或安全上下楼梯。他们保持动作学习,并通过重复来获得新习惯(内隐学习)。如果每次上下楼梯时都重复,可以在疾病的中期习得一种新的模式或学会爬楼梯。在疾病的后期,认知和运动都严重受损,则不太可能发生。所以在疾病早期就开始进行楼梯安全培训,以确保在他们进入疾病后期之前,养成一种后天习得的习惯。

此外,在帮助楼梯上的患者时,还要教导照顾者。照顾者需要提示患者停下来、思考和抓住扶手,并鼓励他们使用步态腰带。

晚期疾病

在案例学习的第3部分,WD被确诊为亨廷顿舞蹈病已经11年了,他再也不能走动了。患者来诊所时一般都已经购买或借用了轮椅。WD的轮椅不适合他,应该换成能帮助他坐直并能够让他保持独立活动的轮椅。患有亨廷顿舞蹈病的人由于肌张力障碍、姿势异常和舞蹈样症状而滑出轮椅。骨盆安全带使他们的臀部稳定在椅子上,使他们能够直立坐着,保持肢体的功能性。此外,由于协调障碍,患有亨廷顿舞蹈病的人不能用手臂推动轮椅,但通常可以用脚推动轮椅。WD需要合适的轮椅,让他可以把脚放在地板上推动轮椅。建议在椅子上安装升降脚垫,因为这有助于固定位置,不至于他从椅子上滑下来,而且随着患者活动能力逐渐减弱,很需要这个脚垫。

应该指导WD的妻子和孩子如何进行安全转移,包括屈曲膝盖和使用步态腰带帮助抬起臀部。此外,需告知家庭成员,由于运动迟缓和运动启动困难,亨廷顿舞蹈病患者常反应迟缓。当指示亨廷顿舞蹈病患者做一项任务时,必须给予足够的时间让患者来反应。照顾者往往会让亨廷顿舞蹈病患者帮一下忙,但没有给他们充分的时间来回应,于是就错误地认为患有亨廷顿舞蹈病的人不愿意或没有能力为他人提供帮助。扶手和其他帮助转运的设备必须锚定在支撑梁上,因为亨廷顿舞蹈病患者的症状,会在物体上施加巨大的剪切力,并且在转移时可能会折断家具和抓杆。

浴室安全是亨廷顿舞蹈病患者关注的问题,在浴室和淋浴间跌倒是很常见的。强烈推荐使用浴缸或淋浴椅,因为许多亨廷顿舞蹈病患者反映,当他们闭上眼睛时,就会失去平衡并跌倒,且都是在试图越过浴缸边缘的时候发生。如果浴缸不能换成淋浴,那么就应该在浴缸里放一张长凳。如厕是另一个有很高跌倒风险的因素。在马桶上方放置扶手杆或升降床边的便池会很有帮助。购买松紧腰裤,让脱衣变得更安全、更容易。因为平衡的改变可能导致跌倒,所以男性在上厕所时可能也需要坐着。

在疾病晚期,亨廷顿舞蹈病患者通常有明显的舞蹈症状和肌张力障碍引起的姿势异常,可能导致其摔倒。使用有侧栏的床,将床降低到接近地面的位置,和(或)将家具从床上移开,有助于防止跌倒。坐在椅子上保持不动最终会变得相当困难。在居家环境中,躺椅是最安全的选择,因为椅子将人向后倾斜有助于防止患者从椅子上滑下来,并提供头部支撑。在长期护理设施中,使用躺椅,并在头部、肩膀和臀部周围加垫子,有助于帮助患者固定位置并防止受伤。在撰写本文时,市场上有两种椅子可以满足亨廷顿舞蹈病客户的需求,即Broda椅子和Carefoam椅子(图14-8)。

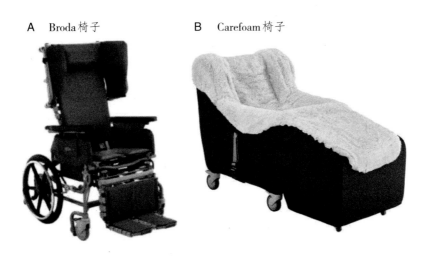

图14-8 HD患者的专用座椅。[A, Used with permission of BRODA Seating, Kitchener, Ontario. B, Used with permission of CARE-FOAM, Inc., Kitchener, Ontario]

参考文献

1. Parkinson's Disease Foundation: statistics on Parkinson's. Available at: http://www.pdf.org/en/parkinson_statistics. Accessed June 3, 2014.

2. Parkinson's Disease Backgrounder. National Institute of Neurological Disorders and Stroke. Available at: http://www.ninds.nih.gov/disorders/ parkinsons_disease/parkinsons_disease_backgrounder.htmed. Accessed July 3, 2014.

3. Van Den Eeden SK, Tanner CM, Bernstein AL, Fross RD, Leimpeter A, Bloch DA, Nelson LM. Incidence of Parkinson's disease: variation by age, gender, and race/ethnicity. *Am J Epidemiol.* 2003;157(11):1015-1022.

4. Wirdefeldt K, Adami H-O, Cole P, Trichopoulos D, Mandel J. Epidemiology and etiology of Parkinson's disease: a review of the evidence. *Eur J Epidemiol.* 2011;26:S1-S58.

5. Thacker EL, Ascherio A. Familial aggregation of Parkinson's disease: a meta-analysis. *Mov Disord.* 2008;23:1174-1183.

6. Noyce AJ, Bestwick JP, Silveira-Moriyama L, et al. Meta-analysis of early nonmotor features and risk factors for Parkinson disease. *Ann Neurol.* 2012;72:893-901.

7. Bondon-Guitton E, Perez-Lloret S, Bagheri H, Brefel C, Rascol O, Montastruc JL. Drug-induced parkinsonism: a review of 17 years' experience in a regional pharmacovigilance center in France. *Mov Disord.* 2011;26(12):2226-2231.

8. Poewe W, Wenning G. The differential diagnosis of Parkinson's disease. *Eur J Neurol.* 2002;9(S3):23-30.

9. Dauer W, Przedborski S. Parkinson's disease: mechanisms and models. *Neuron.* 2003;39:889-909.

10. Rodriguez-Oroz MC, Jahanshahi M, Krack P, Litvan I, Macias R, Bezard E, Obeso JA. Initial clinical manifestations of Parkinson's disease: features and pathophysiological mechanisms. *Lancet Neurol.* 2009;8:1128-1139.

11. Glendinning DS, Enoka RM. Motor unit behavior in Parkinson's disease. *Phys Ther.* 1994;74:61-70.

12. Benecke R, Rothwell JC, Dick JP, Day BL, Marsden CD. Performance of simultaneous movements in patients with Parkinson's disease. *Brain.* 1986;109:739-757.

13. Demirci M, Grill S, McShane L, Hallett M. A mismatch between kinesthetic and visual perception in Parkinson's disease. *Ann Neurol.* 1997;41(6):781-788.

14. Mancini M, Horak FB, Zampieri C, Carlson-Kuhta P, Nutt JG, Chiari L. Trunk accelerometry reveals postural instability in untreated Parkinson's disease. *Parkinsonism Relat Disord.* 2011;17(7):557-562.

15. Mancini M, Rocchi L, Horak FB, Chiari L. Effects of Parkinson's disease and levodopa on functional limits of stability. *Clin Biomech.* 2008; 23(4):450-458.

16. Dimitrova D, Horak FB, Nutt JG. Postural muscle responses to multidirectional translations in patients with Parkinson's disease. *J Neurophysiol.* 2004;91(1):489-501.

17. Schoneburg B, Mancini M, Horak F, Nutt JG. Framework for understanding balance dysfunction in Parkinson's disease. *Mov Disord.* 2013;11: 1474-1482.

18. Kim SD, Allen NE, Canning CG, Fung VS. Postural instability in patients with Parkinson's disease. Epidemiology, pathophysiology and management. *CNS Drugs.* 2013;27(2):97-112.

19. Inkster LM, Eng JJ. Postural control during a sit-to-stand task in individuals with mild Parkinson's disease. *Exp Brain Res.* 2004;154(1):33-38.

20. Latash ML, Aruin AS, Neyman I, Nicholas J. Anticipatory postural adjustments during self inflicted and predictable perturbations in Parkinson's disease. *J Neurol Neurosurg Psychiatry.* 1995;58(3):326-334.

21. Bleuse S, Cassim F, Blatt JL, et al. Anticipatory postural adjustments associated with arm movements in Parkinson's disease: a biomechanical analysis. *J Neurol Neurosurg Psychiatry.* 2008;79(8):881-887.

22. Khudados E, Cody FWJ, O'Boyle DJ. Proprioceptive regulation of voluntary ankle movements, demonstrated using muscle vibration, is impaired by Parkinson's disease. *J Neurol Neurosurg Psychiatry.* 1999;67(4):504-510.

23. Vaugoyeau M, Viel S, Assaiante C, Amblard B, Azulay JP. Impaired vertical postural control and proprioceptive integration deficits in Parkinson's disease. *Neuroscience.* 2007;146(2):852-863.

24. Vaugoyeau M, Azulay JP. Sensory information in the control of postural orientation in Parkinson's disease. *J Neurol Sci.* 2010;289:66-68.

25. Azulay JP, Mesure S, Ablard B, Blin O, Sangla I, Pouget J. Visual control of locomotion in Parikinson's disease. *Brain.* 1999;122(pt 1):111-120.

26. Ashburn A, Stack E, Pickering RM, Ward CD. A community-dwelling sample of people with Parkinson's disease: characteristics of fallers and nonfallers. *Age Ageing.* 2001;30:47-52.

27. Johnell O, Melton LJ, Atkinson EJ, O'Fallon WM, Kurland LT. Fracture risk in patients with parkinsonism: a population-based study in Olmsted County, Minnesota. *Age Ageing.* 1992;21:32-38.

28. Latt MD, Lors SR, Morris JG, Fung VS. Clinical and physiological assessments for elucidating falls risk in Parkinson's disease. *Mov Disord.* 2009;24(9):1280-1289.

29. Kerr GK, Worringham CJ, Cole MH, Lacherez PF, Wood JM, Silburn PA. Predictors of future falls in Parkinson disease. *Neurology.* 2010;75(2):116-124.

30. Pickering RM, Grimbergen YA, Rigney U, et al. A meta-analysis of six prospective studies of falling in Parkinson's disease. *Mov Disord.* 2007;22(13):1892-1900.

31. Falvo MJ, Schilling BK, Earhart GM. Parkinson's disease and resistive exercise: rationale, review, and recommendations. *Mov Disord.* 2008;23(1): 1-11.

32. Glendinning DS, Enoka RM. Motor unit behavior in Parkinson's disease. *Phys Ther.* 1994;74(1):61-70.

33. Edstrom L. Selective changes in the sizes of red and white muscle fibres in upper motor lesions and parkinsonism. *J Neurol Sci.* 1970;11:537-550.

34. Inkster LM, Eng JJ, MacIntyre DL, Stoessl AJ. Leg muscle strength is reduced in Parkinson's disease and related to the ability to rise from a chair. *Mov Disord.* 2003;18:157-162.

35. Hausdorff JM, Cudkowicz ME, Firtion R, Wei JY, Goldberger AL. Gait variability and basal ganglia disorders: stride-to-stride variations of gait cycle timing in Parkinson's disease and Huntington's disease. *Mov Disord.* 1998;13(3):428-437.

36. Tolosa E, Compta Y. Dystonia in Parkinson's disease. *J Neurol.* 2006;253(suppl 7):VII7-VII13.

37. Schaafsma JD, Balash Y, Gurevich T, Bartels AL, Hausdorff JM, Giladi N. Characterization of freezing of gait subtypes and the response of each to levodopa in Parkinson's disease. *Eur J Neurol.* 2003;10(4):391-398.

38. Bohnen NI, Jahn K. Imaging: what can it tell us about parkinsonian gait. *Mov Disord.* 2013;28(11):1492-1500.

39. Ebersbach G, Moreau C, Gandor F, Defebvre L, Devos D. Clinical syndromes: parkinsonian gait. *Mov Disord.* 2013;28(11):1552-1559.

40. Amboni M, Barone P, Hausdorff JM. Cognitive contributions to gait and falls: evidence and implications. *Mov Disord.* 2013;28:1520-1533.

41. Brown LA, de Bruin N, Doan J, Suchowersky O, Hu B. Obstacle crossing among people with Parkinson disease is influenced by concurrent music. *JRRD.* 2010;47:225-232.

42. Potulska A, Friedman A, Krolicki L, Spychala A. Swallowing in Parkinson's disease. *Parkinsonism Relat Disord.* 2003;9:349-353.

43. Proud EL, Morris ME. Skilled hand dexterity in Parkinson's disease: effects of adding a concurrent task. *Arch Phys Med Rehabil.* 2010;91(5):794-799.

44. Wu T, Hallett M. A functional MRI study of automatic movements in patients with Parkinson's disease. *Brain.* 2005;128: 2250-2259.

45. Mentis MJ, Dhawan V, Feigin A, Delalot D, Zgaljardic D, Edwards C, Eidelberg D. Early stage Parkinson's disease patients and normal volunteers: comparative mechanisms of sequence learning. *Hum Brain Map.* 2003;20(4), 246-258.

46. Shabbott B, Ravindran R, Schumacher JW, Wasserman PB, Marder KS, Mazzoni P. Learning fast accurate movements requires intact frontostriatal circuits. *Front Hum Neurosci.* 2013;7:752.

47. Lim I, Van Wegen E, de Goede C, et al. Effects of external rhythmical cueing on gait in patients with Parkinson's disease: a systematic review. *Clin Rehabil.* 2005;19(7):695-713.

48. Chiviacowsky S, Campos T, Domingues MR. Reduced frequency of knowledge of results enhances learning in persons with Parkinson's disease. *Front Psychol.* 2010;16(1);article 226:1-6.

49. Lin CH, Sullivan KJ, Wu AD, Kantak S, Winstein CJ. Effect of task practice order on motor skill learning in adults with Parkinson disease: a pilot study. *Phys Ther.* 2007;87(9):1120-1131.

50. Nieuwboer A, Rochester L, Muncks L, Swinnen SP. Motor learning in Parkinson's disease: limitations and potential for rehabilitation. *Parkinsonism Relat Disord.* 2009;15(suppl 3):S53-S58.

51. Magalhaes M, Wenning GK, Daniel SE, Quinn NP. Autonomic dysfunction in pathologically confirmed multiple system atrophy and idiopathic Parkinson's disease – a retrospective comparison. *Acta Neurol Scand.* 1995;91(2):98-102.

52. Pfeiffer RF. Gastrointestinal dysfunction in Parkinson's disease (review). *Parkinsonism Relat Disord.* 2011;17(1):10-15.

53. Bronner G, Vodusek DB. Management of sexual dysfunction in Parkinson's disease. *Ther Adv Neurol Disord.* 2011;4(6):375-383.

54. Shen-Ting L, Dendi R, Holmes C, Goldstein DS. Progressive loss of cardiac sympathetic innervation in Parkinson's disease. *Ann Neurol.* 2002;52:220-223.

55. Nakamura T, Hirayama M, Hara T, Hama T, Watanabe H, Sobue G. Does cardiovascular autonomic dysfunction contribute to fatigue in Parkinson's disease? *Mov Disord.* 2011;26(10):1869-1874.

56. Protas EJ, Stanley RK, Jankovic J, MacNeill B. Cardiovascular and metabolic responses to upper- and lower-extremity exercise in men with idiopathic Parkinson's disease. *Phys Ther.* 1996;76:34-40.

57. Canning CG, Alison JA, Allen NE, Groeller H. Parkinson's disease: an investigation of exercise capacity, respiratory function, and gait. *Arch Phys Med Rehabil.* 1997;78:199-207.

58. Saltin B, Landin S. Work capacity, muscle strength and SDH activity in both legs of hemiparetic patients and patients with Parkinson's disease. *Scand J Clin Lab Invest.* 1975;35(6):531-558.

59. Carter JH, Nutt JG, Woodward WR. The effect of exercise on levodopa absorption. *Neurology.* 1992;42(10):2042-2045.

60. Senard JM, Brefel-Courbon C, Rascol O, Montastruc JL. Orthostatic hypotension in patients with Parkinson's disease: pathophysiology and management. *Drugs Aging.* 2001;18(7):495-505.

61. Shill H, Stacy M. Respiratory function in Parkinson's disease. *Clin Neurosci.* 1998;5(2):131-135.

62. Jankovic J. Parkinson's disease: clinical features and diagnosis. *J Neurol Neurosurg Psychiatry.* 2008;79;368-376.

63. Kehagia AA, Barker RA, Robbins TW. Neuropsychological and clinical heterogeneity of cognitive impairment and dementia in patients with Parkinson's disease. *Lancet Neurol.* 2010;9(12):1200-2013.

64. Barone P, Aarsland D, Burn D, Emre M, Kullsevsky J, Weintraub D. Cognitive impairment in nondemented Parkinson's disease. *Mov Disord.* 2011;26(14):2483-2495.

65. Docherty MJ, Burn DJ. Parkinson's dementia. *Curr Neurol Neurosci Rep.* 2010;10(4):292-298.

66. Rogers D, Lees AJ, Smith E, Trimble M, Stern GM. Bradyphrenia in Parkinson's disease and psychomotor retardation in depressive illness. An experimental study. *Brain.* 1987;110:761-776.

67. Santangelo G, Barone P, Cuoco S, et al. Apathy in untreated, de novo patients with Parkinson's disease: validation study of Apathy Evaluation Scale. *J Neurol.* 2014;261(12):2319-2328.

68. Weintraub D, Koester J, Potenza MN, et al. Impulse control disorders in Parkinson disease: a cross-sectional study of 3090 patients. *Arch Neurol.* 2006;63:969-973.

69. Fabbrini G, Latorre A, Suppa A, Bloise M, Frontoni M, Berardelli A. Fatigue in Parkinson's disease: motor or non-motor symptom? *Parkinsonism Relat Disord.* 2013;19:148-152.

70. Skorvanek M, Nagyova I, Rosenberger J, et al. Clinical determinants of primary and secondary fatigue in patients with Parkinson's disease. *J Neurol.* 2013;260(6):1554-1561.

71. Haehner A, Hummel T, Reichmann H. Olfactory loss in Parkinson's disease. 2011. doi:10.4061/2011/450939.

72. Ford B. Pain in Parkinson's disease. *Clin Neurosci.* 1998;5(2):63-72.

73. Caproni S, Muti M, Di Renzo A, et al. Subclinical visuospatial impairment in Parkinson's disease: the role of basal ganglia and limbic system. *Front Neurol.* 2014. doi:10.3389/fneur.2014.00152.

74. Ferini-Strambi L, Fantini ML, Zucconi M, et al. REM sleep behaviour disorder. *Neurol Sci.* 2005;26(S3):s186-s192.

75. United Kingdom Parkinson's Disease Society Brain Bank Clinical Diagnostic Criteria. Available at: http://www.ncbi.nlm.nih.gov/projects/gap/cgi-bin/GetPdf.cgi?id=phd000042. Accessed November 11, 2014.

76. Gelb DJ. Diagnostic criteria for Parkinson disease. *Arch Neurol.* 1999;56:33-39.

77. Lerche S, Seppi K, Behnke S, et al. Risk factors and prodromal markers and the development of Parkinson's disease. *J Neurol.* 2014;261:180-187.

78. Siderowf A, Lang AE. Premotor Parkinson's disease: concepts and definitions. *Mov Disord.* 2012;27(5):608-616.

79. Saracchi E, Fermi S, Brighina L. Emerging candidate biomarkers for Parkinson's disease: a review. *Aging Dis.* 2014;5(1):27-34.

80. Eggers C, Pedrosa DJ, Kahraman D, et al. *PLos One.* 2012;7(10):e46813. doi:10.1371/journal.pone.0046813.

81. Louis E, Marder K, Cote L, Tang M, Mayeux R. Mortality from Parkinson's disease. *Arch Neurol.* 1997;54:260-264.

82. Fahn S, Elton R. Members of the UPDRS Development Committee. In: Fahn S, Marsden CD, Calne DB, Goldstein M, eds. *Recent Development in Parkinson's Disease.* Vol 2. Florham Park, NJ: Macmillan Health Care Information; 1987:153-163, 293-304.

83. Hoehn MM, Yahr MD. Parkinsonism: onset, progression and mortality. *Neurology.* 1967;17(5):427-442.

84. Goetz CG, Tilley BC, Shaftman SR, et al., and Movement Disorder Society UPDRS Revision Task Force. Movement Disorder Society-sponsored revision of the Unified Parkinson's Disease Rating Scale (MDS-UPDRS): scale presentation and clinimetric testing results. *Mov Disord.* 2008;23(15):2129-2170.

85. Goetz CG, Poewe W, Rascol O, et al. Movement Disorder Society Task Force Report on the Hoehn and Yahr Staging Scale: status and recommendations. The Movement Disorder Society Task Force on Rating Scales for Parkinson's Disease. *Mov Disord.* 2004;19(9):1020-1028.

86. Aware in Care Kit. Available at: www.awarincare.org. Accessed 12/11/2014.

87. Faulkner MA. Safety overview of FDA-approved medications for the treatment of the motor symptoms of Parkinson's disease. *Expert Opin Drug Safety.* 2014;13(8):1055-1069.

88. Sinemet. Available at: www.drugs.com/pro/sinemet.html. Accessed 12/11/14.

89. Thanvi B, Lo N, Robinson T. Levodopa-induced dyskinesia in Parkinson's disease: clinical features, pathogenesis, prevention and treatment. *Postgrad Med J.* 2007;83(980):384-388.

90. Stocchi F, Jenner P, Obeso JA. When do levodopa motor fluctuations first appear in Parkinson's disease? *Eur Neurol.* 2010;63(5):257-266.

91. Pahwa R, Factor SA, Lyons KE, et al. Practice parameter: treatment of Parkinson disease with motor fluctuations and dyskinesia (an evidence-based review): report of the Quality Standards Subcommittee of the American Academy of Neurology. *Neurology.* 2006;66:983-995.

92. Benarroch EE. Effects of acetylcholine in the striatum. Recent insights and therapeutic implications. *Neurology.* 2012;79(3):274-281.

93. Riederer P, Laux G. MAO-inhibitors in Parkinson's disease. *Exp Neurobiol.* 2011;20(1):1-17.

94. Lindvall O, Bjorklund A. Cell therapy in Parkinson's disease. *NeuroRx.*

2004;1(4):382-393.

95. Coune PG, Schneider BL, Aebisher P. Parkinson's disease: gene therapies. *Cold Spring Harb Perspect Med.* 2010;2(4):a009431.

96. Zia S, Cody F, O'Boyle D. Joint position sense is impaired by Parkinson's disease. *Ann Neurol.* 2000;47(2):218-228.

97. Dalrymple-Alford J., MacAskill M, et al. The MoCA well-suited screen for cognitive impairment in Parkinson disease. *Neurology.* 2010;75(19):1717-1725.

98. Gill DJ, Freshman A, Blender JA, Ravina B. The Montreal cognitive assessment as a screening tool for cognitive impairment in Parkinson's disease. *Mov Disord.* 2008;23(7):1043-1046.

99. Brown RG, Dittner A, Findley L, Wessely SC. The Parkinson's fatigue scale. *Parkinsonism Relat Disord.* 2005;11(1):49-55.

100. Snijders AH, Haaxma CA, Hagen YJ, Munneke M, Bloem BR. Freezer or non-freezer: clinical assessment of freezing of gait. *Parkinsonism Relat Disord.* 2012;18(2):149-154.

101. Giladi N, Shabtai H, Simon ES, Biran S, Tal J, Korczyn AD. Construction of freezing of gait questionnaire for patients with Parkonsonism. *Parkinsonism Relat Dis.* 2000;6:165-170.

102. Giladi N, Azulay TJ, Rascol O, et al. Validation of the freezing of gait questionnaire in patients with Parkinson's disease. *Mov Disord.* 2009;24(5):655-661.

103. PD EDGE Core Measures. Available at: http://www.neuropt.org. Accessed 12/11/14.

104. Kelly NA, Ford MP, Standaert DG, et al. Novel, high-intensity exercise prescription improves muscle mass, mitochondrial function, and physical capacity in individuals with Parkinson's disease. *J Appl Physiol.* 2014;116(5):582-592.

105. Lima LO, Scianni A, Rodrigues-de-Paula F. Progressive resistance exercise improves strength and physical performance in people with mild to moderate Parkinson's disease: a systematic review. *J Physiother.* 2013;59(1):7-13.

106. Dibble LE, Hale TF, Marcus RL, Droge J, Gerber JP, LaStayo PC. High-intensity resistance training amplifies muscle hypertrophy and functional gains in persons with Parkinson's disease. *Mov Disord.* 2006;21(9):1444-1452.

107. Allen NE, Canning CG, Sherrington C, et al. The effects of an exercise program on fall risk factors in people with Parkinson's disease: a randomized controlled trial. *Mov Disord.* 2010;25(9):1217-1225.

108. Smania N, Corato E, Tinazzi M, et al. Effect of balance training on postural instability in patients with idiopathic Parkinson's disease. *Neurorehabil Neural Repair.* 2010;24(9):826-834.

109. Mhatre PV, Vilares I, Stibb SM, et al. Wii fit balance board playing improves balances and gait in Parkinson's disease. *PMR.* 2013;4(9):769-777.

110. Del Pozo-Cruz B, Adsuar JC, del Pozo Cruz JA, Olivares PR, Gusi N. Using whole-body vibration training in patients affected with common neurological diseases: a systematic literature review. *J Altern Complement Med.* 2012;18(1):29-41.

111. Ellis T, Motl RW. Physical activity behavior change in persons with neurologic disorders: overview and examples from Parkinson disease and multiple sclerosis. *J Neurol Phys Ther.* 2013;37(2):85-90.

112. Cholewa J, Boczarska-Jedynak M, Opala G. Influence of physiotherapy on severity of motor symptoms and quality of life in patients with Parkinson disease. *Neurol Neurochir Pol.* 2013;47(3):256-262.

113. Tomlinson CL, Patel S, Meek C, et al. Physiotherapy versus placebo or no intervention in Parkinson's disease. *Cochrane Database Syst Rev.* 2012;8:CD002817.

114. Fisher BE, Li Q, Nacca A, et al. Treadmill exercise elevates striatal dopamine D2 receptor binding potential in patients with early Parkinson's disease. *Neuroreport.* 2013;24(10):509-514.

115. Shulman LM, Katzel LI, Ivey FM, et al. Randomized clinical trial of 3 types of physical exercise for patients with Parkinson disease. *JAMA Neurol.* 2013;70(2):183-190.

116. Mehrholz J, Friis R, Kugler J, Twork S, Storch A, Pohl M. Treadmill training for patients with Parkinson's disease. *Cochrane Database Syst Rev.* 2010;(1):CD007830.

117. Picelli A, Melotti C, Origano F, Neri R, Waldner A, Smania N. Robot-assisted gait training versus equal intensity treadmill training in patients with mild to moderate Parkinson's disease: a randomized controlled trial. *Parkinsonism Relat Disord.* 2013;19(6):605-610.

118. Kadivar Z, Corcos DM, Foto J, Hondzinski JM. Effect of step-training and rhythmic auditory stimulation on functional performance in Parkinson patients. *Neurorehabil Neural Repair.* 2011;25(7):626-635.

119. Bloem BR, Grimbergen YA, van Dijk JG, Munneke M. The "posture second" strategy: a review of wrong priorities in Parkinson's disease. *J Neurol Sci.* 2006;248(1-2):196-204.

120. Kegelmeyer DA, Parthasarathy S, Kostyk SK, White SE, Kloos AD. Assistive devices alter gait patterns in Parkinson disease: advantages of the four-wheeled walker. *Gait Posture.* 2013;38(1):20-24.

121. Ashburn A, Fazakarley L, Ballinger C, Pickering R, McLellan LD, Fitton C. A randomised controlled trial of a home based exercise programme to reduce the risk of falling among people with Parkinson's disease. *J Neurol Neurosurg Psychiatry.* 2007;78(7):678-684.

122. Canning CG, Paul SS, Nieuwboer A. Prevention of falls in Parkinson's disease: a review of fall risk factors and the role of physical interventions. *Neurodegener Dis Manag.* 2014;4(3):203-221.

123. Li F, Harmer P, Fitzgerald K et al. Tai chi and postural stability in patients with Parkinson's disease. *N Engl J Med.* 2012;366(6): 511-519.

124. Goodwin VA, Richards SH, Henley W, Ewings P, Taylor AH, Campbell JL. An exercise intervention to prevent falls in people with Parkinson's disease: a pragmatic randomised controlled trial. *J Neurol Neurosurg Psychiatry.* 2011;82(11):1232-1238.

125. Farley BG, Koshland GF. Training BIG to move faster: the application of the speed-amplitude relation as a rehabilitation strategy for people with Parkinson's disease. *Exp Brain Res.* 2005;167(3):462-467.

126. Ebersbach G, Ebersbach A, Edler D, Kaufhold O, Kusch M, Kupsch A, Wissel J. Comparing exercise in Parkinson's disease – the Berlin LSVT®BIG study. *Mov Disord.* 2010;25(12):1902–1908. doi:10.1002/mds.23212. Erratum in: *Mov Disord.* 2010;25(14):2478.

127. Hackney ME, Earhart GM. Effects of dance on gait and balance in Parkinson's disease: a comparison of partnered and nonpartnered dance movement. *Neurorehabil Neural Repair.* 2010;24(4):384-392.

128. dos Santos Mendes FA, Pompeu JE, Modenesi Lobo A, Guedes da Silva K, Oliveira Tde P, Peterson Zomignani A, Pimentel Piemonte ME. Motor learning, retention and transfer after virtual-reality-based training in Parkinson's disease–effect of motor and cognitive demands of games: a longitudinal, controlled clinical study. *Physiotherapy.* 2012;98(3): 217-223.

129. Pompeu JE, Mendes FA, Silva KG, Lobo AM, Oliveira Tde P, Zomignani AP, Piemonte ME. Effect of Nintendo Wii™-based motor and cognitive training on activities of daily living in patients with Parkinson's disease: a randomized clinical trial. *Physiotherapy.* 2012;98(3):196-204.

130. Oliveira RM, Gurd JM, Nixon P, Marshall JC, Passingham, RE. Micrographia in Parkinson's disease: the effect of providing external cues. *J Neurol Neurosurg Psychiatry.* 1997;63(4):429-433.

131. Ellis T, Boudreau JK, DeAngelis TR, et al. Barriers to exercise in people with Parkinson disease. *Phys Ther.* 2013;93(5):628-636.

132. Kloos AD, Kegelmeyer DK, White S, Kostyk S. The impact of different types of assistive devices on gait measures and safety in Huntington's disease. *PLoS One.* 2012;7(2):e30903.

133. Huntington's Disease Society of America's Fast Facts. Available at: http://www.hdsa.org/images/content/2/2/v2/22556/HDSA-FastFacts-2-7-14-final.pdf. Accessed 12/11/14.

134. Walker FO. Huntington's disease. *Lancet.* 2007;369:218-228.

135. Louis ED, Lee P, Quinn L Marder K. Dystonia in Huntington's disease: prevalence and clinical characteristics. *Mov Disord.* 1999;14(1):95-101.

136. Busse ME, Hughes G, Wiles CM, Rosser AE. Use of hand-held dynamometry in the evaluation of lower limb muscle strength in people with Huntington's disease. *J Neurol.* 2008;255:1534-1540.

137. Saft CS, Zange J, Andrich J, et al. Mitochondrial impairment in patients and asymptomatic mutation carriers of Huntington's disease. *Mov Disord.* 2005;20:674-679.

138. Wiesendanger M, Serrien DJ. Neurological problems affecting hand dexterity. *Brain Res Rev*. 2001;36(2-3):161-168.

139. García Ruiz PJ, Hernández J, Cantarero S, et al. Bradykinesia in Huntington's disease. A prospective, follow-up study. *J Neurol*. 2002:249(4):437-440.

140. Biglan KM, Ross CA, Langbehn DR, et al., PREDICT-HD Investigators of the Huntington Study Group. Motor abnormalities in premanifest persons with Huntington's disease: the PREDICT-HD study. *Mov Disord*. 2009;24:1763-1772.

141. Hausdorff JM, Cudkowicz ME, Firlion R, Wei JY, Goldberger AL. Gait variability and basal ganglia disorders: stride-to-stride variations of gait cycle timing in Parkinson's disease and Huntington's disease. *Mov Disord*. 1998;13(3):428-437.

142. Grimbergen YA, Knol MJ, Bloem BR, Kremer BP, Roos RA, Munneke M. Falls and gait disturbances in Huntington's disease. *Mov Disord*. 2008;23(7):970-976. doi:10.1002/mds.22003.

143. Rao AK, Muratori L, Louis ED, Moskowitz CB, Marder KS. Spectrum of gait impairments in presymptomatic and symptomatic Huntington's disease. *Mov Disord*. 2008;23(8):1100-1107.

144. Tian J, Herdman SJ, Zee DS, Folstein SE. Postural stability in patients with Huntington's disease. *Neurology*. 1992;42(6):1232-1238.

145. Skodda S, Schlegel U, Hoffmann R, Saft C. Impaired motor speech performance in Huntington's disease. *J Neural Transm*. 2014;121:399-407.

146. Heemskerk A-W, Roos RAC. Dysphagia in Huntington's disease: a review. *Dysphagia*. 2011;26:62-66.

147. Kagel MC, Leopold NA. Dysphagia in Huntington's disease: a 16-year retrospective. *Dysphagia*. 1992;7:106-114.

148. Feigin A, Ghilardi M-F, Huang C, et al. Preclinical Huntington's disease: compensatory brain responses during learning. *Ann Neurol*. 2006;59:53-59.

149. Schneider SA, Wilkinson L, Bhatia KP, Henley SMD, Rothwell JC, Tabrizi SJ, Jahanshahi M. Abnormal explicit but normal implicit sequence learning in premanifest and early Huntington's disease. *Mov Disord*. 2010;25:1343-1349.

150. Yaguez L, Canavan A, Lange HW, Homberg V. Motor learning by imagery is differentially affected in Parkinson's and Huntington's diseases. *Behav Brain Res*. 1999;102:115-127.

151. Paulsen JS. Cognitive impairment in Huntington's disease: diagnosis and treatment. *Neurol Neurosci Rep*. 2011;11(5):474-483.

152. Delval A, Krystkowiak P, Delliaux M, et al. Role of attentional resources on gait performance in Huntington's disease. *Mov Disord*. 2008;23(5):684-689.

153. Sitek EJ, Soltan W, Woeczorek D, et al. Unawareness of deficits in Huntington's disease. *J Int Neuropsychol Soc*. 2011;17:788-795.

154. Rosenblatt A. Neuropsychiatry of Huntington's disease. *Dialogues Clin Neurosci*. 2007;9(2):191-197.

155. Morton AJ. Circadian and sleep disorder in Huntington's disease. *Exp Neurol*. 2013;243:34-44.

156. Scherder E, Statema M. Huntington's disease. *The Lancet*. 2010;376:1464.

157. Seiss E, Praamstra P, Hesse CW, Rickards H. Proprioceptive sensory function in Parkinson's disease and Huntington's disease: evidence from proprioception-related EEG potentials. *Exp Brain Res*. 2003;148:308-319.

158. Hicks SL, Robert MP, Golding CV, Tabrizi SJ, Kennard C. Oculomotor deficits indicate the progression of Huntington's disease. *Prog Brain Res*. 2008;171:555-558.

159. Ciammola A, Sassone J, Sciacco M, et al. Low anaerobic threshold and increased skeletal muscle lactate production in subjects with Huntington's disease. *Mov Disord*. 2011;26:130-136.

160. Dawes H, Collett J, Debono K, et al. Exercise testing and training in people with Huntington's disease. *Clin Rehabil*. 2014. doi:10.1177/0269215514540921.

161. Van Vugt JP, Siesling S, Piet KK. Quantitative assessment of daytime motor activity provides a responsive measure of functional decline in patients with Huntington's disease. *Mov Disord*. 2001;16:481-488.

162. Busse ME, Wiles CM, Rosser AE. Mobility and falls in people with Huntington's disease. *J Neurol Neurosurg Psychiatry*. 2009;80:88-90.

163. Mehanna R, Jankovic J. Respiratory problems in neurologic movement disorders. *Parkinsonism Relat Disord*. 2010;16:626-638.

164. Quinn L, Busse M; On behalf of the members of the European Huntington's Disease Network Physiotherapy Working Group. Physiotherapy clinical guidelines for Huntington's disease. *Neurodegener Dis Manag*. 2012;2(1):21-31.

165. Djousse L, Knowlton B, Cupples LA, Marder K, Shoulson I, Myers RH. Weight loss in the early stages of Huntington's disease. *Neurology*. 2002;59:1325-1330.

166. Aziz NA, van der Marck MA, Rikkert MG, et al. Weight loss in neurodegenerative disorders. *J Neurol*. 2008;255:1872-1880.

167. Kirkwood SC, Su JL, Connealy P, Faoroud T. Progression of symptoms in the early and middle stages of Huntington's disease. *Arch Neurol*. 2001;58:273-278.

168. Nance MA, Myers RH. Juvenile onset Huntington's disease – clinical and research perspectives. *Ment Retard Dev Disabil Res Rev*. 2001;7:153-157.

169. Shoulson I, Fahn S. Huntington's disease: clinical care and evaluation. *Neurology*. 1979;29:1-3.

170. Total Functional Capacity Staging. Available at: http://promoting excellence.growthhouse.org/huntingtons/monograph/pe5670.html. Accessed 12/11/14.

171. Huntington Study Group. Unified Huntington's Disease Rating Scale: reliability and consistency. *Mov Disord*. 1996;11:136-142.

172. Siesling S, van Vugt JP, Zwinderman KA, Kieburtz K, Roos RA. Unified Huntington's disease rating scale: a follow up. *Mov Disord*. 1998;13:915-991.

173. Mason SL, Barker RA. Emerging drug therapies in Huntington's disease. *Expert Opin Emerg Drugs*. 2009;14(2):273-297.

174. Asslander L, Peterka RJ. Sensory reweighting dynamics in human postural control. *J Neurophysiol*. 2014;11(9):1852-1864.

175. Rao AK, Mazzoni P, Wasserman P, Marder K. Longitudinal change in gait and motor function in pre-manifest Huntington's disease. *PLoS Curr*. 2011;3:RRN1268.

176. Quinn L, Khalil H, Dawes H, et al. Reliability and minimal detectable change of physical performance measures in individuals with pre-manifest and manifest Huntington's disease. *Phys Ther*. 2013;93(7):942-956.

177. Zinzi P, Salmaso D, DeGrandis R, et al. Effects of an intensive rehabilitation programme on patients with Huntington's disease: a pilot study. *Clin Rehabil*. 2007;21(7):602-613.

178. Busse M, Quinn L, Debono K, et al. A randomized feasibility study of a 12-week community-based exercise program for people with Huntington's disease. *J Neurol Phys Ther*. 2013;37(4):149-158.

179. Kloos AD, Fritz NE, Kostyk SK, Young GS, Kegelmeyer DA. Video game play (Dance Dance Revolution) as a potential exercise therapy in Huntington's disease: a controlled clinical trial. *Clin Rehabil*. 2013;27(11):972-982.

复习题

1. 帕金森病是由何处含多巴胺的神经元丢失引起的?

    A. 黑质下网状部分

    B. 黑质致密部

    C. 纹状体

    D. 丘脑底核

2. 一位正在服用复方卡比多巴的帕金森病(Hoehn-Yahr分级量表第3级)患者正在接受预防跌倒的物理治疗。以下哪些情况最有可能导致患者出现平衡问题?

    A. 直立性低血压、弯腰姿势、姿势反射受损

    B. 肌张力减退、冻结步态、直立性低血压

    C. 舞蹈病、弯腰姿势、慌张步态

    D. 弯腰姿势、运动功能障碍、运动保持困难

3. 帕金森综合征的特征在于早期姿势的不稳和难以移动眼球,其缘由是?

    A. 多系统萎缩

    B. 皮质基底节变性

    C. 橄榄体脑桥小脑萎缩

    D. 进行性核上性麻痹

4. 适合进行深部脑刺激的帕金森病患者是?

    A. 对左旋多巴没有反应

    B. 从来没有接受过左旋多巴治疗

    C. 有药物无法控制的强直和异动症

    D. 姿势的不稳定不再由药物所控制

5. 脱羧酶抑制剂与卡比多巴、左旋多巴(L-多巴)一起使用可以导致?

    A. 在外周将左旋多巴转变为多巴胺,使其可以穿过血脑屏障

    B. 帮助摄取左旋多巴进入神经末梢

    C. 防止L-多巴在周围转化为多巴胺

    D. 协助左旋多巴通过血脑屏障

6. 下列哪项神经病理学发现是亨廷顿舞蹈病的特征?

    A. 延髓神经元变性

    B. 尾状核萎缩

    C. 侧脑室周围的脱髓鞘斑块

    D. 纹状体神经元中的Lewy小体

7. 亨廷顿舞蹈病的早期症状包括?

    A. 平衡和步态障碍

    B. 抑郁和烦躁

    C. 吞咽和言语障碍

    D. 痴呆和幻觉

8. 如果父母中的一位患有亨廷顿舞蹈病,那么他的孩子患有HD的概率为多少?

    A. 10%   B. 25%

    C. 50%   D. 75%

9. 在检查亨廷顿舞蹈病患者时,您最有可能观察到以下哪些步态偏差?

    A. 双侧步幅缩短和手臂摆动的减少

    B. 在摆动期,双侧回旋髋关节屈曲减少

    C. 双侧头低脚高式的跛行

    D. 步长不均匀的宽大步态

10. 在早期的亨廷顿舞蹈病中,诸如舞蹈病等非自主的运动是由以下哪部分损伤而引起的?

    A. 作为间接基底核通路一部分的中棘状纹状体投射神经元

    B. 含多巴胺的黑纹状体神经元

    C. 作为直接基底核通路一部分的中棘状纹状体投射神经元

    D. 含谷氨酸的丘脑底核神经元

11. UPDRS上评估帕金森病运动迟缓的常用方法的是以下哪种?

    A. 交替的内旋和旋后   B. 手指敲击

    C. 步行计时   D. 拉力测试

12. 帕金森病患者中以下哪些肌肉群易发生缩短和挛缩?

    A. 踝部旋转肌群   B. 膝关节屈曲肌群

    C. 腰椎伸展肌群   D. 肩部伸展肌群

13. 躯干旋转受限会导致以下哪些功能问题?

    A. 失去坐在一张椅子上的能力

    B. 难以入眠

    C. 后倾倾向

    D. 小步走

14. 以下哪项是神经科PD EDGE康复工作组推荐的用于检查帕金森病患者的核心关键措施之一?

    A. BERG平衡量表

    B. 心理状态测试

    C. 5次坐-立试验

    D. 起立—行走计时试验

15. 以下哪项是对帕金森病患者进行力量训练的正确观点?

    A. 离心运动对PD患者来说是禁忌的

B. PD患者不应该接受高强度的力量训练

C. 力量训练可提高患者的步态速度

D. 力量训练可改善患者下楼梯的情况

16. PD患者进行平衡训练会导致?

A. 他们反应时间会变快

B. 跌倒的情况会减少

C. 将患者稳定性的极限最小化

D. 运动速度变慢

17. 跑步机上的训练可提高患者的步行速度,应使用以下哪一项?

A. 支撑患者部分体重的安全带

B. 有氧训练方案

C. 逐步提高速度

D. 相当于跑步时的速度

18. 为了减轻PD患者的冻结步态应该使用下列?

A. 看护者可以在患者行走时轻轻地往前拉着他

B. 一个辅助器具

C. 听觉上的提示

D. 前后摇摆的步态

19. 下列哪种辅助设备可以在保持步态速度的同时,保证跌倒情况的发生率最低和步态变异性最小?

A. 拐杖

B. 前轮助行器(2轮)

C. Rollator walker(4个轮,两个轮可以旋转)

D. 踏步器

20. PD患者不参加社区锻炼计划的常见原因是?

A. 花费太高

B. 他们不认为这个计划对自己有帮助

C. 他们害怕在锻炼时被其他人取笑

D. 他们缺少交通工具

21. 亨廷顿舞蹈病患者如果有运动耐力低下,在检查时会显示出以下哪种症状?

A. 向后拉其肩膀时,会跌倒

B. 不自主的舞蹈动作

C. 眼球不能随着检查者的手指一起运动

D. 无法伸出舌头,无法保持伸舌头的动作

22. 在亨廷顿病患者中,以下哪些心理因素会对其参与活动产生负面影响?

A. 广场恐惧症

B. 情感淡漠

C. 害怕跌倒

D. 躁狂症

23. 为了克服情感淡漠,家庭和治疗师应该使用哪种技巧?

A. 给予低强度刺激的活动

B. 固定的日程表

C. 每天进行新活动

D. 安静和舒缓的环境

24. 患有亨廷顿舞蹈病的人都会向后坐到椅子上,从而把椅子弄翻,有时还会把椅子弄坏。提高转运安全性的一种方法是教导亨廷顿舞蹈病患者?

A. 坐下来时眼睛注视着天花板

B. 坐在椅子上之前,先伸手够到椅子

C. 转运过程中双手放在臀部,做下蹲动作

D. 坐着时双手放在大腿上并向下按压

25. 当上楼和下楼时,患有亨廷顿舞蹈病的人会表现出以下哪些问题?

A. 膝屈曲

B. 过度使用栏杆

C. 下楼缓慢

D. 足部不平衡

答案

1. B	2. A	3. D	4. C	5. C
6. B	7. B	8. C	9. D	10. A
11. B	12. B	13. D	14. C	15. D
16. A	17. C	18. C	19. C	20. B
21. D	22. B	23. B	24. D	25. D

运动神经元疾病与周围神经疾病

Anne D. Kloos, De borah A. Kegelmeyer, John A. Buford,

Jill C. Heathcock

第 15 章

学习目标

- 描述并判读神经传导检测的通用方法,包括周围神经的运动测定、感觉测定及临床肌电图。
- 描述肌萎缩性侧索硬化(ALS)、吉兰-巴雷综合征(GBS)、脊髓灰质炎后综合征(PPS)、神经病变和臂丛神经损伤的人口学特征、危险因素、病因、病理生理、诊断、疾病进程和预后。
- 鉴别上、下运动神经元病变的临床表现。
- 讨论运动神经元和周围神经病变常见症状的医学处置。
- 为运动神经元或周围神经病变制订适当的物理治疗干预方案和目标。
- 讨论神经和肌肉退行性变,以及再生现象的理论和学说。

概述

本章主要讨论影响神经元的疾病。这些疾病的相同点在于肌肉被激活和神经传递信息的方式发生了变化。这可能涉及感觉神经、上运动神经元、下运动神经元或其他部分的紊乱。这些情况的诊断通常会涉及电生理检查,因此我们将从本章开始介绍这些方法。

病例A:第1部分

Posner先生今年40岁,已婚,育有2个孩子,分别为7岁和9岁,曾在一家保险公司担任首席财务官。他的身体一直很健康,直到6个月前,他的左手在写字、打字、切食物、拿餐具和扣衬衫时感到困难。他还注意到,走上楼梯仅几步后,他的步伐就变慢了,双腿有时感到"又重又累"。Posner先生去看神经科医生,被要求进行各种检查,包括电生理检查。

电生理检查

电生理检查采用多种方法来评估神经系统的功能。它也被称为电诊断检查,但在某种意义上来说,这其实是一个误称。电生理检查的检测结果必须始终与其他临床诊断结果相关联,绝不能单独用于诊断。这就是使用电生理检查这个术语更恰当的原因。

通常,电生理检查的重点是周围神经系统,但也有一些方法可以检测中枢神经系统功能。周围神经系统的神经传导检测(NCS)最常用于检查或检测由神经髓鞘破坏而导致的传导速度降低。临床肌电图(EMG)是利用肌肉内的针电极来确定轴突是否受伤的最可靠方法[1]。针极EMG还可以辅助神经根疾病的诊断[2-5]。总体而言,用于解释NCS和EMG研究结果的临床推理,模仿了临床医生使用感官测试和手动肌肉测试相结合的推理方法。将发现的结果与已知的神经根水平和周围神经支配进行比较,从而确定病理。电生理学检查可以更精确地确定损伤的严重程度,提供分辨髓鞘和轴突损伤的能力,并可用于确定病理的慢性化程度。

神经传导检测(NCS)

神经传导检测(又名为神经传导速度测试,NCV)用于测试周围神经的健康状况和完整性。一般情况下,通过使用电刺激器对单个周围神经中的大量轴突去极化来进行测试。可以通过周围神经支配的肌肉进行的EMG结果作为神经传导检测的结果,也可以通过神经另一部分的动作电位产生的电位结果进行测量。如果神经受到某种程度的损伤而完全停止了传导,那么神经传导测试将会完全没有反应。但是,通常产生的损伤是部分损伤。部分损伤会引起比正常预期差一些的反应,神经传导也会比正常情况慢。

运动与感觉传导测试

运动测试

在运动测试的目的是测试支配肌肉的神经的完整性。由于不能对人体的每一块肌肉都进行测试，因此可供研究的肌肉数量有限[6]。一般来说，NCS测试的结果可以作为我们怀疑一个或多个周围神经有问题的依据。临床医生通常会选择特定的周围神经，如前臂正中神经、尺神经或桡神经，研究该神经支配的一块或两块肌肉，以检查神经功能。例如，通常用小指展肌测试尺神经（图15-1A）[3,6]。这块受尺神经支配的肌肉很容易被EMG记录，通常是手部对尺神经刺激做出反应的第一块肌肉。对正中神经，使用外展肌短肌；对桡神经，使用本体伸肌[6]。这是大多数运动测试的一个远端刺激位点和一个或多个近端刺激位点。例如，对于正中神经，远端刺激位点位于正中神经之上，刺激位点远端与EMG电极近端之间的距离设置为标准的8cm[6,7]。从这一点开始，必须根据个人的情况确定测量更近端位置一个的距离，测量的位置在前枕窝，另一个位置在腋窝，在那里正中神经容易接收到刺激。以下肢为例，所研究的支配腓深神经（腓总神经）的是足部的短伸肌[6,8]。电刺激位点为肌电电极近8cm处胫骨外侧一点，腓总神经上方腓骨头处第二点。

之所以在神经上设置有多个刺激点，是为了分离出神经功能受损的区域[1]。轻度周围神经损伤主要累及髓鞘，轴突本身损伤较少或无损伤[1]。由于多个施万细胞使髓鞘沿着神经分布，因此在神经其他部分功能正常的情况下，一段特定的神经有可能（而且确实是常见的）承受髓鞘损伤。例如，考虑肘部的尺神经损伤（图15-1B）。从前臂远端到手部的尺神经传导正常。离肘关节远端几厘米远的前臂部位的传导也可能是正常的，但肘部近端部位明显可见传导障碍。重要的是，临床医生要在损伤节段的两侧定位神经的正常段。因此，尺神经上方的发现，需要在腋窝中增加一个额外的刺激位点[3,6]。这有助于确认尺神经损失节段在上臂还是在功能正常的前臂部分，将病变定位在肘部。为了完整显示图片，临床医生要确认同侧正中神经是正常的，另一侧尺神经和正中神经也是正常的[3]。

运动神经轴突的大小和传导速度的一致性是一个重要的生理学原理，它使运动测试可以在神经的多个点上进行。α运动神经元轴突的大小在氧化减缓的神经元和糖酵解运动神经元之间确实有轻微的变化，但与混合周围神经的整个神经细胞大小相比，α运动神经元轴突的大小和传导速度是相对均匀的[1]。打个比方，我们可以想象一支美式橄榄球队正在进行200m短跑。外接手和防守后卫会第一个冲过终点线，跑卫和中后卫球员排在第二，防守前锋排在第三，进攻内锋排在最后。每个人可能有所不同，但一般来说，这是团体的顺序。在这个类比中，最敏捷的一组，即外接手和防守后卫，拥有直径较大的感觉纤维。它们在神经纤维中传导速度最快。这些运动轴突就像跑卫和中后卫球员一样，他们的速度仍然非常快。巡边球员就像慢速感觉纤维。

如果我们挑出那些返回的电位，如跑了50、100或200m的，它们会在各个距离上相对聚集成紧束。但是，如果整个团队跑了不同的距离，那么跑得越远，在这个聚集的紧束中，也就传播地更远。在神经传导检查中，动作电位的这种传播到达时间的差，就称为时间离散。因为运动纤维的传导速度相对均匀（时间离散较低），所以在距肌肉各种不同距离的刺激下，仍然会导致所有受刺激轴突的到达时间或动作电位相对同步。因此，所记录的EMG波形大小和持续时间相对一致。这是允许在相对长的距离内测试运动功能的基本生理学。

感觉测试

感觉测试在技术上更困难[6]。首先，我们不能记录肌肉的EMG反应。相反，我们必须记录通过轴突运动的动作电位的电势。实际上，肌电图记录是由肌细胞本身的动作电位和相关离子电流产生的，而不是肌肉神经。显然，肌肉比神经大得多，并且与神经动作电位相比，肌肉动作电位中涉及的电流更多。通过皮肤记录的肌肉电压大约是通过皮肤记录的神经电压的1000倍。电压越小越难测量，更容易受到电极放置和设备设置中的干扰讯号和技术误差的影响，因此这使得感觉测试变得更加困难。其次，很难确保感觉刺激中刺激电极和记录电极都处于正确的位置。对于运动测定，我们知道刺激位置是正确的（即肌肉是完整的），因为我们可以看到肌肉抽搐，并且有良好的神经肌肉解剖学知识，因此不难找到肌肉。在感觉测试中，没有类似肌肉抽搐的相应反应，我们也看不见或感觉不到神经。因此，我们必须了解解剖结构和正确的电极位置才能进行测试。

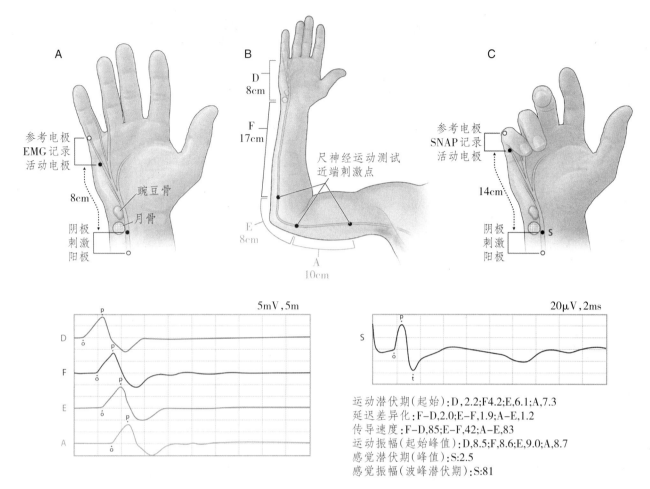

运动潜伏期(起始):D,2.2;F4.2;E,6.1;A,7.3
延迟差异化:F-D,2.0;E-F,1.9;A-E,1.2
传导速度:F-D,85;E-F,42;A-E,83
运动振幅(起始峰值):D,8.5;F,8.6;E,9.0;A,8.7
感觉潜伏期(峰值):S:2.5
感觉振幅(波峰潜伏期):S:81

图15-1 尺神经的运动和感觉刺激示例。(A)显示了测量尺神经远端运动潜伏期的方法。(B)说明了额外的近端运动测定的刺激位点。通过多个点,可以分别计算前臂、肘部和手臂各节段的传导速度。(C)显示了一种逆向感觉测定方法。刺激作用位置与运动测定相似。小手指周围的记录电极测量SNAP,因为它反方向地穿过手指神经。D给出了一个尺肘部神经运动缓慢的病例。箭头o和p表示每个反应的起始和峰值。E记录了远端感觉的逆向传导路线。箭头o、p和t表示每种反应的起始、峰值和波谷。F表示从D和E中得到的测量值。对于运动刺激,潜伏期基于起点,并且振幅是在起始和峰值之间测量的。这些节段用颜色编码,D代表远端,F代表前臂,E代表肘,A代表手臂。为了计算近端节段的传导速度,将两个部位之间的距离除以两个位点之间的反应潜伏期。正常的传导速度应大于每秒50m,注意肘部的减速。尺神经的远端运动潜伏期在8cm处应小于4.2ms,振幅应大于2.5mV。此处显示的值应该是正常的远端运动结果。对于14cm处的感觉传导测试,潜伏期应小于3.7ms,幅度应超过15μV。感觉潜伏期是基于第一个峰值的时间,从峰值到波谷测量振幅。同样,这是正常的感觉传导测试。结果与肘部轻度髓鞘损伤相一致。[A–C Adapted with permission from Centers for Disease Control and Prevention(CDC)Performing motor and sensory neuronal conduction studies in adult humans. NIOSH Publication No.90–113. September 1990.]

　　如上所述,在感觉神经的轴突之间还存在各种各样的传导速度(时间离散很高)。正如上面的橄榄球队类比所解释的那样,这使得感觉神很难经进行远距离的准确测试。动作电位的到达是分散的,因此波幅较小,很难持续地测量其性质。因此,在感觉测试或神经传导测定中,通常只有一个距离,即最远(最短)节段。也可以测试其他距离,但这不是常规方法。

运动和感觉传导测试的必要性

　　一项完整的神经传导测定将至少包括患侧肢体的两根感觉神经和两根运动神经[1,3,7-10]。此外,另一侧需要进行相同的测试,并且至少是一侧上肢或下肢(如左臂、右臂、左腿),需要额外的测试来确定或排除可疑的情况。既然运动测定比较容易,为什么还需要感觉测定呢?因为感觉测定更敏感[1]。外接手球员鞋里有鹅卵石会比进攻内锋叫得更刺耳（更容易被人抱怨或被人听见）。直径最大的轴突对损伤最敏感，即使是轻微的髓鞘损伤也会显著降低其传导速度。因此，在轻度神经损伤的情况下，运动功能测定结果可能是正常的，但感觉测定将显示轻度损伤。因此，必须同时进行感觉和运动测定。表15-1列出了上肢和下肢或运动和感觉测定中常用的神经，包括刺激和记录位置。

NCS 的测量方法

NCS 2 个最重要的测量结果是潜伏期（在可能的情况下，测量传导速度）和振幅[6]。我们从最远端的刺激部位到记录位置来测量潜伏期（刺激和反应之间的时间）。尽管可能采用测量距离除以时间来计算传导速度，但对最远端的位置却无效。当电刺激作用于神经时，需要一系列的事件来启动动作电位。组织的电容必须充电，电压门控离子通道必须打开，电流必须使轴突内部去极化。这段延迟称为利用时间，可能需要 0.5ms 或更长的时间。在一项运动测定中，在突触或神经肌肉接头处会有一个大约持续相同时间的额外突触延迟[1]。这些延迟听起来可能很短暂，但是人类神经的传导速度非常快，从手腕到神经中枢的时间可能只有 2ms，因此这些延迟是相当大的。因此，对于最末端的部位，我们测量了从刺激开始到反应的延迟，并将其记录为时间，而没有尝试计算速度。

当神经上有多个刺激部位时，如在运动测定中，我们可以计算传导速度或更多的近端节段。在这里，我们采用两个刺激部位之间的距离差除以时间延迟差，以计算出刺激部位之间神经节段的局部传导速度[6]。无论利用时间和突触延迟在刺激位点之间如何变化，只要我们关注相对时间和距离，就可以计算出传导速

度。在上面提供的尺神经示例中，我们注意到前臂和上臂节段中有正常的远端潜伏期和正常的传导速度，但是在肘部节段传导速度却会降低[6,7]。

潜伏期和速度是 NCS 中最可靠的测量指标，但是准确的读数需要特别注意使用适当的技术以精确地测量距离[6]。各种研究已经发表了周围神经系统远端潜伏期和节段传导速度的规范值[6,11]。现代测试设备通常会将这些值存储在软件中，以便自动标记异常发现。

对潜伏期时间延长或传导速度降低的解释是髓鞘受到损伤[1]。在上面的比赛类比中，我们可以想象有一段跑道损坏了。赛跑运动员以正常速度开始，但在损坏的部分慢下来。一旦越过损坏的部分，他们就会恢复到正常速度。髓鞘损伤降低了有髓神经的长度常数，从而降低了传导速度。

除了潜伏期和传导速度，还必须测量反应的振幅（大小）。由于身体成分，以及肌肉、神经的位置和大小存在个体差异，其振幅的差异更大。但是，必须始终测量波幅，如在运动测定中，沿着神经会存在多个刺激点。为了使神经在所有的部位都受到同样的刺激，我们必须设法使振幅的变化小于 10%[1,6]。由于运动神经的时间离散度较低，所以如果神经正常，这应该是容易完成的。

如果 NCS 显示振幅降低，并且测试正确完成，则表明传导失败。想象一下，在跑步的类比中，一节跑道已经完全损坏了，有一个巨大的坑。运动员不能离开他的跑道，因此无法完成比赛。沿着轴突行进的动作电位可能会严重受损（由于髓磷脂丢失或轴突损伤）而无法继续传导。就像跑步者无法切换跑道一样，动作电位也无法跳到另一个轴突上，因此就结束了。结果是到达记录点的动作电位更少，导致反应的振幅减小。

表15-1	电生理检查的神经和刺激部位[6]		
神经	检查	记录点	刺激点
正中神经	运动	拇短展肌	手腕、肘部、腋窝
正中神经	感觉（逆向）	示指	手腕
尺神经	运动	小指展肌	手腕、肘下、肘上、腋窝
尺神经	感觉（逆向）	小指	手腕
桡神经	运动	示指固有伸肌	前臂、上臂、腋窝
桡神经	感觉	拇指或手腕背侧（逆向）	前臂远端
腓深神经（腓骨）	运动	趾短伸肌	小腿前部、腓骨头、腘窝
胫骨后神经	运动	拇展肌	踝关节以上、腘窝
腓肠神经	感觉（逆向）	足外侧	小腿后侧
腓浅神经（腓骨）	感觉（逆向）	足背	小腿前外侧

对于 NCS,其无法区分严重的髓鞘和轴突损伤,因为两者都会导致振幅降低[1]。针极 EMG 确实允许这种区别,因此电生理检查中应同时包括 NCS 和 EMG。

最后,在解读 NCS 的结果时,应该理解一些常用的术语。在一项运动测定中,周围神经受到刺激,动作电位到达神经肌肉接头,肌肉去极化并抽搐。所记录的是肌肉中所有对刺激作出反应的运动单元的运动动作电位。这是一个复合动作电位,缩写为 CMAP。因此,在运动测定中,我们记录 CMAP。在感觉测定中,我们还刺激了大量的感觉轴突,并记录它们通过记录点下方时的组合电位。我们可以称其为复合感觉神经动作电位,但简写为感觉神经动作电位,缩写为 SNAP。因此,在感觉测定中,我们记录 SNAP。

F 波和 H 反射(迟反应波)

在身体的某些部位,可以进行特殊的神经传导检测,以产生一种反应,这种反应需要动作电位从刺激点进入脊髓,然后再返回。当刺激和记录点相对难以接近时,可以测试近端神经节段,包括臂丛神经和腰骶丛神经。

H 反射(由霍夫曼医生命名),使用单突触伸展反射回路[12]。刺激周围神经以激活肌梭的 Ia 类传入神经。动作电位通过这些神经细胞进入脊髓,在 α 运动神经元上进行单突触传递,从而产生动作电位。这是一系列动作电位,然后从 α 运动神经元轴突传递到肌肉,导致肌肉抽搐,这可以用 EMG 来测量[1]。由于脊髓和背部需要很长的传输时间,因此这是一种迟反应波。γ 运动神经元和肌梭本体感受器不参与 H 反射。Ia 类传入神经直接受到刺激,因此不需要真正的肌肉拉伸。

因为 Ia 类传入神经是神经中最大的有髓鞘纤维,且长度最长,也最容易受到电刺激[12]。因此,在不直接刺激肌肉的情况下,可以用最小的电流刺激神经并诱发 H 反射。然而,这不是可靠的测定方法。如果神经适当地支配肌肉,那么就有可能刺激肌肉直接引起运动反应而不需要等待反射,就像一个常规的运动刺激。可靠的 H 反射测试会产生小的 M 波(直接的运动反应),以便建立有效且一致的刺激(M 波大小一致)。此 M 波不应是全波度或全振幅的,它应该小于一个完全激发的肌电反应。以下是 H 反射潜伏期的测量方法[1]。潜伏期是 H 反射唯一使用的参数。目标是引出大约 10 个波形并证明一个恒定的潜伏期。如果周围神经检查正常,但 H 反射检查潜伏期延迟,则与最接近

刺激部位近端的神经根撞击或某种神经损伤相符。

F 波也需要通过近端神经传入到脊髓,但不涉及感觉纤维[12]。它最早在足部的肌肉中被描述,因此缩写为 F。F 波中仅涉及 α 运动神经元轴突。当运动轴突受到刺激时,动作电位从刺激部位向 2 个方向传导。朝正常方向运动的一组(顺向齐射)肌肉会产生肌肉抽搐,而朝 α 运动神经元运动的一组(逆向齐射)肌肉不会有任何反应。然而,由于运动神经元的特殊性质,一小部分运动神经元会对具有去极化特性的逆向齐射作出反应,从而爆发动作电位。为了观察这种效果,需要最大限度地刺激以产生一个完整的 M 波。F 波的确切潜伏期会在整个试验过程中变化,因为精确的 α 运动神经元参与并不总是相同的。因此,每次要进行 10~20 个测试,并获得最佳的潜伏期[1]。

H 反射只能由某些肌肉引起。临床试验中唯一使用可靠的 H 反射是比目鱼肌反射[12]。F 波可以从大多数远端肌肉引出。总体而言,迟反应波可以作为电生理检查的辅助手段,但其敏感性和特异性有限,需要与其他检查相结合[1]。

临床肌电图

EMG 有许多用途和应用,即记录和测量肌肉电位。例如,如上所述,CMAP 用于测量对周围神经刺激的运动反应。在生物力学和运动机能学的研究中,通常使用 EMG 来辨别肌肉是如何在走路等运动中被激活的。在电生理检查中,使用了另一种 EMG 记录。将一根小针直接插入肌肉,以记录肌肉细胞附近的电位。

测量的目的是研究单个运动单元的活动[13]。如第 4 章所述,运动单元由一个 α 运动神经元及其支配的所有肌肉纤维组成。当 α 运动神经元产生动作电位时,运动单位中的所有肌肉细胞应以一致的方式作出反应。无论针尖位于肌肉中的何处,每次启动特定的运动单位时,都应有一致且相对同步的离子流模式,其结果是记录中的电压记录一致[13]。健康的运动单位应产生整体形状、持续时间和振幅都在一般边界或规范之内的波形。肌肉中每个运动单位的波形将是独一无二的,但是诸如正负电压的次数(基线交叉)以及至少一部分波形(通常是最大峰值)之类的因素会起作用[1,13]。波形太短、太长、太小、太大、太复杂或有多个基线交叉都是特定病理的征兆。

从技术上讲,针对 EMG 检测很容易执行。针头比

大多数皮下注射注射器小。物理治疗师非常了解肌肉的位置、功能和神经支配，这是选择和研究肌肉所需的主要知识。在极少数情况下，可能有必要研究面部或其他敏感位置周围具有挑战性的肌肉。在这种情况下，如有必要负责任的从业人员会向经验丰富的人请教。大多数研究与肢体和椎旁肌肉有关，这些部位穿透或损坏关键结构的风险很低，而且物理治疗师对神经肌肉系统有足够的了解。通过适当的培训，针极EMG检测完全可以在物理治疗师的能力内进行[14]。

在典型的测试中，根据神经支配来选择或研究肌肉，包括周围神经和对其进行控制的神经节段水平。针极EMG除记录电路外还连接到扬声器。通过实践临床医生可以很容易地分辨出肌电图中正常波形和病理波形的区别。同样，当怀疑有神经病变或神经根病变时，采用临床推理模仿的方法来选择肌肉进行测试。临床医生应尝试记录每条肌肉12个运动单位的波形和放电模式[1]。研究表明，该数字提供了所需的特异性和敏感性水平。为此，通常采用金字塔技术。针头穿过皮肤插入肌肉，并在3个深度进行记录。然后撤回针头，待针头尚未完全脱离皮肤时改变角度，研究另一组的3个深度。从不同的角度重复2次，从一次皮肤穿透产生12个记录位点。

从每个电极轨迹中的第一个深度到第二个深度，从第二个深度到第三个深度，肌电针会快速前进到下一深度，然后保持不动。在失去神经的肌肉中，这种机械刺激会会引起肌肉细胞中无法被抑制的非自主电位运动，这称为插入电位[1]。在正常的肌肉中，电极前进时会发出刮擦声，但是一旦电极静止，肌肉就会安静下来。因此，显著的针极插入后活动异常，是轴突损伤的标志。

当运动单位的肌肉纤维第一次与运动神经元断开时，它们将开始萎缩，并开始在运动单位的单个纤维中产生自发的动作电位[13]。因为一次只有一个肌原纤维被激活，所以它们的持续时间短，振幅小。最重要的是，当患者试图保持肌肉完全放松时，它们仍会不由自主地出现。这些非自主去神经电位，也称为自发电位，有两种不同的形式。一种被称为正锐波，因具有V形外观（按照惯例，正号是EMG向下）而得名。另一种波形是纤颤电位。纤颤电位既有正也有负，但是非常简短，以至于不能成为一个运动单元。正锐波和纤颤电位的临床意义相同，这些自发性电位都是轴突损伤的高度特异性标志[13]。

自发性电位的另一种类型称为肌束震颤。肌束震颤并不总是神经肌肉病理的表现，也可能与疲劳、甲状腺疾病或过量摄入兴奋剂有关。但是，它们也可能由周围神经损伤或下运动神经元损伤引起。在肌电图检查中，肌束震颤看起来像正常的单个运动单位的动作电位。但是，肌束震颤是不由自主的。当一个人累了，眼睛周围的肌肉会不由自主地抽搐，这就是肌束震颤。人们都不时地遇到这些症状，所以有时肌束震颤可能没有任何临床意义。但是，当它们广泛存在且不能被其他常见原因所解释，尤其是伴有原发性神经肌肉疾病的体征时，它们就变得具有临床意义[15]。

在部分失神经支配的肌肉中，随着时间的推移，仍保持神经支配的运动单位将过度工作以进行代偿。它们将变得肥大，或甚至被用于一些低强度的工作。因此，即使进行一些低强度的工作，它们仍显而易见具有比通常大得多的振幅电位单元。这些被称为巨大电位，是附近有轴突损伤的标志[13]。恢复的下一阶段将是与这些巨大电位相关的α运动神经元轴突，通过发展侧支并找到途径去支配附近失去神经的肌肉纤维。由肥大纤维和一些新近神经纤维组合而成的运动单位将具有巨大电位，随后是一些较慢的、较小的电位，称为卫星电位[13]。随着神经再支配的进行，卫星电位将随之变得更强，并在一定程度上更早。但在这种情况下，运动单位将无法再现正常运动单位的同步激活过程。其结果被称为复杂多相电位，具有多个基线交叉点和奇异形状奇异的波形[1,13]。这将是神经再支配过程的终点。因此，肌电图可用于检测失神经支配、神经再生和恢复过程的相对时效性。

通常，一个人应该能够逐渐增加肌肉单位的募集，并根据大小原则增加运动单位[13]。因此，在较低强度的工作下，可以用5~15Hz的频率招募相对较小的运动单位。随着工作量的增加，运动单位动作的频率增加，并且会募集更多的运动单位。在中等强度到完全强度时，肌电图的记录逐渐变为肌电信号完全干扰模式。如此多的运动单位都在运动，以至于无法分辨出单个波形，而波形是上下电压变化的混乱组合。这是正常的。被检测者应能够按命令在任何肌肉上重现这种类型的正常募集[1,13]。

在肌营养不良症中，随着时间的推移，越来越少的肌肉纤维能够正常工作。结果可能是，即使一个人用尽全力，仍然可能只观察到个别运动单元动作。这意味着剩下的运动单位太少，以至于它们的波形不会相互干扰。通常将这种波形称为肌病理性电位[1,15-16]，还有一种现象叫作复杂重复性放电。在这种情况下，当一个人开始用力时，特定的运动单位开始以50Hz或更高的频率运转，并持续数秒，逐渐降低频率，然后突然关闭。肌强直放电是类似的现象，其频率特征略有不同。这些都被认为是相对非特异性的发现，可发生在急性和慢性神经病或肌病中。在肌病中缺乏复杂的重复放电或强直性放电是意料之外的，但其总体诊断价值被认为较低[17]。

　　总之，在任何给定肌肉中的临床EMG检查都将涉及插入电位的研究，静止时记录以确定是否存在自发性电位，通过一系列活动来募集运动单位确定是否存在病理性肌病，然后进行系统搜索以记录肌肉中约12个部位的静息活动和运动单位波形[1,13]。如果要获得任何异常发现，这些运动单位记录点应足够多，以便进行观察。

神经根病变

　　在可疑的神经根病变中，压迫点位于神经根。在这种情况下，周围神经传导速度可能相对正常，感觉测定也可能是完整的，甚至在感觉功能改变的情况下也是如此，因为病变可能接近背根神经节。H反射可能对S1神经根病有诊断价值，但通常迟反应波并不敏感。在可疑神经根病变检查中最重要的是EMG。已经发表的临床指南推荐了疑似神经根病变时应该选择检查的肌肉[2,3]。通常的方法是研究不同节段水平的肌肉，以提供神经根与外周神经之间的对比，从而与研究结果相关联，但值得注意的是，不是所有的肌肉都在同一周围神经上[1]。此外，椎旁肌也非常重要。这些靠近脊髓的近端肌肉与四肢肌肉的表现可能不同，这有助于确定病变的慢性化程度[4,5]。一旦怀疑某一特定水平的神经根病变，就检查该水平的其他肌肉。我们的目的是从同一神经根水平但在不同的周围神经上找到两块或更多的肌肉都显示阳性结果，但在同一周围神经上的其他神经根水平的肌肉则表现为正常结果[1]。这可能并非总能实现，但其证实神经根病变的临床推理逻辑应该是显而易见的。

临床电生理检查的方案

　　当怀疑有神经肌肉病变，或在检查神经退行性疾病时，可要求进行电生理检查。通常，会怀疑存在特定的情况，如腕管综合征、臂丛神经损伤等，电生理检查应围绕这一预期判断进行设计。如上所述，当怀疑其中一侧上肢有问题时，临床医生必须对两侧均进行检查（如左臂和右臂），并对一侧下肢也进行检查。例如，如果怀疑左臂有问题，那么应该同时检查左臂和右臂，同时检查一条腿。这有助于排除可能引起周围神经损伤的中枢神经系统问题或其他系统性问题。检查应包括选定的肌肉运动和感觉测定，即NCS和EMG。每部分肢体分别进行两次运动测定和两次感觉测定，以测试不同的周围神经。这有助于区分神经根水平与周围神经。最后，如果怀疑神经根病变，应选择一组肌肉或EMG来代表各种脊神经根水平及各种周围神经。当可疑的病理包括近端神经节段，如神经丛或神经根损伤时，也可以通过迟发性波进行研究。为了进行电生理检查，临床医生会回顾可疑的症状，参考相关的临床实践指南或条件，确定使用NCS进行哪些运动和感觉测定，哪些肌肉要用针极EMG进行检查。在肢体受损的情况下，全套肌肉都应进行检查。在正常的四肢中，需要记录关键肌肉的EMG以确认正常结果，但可能不会进行全面的研究。在测试过程中，随着发现的进展，临床医生将根据结果进行指导选择其他测试以确认或排除可疑的情况。通过这种方法，电生理检查将成为检查或诊断神经肌肉疾病的重要部分（表15-2）。

肌萎缩性侧索硬化

流行病学与危险因素

　　运动神经元病（MND）是一组选择性影响运动神经元的神经退行性疾病。肌萎缩性侧索硬化（ALS）是一种罕见的疾病，但它是最常见的MND类型。1869

病例A：第2部分

　　Posner先生在他的运动NCS和EMG测试中都显示出异常，表明运动轴突丢失，开始出现肌肉萎缩。在运动测试中，CMAP潜伏期正常（髓鞘完整），但振幅降低（轴突丢失）。EMG显示了上肢近端、下肢近端和远端肌肉的自发性电位（正锐波和纤颤）和多相电位。运动募集减少，在受影响最大的肌肉中不能产生完全的干扰模式。神经科医生诊断波斯纳先生患上了肌萎缩性侧索硬化。

表15-2	常见的周围神经病变及电生理检查的异常结果
疾病	**典型表现**
腕管综合征(腕正中神经单神经病变)	轻度:中位感觉传导测试的末端潜伏期延长 中度:运动潜伏期延长,SNAP和CMAP振幅降低 重度:肌肉萎缩,EMG+失神经电位
肘部尺神经病变	肘部神经传导速度降低。刺激肘部上方时,运动幅度会下降。尺骨感觉神经动作电位降低(感觉纤维可能有轴突损伤)。EMG+失神经电位
腋部桡神经病变	如果轴突损伤,SNAP和CMAP振幅降低。EMG+失去神经电位,甚至在三头肌中也能发现
神经根病变	可能有正常的运动和感觉潜伏期,但CMAP和SNAP受影响水平的振幅降低。EMG显示患侧肌肉失去神经、应检查椎旁肌和四肢肌
椎管狭窄	表现为多发性双侧神经根病
神经丛病变	NCS和EMG的发现可以最好地解释为神经丛的特定部分,而不是任何节段性的周围神经。CMAP和SNAP振幅降低。EMG+失神经电位
腓总神经病变	胫腓神经功能完整,腓骨神经支配肌肉显示阳性,腓骨运动和感觉神经干细胞的CMAP和SNAP振幅降低,腓骨头腓神经传导速度降低,H反射正常,但F波受损或消失
踝管综合征	拇外展肌和小趾外展肌胫神经末端运动潜伏期延长。电位潜伏期延长,幅度降低,或者两者都穿过跟内侧和外侧神经的跗管。腓肠神经和腓神经正常
糖尿病周围神经病变	手部和足部的损伤模式。首先在感觉测试中发现,运动测试阳性结果表明有更严重的损伤。多个神经受末梢神经退变影响,不能归因于任何特定的神经或节段水平
肌萎缩侧索硬化	早期症状是在多个肌肉中EMG+失神经电位(有明显的肌束颤动)至少脊髓水平和不同程度的慢化(即巨大电位和多相电位),但运动传导速度正常。运动募集减少。感觉测试是正常的,除非有一些继发问题(如CTS)
肌肉病变(肢带肌营养不良)	运动单位的募集降低,小幅度(早期招募)高频率募集运动单位,运动单位振幅小,肌强直放电
重症肌无力	感觉测试正常。在3Hz左右的重复刺激下,CAMP振幅减少10%或更多(可接受2~5Hz范围浮动)。在对受影响的肌肉进行短暂的运动后,降低应该更明显
吉兰–巴雷综合征	上下肢运动和感觉性周围神经受累的综合征。早期运动症状通常比感觉症状严重。腓肠神经感觉测试通常是正常的,尽管其他地方有问题("腓肠肌保留"),这在其他多发性神经病中是罕见的。通常表现为远端发作,近端进展。主要症状是髓鞘损伤(由于时间离散导致潜伏期延长、幅度降低),没有轴突损伤,但是髓鞘损伤可能导致轴突丢失(EMG+失神经电位)

年,法国神经学家Jean-Martin Charcot首次对其进行了描述,但由于深受爱戴的棒球运动员Lou Gehrig在1939年被确诊患有此病,因此在美国,这种疾病常与他的名字联系在一起。每年新增病例数一般为每10万人口2例,发病率随着年龄的增长而增加直至80岁,超过80岁的新增病例迅速下降[18]。据估计,在美国境内,每100万人口中患有ALS的人数在5~7人,相当于在任何时候都会有15万~21万美国人患有肌萎缩性侧索硬化(来源于美国人口普查局2014年的人口数据)[18]。在美国,非西班牙裔白种人患ALS的可能性是非裔美国人和西班牙裔人口的两倍[19]。

已知的ALS危险因素包括年龄、性别、家族史、致病突变(遗传型ALS)和居住在已报告ALS患者聚居的地理区域。ALS主要影响年龄在40~70岁之间的成年人(平均年龄为57岁),男性发病率高于女性(1.56:1.00)[18,20]。尽管大多数ALS患者没有该病的家族史

(散发性ALS,SALS),但仍有5%~10%的病例与遗传有关,被认为是家族性(FALS)病例。太平洋的关岛(美国)和日本的纪伊半岛是世界上的两个ALS高发地区,在这2个地区观察到ALS合并帕金森综合征(PDC)的发病率增加。此外,在海湾战争期间部署到俄海湾地区的军事人员中,患ALS的风险增加了近两倍[21]。

一些研究报道了生活方式因素与ALS之间的联系,包括:①吸烟和饮酒;②身体质量指数在正常到低体重之间;③剧烈的体力活动史,如重体力劳动、极端运动;④物理创伤,如骨折、与昏迷或烧伤相关的电击或手术;⑤饮食因素,如摄入大量的谷氨酸(即蛋白质)、饱和脂肪或纤维、抗氧化物质摄入过少。类似地,环境因素也与ALS有关,包括:①暴露于农业化学品(即肥料和农药)中的神经毒素;②金属(即铅、汞、铝);③有机溶剂(即清洁溶剂、脱脂剂、醇类、酮类、含铅汽

油烟雾);④重复电击。然而,目前的证据不足以确定这些因素对ALS风险的影响[18,22,23]。

病理生理学

ALS的命名有其病理生理学意义。术语"肌萎缩"是指肌肉纤维的萎缩,当其对应的脑干和脊髓腹角(即下运动神经元)退化时,肌肉纤维也失去了神经支配(图15-2)。脊髓侧索硬化是指脊髓腹柱和侧柱的硬化,因为这些区域的皮质脊髓神经元(即上运动神经元)退化并被纤维状星形胶质细胞(胶质增生)取代。

大多数ALS的病因尚不清楚。ALS的神经退行性病变过程被认为是多种机制共同作用的结果,这些机制单独或联合作用可导致神经元退行性病变、神经元死亡,最终导致ALS。这些机制包括基因突变、谷氨酸兴奋毒性、线粒体功能障碍、神经丝聚集、神经营养因子缺陷、核糖核酸(RNA)代谢紊乱、自身免疫反应和程序性细胞死亡(细胞凋亡)[24,25]。超氧化物歧化酶1(SOD1)突变是FALS最常见的原因,而SOD1是21号染色体上的基因,编码铜锌超氧化物歧化酶(CuZn-SOD)[25,26]正常的CuZnSOD酶可消除神经元中的有害自由基[24]。突变型SOD1酶的有害作用被认为是由一种或多种毒性功能的增益介导的,而不是正常功能的丧失[25]。散发性肌萎缩性侧索硬化(SALS)与多种基因突变有关,包括SOD1突变,该突变可导致疾病易感性、疾病发病年龄、严重程度发生改变[24,25]。兴奋性神经递质谷氨酸水平升高,这可能是发生SALS的个体致病原因[25]。据观察利鲁唑是ALS唯一有效的治疗方法,而利鲁唑是一种抑制谷氨酸释放的药物,这支持了兴奋毒性理论。已经在SALS患者的骨骼肌、脊髓、额叶皮质中发现了线粒体形态异常和(或)线粒体功能障碍的证据[24]。细胞体和运动神经元近端轴突中神经丝的异常聚集是最常见的一种ALS的病理结果。神经丝聚集被认为破坏了蛋白质和细胞器从细胞体到轴突终末的轴突运输,而轴突终末对神经元的功能和存活至关重要。研究表明生长因子,即血管内皮生长因子(VEGF)、睫状神经营养因子(CNTF)、胰岛素生长因子-1、胶质细胞源性神经营养因子(GBNF)和脑源性神经营养因子(BDNF)的缺陷可能与ALS的发病机制有关[25,27]。RNA加工蛋白Tar-焦油DNA结合蛋白-43(TDP-43)基因突变也与ALS有关[7,8]。也有证据表明激

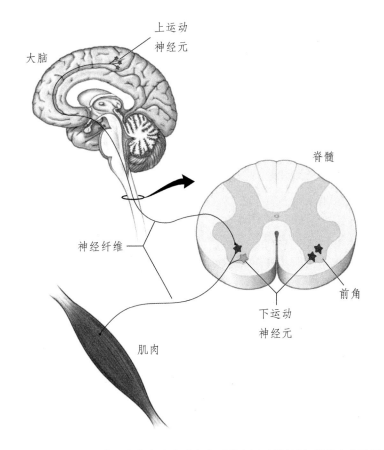

图15-2 ALS的病理生理学。ALS影响了来自大脑皮质和脑干的上运动神经元,以及来自脑干和脊髓的下运动神经元。

活的星形胶质细胞和小胶质细胞引起运动神经元的炎症损伤，提示 ALS 可能有自身免疫的基础[24,25]。在 ALS 患者中，运动神经元通过一种程序性细胞死亡机制死亡，类似于细胞凋亡，这似乎是由胱天蛋白酶途径的激活引起的，胱天蛋白酶途径分解了必需的细胞蛋白[24,25]。

据推测，ALS 运动神经元的选择性损伤是由于：①其大而长的轴突长度需要较高的线粒体活性和神经丝含量来维持能量和结构的完整性；②其内部高含量的 SOD1 蛋白[28]。此外，运动神经元似乎对谷氨酸兴奋性毒性特别敏感[28]。大的有髓运动神经元比小的运动神经元损失更大，并且在疾病的早期比晚期进展更快。神经病理学和电生理学证据表明，神经退行性变开始于远端轴突，并以"回退性死亡"的方式向细胞体发展；值得注意的是，皮质和脊髓运动神经元彼此独立地发生退行性病变[29,30]。在活检中，运动神经元退化可以观察到伴有萎缩的轴突脊髓和皮质脊髓束内的腹根。在晚期病例中，额叶（即初级运动和运动前皮质）和颞叶也可能出现萎缩。随着外围的轴突退化，周围区域存活的轴突侧支将萌动并重新支配失去神经支配的肌纤维，从而补偿运动单位的损失。然而，一旦运动单位损失超过约 50%，神经再支配就无法补偿退化，否则会导致退化和运动障碍。当大多数病人报告虚弱时，他们已经失去了 50% 的运动神经元。

临床表现与进展

ALS 的典型表现是缓慢渐进、不对称的肌无力和肌肉萎缩，提示 LMN 受累及 UMN 反射亢进的迹象。在 70%~80% 的患者中，症状开始于四肢（即肢体发作性 ALS），而 20%~30% 的患者会出现延髓症状（即延髓发作性 ALS）（表 15-3）。远端肢体肌肉（即手和脚）往往比近端肌肉更快受到影响。与 Posner 先生的情况一样，早期腿部受累的患者经常主诉在行走或跑步时步履蹒跚或笨拙；而手臂受累的患者则可能主诉东西掉落，很难捡起小物件或扣子衬衫。延髓发作性 ALS 多发于中年女性，最初的症状包括难以咀嚼、吞咽和说话。舌肌震颤（舌头可见的肌肉抽搐）、萎缩及下颌反射增强是延髓发作性 ALS 的常见症状。尽管症状表现多样，但大多数患者的病程相似，肌无力逐渐扩散到其他区域，最终导致脊髓肌肉和由脑神经支配的肌肉完全瘫痪。

ALS 的不典型临床特征包括感觉功能障碍、肠和膀胱功能障碍、自主神经功能障碍、眼球运动异常、运动障碍和认知功能障碍。感觉通路障碍在大部分 ALS 患者中是不存在的，尽管有研究报道某些个体存在感觉缺陷[31,32]。有些 ALS 患者可能会反应存在感觉异常、模糊的局灶性疼痛、不明确的感觉症状。控制肛门、外尿道括约肌和盆底肌肉的脊髓（S2）第二骶骨水平的运动神经元通常也不受影响。然而，有些人确实有尿急、梗阻性排尿或两者兼有的症状，提示 ALS 患者对交感神经、副交感神经和体细胞的核上控制可能是异常的。控制眼外肌的动眼神经、滑车神经和外展神经功能也通常保留，直到发展至疾病晚期。长期保持机械通气的患者可能会患上眼肌麻痹、完全性眼麻痹并由于这些神经退化而无法紧闭眼睛。

对 ALS 自然史的纵向研究表明，其症状往往以连续的方式进展，这意味着它们往往是从一个病灶区域扩散到解剖上相邻的区域[31]。例如，症状也许从一只手臂开始，快速扩散到另一只手臂，然后依次扩散到同侧腿、对侧腿和脑干。因此，最初单侧手臂或腿部受累的患者通常在出现延髓症状之前出现脊髓水平的症状。

ALS 的诊断和变异型

由于缺乏明确的诊断测试或生物标志物，ALS 的诊断是通过渐进性虚弱病程的临床表现来进行的，UMN 和 LMN 都出现在我们解剖定义的身体区域：脑干（延髓）、颈部、胸部和腰骶部。鉴别诊断包括排除其

表 15-3	肌萎缩性侧索硬化的运动神经元病理及相关症状	
运动神经元类型	受影响的神经元	相关症状和体征
上运动神经元（UMN）	大脑皮质、皮质脊髓束和皮质核束中的锥体 Betz 运动神经元	精细动作或协调运动能力丧失，肌肉麻痹，痉挛，霍夫曼和巴宾斯基反射，反射亢进，痉挛性构音障碍
脑干运动神经元（延髓麻痹或球麻痹）	脑神经核：三叉神经、面神经、舌咽神经、迷走神经和舌下神经	咀嚼困难，吞咽困难；迟缓性构音障碍
下运动神经元（LMN）	脊髓腹角细胞	肌肉麻痹和萎缩，肌束震颤，迟缓型肌张力低下，反射低下，呼吸问题

他肌肉骨骼、神经或系统疾病。EI分类世界神经病学联合会的ALS诊断标准(可疑的、可能的、确定的)已被广泛接受,用于临床实践、临床试验和研究(表15-4)[34]。

电生理检查、肌肉活检和神经影像学检查可用于支持ALS的诊断,并且可以排除其他诊断。ALS的周围感觉和运动神经元的NCS通常正常或接近正常。肌电图检查通常显示活动性失神经(即纤颤、束颤电位、正尖峰波)和慢性失神经(即运动单位电位大或不稳定、运动单位募集减少)的迹象(见肌电图部分)。ALS的肌肉活检证实了EMG的发现,显示出失神经(即肌肉纤维萎缩)和神经再支配(即纤维类型分组)的

迹象(图15-3)。通过常规磁共振成像(MRI)、经颅磁刺激(TMS)、质子磁共振波谱(^{1}H-MRS)、功能性磁共振成像(fMRI)和弥散张量磁共振成像,发现ALS患者在运动期间皮质脊髓束变性和皮质激活改变[35]。目前正在研究神经影像学技术诊断ALS的敏感性和特异性。

SALS有几种变体(原发性侧索硬化、进行性脊髓性肌萎缩、进行性延髓麻痹和假性延髓麻痹),这些变体可能随着时间的推移而演变为典型的ALS(表15-5)。原发性侧索硬化(PLS)是一种由皮质脊髓损伤引起的缓慢进行性疾病,有时皮质延髓束损伤也会导致单纯的UMN症状。进行性肌萎缩症(PMA)是一种完

表15-4	ALS诊断的EI分类标准[34]	
ALS诊断类别	**诊断标准**
明确的ALS	脑干和2个脊髓区或3个脊髓区出现LMN和UMN征象
明确的家族性ALS	身体局部区域出现LMN和UMN征象及实验室鉴定支持的ALS相关基因突变鉴定
可能的ALS	至少有2个区域有LMN和UMN征象,其中有些UMN迹象位于LMN征象的头端
可能的ALS(实验室支持)	只有1个肢体区域有LMN和UMN征象,或只有1个肢体区域有UMN征象,加上2个或多个肢体2个或多个肌肉急性失神经的EMG征象
可疑的ALS	只有1个部位有LMN和UMN征象,2个或2个以上部位有UMN征象,或LMN迹象为头端至UMN征象,加上可能的ALS诊断(实验室支持)无法证实

ALS,肌萎缩性侧索硬化;LMN,下运动神经元;UMN,上运动神经元。

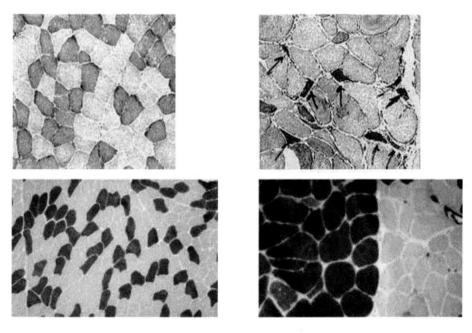

图15-3　ALS中的肌肉活检结果。左上:正常的多角形肌纤维。右上:患有ALS,萎缩成角的肌肉纤维(箭头末端)。左下:正常肌肉包含一个Ⅰ型(奶油色)和Ⅱ型(棕色)肌纤维类型的随机棋盘状交指。右下:ALS中的纤维分组,左侧显示一个仅由Ⅱ型肌纤维组成的区域,呈紫色;右侧是一个Ⅰ型肌纤维区,呈粉红色。

表15-5	散发性肌萎缩性侧索硬化的变异	
类型	UMN症状与体征	LMN症状与体征
肌萎缩性侧索硬化(ALS)	是,脑干和脊髓区	是,脑干和脊髓区
原发性侧索硬化(PLS)	是,脑干和脊髓区	否
进行性脊髓性肌萎缩症(PMA)	否	是,脊髓区
进行性球麻痹	否	是,脑干区
假性球麻痹	是,脑干区	否

UMN,上运动神经元;LMN,下运动神经元;脑干区是指延髓(口、面、喉)肌肉受累;脊髓区是指呼吸、臂、腿、躯干肌肉受累。

全的 LMN 疾病,最初影响肢体肌肉,后来才影响延髓和呼吸肌肉。进行性延髓麻痹(PBP)是由颅骨运动神经元Ⅸ、Ⅹ和Ⅻ的退化导致的延髓症状;在老年女性中更为常见。假性延髓麻痹(又名痉挛性延髓麻痹)是由皮质延髓束变性引起的,其特征是痉挛性构音障碍、吞咽困难、发音困难、舌头和面部肌肉的自主运动受损及情绪不稳定。PLS 和 PMA 患者的生存期通常比典型的 ALS 患者长,而延髓变异患者的预后通常较差。

除了典型的 ALS,还存在具有其他特征的 ALS 变体,称为 ALS-Plus 综合征。现在的研究已经认识到,一部分 ALS 患者有认知和行为改变,一些患者会发展为额颞叶痴呆(ALS-FTD)或帕金森综合征痴呆(PDC)[35-37]。额叶和颞叶的神经元丢失,颅和脊髓运动神经元的变性,以及皮质脊髓束和皮质延髓束的相对保留是 ALS-FTD 的特征。因此,ALS-FTD 患者表现出额叶和颞叶功能障碍的症状和体征,以及 LMN 症状(即虚弱、肌肉萎缩和肌束震颤)。患有 ALS-PDC 的个体表现出与黑质神经元变性有关的帕金森病的额外症状(即运动迟缓、强直、震颤)。此外,约1/3的 ALS 患者表现出轻度的认知障碍(ALSci)和(或)行为障碍。(ALSbi)[38]。ALSci 的特点是语言(字母)流利性的早期缺陷和轻度执行障碍综合征,而 ALSbi 具有某些标准或 FTD 的特征,特别是情感淡漠[39-41]。ALS-FTD 患者的临床病程通常更快,最有可能的原因是他们通常有延髓受累,但由于缺乏理解或冷漠,他们可能会不遵守治疗建议。在 ALS-FTD 患者和 ALS 患者的神经内含物中都发现了突变的 TDP-43 蛋白,这表明这些变异可能有共同的机制[42]。

预后判断

ALS 是一种稳定进展的疾病,通常没有缓解期;稳定的停滞期是十分罕见的。每个病人的进展速度通常是一致的,但在病程从几个月到20年不等的个体之间差异很大。

从确诊之日起平均3~5年死亡,主要原因是呼吸系统疾病[18]。其他常见的死亡原因是吸入性肺炎和营养不良。一些因素与 ALS 患者预后较好有关(表15-6)[43-45]。

医疗管理

ALS 患者的临床治疗是复杂的,需要综合的多学科治疗方法。符合肌萎缩性侧索硬化协会(ALSA)和肌营养不良症协会(MDA)制定的严格标准的专业中心或诊所是对 ALS 患者最有利的医疗保健环境的管理。对多学科门诊和普通神经病学门诊的患者队列的比对究表明,ALS 临床队列的中位生存期比普通神经病学队列的患者长7.5个月或10.2个月,延髓病患者的预后延长了9.6个月[46,47]。这些发现表明更积极主动的治疗可以提高生存率,包括增加使用无创通气、注意营养、早期转诊姑息治疗。

虽然目前还没有治愈 ALS 的方法,但许多用于降低死亡率和症状的药物临床试验仍在进行中。目前,Riluzole®是食品和药物管理局批准的唯一治疗 ALS 的

表15-6	ALS 的预后因素
积极的预后因素	不良的预后因素
• 发病年龄较轻(<40岁)	• 认知异常与痴呆
• 肢体比延髓先发病	• 进行性延髓麻痹或假性延髓麻痹
• 发病和诊断之间的间隔更长	
• 诊断时病情不太严重	• 发病开始时出现呼吸症状
• 诊断时主要出现 UMN 迹象	• 营养不良
• 参加多学科 ALS 诊疗	
• 更好的心理健康	
• 使用利鲁唑(2~3个月)	
• 使用呼吸机辅助	
• 原发性侧索硬化(PLS)或进行性肌萎缩(PMA)	

药物。这种药物是一种谷氨酸抑制剂,可适度延缓疾病进展,延长生存期约2~4个月[48]。

该药物通常耐受性良好,但副作用包括疲劳、虚弱、恶心、呕吐、头晕和肝毒性(需要停药)。除利鲁唑之外,还有许多药物和干预措施用于治疗症状(表15-7)[49,50]。ALS患者症状治疗的建议和指南由美国神经病学学会[51,52]和欧洲神经病学会联合会出版[53]。

呼吸障碍的处理

控制上呼吸道的延髓肌,以及脊髓吸气和呼气肌的虚弱均会导致呼吸障碍,从而增加患者呼吸道感染的风险。每年接种肺炎球菌和流感疫苗可以预防感染[18],避免吸入,有效管理口腔和肺部分泌物对预防感染也十分重要。ALS患者使用补充氧气应非常谨慎,

表15-7　肌萎缩性侧索硬化的对症治疗

症状	医疗管理	其他治疗
流涎(唾液过多)	阿米替林(依拉维);东莨菪碱贴剂(东莨菪碱);阿托品;注射到腮腺和唾液腺中的肉毒毒素;唾液腺放射	家用吸尘器;黑葡萄汁;无糖柑橘类含片;雾化或蒸汽吸入
唾液黏稠和支气管分泌物过多	黏溶性药物(N-乙酰半胱氨酸);β-受体阻滞剂(心得安)、美托洛尔;抗胆碱能支气管扩张剂(异丙托品,茶碱)	人工辅助咳嗽技术;家用吸尘器;机械吸痰机;再水化(果冻或冰块);菠萝或木瓜汁;减少乳制品、酒精和咖啡因的摄入
吞咽困难	如果体重下降超过10%,应考虑肠内营养;经皮胃镜检查(PEG)最好在FVC低于预测值50%之前进行;对于FVC<50%的个体,应采用放射插入式胃造瘘术(RIG);作为临时措施或拒绝PEG的患者,应采用鼻饲管喂养和静脉水合	推荐营养师或注册营养师进行饮食咨询和管理,转诊SLP进行吞咽评估;推荐PT或OT以确定正确的坐姿和合适的餐具;饮食和吞咽策略,如吃少量食物、改变食物的质地和稠度(混合食物,在饮料中添加增稠剂);在饮料中添加增稠剂;每次吞咽后进行"下巴收褶"动作或进行清咳
呼吸障碍	如果FVC<预测值50%或有呼吸症状使用无创正压通气(NIPPV)即(BiPAP)。如果NIPPV不耐受或NIPPV不能补偿呼吸损伤,则需要进行气管切开通气;如果拒绝通气,则使用吗啡缓解呼吸窘迫	PT提供:患者和护理人员的教育、呼吸训练、优化呼吸方式体位、气道通畅技术;及时治疗肺炎和肺部感染,预防接种,避免与感冒患者接触;预防和治疗深静脉血栓以避免肺栓塞
构音障碍		求助于SLP;说话技巧(着重发音或降低说话速度),"低级"到"高技术"的交流设备;推荐口腔修复师进行腭部提升
肌肉痛性痉挛(抽筋)	左乙拉西坦(开浦兰)	伸展运动;按摩;热水池水疗;适当的饮食和补水
痉挛	巴氯芬(力奥来素);盐酸替扎尼定(组胺H₂受体阻滞药);鞘内注射巴氯芬治疗顽固性痉挛;A型肉毒杆菌毒素	提供PT或OT:被动ROM、伸展运动、姿势和体位控制技术、夹板固定
肌肉抽搐	劳拉西泮(阿维安)	避免摄入钙和尼古丁
抑郁和焦虑	抑郁症药物:阿米替林(埃拉维尔)、SSRI、米氮平(晚期);焦虑药物:安非他酮(韦布丁)、苯二氮䓬类药物(地西泮)	增加体力活动;心理支持;转介给心理健康专家进行咨询
疼痛	简单镇痛药;非甾体抗炎药;用于治疗难治性疼痛的麻醉药	提供PT:ROM、关节活动、拉伸练习、减压技术(衬垫、坐垫、气垫)和定位,关节支撑用矫形器
尿急	氯氧丁酸;酒石酸托特罗定	盆底(Kegel)运动;定时排尿;生物反馈
便秘	乳果糖;番泻叶	增加活动;水合作用;增加纤维摄入
假性球麻痹效应	阿米替林(埃拉维尔);氟伏沙明(卢沃克斯);右美沙芬和奎尼丁	教育患者和家属关于情绪不稳定的现象,告知这是ALS的一部分,而不是仅仅患者个人的不正常
失眠	阿米替林(埃拉维尔);米氮平(瑞美隆);唑吡坦(安必恩)	PT提供减压技术和定位;辅助通气(BiPAP)
疲劳	莫达非尼(普罗维吉尔)	提供PT或OT:有氧运动项目(早期至中期)、节省能量技术教育(经常休息、长距离需使用轮椅、乘电梯代替楼梯、适应性设备的使用等)

Botox,肉毒杆菌素;BiPAP,双水平气道正压通气;FVC,用力肺活量;SNP,嗅鼻压;CR,控制释放;ROM,运动范围;SLP,语言病理学家;SSRI,选择性5-羟色胺再摄取抑制剂;PT,物理疗法;OT,作业疗法。

因为它会抑制呼吸动力，从而导致高碳酸血症恶化和呼吸停止。仅推荐有或伴有肺部疾病的患者，或拒绝通气支持的患者，作为安慰措施。

当用力肺活量（FVC）降至正常预测值的50%时，建议采用正压无创通气（NIPPV）[51]。NIPPV不需要放置气管导管，可以通过口、鼻或口鼻输送。双水平气道正压（BiPAP）是一种气道正压系统，在吸气和呼气过程中提供不同的压力，并被许多ALS患者所耐受。大多数ALS患者开始在夜间睡觉时使用BiPAP。随着ALS的进展，辅助通气的小时数将会增加，可能会增加到每天24小时。据几项研究报道，与未使用NIPPV的患者相比，使用NIPPV的患者从开始无创通气到生存时间延长，范围从7~15个月不等，并且可以提高呼吸功能受损或中度延髓功能受损的患者的生活质量[54-56]。最终，无创通气将是无效的，必须做出决定，要么通过外科干预进行有创通气（IV）和气管切开术，要么进行临终关怀。由于IV的情绪化、社会和经济负担，患者和家属必须了解这种干预的成本和效益。IV后2年生存率为69%，5年生存率为33%[57]。

支气管黏液阻塞是ALS患者急性呼吸衰竭的主要诱因，咳嗽功能减弱，加重了支气管黏液阻塞[58]。人工辅助咳嗽技术和机械通气（MI-E）装置的使用可以促进呼吸和口腔分泌物的清除[51,58]。MI-E设备通常设置为在+40cmH$_2$O的条件下进行初始肺膨胀，然后在-40cmH$_2$O的条件下进行负排气循环（针对每个患者进行调整）。达到正常范围内的最大呼气"咳嗽"流量，从而清除分泌物[59]。

ALS物理治疗评估

由于ALS受影响区域的不同种类和多种特征，治疗师必须对每位患者进行仔细且全面的检查，以确定其主要、次要和复合损伤的程度，并确定这些损伤与活动限制和参与限制的关系。为了确定疾病的进展程度和速度，并确保及时实施治疗干预措施［如在患者的FVC小于肺活量（VC）预测值的50%之前放置PEG］，必须定期进行复查，并采用标准的结果测量。复查的范围和时间可能取决于治疗师是ALS多学科团队的一部分，还是独立的临床治疗师，以及患者疾病的严重程度。作为团队成员工作的治疗师可能在评估总体运动功能和日常生活能力方面发挥的作用更为有限，而临床治疗师可能需要进行更全面的评估，包括检查延髓、检查呼吸功能、独立生活可能的环境障碍和照顾者的要求。

在患者第一次就诊之前或第一次就诊时，应要求患者或护理人员保存几天的活动日志，记录患者在15分钟时间间隔内的活动，活动的位置（即躺下、坐着、站立、移动），自我报告的疲劳水平（无疲劳=0，极度疲劳=10），以及疼痛的位置和程度（0~10）。治疗师应查看患者的病历和活动日志，以获取自诊断以来的时间、迄今症状的进展、可能影响患者治疗过程的其他健康状况，以及患者当前的活动和他（她）对这些活动的耐受性。主观病史应包括患者生活方式、日常生活能力、就业、爱好或兴趣、主诉、患者和家庭成员对ALS的理解、可能的进展和预后、患者对物理治疗的直接关注和目标等相关的问题。应进行标准系统检查和神经系统检查，包括休息时的生命体征、沟通状态和听从命令的能力、皮肤和感觉完整性、肌肉力量、关节活动范围和姿势标准（见第9章）。以下测试和措施可用于评估患有ALS的个体（表15-8）。治疗师应参考世界神经病学联合会关于ALS临床试验中定量结果测量的使用和执行的指南，以更详细地描述临床试验中使用的标准测试和措施[60]。因为与疾病的进展性质相比，物理治疗干预可能比测试损伤和活动水平的措施更为积极，所以参与测试和措施显得尤为重要。

结构和功能损伤评估

治疗师的身体结构或功能障碍检查可能包括以下测试和测量。

认知。包括语言测试在内的几种快速认知筛查工具已被开发出来，用于识别患有认知缺陷的ALS患者[61-63]。言语（字母）流利性障碍是ALS人群认知功能障碍的一个敏感指标[39]。如果认知检查不正常，建议转诊进行神经心理学评估。

心理社会功能。抑郁和焦虑在ALS患者及其照顾者中很常见[64]。重度抑郁是比较罕见的（约为10%），但有44%~75%的ALS患者报道有抑郁症状[65]。一些研究表明，更严重的功能障碍和更深的焦虑程度之间存在关联[66]，但其他研究没有发现相关性[67]。一般抑郁和焦虑的评估已经在临床试验中对ALS患者使用包括贝克抑郁量表（BDI）[68]、流行病学研究中心-抑郁量表（CES-D）[69]、医院焦虑抑郁量表（HADS）[70]、斯皮尔伯格状态-特质焦虑量表（STAI）[71]、汉密尔顿抑郁量表（HDRS）[72]、汉密尔顿焦虑量表（HARS）[73]。ALS抑郁量表12（ADI-12）是一种ALS特异性或抑郁症筛选工具，它排除了依赖于完整运动系统的活动的陈述[74]。

表15-8　肌萎缩性侧索硬化的损害、活动和参与水平评定

结构和功能评定	活动受限评定	社会参与受限评定
• 认知筛查(语言能力) • 心理筛查(ADI-12、BDI、CES-D、HADS、STAI、HDRS、HARS) • 疼痛(10点评定量表、VAS) • 关节活动范围(肌肉长度与关节限制) • 肌肉力量(MMT、应变仪张力计) • 手和上肢功能(普渡钉板) • 反射(DTR、巴宾斯基反射、霍夫曼反射) • 声调(改良 Ashworth 肌张力量表) • 脑神经筛查 • 呼吸评定(VC、FVC、MIP、有氧能力和耐力测试) • 疲劳(FSS、MFI)	• ALS 功能评级量表, ALSFRS-R • 其他功能指标(AALS、ALSSS、Norris 量表) • 一般健康(Schwab 和 England 量表) • 平衡(POMA、TUG、BBS、FRT) • 步态(定时行走测试) • 功能状态(FIM)	• ALSAQ-40(ALSAQ-5) • ALSSQOL • 与健康有关的生活质量(SF-36 量表、SEIQoL-DW、SIP)

AALS,阿佩尔肌萎缩性侧索硬化量表;ADI-12,肌萎缩性侧索硬化抑郁调查量表;ALSAQ-40,肌萎缩性侧索硬化评定问卷40;ALS-FRS(-R),ALS 功能评级量表(-Reved);ALSSQOL,ALS-speciic QOL 仪器;ALSSS,ALS 严重程度量表;BBS,Berg 平衡量表;BDI,贝克抑郁量表;CES-D,流行病学研究中心-抑郁量表;DTR,深腱反射;FIM,功能独立性评定;FRT,功能性前伸检查;FSS,疲劳严重程度量表;FVC,最大肺活量;HADS,医院焦虑抑郁量表;HARS,汉密尔顿焦虑量表;HDRS,汉密尔顿抑郁量表;MFI,多维疲劳量表;MIP,最大吸气压力;MMT,徒手肌力测试;POMA,性能流动性评定;SEIQoL-DW,个人生活质量评估时间表-直接加权;SIP,疾病影响因素调查;STAI,状态-特质焦虑量表;TUG,计时起走测验;VAS,视觉模拟量表;VC,肺活量。

患有 ALS 的患者,如果在抑郁和焦虑测试中呈阳性,应该去看心理医生或精神病学家进行进一步评估。

疼痛。ALS 患者可能会出现与上运动神经元病理相关的痉挛和肌肉痉挛。据报道,多达75%的患者会出现疼痛,尤其是在晚期[65]。肌肉骨骼疼痛随着肌无力和肌肉张力异常的增加而发展,从而导致不动、挛缩和关节僵硬,和(或)完整性的丧失。有些患者可能进展为肩痛性粘连性囊炎即肩痛性囊炎(例如"冻结肩")。疼痛应该通过数值评定量表(0=无疼痛到10=可以想象的最严重的疼痛)或视觉模拟评分法(VAS)进行主观和客观地评估。仔细检查疼痛的根本原因是需要确定其是否是 ALS 的主要障碍(如肌肉扭伤、韧带拉伤、跌倒造成的外伤)或如果它起源于二次损伤(如活动度下降、肩关节囊粘连)或复合的障碍(如继发于痉挛或虚弱的联合失调)。

肌肉能力。肌无力是 ALS 的主要缺陷,导致功能性活动表现困难[75]。Jette 等发现行走能力的下降是由下肢肌肉力量的微小变化引起的。①当 ALS 患者下肢肌肉最大等轴力(PMF)预测值的平均百分比(%PMF)下降到54%以下时,他们将由能在社区独立步行转变为辅助行走;②当强度下降到37%PMF时,患者只能在室内移动;③当力量下降到约为19%PMF时,患者不再能够行走。最大自主等距收缩(MVIC)的评估,使用应变张力计系统,被认为是最直接的技术,以调查运动单位的损失,并已广泛用于临床试验[60,76]。该方法的优点是数据可靠性高,灵敏度高,能准确测量肌肉的强弱,相对安全,不会使大多数患者产生疲劳感。缺点是 MVIC 测试需要专门的设备和广泛的培训才能使用。替代的测试方法是徒手肌力测试(MMT)或电子手持测力计测试。一项研究比较了 ALS 患者的 MMT 和 MVIC 评分的测试可靠性,结果发现,由受过统一训练的物理治疗师进行的测试具有相同的重现性[77]。

上肢运动功能障碍。手和上肢功能已被测量,在临床试验中使用普渡钉板试验[78]。该测试对随时间变化的情况很敏感,并且会发布正常值[79,80]。运动模式和随意姿势的起始、修正和控制可以通过观察来评估。

反射完整性。对深腱反射、病理反射(如巴宾斯基和霍夫曼体征)、肌张力使用改良的阿什沃思量表鉴别 UMN 与 LMN 的关系[81]。

脑神经完整性。吞咽困难(吞咽液体、食物或唾液的困难)和构音障碍(言语产生障碍)是 ALS 患者最痛苦和最成问题的症状,对生活质量有负面影响。ALS 患者的嘴唇、舌头、上腭和咀嚼肌逐渐衰弱,吞咽困难会导致窒息、流口水,并增加误吸的风险。口腔器官内的肌肉(嘴唇、舌头、喉头和软腭)和呼吸肌无力会导致言语障碍,主要表现为高鼻音、慢速、抑扬顿挫和音量降低。延髓功能的评估包括第Ⅲ、Ⅳ、Ⅴ、Ⅵ、Ⅶ、Ⅸ、Ⅹ和Ⅻ脑神经的测试。通过访谈和观察，可以评估口腔运动功能、发音和言语产生，建议咨询营养学家和语言病理学家。

呼吸系统评估。呼吸道疾病是ALS患者死亡的主要原因，因此应密切监测其呼吸状态和功能。肺功能评估包括：①患者的呼吸症状报告；②检查患者的呼吸频率、节奏、深度和胸廓扩张；③听诊呼吸音；④咳嗽有效性测试；⑤使用手持肺活量计的VC或FVC。夜间氧饱和度监测和最大吸气压力（MIP）比静坐呼吸衰竭更有效地检测早期呼吸衰竭[51]。仰卧位比坐位更能预测膈肌无力[51]。仰卧时呼吸比较困难，因为重力不能帮助降低隔膜。嗅探鼻压（SNP，一种短而尖锐的自主吸气动作）可能在检测高碳酸血症方面有效，而峰值咳嗽呼气流量（PCEF）是一种广泛使用的咳嗽有效性测量方法[51]。有氧能力和耐力可在ALS的早期阶段进行评估，使用标准化的运动测试方案来评估和监测有氧调节的反应，并应在功能活动期间进行评估。FVC或SNP的基线测量是生存的早期预测指标[82-84]。

疲劳。疲劳是ALS的常见症状，有时可由周围和中心机制引起[85,86]。针对ALS的措施并不存在；研究中使用了疲劳严重程度量表（FSS）[87]和多维疲劳量表（MFI）[88]。

皮肤系统评估。ALS患者的皮肤完整性通常不会受到损害，即使是在晚期，因为感觉通常会持续。应定期检查身体与辅助、适应、矫正、保护和支持装置，检查移动装置和睡眠表面之间接触点的皮肤，特别是当病人无法步行时。还应评估由虚弱肢体缺乏肌肉泵动作用而导致的远端肢体肿胀。

活动水平评定

治疗师的活动测试限制可能包括以下测试和测量。

平衡。虽然肌无力可能会影响动态平衡，如在步态中，ALS患者在静态站立时的姿势摇摆与对照组患者没有什么不同，尽管他们会出现明显的虚弱和痉挛，可能是由于感觉完整[89]。不存在ALS特异性平衡测试或测量；平衡测试已被用于其他神经肌肉患者群体，包括性能流动性评定（POMA）[90]，计时起走测验（TUG）[91]，Berg平衡量表（BBS）[92]和功能性前伸检查（FRT）[93]。在ALS患者中发现较低的Tinetti平衡测试总分（表明平衡受损）与下肢肌无力和活动受限有中度

到强烈的相关性[94]。一项研究表明，在ALS的早期或中期阶段，平衡是一种可靠的测量方法[95]。另一项研究发现，用力时间在6个月内呈线性增加，与MMT评分和功能测量呈负相关，并预测31名ALS患者的跌倒时间为14秒[96]。

步态评估。步态稳定性、效率、安全性和耐力，无论是否使用矫形器和辅助设备，都应定期评估。限时15英尺步行测试已在临床试验中用于评估步态。

功能状态。应评估功能性移动技能、安全性和能量消耗。功能独立测量（FIM™）已在临床试验中用于记录功能状态[97]。作业治疗师也可以评估基本的和工具性的ADL和对适应性设备的需求。

姿势、身体力学和人体工程学：在自我照顾、家庭管理、工作、社区或休闲活动期间，应评估静态和动态姿势的调整和位置，以及人体工程学和身体力学。当患者需要物理帮助时，护理人员也应该在这些方面进行评估。

疾病特异性测量。ALS功能评定量表（ALS-FRS）[98]和修订版包括附加的呼吸系统项目（ALSFRS-R）[99]用于测量ALS患者的功能状态和变化。这种仪器可以在网上买到[100]。要求个人对她（他）的功能或10~12个项目进行评分，范围从4（正常功能）到0（无法尝试任务）。无论是个人自测、诊所测量还是通过电话采访，这两种量表已被发现是有效和可靠的，可以测量肌肉力量丧失导致的功能下降，并预测9个月的存活率[101]。衡量疾病严重程度的其他量表包括：阿佩尔肌萎缩性侧索硬化量表（AALS）[102]、ALS严重程度量表（ALSSS）[103]和Norris量表[104]。

日常生活活动。临床试验中使用Schwab和England量表评估ALS患者的ADL功能[105]。这是一项包括11点的全球功能测量，要求评估者报道ADL功能从100%（正常）到0%（仅为植物人功能）。ALS（ALS CNTF）研究小组发现，该量表具有良好的重测信度，与功能的定性和定量变化有良好的相关性，对随时间变化的指标很敏感[106]。

参与水平评定

治疗师参与以下测试和测量。

环境障碍。环境评估应关注患者的家庭、患者的工作环境、人体工程学、节能，以及当前和未来功能水平的安全性。

生活质量（QOL）。已在ALS患者中评估的与健康

相关的一般生活质量指标包括SF-36[107]、个人生活质量评估时间表-直接加权(SEIQoL-DW)[108]和疾病影响因素调查(SIP)[109]。ALS特异性生活质量测量包括肌萎性缩侧索硬化评定问卷40(ALSAQ-40)[110,111]和ALS特异性生活质量测量工具(ALSSQOL)[112]。ALSAQ-40包含40个项目,评估五个不同的健康领域:流动性(10个项目)、ADL(10个项目)、饮食(3个项目)、沟通(7个项目)和情绪功能(10个项目)。患者根据过去2周的情况,在李克特(Likert)量表上回答每一个问题,总分为5分,范围从0分(最佳健康状况)到100分(最差健康状况)。在5个领域中每个对患者有意义的效度、信度和随时间的变化量已被报道[110,111]。ALSAQ-40被缩短为5个项目,也被发现是有效和可靠的[113]。除了物理领域外,ALSSQOL还包含59个项目,用于评估心理、支持、存在和精神领域。患者对每一项的评分为0~10分,其中0分为最不满意的情况,10分为最满意的情况。因此,总分范围为0~590。结果发现,该测验的总体效度具有同时效度、收敛效度和区别效度,其子量表具有收敛效度[114]。

目标设定和运动处方

因为该疾病具有渐进性且没有治疗方法,普遍认为治疗师可能难以为ALS患者设定物理治疗目标,所以应避免对已经存在许多功能丧失的ALS患者提出额外的要求。另一些人认为锻炼会加速疾病的进展,或者让人们错误地认为锻炼可以延缓疾病的进展。然而,关于ALS和其他神经肌肉疾病的文献表明,各个阶段的个性化锻炼和活动计划可以让患有ALS的人受益。将患者纳入目标设定可以增加他们遵守锻炼计划的动机,并可能使他们和他们的家人对他们所处的环境有一种控制感。

ALS所有阶段的物理治疗的总体目标是在日常生活中保持最佳的独立性和良好的生活质量。更具体的物理治疗目标包括:①保持安全、独立的活动和功能;②在疾病施加的范围内保持最大肌力和耐力;③预防和减少疾病的继发性损害(如挛缩、失用性萎缩、压疮、血栓性静脉炎、误吸);④预防或控制疼痛;⑤进行节约体能宣教,防止不必要的疲劳和呼吸不适感;⑥提供适应性、辅助性和矫正设备,以最大限度地实现功能独立性。

在为ALS患者制定运动和活动计划时,治疗师必须谨慎地平衡活动量,以避免因活动量少而造成的失用性萎缩,或者相反避免过度活动造成的过度工作损

害。疲劳和行走困难通常会导致ALS患者活动量减少,如果他们在确诊前就有久坐不动的生活习惯,那么他们原本就很低的活动量会进一步增加。活动不足,进而导致心血管功能失调和肌无力,最终影响功能表现。另一方面,过度锻炼会导致过度疲劳,限制一个人在恢复期间进行日常活动的能力,并(或)导致肌肉和肌腱的过度损伤,导致疼痛和力量的丧失。

从历史上看,在ALS患者的标准护理中,一般的强化训练和耐力训练并不包括在内。早期研究建议ALS患者不要在日常活动之外进行锻炼[115]。这些建议是根据一些流行病学研究提出的,这些研究表明,高水平的体育活动可能与疾病恶化的风险增加有关[116]。其他研究报道了ALS患者对运动的异常生理反应。(如乳酸生成量增加、厌氧乳酸阈值降低、工作能力下降、最大运动耗氧量增加、血浆和肌肉脂质代谢异常)[117,118]。提示运动可能与ALS的发病机制(谷氨酸兴奋性中毒、自由基增多、过度炎症)有关[119]。也有证据表明,高强度或高重复性的运动可以增加神经肌肉疾病患者的肌肉和运动神经元失神经。在20世纪40年代至50年代的脊髓灰质炎流行期间,临床医学家和内科医生曾与患者一起工作,他们的轶事证据显示,患者如果重复执行低于其肌力等级的训练方案,或者肌力训练抗阻负荷过高,都会导致肌肉收缩能力的丧失[120]。对这一观察结果的测试在老鼠身上有了类似的发现:剧烈运动导致失神经肌肉损伤(如只有不到1/3的运动单元是正常的),而它会导致肌肉肥大,而肌肉中有超过1/3的运动单元是正常的[121]。在小儿麻痹症和ALS中,会有完整的轴突侧支发芽来刺激"孤立的肌肉纤维"(即脊髓灰质炎)[122,123]。轴突变性后,更多的肌纤维被更少的运动神经元所支配。使用大鼠骨骼肌部分去神经模型的研究表明,运动对这些巨大运动单元的稳定性有负面影响。在对大鼠的后肢部分进行去神经支配后,随着时间的推移,增大的运动单元体积显著减小,高强度的运动进一步加速了这种慢性增大的运动单元的丧失,并使广泛去神经支配的肌肉中完整轴突的生长减缓[122,123]。重复最大离心收缩,如非规律健身和运动的人徒步下山,会导致肌无力,甚至肌肉纤维未受损[124]。虽然正常肌肉可以适应反复的偏心轮运动,但对于神经肌肉疾病的患者来说,这种效果是否可能还不确定。ALS患者的其他潜在机制或运动不耐受包括线粒体功能障碍、肌肉脂质代谢异常、由兴奋-收缩耦联受损导致的肌肉激活受损及中枢激活失败[125,126]。

值得注意的是，有研究人员指出，适度的运动项目可能是安全的，而且可能对ALS患者有益。要适应每个人的运动能力而不使神经、肌肉和呼吸系统超负荷的运动，应避免ALS病理生理机制的恶化。适度的运动可以改善神经可塑性（如释放神经营养因子，树突重组增强蛋白质合成，加强与目标肌肉的突触连接，维持肌肉原纤维的组织和放电，改善轴突运输）和增强心血管和末梢循环，这可能会对自由基平衡和肌肉纤维产生积极影响，从而改变兴奋性毒素的氧化环境[86]。越来越多的证据表明，适量运动对ALS患者是安全和有益的。Lui和Byl[86]系统地回顾了与适度运动有关的研究，目的是在不增加ALS患者疾病进展的情况下保持患者的独立性。表15-9总结了本次综述中涉及的人类研究。当对人类研究的结果进行平均时，发现中等强度的运动有益于保持力量［平均加权差异风险比（MWD风险比），3.62］、诺里斯ALS量表（MWD风险比，4.3）和功能（即ALS-FRS、FIM分数；MWD风险比为3.12）与不运动对照组相比。中度运动还可以改善ALS患者的呼吸功能［MWD效应值为1.2~1.39（认为数值超过0.8为大）；与不运动对照组相比，MWD风险比为1.66］。在任何人体研究中都没有不良反应的报告；然而，随着时间的推移，有很大的辍学率。在动物模型中，适当的运动增加了小鼠的存活率（效果大小=1.39，有利于运动组），并延迟了运动功能下降50%的时间（运动组122天，对照组115天）。在动物模型中，很少有负面影响与高强度运动（如渐进式跑步机训练，每天9~22m/min或20~45分钟）和慢速运动（每分钟0.1m，每天6.7小时）有关，对于不受限制运动的动物来说，它们的活动量比通常要少[86]。Sanjak等[127]研究了中等强度体重支持的跑步机训练项目对ALS患者早期到中期的影响。参与者（n=9）进行30分钟的跑步机行走，在6个间隔中，由头顶的安全带支撑40%的体重，5分钟的运动与5分钟的休息相穿插，每周3次，共8周。跑步机的速度是由每个参与者自己的耐受步幅决定的，而感知用力率（RPE）在改良的Borg感知用力量表上不超过12~13级（中等）。在8周的干预后，参与者在跑步机和地上6分钟步行测试中显示出显著改善的RPE、疲劳严重程度评分和步行距离，为ALS人群适度运动的益处提供了进一步的支持[127]。

根据证据和当前的实践，为ALS患者开具展力量训练和耐力训练的一般指南在专栏15-1中。临床医生应监测每个人对运动的反应，以确定运动是否适当

和安全，并随着疾病的进展调整方案。肌肉过度劳累的可能症状和体征包括延迟性肌肉酸痛，在活动后第1天至第5天达到高峰；在运动后逐渐恢复和（或）严重肌肉痉挛的最大力量生产的减少；四肢沉重的感觉；增加肌肉束状；或长时间的气短[133]。应建议患者不要进行过度疲劳的活动（即由于疲劳、疼痛、肌束颤动或肌肉痉挛而无法进行日常活动）。如果患者在开始锻炼后出现长时间的肌无力迹象，或者在前一天锻炼后出现持续的晨间疲劳，医生应仔细调整锻炼计划的强度，以杜绝肌肉进一步的过度使用。虽然加强和耐力练习可能不会改善ALS已经削弱的肌肉力量或改变疾病的进程，但它们可能对ALS患者产生积极的生理和心理影响，特别是在早期实施时。

物理治疗

Dal Bello-Haas提出了ALS进展的三阶段模型，作为物理治疗临床管理的框架（表15-10）[135]。在早期阶段，尽管特定肌肉群有轻度至中度的虚弱，但个体在活动、ADL和语言方面是独立的。患者在接近阶段结束是可能会遇到一些移动性和ADL方面的困难。在中期，ALS患者在一些群体中有严重的肌无力，而在另一些群体中则有轻微到中度的肌无力。运动能力和ADL逐渐下降，疲劳和疼痛加剧；这些共同导致了一些补偿或对他人的依赖。在晚期，由于中轴和肢体肌肉的严重无力，患者完全依赖于活动能力和ADL。构音障碍、吞咽困难、呼吸困难和疼痛都是这个阶段的常见症状。

3种一般方法用于指导整个疾病阶段的物理治疗干预：预防、恢复和补偿[135]。预防性干预的目的是尽量减少潜在的损伤（如ROM丧失、有氧能力、力量）和活动受限。恢复性干预的目的是纠正或改善已经存在的损伤和活动受限（如加强、平衡和耐力锻炼）。补偿性干预是针对改变活动、任务、环境，以最大限度地减少活动限制和残疾（如矫形器、辅助装置、轮椅）。

像Posner先生这样处于ALS早期阶段的患者，应鼓励他们尽可能多地继续进行诊断前活动。例如，Posner先生喜欢打高尔夫球，应该鼓励他在条件允许的情况下继续打球。如果在高尔夫球场上行走太疲劳，治疗师可以建议他使用高尔夫球车，减少打球的洞数，或者在高尔夫练习场击球。如果上肢虚弱限制了他远距离击球的挥杆，他可以打果岭或推杆场。他可能得益于对球杆把手的改造，通过在球杆把手上应用防滑材料（如Dycem™或更大的手柄）来防止球杆在击

表15-9 肌萎缩性侧索硬化症的运动控制研究

参考文献	对象	实验设计/干预方案	强度/持续时间	结局测量	结果
Aksu 等[128]	26例受试者：被监护的HEP组(n=13)，HEP组(n=13)	前瞻性的非随机分组 E: PNF+肌力+牵伸+功能性活动+呼吸训练 C: AAROM+牵伸+呼吸训练	E:45~60分钟，每周3次×8周(康复医院)，在家做最多1年的HEP C:每次锻炼10次，每天2~3组，在"允许的情况下"在家步行1年	• 改良的诺里斯四肢量表 • 使用手持测力计测量34条肢体肌肉，躯干和握力累积的等轴肌力 • 用角度计测量UE和LE关节的PROM	8周时，观察组的关节活动度、躯干和手部测握力、诺里斯四肢评分明显高于对照组；在12个月时的诺里斯肢体评分明显高于对照组
Dal Bello Haas 等[129]	27例受试者：(早期)抗阻训练组(n=13)，常规干预组(n=14)；8例受试者(抗阻)和10例受试者(常规干预)完成研究	随机临床试验 E:处方UE和LE的渐进性阻训练(届家) C:UE和LE的牵伸训练	E:中等负荷下≥3级的肌肉锻炼(5次完全6-RM，5次75% 6-RM，5 次50% 6-RM)，每周3次+每天1次 C:每天一次，每天5次	• MVIC法测定LE累积的等轴肌力 • ALSFRS总分 • SF-36量表 • 疲劳严重程度量表	6个月时，运动组ALSFRS、SF-36身体功能评分显著升高，LE力量下降幅度较小；疲劳无显著性差异；无不良反应
Drory 等[130]	25例受试者(早期中晚期)：运动组(n=14)，对照组(n=11)	前瞻性控制，随机分配 E:主动运动(同心收缩)，躯干和四肢 C:除了每日例行活动外，没有其他活动	E:中等负荷(适合受试者)，每天两次，每次15分钟，最多6个月	• ALSFRS总分 • 20块肌肉的累积强度(使用手肌力测试) • 疲劳严重程度量表 • Ashworth痉挛状态量表 • 疼痛 • SF-36量表	3个月时，运动组ALSFRS下降明显小于对照组，痉挛明显小于对照组；其他指标不显著；在第6个月时，所有指标没有显著差异
Pinto 等[131]	20例受试者：减重跑步机组(n=8)，对照组(n=12)	前瞻性控制，随机分配 E:跑步机与BiPAP C:除了每天进行BiPAP，没有进行活动	E:使用Bruce或Naughton方法进行跑步机训练，直至停止运动至厌氧阈，HR超过75%休息值，腿痛，氧饱和度下降无法用NIPPV纠正；为期12个月	• 脊柱和Bulbar Norris评分 • 功能独立性评估 • 巴利尔量表 • 最大肺活量	12个月时，跑步机组的FIM评分明显高于对照组，而脊柱诺里斯评分下降的速度慢于对照组；最大肺活量下降斜率也存在显著差异，无不良事件报告

A/AAROM, 主动运动范围；C, 控制；E, 实验的；HEP, 家庭锻炼；PRE, 渐进性收缩计划；RM, 重复最大值；PROM, 被动运动范围；UE, 上肢；LE, 下肢；MMT, 徒手肌力测试；MVIC, 最大随意等长收缩；ALSFRS, ALS评分；ALS功能评估量表；ASH, Ashworth痉挛状态量表；FSS, 疲劳严重程度量表；HR, 心率；FIM, 功能独立性评估；FVC, 最大肺活量；NIPPV, 正常正压无创通气。

<table>
<tr><td colspan="2">**专栏15-1　ALS患者的一般运动指南**</td></tr>
</table>

- 当患者处于疾病的早期阶段时，开始进行运动干预，使他们有足够的力量、呼吸功能和耐力来进行运动，而不会过度疲劳[86]。
- 强化训练计划应该强调肌肉的同心收缩，而不是离心收缩，在中等的阻力和强度下（如1~2组8~12次或3组5次），在有抗重力力量的肌肉中（如>3级强度）专用。
- 耐力运动计划应强调中等强度的活动（50%~80%的峰值HR，11~13 RPE，每周3次），在不引起过度疲劳的情况下进行。建议预留休息时间，尤其是持续活动超过15分钟时。
- 建议患有ALS的人在运动前进行充分的氧合、换气、摄入碳水化合物和类胰岛素[134]。
- 使用现有的技术（如辅助设备、体重支持系统）来优化运动计划，而不会导致过度疲劳[86]。
- 通过将愉快的体育活动与正式的锻炼计划结合起来，提供社会化的机会，并为完成目标提供奖励，可以提高患者的运动依从性。

球时旋转。如果Posner先生在确诊前就一直过着久坐不动的生活，那就应该鼓励他增加运动量。步行、游泳、骑自行车（如果需要的话，可以骑三轮车或固定自行车）、园艺、做家务或进行特定的锻炼是ALS患者保持活跃的方法。Kamide等人[138]报道了步行和ADL运动的结合可以显著降低ALS早期患者的功能下降。治疗专家、家庭成员和护理人员应支持ALS患者尽可能长时间地从事安全和愉快的活动。

由于疾病的进行性，Posner先生将来可能需要物理治疗。因此，治疗师不应该在这一阶段的护理中用尽病人每年的物理治疗。通过治疗师的重新评估，对患者进行家庭锻炼计划的教育，以保持或提高其最大的功能能力，这是患者护理计划的优先事项。该方案包括以下内容。

1.一般运动。颈部和肢体强化运动（等距或等张力运动，有次最大的橡皮筋阻力或小重量），一天交替使用LE，另一天交替使用UE；肌肉收缩和伸展运动；每天步行10分钟或在允许范围内。

表15-10　肌萎缩性侧索硬化的分期干预策略[135]

阶段	常见的损伤和活动限制	干预
早期	• 特定肌肉群的轻度至中度无力 • 早期到中期过渡阶段会出现ADL和移动困难	恢复性——预防性： • 肌力训练*[128-130] • 耐力训练[127,131] • ROM（主动的，主动辅助的）和牵伸运动[136] 代补偿性： • 评估适当的适应性和辅助设备的潜在需求 • 评估家庭或工作场所对人体工程学改造的潜在需求 • 对患者进行有关疾病过程、耗能控制和支持性团体的教育
中期	• 部分肌群出现有严重的肌无力；其他则为轻度至中度的肌无力 • 在此阶段，移动性和ADL进行性下降 • 在此阶段疲劳进行性加剧 • 长距离的活动需要轮椅；此阶段末期轮椅的使用增加 • 疼痛（尤其是肩膀）	代偿性： • 支持无力肌肉（辅助装置、支撑装置、适应装置、吊索、矫形器） • 修改工作场所/家庭（如安装斜坡，将卧室移至一楼） • 提供轮椅 • 对照护人员进行功能培训 预防性： • ROM（主动的，主动辅助的）和伸展运动[136] • 肌力训练（早中期）[128-130] • 耐力训练（早中期）[127,131] • 评估是否需要减压装置（如压力分配床垫）
晚期	• 轮椅依赖或限制在床上 • 完全依赖ADL • 严重的上肢、下肢、颈部和躯干肌肉无力 • 构音障碍、吞咽困难 • 呼吸功能损伤 • 疼痛	预防性： • 被动ROM • 肺部感染* • 病床和减压设备 • 皮肤护理、压疮* • 教育照护人员预防继发性并发症 代偿性： • 对照护人员进行转移、定位、转身、皮肤护理等方面的教育 • 机械转移设备

*，表示可能恢复。

病例A:第3部分,早期

　　Posner先生由他的神经科医生转介到门诊物理治疗,在实验支持下诊断为疑似ALS。在他最初的物理治疗过程中,患者报告了左膝有足球旧伤的病史,伴有半月板慢性撕裂。他抱怨说,自己的左手比右手更虚弱,僵硬的双腿妨碍了他走路、上楼和打高尔夫球。他说自己不能像几年前那样打高尔夫球了。除了周末天气好的时候,他不参加任何有规律的锻炼计划。他的药物包括利鲁唑(50mg,每日两次)、巴氯芬(10mg,每日两次)、维生素C(1000mg,每日一次)、维生素E(800单位,每日一次)、辅酶Q10(600mg,每日一次)和复合维生素(每日一次)。他通过工作获得了医疗福利,每年可以接受15次门诊物理治疗。物理治疗师的检查结果显示了以下缺陷:

- 双侧肩伸肌和内旋肌、髋内收肌、股四头肌和腓肠肌的被动关节活动性降低
- 手部固有肌轻度萎缩,左侧重于右侧
- 颈部和肢体远端肌力下降,包括双侧手指屈肌和手固有肌[左=G(4)范围;右=G+(4+)]、踝关节背屈肌[G(4)]颈伸肌G(4)、颈部屈肌G+(4+)
- 下颌和所有肢体腱反射和下颏抗进(3+);巴宾斯基征和霍夫曼征的双侧阳性;改良Ashworth评分双侧肱二头肌和腕屈肌为1级,在双侧髋关节内收肌、腘绳肌和腓肠肌为1+级
- 坐姿FVC:4.45 L(预测值的91%)
- 坐姿为头前屈、圆肩

物理治疗师检查发现以下活动限制和参与限制:

- 平衡(站立):单脚站立/睁眼,R=25秒;L=23秒
- 缓慢步行速度(15英尺步行测试= 12秒;没有辅助设备;步态僵硬,双侧髋关节和膝关节在摆动向屈曲角度下降和非足跟触地)
- ALSFRS-R评分显示轻度ADL和运动障碍:41/48;Schwab和England评分为90%(能做所有杂务,但有一定程度的迟缓、有困难或障碍),见表15-13
- 功能性耐力是指上楼或长时间活动时的疲劳

项目	得分	ALSFRS-R 得分描述
交谈	4	正常的讲话过程
流涎	4	正常
吞咽	4	正常饮食习惯
书写(患ALS之前的优势手)	3	缓慢或字迹潦草;所有的字都是可读的
切割食物和厨具使用(未进行过胃造瘘术的患者)	3	有点缓慢和笨拙,但不需要帮助
穿衣和个人卫生	3	独立和完全的自我照顾,努力或降低效率
上床和整理床单	3	有点缓慢和笨拙,但不需要帮助
步行	3	早期的移动困难
爬楼梯	3	轻微的不稳定或疲劳
呼吸困难	4	无
端坐姿势呼吸	4	无
呼吸功能不全	4	无,例如,目前没有BiPAP

　　物理治疗师的诊断意见是,患者的手无力影响了他进行ADL的能力,腿的痉挛和远端无力影响了他的步态和爬楼梯。他的呼吸和LE损伤轻微地影响了他进行LE活动的耐力

病例A：第4部分，中期

　　Posner被确诊1年后，他的神经科医生再次将他转介到门诊接受物理治疗，现在他被诊断出患有明确的肌萎缩性侧索硬化（ALS）和粘连性关节囊炎。神经科医生的医嘱是步态训练和减轻肩膀疼痛。患者报告说，他大约1个月前就不在保险公司工作了，被定为永久性残疾。他想念上班和同事聊天的日子，为此感到非常沮丧。他主要的社会交往是和他的家人和教会的朋友。他还联系了当地的ALS协会，并一直与家人参加互助小组会议。患者的巴氯芬在上午和下午分别增加到20mg和40mg。他每天还服用20mg帕罗西汀治疗抑郁症。自从确诊以来，他已经瘦了30磅（1磅≈0.454kg）。患者主诉如下：

- 肩部两侧疼痛，左侧比右侧更严重，尤其是头顶活动时；他将疼痛描述为"肩膀深处的剧烈疼痛"。
- 颈部疼痛，如果他坐了很长时间或在车里。
- 边走边哭、洗澡、穿衣；晚上哭闹导致睡眠困难，但最多使用2个枕头；他咳嗽时能清除分泌物。

　　他能够自己完成大部分的ADL，但是速度很慢，而且很费力。他使用手动轮椅在社区活动，由于长途步行时的疲劳；在家里，由于他的手抓力弱，他只能在2个人或带前臂凹槽的四轮助行器的帮助下行走。由于肌肉紧张，平衡和肌肉控制能力下降，他再也不能独立完成家庭伸展运动了。在过去6个月中，他有几次在没有援助的情况下行走时向后跌倒；其中一起发生在他的车道上，导致背部受伤。

　　Posner先生在家里安装了一个斜坡，他的卧室位于一楼。淋浴间和马桶旁边都安装了扶手，患者的马桶座圈也抬高了。Posner先生不再开车了。他可以把手动轮椅和助行器放在汽车的后备厢里，去任何地方。患者的健康保险目前是COBRA，但他正在享受医疗保险。他担心医疗保险不会支付他的利鲁唑药物费用，并且他也没有足够的钱来支付。他物理治疗的目的旨在减轻肩部和颈部的疼痛并增加整体灵活性，以便更好地行走，不会摔倒。

　　物理治疗师的检查结果显示结构和功能的损伤：

- 足部轻度水肿，双手内在肌明显萎缩；踝关节在休息时轻微跖屈和内翻；舌头和上肢出现一些束颤。
- 双侧肩部AROM减少：外展（左63°，右76°）；屈曲（左78°，右83°）；运动时外旋（左旋25°，右旋35°）和内旋（左旋40°，右旋43°），并且在运动过程中感到疼痛（左侧十分之八，右侧十分之五）。肩膀的PROM受到肌肉痉挛的双向限制，并在所有方向上保持NL（正常限制）的50%；各个方向上的盂肱活动度出现轻度至中度的降低，双侧轻度半脱位；被动踝背屈将双侧限制为5°。
- 徒手肌力测试上颈部和双侧上肢和下肢的肌力降低：肘屈肌F+（3+）、肘伸肌G（4）、手指屈指P+（2+）、手固有肌T（1）、髋屈肌G（4）、膝伸肌G（3）、踝背屈肌F（3）、踝跖屈肌、外翻肌、内翻肌G-（4-）、颈伸肌G-（4-）、颈屈肌G（4）。
- 牵张反射抗进（3+），双侧踝关节伴有2~3次阵挛。改良的Ashworth量表分数在双侧肱二头肌和腕部屈肌肌张力评分为1+，双侧髋关节内收肌、股四头肌、腘绳肌和腓肠肌肌张力评分为2级。
- 坐式FVC：3.77升（预测值的77%）。

　　作业治疗师的检查受限显示活动和参与受限：

- 平衡（站立）：单侧脚站立/睁眼，R=10秒，L=8秒。
- 讲话一段时间后，言语的音量略有下降且有较度鼻音，语速变慢，但发音尚清晰；轻度面肌无力，症状表现为难以保持双颊抵抗阻力；能够吞下所有食物，但有时会因唾液、水、咖啡而呛咳。
- 在备用辅助的帮助下，可以从坐位到站位轻移，但速度比较慢。
- 缓慢的步行速度（15英尺步行测试=使用四轮助行器15秒前臂驱动；基底支撑面窄，双侧前足触地）。
- ALSFRS-R得分：28/48；Schwab和England得分：60%。中度的ADL和行动受限（做大部分家务，缓慢、费力且易出错）。

内容	得分	ALSFRS-R 得分描述
交流	3	检出语言障碍
流涎	3	症状轻微但是口腔中唾液含量过高;可能会流少量的口水
吞咽	3	会出现早期禁食问题,偶尔会呛咳
书写(患 ALS 之前的优势手)	2	并非所有单词都能清晰地辨认出来
切割食物和搬运工具(患者未行胃肠造瘘术)	2	间歇性协助或替代方法
穿衣和个人卫生	2	间歇性协助或替代方法
准备上床休息和整理床铺	2	可以独自上床休息和整理床铺,但有非常大的困难
步行	2	需要辅助工具步行
爬楼梯	0	无法进行
呼吸困难	2	有一种或多种情况:饮食、洗澡、穿衣(ADL)
端坐姿势呼吸	3	由于 SOB,晚上入睡困难,日常并不会使用 2 个或 2 个以上的枕头
呼吸功能不全	4	无示例,目前未使用 BiPAP 呼吸机

物理治疗师的诊断意见是,患者目前下床时需使用辅助设备,短距离地依靠轮椅移动。双侧肩膀疼痛和关节活动范围减少可能是由于黏膜囊膜炎继发导致无法行动

2.在 ADL 和休闲活动期间(如当患者开始感到疲劳时,坐下或休息;在一天中精力最充沛的时候做剧烈运动;制定一周计划,这样他就不必在一天内做很多繁重的工作。)

3.推荐作业治疗以评估 ADL,并推荐适应性装置以帮助切割食物、使用餐具和自我护理。

4.通过 ALS 协会(ALSA)和肌营养不良症协会(MDA)对工作过度疲劳和 ALS 的症状和体征进行教育。

5.每 3~4 个月进行一次复查。

肩部疼痛

和 Posner 先生一样,患有 ALS 的人会出现肩部疼痛的症状并且会发展为明显的肩部受限囊状运动。引起疼痛的原因可能是:①肩胛肱骨节律异常,继发于痉挛或无力,导致肌肉失衡撞击;②过度使用肌肉;③长时间不动或关节活动范围减少;④明显的肩膀无力(在某些情况下为"悬臂"综合征)和盂肱半脱位;⑤跌倒。根据引起疼痛的原因,干预措施可能有多种方式,包括 ROM、被动拉伸练习、关节活动,以及关于适当的肩部支撑的教育(如使用扶手椅或桌面)和保护(如避免拉胳膊来帮助坐着的 ALS 患者站起来)。佩戴吊带,类似于卒中后使用的吊带,可能有利于明显的半脱位患者。黏附性囊膜炎已得到管理,在 ALS 患者中,基于积极的关节活动范围练习,使用关节内止痛药和抗炎性鸡尾酒混合物注射成功,但效果不佳。

颈部无力

Posner 先生出现了 ALS 患者的常见问题颈肌无力[140]。颈椎伸肌通常比屈肌受影响更大。最初 ALS 患者可能会抱怨他们脖子僵硬的问题或他们感觉到"脑袋重"的症状,在阅读或书写后,他们可能会注意到他们意料之外地无法将他们的头部保持竖直状态,如坐在车里突然加速。颈部虚弱会使得头部开始向前移动,在晚期阶段,会出现颈部完全突出,头部下垂的症状。头部向前的姿势会引起颈椎疼痛,并影响步行和进食。对于轻度至中度的颈部无力(如 Posner 先生正在经历的),可能会戴上柔软的项圈或进行某些特定活动,如驾车。对于中度到重度虚弱,需要使用半刚性或刚性项圈来提供足够的支撑。如 Philadelphia 项圈[141]、Miami-J 项圈[142]和 Malibu 项圈[143]等项圈可提供良好的支撑,但患者可能会有束缚感或感到不适。轻巧的Headmaster 项圈[144]采用了开放式设计,可实现圈内空气流通,并且 ALS 患者通常可以适应,如果还存在旋转和横向屈曲无力则可能是不充分的。

呼吸肌无力

Posner 先生在进行运动和睡眠时出现呼吸急促。睡眠困难可能是通气不足的第一症状。应该教给患者如何平衡活动和休息,以免变得太疲劳。此外,他和他的家人应该接受有关体征和吸入症状的教育,了解呼

吸道感染的原因和体征；口腔分泌物的管理（口腔吸痰器），避免误吸的位置（进食时上颈椎屈曲，采用"下巴挤压"手法）以及发生窒息时的 Heimlich 动作。可以进行特定的呼吸运动和定位以最大化肺通气和灌注，但目前尚不清楚它们在 ALS 中的有效性。一项小型的双盲随机研究探究了吸气肌肉训练（IMT）（每天 10 分钟，每天 3 次，共 12 周）对 9 名 ALS 患者的影响。与完成假训练的对照组相比，IMT 组的受试者表现出更好的 FVC、VC、MIP 和 SNP 值趋势。训练停止后，在 8 周的随访中，吸气肌肉力量的获得被部分逆转[145]。Pinto 等[146]检查了 IMT 训练（每天 10 分钟，每天 2 次或 4 个月 2 次）对 26 例 ALS 患者的影响，发现了 ASLFRS 呼吸亚量表评分和某些呼吸功能指标（SNP，呼气峰流量，最大自愿通气）然后进行干预。

下肢（LE）的肌肉无力和步态障碍

Posner 先生正经历典型的步态困难，或者是处于疾病中期的步态。动态辅助设备处方或 ALS 患者必须考虑 LE 肌肉力量或 LE 肌肉的不稳定性、UE 功能，疾病进展的程度和速度、患者的接受程度及财务限制。在早期阶段，ALS 患者可能会受益于使用拐杖，但随着疾病的进展，轮式助行器（即使用轮椅的患者）也会受益，不需要使用者抬起装置。Posner 先生正在演示双侧踝背阔肌无力并伴有足部下降，这可能会受益于使

病例 A：第 5 部分，晚期

诊断 2 年后，治疗师要求进行家庭物理治疗以评估护理人员的需求并提出建议。Posner 先生诊断后 14 个月，由于吞咽困难和呼吸状况下降，他接受了 PEG 植入。Posner 先生的妻子辞掉了教学工作，全职照顾他。她说，照顾丈夫使她感到筋疲力尽且压力巨大。她还说，孩子们现在已经 13 岁和 11 岁了，难以应付父亲的运动能力下降，他们有时会对她发脾气，学习成绩也下降了。患者尚无进一步的指示，但妻子表示，她害怕与他谈论此事，因为担心他会变得沮丧。Posner 先生每天服用 4 次巴氯芬 20mg，睡前服用替扎尼定 4mg 根据他的要求，他还每天服用 2 次 300mg 的碳酸锂，某篇发表的文章暗示这可能减缓疾病的进展。患者购买了一辆小型货车，该货车配备有电动轮椅，可以去教堂或其他社区活动，并配有带抗压床垫的电动病床。Posner 先生和妻子目前包括以下困境：

- 妻子由于脚踝关节活动范围有限而无法将 AFO 放在患者的脚上，由于患者用脚趾站立，因此转移非常困难。妻子在协助患者转移的过程中，患者摔倒过好几次，她希望能够更轻松地转移患者。
- 即使患者处于坐着休息的状态，他也是 SOB。他每天晚上都使用 BiPAP，并指出即使在白天，它也可以帮助他更好地呼吸。他只能在晚上抬起头睡觉。他的咳痰很弱，清除气道分泌物有些困难。
- 患者的双侧肩部持续疼痛，左大于右，降低了他的功能和生活质量；患者希望减轻肩部疼痛。
- 患者能够在帮助下站立并艰难地走几步，但无法行走。
- 患者喜欢在孩子的学校、体育赛场及教堂与家人和朋友进行社交，但是由于言语缺陷和疲劳而难以与人交谈。
- 患者感到"无用"，希望减轻妻子和家人的负担。

物理治疗师的检查结果显示以下损伤：
- 舌肌和四肢肌群明显的萎缩和抽搐。
- 警觉时间和定向时间；如在回答问题时略有延迟，显示出一些精神运动迟缓。
- 双肩两指半脱位。
- 静止时，肩部疼痛在左侧十分之四，在右侧十分之二，在运动过程中加剧。
- UE 中的主动活动少，LE 中存在一些抗反重力运动；由于痉挛、肌肉短缩和疼痛性保护，所有方向的肩部 PROM 被动运动范围均为 NL 的 70%；双侧指屈肌和踇肌屈挛缩。
- 徒手肌力测试颈部和双侧 UE 和 LE 的力量降低：UE 肌肉在 0~T（1）范围内，LE 近端肌肉在 P+（2+）范围内向近端，踝背屈肌和足踇屈肌为 0，颈伸肌 P（2），颈屈肌 F-（3-）。
- 抗进的牵张展反射（3+），双侧持续性踝阵挛。改良的 Ashworth 量表双侧肱二头肌和腕屈肌为 2 级；双侧髋内收肌、股四头肌、腘绳肌和腓肠肌为 3 级。

- FVC：2.49L（预测值的51%）。

物理治疗师的检查结果显示出以下活动限制和参与限制：

- 平衡（站立）：单脚站立/睁眼，无法单腿站立。
- 言语几乎无法理解。患者食半流质食物，仅使用PEG补充进食和饮水；在吞咽食物和药物时，他偶尔会呛咳。

内容	得分	ALSFRS-R得分描述
交谈	2	重复后可理解
流涎	2	显著的唾液增多，明显流口水
吞咽	1	需要鼻饲补充进食
书写（患ALS之前的优势手）	0	无法握笔
切割食物和厨具使用（患者未行胃肠造瘘术）	0	需要他人喂食
穿衣和个人卫生	1	需要照护
准备上床和整理床铺	1	可以启动，但不能独立上床或者整理床铺
步行	1	仅限非走动的功能性运动
爬楼梯	0	无法进行
呼吸困难	1	休息时也会出现，坐卧呼吸困难
端坐姿势呼吸	2	需要两个以上的枕头才能入睡
呼吸功能不全	3	间歇使用BiPAP

- 坐位到站立位转移和坐位到仰卧位的转移需要1人的最大辅助。
- 站立时肌肉紧绷而外露，足跖屈张力增加，为跖屈肌形；可以移动双下肢，走几步，但很快会疲劳。
- 严重的ADL和移动能力下降。如ALSFRS-R得分：14/48；Schwab和England得分：20%（一个人无法独立完成任何任务）。

物理治疗师的诊断是四肢瘫痪，并且依赖其妻子进行ADL。他的肩部疼痛和关节活动范围减少是由于关节不稳定和制动的结果。该患者可能在不久的将来需要临终关怀。

此阶段的主要目标是维持患者的舒适度，防止并发症并减轻照护的负担。

1.指导患者的妻子利用基本的身体力学，以辅助被动转移患者照护活动，PROM被动活动范围练习，辅助咳嗽技巧，使用Hoyer移位机进行转移，以及使用下肢定位设备（如L-Nard靴、髋外展夹板）。

2.转诊言语病理学家，以进行言语和吞咽功能的评估，以及增强和扩大交流设备的使用建议，并转诊社会工作者，以获取有关妻子的替代照护、家庭咨询和高阶指导性意见的信息。

用踝足矫形器（AFO）。考虑到他良好的膝盖伸肌力量和适度的踝关节力量，允许背伸的关节式（铰链式）AFO可能是一个不错的选择。应当考虑扎实的AFO或具有内侧/外侧的个人踝关节的不稳定和四头肌无力。如果疾病进展迅速，一个人可能会在有限的时间内佩戴AFO，一个商业制造的AFO可能就足够了。

转移和移动

由于LE肌肉无力，Posner先生从站姿到坐姿的转变变得困难。简单的干预措施包括在椅子（2~3英寸，1英寸=2.54cm）中放置牢固的垫子或用预制块将椅子抬高。自备动力的升式坐垫轻便且便宜，但需要患者具有足够的身体控制和平衡能力来确保安全。带电动座椅升降器的躺椅也可以帮助人从坐姿转变为站姿，但价格昂贵。

一旦患者无法站立，如果手臂的力量和坐姿足够，则可以单独使用转移板进行转移，也可以在护理人员的协助下进行转移。使用转移带可以使转移或护理人员更容易，并防止拉扯患者的手臂。双向旋转的旋转坐垫可以使上下车的难度降低。当转移变得困难时，即使有护理人员的协助，也需要液压或机械升降机，如Hoyer升降机[147]。使用医院病床会让患者或护理人员的活动和转移更加容易。对于居住在多层住宅中，不能上下楼梯的个人，建议使用滑梯或楼梯。如果保险不报销楼梯电梯升降机，则可以在某些医疗用品公司租用它们，或者当地的ALSA或MDA部门可能已将回收的升降机借出。

Posner先生的肌力和耐力有限,因此长途跋涉时必须使用轮椅。由于大多数保险公司只会报销一个轮椅,所以建议ALS早期到中期的患者租用手动轮椅或从当地的ALSA或MDA分会获得贷款。ALS患者首选的手动轮椅功能包括轻巧的车架、较小的轴距、高倾斜的靠背,以及能够支撑头部、躯干、四肢的支撑架[148]。随着疾病的进展,需要根据患者的需求定制电动轮椅。电动轮椅的理想特征包括:①具有高度坚固的靠背和头枕有空间倾斜的功能,可让患者减轻体重和休息;②容易操作(轴距小,重量轻);③腰部支撑;④空气垫或凝胶垫;⑤可调节的脚凳;⑥便于搬运的可移动的扶手;⑦潜在的安装区域或便携式呼吸器设备。

日常生活活动

Posner先生在UE和LE方面的劣势削弱了他执行许多ADL的能力。各种各样的自适应设备可用来帮助维持功能。增加器具手柄、改良手柄、改良器皿、杯子上的支架、长杠杆式开瓶器、护板、摇臂刀、通用袖带(用于握住工具和仪器)和活动臂支架的泡沫管,可以帮助人们进食。对于自我护理和沐浴,建议使用浴凳、浴缸座椅、手持淋浴喷头、扶手、淋浴座厕、高架马桶座、浴室手套、长柄海绵、电动牙刷、剃须刀,以及带固定的梳子。拉链头、纽扣钩、维可牢、服装封口和弹性鞋带能够使穿衣更加容易。增加带有三角形手柄或圆柱形泡沫的笔(铅笔)的尺寸可以使书写更容易且更清晰。书夹、自动翻页器和可调角度的表使阅读更加轻松。其他有用的设备包括钥匙扣、门把手适配器、个人报警系统、开关操作的环境控制装置(用于打开关闭灯光和电视),以及带自动拨号功能的扬声器电话。其中的部分设备可能过于昂贵等,使患者和家庭难以获得。

社会心理问题

Posner先生为失去工作上的友谊及丧失担任首席财务官的地位而悲伤。由于疾病的进行性,患有ALS的患者必须面对身体健康、能力、个人形象、工作角色、家庭角色、身份,以及家庭和社交网络的持续丧失。物理治疗师必须关注患者应对和适应这些变化的能力,并能够区分正常的对功能改变的恐惧反应和焦虑、沮丧的区别。Purtilo和Haddad[149]指出了身患绝症者的主要恐惧:对孤独的恐惧,对痛苦的恐惧,对依赖的恐惧及对死亡本身的恐惧。Posner先生无法上班后,他

对孤立感的恐惧加剧了。幸运的是,他与家人、教会的朋友和支持小组成员保持了联系。Posner先生还经历着越来越多的疼痛和不适,这使他感到焦虑。通过药物和物理疗法积极地控制他的疼痛,这些焦虑可以得到缓解。他越来越依赖他人或驾驶,走路和ADLs也使他感到压力,因为他觉得自己正在加重妻子和孩子的负担。他的妻子可能对不得不承担丈夫的职责感到压力和焦虑,而他的孩子可能因需要照顾父亲而感到沮丧。推荐心理学家给个人和家庭进行辅导可能会有益于改善沟通和解决冲突。治疗师必须准备好帮助患者,家庭和护理人员可以找到有效的方法来应对ALS所伴随的情绪、社交和身体压力。

医疗保险对ALS患者的门诊物理治疗次数没有限制。减轻肩膀疼痛和改善肩关节活动范围,进行关节活动范围锻炼的家庭培训及患者的准备或患者未来的移动需求是该护理计划的目标,其中包括:

1.治疗干预或改善双侧肩部关节活动范围并减轻疼痛;

2.进行被动UE和LE关节活动范围的家庭培训及伸展运动;

3.干预或LE水肿控制;

4.LE踝足矫形器和电动轮椅处方;

5.转介到作业治疗进行ADL评估,转介给言语和语言病理学家进行言语和吞咽评估,转介给营养师进行饮食咨询,以及由社会工作者提供有关如何支付药物费用的信息。

吉兰-巴雷综合征

病例B:第1部分

Roberts夫人是一位56岁的注册护士,醒来时有"针刺"感,并伴有双手麻木。醒来后,她注意到自己的身体出现了轻微的不协调和下肢无力。这种虚弱感逐渐发展到上肢,3天后家庭医生要求她住院治疗。除了2周前因流感样综合征住院4天外,她的身体状况一直很好,包括轻度发烧、淋巴结肿大、全身不适、关节疼痛和肌肉疼痛。尚未确定诊断,但她的症状得以缓解。在进行了检查和测试后,她的医生对她进行了吉兰-巴雷综合征的诊断。

吉兰-巴雷综合征(GBS)是一组会影响周围神经系统的神经病,导致运动神经病,并伴有进行性无力和反射减弱或缺失。感觉神经和自主神经受累也是可能

的。与 ALS 相比,GBS 的预后良好,大多数患者在发病后 1 年即可恢复到以前的功能状态。

发病率和危险因素

GBS 的年发病率约为 0.02‰,在美国,估计平均每年有 3000~6000 人患有 GBS[150]。GBS 的发病率随年龄的增长而增加,并且 50 岁以上的人患上 GBS 的风险最大[150,151]。该病的男女比例为 3∶2[151]。

病因与病理生理

GBS 的发展涉及几个方面。GBS 患者中约 2/3 的患者在出现神经系统症状之前 1~3 周出现呼吸道和胃肠道症状。最有力的证据表明空肠弯曲杆菌感染,但也有报道在感染肺炎支原体、巨细胞病毒、流感嗜血杆菌、水痘-带状疱疹病毒(疱疹)和 Epstein-Barr 病毒(单核细胞增多症)[152]后发生 GBS,压力事件和手术也与该疾病有关。尽管有一些关于接种疫苗后发生 GBS 的报道(如破伤风、肝炎和流感),但尚无足够的证据支持接种疫苗是 GBS 的病因。

至少有 2 种病理可导致对 GBS 的临床诊断(图 15-4)[153]。GBS 的脱髓鞘变性[急性脱髓鞘性多发性神经病(AIDP),表 15-11]的特征是白细胞(淋巴细胞和巨噬细胞)对髓鞘的周围轴突的损伤。在此过程之前是抗体,该抗体与结合髓磷脂抗原的抗体结合,从而激活一组称为补体的血液蛋白,进而导致髓磷脂的降解。巨噬细胞随后充当清除髓磷脂碎片的清除剂(图 15-4A)。轴突损害也可能继发于脱髓鞘。相反,轴突变性[急性运动性轴索神经病(AMAN),表 15-11]是由免疫球蛋白 G(IgG)抗体介导的,补体直接作用于覆盖轴突的细胞膜而没有淋巴细胞参与(图 15-4B)[153]。在这种形式的 GBS 中,各种抗体与 Ranvier 节点处轴突细胞膜上的神经节苷脂结合。神经节苷脂是在周围神经中发现的一组物质。我们已描述过针对其神经节苷脂的关键是 GM1、GD1a、GT1a 和 GQ1b,其中不同的抗神经节苷脂抗体与 GBS 的不同亚型相关(表 15-11)。感染后,这些抗体的产生可能是分子模仿的结果,在分子模仿中,免疫系统会对外来感染性物质起反应,但最终产生的抗体又会攻击体内自然存在的组织。例如,在弯曲杆菌感染后,一些人会产生针对与神经细胞神经节苷脂交叉反应的细菌细胞壁物质(如脂寡糖)的 IgG 抗体。抗体与神经节苷脂的结合导致补体的活化,进而导致部分的髓鞘脱离,并最终导致轴突变性或

运动性角膜炎[153]。

临床表现

GBS 的最初症状是虚弱、麻木、刺痛、四肢疼痛或这些症状的某种组合[152]。AIDP 患者的主要症状是四肢快速进行性,双侧和相对对称的无力。在多达 90% 的 AIDP 病例中,症状从腿部开始并向近端发展。由于呼吸肌无力会导致呼吸系统疾病,约 25% 的住院患者需要机械通气,症状迅速进展。上肢无力、自主神经功能障碍或延髓麻痹的患者呼吸衰竭更为常见[152]。患者通常会出现全身反射不足或反射消失[156]。无力在症状发作后的 1~3 周内会继续发展,然后持续一段稳定的时间,直至消退或稳定并伴有残障。2/3 的患者无法独立行走,当达到最大无力时,在严重受影响的患者中,有 20% 的患者在症状发作后 6 个月仍无法行走[156]。

GBS 患者可能出现的其他症状包括脑神经病变、感觉障碍、疼痛和自主神经障碍。脑神经运动神经元受累可导致面部、口咽和眼动肌无力,并伴有面神经麻痹、构音障碍、吞咽困难和视觉问题(即复视、眼肌麻痹和瞳孔紊乱)。感觉障碍,如远端感觉异常,麻木和感觉异常(刺痛、灼痛)很常见,通常有手套和长袜的图案。疼痛(尤其是运动引起的疼痛)很常见(占患者的 50%~89%),并且在受影响的肌肉和背部(尤其是腰部、肩胛区间和颈椎区域)被描述为严重且深度的疼痛或抽筋(类似于坐骨神经痛)[152]。晚上疼痛通常会加重。大约 2/3 的患者会出现自主神经症状,包括心律失常、矫正、血压不稳定、尿潴留、便秘和胃肠蠕动减慢[152]。

GBS 通常遵循单相病程,通常不会复发,但是在 2%~5% 的患者中报告了两次或多次发作。在一项研究中,复发性 GBS 患者在每次发作期间,尽管有不同类型的症状,在发作期感染中仍表现出相似的体征和症状,这表明遗传或免疫学宿主因素可能在复发性 GBS 中起重要作用。30 岁以下,症状较轻的患者及具有 GBS 的 Miller Fisher 变体的患者复发率更高(表 15-11)[157]。

诊断

GBS 的诊断标准包括进行性、相对对称的无力,深腱反射减弱或不存在。症状必须在发病后 4 周内达到最大程度,并且必须排除其他可能的原因以便作出诊

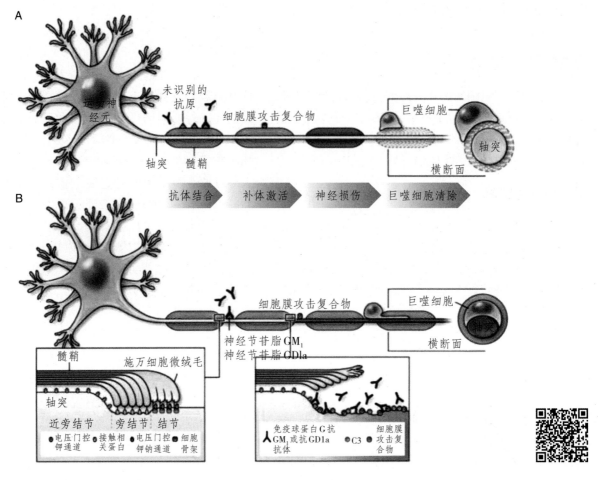

图15-4 吉兰-巴雷综合征可能的病理学。抗体与髓磷脂抗原结合并激活破坏髓磷脂的血液蛋白(补体)。免疫球蛋白 G 抗体与轴突细胞膜上的神经节苷脂结合并激活可损伤轴突的补体。[Reproduced with permission from Rinaldi S.Update on Guillain-Barré syndrome, J Peripher Nerv Syst 2013 Jun；18（2）：99-112.]

表15-11	GBS的亚型		
类型	病理特征	临床表现	神经传导研究
炎症性急性脱髓鞘性多发性神经病(AIDP)	多灶性周围性脱髓鞘缓慢的髓鞘再生可能是体液和细胞免疫机制	渐进的对称性无力；反射不足或屈曲带伴有感觉症状，脑神经虚弱和自主神经受累	脱髓鞘性多发性神经病
急性运动性轴索神经病（AMAN）	抗周围运动神经轴突中神经节苷脂 GM1、GD1a/b、GalNAc-GD1a 的抗体；没有脱髓鞘	与空肠弯曲菌感染密切相关；在夏季，年轻患者和东亚地区更为常见。中枢神经受累罕见，深部肌腱反射可保留	轴突性多发性神经病，感觉功能正常
急性运动感觉性轴索神经病（AMSAN）	机制类似于 AMAN，但具有感觉轴突变性	与 AMAN 相似，但主要是感觉受累	轴突性多发性神经病，感觉动作电位降低或缺失
米勒·费雪综合征(MFS)	抗神经节苷脂 GQ1b、GD3 和 GT1a 脱髓鞘的抗体	双侧眼肌麻痹共济失调无反应面部，延髓无力发生在50%的躯干中，四肢无力发生在50%的情况下	通常正常，有时检测到感觉传导或 H 反射的离散变化
咽颈臂变异	针对大多数神经节苷脂 GT1a（偶尔为 GQ1b，很少为 GD1a）的抗体；没有脱髓鞘	虚弱，尤其是喉部肌肉、脸部、颈部和肩膀肌肉的虚弱	手臂通常是正常的，有时是轴突性神经病

断。表15-12包含必要的功能或诊断。如表15-11中所述，该综合征具有几种不同的亚型。急性炎性脱髓鞘性多发性神经病（AIDP）是美国最常见的亚型[151]，占美国GBS病例的90%以上[152]，脑脊液（CSF）的特定变化和电诊断研究强烈支持该诊断。包括脑脊液中蛋白质水平升高（白蛋白）和正常白细胞计数（表15-12）。正常的CSF白细胞计数有助于将GBS与其他顽固性、炎性和恶性疾病区分开[152]。NCS可能表现出延长的远端运动潜伏期、传导减慢、传导阻滞和复合肌动作电位（CMAPs）的时间分散（神经动作电位的同步丢失）、从而导致脱髓鞘病例（AIDP）的CMAP幅度降低。此外，F波和H反射可能会延长或消失。在原发性轴突损伤（AMAN变体）中，发现包括CMAP振幅降低而没有传导减慢。在急性期，唯一的针极肌电图异常可能是运动异常募集，募集减少和弱肌中快速的环形运动单位。如果发生轴突损伤，则在3~4周后可能会出现颤动。

其他检查包括血液检查和神经影像检查。血液检查通常是按顺序进行的，以排除其他导致虚弱的原因［低钾、莱姆病、人类免疫缺陷病毒（HIV）］的可能性。MRI通常在GBS中进行，以排除临床表现的其他潜在原因，尤其是脊髓病[153]。一些小病例系列研究研究了可能暗示GBS的阳性影像学发现。与马尾背根相比，大多报道发现腹侧有更大的钆增强。

预后

即使在发达国家，GBS的死亡率也约为5%，主要是由于诸如脓毒症、肺栓塞或无法解释的心脏停搏等医学并发症，可能与自主神经功能障碍有关[156]。恢复取决于髓鞘再生和（或）轴突再生。髓鞘再生过程迅速发生。然而，沃勒氏变性后受损轴突的再生是一个缓慢的过程，生长速度约为1mm/d[158]。GBS恢复通常是好的。一项关于GBS患者结局的大规模研究发现，GBS发作后82%的个体在6个月时可以独立行走，而84.1%的个体在1年时可以独立行走[159]。最常见的长期缺陷是胫骨前肌无力[159]，较少见的是手足内、股四头肌和臀肌。一些患者长期疲劳和（或）精疲力竭，并伴有疼痛和肌肉酸痛，为可以通过正常的步行或工作而发生，并可通过减少活动和休息而减轻。疲劳与神经功能缺损的严重程度无关，并被认为是由于感染后的疲劳、自主神经失调和疾病的社会心理影响所致。在急性GBS康复后的122例患者中，有38%的手臂和66%的腿中发现了中度至严重的感觉缺陷（对针刺、轻触、本体感受和振动的反应减弱）[162]。

GBS恢复率和程度的变化使功能性预后变得困难。但是已经开发了临床评分系统来帮助预测需要机械通气的患者，并预测长期的功能障碍。Walgaard等[163]发布了一种临床预测模型，该模型使用了从无力发作到入院，有无面部或延髓无力及肢体无力的严重程度之间的天数［医学研究委员会（MRC）分数的总和；两侧六块肌肉的MRC分数之和（0~5）］来预测呼吸功能不全的可能性。Walgaard等[164]还发布了一种临床预测模型，称为改良的Erasmus GBS结果量表，该模型使用患者的年龄，是否存在前腹泻及肢体无力的严重程度（MRC分数总和）来预测患者是否能够独立行走1、3或6个月。分数越高，表示残疾越大。两种量表均在GBS人群中得到验证。较差的结局与先前的腹泻病、年龄较大、高峰期症状更严重，症状进展迅速，14

表15-12	GBS诊断[152]
特征	**注释**
诊断必要条件	
双侧症状	通常从下肢开始完全屈曲
深腱反射减弱	患肢常出现反射完全消失
亚急性，无力，反射减弱（缺失）	4周内达到峰值：50%的病例在2周内；80%的病例在3周内
诊断支持	
临床表现	
自主神经受累	心律失常、矫正、血压不稳定、尿潴留，胃肠动力减慢；在某些亚型中不存在
脑神经受累	面部无力发生在30%~50%的病例中；很少是最初的特征
症状相对对称	患肢或面部的症状可能并非绝对对称
感觉受累	通常较轻；在某些亚型中不存在，而在其他亚型中则很突出（即运动感觉性轴索神经病）
症状的临床进展模式	在2~4周达到峰值，并具有不同的平稳期，随后恢复；可能存在永久性后遗症
脑脊液检查	
蛋白水平升高	早期可能水平正常，但在90%的情况下，症状第二周结束时水平会升高
正常白细胞计数	小于10/mm³（10×10⁶/L）
NCV测试结果	
缓慢（<正常速度的60%）或神经传导受阻	在80%的情况下会发生神经传导减慢，但这需要数周的时间才能发展

天无法行走及轴突受累有关[152]。

医疗管理

由于无法预测的病程和潜在的或死亡的危险，有证据表明存在 GBS 的患者应住院治疗或对心脏、呼吸、肠道和膀胱功能进行强化监测，并由多学科团队提供支持治疗，直到确定没有临床进展的证据。对于中度至重度症状的患者，如果 VC 下降至预计值的 60% 以下或低于 20mL/kg[152]，则可能会迅速发展为呼吸困难，可能需要进行机械通气。应评估吞咽以识别有风险或有误吸的患者，因此必须放置鼻胃管。皮下注射肝素和加压袜可以降低深静脉血栓形成的风险，对活动受限的患者应进行监测和定位，以防止皮肤破裂。如果患者出现神经性疼痛，在重症监护病房中发现加巴喷丁（神经氨酸）和卡马西平（替格列醇）可使 GBS 患者受益[152]。皮肤对触摸的敏感性增加可能需要轻柔地处理和去除刺激性刺激。20% 的 GBS 患者会发生心律失常、极度高血压或低血压[156]。心动过缓可能非常严重，以致引起心脏停搏，因此必须使用临时的心脏起搏器[156]。其他可能的并发症包括尿潴留和便秘，可以分别通过膀胱导管插入术和使用泻药来解决。

加快恢复和（或）消除 GBS 症状的具体治疗方法包括血浆置换和静脉注射免疫球蛋白（IVIg）。血浆置换（通过血浆置换将血细胞从血浆中抽回，再将血细胞重新输回血液中）可清除有害的抗体和补体，并已被证明可以延长恢复步行能力的时间，使机械通气的需要最小化，缩短通气时间，并使患者在一年后产生更大的肌肉力量[165,166]。当在症状发作的一周内进行血浆置换时，可获得最佳反应。患有轻度 GBS 的患者能从两次血浆置换中受益，但受影响更严重的患者至少需要进行 4 次置换[167]。与单独的支持疗法相比，已证实在非卧床成年和儿童的康复中，IVIg 治疗（静脉输注免疫球蛋白制剂）可加快恢复[165]。免疫球蛋白可能通过中和病原性抗体并抑制补体激活而起作用，从而减少了神经损伤，并改善了临床症状。总的来说，由于 IVIg 具有更大的便利性和可用性，因此许多医疗中心已取代血浆置换作为首选治疗方法[156]。标准治疗方案是在每千克体重 2g，一共 5 天。血浆置换联合 IVIg 疗程并没有比单纯血浆置换或免疫球蛋白好得多[168]。泼尼松龙和甲基泼尼松龙均不能显著加速 GBS 患者的康复或影响其长期预后[169]。

GBS 物理治疗评估

对 GBS 患者的物理治疗检查应从病例审查开始，以获取自诊断以来的时间、GBS 发作前的 4 周内的近期疾病或受伤信息、病情的进展速度和症状的程度。任何影响恢复的既往神经运动或医学状况、电诊断测试结果，以及对患者的物理治疗目标。标准的系统检查和神经系统检查应特别注意以下方面。

运动系统功能

肌无力是 GBS 的一种主要损伤，应评估其进展情况，以便追踪疾病的初期和后期恢复情况，预测和预防挛缩的发展，并确定适当强度的运动干预措施。检查时应观察患者是否存在肌肉萎缩和肌束震颤。根据疾病阶段，可以直接通过 MMT、测力法或等速测试来评估颈部和四肢的肌肉力量，也可以通过功能测试来间接评估。同时应该进行脑神经筛检。最初可以评估关节活动度，最终可以主动地使用角度计评估。脚和手腕下垂是很常见的，可能需要支撑或夹板来防止挛缩。

需要评估 MMT 和 ROM 测量结果、平衡能力、移动能力（如转移、轮椅推进、行走）、自我护理能力（如修饰、进食和穿衣），以及其他与患者工作和（或）休闲活动相关的功能能力。BBS、TUG 和 5 次坐立检查（5TSTS）已被用于评估 GBS 和其他神经系统疾病患者的平衡和移动能力[170,172]。不管是否使用移动辅助设备，采用 10m 步行测试来测量步行速度[170]。手指灵活性可以用 9 孔柱（9HPT）来测量[170]。治疗师需要确保 GBS 患者在活动和功能测试之前得到充分休息。同时，他们也应该询问患者并且监测与无力、不活动相关的潜在并发症，比如跌倒和深静脉血栓的形成。

GBS 患者在临床中使用 3 种功能量表，包括炎性神经病变病因及治疗组（INCAT）总体残疾评分（ODSS）、GBS 残疾量表（也称为改良 Hughes 功能量表）和改良 Rankin 量表（表 15-13）。

在急性期，呼吸衰竭是由渐进性呼吸肌无力引起的，涉及吸气肌和呼气肌，是 GBS 的主要并发症，约为 30% 的患者会出现这种状况[177]。呼吸窘迫的早期症状包括呼吸急促、心动过速、缺氧、言语中断、使用辅助呼吸肌、反常呼吸和端坐呼吸。随后的症状包括呼吸缓慢、心律失常、意识丧失和呼吸停止[177]。采用手持肺活量计来评估肺活量的最大吸气压力（MIP）和最大呼气压力（MEP），这些指标反映了呼吸肌的力量，常用

表15-13	GBS残疾评定的功能量表	
功能量表	说明	得分
总体残疾评定[173,174]	手臂和腿部分量表的患者报告 手臂=穿衣(纽扣和拉链)、洗头、梳头、刀叉的使用、钥匙的使用 腿=行走和使用辅助设备	总计 • 0=无残疾症状 • 12=残疾最严重 评分单项:手臂 • 0=正常 • 5=双臂症状严重 评分单项:腿部 • 0=行走不受影响 • 7=仅限于上厕所和睡觉,没有随意的腿部运动
GBS残疾量表[173,175]	以5分制量表描述功能状态	1=能在有轻微的体征/症状的情况下奔跑 2=能走10m但不能跑 3=在辅助下能走10m 4=不能走,仅卧床 5=坏死
改良的Rankin量表[176]	5分制量表	0=无症状 5=严重残疾(卧床不起,大小便失禁,需要持续护理)

于监测 GBS 患者的呼吸状态。在一项包含114名 GBS 患者的回顾性研究中,VC 低于 20mL/kg,MIP 低于 30cmH$_2$O,MEP 低于 40cmH$_2$O(所谓的"20/30/40 规则"),或 VC、MIP 和 MEP 比基线值降低30%以上与呼吸衰竭的恶化和需要机械通气有关[178]。

疲劳是 GBS 患者的主要症状。患者可以使用 VAS 来评估疲劳,"不疲劳"和"难以想象的疲劳"作为相反的两个极端。其他用于 GBS 患者的疲劳量表包括 FSS、个体疲劳自检量表(CIS)、MFI、疲劳影响量表(FIS)[161,179]。不建议患者疲劳测试到筋疲力尽的状态,因为疲劳的恢复可能需要一些时间,并且会延缓康复的过程。

感觉系统功能

感觉功能包括轻触、按压、振动和针刺,应在 GBS 患者中频繁评估,以跟踪神经再支配的进展,监测肌肉酸痛,从而避免在治疗过程中引起不必要的疼痛。IN-CAT 感觉总分针对免疫介导性多神经病患者,总分从0(正常的感觉)到20(最严重的感觉缺失),手臂和腿的针刺和振动等级(范围为0~4),示指上的两点辨别等级(范围0~4)[180]。患者可使用 VAS 报告疼痛,"无疼痛"和"难以忍受的疼痛"为2个极端[170]。治疗师应使用体位图来确定感觉丧失或变化的位置和特定类型(感觉异常、麻木、刺痛或感觉过敏)。对于治疗师来说,监测压疮和(或)教会患者在皮肤感觉减弱或缺失

的区域进行皮肤检查也很重要。

自主神经系统功能

GBS 患者的自主神经功能失调可能导致心率、血压、体温急剧下降,以及肠道和膀胱功能障碍。治疗师应在静息和运动后立刻监测心率和血压。如果患者报告头晕,治疗师可能会考虑测量患者的仰卧位血压和心率,然后确定站立是否存在直立性低血压。此外,治疗师还应监测患者体温、肠道和膀胱的异常体征。

精神社会系统

患有 GBS 令人非常恐惧且烦恼,尤其是对那些进展到呼吸肌完全麻痹和呼吸衰竭的患者。治疗师应评估患者在疾病所有阶段的心理和情绪健康,积极采取应对策略,从而提高患者生活质量。治疗师可以使用各种工具(表15-14)筛查患者的抑郁和焦虑状态。在神经肌肉疾病患者中使用的与健康相关的生活质量测量方法有诺丁汉健康量表、SIP 和 SF-36[179]。评估患者在家中获得的照料和环境支持并确定出院后他们的需求也很重要。

表15-14列举了一系列评估 GBS 患者的测试和测量方法。根据病历审查、个人病史和检查结果,治疗师和患者应共同制定物理治疗目标。物理治疗的总体目标可能包括:①促进呼吸、言语和吞咽功能;②减轻疼痛;③预防继发性并发症(如挛缩、压疮、深静脉血栓、

表15-14	GBS损伤、活动和评估	
损伤程度评估	**活动水平评估**	**参与水平评估**
• 认知筛查(微心理状态检查)	• 平衡(TUG、BBS、FTSTS)	• 健康相关的QOL(诺丁汉健康量表、疾病
• 心理筛查(BDIL、CES-D、HADS、STAI、	• 步行速度(10m步行测试)	影响程度量表、SF-36)
HDRS、HARS)	• 功能状态(炎性神经病病因及治疗	
• 感觉(轻触、深压、振动、针刺觉)	ODSS、改良的GBS残疾量表、改良的	
• 疼痛(10分等级量表、VAS)	Rankin量表、FIM、Barthel指数)	
• ROM(肌肉长度与关节受限)		
• 肌肉力量(MMT、测力计、等速测试、功		
能测试)		
• 手和上肢功能(9孔柱测试)		
• 反射(DTR)		
• 肌张力(改良的Ashworth量表)		
• 脑神经筛查		
• 呼吸评估(VC、MIP、MEP、有氧能力、耐		
力测试)		
• 疲劳(FSS、CIS疲劳、MFI、FIS)		

BBS，Berg平衡量表；BDI，贝克抑郁自评量表；CES-D，流行病学调查中心-抑郁量表；CIS，个人能力检查表；DTR，深腱反射；FSS，疲劳严重程度量表；FIM，功能独立性评估；FIS，疲劳影响量表；HADS，医院焦虑和抑郁量表；HARS，汉密尔顿焦虑量表；HDRS，汉密尔顿抑郁量表；MEP，最大呼气压力；MFI，多维疲劳量表；MIP，最大吸气压力；MMT，徒手肌力测试；ODSS，总体残疾评分；STAI，状态-特质焦虑量表；TUG，"起立-行走"计时测试；5TSTS，5次坐立检查；VAS，视觉模拟量表；VC，肺活量。

肌无力或失神经肌肉的损伤)；④当神经再支配发生时，启动逐级移动方案以获得最强的功能；⑤能够回归到以前的生活，并提高生活质量。

物理治疗干预措施

关于GBS患者的运动和康复证据有限，只有2012年发表的康复干预的系统综述中的一项随机临床试验证实了这一点[181]。然而，一些研究支持住院或门诊病人参与高强度的康复(包括物理治疗)，认为此类措施会最大限度地减少残疾，并且改善GBS患者的生活质量[182,183]。一项随机对照试验，将高强度门诊康复治疗[即每周3次1小时的间断治疗，包括半小时的作业、社会、心理、语言和物理治疗，每周2~3次，持续12周]与低强度的康复[即以家庭为基础的持续训练、教育或自我管理，包括30分钟的身体锻炼(步行、伸展运动)，每周2次，通常在家进行]或与GBS慢性阶段的患者进行了比较。干预后，高强度组患者的功能能力(FIM得分)改善明显高于低强度治疗组(68%对32%；$P < 0.0005$)[183]。

急性/加重期

在GBS急性期，患者在重症监护病房(ICU)进行

机械通气，会伴有不同程度的麻痹和感觉功能障碍。这一阶段典型的物理治疗干预措施包括呼吸护理、促进言语和吞咽功能、疼痛管理、卧床休息、关节活动、温和的伸展、按摩及在可耐受的情况下开始坐位和站立的功能活动。当GBS患者脱离呼吸机时，物理治疗师可根据情况提供体位引流、胸部震动、胸部伸展、抗阻吸气训练或使用特殊工具以防止呼吸肌过度疲劳。经皮神经电刺激(TENS)的应用可能有助于减轻GBS患者周围神经病变的疼痛[184,185]。治疗师可以与语言病理学家和作业治疗师合作进行构音障碍和吞咽困难治疗计划。对触摸极度敏感的患者可以用"摇篮"把床单固定在远离身体的地方，或者用弹性绷带紧紧地裹住四肢。为防止挛缩和压疮，应实施定位、夹板和关节活动[186]。完全静止的患者则应至少每2小时活动一次，应采用泡沫塑料或羊皮垫来保护肘部和脚跟等突出部位的皮肤。应用踝足部、腕部和手夹板或手部绷带在手上提供长期的定位，可能有助于保持脚和手的良好的定位。包括所有四肢关节、颈部和躯干正常范围末端的辅助和生理运动在内的被动ROM活动，应每天至少进行2次。在治疗师的正确指导下，照顾者能够完成被动ROM练习。如果患者可以在没有疼痛或过度

紧张的情况下主动活动,他们可以自行进行ROM活动。如果患者不能完成一个动作,治疗师或受过良好训练的护理人员可以帮助他们完成间歇动作。为了增加依从性,治疗师应根据需要在靠近患者床的显著位置张贴定位、夹板和ROM活动图。如果跨越2个关节的肌肉(即腘绳肌、腓肠肌)出现肌肉紧绷感,轻柔拉伸10~30秒可能会缓解问题[181]。由于长期不动或伴随心脏疾病而导致的四肢肿胀,可通过抬高肢体和进行水肿特异性按摩来治疗。可以在ICU开展直立活动,使用圆形电动床或站立床,或在耐受的情况下尽快开始坐位活动。有直立性低血压的患者可以通过穿腹带、加压袜(从脚到大腿)而受益。

病例B:第2部分

　　Roberts夫人的无力发展为四肢瘫痪,伴有完全的脑神经受累,需要机械通气。在ICU期间,她接受了物理治疗干预,包括胸部伸展运动、良肢位摆放、被动ROM活动和应用踝关节夹板以保持90°的背外翻和中性外翻。她的床边贴着一张位置和ROM活动图。由于她对触摸极度敏感,在床上放了一个保护装置,以防止床单直接接触。此外,她穿的是膝盖以上的轻压袜。OT为她制作了双侧手腕的夹板,语言治疗师帮助她重新学习安全吞咽模式,营养师确保她得到适当的营养。

　　她的症状在发病后约14天出现平稳,随后呼吸功能逐渐恢复。25天后脱离呼吸机,这是一个艰难的过程。PT提供了呼吸训练指导,每1或2小时进行一次呼吸练习,这对她能否成功脱离呼吸机至关重要。脱离呼吸机后,她被转移到普通病房,按时到PT大厅接受治疗。随着体力的恢复,她开始进行主动辅助、主动运动,最后进行躯干和肢体抗阻运动。实施了从翻身到坐位活动的过渡。治疗师仔细观察她的所有活动,以确保没有过度锻炼薄弱的肌肉群。

慢性/恢复期

　　一旦无力停止发展,稳定期可能只持续几天到几周,这取决于是否只有髓磷脂或轴突本身受到影响。肌肉力量会在几周到几个月后恢复,通常以下降的形式出现,手臂的功能恢复要比腿的功能恢复快。当力量开始恢复,治疗师可以慢慢增加主动运动,频繁休息,密切关注有无疲劳迹象[181,187]。有证据表明,在早期神经再生过程中,当只有少数运动单元起作用时,过

度运动导致了反常的无力,而不是预期的肥大[181,187]。因此,最初的运动不要导致疲劳是非常重要的。治疗师应该避免在肌肉上施加任何抗重力的阻力,直到肌肉力量至少达到MMT3/5等级。在重力消除位置支撑肢体重量的吊索或适应性装置(如粉末板)将允许患者无法抗重力的肌肉能够进行主动运动。一旦有疲劳或肌肉疼痛的迹象,应立即停止运动。在推动运动进展之前,任何阻力的增加或力量训练的重复应监测3~7天,观察有无无力、肌肉痉挛或酸痛的情况[188]。如果运动后出现疲劳或疼痛,最好不要重复活动,随后在较低的阻力水平或重复次数下重新开始,并逐渐地增加。最初建议少重复次数和高频率的短时间运动[158]。一旦出现神经再支配并且运动单位有反应,肌肉就可以开始再活动。为了帮助患者收缩肌肉,治疗师必须首先演示一个动作,然后教患者收缩哪块肌肉来完成这个动作。随着运动力量和耐力的增加,推荐进行多关节和跨平面的抗阻运动,如本体感觉神经肌肉促进疗法(PNF)[158]。GBS患者由于未知原因出现快肌纤维募集障碍,可能会受益于在肌肉力量产生推动速度快速上升和下降的活动练习(如快走、跳跃、步行和弓步时快速改变方向)[158]。

　　大多数患者需要长达几个月地使用轮椅,直到他们的力量和耐力得到改善。最初,他们可能需要一个高靠背的轮椅,但随着力量的增强,会更换为更轻、更容易操作的椅子。对治疗师来说,决定GBS患者是否应该租用或购买轮椅是一个困难的决定,因为很难预测轮椅能使用多长时间。当从轮椅移动过渡到独立行走时,患者可以从双杠开始,然后借助带座位的助行车步行,以允许必要的休息。最终,他们过渡到使用L型拐杖或手杖。由于轮椅和移动辅助设备并不总是在保险范围内,所以治疗师需要认真考虑患者的费用。一些GBS患者的前腔室肌肉存在组织无力,需要使用AFO。

　　即使力量恢复了,仍需要继续康复和运动来解决疲劳问题。由于肌肉功能的改变或久坐的生活方式,因此从GBS恢复后患者的心肺功能可能会降低。有几项研究报道了GBS患者在耐力训练方面的积极效果,不仅提高了心肺功能,而且改善了整体功能、生活质量和自身的疲劳感[190,191]。Tuckey和Greenwood[192]报道了一名44岁男性患者在严重GBS发病6个月后进行部分体重支持的跑步机锻炼的积极效果。如果疲劳症状持续存在,治疗师可能会建议简化工作和采用体

能节省策略。

在ICU滞留时间较长的GBS患者，尤其是呼吸衰竭使用呼吸机的患者，可能会患有创伤后应激障碍（PTSD），而且在出院后的几年里，焦虑、抑郁和惊恐障碍的发生率会增加。虽然许多人从GBS中恢复得很好，但一些患者说他们不得不更换工作，改变休闲的活动方式，并由于GBS产生了社会心理变化[194]。治疗师必须评估患者的恐惧程度，并设法通过与患者和家属谈论他们的担忧来缓解焦虑。如果条件允许，治疗师应该把患者介绍到当地的GBS支持小组。如果过度的焦虑和抑郁持续存在，有必要求助心理学或精神病学医生。

病例B：第3部分

经过2个月的住院治疗，Roberts夫人出院回家，每日接受门诊康复治疗。PT向她推荐了一款超轻的租赁轮椅，为防止足下垂安装了可调节的AFOs。如果足背屈无力持续存在，4~6个月后将为她定制AFOs。PT和OT与一名社会工作者一起拜访了她的家，以确定她和她的丈夫需要什么样的家庭适应和支持服务。在接下来的1.5年里，她渐渐恢复，并逐渐可以走路，后来又可以挂着拐杖走路，最后能够独立行走。在最初的12个月里，她一直使用AFOs，后来只有在长距离行走时或长时间的运动时才穿戴（如徒步下山）。她可以完成以前所有的活动，但需要在白天调整活动节奏，以防止过度疲劳。

脊髓灰质炎后综合征

急性脊髓前角灰质炎是一种病毒性疾病，脊髓灰质炎病毒通过口腔进入体内，并在肠内繁殖。大多数感染者（95%~99%）无症状，但有1%~5%的患者会出现发热、头痛、呕吐、颈部强直和四肢疼痛，与病毒性脑膜炎相似。任何年龄均会发病，但主要是3岁以下的儿童（超过50%的病例）。通过疫苗接种，该病已基本根除，但2013年仍报道了416例病例[195]。脊髓灰质炎会导致不对称的弛缓性麻痹，腿部受累比手臂受累更常见。在10%~15%的麻痹病例中，会出现严重的延髓麻痹。在最初感染时，病毒会在几周内传播，并会在社区内迅速传播。

病例C：第1部分

Megan是一名57岁的女性，她在11个月大时患上了脊髓灰质炎，导致左腿和右臂无力。她是一家大型会计公司的人力资源经理。6个月前，她的肩膀和左腿开始疼痛，整天都感到疲倦，无法跟上工作和其他日常活动。在此之前，她一直都能独立行走，但有一些"跛"。病例显示，2年前她的左侧屈髋肌和髋外展肌的力量为F(3)，左侧背屈肌力量为F+(3+)，左侧LE肌肉组织为G(4)。右侧肩胛力量评估大概是F-G(3-4)。右手握力是G(4-)。在这次检查中，左侧背肌和臀部肌肉力量为P(2)，右侧背肌力量为F+(3+)。右肩UE力量为F-(3-)，外侧和内侧回旋肌为P(2)，握力为F(3)。她已经请假了，因为太疲劳而无法1周工作40小时，回家后主要是休息，不再参与社交活动。她的肩膀很疼，广泛分布在肩膀和上背部。这种疼痛是持续的，有时让她在夜间难在入睡。

脊髓灰质炎病毒的病理学

病理结果包括脑膜和前角细胞的炎症，以及脊髓和延髓运动神经元的丧失。不常见的结果包括小脑核、基底核、网状结构、下丘脑、丘脑、皮质神经元和背角的异常[196]。在几周内开始恢复，并在6~8个月内达到稳定状态。神经和功能恢复的程度由以下3个主要因素决定：

1.恢复正常功能的运动神经元数量；

2.长出轴突以重新激活因运动神经元死亡而失去神经支配的肌肉纤维的运动神经元数量（即侧支发芽）；

3.肌肉肥大的程度，其中肌纤维的大小可能是正常大小的2~3倍。

由于侧支发芽，一个通常支配100个肌纤维的运动神经元可能最终支配700~2000个肌纤维。结果，急性脊髓灰质炎的患者只有少数几个明显增大的运动单元，完成了以前由许多单元完成的工作。纤维类型分组发生在神经再支配的肌肉中，I型和II型纤维的正常镶嵌将减少或消失。通过侧枝发芽和肌肉肥大进行补偿可能使徒手肌力测试度正常，即使一些患者超过一半的原前角细胞遭到破坏。

脊髓灰质炎后综合征的表现

脊髓灰质炎后综合征（PPS）是指脊髓灰质炎患者

病例C:第2部分

Megan 左腿的小腿肌肉受累,只能在轻微跛行的情况下行走。如果她的胫前肌神经支配严重受损,她是如何在步行中完成足背屈的胫前肌可能通过幸存的运动神经元的神经支配继续工作。此外,她可能一直在使用脚部和脚踝的其他肌肉,如足伸展肌来代替。

经过一段时间的神经系统恢复后,在急性脊髓灰质炎发作时新出现或加重的症状。PPS确切的发病率和患病率目前尚不清楚。根据1987年美国国家健康访谈调查,美国约有100万的脊髓灰质炎患者,其中44.3万人报告患有麻痹性脊髓灰质炎。目前还没有准确的统计数字,因为一些脊髓灰质炎患者已经死亡,并有新病例确诊。研究人员估计,这种疾病影响了25%~40%的脊髓灰质炎患者。表15-15中列出了与PPS发展相关的因素和典型的PPS症状。

疲劳是最常见且最使人衰弱的症状[196]。有PPS经历的患者可以区分伴随新的肌无力产生的疲劳和引起注意力和认知问题的"中枢疲劳",提示PPS中的疲劳可能是由受损的脑功能和退化的运动单元引起的。PPS在活动时不会出现疲劳,在典型的休息期间也不会恢复。它被描述为势不可挡的疲惫,通常会突然发生在下午或傍晚。

PPS中的肌无力在最初感染严重受累的肌肉中最为明显,但也可能发生在临床上未受影响的肌肉中[200]。典型的肌无力是不对称的,但也可能是近端、远端或分布不均的[201]。通过重复和稳定的收缩来观察,而不是通过单个的最大收缩,这可能是由于肌肉在收缩时快速恢复的能力会下降[202]。新的肌肉受累也可能引起一些症状和体征,如肌束震颤、痉挛、萎

表15-15 与PPS发展相关的因素及PPS的症状

与PPS发展相关的因素[197]	PPS的症状[198]
年龄大于10岁	新出现的肌无力
之前因急性病住院	疲劳
依赖呼吸机	疼痛
四肢麻痹	肌肉萎缩的发作或加重
在最初的广泛累及后,功能力量迅速恢复	在完成日常生活活动时困难加重 不耐受寒冷 睡眠障碍 构音障碍或吞咽困难 呼吸衰竭

缩、血液中的肌肉酶升高[203]。尽管只有少数几个强壮的肌肉群,但是由于代偿机制,以前患脊髓灰质炎的患者仍能够数年保持较高的功能水平,但最近新发的肌无力会导致不成比例的大量功能丧失,包括平衡能力降低、跌倒增加,需要使用辅助设备步行或使用轮椅[204,205]。

PPS患者常感到疼痛[205,206]。往往痛感较强,而且更容易发生在以前感染过脊髓灰质炎的部位,而非没有感染过的部位[205]。PPS患者常主诉腿部抽筋疼痛(主要发生在大腿肌肉组织)、颈部和肩部疼痛[205,206]。疼痛在女性、年轻患者或有长期稳定期的患者中最常见[205]。虽然疼痛有多种原因,但主要与肌肉、肌腱和关节的机械应力有关,还与生物力学改变、体力活动有关[205]。一项对PPS患者行走进行的EMG显示,当比目鱼肌不起作用时,患者的股外侧肌、股二头肌和臀大肌会过度使用和代偿活动[207]。从长期来看,这种替代和过度代偿可能会导致韧带和关节的微创伤和过度疲劳,从而导致疼痛。同样地,当使用辅助设备或手动轮椅时,肌肉过度使用也会引起疼痛。114例不使用矫形器行走的PPS患者的疼痛发生率为84%,而使用拐杖或轮椅移动的患者的疼痛发生率则增加到100%[206]。

PPS的诊断

欧洲神经学协会诊断标准(PPS)见专栏15-2[208]。诊断前要排除可能导致上述健康问题的其他情况。此外,医生会进行血液测试确认肌酸激酶是否升高,这与PPS是一致的。肌电图检查将显示慢性去神经支配异常。进行肌肉活检以查看是否存在由慢性神经支配、神经再支配或主动去神经支配导致的纤维类型分组的证据,如随着末端发芽而出现的小侧支纤维。

Megan 是否有脊髓灰质炎后综合征的体征和症状?

是的,她已经出现了过度疲劳、关节疼痛、肌肉疼痛、肌无力和萎缩。她以前患有脊髓灰质炎,有一个超过20年的稳定恢复期。现在她有了新的发作症状,即PPS。

PPS的病因

PPS的病因尚不清楚,但专家们提出了几种理论。PPS被认为是继发于周围和中枢神经系统变化的继发性疾病。去神经支配过程导致了肌纤维类型的改变,典型的表现为从Ⅱ型转变为Ⅰ型慢收缩;这一变化可

能会导致肌肉在适应约束方面出现困难,最终导致过度疲劳[209]。此外,脊髓灰质炎患者 I 型肌纤维的能量产生能力下降,从而更易导致疲劳[209]。最后,在神经再生的长期过程中存在不稳定性,其中扩大的运动单元逐渐失去其末端轴突萌芽,工作劳累会恶化这一进程。研究表明,此种效应存在于胫骨前肌,而非肱二头肌,导致我们可以提出这样一个假说,高强度且规律的运动,可以诱发更显著的失神经支配-神经再生重新支配的进程。以上效应可能是由于以下因素而产生：起初恢复阶段,巨大的运动单位被形成,可能并无法无限支撑所有发芽侧枝的代谢需求。因此剪除进程强于发芽。同时也存在一个可能的中枢机制,与对照组相比,脊髓灰质炎幸存者,运动皮质控制运动和动作的能力发生了改变[209]。一些证据表明,系统中可能存在遗传病毒物质,能够起到刺激作用,并且解除对炎症和免疫系统反应的控制。值得注意的是,已经证明病毒不会再被激活或持续感染[209]。

- 脊髓灰质炎确诊病史
- 急性期后部分或几乎完全的神经功能恢复
- 神经稳定期至少持续15年
- 近期出现的肌无力,突然发作并迅速恶化
- 以下症状中至少有2个新症状：
  过度疲劳
  肌肉或关节疼痛
  肌肉萎缩
  不耐受寒冷
- 没有其他医学解释

PPS 的医疗管理和预后

目前尚无针对综合征的特效药,但研究表明静脉注射免疫球蛋白可减轻疼痛,提高生活质量及增加肌肉力量[209]。泼尼松已被使用,但尚未被证实能否改善疲劳或肌肉力量[209]。在一个小型随机的临床试验中,补充 CoQ10 并没有优于抗阻运动而产生额外的益处[211]。关节畸形、关节炎和肢体长度不均可能需要手术。通过关节固定术、肌腱转移和肌肉移植来增强功能[205]。

PPS 是一个非常缓慢的过程,以长时间的稳定性为特征。PPS 的严重程度取决于患者在最初感染脊髓灰质炎时虚弱和残疾的程度。初期出现轻微症状并进展为 PPS 的人,极有可能只出现轻微的 PPS 症状,而肌无力严重可能导致较严重的 PPS,肌肉功能丧失更大,吞咽和（或）呼吸困难,疲劳周期更长。

物理治疗检查

脊髓灰质炎患者应对每一块肌肉进行细致的 MMT 检查,以确定哪些肌肉无力。重要的是针对单个肌肉而不是肌肉群实施治疗计划,从而确保安全,避免过度使用受累的肌肉。此外,耐力和疲劳是评价 PPS 患者功能的两个负面因素。评估 PPS 患者步行速度的可靠测量方法包括 TUG、6分钟步行测试、通常步行速度和最快步行速度。

病例C：第3部分

Megan 接受了力量测试,结果显示先前受累肌肉（左侧背屈肌、屈髋肌和髋外展肌;右肩提肌和握力）以及一些新的肌肉（左髋伸展和内收右屈肌）出现渐进性肌无力。此外,她6分钟的步行测试是 400 英尺,这远远低于年龄匹配的标准,她的通常步行速度是 1.0m/s,这低于她的年龄。疲劳问卷显示由于疲劳,她的身体功能和参与能力明显下降。这些检查结果表明需要训练未受累肌肉群的耐力和力量,以帮助改善功能。她也可能受益于辅助设备的使用。

PPS 的物理治疗管理

因为疲劳是 PPS 患者的主要症状,所以物理治疗应该针对这一点。低至中等强度的运动,包括有氧运动（即跑步机、自行车、步行、游泳）和抗阻运动,已被证明可以减少 PPS 患者的疲劳程度[198,212]。每个人都应该使用 Borg 主观疲劳程度量表来确定有氧运动适当的运动强度。推荐缓慢进阶的分级运动计划,这需要物理治疗师的监督。Oncu 等[212]的一项研究表明,患有 PPS 的人在康复中心物理治疗师的监督下进行运动,功能能力得到较好的改善,而家庭运动组并没有改善功能的能力。此外,应该教会患者节省体能的方法,包括使用残障车牌,必须将车停在离公司大门更近的位置;平衡一整天活动和休息的时间,坐下的时间要多于站立的时间;重新布置自己的家,以便容易够到自己频繁用的物品;当远距离旅行时,使用小型摩托车或类似的机动车辆。

给 PPS 患者开具运动处方的关键是避免肌肉过度劳累,否则会出现肌肉疼痛或触痛。一些作者建议,

PPS进行力量训练的肌肉应该至少能抗重力,或者储备力量大于最小功能需要的肌肉[197]。要客观地测量肌肉是否有足够的储备,治疗师在步行前或步行后1~2分钟测量患者的肌肉力量[197]。力量训练应针对以下两种情况:①未受累的肌肉群可以替代过度疲劳的肌肉的某些功能;②通过亚极量运动维持受累肌肉群的力量和功能。Halstead和他的同事基于前角细胞疾病的肌电图证据、远期、近期病史和正常体检结果建立了肢体分类系统,以帮助指导PPS患者的运动处方[213]。根据四肢最受累的肌肉,将其分为五类,每一类都有推荐的运动指南[197,213],参见专栏15-3设计运动计划的一般原则。如果肌无力很严重,过度疲劳的症状和体征持续存在,有必要使用辅助设备,包括矫形器、轮椅和适应性设备。缓解疼痛的措施也会起作用,包括热疗、TENS和按摩。

专栏15-3　设计运动计划的一般原则

- 使用低至中等的运动强度。
- 进行缓慢的运动,特别是如果肌肉一段时间没有锻炼和(或)急性脊髓灰质炎有明显慢性无力的情况。
- 只有当肌肉可以抗重力运动时才能进行力量训练[198]。
- 适度训练避免疲劳(间歇性休息和运动)。
- 循环运动类型,如伸展、有氧、抗阻、耐力或关节活动。
- 运动不应引起肌肉酸痛或疼痛。
- 锻炼不应导致疲劳,以免妨碍当天或之后的几天进行其他活动。

PPS患者的精神社会因素

脊髓灰质炎患者会出现一些心理症状,如慢性压力、抑郁、焦虑、强迫症和A型行为[214]。这些症状不仅令人痛苦,而且可能会使个人改变生活方式以应对新出现的症状。了解他们生活的背景和社会环境对于护理是有益的。在20世纪40年代至50年代的脊髓灰质炎流行期间,人们普遍担心感染脊髓灰质炎。当时的一种应对策略是鼓励儿童身体活动能力达到高水平。如果一个孩子得了脊髓灰质炎,当时推荐的治疗方法是让患者远离他们的家人和朋友住院几个月,导致许多孩子有被抛弃的感觉,并且非常焦虑。脊髓灰质炎患者可以通过努力工作成为一个"好患者",而不鼓励谈论他们的残疾。这些急性经验可能使患者陷入A型行为的模式,使他们难以应对数年后新出现的脊髓灰

病例C:第4部分

医生给Megan开了一个计步器的亚极量级渐进有氧运动,以改善疲劳和耐力。她还对之前脊髓灰质炎没有受累且肌力3+以上的所有肌肉进行抗阻训练。此外,医生还为她准备了脚踝矫正器,帮助她矫正足背屈肌从而改善步态,使她更安全、更省力。她在治疗师的监督下进行运动训练,并在运动前后密切监测肌肉疼痛或压痛,以确保不会出现肌肉过度疲劳的情况。

质炎后症状[214]。患者可能会从一种"没有痛苦,就没有收获"的哲学认识中保存能量和休息。害怕失去独立和角色转换的前景可能会导致他们已经使用多年的应对策略崩溃。治疗师的敏感性、支持和尊重将在患者的治疗依从性方面发挥重要作用。应首先尝试不涉及重大生活方式改变的保守管理。治疗师还应提供有关社区支持小组的信息。

周围神经病变

周围神经病变是对神经的损伤,导致感觉、运动、腺体或器官功能受损。如果孤立的一条神经受到损伤,称为单神经病变;如果涉及一条以上的神经,称为多发性神经病变。当多条神经受累但不对称时,将转变为多局灶性单神经病变或多发性单神经病变。神经病变很常见,55岁以上的人群有3%~4%的人继发于糖尿病,糖尿病是引起周围神经病的最常见原因[215]。据估计,50%的糖尿病患者(类型Ⅰ和Ⅱ),患有周围神经病变。其他引起神经病变的原因包括外伤、自身免疫性疾病和遗传性疾病(表15-16)。当以上任何一种机制对神经造成损伤时,大直径的纤维比小直径的纤维更容易受到损伤,这意味着轻触觉是第一个因疼痛和温度而受损的感觉。

外伤性神经损伤的分类

神经损伤可以通过损伤程度和自发恢复的概率来分类。2种最广泛接受的神经损伤分类系统是由Seddon和Sunderland开发的(表15-17)[217]。Seddon将损伤分类为:Ⅰ类(神经失用症),局灶性压迫引起节段性脱髓鞘,但轴突保持完整;Ⅱ类(轴突损伤),轴突断裂,但神经内膜保持完整;和Ⅲ级(神经断伤),神经纤维和支持性神经内膜完全分离[218]。Ⅱ级和Ⅲ级损伤时,细

表15-16	周围神经病变的原因	
类别	神经损伤的机制	病例
创伤		
牵拉伤	由于牵引力而使神经断裂或撕裂	• 出生时臂丛神经受损(Erb's Palsy) • 肱骨骨折继发的神经损伤
裂伤、刺伤和穿透性创伤	部分或完全切断神经	• 可以是干净的切口(手术刀、玻璃)或不规则的切口(钝器、刺刀)造成
挤压伤	机械性压伤和缺血	• "周末夜晚麻痹综合征"，即睡觉时，因伴侣躺在手臂上或手臂放在身体下面导致桡神经被压迫，已经存在酒精损伤的人更容易出现 • 骨折引起的骨移位 • 血肿 • 腔室综合征，严重创伤后神经髓鞘内肿胀
重复性应力损伤	关节反复屈曲会引起刺激和肿胀。当肿胀处在神经通过的狭窄区域时，神经就会受压	• 腕管综合征是一种众所周知的情况，它被认为是由反复的压力引起的，例如打字或使用千斤顶
系统性疾病		
1型和2型糖尿病	美国最常见的形式 其机制通常是外周血供不足导致远端神经末梢缺血	• 通常为对称性远端多发性神经病 • 在多达50%的患者中发现感觉运动神经病变涉及感觉异常、感觉亢进，以及振动、压力、疼痛、温度的感觉缺失；足部溃疡可能可以作为医生进行诊断的提示[216] • 急性糖尿病性单神经病变(腕管、脑神经)：受压的常见神经是腕正中神经(腕管)、肘部尺神经、下颌头腓骨神经、腹股沟韧带大腿外侧皮神经 • 糖尿病性自主神经病变是广泛分布于胆碱能、肾上腺素能和肽能自主神经纤维蛋白的疾病，会导致以下系统中的一个或多个系统失调：心脏系统、生殖系统、消化系统、汗腺调节神经(出汗)、瞳孔运动(视力模糊)和膀胱功能障碍
肾脏疾病	导致血液中氨含量增多	• 由尿毒症毒性引起
自身免疫性疾病	干燥综合征 狼疮 类风湿关节炎和其他结缔组织疾病 急性炎症性脱髓鞘性多发性神经病(吉兰-巴雷综合征) 慢性炎性脱髓鞘性多发性神经根病(CIDP) 多发性运动神经病变	• 免疫系统攻击人体自身的组织，导致神经损伤 • 神经周围组织的炎症可直接传播到神经纤维中 • 随着时间的流逝，这些慢性自身免疫病会破坏关节、器官和结缔组织，使神经纤维更容易受到压迫损伤 • 吉兰-巴雷综合征可能会损害运动，感觉和自主神经纤维 • CIDP通常会损伤感觉神经和运动神经，但自主神经完好无损 • 多发性运动神经病仅影响运动神经，可能是慢性的或急性的
维生素缺乏和酒精中毒	维生素E、维生素B_1、维生素B_6、维生素B_{12}、烟酸、硫胺素的缺乏 酒精滥用	• 当一个人停止饮酒时，与长期饮酒有关的神经损伤可能无法逆转 • 慢性酒精滥用还经常导致营养不良(包括维生素B_{12}、硫胺素和叶酸)，导致周围神经病变的发展
血管疾病	神经缺血，最常见的是末梢神经缺血	• 血管炎导致远端血液供应减少和远端神经纤维缺氧性损伤

(待续)

表15-16	周围神经病变的原因（续）	
类别	神经损伤的机制	病例
癌症	神经母细胞瘤、肿瘤、副肿瘤综合征	• 癌症会渗入神经纤维或对神经纤维施加破坏性的压力 • 肿瘤也可以直接来自神经组织细胞 • 副肿瘤综合征可间接引起广泛的神经损伤 • 化疗药物的毒性和用于治疗癌症的放射线也可引起周围神经病变
感染性	水痘带状疱疹（带状疱疹）、Epstein-Barr病毒、西尼罗河病毒、巨细胞病毒和人疱疹病毒大家族的人单纯疱疹 莱姆病、白喉和麻风病细菌性疾病 HIV、导致艾滋病的人类免疫缺陷病毒 莱姆病、白喉和麻风病	• 病毒会严重伤害感觉神经，引起快速的锐痛。疱疹导致的神经痛是持续性特别剧烈的疼痛，通常在带状疱疹发生后发作 • 细菌感染的特征是周围神经广泛受损 • HIV感染的第一个临床征象通常是多发性神经病变导致的快速进展的脚部和手部的疼痛 • 细菌性疾病的特征在于广泛的周围神经受损
遗传性	夏科-马里-图思病突变产生的蛋白质与周围神经轴突或髓鞘的结构（功能）有关	症状包括： • 小腿和脚部肌肉极度虚弱和消瘦 • 足部畸形，如高足弓和锤状趾 • 步态异常：足下垂和步态高 • 下肢失去腱反射和麻木 • 感觉减少或增加 • 自主神经变化：出汗减少；水肿；失控的血压和心率；肠和膀胱问题 • 运动改变：无力或瘫痪；肌肉萎缩 • 营养变化：皮肤发亮；指甲变脆；神经源性关节损伤
中毒		
重金属和环境毒素	铅、汞、砷、杀虫剂和溶剂	
药物	抗惊厥药 抗病毒药 抗生素类 一些心脏和血压药物 化疗药物	• 在大多数情况下，停用这些药物或调整剂量后即可缓解神经病变 • 30%~40%接受化学治疗的人会发展为周围神经病变，这是癌症患者为何提前停止化疗的主要原因。 • 化疗引起的周围神经病（CIPN）的严重程度因人而异

表15-17	外伤性神经损伤的分类			
严重度	描述	恢复模式	恢复速度	手术治疗
一级：神经失用	局部离子介导的传导阻滞或脱髓鞘，数周即可恢复	可完全恢复	快（数日到12周）	无
二级：轴突断裂	轴突破裂，再生并完全恢复	可完全恢复	慢（3cm/月）	无
三级：轴突断裂	轴突和神经内膜的破坏导致再生障碍	结果差异化	慢（3cm/月）	差异化处理
四级：轴突断裂	破坏轴突、神经内膜、神经束膜、神经外膜，不可再生	不可恢复	无	可通过手术治疗
五级：神经断伤	神经横断	不可恢复	无	可通过手术治疗

胞体远端的纤维变性被称为沃勒变性。

在神经失用症（Seddon的Ⅰ类损伤）中，由于轻度或中度的局灶性压迫，存在可逆的神经传导阻滞。这可能会导致力量下降，DTR缺失和感觉丧失（限于大直径的纤维）。通常没有自主神经功能丧失，也没有对轴突的永久性损害。恢复通常是自发的，通常在3个月内发生。轴突断裂（Ⅱ级）通常是由挤压伤引起的，并导致感觉、运动和自主神经功能的各种丧失，损害有髓和无髓纤维。预后及有效的再生能力良好，因为神经内膜的完整性得以维持，但可能较为缓慢（数月至1年），因为再生的速率为1~1.5mm/d。神经断伤（Ⅲ级）通常由刺伤、高速投射物或完全横断神经的神经牵引导致。可能发生轴突再生，但通常以低密度发生（即轴突可能无法再生长出以重新连接至相同的末端靶点），因为结缔组织层被破坏了。这种损伤可能涉及感觉神经，运动神经和自主神经的缺失，并且可能是永久性的。这种类型的损伤具有很高的神经瘤形成率。神经瘤是神经组织的生长或肿瘤，通常是良性的。

Sunderland 基于对伤害具有广泛变化的预后的认识，进一步完善了 Seddon 的类别。神经失用症相当于 Sunderland 1 型损伤。在 Sunderland 2 型损伤中，神经内膜、神经鞘膜和神经外膜仍然完好无损，但轴突在生理上受到破坏。因为神经内膜是完整的，所以再生轴突按照其原来的过程，可以完全恢复功能。恢复的时间取决于损伤的程度，因为轴突必须再生到末端器官的远端。对于 Sunderland 1 型损伤，通常用数月而不是数周来衡量。

Sunderland 3 级损伤（Seddon 的轴突损伤，Ⅱ级）涉及轴突和神经内膜的破坏，但神经束膜和神经外膜是完整的。由于多种原因，这种损伤程度的恢复不完全，因此该损伤可能导致轴突错向和使人衰弱的潜在后果。细胞体受到更严重的逆行损伤，这会破坏神经元或减慢其恢复，并且如果没有完整的神经内膜，则会发生纤维化，从而阻碍轴突再生。最后，终末器官全面恢复的机会会受到阻碍。

Sunderland 4 级损伤（Seddon 轴突损伤，Ⅱ级）包含除神经外膜以外的所有结构的损害。轴突再生混乱，需要手术干预以恢复功能。在 Seddon Ⅱ 类（Sunderlands 第 3 和第 4 类）和 Ⅲ 类损伤中，都有沃勒变性，这意味着远端的轴突变性。轴突萎缩、破碎并变成不规则形状。迁移到该区域的施万细胞和巨噬细胞分解轴突碎片和髓磷脂。同时，施万细胞增殖并形成细胞列"宾格内带"，这些细胞列将引导再生的轴突向其原始靶组织再生。

损伤部位的近端神经也有变化，包括近端残端的收缩，被切断端的血凝块形成，细胞核周围核糖体数目的增加（染色质溶解）及细胞体的扩大和分散。在近端残端内至少 2~3 个郎飞结上会发生轴突变性。近端残端会伸出许多轴突，这些轴突向远端的施万细胞管生长。近端残端末端的施万细胞增殖并在近端残端与远端残端之间构建桥梁。随着远端再生的进行，轴突会重新髓鞘化，并最终与靶标组织相连（图 15-5）[219]。

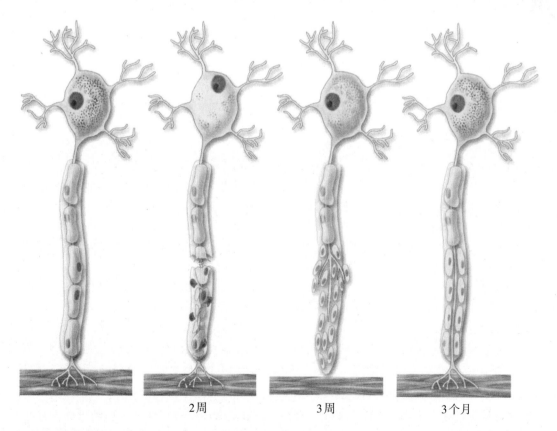

2 周　　　　　　3 周　　　　　　3 个月

图 15-5　Ⅱ级周围神经损伤和修复。[Reproduced with permission from Mescher AL（Ed）. Junqueira's Basic Histology, 13ed. New York, NY: McGraw-Hill; 2013. Fig 9-30.]

肌肉失神经的影响

当肌肉失神经支配时,会发生一些结构变化,包括Ⅰ型和Ⅱ型肌纤维萎缩和乙酰胆碱受体的增生,通常仅在肌肉神经接点才能发现。当肌肉完全去神经持续超过21天时,肌肉发生纤维化,从而导致肌肉质量恢复能力和肌力产生显著下降。

手术修复

手术修复有两种基本类型:①即时(主要)修复,在受伤后8~12小时进行;②受伤后2~6周进行的早期(次要)延期修复。即时修复通常是用干净的神经横断术(局部或全部)完成,而当严重的外伤伴有神经损伤时,则要进行延期修复。涉及神经缝合的外科手术修复最为有效。在远端损伤中,用缝合线缝合神经外膜使整个神经缝合在一起。神经索修复术包括神经干内单个纤维的缝合。该技术适用于近端损伤。

神经断伤后恢复的标志

当发生神经断伤时,如果缝合近端和远端残端,则可以愈合。近端残端的轴突生长,重新生成与靶组织的连接。轴突再生通常以1mm/d的速度进行。在随意运动恢复前,感觉恢复已经完成,可以通过深压痛的存在与否进行评估,这是恢复的第一个迹象。深压痛觉之后是浅表痛,然后是冷热觉,最后是轻触和触觉辨别。当运动神经受到影响时,收缩强度决定恢复状况。对于感觉和运动恢复,医学研究理事会评分标准或神经恢复通常用于评估和记录恢复(表15-18)[220]。

神经移植

如果初步修复不能在对残余的神经过度施加张力的情况下进行,则需要进行神经移植。自体移植(供体和受体是同一物种)仍然是神经移植材料的标准。同种异体移植物(来自不同物种的移植物)仍处于实验阶段,尚未显示出与自体神经所获得的等同恢复效果。自体移植的最常见来源是腓肠神经,它很容易获得,直径适当可以满足大多数外科手术需求,并且从其主要部位丢失该神经对功能的影响很小。其他移植物来源包括前臂内侧皮神经的前分支、股外侧皮神经和浅表感觉神经[219]。如果自体移植不可行,则通常使用神经导管(人工神经移植物)提供神经再生发生的途径。与同种异体移植相比,神经导管的潜在优势包括可吸收

性、不存在供体部位并发症和轴突逃逸[221]。

病例D:第1部分

Tina是一名50岁的女性,在2天前受伤,当时一堆木材从架子上掉下来,压住了她的左前臂。

她的身体左侧有如下体征和症状:
- 她手的内侧、小指和环指的内侧没有感觉到针刺、触摸、温度和振动。
- 在与感觉缺失相同的分布区域,皮肤无出汗。
- 在手动肌肉测试中,桡骨腕腕伸直、伸肌和手指伸直的力量正常。
- 她无法伸展第四和第五指的中指骨和远端指骨,无法内收和外展手指,无法伸手。

该患者受伤的是什么神经?
答:尺神经。
该损伤最可能的分级是什么(即Ⅰ、Ⅱ或Ⅲ级)?
答:Ⅱ类轴突。
假设神经被压在肘部附近,距她的手指约20cm。她要恢复内收和外展能力大约需要多长时间?
答:200天

糖尿病和相关神经病变

糖尿病性神经病变是1型和2型糖尿病的常见后遗症,涉及运动神经、感觉神经,或两者都有(表15-19),30%~40%的糖尿病患者会患此病。吸烟、年龄较大且血糖水平不受控制的个体与患糖尿病病程较长的个体发生患糖尿病性神经病变的风险较高。糖尿病性神经病变的类型很多,包括:①远端对称性多发性神经病变;②自主神经病变;③糖尿病性神经根神经病变(DRPN,又名糖尿病性近端运动神经病变或糖尿病性肌萎缩症);④糖尿病性局灶性周围神经病变(颅脑单神经病,又名糖尿病性眼肌麻痹)。

糖尿病远端对称性多发性神经病变(DSP)是糖尿病神经病变最常见的类型,表现为足底疼痛和感觉异常,两侧对称地在腿部远端呈袜套状分布出现。大纤维感觉神经受损会表现出蚁走感和脚部的麻木感,并伴有远端振动觉、关节位置减弱、触压感觉减弱,以及踝反射减弱或缺失[223]。如果小纤维感觉神经受累,则患者会有针刺、刀割感和灼热感。DSP也与运动无力相关,导致足下垂和踝关节反射降低。糖尿病性自主神经病变通常伴有糖尿病性DSP,但在极少数情况下会单独发生。疾病晚期前,自主症状和缺陷通常症状较轻。它可能涉及所有接受自主神经的器官。糖尿病

表15-18　神经修复医学研究咨询委员会评分系统[222]

运动恢复		感觉恢复	
M0	无收缩	S0	无
M1	近端肌肉可触及收缩	S1	仅深层皮肤疼痛
M2	近端肌群肌力差,有明显的肌收缩现象	S1+	深层和表皮疼痛
M3	近端和远端的肌固有肌力良好	S2	表皮疼痛和轻触痛
M4	良好的肌肉力量,力仍然弱	S2+	与S2一样,但反应加剧
M5	恢复所有肌肉的力量	S3	两点辨别觉大于15mm提示过度反应消失
		S3+	对在7~15mm之间的2点分辨力进行更好地定位刺激
		S4	完全恢复

表15-19　糖尿病多发性神经病及其亚型的比较[223]

功能/症状/体征	DSP	DRPN	CIDP	DMN
症状				
急性/亚急性发作	否	是	是	有时
进展速度	数年	数周/数月	数周/数月	多变的
疼痛/异常性疼痛	<20%(足部)	是	否	是(局部)
麻木/刺痛	是	有时	是	是(局部)
无力	晚期	是	是	运动神经
家族性自主神经功能失调	是	是(约为50%)	否	否
体征				
振动觉和位置觉减弱	是	多变的	是	否
痛觉减退	是	多变的	有时	是(局部)
无力/萎缩	远端末期	近端,有时远端	近端和远端	近端和远端(有时)
直立性低血压	轻微	是	否	否
并列位置模式				
对称的	是	否	是	否
近端为主	否	是	严重时	多变的
袜套状	是	否	是	否
预后				
慢性/进行性	是	否	约为33%	是
单相/分辨率	否	是(部分)	经常	否
病理生理学	代谢/微血管	免疫介导	免疫介导	压迫性/缺血性

CIDP,慢性炎性脱髓鞘性多发性神经病;DMN,糖尿病性单神经病变;DRPN,糖尿病性神经根神经病变变;DSP,远端对称性多发性神经病变。

DSP的发病机制是多因素的,并且涉及血糖水平控制程度、糖尿病持续时间、与年龄相关的神经损失、血压、血脂水平和体重等其他因素之间的复杂相互作用[223]。这些风险因素共同作用,激活损害神经和小血管的生化途径。

严重的糖尿病DSP可能会导致感觉丧失,对触摸甚至轻度触摸极度敏感(异常性疼痛),失去平衡性、失去协调性、反射消失和肌无力。这些损伤会导致足部变宽、足溃疡和步态变化。当足部变宽变形时,通常无法承担重量的结构就会负重,这会导致足溃疡,甚至是截肢。

在疾病早期时就该进行足部护理并穿合适的鞋,以防止这些继发性并发症。为了防止截肢,应当穿合适的鞋子,为跖骨提供良好的支撑和衬垫,并每天检查双脚。

糖尿病性神经根神经病变(DRPN)会影响颈部、胸部和腰骶部,但最常见的是腰骶部DRPN[223]。腰骶部DRPN多发于Ⅱ型糖尿病中老年患者。它表现为严重的单侧或不对称的近端疼痛,累及背部、臀部或股前区,随后是不对称的近端腿无力和深度萎缩[223]。疼痛和无力感逐步蔓延,持续数周至数月,直到传播至近侧和对侧部,有些人变得依赖轮椅或发展为不对称性四肢瘫痪。常见体重减轻和自主神经紊乱,约一半的患者会经历直立性低血压、性功能、膀胱功能和肠道功能的改变。DRPN的发病机制是由免疫介导的微血管炎引起的缺血性损伤,损伤涉及运动、感觉和自主神经纤维。在9~12个月内通常会开始恢复,但恢复可能不完全,会持续数年[223]。

某些局灶性外周单神经病(DMN)包括颅、胸或四肢神经病变等与糖尿病有关[223]。颅单神经病表现为单独的Ⅲ、Ⅳ或Ⅵ脑神经病灶。症状包括单侧头痛、上睑下垂和眼外运动受损,导致在数小时内发展为复视。糖尿病的另一种常见的局灶性神经病是单侧截断性(胸)神经根病变,表现为急性腹痛,提示可能累及腹内、带状疱疹或脊柱[223]。此外,在糖尿病患者中,神经易受压迫或累积性创伤,经常容易受伤的神经包括正中神经、尺神经、桡神经、股外侧皮神经、下颌神经和足底神经等[223]。

慢性炎症性脱髓鞘性多发性神经根病(CIDP),有时称为慢性复发性多发性神经病,是一种免疫介导的神经病,可能与糖尿病有关。一项研究表明,患有糖尿病的人患CIDP的可能性是未患糖尿病的人的11倍,但也有其他研究未能证实患病风险的增加[223,234]。这种疾病引起外周神经脱髓鞘,导致进行性肌无力和四肢感觉功能受损。年轻人和男性更容易患该病。症状通常表现为刺痛或麻木(从脚趾和手指开始),手臂和腿无力,反射消失和疲劳。CIDP的过程因人而异。有些人可能会在发作CIDP后自然恢复,而另一些人可能会多次发作,在再次发作前部分恢复。CIDP与GBS密切相关,被认为是该急性疾病对应的慢性病。CIDP的药物治疗包括皮质类固醇,如泼尼松,可以单独开处方,也可以与免疫抑制剂合用。血浆置换(血浆交换)和静脉注射免疫球蛋白(IVIg)的疗法也有效。IVIg甚至可以用作一线治疗。

周围神经疾病的物理疗法评估

在评估神经病变时,应彻底检查感觉和运动系统。查明神经病变的病因很重要,以便进行适当的治疗和预防。例如,糖尿病性神经病变主要涉及感觉系统,通过严格控制血糖水平来防止病情的进一步进展很重要。吉兰-巴雷综合征中,更多涉及运动系统。感觉和运动上的发现通常是相配套的。感觉和运动评估在第9章(评估)中介绍。当怀疑感觉神经病变时,有必要对所有感觉方式使用单丝触觉测量和其他测试进行彻底检查,以实施最有效的治疗方案。

除了这些标准的评估技术外,NCV和EMG测试也很有帮助(请参阅本章开头的讨论)。另一个专业测试是Tinel征。即轻敲被检测的神经,阳性的表现是沿神经分布区域的疼痛感或针刺感,表明神经受到刺激。评估应该系统地进行,记录感觉和运动损失的分布。使用皮肤组织和肌层切片可以使临床医生识别涉及的神经(有关皮节分布图,见第3章图3-4)。最后,本体感觉、动觉和振动测试用于评估背柱-内侧丘系通路。在这些测试中,振动测试是最灵敏有效的。

自主神经病变的检查

糖尿病会影响自主神经系统,并可能导致心血管自主神经病变(CAN)、胃肠道神经病变和泌尿生殖系统神经病变。CAN在大约20%的糖尿病患者中存在,在老年糖尿病患者中则可增加到35%~65%[225]。它可能导致心肌梗死、心律失常和猝死。它还会影响对运动的反应。胃肠道神经病可导致胃轻瘫(胃排空异常)。泌尿生殖系统神经病可引起神经源性膀胱和性功能障碍。当物理治疗师为患有糖尿病或其他可能损害自主神经系统的疾病患者开具运动处方时,必须敏锐地意识到CAN的可能性。症状包括运动不耐受、运动引起的早期疲劳、乏力、静息性心动过速、血压调节异常、直立性低血压、头晕和晕厥。亚临床CAN可在2型糖尿病诊断后1年和1型糖尿病诊断后2年后确诊[216]。物理治疗师可以通过检测直立性低血压、脉搏和关注静息性心动过速来筛查CAN。也有评估自主神经病变症状的筛查问卷可用(专栏15-4)。在控制良好的2型糖尿病患者中,即使只有很少的CAN存在的证据,其心脏自主神经平衡也会改变,并且可以通过基于运动的CAN评估来发现。糖尿病运动后恢复早期的特点是交感兴奋增强,副交感神经激活减少和心律恢复延迟[226]。此外,蹲坐试验是一种主动姿势动作,会明显增强体位性应激反应。在正常人中,这种动作不会导致任何症状,但对患有CAN的人而言,蹲下时血压会升高,站立时血压下降,并且会因为这个动作而变得持续和明显[227]。要进行此项筛查时,需要密切监测在从站立到下蹲，从下蹲到站立的瞬间，以及个体恢复站立状态后的几分钟内的脉搏和血压。如果此筛查结果呈阳性，则应在制定重要的有氧运动计划之前，先让服务对象进行心血管自主神经反射测试。

CAN 的治疗涉及降低心血管风险和生活方式干预。运动应进行分级缓慢进行，并加以监督[216]。抗阻运动可能是有益的，因为一项研究表明，低强度抗阻训练可改善糖尿病大鼠的左心室功能[228]。缓慢进行的低强度有氧运动对患有糖尿病和 CAN 的患者有益[229]。如果个体有静息性心动过速，则可以使用 β 受体阻滞剂。物理治疗师可以教导直立性低血压患者逐步从仰卧位到坐位再到立位，并在每次体位变化后休息。另外，踝跖屈肌连同踝关节泵的等距收缩可以帮助改善下肢的血流。

专栏 15-4	自主神经功能筛选

询问患者是否曾经历过以下任何一项，评分为
1 ＝从未；2 ＝偶尔；3 ＝有时；4 ＝经常；5 ＝频繁
- 头重脚轻
- 口干或眼干
- 足部变紫、苍白、发冷或出汗（多于身体其他部位）
- 运动过程中双脚无汗
- 双手出汗多
- 进食后呕吐或胀气
- 腹泻每天 3 次
- 便秘（每日排便少于 1 次）
- 尿失禁
- 勃起功能障碍（仅限男性）

周围神经病变患者的物理治疗管理

疼痛管理

对于周围神经病变的患者最好的治疗方法是预防。在糖尿病前期和已患糖尿病的患者中，通过适当饮食，口服药物或注射胰岛素来长期控制血糖水平是预防组织损伤的关键。运动也是一种有效的预防和治疗方式。在 1 型糖尿病小鼠的模型中，运动延缓了机械性超敏反应的发生（与血糖控制无关），减少了钙离子功能的变化以改善电生理缺陷[230]，并减少了髓鞘丢失[231]。虽然这项研究是针对糖尿病的，但它表明运动是减少氧化应激反应的一种有效手段，这是许多疾病中神经损伤的潜在机制。另一种有效的非药物治疗方

病例 E：第 1 部分

RT 是一位 68 岁有高血压史的肥胖男性，从政府部门退休，目前在当地一所商学院兼职任教。大约 3 个月前，他的脚上出现烧灼感和刺痛感，并由医生进行诊断。当时的实验室检查显示，RT 的空腹血糖为 146mg/dL，糖化血红蛋白为 7.2%（正常值为 4%~6%）。根据患者的自我报告，医生建议进行物理治疗以改善步行功能。RT 的糖化血红蛋白表明他在过去几个月中没有控制好血糖，并且周围神经和自主神经病变的风险增加。

RT 最容易发生什么类型的神经病变？

答：远端对称性多发神经病。

应对神经病变 RT 应该做何种测试，以及采取什么措施？

答：对足部进行整体测试，包括保护性感觉、本体感觉和振动测试，以确定他的步态问题是否源于背部内侧丘脑通路的问题。

他应该对中枢自主神经系统进行测试吗？如果可以 RT 应进行哪些测试？

答：自主神经病变的测试也应该做。应在仰卧至站立时进行下蹲测试和直立性低血压测试。

如果测试显示中枢自主神经功能为正常，RT 可开始进行运动项目吗？如果可以是进行何种类型的运动项目呢？

答：是的，在有人监督和缓慢进行运动的情况下，他就可以开始锻炼了。抗阻运动可改善左心室功能，而有氧运动可提高整体健康水平，并改善血糖控制和心肺功能。

法是经皮神经电刺激（TENS），它能激活中枢机制起到镇痛的作用[232]。低频 TENS 能激活脊髓和脑干中的 K-阿片受体，而高频 TENS 通过 C-阿片受体发挥作用。加热会使疼痛加重，按摩也没有明显效果[233]。用于减轻神经性疼痛的药物包括三环类抗抑郁药（阿米替林、帕米洛）、抗惊厥药（卡马西平、苯妥英钠）和镇痛药（维柯丁、辣椒素外用乳膏）。这些都有副作用和不同的目的性。

功能训练

对于周围神经病变的糖尿病患者，运动可以改善平衡功能[233]、本体感觉、力量[234,235]、6 分钟步行实验的（6MW）距离和习惯性体力活动[236]。在一个临床对照试验中，慢性炎症性脱髓鞘多发性神经病的患者参加

运动训练、力量和生活质量（SF-36）都得到了提高，相比之下，无运动训练的对照组无明显改善[237]。运动训练的计划是相对温和的，包括抗阻运动、改善关节活动范围的运动、弹力带训练和牵伸运动（每天重复 10 次）。此外，他们还循序渐进地进行步行和骑自行车运动，每日 10~20 分钟，最大心率为 60%~70%，或达到 Berg 指数"有点难"的程度[237]。在 4 年中，每周 4 小时的长期有氧运动，可预防糖尿病的发作或减慢运动神经和感觉神经的病变[238]。根据 Berg 平衡量表、功能性前伸检查、计时起走测验和 10m 步行测试，运动还被证明可以改善神经病变的老年糖尿病患者的功能[234]。

> **病例 E：第 2 部分**
>
> 通过步行训练，RT 已感觉到身体发生了变化。如果他感觉到疼痛，最有效的方法是经皮神经电刺激。他因行走困难而接受了转诊治疗。证据表明，将力量、平衡和关节活动范围的训练相结合可改善他的平衡和步行功能。

失神经支配的肌肉

轴突损伤后电刺激的有效性尚未得到证实。对于完全失神经支配后预期可神经再生的患者，对失神经支配的肌肉使用电刺激，在失神经肌肉内维持结缔组织的活动性，目的是神经移植后，神经再生要尽量减少纤维化。然而，在文献中关于在失神经肌肉中使用电刺激的作用仍存在争议，因为电刺激可以减缓肌肉萎缩，但不能防止肌肉萎缩。在一个挤压伤的动物模型中，与未接受电刺激的动物相比，接受电刺激反而会减慢恢复速度[239]。此外，为了使失神经肌肉产生收缩需要较长的脉冲持续时间，有些人会因为太疼而无法忍受。对于部分失神经肌肉，推荐的治疗方法是肌肉再教育。现有证据不支持在部分失神经肌肉中使用电刺激[239,240]。Ohtake 等人[240]建议贝尔麻痹患者 3 个月内不要使用电刺激，因为 64% 的贝尔麻痹患者在这段时间内将恢复正常功能。在案例 D 中，Tina 在最近受到了尺神经压迫性损伤。基于这个证据，她是不能从电刺激中获益的，而是应该先休息一段时间再对肌肉进行刺激。

感觉障碍

治疗感觉障碍的重点是教导患者感知障碍肢体的危险，因为他们的障碍肢体感觉不到疼痛刺激。治疗师应教导患者经常检查肢体的位置，观察皮肤或任何刺激的迹象，避免紧身或限制性的衣服和鞋子。他们同样需要学习检查水温，在极热或极冷的物体周围要格外小心。RT 的脚部存在感觉障碍，需要选择衬垫良好的支撑鞋。当他刚穿上一双新鞋的时候需要谨慎，并且应该教育他学会每天检查足部是否红肿或溃疡。

臂丛神经损伤

> **病例 F：第 1 部分**
>
> Jonathon 是一个足月的男婴，体重约为 4.36kg，身长约为 57cm。他通过阴道分娩出生，无明显并发症，在 48 小时后出院。在为期 3 周的儿科医生的访问中，他的母亲注意到他似乎没有像右臂那样移动左臂，而且在给他的左臂穿衬衫时经常哭闹。

臂丛神经由 C5 至 T1 的脊神经组成，构成了一条庞大而复杂的神经网络（丛），该神经网络贯穿颈腋管，为上肢提供运动和感觉神经支配。臂丛神经受损，通常是意外损伤，从而牵涉到手臂或头部，导致周围神经的阻断、拉伸、压迫或撕裂。如图 15-6 所示，将臂丛神经描述为根、干、股、束和支（神经）。因此，神经丛某一区域的损伤将呈现出共同的特征，因为可以追踪到手臂和手部的各级神经支配路径。例如，如果上干神经丛受到损伤，运动和感觉损伤可能来自 C5 和 C6，通过侧索、后索、桡神经、尺神经的神经支配也是如此。

臂丛神经麻痹

外伤性臂丛神经损伤在儿科较为常见。最常见的损伤机制是产科损伤，当婴儿分娩时或分娩至肩部时，婴儿的头部被拉出，造成臂丛上的压力，这更可能发生在体积大的婴儿身上，如 Jonathon。在臀位分娩时（脚或臀部），婴儿的手臂可以举过头顶，这也会在分娩时对臂丛神经造成压力。但是，典型的臀位婴儿现在通常采取剖宫产，所以在美国这不太可能是导致臂丛神经麻痹的原因。臂丛神经损伤的危险因素包括肩难产（头部已经分娩，但肩膀被卡住）、分娩时间过长、分娩困难、需要钳子等帮助和婴儿体重超过 4000g。超过一半的臂丛神经损伤患者没有这些危险因素[241]。在玩耍过程中手臂的意外牵扯也是儿童臂丛神经损伤的常见机制。

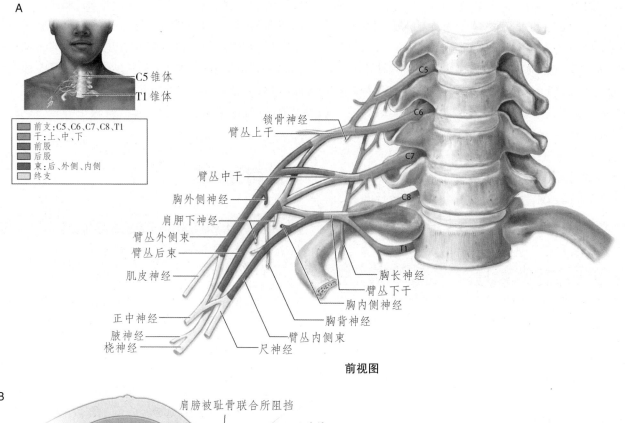

A

C5 锥体
T1 锥体

前支：C5、C6、C7、C8、T1
干：上、中、下
前股
后股
束：后、外侧、内侧
终支

锁骨神经
臂丛上干

C5
C6
C7
C8

臂丛中干
胸外侧神经
肩胛下神经
臂丛外侧束
臂丛后束
肌皮神经

T1

胸长神经
臂丛下干
胸内侧神经
胸背神经

正中神经
腋神经
桡神经

尺神经
臂丛内侧束

前视图

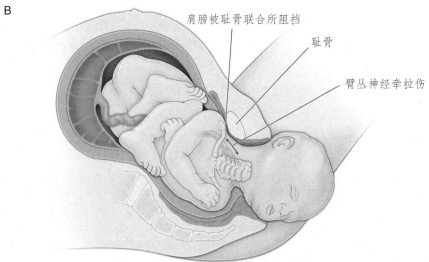

B

肩膀被耻骨联合所阻挡
耻骨
臂丛神经牵拉伤

图15-6 （A)臂丛详细的分支和神经。(B)颈部侧向拉伸分娩至肩部时常见的损伤机制。(Part A：Reproduced with permission from MKinley M，O'Laughlin VD.Human Anatomy 3rd Edition. New York，NY：MGraw-Hill；2012.Fig 16.9A，Pg.498.)

分类系统

- 上部麻痹/Ⅰ组（臂丛神经麻痹)：C5 和 C6 神经根（最常见)。
- Ⅱ组：C5、C6 和 C7 神经根。
- 下部麻痹/Ⅲ组（Klumpke 麻痹)：C8 和 T1 神经根（罕见)。

受伤侧的症状

- 手臂肌张力低下。
- 肌无力；无法做重力运动。
- 肩部、肘部（特别是)、腕部、手部的位置异常。
- 缺乏感觉。
- 出汗少。

- 缺乏手臂或手部的意识。
- 忽视。
- 眼睑下垂。
- 关节挛缩。
- 疼痛。
- 麻木或刺痛。
- 腰围减小。
- 握力下降。
- 缺乏拥抱反射或拥抱反射微弱。
- 缺乏保护性反射或保护性反射微弱。

病例F:第2部分

Jonathon表现出左臂肌张力减退,尤其是在肩膀和肘部(三角肌和肱二头肌);当他高兴并踢脚和移动手臂时,他左侧移动的幅度远小于右侧。当他右臂和左手(拇指除外)对挠痒和压力做出反应时,大多数情况下他的左臂没有任何反应。他被诊断为患有臂丛神经麻痹(C5和C6臂丛神经损伤)。

恢复

臂丛神经损伤多为自发性恢复。60%有臂丛神经损伤的婴儿在2个月大时没有表现出虚弱,到4个月时,自发性恢复的比例上升到75%。神经可以以每天1mm或每月1英寸(1英寸=2.54cm)的速度再生或愈合。不考虑屈肘、肱二头肌和自发手指运动是3个月后恢复的预测因素。4个月后,只有4%的婴儿表现出自然恢复。在神经损伤较严重时,永久性损伤仍然占产科臂丛神经损伤的10%~18%。(专栏15-5)。这些儿童会出现虚弱、手臂和手的永久性残疾[242]。

专栏15-5 永久性周围神经损伤的类型

撕脱:神经根分离。建议早期手术,因为肌肉没有神经信号,会导致严重的肌肉萎缩。

轴突损伤:神经纤维受损,广泛性的。

神经断裂:中间部分断裂。

瘢痕增生:拉伸或撕裂时可能形成。

物理治疗干预

臂丛神经损伤婴儿的物理治疗可以在确定损伤后立即开始,比如在NICU中就开始,并在婴儿回家后继续治疗。首先,应进行完整的神经系统检查,以排除有中枢神经系统受累,并确定臂丛中可能受损的确定部位。干预措施包括:使用毛巾、滚轴和道具进行体位摆放;对父母进行有关婴儿抚触、洗澡和穿衣方面的家庭教育;防止婴儿皮肤破裂;使用消除重力的姿势来鼓励某些上肢运动;让婴儿多进行越过中线的动作并且避免忽视;鼓励婴儿多进行俯卧,并注视双臂;避免手臂和颈部的伸展;给婴儿休息和恢复的时间。在一段时间的休息后进行被动和主动ROM训练。一些迹象表明,臂丛神经麻痹的婴儿在爬行、行走和其他运动能力方面发育迟缓,所以在精细和粗大运动中提高对称性是必要的。在臂丛神经损伤患者中,关节松动、力量训练、ROMS训练、贴扎技术和电刺激都得到了成功的应用。夹板、石膏和肉毒杆菌素可以预防挛缩。最近,强制性运动疗法(CIMT),用尼龙搭扣背心限制未受损的手臂,并对麻痹的手臂进行重复运动训练,这可以改善臂丛神经麻痹儿童的功能(CIMT的详细信息,见第10章卒中和第19章脑瘫);值得注意的是,这个病例系列还包括肉毒杆菌毒素注射和外周性臂丛神经损伤,所有的高水平CIMT研究都是基于中枢神经系统病变和不对称的脑性瘫痪[243]。

如果婴儿在最初几个月内没有自然恢复,或有已知的撕脱伤,则考虑手术治疗。对于撕脱伤和严重瘢痕,外科手术可能是唯一的选择。手术选择包括肌腱移植、肌肉移植、神经移植、瘢痕组织切除(神经松解)和神经移植。

病例F:第3部分

Jonathon的父母接受了一项定位程序和被动运动范围的指导,并通过一系列的措施来防止婴儿的手臂无法运动。具体措施如下:①把可移动物体和玩具放在婴儿床的左边;②在Jonathon的左手放一个尼龙搭扣捆绑的拨浪鼓,以便让他在短时间内加强手臂的运动;③把玩具放在婴儿胸前的中线上,诱导他多做中线动作、两侧的伸展和胸前抓握;④教学的原因和目的是把玩具传递的动作和左手的动作联系起来(如在父母的监督下,把手臂上的绳子系在头顶的物体上,这样短时间内手臂移动就可以使物体移动)。在Jonathon 4个月大的时候,他的麻痹问题得到了解决,可以进行全范围的运动、抗阻力运动,实现了在活动中对左臂的正常平等使用。

参考文献

1. Weiss L, Silver J, Weiss J. *Easy EMG*. 1st ed. Waltham, MA: Butterworth-Heinemann; June 10, 2004. ISBN 0750674318.

2. Cho SC, Ferrante MA, Levin KH, Harmon RL, So YT. Utility of electrodiagnostic testing in evaluating patients with lumbosacral radiculopathy: an evidence-based review. *Muscle Nerve*. 2010;42:276-282.

3. American Association of Electrodiagnostic Medicine (So YT, Weber CF, and Campbell WW). Practice parameter for needle electromyographic evaluation of patients with suspected cervical radiculopathy: summary statement. *Muscle Nerve*. 1999;22(suppl 8):S209-S211.

4. Dillingham TR, Lauder TD, Andary M, Kumar S, Pezzin LE, Stephens RT, Shannon S. Identifying lumbosacral radiculopathies: an optimal electromyographic screen. *Am J Phys Med Rehabil*. 2000;79(6):496-503.

5. Dillingham TR, Lauder TD, Andary M, Kumar S, Pezzin LE, Stephens RT, Shannon S. Identification of cervical radiculopathies: optimizing the electromyographic screen. *Am J Phys Med Rehabil*. 2001;80(2):84-91.

6. NIOSH. *Performing motor and sensory neuronal conduction studies in humans: a NIOSH technical manual (NIOSH) Publication No. 90-113*. Washington, DC: National Institute for Occupational Safety and Health; 1990.

7. AAEM (American Association of Electrodiagnostic Medicine Quality Assurance Committee, Campbell et al.). Practice parameter for electrodiagnostic studies in ulnar neuropathy at the elbow. *Neurology*. 1999;52:688.

8. American Association of Electrodiagnostic Medicine (Jablecki CK, Andary MT, Ball RD, Cherington M, Fisher MA, Phillips CH, So YT, Tulloch JW, Turk MA, Weichers DO, Wilbourn AJ, Wilkins DE, Williams FH, Ysla RGi.). Practice parameter for electrodiagnostic studies in carpal tunnel syndrome: summary statement. *Muscle Nerve*. 2002;25:918-922.

9. Marciniak C, Armon C, Wilson J, Miller R. Practice parameter: utility of electrodiagnostic techniques in evaluating patients with suspected peroneal neuropathy: an evidence based review. *Muscle Nerve*. 2005;31:520-527.

10. Patel AT, Gaines K, Malamut R, Park TA, Del Toro DR, Holland N. Usefulness of electrodiagnostic techniques in the evaluation of suspected tarsal tunnel syndrome: an evidence based review. *Muscle Nerve*. 2006;32:236-240.

11. AANEM. American Association of Neuromuscular and Diagnostic Medicine. Available at: http://www.aanem.org. Accessed March 29, 2015.

12. Barboi AC, Barkhaus PE. Electrodiagnostic testing in neuromuscular disorders. *Neurol Clin*. 2004;22(3):619-641.

13. Kraft GH. The electromyographer's guide to the motor unit. *Phys Med Rehabil Clin N Am*. 2007;8(4):711-732.

14. APTA (American Physical Therapy Association). Electrophysiologic Examination and Evaluation HOD P06-96-20-04. Available at: http://www.apta.org/uploadedFiles/APTAorg/About_Us/Policies/Practice/ElectrophysiologicExaminationEvaluation.pdf. Updated August 7, 2012. Accessed March 27, 2015.

15. De Carvalho M, Dengler R, Eisen A, et al. Electrodiagnostic criteria for diagnosis of ALS. *Clin Neurophysiol*. 2008;119:497-503.

16. Narayanaswami P, Weiss M, Selcen D, et al. Evidence-based guideline summary: diagnosis and treatment of limb-girdle and distal dystrophies. *Neurology*. 2014;83(16):1453-1463.

17. Fellows LK, Foster BJ, Chalk CH. Clinical significance of complex repetitive discharges: a case-control study. *Muscle Nerve*. 2003;28(4):504-507.

18. Amyotrophic Lateral Sclerosis Association. Available at: http://www.alsa.org/als-care/resources/publications-videos/factsheets/epidemiology.html. Accessed February 2, 2015.

19. Cronin S, Hardiman O, Traynor BJ. Ethnic variation in the incidence of ALS: a systematic review. *Neurology*. 2007;68:1002-1007.

20. Logroscino G, Traynor BJ, Hardiman O, et al., EURALS. Descriptive epidemiology of amyotrophic lateral sclerosis: new evidence and unsolved issues. *J Neurol Neurosurg Psychiatry*. 2008;79:6-11.

21. Horner RD, Kamins KG, Feussner JR, Grambow SC, Hoff-Lindquist J, Harati Y. Occurrence of amyotrophic lateral sclerosis among Gulf War veterans. *Neurology*. 2003;61:742-749.

22. Armon C. An evidence-based medicine approach to the evaluation of the role of exogenous risk factors in sporadic amyotrophic lateral sclerosis. *Neuroepidemiology*. 2003;22:217-228.

23. Armon C. Sports and trauma in amyotrophic lateral sclerosis revisited. *J Neurol Sci*. 2007;262:45-53.

24. Shaw PJ. Molecular and cellular pathways of neurodegeneration in motor neuron disease. *J Neurol Neurosurg Psychiatry*. 2005;76:1046-1057.

25. Rossi FH, Franco MC, Estevez AG. Pathophysiology of amyotrophic lateral sclerosis. In: Estévez AG, ed. *Current Advances in Amyotrophic Lateral Sclerosis*. 2013. doi:10.5772/56562.

26. Robberecht W, Philips T. The changing scene of amyotrophic lateral sclerosis. *Nat Rev Neurosci*. 2013;14(4):248-264.

27. Ekestern E. Neurotrophic factors and amyotrophic lateral sclerosis. *Neurodegener Dis*. 2004;1:88-100.

28. Shaw PJ, Eggett CJ. Molecular factors underlying selective vulnerability of motor neurons to neurodegeneration in amyotrophic lateral sclerosis. *J Neurol*. 2000;247(suppl 1):117-127.

29. Fischer LR, Lindsey R, Culver DG, Davis AA, Wang M, Castellano-Sanchez A. Amyotrophic lateral sclerosis is a distal axonopathy: evidence in mice and men. *Exp Neurol*. 2004;185:232-240.

30. Attarian S, Vedel J-P, Pouget J, Schmied A. Progression of cortical and spinal dysfunction over time in amyotrophic lateral sclerosis. *Muscle Nerve*. 2008;37:364-375.

31. Pugdahl K, Fuglsang-Frederiksen A, de Carvalho M, et al. Generalised sensory system abnormalities in amyotrophic lateral sclerosis: a European multicentre study. *J Neurol Neurosurg Psychiatry*. 2007;78(7):746-749.

32. Lulé D, Diekmann V, Müller HP, Kassubek J, Ludolph AC, Birbaumer N. Neuroimaging of multimodal sensory stimulation in amyotrophic lateral sclerosis. *J Neurol Neurosurg Psychiatry*. 2010;81(8):899-906.

33. Brooks BR. Natural history of ALS: symptoms, strength, pulmonary function, and disability. *Neurology*. 1996;47(suppl 2):S71-S81.

34. Brooks BR, Miller RG, Swash M, Munsat TL. El Escorial revisited: revised criteria for the diagnosis of amyotrophic lateral sclerosis. *Amyotroph Lateral Scler Other Motor Neuron Disord*. 2000;1:292-299.

35. Sanaya K, Douglas A. Neuroimaging in amyotrophic lateral sclerosis. *Amyotroph Lateral Scler Other Motor Neuron Disord*. 2003;4:243-248.

36. Neary D, Snowden JS, Gustafson L, et al. Frontotemporal lobar degeneration: a consensus on clinical diagnostic criteria. *Neurology*. 1998;51:1546-1554.

37. Kaji R, Izumi Y, Adachi Y, Kuzuhara S. ALS-parkinsonism-dementia complex of Kii and other related diseases in Japan. *Parkinsonism Relat Disord*. 2012;18(suppl 1):S190-S191.

38. Murphy J, Henry R, Lomen-Hoerth C. Establishing subtypes of the continuum of frontal lobe impairment in amyotrophic lateral sclerosis. *Arch Neurol*. 2007;64:330-334.

39. Abrahams S, Leigh PN, Goldstein LH. Cognitive change in ALS: a prospective study. *Neurology*. 2005;64:1222-1226.

40. Gibbons ZC, Richardson A, Neary D, Snowden JS. Behaviour in amyotrophic lateral sclerosis. *Amyotroph Lateral Scler*. 2008;9:67-74.

41. Witgert M, Salamone AR, Strutt AM, et al. Frontal-lobe mediated behavioural dysfunction in amyotrophic lateral sclerosis. *Eur J Neurol*. 2010;17:103-110.

42. Mackenzie IRA, Bigio EH, Ince PG, et al. Pathological TDP-43 distinguishes sporadic lateral sclerosis from amyotrophic lateral sclerosis with SOD1 mutations. *Ann Neurol*. 2007;61:427-434.

43. Czaplinski A, Yen AA, Appel SH. Forced vital capacity (FVC) as an indicator of survival and disease progression in an ALS clinic population. *J Neurol Neurosurg Psychiatry*. 2006a;77:390-392.

44. Magnus T, Beck M, Giess R, Puls I, Naumann M, Toyka KV. Disease progression in amyotrophic lateral sclerosis: predictors of survival. *Muscle Nerve*. 2002;25:709-714.

45. Mandioli J, Faglioni P, Nichelli P, Sola P. Amyotrophic lateral sclerosis:

prognostic indicators of survival. *Amyotroph Lateral Scler.* 2006;7:217-220.

46. Traynor BJ, Alexander M, Corr B, Frost E, Hardiman O. Effect of a multidisciplinary amyotrophic lateral sclerosis (ALS) clinic on ALS survival: A population based study, 1996-2000. *J Neurol Neurosurg Psychiatry.* 2003;74:1258-1261.

47. Chiò A, Bottacchi E, Buffa C, Mutani R, Mora G, the PARALS. Positive effects of tertiary centres for amyotrophic lateral sclerosis on outcome and use of hospital facilities. *J Neurol Neurosurg Psychiatry.* 2006;77:948-950.

48. Miller RG, Mitchell JD, Lyon M, Moore DH. Riluzole for amyotrophic lateral sclerosis (ALS)/motor neuron disease (MND). *Cochrane Database Syst Rev.* 2007;1:CD001447.

49. Leigh PN, Abrahams S, Al-Chalabi A, et al., King's MND Care and Research Team. The management of motor neuron disease. *J Neurol Neurosurg Psychiatry.* 2003;74(suppl IV):iv32-iv47.

50. Radunovic A, Mitsumoto H, Leigh PN. Clinical care of patients with amyotrophic lateral sclerosis. *Lancet Neurol.* 2007;6:913-925.

51. Miller RG, Jackson CE, Kasarskis EJ, et al., Quality Standards Subcommittee of the American Academy of Neurology. Practice parameter update: the care of the patient with amyotrophic lateral sclerosis: drug, nutritional, and respiratory therapies (an evidence-based review): report of the Quality Standards Subcommittee of the American Academy of Neurology. *Neurology.* 2009a;73(15):1218–1226.

52. Miller RG, Jackson CE, Kasarskis EJ, et al., Quality Standards Subcommittee of the American Academy of Neurology. Practice parameter update: the care of the patient with amyotrophic lateral sclerosis: multidisciplinary care, symptom management, and cognitive/behavioral impairment (an evidence-based review): report of the Quality Standards Subcommittee of the American Academy of Neurology. *Neurology.* 2009b;73(15):1227–1233.

53. EFNS Task Force on Diagnosis and Management of Amyotrophic Lateral Sclerosis, Andersen PM, Abrahams S, Borasio GD, et al. EFNS guidelines on the clinical management of amyotrophic lateral sclerosis (MALS) – revised report of an EFNS task force. *Eur J Neurol.* 2012;19(3):360–375.

54. Kleopa KA, Sherman M, Neal B, Romano GJ, Heiman-Patterson T. BiPAP improves survival and rate of pulmonary function decline in patients with ALS. *J Neurol Sci.* 1999;164:82-88.

55. Bourke SC, Tomlinson M, Williams TL, Bullock RE, Shaw PJ, Gibson GJ. Effects of non-invasive ventilation on survival and quality of life in patients with amyotrophic lateral sclerosis: a randomised controlled trial. *Lancet Neurol.* 2006;5:140-147.

56. Lechtzin N, Scott Y, Busse AM, Clawson LL, Kimball R, Wiener CM. Early use of non-invasive ventilation prolongs survival in subjects with ALS. *Amyotroph Lateral Scler.* 2007;8:185-188.

57. Laub M, Midgren B. Survival of patients on home mechanical ventilation: a nationwide prospective study. *Respir Med.* 2007;101:1074-1078.

58. Hanayama K, Ishikawa Y, Bach JR. Amyotrophic lateral sclerosis. Successful treatment of mucous plugging by mechanical insufflation-exsufflation. *Am J Phys Med Rehabil.* 1997;76(4):338-339.

59. Bach JR. Amyotrophic lateral sclerosis: prolongation of life by noninvasive respiratory aids. *Chest.* 2002;122(1):92-98.

60. Brinkmann JR, Andres P, Mendoza M, Sanjak M. Guidelines for the use and performance of quantitative outcome measures in ALS clinical trials. *J Neurol Sci.* 1997;147:97-111.

61. Flaherty-Craig C, Brothers A, Dearman B, Eslinger P, Simmons Z. Penn State screen exam for the detection of frontal and temporal dysfunction syndromes: application to ALS. *Amyotroph Lateral Scler.* 2009;10(2):107-112.

62. Gordon PH, Wang Y, Doorish C, Lewis M, Battista V, Mitsumoto H, Marder K. A screening assessment of cognitive impairment in patients with ALS. *Amyotroph Lateral Scler.* 2007;8(6):362-365.

63. Woolley SC, York MK, Moore DH, Strutt AM, Murphy J, Schulz PE, Katz JS. Detecting frontotemporal dysfunction in ALS: utility of the ALS Cognitive Behavioral Screen (ALS-CBS). *Amyotroph Lateral Scler.* 2010;11(3):303-311.

64. Chen D, Guo X, Zheng Z, et al. Depression and anxiety in amyotrophic lateral sclerosis: correlations between the distress of patients and caregivers. *Muscle Nerve.* 2015;51(3):353-357.

65. Mitchell JD, Borasio GD. Amyotrophic lateral sclerosis. *Lancet.* 2007;369:2031-2041.

66. Oh H, Sin MK, Schepp KG, Choi-Kwon S. Depressive symptoms and functional impairment among amyotrophic lateral sclerosis patients in South Korea. *Rehabil Nurs.* 2012;37:136-144.

67. McElhiney MC, Rabkin JG, Gordon PH, Goetz R, Mitsumoto H. Prevalence of fatigue and depression in ALS patients and change over time. *J Neurol Neurosurg Psychiatry.* 2009;80:1146-1149.

68. Beck AT, Ward CH, Mendelson M, Mock J, Erbaugh J. An inventory for measuring depression. *Arch Gen Psychiatry.* 1961;4:561-571.

69. Radloff LS. The CES-D scale: a self-report depression scale for research in the general population. *Appl Psychol Meas.* 1977;1:385-401.

70. Zigmond AS, Snaith RP. The Hospital Anxiety and Depression Scale. *Acta Psychiatr Scand.* 1983;67:361-370.

71. Spielberger CS, Gorsuch RL, Lushene RE. *Manual for the State Trait Anxiety Inventory.* Palo Alto, CA: Consulting Psychologists Press; 1970.

72. Hedlund JL, Viewig BW. The Hamilton rating scale for depression: a comprehensive review. *J Oper Psychiatry.* 1979;10:149-165.

73. Hamilton M. The assessment of anxiety states by rating. *Br J Med Psychol.* 1959;32:50-55.

74. Kubler A, Winter S, Kaiser J, Birbaumer, N., Hautzinger, M. The ALS Depression Inventory (ADI): a questionnaire to measure depression in degenerative neurological diseases. *Z Klin Psychol Psychother.* 2005; 31:19-26.

75. Jette DU, Slavin MD, Andres PL, Munsat TL. The relationship of lower-limb muscle force to walking ability in patients with amyotrophic lateral sclerosis. *Phys Ther.* 1999;79:672-681.

76. Munsat TL, Andres P, Skerry L. Therapeutic trials in amyotrophic lateral sclerosis: measurement of clinical deficit. In: Rose C, ed. *Amyotrophic Lateral Sclerosis.* New York, NY: Demos Publications; 1990:65-76.

77. Great Lakes ALS Study Group. A comparison of muscle strength testing techniques in amyotrophic lateral sclerosis. *Neurology.* 2003;61:1503-1507.

78. Tiffin J. *Purdue Pegboard: Examiner manual.* Chicago, IL: Science Research Associates; 1968.

79. Desrosiers J, Hebert R, Bravo G, Dutil E. The Purdue Pegboard Test: normative data for people aged 60 and over. *Disabil Rehabil.* 1995;17:217-224.

80. Buddenberg LA, Davis C. Test-retest reliability of the Purdue Pegboard Test. *Am J Occup Ther.* 2000;54:555-558.

81. Bohannon RW, Smith MB. Interrater reliability of a modified Ashworth scale of muscle spasticity. *Phys Ther.* 1987;67:206-207.

82. Morgan RK, McNally S, Alexander M, Conroy R, Hardiman O, Costello RW. Use of sniff nasal-inspiratory force to predict survival in amyotrophic lateral sclerosis. *Am J Respir Crit Care Med.* 2005;171:269-274.

83. Czaplinski A, Yen AA, Appel SH. Amyotrophic lateral sclerosis: early predictors of prolonged survival. *J Neurol.* 2006b;253:1428-1436.

84. Schmidt EP, Drachman DB, Wiener CM, Clawson L, Kimball R, Lechtzin N. Pulmonary predictors of survival in amyotrophic lateral sclerosis: use in clinical trial design. *Muscle Nerve.* 2006;33:127-132.

85. Lou JS. Fatigue in amyotrophic lateral sclerosis. *Phys Med Rehabil N Am.* 2008;19(3):533-543.

86. Lui AJ, Byl NN. A systematic review of the effect of moderate intensity exercise on function and disease progression in amyotrophic lateral sclerosis. *J Neurol Phys Ther.* 2009;33(2):68-87.

87. Krupp LB, LaRocca NG, Muir-Nash J, Steinberg AD. The fatigue severity scale. Application to patients with multiple sclerosis and systemic lupus erythematosus. *Arch Neurol.* 1989;46(10):1121-1123.

88. Smets EM, Garssen B, Bonke B, De Haes JC. The Multidimensional Fatigue Inventory (MFI): psychometric qualities of an instrument to assess fatigue. *J Psychosom Res.* 1995;39(3):315-325.

89. Nardone A, Galante M, Lucas B, Schieppati M. Stance control is not affected by paresis and reflex hyperexcitability: the case of spastic patients. *J Neurol Neurosurg Psychiatry.* 2001;70(5):635-643.

90. Tinetti ME. Performance-oriented assessment of mobility problems in

elderly patients. *J Am Geriatr Soc.* 1986;34:119-126.

91. Podsiadlo D, Richardson S. The timed "Up & Go": a test of basic functional mobility for frail elderly persons. *JAGS.* 1991;9:142-148.

92. Berg KO, Wood-Dauphinee SL, Williams JI, Maki B. Measuring balance in the elderly: validation of an instrument. *Can J Public Health.* 1992; 83(suppl 2):S7-S11.

93. Duncan PW, Weiner DK, Chandler J, Studenski S. Functional reach: a new clinical measure of balance. *J Gerontol.* 1990;45:M192-M197.

94. Kloos AD, Dal Bello-Haas V, Proch C, Mitsomoto H. Validity of the Tinetti Assessment Tool in individuals with ALS. In: *Proceedings of the 9th International Symposium on Amyotrophic Lateral Sclerosis/Motor Neuron Disease Conference.* Munich, Germany; 1998:149.

95. Kloos AD, Dal Bello-Haas V, Thome R. Cassidy J, Lewis L, Cusma T, Mitsumoto H. Interrater and intrarater reliability of the Tinetti Balance Test for individuals with amyotrophic lateral sclerosis. *J Neurol Phys Ther.* 2004;28(1):12-19.

96. Montes J, Cheng B, Diamond B, Doorish C, Mitsumoto H, Gordon PH. The Timed Up and Go Test: predicting falls in ALS. *Amyotroph Lateral Scler.* 2007;8:292-295.

97. Guide for the Uniform Data System for Medical Rehabilitation (Adult FIM™), version 4.0. Buffalo, NY: State University of New York at Buffalo; 1993.

98. Cedarbaum JM, Stambler N. Performance of the ALS Functional Rating Scale (ALSFRS) in multicenter clinical trials. *J Neurol Sci.* 1997;152(suppl):1-9.

99. Cedarbaum JM, Stambler N, Malta E, Fuller C, Hilt D, Thurmond B, Nakanishi A. The ALSFRS-R: A revised ALS Functional Rating Scale that incorporates assessments of respiratory function. BDNF ALS Study Group (Phase III). *J Neurol Sci.* 1999;169:13-21.

100. ALS Functional Rating Scale. Available at: http://www.outcomes-umassmed.org/ALS/alsscale.aspx. Accessed on March 30, 2015.

101. Kaufmann P, Levy G, Montes J, et al., QALS study group. Excellent inter-rater, intra-rater, and telephone-administered reliability of the ALSFRS-R in a multicenter clinical trial. *Amyotroph Lateral Scler.* 2007;8:42-46.

102. Appel V, Stewart SS, Smith G, Appel SH. A rating scale for amyotrophic lateral sclerosis: description and preliminary experience. *Ann Neurol.* 1987;22:328-333.

103. Hillel AD, Miller RM, Yorkston K, McDonald E, Norris FH, Konikow N. Amyotrophic Lateral Sclerosis Severity Scale. *Neuroepidemiology.* 1989;8:142-150.

104. Norris FH Jr, Calanchini PR, Fallat RJ, Panchari S, Jewett B. The admin-istration of guanidine in amyotrophic lateral sclerosis. *Neurology.* 1974;24:721-728.

105. Schwab RS, England AC Jr. Projection techniques for evaluating surgery in Parkinson's disease. In: Gillingham J, Donaldson I, eds. *Third Symposium on Parkinson's Disease.* Edinburgh: Livingstone Ltd.; 1969:152-157.

105. The ALS CNTF Treatment Study (ACTS) Phase I-II Study Group. The amyotrophic lateral sclerosis functional rating scale: assessment of activi-ties of daily living in patients with amyotrophic lateral sclerosis. *Arch Neurol.* 1996;53:141-147.

107. Ware JE Jr, Snow KK, Kosinski M. *SF-36(R) Health Survey: Manual and Interpretation Guide.* Lincoln, RI: QualityMetric Incorporated; 2000.

108. Hickey AM, Bury G, O'Boyle CA, Bradley F, O'Kelly FD, Shannon W. A new short form individual quality of life measure (SEIQoL-DW): appli-cation in a cohort of individuals with HIV/AIDS. *Br Med J.* 1996;313:29-33.

109. Bergner M, Bobbitt RA, Carter WB, Gilson BS. The Sickness Impact Profile: development and final revision of a health status measure. *Med Care.* 1981;19(8):787-805.

110. Jenkinson C, Fitzpatrick R, Brennan C, Bromberg M. Development and validation of a short measure of health status for individuals with amyo-trophic lateral sclerosis/motor neuron disease: The ALSAQ-40. *J Neurol.* 1999a;246:16-21.

111. Jenkinson C, Fitzpatrick R, Brennan C, Swash M. Evidence for the valid-ity and reliability of the ALS assessment questionnaire: the ALSAQ-40.

Amyotroph Lateral Scler Other Motor Neuron Disord. 1999b;1:33-40.

112. Simmons Z, Felgoise SH, Bremer BA, et al. The ALSSQOL: balanc-ing physical and nonphysical factors in assessing quality of life in ALS. *Neurology.* 2006;67:1659-1664.

113. Gołąb-Janowska M, Honczarenko K, Stankiewicz J. Usefulness of the ALSAQ-5 scale in evaluation of quality of life in amyotrophic lateral sclerosis. *Neurol Neurochir Pol.* 2010;44(6):560-566.

114. Jenkinson C, Fitzpatrick R. Reduced item set for the amyotrophic lateral sclerosis assessment questionnaire: development and validation of the ALSAQ-5. *J Neurol Neurosurg Psychiatry.* 2001;70:70-73.

115. Sinaki M, Mulder DW. Rehabilitation techniques for patients with amyotrophic lateral sclerosis. *Mayo Clin Proc.* 1978;53:173-178.

116. Chiò A, Benzi G, Dossena M, Mutani R, Mora G. Severely increased risk of amyotrophic lateral sclerosis among Italian professional football players. *Brain.* 2005;128:472-476.

117. Siciliano G, Pastorini E, Pasquali L, Manca ML, Iudice A, Murri L. Impaired oxidative metabolism in exercising muscle from ALS patients. *J Neurol Sci.* 2001;191(1-2):61-65.

118. Sanjak M, Paulson D, Sufit R, et al. Physiologic and metabolic response to progressive and prolonged exercise in amyotrophic lateral sclerosis. *Neurology.* 1987;37(7):1217-1220.

119. Longstreth WT, Nelson LM, Koepsell TD, van Belle G. Hypotheses to explain the association between vigorous physical activity and amyotrophic lateral sclerosis. *Med Hypotheses.* 1991;34(2):144-148.

120. Bennett RL, Knowlton GC. Overwork weakness in partially denervated skeletal muscle. *Clin Orthop.* 1958;12:22-29.

121. Reitsma W. Skeletal muscle hypertrophy after heavy exercise in rats with surgically reduced muscle function. *Am J Phys Med.* 1969;48:237-258.

122. Tam SL, Archibald V, Jassar B, Tyreman N, Gordon T. Increased neu-romuscular activity reduces sprouting in partially denervated muscles. *J Neurosci.* 2001;21:654-667.

123. Tam SL, Archibald V, Tyreman N, Gordon T. Effect of exercise on stability of chronically enlarged motor units. *Muscle Nerve.* 2002;25:359-369.

124. LaStayo PC, Woolf JM, Lewek MD, Snyder-Mackler L, Reich T, Lindstedt SL. Eccentric muscle contractions: their contribution to injury, prevention, rehabilitation, and sport. *J Orthop Sports Phys Ther.* 2003;33(10):557-571.

125. Sharma KR, Kent-Braun JA, Majundars S, Huang Y, Mynhier M, Weiner MW, Miller RG. Physiology of fatigue in amyotrophic lateral sclerosis. *Neurology.* 1995;45:733-740.

126. Aboussouan LS. Mechanisms of exercise limitation and pulmonary rehabilitation for patients with neuromuscular disease. *Chron Respir Dis.* 2009;6:231-249.

127. Sanjak M, Bravver E, Bockenek WL, Norton J, Brooks BR. Supported treadmill ambulation for amyotrophic lateral sclerosis: a pilot study. *Arch Phys Med Rehabil.* 2010;91:1920-1929.

128. Aksu SK, Ayse Y, Yavuz T, Tan E. The effects of exercise therapy in amyo-trophic lateral sclerosis. *Fizyoterapi Rehabilitasyon.* 2002;13:105-112.

129. Dal Bello-Haas V, Florence JM, Kloos AD, et al. A randomized con-trolled trial of resistance exercises in individuals with ALS. *Neurology.* 2007;68:2003-2007.

130. Drory VE, Goltsman E, Reznik JG, Mosek A, Korczyn AD. The value of muscle exercise in patients with amyotrophic lateral sclerosis. *J Neurol Sci.* 2001;191:133-137.

131. Pinto AC, Alves M, Nogueira A, et al. Can amyotrophic lateral scle-rosis patients with respiratory insufficiency exercise? *J Neurol Sci.* 1999;169:69-75.

132. Mayadev AS, Weiss MD, Distad BJ, Krivickas LS, Carter GT. The amyo-trophic lateral sclerosis center: a model of multidisciplinary management. *Phys Med Rehabil Clin N Am.* 2008;19:619-631.

133. Dal Bello-Haas V, Kloos AD, Mitsumoto H. Physical therapy for a patient through six stages of amyotrophic lateral sclerosis. *Phys Ther.* 1998;78:1312-1324.

134. Chen A, Montes J, Mitsumoto H. The role of exercise in amyotrophic

lateral sclerosis. *Phys Med Rehabil Clin N Am.* 2008;19:545-557.

135. Dal Bello-Haas V. A framework for rehabilitation in degenerative diseases: planning care and maximizing quality of life. *Neurol Rep.* 2002;26(3):115-129.

136. de Almeida JP, Silvestre R, Pinto AC, de Carvalho M. Exercise and amyotrophic lateral sclerosis. *Neurol Sci.* 2012;33(1):9-15.

137. Dycem Non-slip products. Available at: www.dycem.com.

138. Kamide N, Asakawa T, Shibasaki N, et al. Identification of the type of exercise therapy that affects functioning in patients with early-stage amyotrophic lateral sclerosis: a multicenter, collaborative study. *Neurol Clinical Neurosci.* 2014;2:135-139.

139. Ingels PL, Rosenfeld J, Frick SL, Bryan WJ. Adhesive capsulitis: a common occurrence in patients with ALS. *Amyotroph Lateral Scler Other Motor Neuron Disord.* 2001;2(S2):60.

140. Gourie-Devi M, Nalini A, Sandhya S. Early or late appearance of "dropped head syndrome" in amyotrophic lateral sclerosis. *J Neurol Neurosurg Psychiatry.* 2003;74(5):683-686.

141. Philadelphia Cervical Collar Co., Thorofare, NJ 08086.

142. Miami-J Collar. Available from Jerome Medical, Moorestown, NJ 8057-3239.

143. Malibu Collar. Available from Seattle Systems, Poulsbo WA 98370.

144. Headmaster Collar. Available at symmetric Designs LTD, Salt Spring Island, BC, Canada ViK 1C9.

145. Cheah BC, Boland RA, Brodaty NE, Zoing MC, Jeffery SE, McKenzie DK, Kiernan MC. INSPIRATIonAL--INSPIRAtory muscle training in amyotrophic lateral sclerosis. *Amyotroph Lateral Scler.* 2009;10:384-392.

146. Pinto S, Swash M, de Carvalho M. Respiratory exercise in amyotrophic lateral sclerosis. *Amyotroph Lateral Scler.* 2012;13(1):33-43.

147. Hoyer Lift. Available from Sunrise Medical, Longmont, CO 80503.

148. Trail M, Nelson N, Van JN, Appel SH, Lai EC. Wheelchair use by patients with amyotrophic lateral sclerosis: a survey of user characteristics and selection preferences. *Arch Phys Med Rehabil.* 2001;82(1):98-102.

149. Purtilo R, Haddad A. *Health professional and patient interaction.* 7th ed. Philadelphia, PA: WB Saunders; 2007.

150. Center for Disease Control and Prevention. Available at: http://www.cdc.gov/h1n1flu/vaccination/gbs_qa.htm. Accessed February 28, 2015.

151. Sejvar JJ, Baughman AL, Wise M, Morgan OW. Population incidence of Guillain-Barré syndrome: a systematic review and meta-analysis. *Neuroepidemiology.* 2011;36:123-133.

152. Walling AD, Dickson G. Guillain-Barré syndrome. *Am Fam Physician.* 2013;87(3):191-197.

153. Rinaldi S. Update on Guillain-Barré syndrome. *J Peripher Nerv Syst.* 2013;18(2):99-112.

154. Uncini A, Kuwabara S. Electrodiagnostic criteria for Guillain-Barrè syndrome: a critical revision and the need for an update. *Clin Neurophysiol.* 2012;123(8):1487-1495.

155. Wakerley BR, Yuki N. Pharyngeal-cervical-brachial variant of Guillain-Barre syndrome. *J Neurol Neurosurg Psychiatry.* 2014;85(3):339-344.

156. Yuki N, Hartung H-P. Guillain-Barre syndrome. *N Engl J Med.* 2012;366(24):2294-2304.

157. Kuitwaard K, van Koningsveld R, Ruts L, Jacobs BC, van Doorn PA. Recurrent Guillain-Barré syndrome. *J Neurol Neurosurg Psychiatry.* 2009;80:56-59.

158. Bassile CC. Guillain-Barré syndrome and exercise guidelines. *Neurol Rep.* 1996;20(2):198-203.

159. Rajabally YA, Uncini A. Outcome and its predictors in Guillain-Barré syndrome. *J Neurol Neurosurg Psychiatry.* 2012;83:711-718.

160. Ruts L, Drenthen J, Jongen JL, et al., Dutch GBS Study Group. Pain in Guillain-Barré syndrome: a long-term follow-up study. *Neurology.* 2010;75:1439-1447.

161. de Vries JM, Hagemanns MLC, Bussmann JBJ, van der Ploeg AT, van Doorn PA. Fatigue in neuromuscular disorders: focus on Guillain-Barré and Pompe disease. *Cell Mol Life Sci.* 2010;67(5):701-713.

162. Bernsen RA, Jager AE, Schmitz PI, van der Meché FG. Long-term sensory deficit after Guillain-Barré syndrome. *J Neurol.* 2001;248:483-486.

163. Walgaard C, Lingsma HF, Ruts L, et al. Prediction of respiratory insufficiency in Guillain-Barre syndrome. *Ann Neurol.* 2010;67:781-787.

164. Walgaard C, Lingsma HF, Ruts L, van Doorn PA, Steyerberg EW, Jacobs BC. Early recognition of poor prognosis in Guillain-Barre syndrome. *Neurology.* 2011;76:968-975.

165. Hughes RA, Wijdicks EF, Barohn R, et al. Practice parameter: immunotherapyfor Guillain-Barré syndrome: report of the Quality Standards Subcommittee of the American Academy of Neurology. *Neurology.* 2003;61(6):736-740.

166. Raphaël JC, Chevret S, Hughes RA, Annane D. Plasma exchange for Guillain-Barré syndrome. *Cochrane Database Syst Rev.* 2012;7:CD001798.

167. The French Cooperative Group on Plasma Exchange in Guillain-Barré Syndrome. Appropriate number of plasma exchanges in Guillain-Barré syndrome. *Ann Neurol.* 1997;41:298-306.

168. Plasma Exchange/Sandoglobulin Guillain-Barré Syndrome Trial Group. Randomised trial of plasma exchange, intravenous immunoglobulin, and combined treatments in Guillain-Barré syndrome. *Lancet.* 1997;349:225-230.

169. Hughes RA, Swan AV, van Doorn PA. Intravenous immunoglobulin for Guillain-Barré syndrome. *Cochrane Database Syst Rev.* 2014; 19(9):CD002063.

170. Forsberg A, Press R, Einarsson U, de Pedro-Cuesta J, Widén Holmqvist L, Swedish Epidemiological Study Group. Impairment in Guillain-Barré syndrome during the first 2 years after onset: a prospective study. *J Neurol Sci.* 2004;227:131-138.

171. Whitney S L, Wrisley DM., Marchetti GF, Gee MA, Redfern MS, Furman JM. Clinical measurement of sit-to-stand performance in people with balance disorders: validity of data for the Five-Times-Sit-to-Stand Test. *Phys Ther.* 2005;85(10):1034-1045.

172. Nordon-Craft A, Moss M, Quan D, Schenkman M. Intensive care unit-acquired weakness: implications for physical therapist management. *Phys Ther.* 2012;92(12):1494-1506.

173. Merkies IS, Schmitz PI, van der Meché FG, Samijn JP, van Doorn PA, Inflammatory Neuropathy Cause and Treatment (INCAT) group. Clinimetric evaluation of a new overall disability scale in immune mediated polyneuropathies. *J Neurol Neurosurg Psychiatry.* 2002;72(5):596-601.

174. Fokke C, van den Berg B, Drenthen J, Walgaard C, van Doorn PA, Jacobs BC. Diagnosis of Guillain-Barré syndrome and validation of Brighton criteria. *Brain.* 2014;137:33-43.

175. Hughes RA, Newsom-Davis JM, Perkin GD, Pierce JM. Controlled trial prednisolone in acute polyneuropathy. *Lancet.* 1978;2:750-753.

176. van Swieten, JC, Koudstaal, PJ, Visser, MC, Schouten, HJ, van Gijn, J. Interobserver agreement for the assessment of handicap in stroke patients. *Stroke.* 1988;19:604-607.

177. Orlikowski D, Prigent H, Sharshar T, Lofaso F, Raphael JC. Respiratory dysfunction in Guillain-Barré Syndrome. *Neurocrit Care.* 2004;1(4):415-422.

178. Lawn ND, Fletcher DD, Henderson RD, Wolter TD, Wijdicks EF. Anticipating mechanical ventilation in Guillain-Barré syndrome. *Arch Neurol.* 2001;58:893-898.

179. Féasson L, Camdessanché JP, El Mandhi L, Calmels P, Millet GY. Fatigue and neuromuscular diseases. *Ann Readapt Med Phys.* 2006;49:375-384.

180. Merkies I, Schmitz P, Van Der Mechè F, Van Doorn P, for the Inflammatory Neuropathy Cause and Treatment (INCAT) group. Psychometric evaluation of a new sensory scale in immune-mediated polyneuropathies. *Neurology.* 2000;54:943-949.

181. Khan F, Amatya B. Rehabilitation interventions in patients with acute demyelinating inflammatory polyneuropathy: a systematic review. *Eur J Phys Rehabil Med.* 2012;48(3):507-522.

182. Khan F, Ng L, Amatya B, Brand C, Turner-Stokes L. Multidisciplinary care for Guillain-Barre syndrome. *Cochrane Database Syst Rev.* 2010;10:CD008505.

183. Khan F, Pallant JF, Amatya B, Ng L, Gorelik A, Brand C. Outcomes of high- and low-intensity rehabilitation programme for persons in chronic phase after Guillain-Barré syndrome: a randomized controlled trial.

184. McCarthy JA, Zigenfus RW. Transcutaneous electrical nerve stimulation: an adjunct in the pain management of Guillain-Barré syndrome. *Phys Ther*. 1978;58(1):23-24.

185. Gersh MR, Wolf SL, Rao VR. Evaluation of transcutaneous electrical nerve stimulation for pain relief in peripheral neuropathy. *Phys Ther*. 1980;60(1):48-52.

186. Mullings KR, Alleva JT, Hudgins TH. Rehabilitation of Guillain-Barré syndrome. *Dis Mon*. 2010;56(5):288-292.

187. Herbison GJ, Jaweed MM, Ditunno JF Jr. Exercise therapies in peripheral neuropathies. *Arch Phys Med Rehabil*. 1983;64(5):201-205.

188. Bensman A. Strenuous exercise may impair muscle function in Guillain-Barré patients. *JAMA*. 1970;214:468-469.

189. Vajsar J, Fehlings D, Stephens D. Long-term outcome in children with Guillain-Barré syndrome. *J Pediatr*. 2003;142(3):305-309.

190. Pitetti KH, Barrett PJ, Abbas D. Endurance exercise training in Guillain-Barre syndrome. *Arch Phys Med Rehabil*. 1993;74(7):761-765.

191. Garssen MP, Bussmann JB, Schmitz PI, et al. Physical training and fatigue, fitness, and quality of life in Guillain-Barré syndrome and CIDP. *Neurology*. 2004;63(12):2393-2395.

192. Tuckey J, Greenwood R. Rehabilitation after severe Guillain-Barré syndrome: the use of partial body weight support. *Physiother Res Int*. 2004;9(2):96-103.

193. Simmons S. Guillain-Barré syndrome: a nursing nightmare that usually ends well. *Nursing*. 2010;40:24-29.

194. Bernsen RA, de Jager AE, Schmitz PI, van der Meché FG. Long-term impact on work and private life after Guillain-Barré syndrome. *J Neurol Sci*. 2002;201:13-17.

195. World Health Organization. Does polio still exist? Is it curable? Available at: http://www.who.int/features/qa/07/en. Accessed February 24, 2015.

196. Bruno RL, Sapolsky R, Zimmerman JR, Frick NM. Pathophysiology of a central cause of post-polio fatigue. *Ann N Y Acad Sci*. 1995;753:257-275.

197. McDonald-Williams MF. Exercise and postpolio. *Neurol Rep*. 1996;20(2):31-36.

198. Tiffreau V, Rapin A, Serafi R, Percebois-Macadré L, Supper C, Jolly D, Boyer FC. Post-polio syndrome and rehabilitation. *Ann Phys Rehabil Med*. 2010;53(1):42-50.

199. Berlly MH, Strauser WW, Hall KM. Fatigue in postpolio syndrome. *Arch Phys Med Rehabil*. 1991;72:115-118.

200. Halstead L. Assessment and differential diagnosis for post-polio syndrome. *Orthopedics*. 1991;14:1209-1217.

201. Jubelt B, Agre JC. Characteristics and management of postpolio syndrome. *JAMA*. 2000;284:412-414.

202. Rodriquez AA, Agre JC. Electrophysiological study of the quadriceps muscles during fatiguing exercise and recovery: a comparison of symptomatic and asymptomatic postpolio patients and controls. *Arch Phys Med Rehabil*. 1991;72:993-997.

203. Peach PE. Overwork weakness with evidence of muscle damage in a patient with residual paralysis from polio. *Arch Phys Med Rehabil*. 1990;71:248-250.

204. Lord S, Allen G, Williams P, Gandevia S. Risk of falling: predictors based on reduced strength in persons previously affected by polio. *Arch Phys Med Rehabil*. 2002;83:757-763.

205. Gonzalez H, Olsson T, Borg K. Management of postpolio syndrome. *Lancet Neurol*. 2010;9:634-642.

206. Smith L, McDermott K. Pain in post-poliomyelitis: addressing causes versus effects. In: Halstead L, Wiechers D, eds. *Research and Clinical Aspects of the Late Effects of Poliomyelitis*. White Plains, NY: March of Dimes Birth Defect Foundation. *Birth Defects Orig Artic Ser*. 1987; 23(4):121–134.

207. Perry J, Burnfield JM. *Gait Analysis: Normal and Abnormal Function*. 2nd ed. Thorofare, NJ: Slack; 2010.

208. Farbu E, Gilhus NE, Barnes MP, Borg K, de Visser M, Driessen A, Howard R, Nollet F, Opara J, Stalberg E. EFNS guideline on diagnosis and management of post-polio syndrome. Report of an EFNS task force. *Eur J Neurol*. 2006;13:795-801.

209. Boyer FC, Tiffreau V, Rapin A, et al. Post-polio syndrome: pathophysiological hypotheses, diagnosis criteria, medication therapeutics. *Annal Phys Rehabil Med*. 2010;53:34-41.

210. Sandberg A, Stalberg E. Changes in macro electromyography over time in patients with a history of polio: a comparison of two muscles. *Arch Phys Med Rehabil*. 2004;85:1174-1182.

211. Skough K, Krossén C, Heiwe S, Theorell H, Borg K. Effects of resistance training in combination with coenzyme Q10 supplementation in patients with post-polio: a pilot study. *J Rehabil Med*. 2008;40(9):773-775.

212. Oncu J, Durmaz B, Karapolat H. Short-term effects of aerobic exercise on functional capacity, fatigue, and quality of life in patients with post-polio syndrome. *Clin Rehabil*. 2009;23(2):155-163.

213. Halstead LS, Gawne AC, Pham BT. National rehabilitation hospital limb classification for exercise, research, and clinical trials in post-polio patients. *Ann N Y Acad Sci*. 1995;753:343-353.

214. Bruno RL, Frick NM. The psychology of polio as prelude to post polio syndrome: behavior modification and psychotherapy. *Orthopedics*. 1991;14:1185-1193.

215. Said G. Diabetic neuropathy. *Handb Clin Neurol*. 2013;115:579-589.

216. Deli G, Bosnyak E, Pusch G, Komoly S, Feher G. Diabetic neuropathies: diagnosis and management. *Neuroendocrinology*. 2013;98(4):267-280.

217. Campbell WW. Evaluation and management of peripheral nerve injury. *Clin Neurophysiol*. 2008;119:1951-1965.

218. Seddon HJ. A classification of nerve injuries. *Br Med J*. 1942;27(12): 237-239.

219. Lee SK, Wolfe SW. Peripheral nerve injury and repair. *J Am Acad Orthop Surg*. 2000;8(4):243-252.

220. Medical Research Council: Aids to the Investigation of Peripheral Nerve Injuries. London: Her Majesty's Stationary Office; 1943, revised, 1976.

221. Griffin JW, Hogan MV, Chhabra AB, Deal DN. Peripheral nerve repair and reconstruction. *J Bone Joint Surg Am*. 2013;95(23):2144-2151.

222. Rosenfield J, Paksima N. Peripheral nerve injuries and repair in the upper extremity. *Hop Joint Dis Bulletin*. 2002;60(3&4):155-161.

223. Albers JW, Pop-Busui R. Diabetic neuropathy: mechanisms, emerging treatments, and subtypes. *Curr Neuro Neurosci Rep*. 2014;473. doi:10.1007/s11910-0473-5.

224. Sharma KR, Cross J, Farronay O, Ayyar DR, Shebert RT, Bradley WG. Demyelinating neuropathy in diabetes mellitus. *Arch Neurol*. 2002; 59(5):758-765.

225. Stables CL, Glasser RL, Feldman EL. Diabetic cardiac autonomic neuropathy: insights from animal models. *Auton Neurosci*. 2013;177(2):74-80.

226. Banthia S, Bergner DW, Chicos AB, et al. Detection of cardiovascular autonomic neuropathy using exercise testing in patients with type 2 diabetes mellitus. *J Diabetes Complications*. 2013;27(1):64-69.

227. Philips JC, Scheen AJ. Squatting test: a posture to study and counteract cardiovascular abnormalities associated with autonomic dysfunction. *Auton Neurosci*. 2011;162(1-2):3-9.

228. Mostarda CT, Rodrigues B, de Moraes OA, et al. Low intensity resistance training improves systolic function and cardiovascular autonomic control in diabetic rats. *J Diabetes Complications*. 2014;28(3):273-278.

229. Voulgari C, Pagoni S, Vinik A, Poirier P. Exercise improves cardiac autonomic function in obesity and diabetes. *Metabolism*. 2013; 62(5):609-621.

230. Shankarappa SA, Piedras-Rentería ES, Stubbs EB Jr. Forced-exercise delays neuropathic pain in experimental diabetes: effects on voltage-activated calcium channels. *J Neurochem*. 2011;118(2):224-236.

231. Selagzi H, Buyukakilli B, Cimen B, Yilmaz N, Erdogan S. Protective and therapeutic effects of swimming exercise training on diabetic peripheral neuropathy of streptozotocin-induced diabetic rats. *J Endocrinol Investig*. 2008;31(11):971-978.

232. Akyuz G, Kenis O. Physical therapy modalities and rehabilitation techniques in the management of neuropathic pain. *Am J Phys Med Rehabil*. 2014;93:253-259.

233. Streckmann F, Zopf EM, Lehmann HC, et al. Exercise intervention studies in patients with peripheral neuropathy: a systematic review. *Sports Med.* 2014;44(9):1289-1304.

234. Song CH, Petrofsky JS, Lee SW, Lee KJ, Yim JE. Effects of an exercise program on balance and trunk proprioception in older adults with diabetic neuropathies. *Diabetes Tech Ther.* 2011;13:803-811.

235. Nardone A, Godi M, Artuso A, Schieppati M. Balance rehabilitation by moving platform and exercises in patients with neuropathy or vestibular deficit. *Arch Phys Med Rehabil.* 2010;91(12):1869-1877.

236. Mueller MJ, Tuttle LJ, LeMaster JW, Strube MJ. Weight-bearing versus nonweight-bearing exercise for persons with diabetes and peripheral neuropathy: a randomized controlled trial. *Arch Phys Med Rehabil.* 2013;94(5):829-838.

237. Ruhland JL, Shields RK. The effects of a home exercise program on impairment and health-related quality of life in persons with chronic peripheral neuropathies. *Phys Ther.* 1997;77:1026-1039.

238. Balducci S, Iacobellis G, Parisi L, Di Biase N, Calandriello E, Leonetti F, Fallucca F. Exercise training can modify the natural history of diabetic peripheral neuropathy. *J Diabetes Complications.* 2006;20:216-223.

239. Gigo-Benato D, Russo TL, Geuna S, Domingues NR, Salvini TF, Parizotto NA. Electrical stimulation impairs early functional recovery and accentuates skeletal muscle atrophy after sciatic nerve crush injury in rats. *Muscle Nerve.* 2010;41(5):685-693.

240. Ohtake PJ, Zafron ML, Poranki LG, Fish DR. Does electrical stimulation improve motor recovery in patients with idiopathic facial (Bell) palsy? *Phys Ther.* 2006;86(11):1558-1564.

241. Chauhan SP, Blackwell SB, Ananth CV. Neonatal brachial plexus palsy: incidence, prevalence, and temporal trends. *Semin Perinatol.* 2014;38(4):210-218.

242. Yang LJ. Neonatal brachial plexus palsy – management and prognostic factors. *Semin Perinatol.* 2014;38:222-234.

243. Santamato A, Panza F, Ranieri M, Fiore P. Effect of botulinum toxin type A and modified constraint-induced movement therapy on motor function of upper limb in children with obstetrical brachial plexus palsy. *Childs Nerv Syst.* 2011;27:2187-2192.

复习题

1. 如果研究显示感觉潜伏期延长，但同一周围神经的运动是正常的，这通常意味着什么？
  A.轻度轴突损伤　　　B.轻度髓鞘损伤
  C.中度轴突损伤　　　D.中度髓鞘损伤

2. 在针极肌电图研究中，为什么研究插入式活动？
  A.寻找轴突损伤的证据
  B.寻找肌病的证据
  C.研究神经肌肉的连接点
  D.研究痛觉感受器

3. H-reflex测试和F-wave测试有什么区别？
  A.只有F-wave测试需要正常的运动神经元和运动轴突功能
  B.只有H-reflex检测才有助于神经根病的诊断
  C.只有F-wave测试需要完整的神经丛
  D.只有H-reflex测试需要正常的感觉轴突

4. 肌萎缩性侧索硬化（ALS）自诊断时起的死亡平均时间为？
  A.6~12个月　　　B.1~3年
  C.3~5年　　　　D.5~7年

5. 一种因下运动神经元未受累，皮质脊髓束功能不全而导致四肢轻微无力以痉挛为特征的散发性ALS病变是？
  A.原发性侧索硬化　　　B.进行性延髓麻痹
  C.假性延髓麻痹　　　　D.进行性肌萎缩

6. 以下哪一种损伤在ALS患者中比较罕见？
  A.感觉障碍
  B.吞咽障碍
  C.脊髓肌肉麻痹或瘫痪
  D.衰竭

问题7和8涉及以下场景：

Mary Thomas是一位40岁的女性，患有家族性肌萎缩性侧索硬化。据她描述，在确诊前，她一直很活跃，周末打网球，每天和她的狗一起走1英里。Mary抱怨说，当她走得很快时，她的左脚趾抬不起来，而且她的小腿肌肉偶尔有轻微抽筋，左腿比右腿严重。在她的日常生活活动中除了这些，没有其他的不适。在体格检查中，LDF的力量是3/5。双侧股四头肌和腘绳肌的肌力比为4/5；双侧足底外侧肌力比为4+/5。

7. 最适合患者的运动处方是？
  A.左脚和脚踝的被动ROM练习
  B.高强度步行训练
  C.长距离步行时要注意经常休息
  D.下肢近端肌肉的强化训练
  E.以上全部

8. **患者出现下列哪一项症状时，表明需要调整她的训练方案？**

   A.当你重新评估她的下肢肌力为Ⅱ级时

   B.运动后小腿抽筋的发生率增加

   C.运动后第二天疲劳加剧

   D.运动后下肢束颤增加

   E.以上全部

9. **最常用于诊断吉兰-巴雷综合征(GBS)的试验是？**

   A.腰椎穿刺，体感诱发电位，磁共振成像(MRI)

   B.血液检查、肌电图(EMG)、磁共振成像(MRI)

   C.腰椎穿刺、肌电图(EMG)、磁共振成像(MRI)

   D.腰椎穿刺，肌电图(EMG)，正电子发射断层扫描(PET)

10. **就GBS的各种亚型而言，在北美和欧洲地区占所有GBS病例90%且最常见的亚型是？**

    A.急性运动和感觉性轴索神经病(AMSAN)

    B.急性运动轴索神经病(AMAN)

    C.急性脱髓鞘性多发性神经病(AIDP)

    D.米勒费希尔综合征

11. **以下哪种类型的吉兰-巴雷综合征预后最差？**

    A.急性运动和感觉性轴索神经病(AMSAN)

    B.急性脱髓鞘性多发性神经病(AIDP)

    C.慢性脱髓鞘性多发性神经病(CIDP)

    D.米勒费希尔综合征

12. **急性炎症性脱髓鞘性多发性神经病(AIDP)会损害周围神经的哪一部分？**

    A.施万细胞周围的基底膜　　B.施万细胞

    C.郎飞结　　　　　　　　　D髓鞘

13. **下列哪种免疫疗法在治疗GBS中无效？**

    A.皮质类固醇

    B.血浆置换

    C.静脉注射免疫球蛋白

    D.以上均证明了该药治疗GBS的有效性

14. **下列哪些预后因素与GBS的预后有关？**

    A.症状进展≥7天；不需要辅助通气；上肢肌力差

    B.症状进展≥7天；呼吸肌受累需要辅助通气；神经传导研究振幅降低

    C.症状进展<7天；不需要辅助通气；上肢肌力差

    D.症状进展<7天；呼吸肌受累需要辅助通气；神经传导研究振幅降低

15. **最合适肢体肌力在P+(2+)到F-(3-/5)之间的GBS恢复期的患者的初始运动训练方案是？**

    A.功能性运动→轻度渐进性抗阻运动→主动运动

    B.被动运动→辅助运动→主动或反重力运动

    C.反重力或主动运动→轻度渐进性抗阻运动→功能性运动

    D.辅助运动→主动运动→轻度渐进性抗阻运动

16. **哪种神经病变会影响运动和感觉，而自主神经保持完整？**

    A.慢性阻塞性脱髓鞘性多神经根病

    B.糖尿病周围神经病变

    C.吉兰-巴雷综合征

    D.多灶性运动神经病变

17. **Sunderland的哪一类神经损伤是轴突和神经内膜的破坏，而神经束膜和神经外膜是完整的？**

    A.第一度损伤　　　　　B.第二度损伤

    C.第三度损伤　　　　　D.第四度损伤

18. **哪根神经是最常见的自体移植的来源？**

    A.臂丛神经　　　　　　B.股神经

    C.桡神经　　　　　　　D.腓肠神经

19. **当你出现下列哪种情况时表明你有Tinel征：**

    A.伸展神经，远端肢体会出现麻木

    B.轻拍神经，其支配皮区会有刺痛感

    C.压迫神经，其支配皮区有刺痛感

    D.轻拍神经，肢体会用力屈曲

20. **一位使用功率自行车作为治疗方案的患者，完成20分钟的踏板运动后，心率提高到110次/分，5分钟后，他的心率仍然是110次/分。这表示？**

    A.有可能是心肌梗死(MI)

    B.副交感神经激活增强

    C.有可能是心脏自主神经病变

    D.直立性低血压

21. **为了预防或减慢糖尿病患者神经病变的干预措施是？**

    A.每周至少进行8小时的快走，连续进行8周

    B.把每周至少4小时的快走当作一项终身活动

    C.每周至少进行3次主要肌肉群的抗阻训练

    D.每天对相关肌肉进行电刺激

22. **在脊髓灰质炎患者的康复中，以下哪一项是关于其神经肌肉单位的正确描述？**

    A.I型纤维受到不同程度的损伤

    B.剩下的肌纤维不能肥大

    C.单个运动神经元可以激活2000个肌纤维

D.前角细胞可以恢复和再生以便重新支配肌肉

23.脊髓灰质炎后综合征的诊断依据是什么?

A.在恢复后的10年内出现了新的问题

B.在最初感染数年后,原来未受累的肌肉开始出现无力

C.血液测试显示肌酸激酶水平较低

D.肌肉活检提示长期去神经支配,无神经再生迹象

24.判断正误:人们普遍认为,过劳在加重脊髓灰质炎后综合征中起作用。

A.正确　　　　B.错误

25.一位患有脊髓灰质炎后综合征的患者来治疗足下垂。她希望在不使用AFO的情况下恢复行走,或者使用尽可能少的侵入性AFO。测试显示胫骨前肌分级为1/5或力量微弱。建议的治疗方法是?

A.胫前肌的抗阻运动

B.制定一个固定的AFO并阻止主动背屈

C.加强拇长伸肌和趾长伸肌的强化背屈训练

D.使用最大限度地运动方案直至不能再进行

26.为患有脊髓灰质炎后综合征的患者设计运动计划的原则包括:

A.达到疲劳和轻度肌肉酸痛的程度

B.中等或低强度的肌肉强化训练

C.高强度、短时间运动

D.轮替运动类型,如有氧运动和强化运动

27.仅累及C5和C6的臂丛神经损伤的名称是?

A.Erb麻痹　　　B.Klumpke麻痹

C.贝尔麻痹　　　D.二级损伤

28.产科臂丛神经损伤的自发性恢复的时间?

A.很少

B.手术后

C.大多数情况下都可以恢复

D.伴有张力减退

答案

1. B	2. A	3. D	4. C	5. A
6. A	7. D	8. E	9. C	10. C
11. A	12. D	13. A	14. D	15. D
16. A	17. C	18. D	19. B	20. C
21. B	17. C	18. B	24. A	20. C
26. D	17. A	28. C		

前庭/小脑共济失调

Anne D. Kloos

第 16 章

学习目标

● 对比前庭系统病变的病理生理学。

● 描述常见前庭病变的医疗管理和手术治疗。

● 对比周围和中枢前庭病理所导致的临床表现。

● 描述前庭系统病变的物理治疗方案。

● 讨论前庭康复的物理治疗目标和预后。

● 讨论小脑病变的常见原因。

● 描述小脑病变的继发性运动功能障碍的物理治疗方案。

● 讨论小脑病变继发性运动功能障碍物理治疗目标和预后的康复结果。

病例A：第1部分

O'Hara夫人，一位55岁的女性，从2周前开始就有"眩晕"的症状。她主诉一开始自己的"头晕"是发生在从床上从右向左翻身的时候，她形容这种感觉就像"房间在旋转"，这样的感觉持续了几秒钟，然后随着她头部的静止就停止了。她主诉有轻微的恶心，没有呕吐。当她下床去洗手间时，又感觉到了"头晕"。一旦她站起来，头晕就减轻了，当她回到床上躺下时，头晕就加重。O'Hara夫人还发现，在过去的2个星期里，当她抬起头去拿厨房橱柜里的东西，或者低头穿鞋时，就会有昏眩的感觉。坐着的时候，她没有任何症状。O'Hara指出，她的症状是在冰上滑倒撞到头部之后开始的。

前庭系统的解剖学和生理学

前庭系统的解剖学和生理学及其在控制眼球运动（通过前庭眼动反射）和姿势稳定性（通过前庭脊髓反射）中的作用已在第6章中讨论。

前庭系统病变

前庭系统病变很常见，尤其是在老年人中。一项大型流行病学研究估计，在美国，多达35%的40岁或40岁以上的成年人（约为6900万美国人）产生过某种形式的前庭功能障碍[1]，60岁以上的人中多达65%的人经常每天会头晕或平衡不稳定[2]。患有头晕的老年人会比没有头晕的老年人更频繁地产生记忆问题和焦虑，这对他们的生活质量有负面影响[3]。前庭障碍可根据其位置分为外周性和中枢性前庭障碍。外周性前庭障碍涉及内耳前庭结构和（或）前庭神经。中枢性前庭障碍主要由前庭神经核团、小脑和脑干受损引起，包括脑干内介导前庭反射的前庭通路（即前庭眼动反射，VOR；前庭脊髓反射，VSR）。

周围性前庭障碍

根据解剖学、病理生理学体征和症状，外周性前庭功能障碍可进一步分为以下3种类型：①以急性发作性旋转性眩晕为主要症状的急性单侧前庭功能减退；②以姿势失衡为主要症状的双侧前庭功能减退；③以眩晕反复发作作为主要症状的外周性前庭系统的反复病理性兴奋或抑制[4]。

单侧前庭功能减退

单侧前庭功能减退（UVH）的特征是外周前庭功能减少或丧失，可由外科手术（如迷路切开术和听神经瘤切除术）后的病毒或细菌感染（如前庭神经炎或神经性炎、迷路炎）、头部创伤、血管闭塞和单侧前庭病变引起。患有UVH的个体表现：①严重旋转性眩晕（旋转的感觉）急性发作；②自发水平旋转性眼球震颤，向健侧耳朵跳动；③当快速将头转向患侧时，会产生轻微斜视（感觉到视觉可见的物体在振荡）；④姿势不稳定，倾向于患侧；⑤恶心和呕吐。眩晕和眼球震颤的症状是由前庭系统左侧和右侧的强直性放电率不平衡引起的。在静止状态下，前庭传入神经及其相应的前庭神经核团的强直性放电频率通常为每秒70~100次。单侧降低功能的前庭系统损伤会造成双方之间的不平衡，导致大脑误认为头部已经发生运动（朝着更中性活跃的健康耳朵的方向），并触发前庭–眼反射（VOR）作为纠正反应[5]。由于VOR不平衡受损，尤其是头部转动时，由于患侧前庭脊髓反射(VSR)的激活减少，头部快速移动到患侧可能会导致视力模糊。因此，患有左侧UVH的人可能会产生顺时针方向旋转（即朝向健康的右耳）的感觉，自发的水平右跳动性眼球震颤（VOR眼缓慢地向左运动，然后向右快速扫视），以及随着头部向左侧旋转而视觉模糊和失去平衡。对于急性眩晕，过度的自主神经系统活动会导致恶心、呕吐、脸色苍白和出汗。眩晕和自发性眼球震颤的消退通常发生在光照环境下的3~7天内，因为患者能够通过视觉抑制来抑制眼震，但自发性眼球震颤可能总是在黑暗中出现。动态VOR和姿势不稳定恢复通常较慢，可能需要长达一年的时间[6]。

前庭神经炎/迷路炎

前庭神经炎（也称为前庭神经元炎）是眩晕的第二大常见外周原因。它主要影响30~60岁之间的个体，女性在40岁为发病高峰，男性在60岁为发病高峰[7]。前庭神经感染导致神经变性，通常是单侧的，但也可能是双侧的[8]。发病前常伴有上呼吸道或胃肠道病毒感染。患者主诉突然、持续、严重的眩晕，这种眩晕因头部运动而恶化，伴有自发性水平旋转性眼球震颤、向健侧耳跳动、患侧姿势失衡和恶心。听力通常保持完好。症状在48~72小时内改善，并在6周内逐渐恢复正常[7]。然而，当患者将头部快速转向患侧时，可能会继续出现示波和平衡受损。最初，可以使用前庭抑制剂（如茶苯海明、东莨菪碱）、止吐药和抗惊厥药物，并且可以让患者卧床休息。相关研究已证实，使用高剂量类固醇（即甲泼尼龙）已被证明可以加速康复[9]；然而，一旦症状减轻，患者应开始走动，并停止使用前庭抑制剂来促进中枢神经系统的补偿。患有残余凝视不稳定和平衡障碍的人可以从物理治疗中获益。

听神经瘤（前庭神经鞘瘤）

前庭神经鞘瘤（VS），历史上曾被称为听神经瘤，是产生前庭症状的最常见颅内肿瘤（图16-1）[8]。它们通常是生长缓慢的良性肿瘤，起源于施万细胞，位于第Ⅷ脑神经前庭部分，通常位于内耳道(IAC)内。IAC还包含面神经(CNⅦ)。在疾病早期，当肿瘤较小时，患者可能会因前庭耳蜗神经受压而产生眩晕、不平衡、耳鸣和不对称听力损失。肿瘤的缓慢生长往往可以让大脑进行补偿，从而缓解症状（图16-1）。随着持续生长，肿瘤可压迫IAC内的面神经或其根部或神经节处的三叉神经(CNⅤ)，分别引起面部无力和麻木。最终，肿瘤生长到压迫脑干和小脑的大小，导致吞咽困难、眼球运动受损、步态共济失调，并可能导致死亡。治疗包括手术切除和立体定向放射治疗（如伽马刀）[8]。随着肿瘤切除，前庭神经功能丧失会导致前庭输入不对称。理想情况下，物理治疗在术后开始，以帮助缓解不平衡和示波症状，随后根据需要进行类似于治疗或UVH的门诊治疗。

双侧前庭功能减退

双侧前庭功能减退(BVH)或丧失最常见的原因是服用某些类别的抗生素（如氨基糖苷类的庆大霉素和链霉素）引起耳毒性。其他可能的原因包括感染（脑膜炎、双侧序贯性前庭神经炎）、内耳自身免疫性疾病（如科根综合征、溃疡性结肠炎、类风湿关节炎）、双侧梅尼埃病、双侧肿瘤（神经溴酸病中的听神经瘤）和由衰老引起的双侧前庭病变。BVH病的主要症状是不平衡、严重的姿势不稳定和由此导致的步态共济失调，以及分别由双侧前庭脊髓反射和前庭眼动反射受损或缺失而导致的头部运动振荡。除非BVH不对称，否则患者不会有恶心、眩晕或眼球震颤的症状，因为前庭传入的强制性放电率没有不对称。BVH症状可能是永久性的，但人们可以恢复到高功能水平。

复发性前庭障碍

引起前庭功能反复性破坏的前庭疾病包括良性阵发性位置性眩晕、梅尼埃病（内淋巴积水）和外淋巴瘘。这些疾病的特征是前庭功能正常的间歇期中产生功能异常期[10]。

良性阵发性位置性眩晕

良性阵发性位置性眩晕（BPPV）是最常见的外周前庭疾病，是约50%的老年人头晕的原因[9,11]。通常女性在40~50岁时比男性更容易患病。这种情况是耳锥细胞从椭圆囊的耳石膜上脱落并迁移到其中一个半规

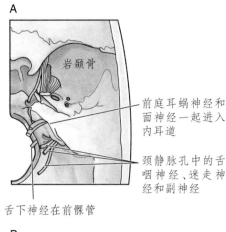

前庭耳蜗神经和面神经一起进入内耳道

颈静脉孔中的舌咽神经、迷走神经和副神经

舌下神经在前髁管

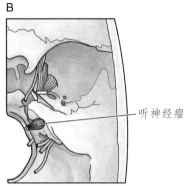

听神经瘤

C 展神经,可能晚期才被牵扯进来

三叉神经(角膜反射受损、面部麻木、咀嚼肌无力)

脑桥向内侧移位(快速反射、巴宾斯基反应)

内耳道膨大术

舌咽神经,可能晚期会牵扯进来

右小脑叶受压,同侧肢体共济失调,步态不稳,向右侧坠落

图 16-1 前庭神经鞘瘤(听神经瘤)。(A)前庭耳蜗神经面神经的视图,当他们进入内听道接近舌咽神经、迷走神经、副神经。(B)早期听神经瘤侵犯前庭耳蜗神经和面神经。(C)晚期听神经瘤侵犯脑桥。[Adapted with permission from Martin JH (Ed). Neuro anatomy Text and Atlas, 4th Ed. New York, NY: McGraw-Hill; 2012. Fig 8-1, Pg 182.]

管的结果。BPPV 可以根据所涉及的特殊鳞状细胞癌以及分离的耳石是在患侧管内自由漂浮(小管结石)还是附着在杯状体上(杯状结石)来分类。最常见的形

式,占所有病例的 81%~90%,是后鳞状细胞癌的小管结石[11]。因为耳锥细胞的密度是鳞状细胞癌内淋巴密度的两倍以上,所以受累的小管对重力敏感。伴随头部运动的耳锥细胞移位导致杯状突起偏转,从而向大脑发送异常输入,导致患者主诉眩晕及可观察到的眼球震颤。BPPV 的其他症状还包括不平衡、轻度姿势不稳和恶心。BPPV 通常是单边的,双侧受累很少见,但可能与头部外伤有关。引起症状的活动因人而异,但它们都涉及相对于重力快速改变头部的位置。累及后部 SCC 时,常见的有问题的头部运动包括抬头或翻身下床。小于 50 岁的人患 BPPV 的最常见原因是头部受伤,大多是由于脑震荡力使耳石移位。在年龄≥50岁的人群中,BPPV 的病因大多未知,但通常与耳石膜的年龄相关性变性有关。由头部动作和前庭康复练习组成的物理治疗是 BPPV 治疗的首选(见本章治疗部分)。如果这些动作和练习对控制症状无效,可以推荐一种叫作后根管堵塞的外科手术。耳道堵塞会阻止颗粒在后 SCC 内的移动,对内耳其余部分的影响最小。这种手术对听力的风险很小,但是已经发现它对 85%~90% 的患者有效,他们对任何其他治疗都没有反应[12]。

梅尼埃病

梅尼埃病是一种内耳疾病,也称为特发性内淋巴积水。在女性生命的第 4 个和第 5 个 10 年中,它对女性的影响通常大于男性[8]。病理生理学涉及内耳内淋巴压力的增加,这可能是由内淋巴导管和囊内淋巴吸收不良引起的,导致不适当的神经兴奋。典型的发作最初表现为听力减退(如压力、不适、耳朵有肿胀感)、听力减退和耳鸣(通常是低声咆哮),然后是旋转性眩晕、姿势失衡、眼球震颤及几分钟后的恶心和呕吐[7]。严重的眩晕和不平衡可能持续几分钟到 24 小时,并可能使人虚弱。若症状逐渐改善,患者通常能够在 72 小时内行走。听力和耳鸣也会恢复,但可能会有残余的永久性感音神经性听力损失,尤其是在较低频率的情况下。随着疾病的发展,听力在发作后不会恢复,眩晕症状的频率和严重程度会减轻。

治疗是为了减少或防止液体积聚。人们经常建议限制盐、咖啡因和酒精的饮食,但没有证据证明它们的有效性。药理学治疗包括在急性发作期间使用前庭抑制剂、止吐药和抗惊厥药物,以及长期使用倍他司汀(SERC;目前未获得 FDA 批准,但可在美国的许多复

合药房通过处方获得）和利尿剂以减少内淋巴体积[13]。除了药物治疗外，许多梅尼埃病患者还需要心理咨询以应对生活方式的变化并应对疾病带来的压力。对药物无反应的致残性眩晕患者，可指示通过前庭神经切片、经鼓室庆大霉素注射化学消融或迷路切开术进行手术干预，防止液体积聚（内淋巴分流术放置）或阻止前庭异常输入；每一种方法都会导致耳朵完全丧失听力，因此只能在有听力丧失的患者中进行。急性发作时不建议进行前庭运动，但物理治疗可能有助于在疾病后期治疗慢性 UVH 或 BVH，或治疗破坏性手术后的不平衡。

外淋巴瘘

外淋巴瘘（PLF）通常由分隔内耳充满空气的中耳和充满液体的内耳外淋巴空间的椭圆形和（或）圆形窗口中的撕裂或缺损引起。这是一个允许外淋巴液漏入中耳的小开口。PLF 通常是由头部创伤（通常是轻微的）、颅内压或大气压力变化过大（如飞机快速下降或潜水）、噪音过大、物体穿透鼓膜、耳外科手术（镫骨切除术）或用力拉伤（如举起重物）引起的。患者主诉耳中"砰砰"作响，随后突然出现眩晕、听力损失和耳鸣[7]。

其他症状可能包括姿势失衡、眼球震颤、恶心和呕吐。一些人会产生压力敏感，这意味着他们的症状可能会随着咳嗽、打喷嚏、擤鼻涕、用力和活动而恶化。药物治疗是卧床时把头部抬高或进行 5~10 天的卧床休息，避免打喷嚏、咳嗽或紧张，以使膜自发愈合。如果症状持续超过 4 周或听力损失恶化，可以进行修补瘘管的手术。除非继续出现不平衡的症状或手术后出现 UVH，否则通常不需要物理治疗或 PLF。

PLF 病的一种特殊变体称为前半规管裂开，通常发生在覆盖上（即前部）SCC 的颞骨部分变薄或缺失时，使膜状 SCC 暴露于其通常不接受的刺激（如声音、颅内压变化、振动）。患有这种疾病的个体通常会产生一种称为 Tullio 现象的不寻常症状，其中前庭症状（即眩晕、示波、眼球震颤、眼倾斜反应和姿势失衡）是由听觉刺激（如高声噪声、他们自己的声音或乐器）引起的。

表 16-1 总结了本章讨论的外周前庭障碍的标志症状。

中枢性前庭病变

伴有头晕的中枢性前庭障碍的原因是椎基底动脉缺血性疾病（包括椎基底动脉功能不全和卒中）、创伤性头部损伤、偏头痛相关头晕，以及影响脑干和小脑的病症（如小脑变性、多发性硬化和肿瘤）。

椎基底动脉缺血性卒中/功能不全

脑干、小脑和内耳的血液供应来自椎基底动脉系统（见第 10 章）。锁骨下动脉、椎动脉、基底动脉或其主要分支（包括小脑后下动脉、小脑前下动脉或小脑上动脉）的闭塞可能会导致眩晕。小脑后下动脉闭塞至髓质背外侧将导致 Wallenberg 综合征（外侧髓质综合征）。继发于小脑前动脉闭塞的弓形侧脑桥将导致侧脑桥下综合征。当小脑上动脉闭塞时发生侧上脑桥综合征。有关这些综合征的说明，详见第 10 章。

椎基底动脉供血不足（VBI）与椎基底动脉系统的短暂性脑缺血发作（TIA）同义，是老年人眩晕的常见原因。VBI 的其他相关症状包括视力模糊、复视、突然跌倒（突然全部没有意识丧失）、晕厥（昏厥）、虚弱、共济失调和头痛。如果不及时治疗，疾病过程可能会发展为具有长期或永久性后遗症的卒中。事实上，84 例椎基底动脉缺血性卒中患者中有 29% 在卒中前至少出现一次眩晕[4]。因此，对于临床医生来说，任何伴有急性眩晕和其他伴随神经体征及症状的人的卒中治疗是很重要的。

外伤性颅脑损伤

头部创伤后继发于长白纤维束，呈弥漫性损害的中央前庭功能障碍很常见[15]。为 50%~75% 的轻度创伤性脑损伤患者可能主诉眩晕，可持续或数年，而几乎所有中度脑损伤患者都会在某个时间主诉眩晕[16]。头部创伤引起的中央前庭损伤常导致眩晕、眼球震颤和平衡功能障碍的前庭症状，并伴有其他神经系统体征，如半感觉丧失、轻偏瘫或共济失调，这取决于所涉及的 CNS 区域[16]。由于外周前庭系统和颈部也可能受损，因此对头部创伤患者的评估很复杂。外周前庭损伤通常与颞骨和（或）面部骨折有关。颈部屈伸（即"挥鞭样"）损伤也可导致头晕（见"颈源性头晕"一节）。

偏头痛相关性头晕（前庭偏头痛）

偏头痛影响着约为 10% 的美国人，女性比男性更常见，通常在 25~55 岁之间[17,18]。有偏头痛病史的人可能会出现眩晕、头晕、失衡和晕动症的发作症状，可持续数分钟至数小时[20]，约为 50% 的患者还会出现耳蜗眩晕的症状（耳鸣和听力丧失）[20]。在大多数患者中，

表16-1	周围性前庭病变的症状				
	单侧前庭功能减退（UVH）	双侧前庭功能减退（BVH）	良性阵发性位置性眩晕（BPPV）	梅尼埃病	外淋巴瘘
眩晕	+	−	+	+	+
眼球震颤	+	−	+	+	−/+
眩晕持续时间	几天至几周	N/A（不适用）	30秒至2分钟	30分钟至24小时	几秒至几分钟
恶心	+	−	−/+	+	−/+
姿势不稳定	+	++	+	+	+
典型症状	急性发作,耳鸣,迷路炎导致听力下降	步态共济失调	发病潜伏期,症状差异化	耳闷、耳鸣、听力下降	耳鸣,Tullio现象
先兆症状或急症性症状	上呼吸道或胃肠道感染	抗生素治疗（庆大霉素、链霉素）	眼睛向上看,上床睡觉		头部创伤、耳部手术、咳嗽、打喷嚏、紧张
结果	大多数症状1年消退;可能永久的在黑暗中感到眩晕	症状通常是永久的	大多数人通过PT或手术解决	眩晕的严重程度减轻,但听力损失往往是永久性的	通常在4周内痊愈

这些症状与偏头痛、畏光（不耐受光）或声音恐惧症有关（对响亮的声音不容忍），但有些患者可能会出现这些症状而没有头痛[4]。偏头痛相关性头晕（MAD）的诊断很复杂,因为它与UVH、BPPV或梅尼埃病非常相似。在没有其他诊断的情况下,所有偏头痛或偏头痛家族史阳性的患者都应考虑MAD。患者主诉在复杂的视觉或运动环境中感觉失衡是MAD的另一个线索[21]。偏头痛可以通过药物和生活方式的改变来控制,以避免触发偏头痛（例如压力、饮食、荧光灯）。前庭康复可能对偏头痛患者有益,使偏头痛可以得到控制[21,22],但是如果不加以控制,刺激前庭系统的运动可能会引发偏头痛[23]。

脑干和小脑的病变

患有导致小脑变性的病变（如脊髓小脑性共济失调、发作性共济失调、Friedreich共济失调、小脑皮质萎缩、多系统萎缩）的患者可能出现动眼神经缺陷（异常眼球追踪和大小不正确的扫视）、眼球震颤（尤其是向下和侧向注视）、四肢不协调、步幅不均匀的共济失调步态和不能串联行走[21]。患有影响前庭小脑疾病的患者可能难以进行感觉整合,尤其是视觉-前庭的相互作用,这可能表现为在行走时难以进行快速的头部运动和保持平衡[21]。诸如MS的脱髓鞘疾病可影响前庭神经核、内侧纵向肌层和（或）小脑,引起中枢前庭功能障碍。眩晕、眼球震颤（注视和摆动）和不平衡的症状在MS患者中很常见[15]。脑干和小脑的肿瘤可能影响前庭神经核、前庭中枢通路和前庭小脑。

鉴别周围性前庭病变和中枢性前庭病变

表16-2描述了一些有助于区分中枢性前庭病变患者和外周性前庭病变患者的特征。中枢性前庭病变患者更常主诉不平衡和共济失调,而不是真正的眩晕。通常他们无法站立或行走,这使他们与周围病变患者区别开来,能够在辅助下站立或行走的人比较常见。与周围病变不同,中枢性病变的眼球震颤随着注视而改变方向,可能是下垂的（眼睛以相等的速度摆动）,也可能是纯垂直的或扭转的。具有中枢性前庭病变的个体可能具有神经系统症状,如复视、意识改变、半感觉丧失、半瘫和不存在外周病变的侧索（倾向于一侧）。周围性前庭病变通常与听觉症状相关。

其他涉及前庭系统的病变

晕动症

晕动症是一种常见的综合征,发生在某些类型的运动中,如被动地乘坐汽车或飞机上或观看3D电影。虽然恶心是标志性症状,但通常苍白、精神错乱、嗜睡和烦躁不安首先发生[24]。晕动症被认为是由前庭、视觉和其他本体感受系统之间的冲突引起的[25]。例如,想象一下你在车里看书时的情况。你的视线固定在页面上，说你的头和身体不动。然而，当汽车经过颠簸和加速或减速时，你的耳朵（即前庭系统）与其并不保持一致。视觉系统和前庭系统之间的冲突告诉你为什么在这种情况下晕动症很常见。物理疗法已被成功地用于治疗晕动症[26]。其他疗法包括认知行为策略（如最大限度地减少易患病的运动，通过观察视觉地平线使视觉系统与运动同步，提前在心里预演路线）、药物治疗（即东莨菪碱）和习惯性练习（逐渐增加运动量）[24]。

颈源性头晕

颈源性头晕（也称为颈椎眩晕）被定义为由颈椎引起的眩晕症状（包括眩晕、不平衡和头晕）[27]。颈源性眩晕的主要原因被认为是来自上颈椎的本体感觉信号改变，由C1-C3节段和VBI节段的障碍引起（见上文"椎基底动脉缺血性卒中/供血不足"的内容）[27]。与晕动症类似，前庭、视觉和颈部输入之间的冲突已被提出来解释颈部疼痛如何导致头晕[27]。来自受累的颈神经根、受刺激的颈神经根、小面关节的本体感受器或颈部肌肉组织的不准确传入输入与汇聚在脑干核团（即前庭神经核团和网状结构）上的前庭和视觉输入相冲突，导致动眼功能改变、VOR改变、平衡功能改变和产生头晕感觉。与颈部疼痛相关的头晕最常见于挥鞭样损伤患者，但也发生于颈椎病患者和接受颈椎牵引治疗的患者[28]。物理治疗或颈椎功能障碍康复和（或）前庭

康复可能对这些个体有益[28]。

医疗评估与管理

医生从患者的病史和临床体格检查中提取信息，以此作为进一步诊断相关检查的基础，从而评估前庭功能，并且排除导致症状的其他病因。

前庭功能测试

眼震电图/视频眼震图

眼震电图（ENG）是一系列眼球运动测试，可以看到或标记前庭功能障碍或神经系统问题。在ENG期间，使用放置在眼睛周围皮肤上的小表面电极记录和分析眼球运动。或者，可以使用安装在患者佩戴的Frenzel镜片内的红外摄像机，通过视频眼震描记术（VNG）记录眼球运动。Frenzel镜片由放大镜和照明系统组成，当佩戴在黑暗的房间时，可以轻松看到照明和放大的患者眼睛，并且防止患者通过聚焦眼睛来抑制眼球震颤。ENG/VNG测试包括以下措施：①动眼功能（包括凝视稳定性、速度、潜伏期、平滑追踪和眼跳运动的获得）用于识别中央动眼神经系统和前庭系统内的病理；②位置测试（各种头部和全身位置，包括Dix-Hallpike动作），以确定引起眼球震颤的位置；③热量测试（温水、冷水或空气在耳道中循环）以测试水平

表16-2	中枢性和外周性前庭病变的常见症状
中枢性前庭病变的病理学	**外周性前庭病变的病理学**
听力丧失不常见	症状可能包括听力丧失、耳塞、耳鸣
眼球震颤方向是单纯的垂直或旋转	眼球震颤是水平的和旋转的
钟摆性眼球震颤（眼睛以相同的速度摆动）	跳动性眼球震颤（眼球震颤有慢、快两阶段）
眼球震颤不随凝视而改变或逆转方向	眼球震颤随着注视快相方向（即远离病变一侧）而增加
眼球震颤不随视固定改变而增加	眼球震颤随视固定而减轻
急性眩晕的症状通常不能被视固定而抑制	急性眩晕的症状，通常因视固定被抑制
轻微的恶心或呕吐	恶心（呕吐）通常严重
幻动症是严重的	除非病变是双侧的，否则幻动症是轻微的
平滑视追踪和（或）扫视的异常表现	平滑视追踪，扫视功能正常
如果突然发作，即使在辅助下也可能无法站立和行走（严重共济失调）	如突然发作，可在辅助下站立行走（轻度共济失调）
存在其他神经系统症状	其他神经系统症状很少见
症状可能会缓慢恢复或永远无法消除	UVH患者的症状通常在7天内缓解

SCC功能(见第6章)[29]。记录每只耳朵的眼球运动或冷热冲洗,具体而言,是测量峰值慢分量眼速(SCEV)(即眼球震颤的慢相);由此,在两只耳朵之间计算单侧无力百分比(UW%),也称为前庭反应减少百分比(%RVR)。不同之处在于≥26%通常表示耳朵有临床意义的单侧无力,产生较小的反应[29]。热量测试被认为是"黄金标准"或是识别外周UVH特别有用或确定缺陷的一面,因为每个迷路都是单独测试的[30]。

转椅测试

转椅测试允许在头部运动频率下评估两个水平的SCC,与热量测试(0.025Hz)相比,头部运动频率更自然(1~20Hz)。在前庭功能正常的个体中,转椅测试应引起眼球震颤。常见的转椅测试是正弦谐波加速测试(SHA)和步进速度测试。在SHA中,患者以各种频率(0.01~1.28Hz)进行摆式旋转(左/右),而峰值椅速通常固定于50°~60°/s[29]。通过该测试测量的VOR参数包括增益(慢速相位眼睛速度与头部速度之比)和相位(眼睛和头部运动之间的定时关系)。SHA测试是"黄金标准"或识别双侧前庭弱点[30]。在步进速度测试中,静止患者快速加速至预定的峰值速度,继续以该速度沿一个方向旋转,然后快速停止。测量突然角加速度和减速后眼球震颤的衰减率,称为时间常数。时间常数定义为眼球震颤所需的时间或慢相速度下降为其峰值速度的37%,通常需要10~25秒(正常)[29]。VOR相位和VOR时间常数是相同过程的量度,即转换和速度存储。通过套管的运动刺激毛细胞会产生短暂的信号,只要套管有缺陷,该信号就会持续。然而,这种反应在前庭内侧核中持续或在前庭功能正常的个体中持续超过10秒[29],低速步进旋转(约为60°/s)用于确定时间常数及慢性UVH是否已发生VOR增益的功能恢复,而较高的速度阶跃旋转(>100°/s)可用于检测病理上较低的VOR增益。增益减小、相位导联异常(即眼球运动在头部运动前稍微偏移)、较短的时间常数通常与周围前庭病理相关,而异常高的增益,相位滞后(即眼球运动在头部运动后稍微偏移),并且长时间常数可以指示中心(即小脑)病理学[29]。旋转到一只耳朵的VOR测量与旋转到另一只耳朵的VOR测量的比较用于确定一侧是否存在弱点。

前庭诱发肌源性电位

耳石功能(球囊和椭圆囊)用前庭诱发肌源性电位

(VEMP)进行测试。两种类型的VEMP测试是颈部VEMP(cVEMP)和眼部VEMP(oVEMP)。两种类型都测量肌电图(EMG)记录的肌肉收缩的潜伏期、幅度和阈值,以定位前庭病理[31]。cVEMP用于评估球囊和前庭下神经是否完整且功能正常。在cVEMP测试期间,将耳机放置在耳朵上,并将电极放置在收缩的胸锁乳突肌(SCM)肌肉上。当声音(即响亮的咔嗒声)传递到患者的同侧耳朵时正常的前庭功能,电极记录了点击后约13ms发生的同侧收缩SCM肌肉的瞬时抑制[29]。T是反射通过声音刺激与SCM肌肉具有同侧不同步连接的囊状传入激活[29,31]。oVEMP用于评估椭圆囊和前庭上神经的功能。在健康个体中,向耳头或骨头大声咔嗒声导致对侧下斜肌(IO)眼肌以10ms的潜伏期瞬时激发,如放置在眼睛下面的电极所记录的[29]。

计算机动态姿势描计图

计算机动态姿势描计图(CDP)提供有关不同环境条件下运动控制或平衡功能的信息。它利用力板在具有挑战性的条件下测量一个人的压力中心(COP)。CDP分为感官部分和运动部分。感觉部分称为感觉组织节(SOT),评估个体整合视觉、本体感受和前庭输入以保持平衡的能力。患者被要求在视觉和躯体感觉系统提供的可靠信息不同且6种越来越困难的条件下站立30秒或进行3次试验(图16-2)。SOT不是诊断性的,但对于姿势不稳定的患者来说,确定由6种SOT测试条件(表16-3)产生的功能障碍模式是有用的[31]。运动部分包括运动控制功能(MCT),用于评估一个人对支撑面突然移位的姿势反应的潜伏期、体重分布和幅度;以及适应功能(ADT),用于评估一个人对反复扰动刺激的适应能力(即支持面以相同的幅度上下倾斜)。

视知觉检查

主观视觉垂直(SVV)和主观视觉水平(SVH)测试用于评估耳石功能和传递重力信息的中央通道。这些测试不能区分囊状或心室性病变。在这些测试中,要求患者将光线昏暗的发光棒(在完全黑暗的房间内)与他们感知的垂直(SVV)或水平(SVH)对齐。具有正常前庭功能的个体将棒对准真实垂直或水平的±2.0°内,而具有中枢性或外性周病理学的患者将棒对准具有较大角度偏差的棒。单侧外周前庭神经炎患者和单侧脑干病变低于上脑桥患者的病理性SVV倾斜方向通常与病变相同[32,34]。随着上脑桥上方小脑或单侧脑干病

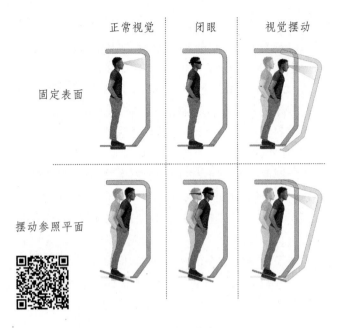

图 16-2 感官统合测试的 6 个测试条件（reprinted with permission from NeuroCom International）。在条件 2 和 5 中不存在视觉。在条件 3 和 6 中，周围的墙壁随着人的身体在前/后（AP）方向上摇摆，从而降低了身体相对于视野的运动感知和视觉输入的准确性。在条件 4~6 中，支撑表面与人的身体一起摆动，从而降低了用于感知身体的 AP 运动相对于支撑表面的体感输入的准确性。

变（即中脑、丘脑）的病理学，SVV 倾斜的方向通常与病变侧相反[32,34]。

听力测试

听力测量是为了测量听力功能。听力评估是前庭诊断的重要组成部分，可以由听力学家进行的几种不同的听力测试完成。患有前庭障碍的患者可能会随着时间的推移每隔一段时间进行听力监测，尤其是当有耳鸣、听力下降或耳朵发胀的迹象时。

神经影像学检查

大脑的磁共振成像（MRI）可以显示肿瘤的存在，卒中的损伤及可能导致头晕或眩晕的其他软组织异常。内耳内和周围的结构的 MRI 可能显示诸如听神经瘤的问题。颞骨（内耳所在的位置）的计算机轴向断层扫描（CT）通常用于定位骨折。

药物治疗

眩晕治疗

在 16-4 表中列出了使用的前庭抑制药物，以及急性眩晕、恶心和呕吐的症状治疗。这些药物不建议长期使用，因为它们可能会抑制中枢代偿和症状恢复。

眼球震颤的治疗

几种药物可用于抑制不同形式的眼球震颤。通常与 MS 和脑干卒中相关的摆动性眼球震颤可以用抗惊厥药物加巴喷丁（Neurontin）或美金刚［一种阻断谷氨酸 N-甲基-D-天冬氨酸（NMDA）受体的药物］来抑制[35]。眼球震颤与小脑病理学相关，可用钾通道阻滞剂 4-氨基吡啶（ampridine 或 dal-ampridine）和 3,4-二氨基吡啶（3,4-DAP）进行有效治疗[35]。其中 4-氨基吡啶更有效，副作用更强，并可作为缓释制剂（Ampyra）使用[35]。可用于治疗眼球震颤的其他药物是巴比妥（Lioresal）和氯硝西泮（Klonopin）。

物理治疗检查

病史

物理治疗师在治疗具有头晕和不平衡症状的患者时，必须首先查看全面的病史和主观病史，并进行系统检查，以找出潜在的原因。患者目前的症状和过去的病史可能有助于治疗师识别潜在的问题，如糖尿病、心脏病或可能对患者康复产生负面影响的神经功能障

表16-3	感官综合测试反应模式的解读	
模式	不正常测试情况	解释
前庭功能障碍或丧失	5、6	提示使用前庭输入进行站立有困难；双侧前庭功能丧失可见早期跌倒；在试验的后期，双侧外周前庭功能降低，单侧功能无补偿丧失
支撑面依赖	4、5、6	建议异常依赖脚部支撑表面输入进行站立；个人难以单独使用视觉、前庭或前庭输入
视觉支配	3、6	提示抑制受限视觉输入的中枢自适应机制可能受损
视觉依赖	2、3、5、6	提示对视觉立场的异常依赖；人难以使用脚的支撑面和（或）前庭输入来站立
一般感官选择	3、4、5、6	提示在任何感觉受限的情况下，平衡控制都有困难

表16-4 用于治疗急性眩晕和相关恶心、呕吐的常用药物[35,36]

药物	类别	镇静剂	抗癫痫药	副作用
苯二氮䓬类(晕海宁)	抗组胺药、磷酸二酯酶抑制剂	+	++	口干、耳鸣、视力模糊、协调问题
苯海拉明(苯那君)	抗组胺药	+	++	心动过速、尿潴留
异丙嗪(非那根)	抗组胺药、抗胆碱能药、吩噻嗪	++	++	口干、便秘、视力模糊
美克利嗪(抗蛇毒素,博宁)	抗组胺药、抗胆碱能	++	+	口干、疲倦
丙氯拉嗪(康帕嗪)	抗组胺药、抗胆碱能药、吩噻嗪	+	+++	口干、视力模糊、便秘
东莨菪碱	抗胆碱能(非选择性毒蕈碱)	+	++	口干舌燥、瞳孔放大、视力模糊
昂丹司琼(佐弗兰)	血清素5-羟色胺3(5-HT3)受体拮抗剂		+++	头痛、便秘、视力模糊
劳拉西泮	苯二氮䓬类	++	+	成瘾,与其他镇静药物的效果增加

+,轻度;++,中度;+++,重度。

碍。应该询问患者他们目前正在服用的药物,以确定他们正在服用的前庭抑制药物(如美克洛嗪、东莨菪碱),这些药物可能会延迟康复或可能使他们的头晕恶化。对于服用前庭抑制药物的患者,治疗师应咨询医生,看看是否可以减少或停止服用前庭抑制药物。治疗师还应询问患者或从病历中获取任何诊断测试报告,如ENG、VNG、卡路里、转椅测试或VEMP测试。

物理治疗师必须准确区分患者感到"头晕"时的感受,才能做出适当的临床管理决策。表16-5显示了常见类型的头晕症状及其可能的原因。值得注意的是,一些患者,特别是偏头痛患者,对自身或环境的运动长期敏感。患者描述他们的头晕是一种身体外的体验、漂浮或头部旋转的感觉,但没有伴随眼球震颤,这表明他们患有精神生理障碍(即精神因素和生理反应的组合,如过度换气)。

应获得有关症状的发病、频率、持续时间和强度的信息,以及哪些情况会加重和缓解症状。专栏16-1中列出了询问前庭障碍患者的问题示例。眩晕、头晕、精神失调和示波器等症状的强度可通过视觉模拟量表(VAS)进行量化。患者被要求回答一个问题(如你的眩晕现在有多严重?),在一个连续的10cm线上做一个标记,从一端的"无"到另一端的"最差的可能强度",以指示他们在特定时刻的症状强度。应获得跌倒史,包括过去6个月的跌倒次数、跌倒发生的条件、患者是否因跌倒而寻求医疗干预,以及为防止再次跌倒而采取的任何生活方式改变。特定于活动的平衡信心量表(ABC量表)可用于确定患者对其平衡能力的看法[37]。应询问患者之前和当前的功能状态和活动水平。一些

患者会待在家里,以避免高度纹理化的视觉刺激(如光线在树上闪烁,在商店的过道上行走)或产生恐惧症,如对电梯和高度的恐惧[38]。日常生活前庭活动量表(VD-ADL)可帮助治疗师确定当前活动和参与的限制[39]。患者在进行28项日常生活活动时,会评估眩晕和平衡障碍对其独立性的影响,该量表的评分范围为1~10,其中1为"独立完成",10为"太难了,不能再做了。"

眩晕障碍量表(DHI)评估一个人对平衡问题带来的影响的感知能力和他(或她)做出的情绪、身体或功能调整的感知能力[40]。问卷由25个项目组成,分为功能(9个项目)、情绪(9个项目)和身体(7个项目)子量表。每一项都被赋予一个分值,4分为"是",2分为"有时",0分为"否"。该量表是可靠的,DHI分数与基于SO的损伤分数高度相关[41]。临床医生可以在患者初次检查前进行DHI评分,以帮助确定应进行的体格检查并建立基线;治疗后进行评分,以确定治疗疗效[42]。治疗师应询问患者的功能目标或物理治疗方案,并与他们讨论其是否现实可行[38]。前庭康复益处问卷用于临床评估物理治疗干预对个体症状的有效性,以及这些症状对生活质量的影响[43]。22项问卷由3个分量表组成:眩晕和焦虑(6项)、运动诱发眩晕(5项)和生活质量(11项)。整个工具的得分范围为0~100%;与正常状态相比,0表示无赤字,100%表示严重赤字。

检查和测量

头晕患者的检查包括评估眼球运动(即眼球震颤、

表16-5	常见头晕症状及可能的病因	
症状	描述	可能的原因
眩晕(如周围环境的旋转、倾斜、跌落)	运动错觉,最常见的描述是感觉自己在旋转或房间(环境)在旋转,通常伴有眼球震颤	由单侧外周(UVH、BPPV)或前庭神经核中心病变引起的前庭系统左、右分区的张力环率失衡
晕厥前(接近晕倒)	他(她)有即将晕倒的感觉;通常与头部、橡胶腿、视野收缩、苍白、发汗和恶心有关[5]	脑血流弥漫性减少(即心律失常、直立性低血压)
头重脚轻(晕晕乎乎)	非特异性类型的头晕,可描述为感觉"眩晕"或无方向感	血压下降(如果伴有晕厥前)、低血糖、药物中毒、焦虑或惊恐障碍(与过度换气有关)
失稳(如站立和行走不稳定)	感觉一个人失去平衡。患者通常在坐着或躺着时不会感到不平衡,但在站立或行走时会出现不稳定	前庭(BVH、慢性UVH)、下肢失代偿、脑干病变、前庭皮质病变、小脑和运动通路病变
晕动症	对乘坐汽车或其他移动车辆的敏感性	感觉障碍(如晕车)、偏头痛
幻动症	头部运动时视觉不稳定,环境中的物体似乎在运动或弹跳,经常导致模糊或复视	外周前庭疾病(BVH、UVH、BPPV)、脑干病变和小脑病变
与躯体无关的漂浮感、旋转感		精神生理障碍(如焦虑、转换障碍、抑郁)

专栏16-1　询问前庭疾病患者的问题[38]

　　1.你有眩晕的症状吗? 如果是,持续多长时间?

　　2.最后一次眩晕是什么时候发生的?

　　3.眩晕是自发的(静止时出现),是运动引起的,还是体位改变引起的?

　　4.你是否觉得自己将要失衡跌倒? 如果是的话,失衡的感觉是否持续存在? 是自发的,还是由运动引起的,亦或由体位变化引起? 是否在疲劳时加重? 有否在黑暗的环境中加重? 有否在户外加重? 是否在不平坦的路面上症状加重?

　　5.躺下、坐着、站立或行走时,你是否感到平衡?

　　6.走路时你是否会绊倒、摇摇晃晃或侧步行走?

　　7.走路时你是否转向一侧? 如果是,你会转向哪一边?

　　8.一天中的什么时候你感觉最好? 什么时候最糟糕的?

　　9.你每天出现多少次症状?

　　10.你有听力问题吗?

　　11.你有视觉问题吗?

　　12.你是否发生过事故(如机动车)?

　　13.你独自生活吗?

　　14.你家里有楼梯吗?

　　15.你抽烟吗? 如果是,每天多少?

　　16.你喝酒吗? 如果是,每天或每周多少?

动眼神经和前庭眼部测试)、位置测试、平衡和步态评估。除了系统评价和标准神经学评估外,还将进行这些测试,包括评估躯体感觉、疼痛、协调性、运动范围、肌肉力量和姿势,以确定可能影响患者预后和治疗的并发损伤(见第9章神经系统检查)。为了评估椎动脉闭塞对患者症状的贡献,可以进行坐位椎动脉测试,其中患者按连续顺序进行:①头部最大幅度旋转,方向与被检测方相反;②头部伸展;③头部旋转和伸展的组合,同样与被检测方相反(即检测左侧椎动脉,头部旋转向右侧)[44]。如果患者在任何时候出现头晕、复视、构音障碍、吞咽困难、跌落发作、呕吐或感觉改变等症状,则测试呈阳性并停止测试。阳性测试可能表明VBI,但阴性测试不能排除它[44]。如果怀疑有颈源性头晕,应更详细地检查上半部分,包括颈胸廓活动度、上颈椎不稳定性测试、触诊颈椎肌肉组织和小关节,并进行颈椎节段性活动度测试[45]。测试程序和结果解释如下。

自发性眼球震颤

　　检查步骤。要求患者以中性注视位置注视固定目标,观察眼球震颤或节律性复位眼球运动。应给患者重复佩戴Frenzel镜片,这样患者就无法通过固定物体来抑制眼球震颤。

　　结果解读。如果观察到眼球震颤,应注意目标固定的幅度、方向和效果。迷路、前庭神经和很少的前庭神经核损伤会产生强烈的水平旋转眼球震颤,在Frenzel镜片下会增强。相反,中央病变(如脑干、小脑和大脑)会引起较不强烈的水平、垂直、扭转或摆动性眼球震颤,其通常在Frenzel镜片下减少。

凝视性眼球震颤

检查步骤。要求患者注视距离中心左侧20°~30°或20秒的目标。观察或凝视诱发眼球震颤的方向、外观或自发性眼球震颤的强度变化,应在右侧重复。

结果解读。维持异常偏心凝视的能力受脑干和小脑的神经通路控制,特别是前庭小脑。当这些机制未能将眼睛保持在偏心位置时,眼睛向中线漂移,然后向目标进行矫正扫视。因此,中央病变产生改变方向的凝视诱发的眼球震颤(即,眼球震颤的快速成分总是朝着预期的注视方向跳动)。相反,急性外周UVH产生方向固定的注视保持性眼球震颤(眼球震颤的方向与眼眶位置的方向相同)和在快速相位方向注视时(即眼球震颤的慢相速度增加)的眼震强度[38,46]。

平滑视追踪

检查步骤。让患者保持头部不动,同时用眼睛跟随手指,慢慢地左右、上下移动。

结果解读。对缓慢移动的物体进行正常的眼球追踪会产生一种平滑的眼球运动,这种运动涉及中枢神经通路和动眼神经、滑车神经、展神经。如果在追踪过程中,患者反复失去目标,然后出现一些扫视,则平滑视追踪是不正常的。异常的平滑视追踪与中央病变一致,从来不是外周前庭损伤的标志。

扫视

检查步骤。在水平线或垂直平面上,伸出两根手指让其保持12英寸(1英寸=2.54cm)的间距让患者来回地看,观察或延迟发作、速度、准确性和共轭运动。

结果解读。眼跳运动是涉及额叶、脑干网状结构、动眼神经、滑车神经、展神经的快速眼球运动。健康个体可以通过一次眼球运动或一次小的矫正扫视达到目标。异常眼跳运动与中心病变一致,并且永远不是外周前庭损伤的迹象。

前庭眼动反射消除

检查步骤。要求患者自主注视移动的目标,同时患者的头部向同一方向转动。

结果解读。正常的平滑追踪系统能够以较低的头部速度覆盖或"取消"前庭眼反射消除(VOR),因为患者将他或她的目光同时聚焦在移动的目标上,并且与头部移动的方向相同。当患者固定在目标上时,观察到异常反应,与他或她的头部同步移动,被扫视打断。受损的VOR与中枢神经系统紊乱一致。

眼睛对齐

检查步骤。观察坐着的患者是否有头部倾斜(与异常SVV相关)、偏斜偏差(一只眼睛相对于另一只眼睛向上移位)、眼部扭转(眼睛的上极在正面一起旋转),或称为眼倾斜反应(OTR)的3种症状的组合。

结果解读。一个健康人,SVV与重力垂直方向对齐,眼睛和头部的轴线是水平的并且直接指向前方[47]。OTR表示单侧外周前庭缺损(迷路或胫神经)或脑干通路单侧病变。右侧前庭损失的OTR表现为头部向右倾斜,右眼在眼眶内往下,双眼向右旋转。

头部推动测试(HTT,也称为头部冲动测试)

检查步骤。要求患者注视近距离目标(如医生的鼻子),抓住患者的头部,并用短暂的小幅度动作(5°~10°)和大幅度动作(3000°~4000°/s²)转动头部,首先是一侧,然后是另一侧。当头部停止转动时,临床医生会看眼睛是否仍注视着目标并朝向目标进行正确的扫视。

结果解释。当VOR功能正常时,眼睛朝着与头部运动相反的方向移动,并且在头部受力期间目光固定在目标上。观察到头部被推到一侧后的"追赶"扫视,是从同侧水平SCC传入或中央前庭神经元到VOR的神经输入减少的迹象,因为对侧前庭传入和中央前庭神经元受到抑制,不能提供足够的神经活动来稳定注视。当头部迅速向病变侧移动时,单侧外周或中央前庭病变的患者将无法保持注视目标;双侧前庭功能丧失的患者在头部高速运动后进行矫正扫视。Schubert[48]等报道,当测试时,如患者头部向前屈曲30°,且头部被动而不可预知地活动时,HTT对识别UVH的敏感性为71%,对BVH的敏感性为84%,特异性为82%[47]。

摇头诱发眼震试验

检查步骤。指示患者闭上眼睛。将患者头部扭转30°,并在水平面上以2Hz或20秒的频率摆动头部。当停止振荡时,患者睁开眼睛,临床医生检查患者眼球震颤,可在垂直方向上重复该操作。

结果解释。在前庭功能正常的个体中,摇头停止后不会出现眼球震颤。外周前庭输入到中央前庭神经核的不平衡可导致摇头诱发眼震试验(HSN)。在UVH的情况下,患者可能出现快速相位指向健康耳朵的眼球震颤。双侧前庭功能完全丧失的患者不会出现HSN,因为前庭输入之间没有不对称。垂直性眼球震颤伴随着水平或垂直的摇头,表明中枢病变。

动态视力

步骤。要求患者阅读壁挂式视力表(斯内伦视力表或灯塔距离视力测试)上具有最佳矫正视力(眼镜、隐形眼镜)的最低(最小)行。以2Hz的频率被动摆动头部的患者同时重复此动作,并记录摇头过程中"丢失"的视敏度线的数量。

解释。在正常人中,年轻人的视力变化为一行,老年人的视力变化为两行[38]。如果该人的阅读能力仅比初始静态视力高出3行以上,则他或她可能患有前庭功能障碍。双侧前庭功能丧失的患者,尤其是急性前庭功能丧失的患者,通常丧失6~8行视力。动态视力(DVA)的计算机化版本具有能够分别确定DVA或左右头部运动的优点[38]。

姿势测试

静态和动态体位测试-MST是为了确定哪些头部位置或运动会引发患者的眩晕、头晕、恶心和眼球震颤等症状。测试的静态体位通常包括:①坐位,头部直立;②仰卧,头部向前屈曲;③仰卧,头部向右旋转;④仰卧,头部向左旋转。运动敏感度测试(MS)使用一系列共16个动作(激烈度从小到大),记录每一个动作或体位下的症状严重程度和持续时间,以累进分值计算,即MS商数(表16-6)[49,50]。0~10分表示轻度运动敏感,11~30分表示中度运动敏感,31~100分表示严重运动敏感。临床医生可以利用静态和动态位置测试MST的结果来为患者制定康复运动计划方案,并提供干预有效性的证据。姿势测试用于确定一个人是否患有BPPV。识别BPPV并影响垂直SCC(即后SCC和前SCC)的前庭试验包括Dix-Hallpike试验(图16-3)和侧卧试验(图16-4)。Dix-Hallpike试验被认为是诊断BPPV的金标准[52]。从长坐姿开始,头部向一侧旋转45°,将患者移至仰卧位,头部延伸至水平面以下30°,并仍旋转45°。

然后,临床医生观察患者的眼睛或眼球震颤,询问

是否感觉到眩晕。然后将患者缓慢地恢复到起始姿势,并对另一侧进行测试。当Dix-Hallpike试验不适用时,如颈部和背部有问题的患者或椎动脉试验阳性的患者,可以使用侧卧试验作为替代方法。患者从底座侧面的坐姿快速移动到侧卧位置,头部向相反方向旋转45°(图16-4)[52]。水平的SCC-BPPV可通过侧倾试验(也称为Pagnini-McClure动作)进行诊断,其中仰卧时头部向两侧旋转约90°(图16-5)。

来自肾小管结石的阳性试验或BPPV的特征是:①将患者置于刺激位置后眩晕延迟1~40秒;②存在与眩晕主诉相同潜伏期的眼球震颤;③眩晕和眼球震颤的强度先增加后降低,在60秒内消失[53]。铜结石引起的BPPV远低于泪小管结石,其特征是:①当患者移动到刺激位置时,立即出现眩晕;②与眩晕主诉具有相同潜伏期的眼球震颤;③只要患者头部保持在刺激位置,眩晕和眼球震颤就持续存在[53]。根据观察到的眼球震颤的特征,可以确定有问题的SCC(表16-7)。对于Dix-Hallpike和侧卧试验,患有BPPV的后SCC或前SCC是再现眼球震颤和眩晕的一侧。使用翻身测试确定受影响的水平SCC侧更加困难,因为头部左侧和头部右侧位置都会引起眩晕和眼球震颤。临床医生必须仔细观察眼球震颤,以确定患者是否患有水平SCC-BPPV的管结石或铜结石。在水平SCC-BPPV的管结石形式中,眼球震颤是向地性的,这意味着快速相向地球跳动,持续时间<60秒[53]。在水平SCC-BPPV的铜管结石形式中,眼球震颤是向远地性的,这意味着快速相从地球上跳动,持续时间>60秒[53]。患侧通常被认为是管结石中症状较多的一侧,而铜结石中症状较少的一侧。

平衡和步态评估

检查平衡和步态问题对于确定、挖掘患者的功能状态和所有风险非常重要。测试应涉及静态平衡、动态平衡、预期姿势控制、反应性平衡控制、感觉策略、运动策略和功能活动期间的平衡。表16-8包括常见的静态和动态平衡测试,以及特定前庭障碍患者的预期结果。可以通过观察患者保持不同姿势的能力来评估静态平衡。Romberg测试能够检测患者的站立能力、双脚平行的能力、眼睛睁开然后闭上维持30秒的能力[54]。修改过的Romberg测试,也称为协同Romberg测试,要求患者以脚跟到脚趾的姿势站立,双臂交叉放在胸前,闭上眼睛维持一分钟[54]。单腿平衡站姿测试

表16-6	运动敏感性试验(Adapted from Smith–Wheelock et al.[49])		
基线症状	强度A	持续时间B	得分A+B
1.坐位到仰卧位			
2.仰卧位到左侧卧位			
3.仰卧位到右侧卧位			
4.仰卧位到坐位			
5.左侧Dix-Hallpike试验			
6.从左侧Dix-Hallpike测试返回			
7.右侧Dix-Hallpike试验			
8.从右侧Dix-Hallpike测试返回			
9.坐姿:鼻子朝向左膝			
10.恢复坐位			
11.坐姿:鼻子朝向右膝			
12.恢复坐位			
13.坐姿:头部旋转(5次)			
14.坐姿:头部屈伸(5次)			
15.站立:向右转180°			
16.站立:向左转180°			

头晕持续时间:0~3分(5~10秒=1分;11~30秒=2分;≥30秒=3分)。

头晕程度:0~5级(0=无症状;5=严重眩晕)。

持续时间得分+强度得分=MST得分(每个职位的最高得分为8分;可能的原始总分为128分,125分=8分×16项)。

运动敏感商数:引起症状的体位数×MST得分×100除以2048[16(体位总数)×128(可能的MST总分)]。

注:MST商为0表示无症状,而MST商为100表示所有体位的严重不缓解症状。[Adapted with permission from Smith-Wheelock M, Shepard NT, Telian SA: Physical therapy program for vestibular rehabilitation,Am J Otol 1991 May:12(3):218–225.]

(SLB)要求患者单腿站立,不穿鞋,双臂交叉放在胸前,不让双腿相互接触。每条腿进行5次30秒的试验,每条腿最大可能测试时长为150秒。正常成年人每条腿应该能够保持平衡或20~30秒[55]。

动态平衡控制可以通过自主运动和动态平衡测试来评估。观察站立到各个方向的稳定性极限时的重量转移,完成任务,例如从地板上捡起物体或将物体放在高架子上,或从一个位置转换到另一个位置(如,仰卧到坐姿或坐姿到站姿的转移),可用于确定患者的移动是否有效、对称、安全。5次坐立测试(FTSST)评估患者在标准无扶手椅子上尽快站立和坐下5次时的平衡能力[56]。FTSST已被证明是平衡障碍患者的可靠和有效的测量方法[56]。福田步进测试(FST)是一种动态测试,最初是作为前庭功能测试而开发的。通过让患者闭上眼睛站立,手臂伸直至肩部高度进行测试。患者以轻快的步速原地踏步或走50步。向一侧45°或更高角度的进行性转向被认为是一种阳性测试,表明存在

单侧外周或中央前庭缺陷[57]。Honaker和Shepard[58]在ENG上测量了作为患者热量不足程度的FST函数,发现FST仅在检测患有ENG严重不足(>75%不足)的个体时敏感。

通过让患者进行自愿运动来评估预期性姿势控制,这些运动需要形成一套姿势来抵消预测的姿势障碍。患者捕捉或踢球、开门、举起不同重量物体,越过障碍物

表16-7	累及不同半规管的眼球震颤特征
累及的耳石管	在Dix-Hallpike试验中最初的反应
后半规管	向上跳动和扭转(向患侧耳)
前半规管	向下跳动和扭转(向患侧耳)
水平半规管(半规管结石症)	同向性(转向右侧,头位于右侧;头位于左侧,则转向左侧)
水平半规管(壶腹嵴顶结石症)	异向性(头位于右侧,则转向左侧;头位于左侧,则转向右侧)

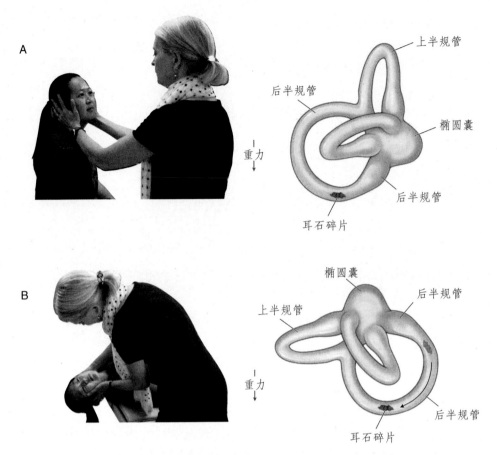

图 16-3　Dix-Hallpike 试验。(A) 患者长坐位坐在检查台上，临床医生将头部水平旋转 45°。(B) 临床医生保持 45° 的头部旋转，同时迅速将患者置于仰卧位，颈部超出水平面 30°。此图显示右后半规管或右前半规管的 BPPV 测试。相应的插图显示了半规管的方向和耳石碎片在后路管中的位置（从患者右侧观察）。

及达到失去平衡的能力表明有足够的预期控制。功能性伸展测试[59]和多向伸展测试[60]要求患者在不改变支撑基础的情况下尽可能向不同方向伸展。数据规范可用，测试可靠有效[59,60]。

自动姿势反应或反应控制可通过患者对外部干扰的反应进行评估。向胸骨、后躯干或骨盆施加不同方向的推力（小或大、慢或快、预期和未预料到）被广泛使用，但这些推力无法量化或不可靠。临床医生主观上将反应分为正常、良好、一般、差或不能。拉力测试（Pull Test）[61]、向后释放测试[62]、和姿势应力测试[63]是反应性姿势控制的更客观和更可靠的测量。

平衡感觉统合测试（CTSIB）的临床测试，以前称为"泡沫和圆顶"测试[64]，测量患者在 6 种不同感觉条件下的平衡能力：①睁开眼睛，稳定的表面（地板）；②闭眼，稳定的表面；③视觉干扰（圆顶），稳定的表面；④睁眼，表面不稳定（泡沫表面）；⑤闭眼，表面不稳定；⑥视觉干扰，表面不稳定。这个测试的计算机化版本（SOT）也是如此（参见前面关于姿势图的部分）[65]。修

改版本（mCTSIB）移除了圆顶部分，仅使用我们的条件，站在地板上时睁开和闭合，然后使用密集的泡沫片。每个条件测试 3 次或 30 秒。对 CTSIB 和 mCTSIB 结果的解释与 SOT 相同（表 16-3）。缺乏迷路输入的患者变得更加依赖准确的踝关节本体感受和视觉输入来正确组织他们的姿势反应[66]。不准确或扭曲的本体感受或视觉输入往往会增加这些人的摇晃情况和跌倒概率。Giray 等[67]证明，在所有条件和综合评分方面，参与 4 周前庭康复计划的单侧前庭功能障碍受试者和未参与的受试者在仪表化 mCTSIB 上存在显著差异（$P<0.05$）。

在对患有血管缺陷的个体进行功能评估期间，临床医生应观察并记录患者对姿势干扰的运动策略[38]。Horak 和 Nashner[68]描述了我们的运动策略，称为踝关节、髋关节、踩踏和悬吊策略，当站在突然在他们下面移动的表面上时健康成年人用它来恢复平衡。在安静的姿势和持续的小扰动（即通常发生在大而坚固的表面上的慢速扰动）中，踝关节策略用于将人的核心重量

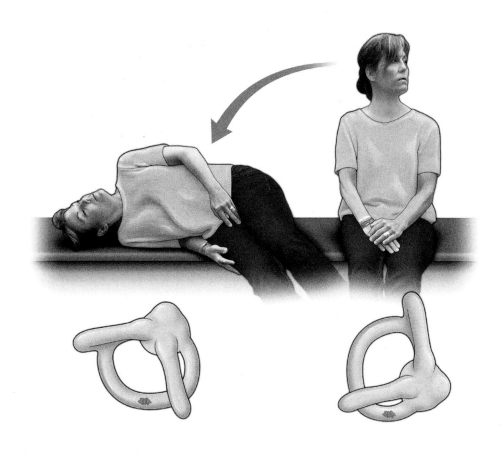

图16-4 侧卧试验。让患者在检查台上坐好,临床医生将患者的头水平旋转45°,远离累及的一侧前庭耳蜗。保持该位置,将患者头快速转向累及侧。图片展示了半规管在测验中的定位定向和后半规管中耳石碎片的位置(正面观)。

(COM)回到稳定的位置。与踝关节策略相关的肌肉激活序列是踝关节、髋关节和躯干肌肉组织的远端至近端环模式。对于快速和/或大的外部扰动或COM在稳定性极限附近执行的运动,采用髋关节策略。髋关节策略使用快速髋关节屈曲或伸展来移动BOS内的COM。与髋关节策略相关的肌肉激活序列以近端至远端模式发生。如果较大的力使COM位移超过稳定性极限,则采用向前或向后步进策略来扩大支撑基础并恢复平衡控制。在平衡任务期间,当一个人通过屈曲膝盖快速降低身体重心,导致脚踝和臀部的相关屈曲或轻微的蹲下运动时,可以观察到悬吊策略。Horak等[69]发现,双侧前庭功能丧失的患者在进行体表平移时表现出正常的踝关节策略,但即使站在狭窄的平衡梁上需要保持平衡,他们也没有使用髋关节策略。临床医生应观察患者的个人运动策略,以确定其是否足以安全地实现任务目标。

临床医生应通过临床观察、录像分析、计算机化步态或运动分析系统评估患者的步态。观察患者在拥挤和非拥挤环境中以不同的速度和方向行走,同时移动头部,中断突然停止,在有障碍的过程中,进行辅助运动或认知任务,以模拟患者在日常生活中的活动。记录特定活动是否会增加其症状。参考表16-8或前庭障碍患者的常见步态偏差。周围性前庭障碍患者可能采用僵硬或机器人式步态模式,过度使用视觉固定来限制头部和躯干的运动[38]。中枢病理学可观察到多种步态障碍,但步态共济失调通常与小脑功能障碍相关。

功能测试用于确定活动限制,并确定患者需要练习的任务。3个移动量表Tinetti面向性能的移动评估(POMA)[70]、计时启动测试(TUG)[71]、Berg平衡量表(BBS)[72]和两个步态量表(即动态步态指数[73]、功能性步态评估[74])可轻松用于评估功能性活动期间的平衡性能。除了专门开发或用于前庭障碍患者的功能性步态评估外,这些测试大多旨在评估老年人的所有风险。

临床医生应警惕患者检查过程中可能出现的"危险信号"。如便秘、便秘症状(即无法解释的体重减轻、疲劳、不适)、异常生命体征(直立性低血压、心律失

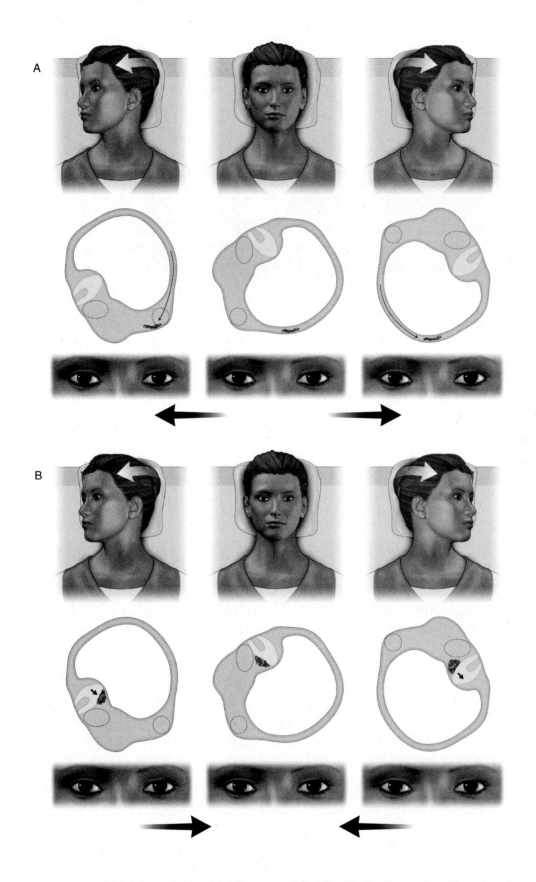

图 16-5 （A 和 B）的翻身测试适用于诊断水平半规管 BPPV。患者取仰卧位，头颈椎 20°屈曲，然后头部迅速向两侧旋转各 90°。（A）半规管结石症；（B）壶腹嵴顶结石症。图片展示了在每一次运动中耳石在水平半规管中的位置，以及诱发眼球震颤的方向（箭头）。

常）、未诊断的中枢神经系统体征和症状。其中中枢神经系统的体征和症状包括疼痛性损伤、减退、虚弱、协调性差、上运动神经元体征（巴宾斯基、痉挛、阵挛）、男性健康状况改变，2周后在室内灯光下出现自发性眼球震颤、在室内灯光下出现无扭转成分的垂直眼球震颤（非BPPV）、椎动脉试验阳性和心脏搏动窘迫。临床医生应将这些症状报告给转诊医生或适当的医疗专业人员。

物理治疗

病例A：第2部分

根据O'Hara夫人眩晕发作的主诉，症状是由床上翻身引发的，并且是在一次头部外伤后开始的。物理治疗师根据其现场表现，判定患者疑似为BPPV。鉴于此，进行了Dix-Hallpike测试以鉴别，用凸透镜遮蔽患者双眼，诊断发现强力的上行性眼球震颤，伴有眩晕症状加剧，以及恶心发作。通常发生在患者仰卧于床上，头部超出床沿伸展30°，并且向右旋转45°的最初20秒后，大约持续30秒以后消失。Dix-Hallpike测试左侧为阴性。临床医生诊断其为半规管耳石症BPPV，累及右后半规管SCC。

良性阵发性位置性眩晕

BPPV患者的一般物理治疗目标和预期结果是：①

从SCC中去除耳石；②头部运动缓解眩晕；③改善平衡；④所有功能活动的独立性，包括头部运动。推荐的治疗或BPPV利用耳石重新定位头部动作，将移位的耳石移出受影响的SCC。用于治疗后、前SCC-BPPV的3种主要操作是：①根管复位操作；②释放手法；③Brandt-Daroff习惯性练习。有证据表明，这些治疗对症状缓解的疗效最强，或使用CRM或后SCC-BPPV[53]。然而，即使使用此类手法成功治疗，1年后约1/3的患者BPPV复发，5年后约为50%的患者BPPV复发[75,76]。

耳石复位手法（CRM，也称为Epley动作）是基于SCC中自由漂浮碎片的管结石理论，用于治疗后SCC和前SCC-BPPV的管结石[11]。CRM包括头部顺序移动到前庭位置，将碎片移出SCC并进入前庭（图16-6）。

释放手法（也称为Semont操作法）是基于壶腹嵴顶结石学说，认为是病因为黏附在半规管虚腹上的碎片，常用于治疗壶腹嵴顶结石症。释放手法主要针对累及后部和前部半规管的良性阵发性姿势性眩晕，也可以作为耳石复位手法CRM不耐受或无反应患者的替代疗法。此方法使患者由左右卧位迅速转换体位（图16-7）。从起初的侧卧位到第二个（对侧）侧卧位的急速加速和减速进程，被认为可以使其黏附的碎片脱落。老年患者或有背部问题的患者，可能无法耐受测试所要求的快速运动。

Brandt-Daroff练习包括在引起眩晕的位置反复运动（图16-8）[77]。他们工作的机制尚不完全清楚，但提出的机制是：①使中枢神经系统习惯刺激位置；②从吸

表16-8	前庭疾病或损伤的常见平衡功能检查结果鉴别			
检查	BPPV	UVH	BVH	中心病变
Romberg测试（闭目双脚并拢站立）	正常	急性：异常 慢性：正常	急性：异常 慢性：正常	通常为正常
Tandem Romberg测试（前脚跟后脚尖直线站立）	正常	急性：无法执行 慢性：异常，闭眼	异常：无法在闭眼时执行	异常
单腿站立测试	正常	急性：无法执行 慢性：正常	很难执行，甚至在代偿阶段，睁眼的情形下	可能无能力执行
步态	急性：正常或宽基地支撑，缓慢，减少的躯干旋转 代偿阶段：正常	急性：宽基底支撑，缓慢的，减少的躯干旋转；在起初的代偿发生时，可能需要协助 代偿阶段：正常	急性：宽基底支撑，缓慢的，减少的躯干旋转；闭眼时，无法前脚跟后脚尖行走 代偿阶段：有轻微偏差	步行变慢，或者步履蹒跚（拖着脚走行），或显著的共济失调
行走中转头	可能会诱发轻微的不稳定	急性：无法保持平衡 代偿阶段：正常，有些可能会减慢步行节奏	步态减慢，支撑面变宽，步长变短，可能失去平衡	可能失去平衡；共济失调加剧

BPPV，良性阵发性姿势性眩晕；UVH，单侧前庭功能减退；BVH，双侧前庭功能低下；EO，睁眼；EC，闭眼；BOS，基底支撑面。

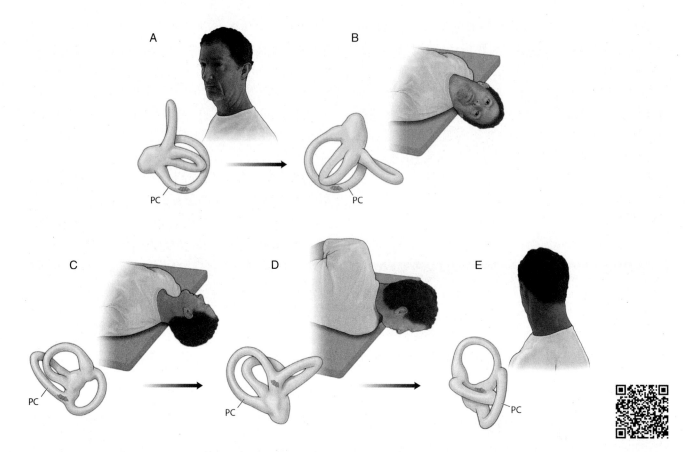

图16-6　耳石复位手法。带患者通过5个位置，使耳石通过耳道：(A)长时间坐着，头部向患侧旋转45°；(B)迅速移至仰卧位，头部伸直30°，同时保持45°旋转至患侧，然后保持1~2分钟；(C)将头部转向对侧，同时保持延伸超过桌子的末端；(D)侧翻，头部不动，再次保持1~2分钟；(E)回到坐在底座的一侧。

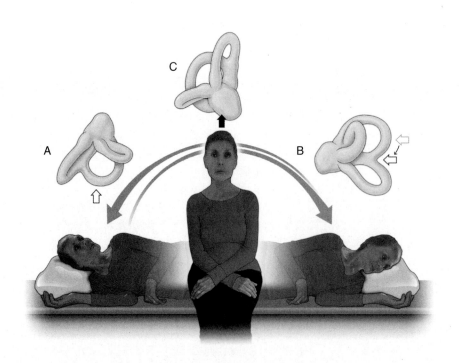

图16-7　释放手法。释放手法用于通过以下方式去除穹隆内的耳石：(A)患者最初处于侧卧位；(B)患者迅速坐到带底座的一边；(C)患者迅速被带到另一侧侧卧。这是通过流体从一侧移动到另一侧来完成的。

盘上清除碎屑;③导致碎屑从SCC中消失[53]。这些练习通常是处方药,或者即使在CRM和(或)解放性操作之后仍然持续或轻度的眩晕,或者不能忍受这些动作的患者。应该进行锻炼或重复5~10次,每天3次,直到患者没有眩晕或连续2天。应指导患者必须快速进行运动,这可能会引起症状。如果眩晕太严重,重复次数可以减少到3次,每天进行3次。在进行锻炼后,患者可能会出现残留症状(即不平衡和恶心),但这些症状通常是暂时的,不应阻止患者继续锻炼。

由于水平SCC-BPPV相对稀少,因此没有建立最佳实践或治疗策略。水平管BPPV的结石形式可以通过Bar-B-Que滚动或Casani(也称为Gufoni)机动来有效治疗[78,79]。Bar-B-Que滚动需要将头部连续移动90°并在每转之间暂停或10~30秒(图16-9)。Casani(或Gufoni)机动(图16-10)是治疗耳石症的主要方法或者可采用水平SCC-BPPV[80]。对于对头部动作没有反应的水平SCC半规管耳石症BPPV,可能推荐一种称为强制延长体位的家庭治疗[81]。患者上床睡觉,侧卧于患侧(症状较多的一侧)30~60秒,然后将未受影响的耳朵朝下缓慢地侧翻。患者整夜保持这个姿势,使耳石逐渐移出耳道。

最初,在耳石重新定位操作之后,治疗后指导要求患者保持头部直立48小时,包括将头部抬高45°睡觉。证据不支持在CRM和解放动作后直立睡觉是必要的[28]。在使用耳石重新定位动作成功治疗后,一些患者可能会继续经历残留的不平衡和平衡问题,可能需要进一步的物理治疗干预。在患者出院之前,物理治疗师应教授患者如何在家中执行适当的技术以防复发。

单侧前庭功能减退

一般物理治疗目标或具有UVH和预期结果的个体是:①改善患者的注视稳定性,以便在头部运动期间清楚地看到;②通过头部运动减少患者的不平衡和示波感觉;③改善静态和功能任务期间的动态姿势稳定性;④使患者恢复到他或她以前的活动水平和参与社会。单侧前庭丧失后恢复功能的机制包括毛细胞或前庭神经的功能恢复,中枢性强直性放电率的自发再平衡、残余前庭系统的适应性变化、替代策略的替代及对不愉快感觉的习惯[84]。Cochrane在2007年和2011年对前庭康复的综述中得出结论,有强有力的证据表明前庭康复是一种安全有效的治疗方法,或者是UVH或丢失的患者。中度证据表明,前庭康复治疗是前庭神

病例A:第3部分

根据O'Hara夫人对右后侧SCC和管结石症BPPV的诊断,患者接受了CRM治疗。治疗后,再次在先前加重症状的同一位置进行了Dix-Hallpike测试。此时,此时,眼球震颤已经消退,患者表示症状明显改善。患者接受了BPPV教育表,计划在2周内进行随访,并指示如果症状恶化,应尽快恢复物理治疗。在患者的随访中,她表示症状完全消退,能够躺在床上、翻身、上下摆动头部,不会引起眩晕。

病例B:第1部分

Huffman先生是一名65岁的会计师,在患流感样疾病2周后突然出现眩晕、恶心、呕吐和失衡。眩晕发作10天后,他被转介到物理治疗进行血管康复治疗,诊断为右UVH继发于前庭神经炎。先前的热量测试报告右耳无力35%。动眼神经测试显示左侧自发性前庭眼震,在光线下受到抑制。凝视稳定性测试显示VOR受损,右头推力测试呈阳性,并且DVA测试的视敏度从20/20变为20/40(即3线减量)。Huffman先生在DGI得分为15/24(得分<19表示跌倒风险增加)[73]。他的mCTSIB结果显示,闭眼站立在泡沫状态下维持平衡的能力受损(条件6)。他的DHI为40%,表明由于头晕导致的中度残疾。该患者在FGA期间表现出失衡,在20英尺(1英尺≈3.04m)长的人行道上6次表出12英寸(1英寸=2.54cm)宽的路径。Huffman先生报告了VD-ADL的功能问题,大多数活动得分为4分(较慢、谨慎、更小心)。在评估开始时,他使用VAS将头晕评为3/10。在评估过程中,他的自评头晕增加到7/10,尤其是头部转弯时。

经炎急性发作期或VS切除术后患者的有效治疗方法[85,86]。如果患者符合前庭康复治疗,患者应在6周内预期功能改善锻炼[84]。

凝视稳定性练习

当执行需要视觉跟踪或凝视稳定的任务时,具有视觉模糊和头晕的个体可以从特定练习中受益。在具有某些前庭功能的患者中,通过使患者暴露于少量的视网膜滑动可以促进VOR的适应,这是当物体的图像从中央凹移开时发生的。由视网膜滑移产生的错误信

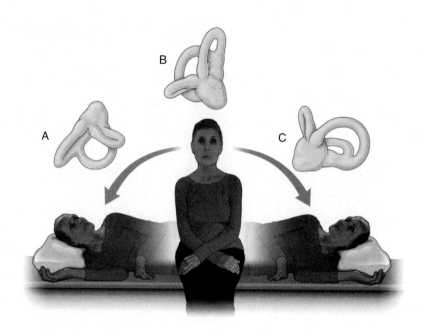

图16-8 Brandt-Daroff练习。患者从侧卧坐在床上开始；然后，她迅速地侧身躺下，头部向天花板倾斜45°。她回到直立状态，然后迅速躺在另一侧，头部再次向天花板倾斜45°。

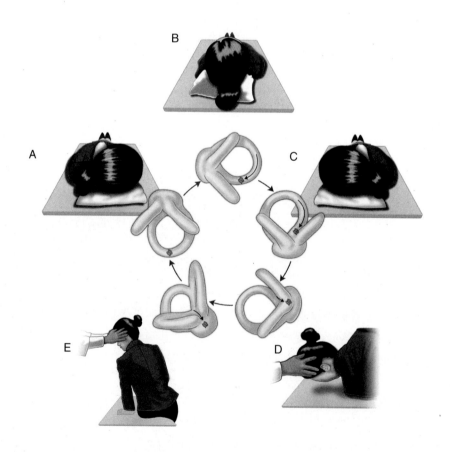

图16-9 用于治疗地向性右侧水平SCC-BPPV的Bar-B-Que滚动。仰卧时将头转向相关的耳朵（A），然后通过一系列逐步90°转弯（B-D）将头向健侧转动270°；然后恢复坐姿（E）。每个位置应保持至少1或2分钟，或直到诱发的眼球震颤和眩晕得到解决。相应的插图显示了半规管的方向和耳石碎片在水平管中的位置。

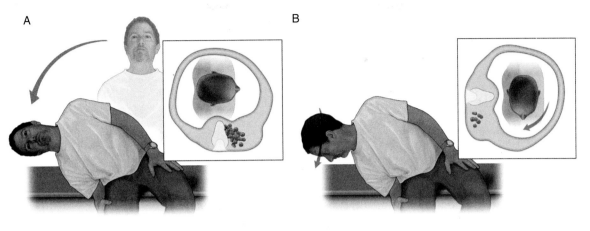

图16-10　Casani 的操作。用于治疗水平 SCC 铜石症 BPPV。在 Casani 动作中，患者从坐姿（A）快速移动到患侧（B）的侧卧位。然后患者迅速旋转头部，使鼻子指向45°，并在回到坐姿之前保持该位置2~3分钟。[Reproduced with permssion from Casani AP, VannucciG. Fattori B, et al: The treatment of horizontal canal positional vertigo: our experience in 66 cases, Laryngoscope 2002 Jan; 112(1): 172-178.]

号刺激大脑内的前庭适应。用于通过滑动诱导适应的练习包括让患者的头部在以下两种范围下移动时保持对物体（即拇指或商务卡）的视觉固定：①视觉目标静止，患者在保持视觉注视（X1范式）的同时来回移动头部；②当患者保持目标对焦（X2范式）时，人的头部和视觉目标以相反的方向移动（图16-11）。

这些练习可以通过以下方式进行：①增加头部运动的方向；②运动的持续时间和频率（如果耐受，可每天进行2次1分钟训练或5次2分钟训练）；③头部运动的速度；④目标的距离，从近目标（3英尺）开始并前进到远目标（8~10英尺）；⑤目标的大小（如棋盘、户外）；⑥改变身体位置（如开始坐着或站立，向前或向后行走，向上或向下踏步）[87]。

在 VOR 较差或没有 VOR 的个体中，规定了促进眼跳运动和追求眼球运动和中央预编程的练习[84]。这些练习包括：①主动眼球运动，然后是2个水平目标之间的头部运动；②记忆目标的可视化。在进行头部运动练习的眼睛中，将2个字母（如 X 和 Z）放置在相距约2英尺的墙壁上（即足够靠近以使患者可以看到其中一个目标并从眼角看到另一个目标）。要求患者直接观察 X，头部旋转，使鼻子与 X 对齐。在不移动头部的情况下，患者将视线转移到另一个目标。然后，患者将他（她）的头转向第二个目标，同时在头部运动期间保持对目标的固定，多次重复练习。在记忆目标的练习中，患者首先直接向前看目标。然后患者闭上眼睛并转动头部，同时试图将眼睛保持在记忆中目标所在的位置上。患者睁开眼睛，看看他是否正在看着目标。这项练习可以增强对颈椎输入的使用，以产生眼球运动，使眼睛保持在目标或皮质共同激活上，从而产生头部和眼球运动[84]。

习惯性练习（运动敏感性）

习惯性练习可用来治疗持续运动引起的头晕。这些练习基于以下概念：反复暴露于引起刺激的位置或运动中会导致对刺激的反应减少。最初的习惯性练习是由 Cawthorne、Cooksey[88,89]（专栏16-2），Norre 和 De-Weerdt[90]、Dix[91]开发和研究的。近年来，许多临床医生使用运动敏感商结果（MSQ，见前文中关于测试的部分）来确定刺激运动并制定个性化的锻炼计划[92,93]。在这种方法中，我们从 MSQ 中选择我们的动作作为患者锻炼计划的基础。患者重复运动3~5次，每天2~3次，在运动之间休息以使症状停止。如果患者足够快地进行运动并在足够的范围内产生轻度至中度症状，则这些运动的有效性得到改善[84]。只要有可能，习惯性运动应纳入患者的日常活动中。此外，应提供基于引起头部运动的家庭锻炼计划（HEP），其中可能包括 Brandt-Daroff 运动。表16-9提供用于减少 UVH 患者头晕的习惯性练习的进展。可能需要4周或症状才能减少。

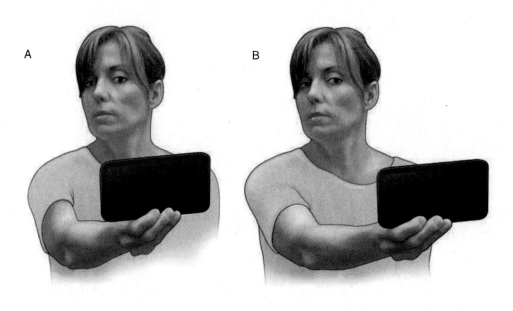

图16-11　凝视稳定性练习。（A）X1范式——患者前后移动头部，同时保持凝视稳定的目标。（B）X2范式——患者前后移动头部，同时向相反方向移动目标。

专栏16-2　Cawthorne和Cooksey Habituation运动

患者首先缓慢然后更快地完成每次运动，重复4~5次；许多方法可以先睁开眼睛，然后闭上眼睛

眼球运动（坐位和站位）：

● 保持头部静止，眼睛向上和向下看两边

● 眼睛注视检查的手指，靠近或远离时，看着他们的手指

头部运动（坐位和站位）：

● 交替性头左右向旋转

● 交替性头上下屈伸

躯干运动（坐位）

● 屈曲到地板上拿起物体，返回直立坐位并抬高头部

● 肩部环转运动

● 屈曲取回物体，恢复直立坐位再把物体放回原位

● 从坐位到站位转移，再从站位返回到坐位（睁眼，闭眼）

● 站起来，交替位左右转，回到坐位（睁眼或闭眼）

站立位：先在坚硬的支撑面上完成再进展到不平的支撑面

● 在腰部水平上左右手回接球

● 向前屈曲时，通过膝屈曲向前向后投球

● 单腿站立

步行：先在坚硬的支撑面上完成，再进展到不平的支撑面，再闭眼完成该套动作

● 步行时，头部左右交替旋转

● 用脚尖走路

● 当治疗师突然向他们扔球时，他们能够完成旋转的动作

姿势稳定练习

姿势稳定练习旨在改善患者的平衡控制并防止跌倒。在制定干预计划或平衡损伤时，临床医生需要考虑患者在所有系统中的损伤，并确定哪些损伤可以康复，哪些需要补偿或替代。例如，具有前庭缺陷的个体在进行减少视觉和（或）体感输入的活动时经常姿势不稳定。

因此，他们可能受益于执行去除或改变视觉和体感线索的练习和任务，以迫使他们利用剩余的感觉输入。头部运动应包括在运动中，因为许多患有肌肉萎缩的人会减少头部运动。运动学习概念（即练习参数、反馈、学习阶段、任务分析、环境条件）应纳入平衡训练。专栏16-3提供了平衡练习和进展的例子，以解决静态、动态、预期和反应性平衡控制中发现的缺陷，以及涉及感官统合、功能表现和安全性的问题。

双侧前庭功能减退

一般物理治疗目标或BVH患者和预期结果是：①改善患者的注视稳定性；②减少患者对头部运动不平衡和萎缩的抱怨；③在功能任务期间，改善静态和动态位置稳定性；④通过参与步行计划来防止身体失调。BVH中注视稳定性恢复的机制是眼跳运动和眼跳运

表16-9　习惯性锻炼治疗单侧前庭功能减退患者的进展[93]

周	习惯性练习
1	大幅度、快速的颈椎运动(水平或垂直),包括5个完整的运动(循环)坐着3次
2	大幅度、快速的水平颈椎旋转(坐着)和站立位轴向转体,或大幅度、快速的垂直颈椎运动(坐着)和坐姿躯干屈伸,3组5个循环
3	大幅度、快速的水平和垂直颈椎运动(坐着)和站立位轴向转体,或大幅度、快速的水平和垂直颈椎运动(坐着)和坐姿躯干屈伸,3组5个循环
4	大幅度、快速的水平和垂直颈椎运动(坐着),站立位轴向转体,坐姿躯干伸展,3组5个循环
5	大幅度、快速的水平和垂直颈椎运动(站立),站立位轴向转体,坐姿躯干屈伸,3组5个循环
6	大幅度、快速的水平和垂直颈椎运动(站立),站立位轴向转体(180°),坐着的躯干屈伸,Brandt-Daroff练习(图16-8),3组5个循环

专栏16-3　姿势稳定练习和干预措施

静态平衡控制

为了促进静态平衡控制,患者可以首先在坚固的表面上保持站立姿势。更多的挑战活动包括串联站立、单腿站立、弓步和蹲位练习。通过站在柔软的表面(如泡沫、沙子和草)上,缩小支撑基础,移动头部或闭上眼睛来进行这些活动。添加次要任务(即捕捉球或心理计算)以进一步提高难度。

动态平衡控制

为了促进动态平衡控制,干预可能涉及以下内容:

- 站立在柔软的表面(如地毯、泡沫、摆动板)上时,保持相同重量的分布和直立的躯干姿势对齐。通过叠加运动来进行活动,如移动体重、旋转躯干,将头部左右旋转或上下旋转。
- 在坚实的地面上进行站立屈曲和蹲下。进而在狭窄且表面柔软的支撑基础上,闭着眼睛,伸手触摸地板。
- 练习从椅子上起来,坐下去,从地板上起来,然后再坐到或躺到地板上。逐步进展到闭眼可以不靠手臂支撑站起来和坐下去。
- 睁眼在硬质平面上行走,然后逐步进展至闭眼或在软质平面步行,伴头部转动。
- 步行,突然转身,或者绕圈步行,同时逐步减小绕圈的周径,第一个绕圈和第二个绕圈的动作方向相反。

预期性平衡控制

为了实施预期平衡控制,患者可以执行以下操作:

- 朝各个方向伸手触摸或抓住物体,抓住球或踢球。
- 屈曲并拾取下表面的物体。
- 沿多个方向进行上下练习或弓步。
- 通过障碍物路线进行移动。

反应性平衡控制

为了训练反应平衡控制,患者可以执行以下活动:

- 在稳定的表面上逐渐增加不同方向的摇摆量。
- 突然停止练习向前行走,转而变成向后行走。
- 为了强调踝关节策略的训练,站在一条腿上时直立躯干练习摇摆。
- 为了强调髋关节的训练,在地板上画线行走,保持串联(串联:脚尖连着脚跟行走)姿势,在躯干屈曲的情况下进行单腿站立,或站在摇杆平衡板上。
- 为了强调踩踏策略,练习踩到凳子上或越过逐渐变大的障碍物(即电线、鞋子、电话簿)或练习踩踏双腿在另一条腿的前面或后面交叉(如编织)。
- 为了在这些活动中增加挑战,可增加预期和未预料到的外力。例如,让患者升降箱的外观相同但重量不同,投掷和捕捉不同重量和尺寸的球。

感官统合

可以利用先前描述的许多活动,同时改变对特定感觉系统的依赖。

- 为了减少或破坏视觉输入,让患者闭上眼睛或在低光照或黑暗环境中练习,或在平衡活动期间将眼睛和头部一起移动。
- 为了减少对躯体感觉线索的依赖,患者可以缩小BOS的范围,站在柔软的表面上,或站在不稳定的表面(即摇杆或倾斜板)上。

这些类型的活动的示例可能包括以下内容:

- 倒走、侧走、闭眼编织物品。
- 一边走,一边看着球从一只手扔向另一只手。
- 走路时头部和眼睛运动。
- 首先睁开眼睛,然后闭上眼睛,在泡沫上站立或前进。

● 在黑暗中穿过运动垫或床垫。

功能活动中的平衡控制

临床医生应该关注与评估中确定的活动限制类似的活动。如果到达范围有限，那么患者应该开展活动，如伸手拿橱柜中的杯子，向后（将手臂放在袖子中）或抓住球。让患者同时执行2个或多个任务会增加任务的复杂程度。练习患者喜欢的娱乐活动（如高尔夫），可以增加练习的动力，同时挑战平衡控制。

步态、移动或平衡的安全性考量

为了强调安全性，临床医生应该让患者在个人的实际稳定范围内练习姿势和摇摆活动，并开展动态活动，重点促进功能。如果平衡缺陷无法改变，则可能需要对环境进行修改（如改善照明、安装扶手杆、移除地毯），使用辅助设备并增加家庭或外部支持以确保安全。

病例B：第2部分

根据Huffman先生对右侧UVH的诊断和物理治疗检查结果，治疗师为胡曼先生制定了个性化的前庭康复计划，包括渐进式凝视稳定练习和静态和动态平衡练习。凝视稳定练习包括水平和垂直头部运动，当患者尽快转动头部位置时进行，在保持固定的目标聚焦的同时。这些练习是在近距离和远距离目标下每天进行4~5次。在柔顺表面上进行静态和动态平衡练习（地毯、泡沫）具有不同的脚部位置。Huffman先生闭上眼睛或戴模糊的眼镜以遮盖视力，从而改变了视觉输入。他在每次会议的开始和结束时评估他的头晕，使用VAS来确定正确的运动强度。物理治疗师定期提供有关他的诊断，治疗过程和预后的教育。在完成间隔1周的7个1小时治疗后，Huffman先生报告头晕0/10，DHI评分为5%，表明对头晕障碍的感知最小。除了DHI，大多数前庭结果测量没有建立临床上有意义的差异值（MCID）。由于DHI的MCID值为18分，Huffman先生35分的变化可能被认为是临床上重要的。40他在mCTSIB上得分正常，在DGI上得分为24/24。在漫长的人行道上，他很容易呆在12英寸宽的道路上。Huffman先生的注视稳定性在正常范围内，DVA测试的视力从20/20变为20/30。他在VD-ADL上得分"独立"，能够在没有症状的情况下恢复以前的活动，角色和责任。

动平滑的中心预编程[94]。一项研究检查了2年内双侧前庭缺损患者姿势稳定性的恢复情况，在检查期间发现患者最初依靠视觉输入作为前庭输入的替代，但随着时间的推移，他们变得更加依赖体感输入来维持平衡[94]。一些研究支持使用前庭康复锻炼计划来减少主观投诉，提高头部运动时的视力，改善功能活动期间的姿势稳定性[95-99]。与单侧慢性病变或单侧病变的患者相比，双侧前庭缺损患者的恢复可能需要长达2年的时间[94]。某些活动将始终受到限制，例如在低视力条件下或在不平坦的表面上行走，夜间驾驶和涉及头部快速运动的运动。

对于具有一些剩余功能的BVH患者，凝视稳定性练习可以用于UV患者的X1范例练习。一些BVH患者由于过度的视网膜滑脱而不能耐受X2范式练习，但具有不对称性BVH的患者可以耐受并受益于该练习。外周前庭功能非常低或没有外周前庭功能的患者将受益于顺序的眼睛、头部运动及假想的目标练习（请参阅前文），这些练习可以代替平稳的追逐和眼跳运动来稳定注视。改善眼睛稳定性的其他替代策略包括在没有头部运动的情况下进行眼睛运动（即，在阅读标志时停止和静止）并且在聚焦于远处物体时进行头部运动（即在将眼睛聚焦在远处物体上的同时在开放的空间中行走）。

平衡练训练。患有双侧前庭功能低下BVH的人应加强视觉和躯体感觉信息的替代性使用，以助于改善姿势的稳定性，并制定代偿性策略，尤其在平衡的高度被挑战时，可以使用这些策略。BVH的患者是跌倒的高风险人群，因此，临床医生必须高度重视平衡训练的安全性。平衡练习可以改变对特定感觉系统的依赖性，与单侧前庭功能低下UVH患者相似，有益于预防跌倒失衡。预防跌倒代偿性策略包括：①晚上下床时使用夜灯；②使用智能照明系统；③屋内和屋外设置紧急照明，以备停电时使用；④学习如何在有复杂视觉环境的地方安全地移动，如商场和杂货店。一些BVH患者在夜间行走、不平坦的地面上行走及嘈杂的环境中行走时可能需要使用辅助设备。有些BVH患者在夜间和在不平整的地面上及在复杂繁忙的环境中行走时可能需要使用辅助技术和设备。

BVH患有者可能会因为活动量减少而导致身体体适能下降，大多数情况下是对摔倒的恐惧和，或运动加剧眩晕。因此，让BVH患者参加步行训练计划是非常重要的，每天都要有训练任务，训练项目难度逐步提升,挑战逐步增加,患者体验在不同的表面(如地毯、泡沫、草地、沙地)和不同的环境(如商场、杂货店)行走,以刺激他们产生适应性反应。在游泳池中的练习可能是有增益的。因为水的浮力可以让BVH患者较自如移动而不用担心跌倒。更应教育患者认识到在前庭康复疗程结束后主动参与日常活动的重要性。

中枢性前庭病变

中枢性前庭障碍患者的一般物理治疗目标和预期结果。包括:①证明适当的跌倒预防策略、预防措施或日常生活中的安全功能;②证明要适当地选择补偿策略或凝视稳定性;③通过参与步行计划来预防身体失调。从中枢性病变中恢复通常是有益的(≥6个月),并且可能是不完整的,因为可能负责或适应机制的中枢性神经系统区域可能被初始病变损坏。

物理治疗干预或前庭中枢性病变患者将取决于病变部位和患者的体征和症状。前庭神经核损伤患者的治疗可能与UVH患者的治疗相似。对有头晕症状的患者进行治疗可能会对凝视稳定性和(或)习惯性运动产生反应。然而,警告临床医生不要过于积极地进行这些练习,以避免过度加重患者的症状。促进体感,视觉和前庭输入整合的步态和平衡练习通常对这些患者有效。

小脑疾病

小脑解剖和生理学

有关正常小脑的解剖学和生理学及其在控制运动中的作用的讨论,读者可参考第5章。

小脑障碍

由于小脑在协调和适应运动中的关键作用,小脑病变常常导致共济失调,定义为肌肉协调性丧失而没有明显的虚弱。小脑共济失调是由各种获得性和遗传性原因引起的,如表16-10所述。向小脑供血的3条动脉(如上脑、上动脉、前下动脉和小脑后下动脉,见第10章)中的任何一条都可导致小脑病变。小脑对毒素也很敏感,包括重金属、溶剂和酒精。慢性酒精中毒主要在前上蚓部引起小脑萎缩[101]。可引起小脑共济失调的药物有某些抗癫痫药物[如卡马西平(Tegretol)、苯妥英(Dilantin)]、锂盐(Eskalith、Lithobid)某些癌症

病例C:第1部分

Falstaff女士是一位52岁的家庭主妇,在过去3年中,她经历了渐进式平衡问题,有过次自发眩晕,走路时会持续几秒钟。她接受了平衡和步态训练及跌倒预防的物理治疗,并被确诊为脊髓小脑萎缩6型(SCA 6)。她的主观病史显示,她在过去6个月内摔倒了5次,都是在家里走路时摔倒的,还有一次在下楼梯时脚踝扭伤,需要医疗护理。她在社区散步时使用手杖,但在家里她更喜欢扶着墙壁和家具行走。

她的父亲、姐姐和2个兄弟都有同样的情况。近期的头部磁共振成像结果显示了小脑萎缩。物理治疗师的检查发现她的症状包括构音障碍和下肢小脑共济失调。她的共济失调(SARA)评分量表为28/40,在使用手杖的情况下TUG的成绩为25秒。她的mCTSIB结果显示,当她的视力被移除或站在泡沫上(即条件2-4)时,维持平衡的能力受损。她在ABC量表上给自己评分为30%。

化疗药物、环孢菌素(Gengra、Neoral、Sandimmune)和抗生素甲硝唑(Flagyl)。儿童小脑内或小脑附近的后颅窝肿瘤发生率高于成人[102]。多发性硬化是小脑病变最常见的非遗传性原因[103]。Chiari等先天性畸形引起损伤压力和机械变形小脑(见第18章)。对具有TBI的动物和个体的研究表明,即使初始机械力指向大脑皮质,小脑也常常在创伤性脑损伤中受损(见第11章)[104-105]。

在小脑病变的遗传原因中,患病率最高的是Friedreich共济失调,其次是脊髓小脑性共济失调[103]。Friedreich共济失调(也称为FA或FRDA)是一种常染色体隐性遗传疾病,可导致脊髓进行性损伤(背柱、皮质脊髓束和脊髓小脑束)、背根神经节、小脑、面神经、迷走神经、舌下神经,引起进行性肢体失调、步态共济失调、本体感觉丧失、振动感觉丧失、腱反射消失、眼球运动异常和上运动神经元体征。FA常伴有的其他症状是肥厚型心肌病、糖尿病、脊柱侧凸、高足弓和下肢不宁综合征。症状通常开始于5~15岁之间,一般患者失去转移和行走的能力[102]。脊髓小脑性共济失调(SCA)是一组超过35种不同的常染色体显性遗传疾病,以数字命名(如SCA1、SCA2)[102]。根据遗传异常,小脑病变可能单独发生或可能与小脑外病变相结合。发病通常在的30~40岁,并且进展通常很慢,这意味着受影响父母的孩子直到成年后才可能知道他们是否受

表16-10	小脑障碍的部分原因[102,103]
获得性病因	**遗传性病因**

获得性病因

- 卒中(缺血性、出血性)
- 毒性[酒精、重金属(汞、铅、铊)、药物、有机溶剂(甲苯、苯)、苯环利定(PCP)]
- 肿瘤(原发性小脑肿瘤、转移癌)
- 免疫介导[多发性硬化、乳糜泻、血管炎(白塞综合征、狼疮)、副肿瘤性小脑变性]
- 先天性和发育性[Chiari畸形、发育不全、发育畸形(Joubert综合征、Dandy-Walker囊肿)、发育不良]
- 感染(小脑炎、小脑脓肿)
- 代谢性[甲状腺功能减退症、急性硫胺素(B₁)缺乏、慢性维生素B₁₂缺乏症、慢性维生素E缺乏症]
- 创伤
- 退行性非遗传性疾病[多系统萎缩(MSA)、特发性迟发性小脑共济失调(ILOCA)]

遗传性病因

常染色体隐性遗传：
- Friedreich共济失调(FA)
- 早发性小脑共济失调(EOCA)
- 共济失调毛细血管扩张症

常染色体显性遗传：
- 脊髓小脑共济失调(SCA)
- 发作性共济失调(EA)
- 齿状红核苍白球肌萎缩症(DRPLA)
- Gestmann-Straussler(GSS)-Scheinker综合征

X连锁病：
- 线粒体疾病
- 脆性X-相关震颤/共济失调综合征

到影响。相关的常染色体显性遗传性疾病更为罕见的是发作性共济失调(EA)，其特征是反复发作、不连续的眩晕、共济失调、偏头痛和恶心，持续数分钟至数小时，由压力，兴奋或运动引起[102]。一些EA可有效地用氨基吡啶治疗(3,4-二氨基吡啶和4-氨基吡啶)和乙酰唑胺(Diamox)[102-106]。

小脑病变的临床表现

共济失调是小脑病变的主要征兆，可用于描述不协调的步态(步态共济失调)或不协调的手臂和腿部运动(肢体共济失调)。小脑共济失调随着多个关节的运动和快速运动而恶化。表16-11显示了小脑功能障碍的常见体征和症状。

肢体运动

小脑疾病中的肢体运动的特征是子宫发育不良、协同失调、神经痛性运动障碍、运动分解和反弹。辨距不良是一种运动不准确，其中包括伸展不足或伸展过度。与单关节肢体运动相比，多关节的辨距运动通常更差，而缓慢的运动往往会导致伸展不足，而快速运动会导致伸展过度[107]。肌肉协同失调描述了不协调的多关节运动，其中特定节段的运动没有正确排序或具有适当的幅度或方向。辨距不良和肌协同失调似乎是相关的，并且被认为是由预测和计算能力不足或肢体运动不足导致的[107]。轮替运动障碍是指执行快速轮替运动(如旋后-内旋)的能力受损。小脑功能障碍的患者通常表现出过度缓慢，轮替运动的速度和范围不一致，

随着运动的继续而恶化[108]。运动分解是指运动序列或多关节运动分解为单独的运动，这些运动比组合运动更容易执行。一个众所周知的例子是，患有小脑病变的患者，当被要求接触或接触静止手臂前面和上方的物体时，通常会先屈曲肩膀，然后在保持肩膀固定的同时，伸展肘部[107]。与健康个体更快的直线路径相比，这产生了从手指到目标更慢和更弯曲的路径。运动分解可能是一种补偿策略或处理受损的多关节运动[107]。反弹是指身体部位的强等长阻力突然被消除后，无法迅速、充分地停止身体部位的运动。健康个体能够快速停止运动，而小脑病变的患者表现出相当大的运动，方向与所施加的阻力相反。这种现象被认为是由主动肌肉的延迟停止和(或)拮抗肌肉的延迟激活引起的。

震颤

由小脑病变引起的震颤被称为动作震颤，这意味着它们是在肌肉激活过程中引起的，而不是当人处于休息状态时引起的。动作性震颤进一步分为姿势性震颤或动态性震颤。在保持重力静态位置的肌肉中可见姿势性震颤，而在产生主动自主运动的肌肉中可观察到运动性震颤。动力学震颤通常发生在低于5Hz的低频率[109]。意图震颤是一种特定类型的动力学震颤，观察到震颤幅度的增加，发生在视觉引导运动朝向目标的末端部分。发生这种情况是因为人们正在使用视觉反馈来做出纠正动作以达到目标；如果视力被消除，意向性震颤就会减弱或消失[103]。蹒跚步态是一种特殊类型的姿势性震颤，其特征是头部或躯干的低频振荡

表16-11	小脑损害症状和体征		
症状/体征	小脑损害的区域	功能障碍和表现	检查结果
肢体共济失调 • 辨距不良 • 协同不良 • 轮替动作障碍 • 动作解构(机器人样) • 回弹	外侧小脑、深部小脑核团(球状核、栓状核、部分齿状核)	同侧上下肢运动协调障碍	• 指鼻实验和跟膝胫实验异常 • 快速轮替试验异常 • 缓慢的,且费力的手指精细动作 • 肢体回弹障碍
震颤	小脑传出通路到红核、下橄榄核、深部小脑核团	• 姿势性震颤 • 运动性震颤 • 意向性震颤(<5Hz)	• 站立位,双手侧向平举震颤;站立位震颤 • 指鼻或跟膝胫实验接近终点时震颤
肌张力障碍	蚓部、绒球小结叶	维持稳定的能力减退	• 同侧肢体及张力障碍 • 肢体下落深肌腱反射异常
平衡和步态障碍	前叶、蚓部、顶核	• 宽基底支撑 • 步态协调障碍 • 步行时停止或转身苦难 • 频繁跌倒	• 锐化Romberg测试结果异常 • 步态动力和时空参数异常 • 不稳定的前脚跟后脚尖步行 • 步行停下和转体障碍
眼球运动障碍	绒球小结叶、蚓部、顶核	• 震颤性眼球 • 视物模糊或复视	• 眼球震颤 • 慢眼球跟踪异常 • 凝视或眼球扫视运动转换障碍 • 前庭眼动反射撤销试验异常
言语损伤	前叶的前端蚓旁区域	• 构音障碍 • 言语模糊	• 言语吐字表达不清 • 言语缓慢、迟疑,或重读某些音节
认知和精神功能损伤	双侧后叶(认知)、蚓部(情感)	• 记忆力障碍,无法居家独立或工作 • 交流技巧障碍 • 人格改变	• 执行功能受损 • 视觉空间功能受损 • 语法缺失,言语声律障碍 • 情感迟钝或失抑制,行为不当

(约3Hz)[110]。小脑震颤的原因尚不清楚,但提出的机制是:①过度依赖感觉反馈(即视觉、本体感觉)无法预测运动;②中枢影响涉及连接齿状核、红核和下橄榄核的通路[103,109]。

肌张力低下和肌力

肌张力低下,在有小脑病变的个体中,通常显示为保持身体垂直对抗重力所必需的伸肌张力的降低。下垂的深层肌腱反射(如腿部因轻敲四头肌肌腱而摆动超过4次)和在反弹试验中无法检查前臂运动已被归因于张力减退,但可能有其他解释[109]。张力减退可能是由于从小脑蚓部和占位性结节叶向前庭脊髓束和网状脊髓束的兴奋性输入减少所致,像个体存在严重的小脑发育不全,会影响蚓部(如朱伯特综合征),有较大程度的张力减退[111]。在有小脑病变的个体中,张力减退通常与身体功能无关[112]。

虽然小脑病变通常不会导致功能性运动力量的丧失,但许多患者在用手维持稳定的力量时会遇到问题,他们称之为虚弱。在小脑病变的个体中,曾有过力量产生率(力量)降低和维持恒定力水平的可变性的报道[113,114]。这些力产生的缺陷可能会影响手部任务的精确执行。

平衡和步态功能障碍

小脑病变的个体表现出受损的静态、动态、反应性和预期的平衡控制。通常在安静的姿势中观察到增加的姿势摇摆、摇摆频率、幅度和方向的一些变化取决于病变部位[115-116]。与前叶隔离的小脑病变个体表现出增加的姿势摇摆,即高频、低幅度,并且主要在前后方向。它们还表现出姿势性震颤,以及头部、躯干和腿部的运动增加,并倾向于通过视觉反馈来改善其稳定性。相比之下,单独损伤枕叶结的个体倾向于表现出低频、高振幅的摇摆,没有优选的方向,并且没有相关的头部、躯干和腿部运动。这些人不会通过视觉反馈改善表现。小脑外侧病变的患者往往有轻微甚至没有姿势不稳。

为了应对支撑表面的意外扰动，小脑病变的个体表现出超高反应，其特点是异常大且长时间的肌肉活动和更大的表面反应扭矩响应，导致它们在平衡恢复阶段超过初始姿势[117]。这似乎表明无法设定正确的响应大小（或增益）[103]。但是，与健康人相似，患有小脑病变的人能够通过反复试验可预测的扰动来减小他们对姿势的反应的大小，并且可以适当地改变他们的响应幅度以适应扰动大小的预期变化。尽管与正常反应相比，反应的总体大小仍然增加[118]。缺乏预期的姿势调整（APA）会导致自生运动过程中的不平衡，如在站立在脚趾上之前不向前倾斜，导致人向后跌倒。

小脑功能障碍患者的步态共济失调特征是速度减慢、双腿站立相时间延长、肢体间协调异常，以及髋关节、膝关节、踝关节的步幅长度和运动学变异性增加，虽然他们的支持基础可能不会像通常推测的那样增加[120-122]。平衡缺陷对行走有直接和显著的影响，因为小脑病变和显著失衡的个体通常表现出步态共济失调的典型特征，而那些有小脑病变和明显的腿部协调缺陷但轻微或没有平衡缺陷的人通常步态异常很少[123]。在慢走过程中，步态变异性（即步幅时间的变异系数）与小脑共济失调患者的跌倒史有关[124]。行走时，小脑性共济失调患者突然出现停药困难，采取多步停药策略来弥补或无法控制上身，并在下肢产生适当的制动力，阻止身体向前发展[125]。一些共济失调患者会出现偶发性步行急停。此时，患者双脚平行，而非一般前后脚的位置。对照组中未见此现象[125]。他们也难以进行大转弯并采取补偿策略，例如扩大支撑基础、缩短步长、增加步数，并且使用多个步骤来转动而不是"旋转转动"策略[126-127]。平衡和步行的缺陷可能导致小脑共济失调跌倒的高发生率[128]。

动眼功能障碍

由于正常的动眼功能严重依赖于细胞或适应性控制，因此小脑病变显著影响眼球运动就不足为奇了[103]。平滑追踪眼球运动减慢，需要追赶性扫视将眼睛固定在移动的目标上[129]。小脑疾病的扫视眼球运动速度正常，但准确性受损，因此可以看到低眼压或超视力扫视[129]。VOR取消可能减少或不存在[129,130]。不同眼球运动的速度也有所降低，这会影响将视线从近处和远处转移到目标的能力[103]。小脑病变可见多种类型的眼球震颤，但最常见的形式是凝视诱发的眼球震颤，在侧向和（或）垂直注视的末端范围附近引起[129,130]。凝视诱发的眼球震颤导致无法保持偏心的凝视位置。具有显著动眼功能障碍的患者应转诊至血管专科医生。

言语障碍

小脑功能障碍患者的言语缺陷是共济失调。发现最一致的障碍是吐字（语音和发音）和韵律（语音模式和语调）。语音被描述为本质上的扫描，包括犹豫、某些音节的重音、停顿的增加或省略适当的停顿，以及在某些情况下，语音的模糊性[131]。语音清晰度可能会因区分语音之间的差异而降低（如[p]、[t]、[k]）结尾。

运动学习受损

小脑病变患者的运动学习可能受损。小脑对于运动技能的学习非常重要，通过重复练习一个运动行为，并利用一次试验的错误信息来提高下一次试验的表现。运动适应也很重要，这是一种运动学习的形式，涉及修改已经很好地学习了响应变化条件的运动技能（例如，适应棱镜眼镜或在分离带跑步机上行走），这也是一个错误驱动的过程。研究表明，驱动小脑依赖性学习到达的错误类型是感觉预测错误（即"我离自己最初预测的位置有多远？"）[133,134]。同样，研究表明，小脑病变的人很难学习简单和复杂的运动行为，包括从平衡障碍中恢复[135]、以新的模式行走[136]、调整手臂运动或伸展[137]。因此，临床医生应该意识到，患有小脑病变的个体可能需要更长的时间才能获得运动技能并适应运动行为，并且可能永远无法完全康复。

认知和精神障碍

有证据表明，小脑病变可导致小脑认知-情感综合征，包括执行功能障碍（即计划障碍、集合转移、言语流畅性、抽象推理和工作记忆）、视觉空间功能受损（组织和记忆）、轻度语言障碍[即语法错误（无法构建语法意义）、言语障碍（言语语调模式受损）]和性格改变（即情感钝化、抑制解除和不当行为）[138]。某些小脑性共济失调与神经精神症有关，例如注意力分散、活动过度、强迫性强迫行为、焦虑、抑郁、攻击性、幻觉、缺乏同理心和回避行为[139]。

小脑病变的医疗管理

没有治愈性干预措施针对小脑病变患者。迄今为止,药物干预在减轻症状、减缓或阻止疾病进展方面取得的成功有限。患有共济失调和退行性小脑疾病的个体通常开处方维生素 E、辅酶 Q10、乙酰唑胺(Diamox)、4-氨基吡啶(Ampyra)、盐酸金刚烷胺(Symmetrel)和丁螺环酮水合氯(Buspar),但这些药物的有效性是有质疑的[139,140]。治疗或退行性小脑性共济失调患者的主要治疗方法是物理治疗、作业治疗和言语治疗[98-102]。

物理治疗检查

对小脑病变患者的检查包括评估肢体运动协调性、震颤、平衡和步态。除了系统评价和标准神经学评估外,还将进行这些测试,包括评估躯体感觉(包括皮肤感觉和本体感觉)、疼痛、被动肌张力、运动范围、肌肉力量、肌肉耐力和姿势,以确定可能影响患者预后和治疗的并发损伤(见第9章,神经系统检查)。

肢体运动

辨距不良、肌肉协同失调和运动分解通常用手指到鼻子(FTN)和脚跟到胫骨(HTS)测试进行检查。FTN测试要求患者反复触摸他(她)的鼻尖,然后触摸临床医生的鼻子或手指的尖端。HTS测试是通过让患者将测试腿的脚跟带到相对的膝盖并将其沿着胫骨的前部直线滑动到脚踝来进行的,同时保持脚几乎垂直。临床医生评估运动分解、运动速度、空间路径的变化及目标的过度(不足)[103]。轮替运动障碍通常通过要求患者旋转前臂或拍打手脚来测试。临床医生在这些测试中评估运动的速度和幅度,要注意以下几点:①这些测试应该在两侧进行比较;②慢速和快速确定共济失调的严重程度;③有或没有视力确定我的视力提高运动质量;④在同一肢体上多次观察运动的变异性(即一些是伸展不足,另一些是过度伸展)。给予患者适量的头部和躯干支撑也很重要,以使平衡缺陷不会影响肢体运动,并确保患者没有视觉或其他的损伤(动眼神经损伤),从而妨碍准确定位目标。通过要求患者将肘部放在临床医生的手上来测试反弹,然后临床医生突然消除阻力并评估患者阻止突然屈曲的能力[129]。

震颤

姿势性震颤是通过要求患者站立到位或将手臂放在身体前面,手掌向下移动来测试的。可以在非目标定向运动(前臂旋前/旋后,手和脚敲击)期间或在目标运动(如FTN或HTS测试)期间测试动力学震颤。意图震颤可以通过闭眼重复有针对性的动作来测试;与睁眼相比,闭眼时震颤的减少或消失表明意图震颤。临床医生在这些任务中评估震颤的幅度和频率。通过要求患者写一些东西也可以观察到震颤[103]。

平衡和步态

以与其他神经系统诊断相同的方式或具有其他神经系统诊断的个体进行平衡和步态检查或小脑病变个体的检查,因此此处未详细描述(详见第9章,神经系统检查)。记录所需的援助水平、运动质量,包括共济失调特定特征的严重程度和频率(如姿势性震颤、滴定、运动分解、反弹),以及执行功能性任务所花费的时间,对于治疗计划和跟踪患者进展是有用的。

标准化临床评估量表

国际合作性共济失调评定量表(ICARS)和SARA是研究和验证最好的标准化评定量表或量化小脑性共济失调严重程度的量表。ICARS是一种半定量的100分量表,用于衡量一个人进行19种特定活动和动作的能力,分为姿势、步态、肢体运动、言语和动眼功能[142]。得分越高,患者的表现越差。SARA有8个项目,总分为0分(无共济失调)~40分(最严重的共济失调),并评估步态、姿势、坐姿、言语、手指运动和肢体协调功能的运动质量[143]。尽管SARA最初是为脊髓小脑萎缩引起的共济失调的量化而开发和测试的,但它在与其他诊断评估共济失调时已被证明是有效的[141]。BARS(Brie共济失调评定量表)是ICARS的一个较短的修改版本,由五个项目组成,评估步行能力、分解、使用HTS和FTN测试、辨距不良,构音障碍和眼球追踪异常[138]。分数越高,在30分制上,表现更差。这些量表的使用为治疗师提供了客观且可量化的措施,以证明共济失调的严重程度并跟踪治疗进展。通过德尔菲调查,专家小组推荐了SARA、BBS、小脑性共济失调患者的TUG测试或平衡评估。对小脑性共济失调平衡测量的心理测量特性的系统评价发现,ICARS的姿势和步态子组件显示出强大的心理测量特性,具有可接受的临床效用[145]。

物理治疗

小脑病变患者运动功能的恢复取决于病变的原

因、程度、部位及许多其他因素,如其他大脑区域的损伤、并存的医疗条件和年龄。对于患有共济失调、卒中、神经外科、外伤或 MS 的个体来说,康复的预后可能更好,因为只有小脑的特定区域受到影响,留下完整的区域,可能能够弥补受损的部分。相反,由于这些疾病对小脑所有区域的进行性和广泛影响,患有退行性小脑疾病的预后或个体可能更差。一项研究表明,小脑深部核损伤的人并没有像小脑皮质和白质损伤的人那样完全恢复[146]。

一般物理治疗目标、预期结果或小脑性共济失调患者包括:①改善功能性任务期间的静态和动态姿势稳定性;②制定适当的跌倒预防策略、预防措施或日常生活中的安全功能;③通过进行有氧运动和(或)阻力训练来预防身体失调[147]。Marquer 等[147]对康复治疗小脑性共济失调疗效的文献进行了系统性回顾,共发现 15 项研究中的 3 项为随机对照试验,其余的是案例研究。很少有研究以多种不同的患者人群(MS、卒中、BI、小脑变性)为特征,这使得临床医生难以就最有效的干预措施或患者做出循证决策。因此,仅提供主要发现的摘要以帮助临床医生做出决策。

身体结构/功能损伤的处理

根据患者的个体身体结构或功能损伤,可能需要采取干预措施,如拉伸髋关节屈肌、腘绳肌、股四头肌、踝关节跖屈肌,或加强骨盆和下肢肌肉组织[148]。如果患者出现眩晕,眼球震颤,或眼动症状,他(她)可能受益于凝视稳定性练习或 VOR 和习惯性练习(如前文所述)[148]。与非残疾个体相比,小脑性共济失调个体会消耗更多能量并且需要更高的注意力来进行日常活动,这可能导致过度疲劳。对大多数小脑性共济失调患者,建议将有氧运动(即步行、静止自行车、游泳、水上运动、手臂运动)和次最大阻力运动相结合,以改善心血管耐力并减少肌肉疲劳。

步态和平衡干预

迄今为止,大多数干预研究或小脑性共济失调都强调强化静态和动态平衡练习和协调练习以改善稳定性,特别是在步态期间[147]。有关改善四肢协调和运动控制的具体练习,见第 13 章,多发性硬化。最初,练习是用视觉进行的,以帮助控制运动,并在没有视觉帮助的情况下继续进行运动。常规的静态和动态平衡练习的例子可以在专栏 16-2 和表 16-12 中找到。在地面

和跑步机上进行步态训练(有或没有体重支持)已经取得了一些成功,是单一案例研究和一项随机对照试验[149-151]。由小脑退行性变引发的进行性共济失调,患者参加为期 4 周的物理治疗指导的高强度协调性训练项目,侧重于静态和动态平衡训练和步行训练,随之进行类似练习的 HEP 或另外 4 周,ICARS,SARA 和 BBS 分数以及步态速度,步长,以及干预后 8 周持续的侧干扰摇摆措施(见表 16-12)[152]。在所有平衡和步态活动中,必须充分挑战患者以驱动中枢神经系统的代偿性神经可塑性[153]。

代偿策略

共济失调可能难以治疗,患有小脑病变的个体通常依赖于补偿技术,包括:①使用视力指导运动;②加重用具和肢体重量以增加本体感受意识;③使用辅助设备,如助行器[154-156]。如果上肢存在共济失调、手杖和标准步行者可能难以使用,因为个人可能无法协调辅助装置的使用。

病例C:第2部分

根据 Falstaff 女士对 SCA 6 的诊断和她的物理治疗检查结果,物理治疗师指导 Falstaff 女士每周更新一次平衡和步态练习。平衡再训练是在不同的感觉条件下进行的(即睁开眼睛然后闭合,在坚硬的表面上然后在泡沫上站立)。患者练习站立时采用改良的单腿站立姿势(即患者将脚放在鸡蛋纸箱上,保持平衡而不压碎鸡蛋纸箱),睁开眼睛,然后关闭,给予扶手或不给予扶手,最终踩踏,同时交替将脚放在鸡蛋纸箱上。步态训练最初包括向前行走,向后行走和用拐杖在水平面上横向行走。后来,在各种挑战下行走,包括:①一边慢慢地左右转动头部;②通过需要跨过小物体的障碍跑道;③在不平坦的表面(泡沫垫、草地)上行走;④上下轻微倾斜行走。她接受了 HEP 训练,包括下肢协调和平衡练习,包括双人站立、原地踏步、坐对站、侧身和向后行走,并得到丈夫的帮助。在间隔 1 周完成 9 个 1 小时的课程后,Falstaff 女士在 SARA 上的得分为 10/40,并在 12.5 秒内完成 TUG。除了条件 4(闭眼站在泡沫上)之外,她能够在所有条件下保持 mCTSIB 的平衡。她的 ABC 量表得分为 75%。指示患者继续家庭计划,包括步行计划和平衡练习。在为期 2 周的随访中,患者表示她能够完成所有日常活动,没有头晕发作,不需要进一步治疗。

表16-12	小脑性共济失调运动[152]
运动类型	**变化**
静态平衡	单脚站立
活动	四点位重心转移。抬起一侧上肢,抬起一侧下肢,交叉性抬起上肢下肢(左上肢和右下肢)
动态平衡	
跪位	• 交替把一只脚放在身体前面,然后另外一侧下肢为半跪位
	• 交替性将一只脚放在身体两侧
	• 交替性完成从半跪位到站立位,然后再从站立位到半跪位
站位	• 摆臂运动
	• 朝每个方向迈步。向前方、向一侧、后方
	• 交叉步态
	• 爬楼梯
	• 在不同的支撑面上行走
全身运动	
四点位	• 抬起左侧上肢和右侧下肢,反之而然,返回四点位,重复多次
	• 爬到地板上,屈曲膝上肢和躯干;然后返回到跪位(跪拜动作)
跪位	• 转移到侧坐位,再回到跪位,然后再转移到另外一侧侧坐位
跌倒预防运动	
站立位	• 治疗师在前方、后方和侧方推动患者,进行平衡干扰
	• 触摸足趾。屈曲触摸足趾并恢复直立位;治疗师可引入平衡干扰
	• 重复性的坐直立性转移到四点位,再从直立位转移到四点位,治疗师可引入平衡干扰
	• 当在直立位推动患者时,患者练习躯干屈曲、下肢屈曲,重心靠近地面
步行	• 治疗师在患者行走时引入平衡干扰
躯干和肩膀的活动性	• 从俯卧位,肘伸、肩部伸展,以牵伸上背部
	• 脊柱旋转:仰卧位——屈曲膝关节,交替旋转至右侧和左侧
	• 肩屈曲:仰卧位——将手臂抬起头部方向

参考文献

1. Agrawal Y, Carey JP, Della Santina CC, Schubert MC, Minor LB. Disorders of balance and vestibular function in US adults. *Arch Intern Med.* 2009;169(10):938-944.

2. Hobeika CP. Equilibrium and balance in the elderly. *Ear Nose Throat J.* 1999;78(8):558-565.

3. Grimby A, Rosenhall U. Health-related quality of life and dizziness in old age. *Gerontology.* 1995;41(5):286-298.

4. Strupp M, Brandt T. Diagnosis and treatment of vertigo and dizziness. *Dtsch Arztebl Int.* 2008;105(10):173-180.

5. Megna J. The differential diagnosis of dizziness in the older adult. In: Hardage J, ed. *Topics in Geriatrics. Volume 6, Issue 3. An Independent Study Course Designed for Individual Continuing Education.* Alexandria, VA: Geriatric Section, American Physical Therapy Association; 2010.

6. Curthoys IA, Halmagyi GM. Vestibular compensation-recovery after unilateral vestibular loss. In: Herdman SJ, Clendaniel RA, eds. *Vestibular Rehabilitation.* 4th ed. Philadelphia, PA: F.A. Davis Company; 2014:121-150.

7. Fetter M. Vestibular system disorders. In: Herdman SJ, Clendaniel RA, eds. *Vestibular Rehabilitation.* 4th ed. Philadelphia, PA: F.A. Davis Company; 2014:50-58.

8. Thompson TL, Amadee R. Vertigo: a review of common peripheral and central vestibular disorders. *Ochsner J.* 2009;9(1):20-26.

9. Strupp M, Zingler VC, Arbusow V, et al. Methylprednisolone, valacyclovir, or the combination for vestibular neuritis. *NEJM.* 2004;351:354-361.

10. Gill-Body KM. Current Concepts in the Management of Individuals With Vestibular Dysfunction. 1st ed. Monograph published by the American Physical Therapy Association, Alexandria, VA.

11. Fife TD, Iverson DJ, Lempert T, et al. Practice parameter: therapies for benign paroxysmal positional vertigo (an evidence-based review): report of the Quality Standards Subcommittee of the American Academy of Neurology. *Neurology.* 2008;70:2067-2074.

12. Shaia WT, Zappia JJ, Bojrab DI, LaRouere ML, Sargent EW, Diaz RC. Success of posterior semicircular canal occlusion and application of the Dizziness Handicap Inventory. *Otolaryngol Head Neck Surg.* 2006;134(3):424-430.

13. Lacour M, van de Heyning PH, Novotny M, Tighilet B. Betahistine in the treatment of Meniere's disease. *Neuropsychiatr Dis Treat.* 2007;3(4)429-440.

14. Grad A, Baloh RW. Vertigo of vascular origin. Clinical and electronystagmographic features in 84 cases. *Arch Neurol.* 1989;46:281-284.

15. Cooke DL. Central vestibular disorders. *Neurol Rep.* 1996;20:22-29.

16. Berman JM, Fredrickson JM. Vertigo after head injury – a five year follow-up. *J Otolaryngol.* 1978;7(3):237-245.

17. MacGregor EA, Brandes J, Eikermann A Migraine prevalence and treatment patterns: the global Migraine and Zolmitriptan Evaluation survey. *Headache.* 2003;43(1):19-26.

18. Stewart WF, Shechter A, Rasmussen BK. Migraine prevalence: a review of population-based studies. *Neurology.* 1994;44(suppl 4): S17-S23.

19. Dieterich M. Central vestibular disorders. *J Neurol.* 2007;254:559-568.

20. Radtke A, von Brevern M, Neuhauser H, Hottenrott T, Lempert T. Vestibular migraine: long-term follow-up of clinical symptoms and vestibulo-cochlear findings. *Neurology.* 2012;79(15):1607-1614.

21. Furman JM, Whitney SL. Central causes of dizziness. *Phys Ther.* 2000;80(2):179-187.

22. Wrisley DM, Whitney SL, Furman JM. Vestibular rehabilitation outcomes in patients with a history of migraine. *Otol Neurotol.* 2002;23(4):483-487.

23. Murdin L, Davies RA, Bronstein AM. Vertigo as a migraine trigger. *Neurology.* 2009;73(8):638-642.

24. Brainard A, Gresham C. Prevention and treatment of motion sickness. *Am Fam Physician.* 2014;90(1):41-46.

25. Shupak A, Gordon CR. Motion sickness: advances in pathogenesis, prediction, prevention, and treatment. *Aviat Space Environ Med.* 2006;77(12):1213-1223.

26. Rine RM, Schubert MC, Balkany TJ. Visual-vestibular habituation and balance training for motion sickness. *Phys Ther.* 1999;79:949-957.

27. Clendaniel, RA, Landel R. Physical therapy management of cervicogenic dizziness. In: Herdman SJ, Clendaniel RA, eds. *Vestibular Rehabilitation.* 4th ed. Philadelphia, PA: F.A. Davis Company; 2014:590-609.

28. Wrisley DM, Sparto PJ, Whitney SL, Furman JM. Cervicogenic dizziness: a review of diagnosis and treatment. *J Orthop Sports Phys Ther.* 2000;30(12):755-766.

29. Schubert MC. Vestibular function tests. In: Herdman SJ, Clendaniel RA, eds. *Vestibular Rehabilitation.* 4th ed. Philadelphia, PA: F.A. Davis Company; 2014:178-194.

30. Fife TD, Tusa RJ, Furman JM. Assessment: vestibular testing techniques in adults and children: report of the Therapeutics and Technology Assessment Subcommittee of the American Academy of Neurology. *Neurology.* 2000;55:1431-1441.

31. Slattery EL, Sinks BC, Goebel JA. Vestibular tests for rehabilitation: applications and interpretation. *Neurorehabilitation.* 2011;29:143-151.

32. Dieterich M, Brandt T. Ocular torsion and tilt of subjective visual vertical are sensitive brainstem signs. *Ann Neurol.* 1993;33(3):292-299.

33. Min KK, Jong S, Kim MJ, Cho CH, Cha HE, Lee JH. Clinical use of subjective visual horizontal and vertical in patients of unilateral vestibular neuritis. *Otol Neurotol.* 2007;28(4):520-525.

34. Baier B, Dieterich M. Ocular tilt reaction: a clinical sign of cerebellar infarctions? *Neurology.* 2009;72(6):572-573.

35. Schneider R, Leigh RJ. Pharmacological and optical methods to treat vestibular disorders and nystagmus. In: Herdman SJ, Clendaniel RA, eds. *Vestibular Rehabilitation.* 4th ed. Philadelphia, PA: F.A. Davis Company; 2014:250-265.

36. Schwartz R, Longwell P. Treatment of vertigo. *Am Fam Physician.* 2005;71(6):1115-1122.

37. Powell LE, Myers AM. The Activities-specific Balance Confidence (ABC) Scale. *J Gerontol A Biol Sci Med Sci.* 1995;50:28-34.

38. Whitney SL, Herdman SJ. Physical therapy assessment of vestibular hypofunction. In: Herdman SJ, Clendaniel RA, eds. *Vestibular Rehabilitation.* 4th ed. Philadelphia, PA: F.A. Davis Company; 2014:359-393.

39. Cohen HS, Kimball KT. Development of the vestibular disorders activities of daily living scale. *Arch Otolaryngol Head Neck Surg.* 2000;126:881-887.

40. Jacobson GP, Newman CW. The development of the Dizziness Handicap Inventory. *Arch Otolaryngol Head Neck Surg.* 1990;116(4):424-427.

41. Jacobson GP, Newman CW, Hunter L, Balzer GK. Balance function test correlates of the Dizziness Handicap Inventory. *J Am Acad Audiol.* 1991;2(4):253-260.

42. Coward JL, Wrisley DM, Walker M, Strasnick B, Jacobson JT. Efficacy of vestibular rehabilitation. *Otolaryngol Head Neck Surg.* 1998;118(1):49-54.

43. Morris AE, Lutman ME, Yardley L. Measuring outcome from vestibular rehabilitation, part II: refinement and validation of a new self-report measure. *Int J Audiol.* 2009;48(1):24-37.

44. Côté P, Kreitz BG, Cassidy JD, Thiel H. The validity of the extension-rotation test as a clinical screening procedure before neck manipulation: a secondary analysis. *J Manipulative Physiol Ther.* 1996;19(3):159-164.

45. Clendaniel R. The effects of habituation and gaze-stability exercises in the treatment of unilateral vestibular hypofunction – preliminary results. *J Neurol Phys Ther.* 2010;34(2):111-116.

46. Jeffcoat B, Shelukhin A, Fong A, Mustain W, Zhou W. Alexander's law revisited. *J Neurophysiol.* 2008;100(1):154-159.

47. Dieterich M, Brandt T. Vestibular lesions of the central vestibular pathways. In: Herdman SJ, Clendaniel RA, eds. *Vestibular Rehabilitation.* 4th ed. Philadelphia, PA: F.A. Davis Company; 2014:59-84.

48. Schubert MC, Tusa RJ, Grine LE, Herdman SJ. Optimizing the sensitivity of the head thrust test for identifying vestibular hypofunction. *Phys Ther.* 2004;84(2):151-158.

49. Smith-Wheelock M, Shepard NT, Telian SA. Physical therapy program for vestibular rehabilitation. *Am J Otol.* 1991;12:218-225.

50. Telian SA, Shepard NT. Update on vestibular rehabilitation therapy. *Otolaryngol Clin North Am.* 1996;29(2):359-371.

51. Akin FW, Davenport MJ. Validity and reliability of the Motion Sensitivity Test. *J Rehabil Res Dev.* 2003;40(5):415-421.

52. Seung-Han L, Kim JS. Benign paroxysmal positional vertigo. *J Clin Neurol.* 2010;6:51-63.

53. Herdman SJ, Hoder JM. Physical therapy management of benign paroxysmal positional vertigo. In: Herdman SJ, Clendaniel RA, eds. *Vestibular Rehabilitation.* 4th ed. Philadelphia, PA: F.A. Davis Company; 2014:324-354.

54. Newton RA. Review of tests of standing balance abilities. *Brain Inj.* 1989;3:335-343.

55. Vellas BJ, Wayne SJ, Romero L, Baumgartner RN, Rubenstein LZ, Garry PJ. One-leg balance is an important predictor of injurious falls in older persons. *J Am Geriatr Soc.* 1997;45(6):735-738.

56. Whitney SL, Wrisley DM, Marchetti GF, Gee MA, Redfern MS, Furman JM. Clinical measurement of sit-to-stand performance in people with balance disorders: validity of data for the five-times-sit-to-stand test. *Phys Ther.* 2005(10):1034-1045.

57. Fukuda T. The stepping test: two phases of the labyrinthine reflex. *Acta Otolaryngol.* 1959;50(2):95-108.

58. Honaker JA, Shepard NT. Performance of Fukuda Stepping Test as a function of the severity of caloric weakness in chronic dizzy patients. *J Am Acad Audiol.* 2012;23(8):616-622.

59. Duncan PW, Weiner DK, Chandler J, Studenski S. Functional reach: a new clinical measure of balance. *J Gerontol.* 1990;45(6):M192-M197.

60. Newton RA. Validity of the multi-directional reach test: a practical measure for limits of stability in older adults. *J Gerontol A Biol Sci Med Sci.* 2001;56(4):M248-M252.

61. Munhoz RP, Li JY, Kurtinecz M, et al. Evaluation of the pull test technique in assessing postural instability in Parkinson's disease. *Neurology.* 2004;62(1):125-127.

62. Rose DJ. *FallProof! A comprehensive balance and mobility program.* Champaign, IL: Human Kinetics; 2003.

63. Wolfson LI, Whipple R, Amerman P, Kleinberg A. Stressing the postural response. A quantitative method for testing balance. *J Am Geriatr Soc.* 1986;34(12):845-850.

64. Shumway-Cook A, Horak FB. Assessing the influence of sensory interaction of balance. Suggestion from the field. *Phys Ther.* 1986;66(10):1548-1550.

65. Nashner LM. Sensory neuromuscular and biomechanical contributions to human balance. In Duncan PW, ed. *Balance Proceedings of the APTA Forum.* Alexandria, VA: American Physical Therapy Association; 1990.

66. Keshner EA, Galgon AK. Postural abnormalities in vestibular disorders. In: Herdman SJ, Clendaniel RA, eds. *Vestibular Rehabilitation.* 4th ed. Philadelphia, PA: F.A. Davis Company; 2014:85-109.

67. Giray M, Kirazli Y, Karapolat H, Celebisoy N, Bilgen C, Kirazli T. Short-term effects of vestibular rehabilitation in patients with chronic unilateral vestibular dysfunction: a randomized controlled study. *Arch Phys Med Rehabil*. 2009;90(8):1325-1331.

68. Horak FB, Nashner LM. Central programming of postural movements: adaption to altered support surface configurations. *J Neurophysiol*. 1986;55:1369-1381.

69. Horak FB, Nashner LM, Diener HC. Postural strategies associated with somatosensory and vestibular loss. *Exp Brain Res*. 1990;82(1):167-177.

70. Tinetti ME. Performance-oriented assessment of mobility problems in elderly patients. *J Am Geriatr Soc*. 1986;34(2):119-126.

71. Podsiadlo D, Richardson S. The timed "Up & Go": a test of basic functional mobility for frail elderly persons. *J Am Geriatr Soc*. 1991;39(2):142-148.

72. Berg KO, Wood-Dauphinee SL, Williams JI, Maki B. Measuring balance in the elderly: validation of an instrument. *Can J Public Health*. 1992;83(suppl 2):S7-S11.

73. Whitney SL, Hudak MT, Marchetti GF. The dynamic gait index relates to self-reported fall history in individuals with vestibular dysfunction. *J Vestib Res*. 2000;10(2):99-105.

74. Wrisley DM, Marchetti GF, Kuharsky DK, Whitney SL. Reliability, internal consistency, and validity of data obtained with the functional gait assessment. *Phys Ther*. 2004;84(10):906-918.

75. Nunez RA, Cass SP, Furman JM. Short and long-term outcomes of canalith repositioning for benign paroxysmal positional vertigo. *Arch Otolaryngol Head Neck Surg*. 2000;122:647-652.

76. Sakaida M, Takeuchi K, Ishinaga H, Adachi M, Majima Y. Long-term outcome of benign paroxysmal positional vertigo. *Neurology*. 2003;60(9):1532-1534.

77. Brandt T, Daroff RB. Physical therapy for benign paroxysmal positional vertigo. *Arch Otolaryngol*. 1980;106:484-485.

78. Kim JS, Oh SY, Lee SH, et al. Randomized clinical trial for geotropic horizontal canal benign paroxysmal positional vertigo. *Neurology*. 2012;79(7):700-707.

79. Mandalà M, Pepponi E, Santoro GP, et al. Double-blind randomized trial on the efficacy of the Gufoni maneuver for treatment of lateral canal BPPV. *Laryngoscope*. 2013;123(7):1782-1786.

80. Casani AP, Vannucci G, Fattori B, Berrettinin S. The treatment of horizontal canal positional vertigo: our experience in 66 cases. *Laryngoscope*. 2002;112:172-178.

81. Vannucchi P, Giannoni B, Pagnini P. Treatment of horizontal semicircular canal benign paroxysmal positional vertigo. *J Vestib Res*. 1997;7:1-6.

82. Massoud EAS, Ireland DJ. Post-treatment instructions in the nonsurgical management of benign paroxysmal positional vertigo. *J Otolaryngol*. 1996;25:121-125.

83. Nuti D, Nati C, Passali D. Treatment of benign paroxysmal positional vertigo: no need for postmaneuver restrictions. *Otol Heal Neck Surg*. 2000;122:440-444.

84. Herdman SJ, Whitney SL. Physical therapy treatment of vestibular hypofunction. In: Herdman SJ, Clendaniel RA, eds. *Vestibular Rehabilitation*. 4th ed. Philadelphia, PA: F.A. Davis Company; 2014:394-431.

85. Hillier SL, Hollohan V. Vestibular rehabilitation for unilateral peripheral vestibular dysfunction. *Cochrane Database Syst Rev*. 2007;(4):CD005397.

86. Hillier SL, McDonnell M. Vestibular rehabilitation for unilateral peripheral vestibular dysfunction. *Cochrane Database Syst Rev*. 2011;(2):CD005397.

87. Tee LH, Chee NWC. Vestibular rehabilitation therapy for the dizzy patient. *Ann Acad Med Singapore*. 2005;34:289-294.

88. Cawthorne T. The physiological basis for head exercises. *J Chart Soc Physiother*. 1944;30:106.

89. Cooksey FS. Rehabilitation in vestibular injuries. *Proc Royal Soc Med*. 1946;39:273-278.

90. Norre ME, De Weerdt W. Treatment of vertigo based on habituation. 1. Physio-pathological basis. *J Laryngol Otol*. 1980;94:689-696.

91. Dix MR. The rationale and technique of head exercises in the treatment of vertigo. *Acta Otorhinolaryngol Belg*. 1979;33:370-384.

92. Shepard NT, Telian SA, Smith-Wheelock M. Habituation and balance retraining therapy. *Neurol Clin*. 1990;5:459-475.

93. Clendaniel R. The effects of habituation and gaze-stability exercises in the treatment of unilateral vestibular hypofunction: preliminary results. *J Neurol Phys Ther*. 2010;34(2):111-116.

94. Herdman SJ, Clendaniel RA. Physical therapy management of bilateral vestibular hypofunction and loss. In: Herdman SJ, Clendaniel RA, eds. *Vestibular Rehabilitation*. 4th ed. Philadelphia, PA: F.A. Davis Company; 2014:432-456.

95. Krebs DE, Gill-Body KM, Riley PO, Parker SW. Double-blind, placebo-controlled trial of rehabilitation for bilateral vestibular hypofunction: preliminary report. *Otolaryngol Head Neck Surg*. 1993;109(4):735-741.

96. Brown KE, Whitney SL, Wrisley DM, Furman JM. Physical therapy outcomes for persons with bilateral vestibular loss. *Laryngoscope*. 2001;111:1812-1817.

97. Krebs DE, Gill-Body KM, Parker SW, Ramirez JV, Wernick-Robinson M. Vestibular rehabilitation: useful but not universally so. *Otolaryngol Head Neck Surg*. 2003;128(2):240-250.

98. Patten C, Horak FB, Krebs DE. Head and body center of gravity control strategies: adaptations following vestibular rehabilitation. *Acta Otolaryngol*. 2003;123(1):32-40.

99. Herdman SJ, Hall CD, Schubert MC, Das VE, Tusa RJ. Recovery of dynamic visual acuity in bilateral vestibular hypofunction. *Arch Otolaryngol Head Neck Surg*. 2007;133(4):383-389.

100. Cohen HS, Wells J, Kimball KT, Owsley C. Driving disability and dizziness. *J Safety Res*. 2003;34(4):361-369.

101. Sullivan EV, Rose J, Pfefferbaum A. Effect of vision, touch and stance on cerebellar vermian-related sway and tremor: a quantitative physiological and MRI study. *Cereb Cortex*. 2006;16:1077-1086.

102. Mancuso M, Orsucci D, Siciliano G, Bonuccelli U. The genetics of ataxia: through the labyrinth of the Minotaur, looking for Aridne's thread. *J Neurol*. 2014;261(suppl 2):S528-S541.

103. Marsden J, Harris C. Cerebellar ataxia: pathophysiology and rehabilitation. *Clin Rehabil*. 2011;25:195-216.

104. Park E, Ai J, Baker AJ. Cerebellar injury: clinical relevance and potential in traumatic brain injury research. *Prog Brain Res*. 2007;161:327-338.

105. Potts MB, Adwanikar H, Noble-Haeusslein LJ. Models of traumatic cerebellar injury. *Cerebellum*. 2009;8(3):211-221.

106. Strupp M, Kalla R, Glasauer S, Wagner J, Hüfner K, Jahn K, Brandt T. Aminopyridines for the treatment of cerebellar and ocular motor disorders. *Prog Brain Res*. 2008;171:535-541.

107. Bastian AJ, Martin TA, Keating JG, Thach WT. Cerebellar ataxia: abnormal control of interaction torques across multiple joints. *J Neurophysiol*. 1996;76:492-509.

108. Holmes G. The cerebellum of man. *Brain*. 1939;62:1-30.

109. Javalkar V, Khan M, Davis DE. Clinical manifestations of cerebellar disease. *Neurol Clin*. 2014;32:871-879.

110. Deuschl G, Bain P, Brin M. Consensus statement of the Movement Disorder Society on Tremor. Ad Hoc Scientific Committee. *Mov Disord*. 1998;13(suppl 3):2-23.

111. Chance PF, Cavalier L, Satran D, et al. Clinical nosologic and genetic aspects of Joubert and related syndromes. *J Child Neurol*. 1999;14:660-666.

112. Diener HC, Dichgans J. Pathophysiology of cerebellar ataxia. *Mov Disord*. 1992;7:95-109.

113. Boose A, Dichgans J, Topka H. Deficits in phasic muscle force generation explain insufficient compensation for interaction torque in cerebellar patients. *Neurosci Lett*. 1999;261:53-56.

114. Mai N, Diener H-C, Dichgans J. On the role of feedback in maintaining constant grip force in patients with cerebellar disease. *Neurosci Lett*. 1989;99:340-344.

115. Mauritz KH, Dichgans J, Hufschmidt A. Quantitative analysis of stance in late cortical cerebellar atrophy of the anterior lobe and other forms of cerebellar ataxia. *Brain*. 1979;102:461-482.

116. Diener HC, Dichgans J, Bacher M, Gompf B. Quantification of postural sway in normals and patients with cerebellar diseases. *Electroencephalogr Clin Neurophysiol*. 1984;57:134-142.

117. Horak FB, Diener HC. Cerebellar control of postural scaling and central set in stance. *J Neurophysiol.* 1994;72:479-493.

118. Mummel P, Timmann D, Krause UW, et al. Postural responses to changing task conditions in patients with cerebellar lesions. *J Neurol Neurosurg Psychiatry.* 1998;65:734-742.

119. Schwabe A, Drepper J, Maschke M, Diener H-C, Timmann D. The role of the human cerebellum in short- and long-term habituation of postural responses. *Gait Posture.* 2004;19:16-23.

120. Palliyath S, Hallett M, Thomas SL, Lebiedowska MK. Gait in patients with cerebellar ataxia. *Mov Disord.* 1998;13:958-964.

121. Earhart GM, Bastian AJ. Selection and coordination of human locomotor forms following cerebellar damage. *J Neurophysiol.* 2001;85:759-769.

122. Seidel B, Krebs DE. Base of support is not wider in chronic ataxic and unsteady patients. *J Rehabil Med.* 2002;34:288-292.

123. Morton SM, Bastian AJ. Relative contributions of balance and voluntary leg-coordination deficits to cerebellar gait ataxia. *J Neurophysiol.* 2003;89:1844-1856.

124. Schniepp R, Wuehr M, Schlick C, et al. Increased gait variability is associated with the history of falls in patients with cerebellar ataxia. *J Neurol.* 2014;261(1):213-223.

125. Serrao M, Conte C, Casali C, et al. Sudden stopping in patients with cerebellar ataxia. *Cerebellum.* 2013;12(5):607-616.

126. Mari S, Serrao M, Casali C, et al. Turning strategies in patients with cerebellar ataxia. *Exp Brain Res.* 2012;222(1-2):65-75.

127. Serrao M, Mari S, Conte C, et al. Strategies adopted by cerebellar ataxia patients to perform U-turns. *Cerebellum.* 2013;12(4):460-468.

128. van der Warrenberg BP, Steijens JA, Muneke M, Kremer PB, Bloem BR. Falls in degenerative cerebellar ataxias. *Mov Disord.* 2005;20:497-500.

129. Javalkar V, Khan M, Davis DE. Clinical manifestations of cerebellar disease. *Neurol Clin.* 2014;32:871-879.

130. Lewis RF, Zee DS. Ocular motor disorders associated with cerebellar lesions: pathophysiology and topical localization. *Rev Neurol (Paris).* 1993;149(11):665-677.

131. Urban PP. Speech motor deficits in cerebellar infarctions. *Brain Lang.* 2013;127(3):323-326.

132. Blaney B, Hewlett N. Dysarthria and Friedreich's ataxia: what can intelligibility assessment tell us? *Int J Lang Commun Disord.* 2007;42:19-37.

133. Tseng YW, Diedrichsen J, Krakauer JW, et al. Sensory prediction errors drive cerebellum-dependent adaptation of reaching. *J Neurophysiol.* 2007;98:54-62.

134. Shadmehr R, Smith MA, Krakauer JW. Error correction, sensory prediction, and adaptation in motor control. *Ann Rev Neurosci.* 2010;33:89-108.

135. Timmann D, Horak FB. Perturbed step initiation in cerebellar subjects. 1. Modifications of postural responses. *Exp Brain Res.* 1998;119:73-84.

136. Earhart GM, Fletcher WA, Horak FB, et al. Does the cerebellum play a role in podokinetic adaptation? *Exp Brain Res.* 2002;146:538-542.

137. Smith MA, Shadmehr R. Intact ability to learn internal models of arm dynamics in Huntington's disease but not cerebellar degeneration. *J Neurophysiol.* 2005;93:2809-2821.

138. Schmahmann JD, Sherman JC. The cerebellar cognitive affective syndrome. *Brain.* 1998;121(pt 4):561-579.

139. Marmolino D, Manto M. Past, present, and future therapeutics for cerebellar ataxias. *Curr Neuropharmacol.* 2010;8:41-61.

140. Trujillo-Martin MM, Serrano-Aguilar P, Monton-Alvarez F, Carrillo-Fumero R. Effectiveness and safety of treatments for degenerative ataxias: a systematic review. *Mov Disord.* 2009;24(8):1111-1124.

141. Saute JA, Donis KC, Serrano-Munuera C, et al.; Iberoamerican Multidisciplinary Network for the Study of Movement Disorders (RIBERMOV) Study Group. Ataxia rating scales – psychometric profiles, natural history and their application in clinical trials. *Cerebellum.* 2012;11(2):488-504.

142. Trouillas P, Takayanagi T, Hallett M, et al. International Cooperative Ataxia Rating Scale for pharmacological assessment of the cerebellar syndrome. The Ataxia Neuropharmacology Committee of the World Federation of Neurology. *J Neurol Sci.* 1997;145:205-211.

143. Schmitz-Hübsch T, du Montcel ST, Baliko L, et al. Scale for the assessment and rating of ataxia: development of a new clinical scale. *Neurology.* 2006;66:1717-1720.

144. Winser SJ, Smith C, Hale LA, Claydon LS, Whitney SL. Balance outcome measures in cerebellar ataxia: a Delphi survey. *Disabil Rehabil.* 2015;37(2):165-170.

145. Winser SJ, Smith C, Hale LA, Claydon LS, Whitney SL, Mehta P. Systematic review of the psychometric properties of balance measures for cerebellar ataxia. *Clin Rehabil.* 2015;29(1):69-79.

146. Schoch B, Dimitrova A, Gizewski ER, Timmann D. Functional localization in the human cerebellum based on voxelwise statistical analysis: a study of 90 patients. *Neuroimage.* 2006;30(1):36-51.

147. Marquer A, Barbieri G, Perennou D. The assessment and treatment of postural disorders in cerebellar ataxia: a systematic review. *Ann Phys Rehabil Med.* 2014;57:67-78.

148. Gill-Body KM, Popat RA, Parker SW, Krebs DE. Rehabilitation of balance in two patients with cerebellar dysfunction. *Phys Ther.* 1997;77:534-552.

149. Cernak K, Stevens V, Price R, Shumway-Cook A. Locomotor training using body-weight support on a treadmill in conjunction with ongoing physical therapy in a child with severe cerebellar ataxia. *Phys Ther.* 2008;88:88-97.

150. Vaz DV, Schettino Rde C, Rolla de Castro TR, et al. Treadmill training for ataxic patients: a single-subject experimental design. *Clin Rehabil.* 2008;22:234-241.

151. Miyai I, Ito M, Hattori N, et al. Cerebellar ataxia rehabilitation trial in degenerative cerebellar diseases. *Neurorehabil Neural Repair.* 2012;(5):515-522.

152. Ilg W, Synofzik M, Brötz D, et al. Intensive coordinative training improves motor performance in degenerative cerebellar disease. *Neurology.* 2009;73:1823-1830.

153. Kleim JA, Barbay S, Nudo RJ. Functional reorganization of the rat motor cortex following motor skill learning. *J Neurophysiol.* 1998;80:3321-3325.

154. Bateni H, Maki BE. Assistive devices for balance and mobility: benefits, demands, and adverse consequences. *Arch Phys Med Rehabil.* 2005;86:134-145.

155. Gibson-Horn C. Balance-based torso-weighting in a patient with ataxia and multiple sclerosis: a case report. *JNPT.* 2008;32:139-146.

156. Widener GL, Allen DD, Gibson-Horn C. Randomized clinical trial of balance-based torso weighting for improving upright mobility in people with multiple sclerosis. *Neurorehabil Neural Repair.* 2009;23:784-791.

复习题

1. 与各种前庭疾病相关的运动感觉,其中他(她)正在经历的旋转或周围正在旋转的感觉被称为?
   - A.头晕
   - B.示波
   - C.不平衡
   - D.眩晕

2. 良性阵发性位置性眩晕最常由以下哪个部位的颗粒引起?
   - A.椭圆囊
   - B.球囊
   - C.后半规管
   - D.前半规管

3. 水平半规管BPPV可通过以下哪种方式识别?
   - A.Dix-Hallpike测试
   - B.翻身测试
   - C.转椅测试
   - D.侧卧测试

4. 轮替运动障碍是指无法?
   - A.执行协调的多关节运动
   - B.进行快速轮替运动
   - C.执行串联步态
   - D.控制运动的距离或速度

5. 前庭神经鞘瘤(听神经瘤)的早期症状是?
   - A.步态共济失调
   - B.眼球运动受损
   - C.听力受损
   - D.面部麻木

6. 双侧前庭功能丧失最突出的症状是?
   - A.眼球震颤
   - B.眩晕
   - C.恶心
   - D.姿势不平衡

7. 梅尼埃病是由以下哪个原因引起的?
   - A. 耳内淋巴压力增加
   - B. 膜迷路的炎症
   - C. 外淋巴漏入中耳
   - D. 前庭神经发炎

8. 眼前庭诱发肌源性电位(VEMP)测试用于评估以下哪个功能?
   - A. 水平半规管
   - B. 球囊
   - C. 椭圆囊
   - D. 球囊和椭圆囊

9. 对于双侧前庭功能丧失且无外周前庭功能丧失的个体改善凝视稳定性的最佳练习是?
   - A. X1范式运动
   - B. X2范式运动
   - C. 有序的眼睛和头部运动
   - D. Brandt-Daroff运动

10. 当评估患有前庭神经炎残余平衡缺陷的患者时,你观察到患者站立在坚硬表面时经历的小扰动或体重变化,以及屈曲的臀部和躯干。在这些情况下,训练患者使用更正常的平衡策略的运动干预是?
    - A. 串联站立或行走
    - B. 在窄梁或线上平衡
    - C. 单腿站立
    - D. 小的前后摇摆

11. 急性右侧单侧前庭神经功能丧失的患者可能会经历?
    - A. 自发性右侧搏动性眼球震颤和左侧失去平衡,头部向右旋转
    - B. 自发性右侧搏动性眼球震颤,右侧头部旋转失去平衡
    - C. 自发性左侧跳动性眼球震颤,左侧失去平衡,头部向左旋转。
    - D. 自发性左侧跳动性眼球震颤,右侧失去平衡,头部向右旋转。

12. BPPV后半规管结石患者的治疗选择是?
    - A. 自由(Semont)机动
    - B. (Brandt-Daroff)运动
    - C. 根管复位(Epley)机动
    - D. Bar-B-Que滚动机动

13. 出现自发性下跳性眼球震颤且不随视觉注视而改变的患者很可能有?
    - A. 梅尼埃病
    - B. 双侧前庭神经功能丧失
    - C. 单侧前庭神经功能减退
    - D. 中枢前庭功能障碍

14. 最常见的遗传性小脑疾病是?
    - A. 脊髓小脑萎缩
    - B. Friedreich共济失调
    - C. 阵发性共济失调
    - D. 共济失调毛细血管扩张症

15. 一名小脑病变的患者在进行快速前臂旋后和旋前时有困难,说明他出现了?
    - A. 协同失调
    - B. 辨距不良
    - C. 轮替运动障碍
    - D. 复发

16. 进行指鼻测试时,请注意,患有小脑病变的患者在手指接近目标时会出现震颤。这种震颤叫作?
    - A. 意向性震颤
    - B. 姿势性震颤
    - C. 原发性震颤

D. 蹒跚

D. 是常染色体隐性遗传疾病

17. 脊髓小脑性共济失调?

A. 通常在童年时期发病

B. 通常进展迅速

C. 有超过35种疾病的组群

18. 患有前庭功能障碍或丧失的个体在以下哪种感觉组织测试条件下可能难以保持平衡?

A. 条件3、4、5   B. 条件3、6

C. 条件3、4、5、6   D. 条件5、6

答案

1. D	2. C	3. B	4. B	5. C
6. D	7. A	8. C	9. C	10. D
11. D	12. C	13. D	14. B	15. C
16. A	17. C	18. D		

年龄相关性神经病变

第 17 章

Deborah A. Kegelmeyer, Deborah S. Nichols-Larsen

学习目标

- 鉴别衰老进程与增龄性病变。
- 鉴别不同类型的痴呆症与继发性病呆症的流行病学和病理生理学。
- 确认并讨论老年性痴呆的最佳干预方案。

神经系统包括自主神经、中枢神经和外周神经,我们的肌肉和特殊感觉都会随着年龄的增长而发生变化。总的来说,与年轻人相比,这些变化会导致执行功能、记忆、感觉传递、感觉处理、运动表现(如动作缓慢)下降、协调、平衡和步态受损[1]。在双手和多关节运动中,协调性受损最严重。平衡障碍表现为姿势摆动增加和动态平衡减弱,步态减慢,并受到认知、运动和感觉系统变化的影响。在特殊感觉中,视觉最容易受到衰老的影响,然而随着年龄的增长,我们的嗅觉、味觉和听觉能力也会下降。

病例A:第1部分

Carol Schmidt是一名67岁的女性,她在网球比赛中开始出现一些动作迟缓和活动困难的情况。她已经注意到,自己的击球速度较慢,不能打出几年前能打出的一些更棘手的球。Carol Schmidt夫人的母亲Adele Weiss今年90岁,弯腰时动作相当缓慢,在光线较暗的情况下已无法跑步或安全地行走。去年她摔倒过2次,现已不再出门,除了和她女儿一起购物和参加宗教仪式以外。此外,两位女性都抱怨自己健忘,需要列购物清单。Adele最近告诉Carol,她洗澡和做饭都比较困难。

从30岁开始,神经系统以每年1%的速度衰退[2]。并不是所有的功能改变都可以归因于衰老,重要的是治疗师必须了解和年龄相关的正常变化和病理情况,所有超出正常功能范围的行为都应该被评估及治疗。了解衰老的大脑是必要的,只有这样才能成功的检查及治疗与年龄相关的功能下降个体。

病例A:第2部分

与年轻时相比,Schmidt夫人(Carol)预计她的运动控制会发生变化,但预计能够在正常的日常活动中发挥作用。她也会比她90岁的母亲表现得更好。Adele属于"老-老"年龄组,预计她的动作会比女儿慢,难以进行高水平的平衡活动。

衰老导致的典型神经肌肉改变

脑的增龄性退变

随着年龄的增长,脑容量的下降,大脑的灰质、皮质下结构和白质也发生了变化。例如,老年人的灰质皮质外膜较薄,与灰质体积最大的年龄相关差异出现在前皮质和眶额皮质,这是执行功能和记忆的关键区域[3]。顶叶皮质灰质体积的年龄差异也大于顶叶或枕叶。运动控制依赖于这些区域,而且老年人比年轻人更依赖于这些区域。皮质下结构包括小脑和基底节,也显示随着年龄的增长而减小。小脑对运动时机和协调性很重要,而基底节或尾状核能够参与技能的获取,尤其是运动计划。

脑容量变化不仅是灰质(神经元细胞体)丢失的结果,也是白质(轴突投射)丢失的结果。白质体积的下降开始得较晚,但比灰质变化的速度更快[4]。具体地说,胼胝体是最大的白质束,其变化的可能部分是由于多个纤维束中髓鞘的退化[5]。胼胝体的变化会显著影响大脑半球间的交流效率,而半球间的交流对双手协调至关重要(表17-1)。同样,在腹灰质中髓鞘的减少和相应振动阈值的降低,表明传递本体感觉的纤维最容易受到老化的影响,这可能有助于平衡潜伏期较长的姿势反射的丧失[6]。幸运的是,一些大脑区域没有表现出与年龄相关的变化,包括扣带回(将行为结果与动机联系起来)和枕叶皮质(视觉)[7]。

表17-1	增龄性脑退变[4-6]
衰退区域	功能障碍表现
灰质	
皮质地幔	记忆力、注意力、知觉唤醒、思考、语言和意识能力缺陷
额前皮质	学习、记忆、解决问题和规划计划能力受损
眶额皮质	味觉和嗅觉减弱，味觉和嗅觉的知觉奖励值下降，学习能力受损，以及刺激与强化关联的逆转
顶叶皮质	较差的身体结构、注意力和知觉
海马结构	记忆力衰退，新近的记忆尤其显著
丘脑	感知觉功能和运动功能调控受损
基底核	运动计划、肢体运动和技巧获取受损
小脑	较差的协调和运动时序
白质	
髓鞘	刺激传导变慢或受损
胼胝体	双侧大脑半球间交流沟通受损，双侧徒手技巧退变

病例A：第3部分

网球需要快速协调的动作，高度依赖于感觉反馈和整合。根据每年1%的流失率计算，Carol的额叶、顶叶、小脑和基底核的脑容量可能减少了30%，这可能会减缓她的网球动作，导致更多的失误。此外，由于胼胝体的变化影响了她的双手协调，她可能在网球方面有更大的困难。她的母亲Adele，经历了高达60%的下降，这在一些方面，解释了她的步行速度减慢，使她无法像女儿那样跑步或打网球。

神经递质

认知能力下降与乙酰胆碱、5-羟色胺、去甲肾上腺素和多巴胺等关键神经递质水平下降有关。海马结构中乙酰胆碱的减少与记忆功能的改变有关，而多巴胺的减少与年龄和与额叶功能（包括执行功能和工作记忆）的下降有关。运动能力下降与5-羟色胺传递改变和去甲肾上腺素减少有关。随着年龄的增长，5-羟色胺的变化也与小鼠的活动水平下降和平衡能力下降有关。小脑内去甲肾上腺素水平降低，与运动学习能力随年龄增长而降低有关[8]。多巴胺能系统对运动功能的影响最为广泛，也是研究最广泛的系统。与年轻人相比，老年人多巴胺的绝对水平、受体数量和负责或移动神经递质穿过细胞膜的转运蛋白均减少。基于多巴胺的减少，老化的大脑处于帕金森病的临床前连续体[9]。最终，多巴胺的丧失与步态、平衡和精细运动控制的损伤密切相关。

病例A：第4部分

Adele的步态出现了变化，这可能是由于多巴胺的丧失，以及基底节和小脑的变化。

周围神经系统

随着年龄的增长，周围神经系统的成分也会退化。这些变化会导致运动和感觉信息的神经传导减慢。已知退化的周围神经系统成分包括前角细胞（α运动神经元）、神经肌肉接头和背根神经节，以及脊神经根中有髓纤维密度的降低。此外，股薄束中有髓纤维的减少在有喙侧水平更为明显，这表明随着年龄的增加，传入纤维有远端变性。在老年人中，这可能会增加脚部感觉减弱和跌倒的可能性。随着年龄的增长，交感神经末梢的细胞和纤维也逐渐减少。据估计，在胸中段区域每10年有8%的神经节前细胞丢失[6]。这些纤维有助于血管扩张、血管收缩、心率和最终血压的自主调节，因此交感神经系统衰老的一个后果可能是高血压（HTN）；这在那些随着年龄增长而体重增加的人中尤为明显[10]。

在远端，轴突变性和节间长度变异性较大，节间较短更为普遍，提示一个失神经再生的过程。轴突再生和神经支配能力会终生维持，但随着年龄的增长，这种能力往往会变得更慢、更低效[11]。神经支配的退化也会导致肌肉的变化（专栏17-1）。有趣的是，每根肌肉纤维的神经元数量也会减少，导致纤维分组，这是失神经和随后再生神经支配的结果。这种变化模式的结果可能是在老年人中为某一特定任务募集更多的运动单位,需要更多的努力或实现特定的功能性任务[12]。然而,神经的变化并不能完全解释肌肉功能随年龄的变化。

病例A:第5部分

Carol和Adele都可能会说,与三四十岁时相比,他们现在完成日常活动需要付出更多的努力。由于纤维类型,他们可能会使用更多的肌肉组织来完成同样的工作。然而,Adele可能已经失去了大量的肌肉和有限的肌肉弹性。值得注意的是,继续打网球可能会推迟Carol的肌肉变化,力量训练可以帮助Adele重新找回她正在经历的一些力量损失。

一般来说,与年龄相关的神经系统的正常变化会导致感觉和运动系统的轻微下降,包括与平衡相关的所有3个系统:视觉、前庭和躯体感觉系统。这些与年龄相关的下降导致在需要更快的反应或更高水平的感觉-运动整合的情况下,出现运动速度减慢和运动困难。总的来说,经历健康老龄化的个体仍然能够从事一般的日常活动,如上下移动家具、在家中行走、在室外和拥挤的环境中行走以及在功能活动期间保持平衡。在老年人中(如Adele),我们会看到功能减慢,无法从事高水平的运动活动,如在移动的平面上保持平衡或在昏暗的光线下通过陌生的区域。除此之外的任何功能丧失都有可能是正常年龄相关变化之外的,也可能是由可治疗的病理学所导致。Adele在家中活动受限及洗澡、做饭的困难表明,她需要接受一项评估,以排除正常年龄变化以外的其他问题。

运动功能

与年轻人相比,衰老会导致运动速度减慢,双手和多关节协调能力下降,平衡能力下降。肌肉和关节的变化也造成了这些改变。步幅越小,步频越慢;支撑面积越大,摆动与站立的比率越小(双支撑项的时间越长);以平脚姿势初始接触和旋转的减少会导致僵硬的一维步态。这些因素会导致步行的工作量增加。上肢的精细运动也受到老化过程的影响,特别是手指在写作等任务中的精细运动。需要多关节运动的活动(如穿衣),以及需要同时协调使用两个上肢的活动(如在碗中搅拌食物)也会受到衰老神经系统变化的影响[1]。

衰老的不良可塑性改变

衰老的负可塑性模型指出,在正常衰老过程中,个

专栏17-1　衰老过程中的肌肉变化[13-15]

肌肉中有许多与衰老相关的变化,包括肌肉质量和纤维数量的减少(肌少症),力量和弹性的丧失,以及肌肉纤维之间脂肪组织的增加。肌肉质量的损失通常是由于Ⅱ型肌纤维质量的减少,而Ⅰ型纤维似乎能更好地保持,在老年人中尺寸仅有轻微地下降;因此,力量可能只是轻微下降,而功率(快速最大收缩)下降的程度更大。纤维类型比率和神经支配的变化可能通过减缓肌肉收缩的速度而导致力量的下降。高龄老年人的Ⅱ型肌纤维(快速抽搐)较少,慢肌纤维与快肌纤维的比例则随之增加。更多的Ⅰ型纤维可能是由控制Ⅰ型纤维的神经元对失神经的Ⅱ型纤维进行神经支配的结果。有趣的是脂肪组织在肌肉纤维之间的堆积(不在纤维内部),这可能有助于肌肉收缩力的变化。此外,肌肉的弹性随着年龄的增长而减弱,导致肌肉硬度增加,这实际上可能有助于保持力量。另一个导致肌肉随年龄增长而减少的因素可能是发生在老年人身上的亚临床炎症,它可能导致肌肉代谢分解(分解代谢)。

体会经历生理、行为和环境的变化,从而促进负可塑性的改变。在衰老过程中,感觉输入会退化。因此,传递到中枢神经系统的感觉会减弱、不准确或根本不传递。最终,这会导致中枢神经系统处理能力下降,以及认知和运动系统的输出不准确。随着时间的流逝,基于这些错误的输入,神经系统会发生变化,从而导致大脑中的负可塑性变化,并导致更大的功能损伤。一旦这一事件的周期开始,它就会引发一系列的负面互动,导致认知和运动功能恶化。4个相互关联且相互促进的因素已被确定为该过程的核心:①活动时间减少;②噪声处理;③神经调节控制减弱;④消极学习(表17-2)[16]。

病例A:第6部分

Adele蛰居在家中,减少参与家庭以外的室外活动是活动量减少的一个例子。由于视力(专栏17-2)、躯体反应、小脑和前庭功能下降,她可能正在经历噪音处理过程。由于视觉模糊和不良的躯体感觉反馈造成的噪声输入,使她很难在表面柔软、不平整、低光照、强光照或黑暗等较困难的情况下保持安全和平衡。Adele经历的情况较少,在这种情况下,这些系统必须以复杂的方式相互作用(导致神经调节控制减弱),由于神经可塑性,系统会根据这种情况进行重塑(消极学习)。这种重塑导致标记为负可塑性的运动退化。

表17-2	不良可塑性改变的影响因素
因素	**描述**
活动计划减少	对认知要求高的活动的参与程度较低
紊乱的进程	来自所有系统的感觉输入都因外周感觉感受器的变性而退化；减弱的感觉输入下降导致难以对相关的刺激予以准确反应，增加对不相关刺激的反应的可能性。以上适应性变化减慢了信息处理的速度
弱化的神经调控	调节成年人学习和可塑性的神经调控制系统的新陈代谢、连接性和最终结构性退化。总的来说，退化削弱了大脑对自身可塑性的控制，降低了学习率，使大脑陷于潜在的不适当或无益的激活模式中
负性学习	随着活动计划的减少，进程的紊乱，以及弱化的神经调控系统，使新的或对认知要求高的活动的执行更具挑战性。个体本能且自发地采用行为方式，强化了感觉输入和运动输出的以负性特征。例如，当在一个嘈杂的环境中越来越难听清楚时，老年人可能可能会要求说话的人大点声（随着声响的增加，信号失真加剧）。长而久之，此种类型的对话很容易让人有挫败感（导致维持高脑功能所需的神经调节反应的减弱），自然地会减少对话和沟通交流，从而进一步减少对高层次大脑活动的认知参与

专栏17-2　视觉、听觉、味觉和嗅觉的增龄性改变

视觉。随着年龄的增长，视觉功能的变化早在40岁就可以被注意到，但包括视觉系统的各种变化；有些是年龄增长的自然结果，而另一些则是病理变化。①老花眼：为了适应近距离视物，眼睛的睫状肌收缩，把晶状体拉成一个更圆的形状；晶状体以这种方式调节的能力在五六十岁时减弱，调节能力丧失，从而导致老花眼（视力差）的发展，几乎所有的老年人都需要戴眼镜来矫正[17]。②白内障：眼睛的晶状体是由蛋白质组成的，随着时间的推移，这些蛋白质会被数十年的紫外线和化学物质破坏；其他病理状况，特别是糖尿病，会进一步破坏这些蛋白质的稳定性，导致晶状体内聚集，从而出现蛋白质聚集区和稀疏蛋白质区。这会破坏屈光，造成视敏度和光敏度差[17]。③玻璃体的退化：玻璃体充满眼睛的内部，为眼睛的形状提供建筑支撑。然而，随着年龄的增长，这种凝胶状结构可能会有一定程度的退化。这种损失使老年人面临视网膜脱落的风险。④视网膜神经节细胞丢失：随着年龄的增长，视网膜中的视杆细胞可能会丢失30%，几乎没有视锥细胞丢失；视杆细胞的丢失与老年人的"夜间"视力下降有关。尽管绝对视锥数目稳定，但视网膜的整体尺寸随着年龄的增长而增大，位于视网膜中央的视锥细胞密度减少了15%。此外，由于线粒体活性减弱，视神经内的轴突数量减少了40%。轴突需要高水平的代谢支持才能产生动作电位。因此，当这种支持随着年龄的增长而减少时，轴突就会丧失。这些变化共同导致老年人的视觉能力下降[17]。⑤青光眼：虽然视网膜神经节细胞的某些丧失是衰老的一部分，但青光眼是这些细胞及其轴突投射的病理性丧失，最终导致失明；这些病理性改变可能源于上述线粒体活性降低，在极端条件下引发一连串细胞死亡。青光眼的症状包括眼压升高和视网膜供血减少[18]。⑥黄斑变性（MD）：黄斑是视网膜的中心部分，遗传、环境和衰老因素的结合，以及心脏病、高血压和糖尿病的存在，可导致老年人的黄斑变性。这种变性可能与胆固醇代谢异常有关。在某些情况下，这种退行性变还伴有异常血管增生（湿性MD），而在其他情况下，血管无变化（干性MD）。干性MD比湿性MD更常见且不那么严重[19]。

听觉。老年人鼓膜的变化会破坏高音的传导，但这不会影响整体听力。老年性耳聋是一种听力障碍，在30%以上的老年人中，双耳均会发生这种情况。这种障碍至少有4个原因。①感觉：皮质器官中毛细胞的感觉损伤会影响高频听力，与正常衰老时的情况相似，但听力仍然保持不变。②神经系统：耳蜗神经元的丧失会妨碍言语频率的听力，从而损害言语辨别能力。③纹状体/代谢：血管纹内淋巴的血管支持；纹状体萎缩导致听力普遍丧失（所有频率）。④传导性：基底部耳蜗的硬度增加会导致低频听力的丧失，但不会妨碍语音识别。此外，一些老年性耳聋似乎是由这4种类型的混合引起的，但这4种类型以外其他结构的改变可能是由血管改变或代谢紊乱引起的，如糖尿病合并继发性听力损伤。听觉中枢处理也可能受到老化的影响，包括神经传导减慢，耳蜗神经内轴突丢失，耳蜗和橄榄核的细胞变化[20]。

味觉和嗅觉。与衰老引起的脑组织丧失类似，每10年有10%的嗅觉受体同时丧失。因此，到80岁时，75%的成年人有嗅觉障碍。同样，随着年龄的增长，味蕾似乎也会消失，最典型的是在会厌中。然而，个体之间的味蕾数量有很大的差异，因此这些受体的丧失可能会不同程度地影响老年人的味觉，这取决于他们在年轻时的味蕾密度。然而，味觉和嗅觉受体的丧失会造成许多老年人的食欲（老年性厌食症）的下降；由于活动水平的降低，预计食欲会有所下降，另外还有胃肠道功能的其他变化，也会造成体重减轻。但是，对一些成年人来说，这种食欲的下降会导致危险的体重下降、营养不良、整体健康状况较差和抵抗疾病的能力下降[21]。

理论上，由于负可塑性引起的年龄相关的改变，在促进正可塑性的技能训练中应该是可逆的。据报道，使用可确保优化感觉输入和强化认知任务练习的训练方法可改善负可塑性，其特征是在8~10周内多次重复，并提高记忆力。

认知功能的改变

衰老

病例B：第1部分

Thomas 先生65岁退休，花了几年时间旅行，并积极参与了几个社区委员会的工作。他现在已经70岁了，感觉自己的"思维在滑坡"，他在邮件中收到了一份传单，向老年人提供免费的大学课程，他考虑注册一门天文学课程和一门使用平板电脑的课程。这些课程对 Thomas 先生有什么好处？课程将提供精神刺激和新颖知识的输入，这将有助于保持他的参与性，并维持他的认知功能。

上了年纪的人会经历一些变化，这些变化会导致大脑处理速度减慢，以及与智力流相关的技能难度增加。总体智力不会下降，固化智力会改善或保持不变（专栏17-3）[22]。为了适应或改变智力流，并最大限度地保持固化智力，针对老年人的课程应该提供示例，并将新概念与先前所学的信息联系起来。

认知功能的变化因个体而异，不同程度地影响着认知功能的范围，包括注意、工作记忆、记忆、知觉和更高层次的认知功能。然而，变化可能是相互关联或相加的。此外，某些功能领域比其他领域更容易衰退。例如，老年人可能在分散注意力或转换注意力方面有困难，但在持续注意力方面表现良好（表17-3）[23]。工作记忆就像计算机的RAM，它与大脑在任何给定时间

可以处理的信息量有关，并且随着年龄的增长而减少。老年人同时处理多种信息元素的难度也越来越大。有趣的是，尽管大多数老年人都有良好的长期记忆，但他们通常只能记住事件的本质，而并非事件的所有背景或细节。

病例B：第2部分

例如，平板电脑课程的教师可以将电脑的功能与打字机的功能联系起来。Thomas 先生这一代的人很可能花了很多年的时间使用打字机，并且熟悉打字机的工作原理；因此，他们可以把这些具体化的知识作为新学习的基石。然而，像 Wi-Fi 和互联网这样的新概念不容易与任何先前明确的概念联系起来，这对老年人来说将是更具挑战性的学习。

专栏 17-3　固化智力和智力流[22]

一般智力因素	定义	年龄相关改变
固化智力	运用技能、知识和经验的能力。它并不等同于记忆，而是依赖于从长期记忆中获取信息。它主要通过一个人的词汇量和常识来表现	随着年龄的增长，这种情况会有所改善，因为经验往往会扩展一个人的知识
智力流	分析新问题的能力，识别支持这些问题的模式和关系，以及使用逻辑推断这些问题的能力	在青春期达到顶峰，在30岁或40岁左右开始逐渐下降

病例B：第3部分

为了适应这些与年龄有关的工作记忆变化，老年人课程上的信息应以较小的单元呈现；教员应比平时说得慢，并在每组单元之后暂停，以增加处理时间。此外，房间应安静，并设置麦克风和扬声器，以确保每个人都能听到；资料应以至少14号字体的大字印刷。重复信息使老年学习者有第二次机会处理信息，提高记忆和学习能力。专栏17-4给出了教导老年人时使用的策略。尽管存在这些挑战，老年人通常是非常积极的学习者，新的学习可能有效地预防或改善衰老的负可塑性。

痴呆

痴呆是一种慢性或持续性的精神疾病，由脑部疾病或损伤引起，以记忆力、性格和推理能力的改变为特

表17-3	衰老对认知领域的影响	
认知领域	描述	衰老的影响
基本认知功能		
知觉	通过视觉、听觉和躯体感觉等感官来意识到某事的过程，与认知高度融合	老年人减少。对其他认知功能有很大影响，因此应进行彻底评估。通常，当考虑到视力和听力下降时，认知功能不再存在与年龄相关的差异
注意力：除了任务已经自动完成之外，所有其他认知领域都涉及某种形式的注意		
选择性注意力	关注刺激而忽略无关刺激的能力	保持集中注意力和选择相关刺激的能力
注意力分配（转换）	同时处理两个或多个信息源，需要分散注意力和在信息源之间平滑切换的能力。它是通过双重任务绩效结果测量来评估的	信号不能损害需要在多个任务中分散或转移注意力的任务
工作记忆力：指对当前处于集中注意力状态的信息进行操作的系统		
注意力资源	与注意力有关的资源有限	老年人在涉及工作记忆的任务中表现出显著的特征，如主动操作、重组或整合工作记忆内容的能力
信息处理速度	信息被操纵、存储或检索（处理）的速度	及注意力变弱，处理问题的速度会明显变慢。关
抑制性控制	抑制工作记忆中无关紧要信息的能力	于抑制控制是否缺乏，研究结果不一
长期记忆：储存在活动状态下不再存在或被操纵的信息		
情节记忆	对发生在特定地点和时间的个人经历事件的记忆	年龄增长对情景记忆的影响最大。老年人认为他们的长期记忆比短期记忆要好，但是他们很难记住
语义记忆	对世界的一般认知（事实信息）	上下文或信息的来源，比如他们在哪里或什么时
个体记忆	个人过去的记忆	候看到或做了某事，或者他们是否真的做了某事
程序记忆	驾驶汽车等技能和程序的知识	或只是想到了它
内隐记忆	由于之前的经验而发生的行为改变，而没有意识记忆或回忆的经验（学习技能的方法）	语义记忆在很大程度上被保存下来
前瞻记忆	记得之后的事情，比如预约了看医生	老年人可以有正常的技能习得和技能保留。内隐记忆依然完好无损。前瞻记忆可以通过使用日历和列表成功地增强。当没有这样的工具可用时，衰退就变得容易了
高级认知功能		
言语和语言	有产生和理解演讲和语言能力，包括书面语言的能力	老年人基本上完好无损；甚至会随着年龄的增长而改善
决策能力	从可用选项中选择一个合乎逻辑选项的思维过程	这方面的研究很少，但迄今为止的研究表明，老年人会做出与年轻人相同的决定，但方式不同。老年人往往依赖于先前的知识，较少依赖于新的信息，而年轻人在得出结论时考虑更多的选择。老年人也更依赖专家的意见
执行功能	一系列涉及非常规活动的计划、组织、协调、实施和评估过程组成的多成分结构。这些过程主要发生在前额叶皮质	执行控制能力的下降在衰老过程中被注意到，并与神经成像研究的结果相关，这些研究显示大脑前额叶区域的体积和功能下降

专栏17-4	指导衰老老年人的教育策略

- 将新信息与先前的知识联系起来
- 使用协作性学习
- 允许自己调控学习速度
- 放慢节奏
- 鼓励老年人使用对结果有预期和自我暗示的策略
- 使用辅助设备代偿感官改变（视力和听力下降）

征。这是一种常见的疾病，65岁以上的患者占6%，85岁以上的患者占50%，每3个家庭中就有一个父母受到影响。仅在美国，管理痴呆症的年度成本就超过1000亿美元[24,25]。

要被归类为痴呆症，患者必须至少在下列3个精神活动领域表现出缺陷：①语言；②记忆；③视觉空间技能；④情感；⑤认知（抽象、计算、判断和执行功能）[26]。

某些形式的痴呆症可以接受治疗，并且可以减缓甚至逆转。因此,对患者进行诊断性检查以确定任何可逆转的痴呆病因是非常重要的(专栏17-5),这样就可以开始针对病因进行个体化治疗。注意:可治疗的痴呆症其最常见的原因是抑郁症,可由治疗师进行筛选,且进行治疗。PHQ-2(专栏17-6)是一个包括两个问题的抑郁筛查工具,是一个简单、快速且容易的筛查抑郁症的工具,应该在物理治疗实践中使用[27]。

痴呆与谵妄

痴呆症易与谵妄混淆,谵妄是一种短暂的症状,起病迅速,症状多变,包括注意力不集中和易转移到外部刺激,思维混乱,表现为言语不连贯和语无伦次。痴呆和谵妄之间的两个显著差异是:①谵妄的急性发作;②意识在谵妄中受到影响,但在痴呆中不受到影响(表17-4)[28]。谵妄通常是由严重的系统应激引起的,如手术、麻醉或最常见的麻醉后谵妄疾病。当治疗一位最近遭受创伤或健康状况发生重大变化的老年人时,治疗师应评估或评估认知障碍,但要记住,这种障碍可能是谵妄。若认知障碍是由谵妄所致,那么由于其暂时性和时限性,患者预后会明显好转。在老年人中,谵妄可以持续12个月。值得注意的是,痴呆患者在压力下可能会出现谵妄。因此,医疗保健专业人员需要意识到,这两种情况都可能出现在疾病期间及受伤或手术后。在痴呆症患者中,急性疾病或手术后6个月出现谵妄的比例(39%)高于无痴呆症患者(9%)[29]。

病例C:第1部分

Ludwig夫人今年72岁,病史并不复杂。她最近失去了丈夫,从他们住了40年的房子搬到了一个单独的公寓楼里,她一个人住。她的家庭医生因为她的背痛来找她,并建议她接受治疗。初步评估时,她很安静,回答问题时只用一个词。她头发蓬乱,鞋子也不相配。她说她晚上要起床去洗手间,感觉步态不稳。在她第二次来访时,治疗师要求她演示医生给她开的3种家庭练习,但Ludwig夫人不记得其中两种。治疗师担心Ludwig夫人可能患有痴呆症,因为她的头发蓬乱,鞋子不搭配,回答问题只有一个词,而且她对锻炼计划的记忆力也很差。

痴呆的病因

最常见的痴呆症是阿尔茨海默病,占所有痴呆症病例的50%~60%。其次是血管性痴呆,占所有病例的

专栏17-5 痴呆症的可逆性病因

- 抑郁症(最常见):4.5%
- 药物滥用
- 正常压力性脑积水:1.6%
- 代谢性,包括维生素B_{12}缺乏:1.5%
- 甲状腺功能减退
- 肿瘤:1.5%
- 感染:0.6%
- 艾滋病

专栏17-6 PHQ-2抑郁筛查[27]

在过去的2周里,你有没有遇到下列任何一个问题?	从不 0	偶尔几天 1	超过一半的天数 2	几乎每天 3
1. 做事情没有兴趣或乐趣				
2. 情绪低落,抑郁、压抑或绝望				

评分为3分或3分以上表示抑郁症状筛查呈阳性

病例C:第2部分

哪些情况可能是Ludwig夫人认知功能差的原因?

答:虽然从这些信息中得出确切的结论还为时过早,但像Ludwig夫人这样的患者并没有复杂的病史,最有可能的原因是抑郁症、阿尔茨海默病、正常压力脑积水、甲状腺疾病或帕金森病。

鉴于这些问题,治疗师应如何评估Ludwig夫人?

答:Ludwig夫人有患抑郁症的风险,因为她在最近经历了重大的生活变化。PHQ-2将是一个简单的工具,治疗师可以用它来筛查抑郁症,如果呈阳性,就把Ludwig夫人介绍给她的医生,让她跟进这一发现。

20%。但是,痴呆有许多原因,与不同的疾病相关(表17-5),这些疾病通过不同的病理过程损害神经系统。在本节中,我们将讨论最常见的原因。

表17-4　痴呆症、谵妄和抑郁症的鉴别

	痴呆症	谵妄	抑郁症
发病形式	慢性，隐匿性	急性	急性
意识状态	晚期受损	意识改变差异化	不常见
情绪状态	稳定	高度不稳定	一天内变化或随昼夜变化
持续时间	长期	短期（数天）	短期（数周）
认知损害特征	短期记忆损害＞长期记忆损害	注意力集中时间变短	短期和长期记忆力皆减退
睡眠/觉醒周期	黑白颠倒	在数小时内变化	嗜睡或失眠
精神运动性改变	晚期	显著	－
相关特征	－	医疗处理、药物	既往史

表17-5　痴呆症的病因

神经退行性变	AD（占所有病例的43%）。
	帕金森病
	路易体痴呆
	额颞叶痴呆症（皮克症）
	亨廷顿舞蹈病
脑血管障碍	血管性痴呆（20%）
	脉管炎
	蛛网膜下隙出血
毒性/代谢性脑病	内分泌腺疾病
	药物（如抗精神病药、抗生素、抗抑郁药、抗病毒药、化疗药）
	酒精
	一氧化碳中毒
	化工业制剂
	重金属
朊蛋白相关障碍	克雅氏症
神经基因性障碍	唐氏综合征
	肌强直性营养不良症
	脊髓小脑性共济失调
	肝豆状核变性（威尔逊病）
感染性障碍	脑膜炎
	脑炎
	神经性梅毒
其他	抑郁症
	创伤后痴呆症
	脱髓鞘性多发性硬化症
	肿瘤
	正常压力性脑积水

痴呆的神经源性原因

阿尔茨海默病（AD）约占所有痴呆病例的一半。这在女性和那些有一级亲属患有此病或有头部外伤史的人中更为常见。与阿尔兹海默病相关的记忆和认知问题在40~90岁之间发病非常缓慢，且不易察觉，最常见的发病年龄是65岁以后。智力衰退最终导致性格的持续变化和无法进行日常生活活动（专栏17-7）；这种衰退可分为三个描述阶段（专栏17-8）。

专栏17-7　AD的临床特征[30]

- 失用症。尽管运动功能完好，但先前学习过的运动活动能力受损
- 失认症。尽管感觉功能完好，但仍无法识别或识别物体
- 记忆丧失。最初是短期记忆，逐渐发展到长期记忆
- 视空间障碍。识别刺激物及其位置的能力减弱
- 思维具体化。能理解具体概念，不能形成抽象概念或语句
- 运动功能。除后期外保留运动功能

专栏17-8　阿尔茨海默病的3个阶段[31]

早期。保留新信息且健忘，社交恐惧，可能会停止参与他们以前喜欢的活动和爱好。喜怒无常，时间错乱，缺乏判断力。

中期。行为和人格的改变，帕金森症和精神病症状是最明显的。开始表现出步态的变化，开始徘徊，出现白天和夜晚的混乱。在这个阶段后期可能会有过度的流浪行为，而且他们会忘记如何进食。体重减轻是个问题。在这一阶段，需要被人照顾。

晚期。丧失大部分功能能力。尿失禁、丧失行走能力，有挛缩和发生褥疮的风险，会出现厌食和不合逻辑的思维。

阿尔茨海默病与中枢神经系统的多种变化有关，包括突触总数的减少、淀粉样斑块、神经纤维束缠结的形成、血管病变、最终对称和广泛的脑萎缩，包括皮质、白质的丧失和继发性脑室增大。淀粉样斑块，又称为老年斑，由异常折叠的蛋白质和一些神经营养成分聚

集在一起。值得注意的是,许多没有阿尔兹海默病的老年人也会出现淀粉样斑块,而患病的老年人有更多的斑块。类似地,神经纤维束缠结是一种蛋白质的聚集体,称为tau,存在于神经元的细胞质(细胞体和轴突)和细胞外空间。tau是一种细长的结构,在神经纤维束缠结中,顾名思义,它们是神经束缠绕在一起形成的缠结束。在其他神经系统疾病中也存在神经纤维束缠结,因此并非阿尔兹海默病独有。阿尔兹海默病的血管病被称为脑淀粉样血管病,其特征在于淀粉样蛋白物质代替了大脑皮质内的毛细血管、小动脉和更大动脉中的平滑肌细胞,但也可能出现在蛛网膜下隙和小脑中。这些小血管壁的这种变化使它们有出血的危险。值得注意的是,AD和脑血管疾病经常同时出现;当这种情况发生时,称为混合性痴呆。有趣的是,有研究表明,早期对高血压的有效治疗可以防止认知能力下降[32]。

路易体痴呆症(LBD)是一种相对记忆较少的痴呆类型,其他症状包括步态和平衡功能障碍,明显的幻觉和妄想,对抗精神病药敏感,以及注意力和认知功能紊乱。LBD个体在注意力测试上比AD个体受损更大,但即使在晚期,其认知功能仍会有所变化。然而,认知测试本身并不能区分AD和LBD。在LBD中,神经精神问题或症状更为常见,因此通常在精神病学中心内转入医疗保健领域。在1/3的病例中,幻觉是一种症状。在LBD中,抑郁症状也比AD更常见。在LBD中发现的对抗精神病药物的标志敏感性是由于LBD患者中存在锥体外系综合征。步态和平衡障碍与帕金森病(PD)相同;因此,患有LBD的个体也可能最初被诊断为患有PD。此外,LBD患者比AD患者表现出更快的运动能力恶化[33]。

路易体痴呆症是一组疾病(包括PD),与神经元突触前末端蛋白质(α-突触核蛋白或α-Syn)的异常蓄积有关。这种蛋白的正常功能是调节神经递质的释放并调节突触功能。然而,在LBD中,α-Syn在轴突末端聚集成簇,称为Lewy小体,变得有毒,破坏突触膜和轴突线粒体,并破坏神经元功能,特别是在多巴胺能和胆碱能神经元中。最终,神经突触丧失和神经元死亡。运动缺陷与PD相似,但也与AD相似,包括存在淀粉样斑块(常见)和神经纤维缠结(较不常见)。但是,与AD不同,LBD几乎没有脑萎缩[34]。

额颞叶痴呆(FTD)是一组额叶和颞叶基本退行性疾病,包括行为变异性额颞叶痴呆(bvFTD或Pick病)

和原发性进行性失语症(非流利性失语症和语义失语症)。更常见的形式是Pick病,其特征是额叶轻度至中度萎缩,颞叶早期保留,晚期退化,常局限于右侧半球,平均发病年龄为45~70岁,病程为3~17年。与AD相比,这些患者更容易迷失方向,但解决问题的难度更大。短期记忆和在适应环境的能力(视觉空间能力)在疾病过程的后期相对较弱。就像在AD中一样,语言功能在早期就被波及,同时人格和行为发生改变,包括失抑制。臆想症、精神分裂症、强迫症、抑郁和焦虑可能会非常严重,以至于这些人可能会被送进精神急症室,或者接受治疗,或者这些精神问题一直以来都被诊断为痴呆症。

与已经讨论的其他痴呆症(AD和LBD)类似,FTD是由tau蛋白、反式DNA结合蛋白[43](TDP-43)或肉瘤蛋白异常引起的。在FTD患者中,精神症状源于腹内侧皮质边缘旁皮质、前扣带回和岛叶皮质的早期变性。约15%的FTD患者还会出现运动神经元疾病,20%的帕金森病患者可通过没有手臂僵硬、没有静止性震颤和出现核上麻痹而与PD区别开来[35]。

血管性痴呆(VaD)

第二种最常见的痴呆是VaD。与许多痴呆症一样,VaD包括一组疾病,包括多发性梗死、关键部位梗死性和皮质下缺血性血管性痴呆。VaD与3种常见的血管疾病有关:动脉粥样硬化(ATS)、小血管疾病(SVD)或脑淀粉样血管病(CAA),如专栏17-9所述。VaD在有糖尿病和(或)高血压病史的患者中很常见。有趣的是,高血压与脑灌注不足和皮质厚度减少有关,这也可能造成痴呆症的发展。多发性梗死性痴呆,与它的名字一致,是由许多小梗死(腔隙性或微梗死)与较大梗死(可由ATS、SVD或CAA引起)同时或不同时发生的结果,尽管ATS似乎起着更大的作用。关键部位梗死性痴呆是由对认知和记忆功能至关重要的区域(如海马结构、丘脑旁核、脑室下)内的血管缺血引起的。主要由ATS引起的脑白质小血管内的血管损伤可导致轴突脱髓鞘和关键投射神经元的破坏,这被称为皮质下缺血性血管性痴呆[36]。

由于VaD的病变通常很小,当病变的负担高到足以造成明显的组织损失时,就会出现功能缺陷,因此进展通常是逐步的,而不是线性的。与AD不同,血管性痴呆可能伴有早期步态障碍、频繁跌倒和性格改变。由于皮质下区域更易发生危险或灌注问题,与AD患者相比，VaD 患者有可能表现为情感淡漠、抑郁，但较不易激动或精神错乱。最常见的痴呆比较见表17-6。

　　动脉粥样硬化（ATS）是脂质、胆固醇和蛋白质在大动脉壁内积聚成斑块，削弱动脉管壁，产生破裂和出血的可能性，表现为卒中。然而，这些斑块的碎片也可以脱落，并在较小的血管（较小的通常是亚临床梗死）内引起下游阻塞和缺血。

　　小血管病（SVD），顾名思义是一种小血管疾病，其特点是动脉壁硬化，周围组织灌注不足，与大血管中的 ATS 相似。另外，动脉硬化与小血管壁增厚有关，阻碍血液流动，可导致腔隙性（小）甚至更小的微梗死。SVD 通常早期局限于基底核，但随着时间的推移扩展到白质、丘脑和小脑。

　　脑淀粉样血管病（CAA）是血管平滑肌内淀粉样β蛋白沉积导致血管阻塞或破裂的结果。这首先发生在软脑膜和蛛网膜内的小血管中，这些小血管向大脑表面提供侧支循环，但最终发生在深部结构（海马结构、杏仁核）的血管中，最后发生在基底核、丘脑和脑干内。

正常压力性脑积水

　　正常压力性脑积水（NPH）与脑室扩大有关，但不增加颅内压或间质水肿；这种扩大造成深部白质缺血，使有髓纤维显得苍白。最终，会出现脑萎缩和痴呆。NPH 似乎是由于脑脊液向蛛网膜下隙的流出受到干扰所致（见第18章或脑脊液流动的综述）。有迹象表明，NPH 发生在可能患有婴儿外部性脑积水的个体中，这是一种因未成熟蛛网膜颗粒溶解而导致婴儿 CSF 吸收不良的情况。一种假设是，这种情况会触发另一种脑脊液流动途径，将液体转移到组织间隙，然后通过静脉内的小通道（水通道蛋白-4通道）进入静脉系统。然而，随着年龄的增长，这个二级系统被破坏，导致 NPH[37]。

　　正常压力脑积水会造成运动障碍和痴呆症。然而，它是少数可以治疗的痴呆症的原因之一。由于治疗师在评估步态和活动性方面的作用，他们通常是第一个发现与正常压力脑积水相关的症状模式的人。NPH 通常表现为进行性精神障碍、行走障碍和膀胱控制障碍。步态通常是缓慢和舒展的，膀胱控制问题在夜间更为普遍。这使得这些人有很高的跌倒风险，而且经常是在跌倒受伤后第一次出现在医疗系统。NPH

的症状很像阿尔茨海默病和帕金森病，因此常常被误诊或未被识别。当早期发现 NPH 时，在步态中断且没有明显智力退化时，分流（如第18章所述）通常在防止进一步恶化方面是有效的，并且可能促进运动能力的恢复。

　　Ludwig 夫人出现的症状与 AD 和 NPH 一致。因此，如果医生在筛查评估中得分在危险范围内，则应在推荐医生的情况下进行认知筛查，如 Folstein 简易精神状态检查（MMSE）或蒙特利尔认知评估（MoCA）。

　　另外，Ludwig 夫人可能患有甲状腺疾病或帕金森病。治疗师可以通过一个完整的系统检查来筛选这些疾病，包括皮肤、头发和体重的变化，因为这些系统的变化与甲状腺疾病是一致的。对音调、步态和运动技能的全面评估将确定帕金森病的运动症状是否存在，如僵直、运动减退和运动迟缓。

痴呆症的医学处理

痴呆症的评估与诊断

　　医生将对患者进行筛查或抑郁筛查，并进行血液测试，以确定引起痴呆的可逆性因素（如药物问题、感染、甲状腺功能减退、维生素 B_{12} 缺乏），包括检查血清电解质、血糖、尿素、氮、肌酐、维生素 B_{12} 水平、肝功能测试、甲状腺功能测试。对于可逆性痴呆，应尽快实施特定的治疗，以便在可能的情况下逆转损害，并阻止损害的进展。影像学仍有一些争议。然而，对于 NPH，影像学是诊断及寻找脑室扩大的关键。在 AD 患者中，影像学改变通常在疾病早期不明显，不要求提供治疗，也不会影响治疗结果。非 AD 型痴呆患者可能有 CT 或 MRI 改变。因此，建议对60岁以前发病、有局灶性体征或症状、或有早期步态障碍等较不常见痴呆表现的患者使用影像学检查。

干预

　　任何被诊断患有痴呆症的人都应该在诊断时接受家庭、护理人员和患者教育。AD 的治疗包括使用胆碱酯酶抑制剂，这有助于推迟症状的出现。研究表明，使用非甾体抗炎药的人比从不使用非甾体抗炎药的人患 AD 的风险低23%。尽管有这些发现，但使用非甾体抗

表17-6						
常见痴呆症的鉴别诊断						
	记忆力	语言	执行功能	视空间能力	行为	运动症状
AD	早期,短期>长期	词汇量匮乏	以记忆丧失为前兆	早期定向障碍	社交行为异常,晚期躁动不安	失用症,失语症,中后期发展为拖拽步态
血管性痴呆	差异性改变	若皮质区受损则出现失语症	差异性改变	差异性改变	情感淡漠或抑郁症	局灶性表现:若累及基底核,则轻度运动迟缓
LBD	警觉状态波动性改变,记忆不受干扰	语速变慢	受损	受损	幻觉,错觉	动作僵硬,迟缓,运动减少(帕金森步态)
FTD	注意力集中重于短期记忆力丧失	语言空洞,失语症先于痴呆发生	早期退变	无损伤	早期失抑制,疑病症,情感障碍,躁狂	缺乏协调性,僵硬,可能会感到无力

炎药治疗 AD 患者的研究表明,使用非甾体抗炎药来减缓 AD 的进展并无未积极作用。血管性痴呆是通过积极治疗心血管危险因素来控制的。LBD 的治疗可能很有挑战性。抗帕金森病药物可以减少锥体外系症状,但一般来说,不如治疗帕金森病患者有效。如前所述,NPH 采用分流处理。

攻击性行为可能是痴呆患者的常见症状,并对护理方面提出挑战。应避免使用约束装置,因为它们会增加患者焦虑,并可能导致受伤甚至死亡。行为管理技术是非常有效的,如果正确且持续实施(专栏 17-10),应该可以帮助治疗师处理具有攻击行为的患者。如果行为和非药物治疗失败,医生可以使用抗精神病药物。这些药物只有当患者对自己或他人有危险时使用。

痴呆症物理治疗管理

筛查

提示患者痴呆的症状或体征包括对探究性问题的肤浅回答、不恰当的衣着或卫生习惯、对以前治疗的记忆障碍。对于有痴呆症状或体征的高危人群,治疗师应进行认知筛查,如 MMSE 或 MoCA。在评估认知功能之前,首先确保患者的视觉和听觉足够理解指令。MMSE 是最常见的神经认知测验。这是一个筛选工具,允许临床医生识别存在潜在的认知问题的患者,但不诊断痴呆症或痴呆类型。MMSE 能够测量注意力、记忆、视觉空间和基本语言能力。MMSE 受个人文化和教育背景的影响,但在美国是最常用的测试。它不包括对执行功能的评估。MMSE 中得分<24 的个体应被认为筛查阳性或存在认知障碍而转诊给医生。时钟任务是评估执行功能的一种方法,通常与 MMSE 一起执行;这是一种简单的测试,要求患者:①画一个有数

专栏 17-10　行为管理技巧

- 让患者冷静下来,以身作则,保持冷静的职业行为
- 安抚并认可他们当下的感受
- 聆听他们所说的
- 保持目光接触
- 简化指令,如果可能的话,简化环境
- 试图改变其注意力目标
- 解释你要做的事情
- 调整交流的主题,不要与他们争论或强求他们明白理解
- 放慢速度
- 避免照顾者和所处的环境改变(一致的环境)
- 鼓励一致的照顾者
- 用徒手接触来改善与患者沟通,但不要用其来限制或控制他们。
- 对家庭给予教育和支持
- 尊重其人格并鼓励实现独立

字的时钟表面;②将时钟的指针放在指定的时间(11:10 或 1:45)。执行功能受损的患者难以执行复杂的任务,如时钟任务。他们可以执行任务的各个部分,但不能将它们组合起来完成整个任务。老年人、痴呆症患者、糖尿病患者、艾滋病患者或未受控制的高血压患者会存在执行功能问题。MoCA 是一个 30 分的测试,可以在 10 分钟内完成,认知障碍的截止点为 26 分。MoCA 检测早期认知障碍的敏感性和特异性分别为 100% 和 87%,而 MMSE 的敏感性和特异性分别为 78% 和 100%。由于 MoCA 评估了多个认知领域,它可能是一个有用的认知筛查工具,可用于筛查影响年轻人群的几种神经疾病,如帕金森病、血管认知障碍、亨廷顿舞蹈病、转移性脑瘤、原发性脑肿瘤(包括高级别和低级

别胶质瘤）、多发性硬化，以及其他情况，如创伤性脑损伤、抑郁、精神分裂症和心力衰竭[38]。

病例C：第4部分

　　Ludwig 夫人接受了彻底的评估，治疗师与医生就与认知有关的新问题进行沟通。治疗路德维希夫人背部疼痛的治疗可以向前推进。对背部疼痛的治疗也考虑到了认知方面的问题，比如确保 Ludwig 人写好了使用说明，保持一个一致的结构和锻炼计划，并保证所有说明简单易懂。

痴呆症的运动学习

　　痴呆患者在与记忆、情绪和执行功能相关的领域有缺陷，但在与运动学习相关的领域不一定有损害。事实上，痴呆患者可以学习运动技能。记住，程序性学习使用的是大脑的不同区域，它不是语义学习，不需要完成一项任务的明确知识（见第7章）。但是，对于患有痴呆症的人，随机练习不会带来任何好处，并且可能会阻碍学习，而集体封闭练习，即使个体没有明确的对练习或学习的记忆也会跟着学习。在阿尔兹海默病患者中也尝试进行了封闭训练，但是没有明显的学习效果。结果显示，阿尔兹海默病患者可以获得运动技能，表现出完整的内隐记忆和学习，但没有外显记忆和学习。因此，他们能够学习运动技能，即使他们不记得曾经练习过，也无法描述他们将要做什么。运动学习是可能的，因为参与技能习得的皮质下结构（如小脑、基底节）不像皮质和海马结构那样受到阿尔兹海默病的影响。有一种假设认为，患有 AD 的个体不能发展出一种运动模式，这种模式与运动感觉的储存、发生的环境、运动参数和对结果的了解有关；不能形成运动模式很可能是由于大脑皮质和海马结构的参与，因此运动模式的各个方面没有被编码，限制了新学到的技能向新情况的转移。因此，如果运动技能是在进行技能训练的环境中练习的，物理治疗应该是有效的[39]。

痴呆患者的物理治疗

　　痴呆患者应该接受所有肌肉骨骼疾病的治疗，如扭伤、骨折或关节置换，就像没有受伤的患者一样。治疗将根据内隐学习的指导原则进行管理，使用大量的重复和较小的变化，并允许在学习过程中出现少量错误[40]。治疗的目标和时间也应该修改，以适应痴呆症患者的能力。在某些情况下，最合适的治疗方法可能

是训练患者使用助行器来提高安全性。这可以由物理治疗师开始，然后由护理人员继续。因此，一个合适的护理计划应该是要看患者训练2~3次，以确定合适的辅助设备，然后培训护理人员继续该计划。或者，教导痴呆症患者在行走和转移的时候，使用滚轴机预防摔倒，可能需要比没有痴呆症的人更多的治疗疗程，以便为跌倒发生的每项技能提供足够数量的集体练习。

　　已经有很多研究评估了运动对痴呆患者认知功能和自我照顾的影响，最常见的是阿尔兹海默病患者。在最近的 Cochrane 综述中，一些运动项目可以改善痴呆患者的认知功能和 ADL。然而，目前的试验在使用的运动类型（平衡活动、步行、特定的任务、力量训练）、持续时间（2周至12个月）、频率（2~5次/周）和持续时间（20~75分钟）方面存在很大差异，因此尚未建立具体的指导方针或运动计划[41]。

体适能与运动治疗预防痴呆症

　　有氧运动对海马结构的神经生成和血管生成都有益处，它也可增加突触的可塑性，促进海马神经元整合到现有的大脑网络中。在一项针对 AD 高危人群的研究中，在18个月的时间里，那些体力活动较多的人比那些不活动的人表现出更少的海马结构萎缩。然而，在低风险或已经发展为 AD 的个体中，没有观察到体力活动的保护作用，这表明运动的益处可能取决于个体的遗传或生理结构。锻炼的类型很重要，因为锻炼的好处因锻炼的类型而异。脑源性神经营养因子（BDNF）是重要的，因为它支持现有神经元的存活和新神经元的生长，而胰岛素样生长因子1（IGF-1）支持神经发生、血管生成和神经可塑性，尤其是脑损伤后。有氧运动可上调 BDNF，而阻力运动可上调 BDNF 和 IGF-1。大量证据表明 BDNF 是运动改善脑功能和认知功能的重要因素，但年龄的影响尚不清楚[42]。

　　有证据表明有氧运动有益于认知能力、大脑功能和大脑结构。晚年有氧训练有益于执行功能，包括多任务处理、计划和抑制无关信息。所有这些功能都是在前额叶皮质完成的。动物模型表明，运动可以改善结构完整性（神经发生和血管生成），增加神经营养物质产生，从而促进脑细胞生长、分化、存活和修复。由于功能的改善通常是在没有明显的神经发生的情况下出现的，因此它可能在功能表现的改善中不起重要作用。因此，血管生成可能是在这些研究中发现功能改善的基础。然而，有两项研究表明，有氧运动相关的海

马血管生成在年轻而非老年小鼠中增加,这就提出了一个问题,即老年系统是否可以实现这些益处[43]。

流行病学和前瞻性研究支持有氧健身对健康的认知大脑功能和延缓痴呆症发病的作用。迄今为止,对人类的研究主要是回顾性的,因此,他们的结论是有限的。他们指出,中年时更活跃的人在老年时认知能力下降或患痴呆的可能性较低。此外,这些研究并没有具体告诉我们是什么实现了对认知能力下降的保护。阻力运动也被研究作为一种保护认知功能的手段,但迄今为止的研究结果还不明确。当训练是渐进的并且持续超过6个月时,使用了单次重复最大力量的50%~80%的阻力运动方案,最终促进了记忆力的改善。另一项研究显示,在每周进行1~2次阻力训练1年后,患者的注意力选择和冲突解决能力有所提高。鉴于不同研究的差异,有氧训练可能对某些个体更为有效,对其他个体阻力训练则更为有效,而对另一些个体则是两者的结合[43]。

尽管有与运动和认知方面有一些积极的发现,但仍不清楚运动的益处是否能在老年人身上实现,仍无法确定最好的运动类型或如何改善认知功能的特定领域。此外,大多数研究都是在经历健康衰老的人身上进行的。运动对减缓或预防AD等疾病的益处仍然模棱两可,需要更明确的研究。总的来说,结构化的、个性化的、高强度的、长时间的、多成分的锻炼最能保证或保持认知功能[44]。

参考文献

1. Seidler RD, Bernard JA, Burutolu TB, et al. Motor control and aging: links to age-related brain structural, functional, and biochemical effects. *Neurosci Biobehav Rev*. 2010;34(5):721-733.

2. Schut LJ. Motor system changes in the aging brain: what is normal and what is not. *Geriatrics*. 1998;53(S1):S16-S19.

3. Salat DH, Buckner RL, Snyder AZ, Greve DN, Desikan RSR, Busa E, Morris JC, Dale AM, Fischl B. Thinning of the cerebral cortex in aging. *Cereb Cortex*. 2004;14(7):721-730.

4. Courchesne E, Chisum HJ, Townsend J, Cowles A, Covington J, Egaas B. Normal brain development and aging: quantitative analysis at in vivo MR imaging in healthy volunteers. *Radiology*. 2000;216:672-682.

5. Ota M, Obata T, Akine Y, Ito H, Ikehira H, Asada T, Suhara T. Age-related degeneration of corpus callosum measured with diffusion tensor imaging. *NeuroImage*. 2006;31:1445-1452.

6. Wickremaratchi MM, Llewelyn JG. Effects of ageing on touch. *Postgrad Med J*. 2006;82:301-304.

7. Ding B, Ling HW, Zhang Y, Huang J, Zhang H, Wang T, Yan FH. Pattern of cerebral hyperperfusion in Alzheimer's disease and amnestic mild cognitive impairment using voxel-based analysis of 3D arterial spin-labeling imaging: initial experience. *Clin Interv Aging*. 2014;9:493-500.

8. Sibille E, Su J, Leman S, et al. Lack of serotonin1B receptor expression leads to age-related motor dysfunction, early onset of brain molecular aging and reduced longevity. *Mol Psychiatry*. 2007;12(11):1042-1056.

9. Romero DH, Stelmach GE. Changes in postural control with aging and Parkinson's disease. *IEEE Eng Med Biol Mag*. 2003;22(2):27-31.

10. Taylor JA, Tan CO. BP regulation VI: elevated sympathetic outflow with human aging: hypertensive or homeostatic? *Eur J Appl Physiol*. 2014;114:511-519.

11. Peters A, Sethares C. Is there remyelination during aging of the primate central nervous system? *J Comp Neurol*. 2003;460:238-254.

12. Deschenes MR. Motor unit and neuromuscular junction remodeling with aging. *Curr Aging Sci*. 2011;4(3):209-220.

13. Nilwik R, Snijders T, Leenders M, Groen BBL, van Kranenburg J, Verdijk LB, van Loon LJC. The decline in skeletal muscle mass with aging is mainly attributed to a reduction in type II muscle fiber size. *Exp Gerontol*. 2013;48:492-498.

14. Frontera WR, Zayas AR, Rodrigues N. Aging of human muscle: understanding sarcopenia at the single muscle cell level. *Phys Med Rehabil Clin N Am*. 2012;23(1):201-207.

15. Henwood TR, Rick S, Taaffe DR. Strength versus muscle power-specific resistance training in community-dwelling older adults. *J Gerontol*. 2008;63A(1):83-91.

16. Mahncke HW1, Bronstone A, Merzenich MM. Brain plasticity and functional losses in the aged: scientific bases for a novel intervention. *Prog Brain Res*. 2006;157:81-109.

17. Petrash JM. Aging and age-related diseases of the ocular lens and vitreous body. *Invest Ophthalmol Vis Sci*. 2013;54:ORSF54-ORSF59.

18. Wang Y, Xu K, Zhang H, Zhao J, Zhu X, Wang Y, Wu R. Retinal ganglion cell death is triggered by paraptosis via reactive oxygen species production: a brief literature review presenting a novel hypothesis in glaucoma pathology. *Mol Med Rep*. 2014;10:1179-1183.

19. Sharma K, Sharma NK, Anand A. Why AMD is a disease of ageing and not of development: mechanisms and insights. *Front Aging Neurosci*. 2014;6(151):1-11.

20. Lee KY. Pathophysiology of age-related hearing loss. *Korean J Audiol*. 2013;17:45-49.

21. Bhutto A, Morley JE. The clinical significance of gastrointestinal changes with aging. *Curr Opin Clin Nutr Metab Care*. 2008;11:651-660.

22. Beir ME, Ackerman PL. Age, ability, and the role of prior knowledge on the acquisition of new domain knowledge: promising results in a real-world learning environment. *Psychol Aging*. 2005;20(2):341-355.

23. Glisky E. Chapter 1: Changes in cognitive function in human aging. In: Riddle DR, ed. *Brain Aging: Models, Methods, and Mechanisms. Frontiers in Neuroscience*. Boca Raton, FL: CRC Press; 2007.

24. Available at: http://www.alz.org/downloads/facts_figures_2012.pdf

25. Available at: http://www.ninds.nih.gov/disorders/dementias/dementia.htm

26. Cummings JL, Benson DF. *Dementia: a clinical approach*. 2nd ed. Boston, MA: Butterworth-Heinemann; 1992.

27. Kroenke K, Spitzer RL, Williams JBW. The Patient Health Questionnaire-2: validity of a two-item depression screener. *Med Care*. 2003;41:1284-1292.

28. Downing LJ, Caprio TV, Lyness JM. Geriatric psychiatry review: differential diagnosis and treatment of the 3Ds – delirium, dementia, and depression. *Curr Psychiatry Rep*. 2013;15(365):1-10.

29. McCusker J, Cole M, Dendukuri N, Han L, Belzile E. The course of delirium in older medical inpatients. *J Gen Intern Med*. 2003;18(9):696-704.

30. Jacobs DH, Adair JC, Williamson DJ, Na DL, Gold M, et al. Apraxia and motor-skill acquisition in Alzheimer's disease are dissociable. *Neuropsychologia*. 1999;37:875-880.

31. Souder E, Chastain J, Williams RD. Dementia in the new millennium. *Medsurg Nurs*. 2002;11(2):61-69.

32. Vinters HV. Emerging concepts in Alzheimer's disease. *Ann Rev Pathol: Mech Dis*. 2014;16(57):291-319.

33. Vicioso BA. Dementia: when is it not Alzheimer's disease? *Am J Med Sci*.

2002;324(2):84-95.

34. Overk CR, Masliah E. Pathogenesis of synaptic degeneration in Alzheimer's disease and Lewy body disease. *Biochem Pharmacol*. 2014;88:508-516.

35. Karageorglou E, Miller BL. Frontotemporal lobar degeneration: a clinical approach. *Semin Neurol*. 2014:34:189-201.

36. Thal DR, Grinberg LT, Attems J. Vascular dementia: different forms of vessel disorders contribute to the development of dementia in the elderly brain. *Exp Gerontol*. 2012;47(11):816-824.

37. Bradley WG. CSF flow in the brain in the context of normal pressure hydrocephalus. *Am J Neuroradiol*. 2015 (epub ahead of print 10.3174/ajnr.A4124).

38. Oudman E, Postma A, Van der Stigchel S, Appelhof B, Wijnia JW, Nijboer TCW. The Montreal Cognitive Assessment (MoCA) is superior to the Mini Mental State Examination (MMSE) in detection of Korsakoff's syndrome. *Clin Neuropsychol*. 2014;28(7):1123-1132.

39. Dick MB, Hsieh S, Dick-Muehlke C, Davis DS, Cotman CW. The variability of practice hypothesis in motor learning: Does it apply to Alzheimer's disease? *Brain Cogn*. 2000;44:470-489.

40. White L, Ford MP, Brown CJ, Peel C, Triebel KL. Facilitating the use of implicit memory and learning in the physical therapy management of individuals with Alzheimer disease: a case series. *J Geriatr Phys Ther*. 2014;37:35-44.

41. Forbes D, Thiessen EJ, Blake CM, Forbes SC, Forbes S. Exercise programs for people with dementia (review). *Cochrane Database Syst Rev*. 2013;12:Art No.:CD006489 (doi:10.1002/14651858.CD006489.pub3)

42. Smith JC, Nielson KA, Woodard JL, et al. Physical activity reduces hippocampal atrophy in elders at genetic risk for Alzheimer's disease. *Front Aging Neurosci*. 2014;6:61.

43. Voss MW, Nagamatsu LS, Liu-Ambrose T, Kramer AF. Exercise, brain, and cognition across the life span. *J Appl Physiol*. 2011;111:1505-1513.

44. Kirk-Sanchez NJ, McGough EL. Physical exercise and cognitive performance in the elderly: current perspectives. *Clin Interv Aging*. 2014;9:51-62.

复习题

1. 灰质中与年龄相关的最大差异发生在大脑的哪个区域?

    A. 前额叶皮质   B. 运动皮质

    C. 枕叶皮质区   D. 感觉皮质

2. 杂耍是一种双手性的任务,这些双手性的技能会随着年龄的增长而下降,因为大脑的哪个区域发生了变化?

    A. 扣带回   B. 胼胝体

    C. 海马结构   D. 枕叶皮质区

3. 在动物模型中,下列哪一种神经递质水平下降与活动水平下降有关?

    A. 乙酰胆碱   B. 多巴胺

    C. 去甲肾上腺素   D. 5-羟色胺

4. 在衰老过程中,肌肉纤维会转变为慢收缩型。至少部分原因是?

    A. 背根神经节变性

    B. 失神经后远端轴突再生

    C. 交感神经外束中神经节前细胞体的丢失

    D. 股薄束有髓纤维减少

5. Smith 夫人今年90岁,由于在不平的路面上行走困难,无法在路边上下台阶,她无法在没有帮助的情况下离开家。这些功能丧失被认为是与衰老相关的正常年龄下降是否正确?

    A. 正确   B. 错误

6. 现年70岁的 Thomas 先生每周都去当地的健身房举重。他不参加任何有氧运动。运动计划可为 Thomas 先生提供以下哪些好处?

    A. BDNF 的上调

    B. 小脑萎缩减少

    C. 运动肌肉纤维的反向型转换

    D. 以上都不是,只有有氧运动才能改善神经功能

7. 根据负可塑性模型,典型的年龄相关的躯体感觉变化可导致以下哪种情况?

    A. 运动量降低

    B. 感觉输入受损或错误

    C. 增加感觉输入的复杂性

    D. 神经系统无法随着年龄的增长而改变

8. 治疗或平衡功能受损的干预会通过以下哪种方式限制或逆转衰老老年人的不良可塑性改变?

    A. 减少活动中的感觉输入,如限制反馈

    B. 提供一个平衡训练计划,逐步增加难度

    C. 指导患者避免在不平的路面上行走

    D. 在所有活动期间提供或使用辅助设备

9. 与年龄相关的典型步态变化包括以下哪些?

    A. 节奏增加

    B. 摆动项与支撑项之比降低

    C. 躯干旋转增加

    D. 初次接触时脚尖着地

10. 以下哪一项是固化智力的例子?

    A. Smith 先生给孙子讲了一个故事,描述自己在二战中使用的作战策略,以及这些策略和现在使用的策略有什么相似之处

    B. Smith 先生宣布自己知道如何赢得最近的一场

战斗,并描述了一种策略,这是他在第二次世界
大战中曾使用过的

C. Smith 先生宣布他提出了一个新的作战战略,
应该在当前的战区使用

D. Smith 先生根据他对每架飞机炸弹数量的了解
和他从新闻短片中计算出的飞机数量,计算出
最近一次战斗中投下的炸弹数量

11. 衰老对注意力有以下哪些影响?

A. 降低选择相关刺激的能力

B. 降低关注

C. 削弱分散注意力的能力

D. 削弱重组信息的能力

12. 衰老对哪种类型的记忆影响最大?

A. 外显记忆   B. 内隐记忆

C. 程序性记忆   D. 语义记忆

13. 下列哪项被认为是更高层次的认知功能?

A. 注意   B. 记忆

C. 言语和语言   D. 处理速度

14. 可治疗或可逆性痴呆症最常见的原因是?

A. 阿尔茨海默病

B. 抑郁症

C. 正常压力性脑积水

D. 酗酒

15. 谵妄与痴呆的不同之处?

A. 意识不受影响   B. 发病为急性

C. 注意力减退   D. 失眠症

16. 步态的变化首先发生在阿尔茨海默病的哪个阶段?

A. 早期   B. 中期

C. 晚期

17. Thomas 先生注意力下降,记忆力受损,他的妻子
抱怨说他变得非常傲慢,开始接近年轻女性,并称
赞她们很漂亮。她说他一直是一个害羞和内向的
人。根据这个描述 Thomas 先生最可能患有哪种
痴呆症?

A. 阿尔茨海默病   B. 额颞叶痴呆

C. 路易体痴呆   D. 血管性痴呆

18. MMSE 量表包括对执行功能的评估是否正确?

A. 正确   B. 错误

19. Ludwig 夫人被教导在从坐姿转换为站立姿态时,
要快步走到椅子边缘并身体前倾。她可以在没有
提示的情况下在餐厅里完成这个动作。当被要求
转告她的女儿自己的治疗情况时,她不记得治疗
师曾经为自己治疗过。关于 Ludwig 夫人的学习,
下列哪个陈述是正确的?

A. 她还没学会如何转移

B. 她明确学习了转移技能

C. 她在转移技能方面表现出内隐学习

D. 她有运动学习障碍,不应该接受治疗

20. 当 Ludwig 夫人患有阿尔茨海默病时,她变得激动
起来,开始大喊"下船"。治疗师应该以什么方式回
应?

A. 让助理接手,更换看护人可能会帮助她平静下来

B. 解释一切正常时避免眼神交流

C. 双手放在 Ludwig 太太的肩上,用力向下按压

D. 根据 Ludwig 夫人的喊叫回应说:"我知道你很
难过,你需要站起来吗?"

答案

1. A	2. B	3. D	4. B	5. B
6. A	7. B	8. B	9. B	10. A
11. C	12. A	13. C	14. B	15. B
16. B	17. B	18. B	19. C	20. D

神经管疾病和脑积水

Jill C. Heathcock, Deborah S. Nichols-Larsen

第 18 章

学习目标

- 鉴别神经管发育缺陷的流行病学和病理生理学。
- 识别脊髓脊膜膨出的常见感觉运动缺损和相关并发症。
- 确认并选择脊髓脊膜膨出患儿最佳的物理治疗干预措施。

病例 A：第 1 部分

Dylan 是一名患有脊髓脊膜膨出的 15 岁男孩。他的出生病史为在妊娠 20 周时通过超声波检查确诊为脊髓脊膜膨出。Dylan 在胎龄 38 周时通过剖宫产出生。他在 24 小时后进行了关闭病灶的产后手术，手术期间确定他在 L1/L2 病变水平最高。他在 3 周大时接受了第二次手术，植入了脑室-腹膜分流器。由于双侧髋关节发育不良，他在出生后的前 6 个月佩戴了 Pavlik 吊带，并在之后的人生中接受过多次物理治疗。Dylan 不会走路，在 6 岁之前一直穿着吊带辅助站立，并使用助行器在家中行走。目前，他正在接受脊柱侧弯脊柱融合术并且有一些限制，包括躯干不能屈曲、手臂不能推拉。他配备了胸-腰-骶椎矫形器（TLSO），以防止恢复期间躯干外翻。Dylan 无法用腿进行推拉。脊柱侧弯手术后，他的双侧踝关节活动度不足 5°，超过 20°的髋关节屈曲挛缩已经得到纠正。在过去的 1 年里，他的体重也增加了 30 磅（1 磅≈0.453kg），现在重 150 磅。Dylan 2 个月后就要上高中了。他现在坐的手动轮椅已经用了 2 年，椅子太小了，由于手术的限制，他推不动。现在，Dylan 坐在手动轮椅上的时候，他的妈妈会推他。在学校里，一个同学把他从一个班级推到另一个班级。

概述

要了解 Dylan，我们将首先讨论神经管缺陷，包括脊柱裂和脊髓脊膜膨出（MMC）。在临床实践中，脊柱裂和脊髓脊膜膨出这两个术语经常互换使用。然而，它们实际上是指相关的先天缺陷。脊柱裂是脊柱棘突闭合的缺陷；在脊髓脊膜膨出的病例中，这种脊柱缺陷与神经管缺陷有关，该缺陷导致神经和脊柱组织在脊柱外突出，通常在硬膜囊内，并伴有继发性神经损伤和突出部位以下的麻痹（图 18-1）。神经管缺陷不局限于脊髓区域，实际上可能发生在神经管的任何区域。因此，可能包括对大脑、脑干和脊髓的损伤。在多数情况下，对子宫内的胎儿进行超声波检查，可以看到脊柱元件的缺陷和突出。

神经管缺陷

神经管缺陷是发育中的神经系统受到某种破坏的结果，导致非常严重的先天性缺陷。这些缺陷发生在受孕 3~4 周内的神经形成期间（专栏 18-1）。在这个早期阶段，胎儿的发育是原始但至关重要的，因为这些结构后来会成为中枢神经系统（CNS）。神经管的闭

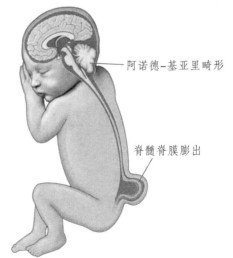

图 18-1 脊髓脊膜膨出和阿诺德-基亚里畸形（A-CM）的图示。脊柱缺损（脊髓脊膜膨出）通常出现在胸腰椎，表现为带有神经和脑膜内容物的膨出囊；相关的阿诺德-基亚里畸形显示在颅颈弯曲处，小脑向下突出到枕骨大孔。

阿诺德-基亚里畸形

脊髓脊膜膨出

合首先在胚胎发育第 21 天左右发生在管中间，然后它同时向头部和尾部方向闭合（图 18-4）。值得注意的是神经形成发生在胚胎发育的极早阶段，此时准妈妈可能还不知道自己怀孕了，或者刚刚错过月经周期。

神经管缺陷的位置、大小和内容不仅对生命和生存能力很重要，而且对未来残疾的预测也很重要。神经管缺陷的位置，后来被称为病变，是神经管缺陷发生的地方，可能发生在神经管的颅骨或脊髓部分。然而，它不会发生在管的中间，因为那部分首先关闭。大小是指病变有多大或者它跨越多少脊柱，范围从非常小到非常大。开放段的长度和位置（神经管未闭合区域）决定了其严重程度。内容物是囊内的东西，可能包括大脑、颅骨、脊髓、周围神经、脑膜和脑脊液的成分或这些的任何组合。

专栏 18-1　神经系统的发育（神经形成）

要了解神经管缺陷，首先必须对胚胎发育有一些了解。在受精后的几天内，胚胎会由三层组织组成：内胚层（内层）将形成大部分内部器官；中胚层（中间层）将形成肌肉、结缔组织和心血管系统；外胚层（外层）将形成皮肤和神经系统。在外胚层内，神经系统由中央部分形成，称为神经板。随着时间的推移，神经板会自行折叠（内陷），首先形成神经沟，然后在背侧汇合形成神经管（图 18-2）。一些神经嵴细胞保留在神经管外并形成神经系统的背根和交感神经节。一旦神经管形成，细胞增殖就会不均匀地沿着神经管发生，从而随着神经管的弯曲出现一系列囊泡，以允许其在发育中的胎儿内扩张。早期，在管的头端出现3个囊泡，称为：①前脑——将成为大脑半球最靠前的部分；②中脑——将成为大脑的中间部分；③菱脑——将成为脑桥、小脑和髓质的最尾部囊泡（图 18-3A）。进一步的细胞增殖导致最终扩展到成熟大脑区域的五囊泡结构（图 18-3B）。前脑将扩展为端脑，形成大脑半球和间脑，最终形成眼睛的神经部分（视网膜、晶状体）、下丘脑、丘脑、上丘脑和底丘脑。中脑仍然是一个单一的结构，将发育为成熟的中脑。菱脑分为2个囊泡，形成脑桥、小脑的后脑和髓质的中脑。髓脑与将形成脊髓的剩余神经管相连。随着囊泡结构的出现，神经管开始向外扩张，为前两个弯曲提供进一步扩张的空间：一个在中脑和菱脑之间（头曲），另一个在菱脑和剩余的神经管之间（颈曲）。五囊泡结构在后脑和中脑之间形成第三个弯曲，称为脑桥曲（图 18-3C）。神经管的中央开口发育成脑室、大脑导水管和椎管，其中含有脑脊液。

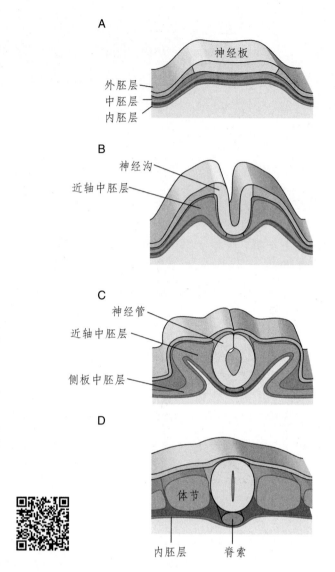

图 18-2　神经管的发育。（Reproduced with permission from Kandel ER, Schwartz JH, Jessell TM, Siegelbaum SA, Hudspeth AJ. Principles of Neural Science, 5th ED, New York, NY: McGraw-Hill.2013.Figure 52-1A-D Illustrations Only, p. 1166.）

脑神经管病变

与延髓神经管闭合失败有关的有3种主要类型的脑神经管缺陷。无脑畸形是指没有颅骨闭合或覆盖的大脑的全部或大部分缺失。这些婴儿通常无法在妊娠期存活下来，但如果存活下来，则会在出生后的最初几个小时内死亡。积水型无脑畸形是指大脑半球或大脑皮质的缺失，通常被脑脊液取代。头骨和脑膜可能完整，也可能不完整。如果颅骨和脑膜完好无损，并且在没有宫内成像的情况下，缺陷在出生时可能不明显，在某些情况下，可能几个月都不会被诊断出来。通常，小脑和脑干是可以形成的，因此例如吸吮和吞咽反射，以

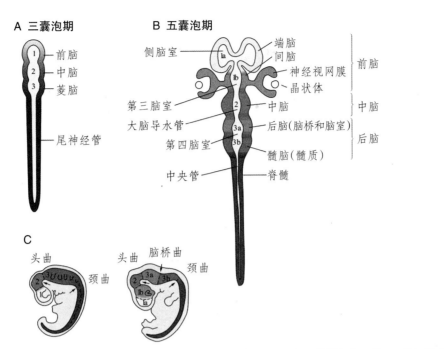

图18-3 神经囊泡的发育。(Reproduced with permission from Kandel ER.Schwartz JH.Jessell TM, Siegelbaum SA, Hudspeth AJ.Principles of Neural Science,5th ED, New York,NY: McGraw-Hill;2013.Figure 52-2,Parts A,B,&D Only,p.1167.)

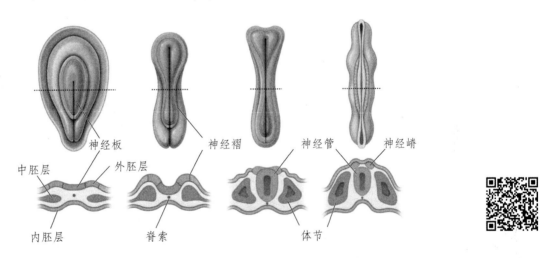

图18-4 神经管闭合。神经管的闭合从中心开始,并在头端和尾端进行。

及自发的手臂和腿部运动可能存在。

积水型无脑畸形非常罕见,每 200 000 例新生婴儿中不到 1 例,但患有积水型无脑畸形的婴儿可以存活数年,甚至有些人能活到 30 多岁。随着孩子年龄的增长,通常会出现烦躁、喂养困难和明显的运动迟缓,经常出现癫痫和呼吸问题,有些需要实施气管切开术和通气技术。脑膨出是一种较小的大脑部分突出的颅骨缺损,通常发生在额叶或枕骨区域(图 18-5)。枕部脑膨出在北美更常见,而额部病变(面部区域)在亚洲更常见,需要手术修复以消除该病变。脑膨出也很罕见,每 10 000 名新生婴儿中仅有 1.4 例[1]。如果囊中有脑组织,则损伤更严重,甚至可能危及生命。如果囊内没有脑组织,那么即使是大的囊肿也可以切除;在这种情况下,脑损伤是基于脑损伤位置的局灶性神经损伤。如果囊的内容物不包括脑组织,则修复和预后通常比较良好,但这取决于缺损的位置。脑积水是脑膨出的常见并发症[1]。

脊髓水平的病变

神经管缺陷在脊柱水平上更为常见,尤其在胸椎下段和腰椎水平最为常见。脊椎由 7 个颈椎、12 个胸椎、5 个腰椎和 5 个骶椎构成。椎体的形状和大小因位

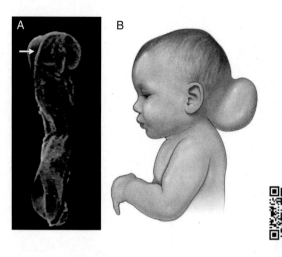

图18-5　脑膨出的图示。(A)箭头标记为神经管的点，在该点闭合失败可能导致脑膨出缺陷。(B)随着发育的继续，脑膨出将在颅骨缺损部位表现为一个膨胀的囊，囊内有脑膜和神经内容物。

置而异。椎骨为脊髓提供了很多保护。椎板形成并覆盖脊髓所在的椎管，小关节与上方和下方的椎骨相连。在发育过程中，每块椎骨都以与神经管相似的方式形成，向自身屈曲并在背部聚集到棘突中。脊柱裂和神经管缺陷是由于椎板和棘突缺失或畸形。脊柱闭合不全，也被称为脊柱裂，是脊柱某个水平的一个或多个棘突闭合的缺陷。隐匿性脊柱闭合不全或隐匿性脊柱裂是最轻度和最常见的形式，存在于10%~20%的健康婴儿中，指椎管中包含脊髓、脑膜和脑脊液，但没有椎板或棘突。缺损处有皮肤覆盖，可能有一个酒窝、一小块头发、色素变化或缺失棘突上的小肿块。通常，这种缺陷不会引起任何神经系统问题，而且大多数人并不知道他们有这种缺陷。然而，在脊髓附着到周围组织的情况下，脊髓栓系与隐匿性脊柱闭合不全的发生率较高。随着儿童年龄的增长，脊髓束缚变得越来越严重，因为随着脊柱的生长，束缚会拉动脊髓，因此他们的成长会对脊髓造成损害。值得注意的是，与脊柱相比，脊髓的生长速度较慢，程度也较轻。因此，生长会导致拉长，从而损坏脊髓。

脑膜膨出是指没有椎板或棘突，脊髓仍包含在椎管内，椎管外有脑膜和脑脊液突出。脑膜膨出是罕见的，但有可能通过手术切除膜或囊肿，并对任何神经通路都几乎没有损害。脊髓脊膜膨出是指没有椎板或棘突，突出的囊包含脊髓、脑膜和椎管外脑脊液的成分。它是与脊柱裂相关的最严重的神经管缺陷疾病，这意味着在胎儿发育期间，脊髓位于体外封闭或开放的囊中。如果囊是封闭的，意味着被皮肤覆盖，那么里面的

内容物就有了一些保护。囊的形状可以长而细，类似于尾巴或手指，也可以圆而宽，如图18-6所示。在子宫内组织和神经暴露于羊水并在出生后暴露于环境中任何事物的地方，囊也可以是开放的。因此，有开放性病变的婴儿面临着更大的风险或严重感染。脊髓脊膜膨出是脊柱裂伴神经管缺陷的最常见形式。由于这个原因，脊髓脊膜膨出和脊柱裂这两个术语经常互换使用。然而，重要的是要记住它们实际上是不同的。对于脑膜膨出和脊髓脊膜膨出，婴儿都有明显的缺陷。

脊髓脊膜膨出（MMC）

> **病例A：第2部分**
>
> 在我们的病例中，Dylan在子宫内出现L1/L2处的MMC，这意味着该囊位于L1和L2之间，这是该病变的常见位置。他在子宫内通过超声被诊断出来，并在出生时或出生后不久就出现了几种常见的并发症（阿诺德-基亚里畸形、脑积水和髋关节脱位）。在接下来的讨论中，我们将研究MMC的诊断方式、MMC的功能表现和与该缺陷相关的并发症。

由于MMC是脊柱裂最常见的形式，需要大量的物理治疗，因此本章的大部分内容将集中讨论这种疾病。脊柱裂这个术语经常被康复领域用作MMC的同义词，但我们将在下面的讨论中区分两者。

病变部位

MMC患者的病变位置通常在脊柱的胸椎、腰椎或骶椎水平，很少在颈椎；对于脑膜膨出和隐匿性脊柱裂也是如此。运动和感觉障碍包括麻痹和感觉丧失，以及在病变水平以下的触觉、疼痛、温度和本体感觉。肠道、膀胱和性功能障碍与脊髓损伤患者相似。

病因

神经管缺陷的具体原因尚不清楚，但营养和遗传学似乎在产生神经管缺陷的发育中断中起着关键作用。叶酸和其他维生素在神经管的发育过程中极为重要。有几项公共卫生运动旨在让女性在计划怀孕时开始每天服用400 μg叶酸补充剂，而不仅仅是在怀孕后。尽早开始补充的一个原因是神经管的形成在受孕后早期便开始发生[2]。MMC的发展似乎也与遗传因素有关。例如，如果一个兄弟姐妹或母亲患有脊柱裂，或

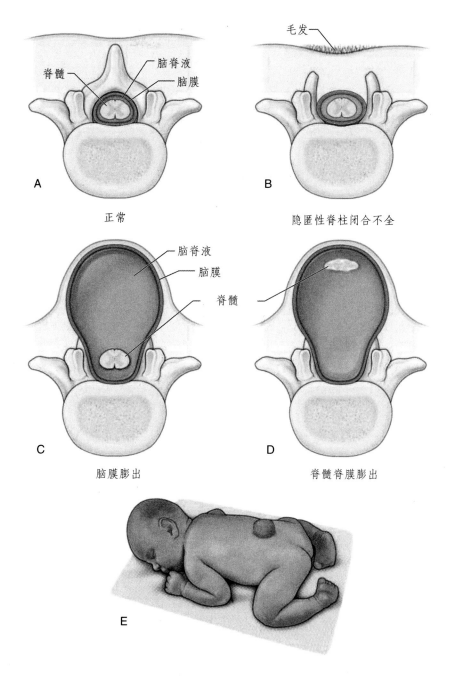

图18-6 脊柱裂缺损。(A)正常的棘突和椎骨。(B)隐匿性脊柱闭合不全(棘突闭合失败,椎管内容物没有突出),上面皮肤有毛斑。(C)脑膜膨出。充满液体的脑膜囊通过脊髓缺损突出,脊髓包含在椎管中。(D)脊髓脊膜膨出。脑膜囊内的脊髓通过脊髓缺损突出。(E)婴儿出生时脊髓脊膜膨出缺损的表现。

者之前怀孕时患有神经管缺陷,那么脊柱裂的风险就会增加。因此,这表明存在遗传影响。总体而言,人们认为营养、环境和遗传因素共同导致脊柱裂及其相关的神经管缺陷。

发病率

MMC 是第二常见的先天性出生缺陷,每 1000 例

新生婴儿中发生 0.2~3 例。这是一种终身残疾。准妈妈们也经常在孕中期接受简单的血液检查以检测发育障碍,血液中甲胎蛋白的存在表明可能存在神经管缺陷,并且准确率为 70%~80%。测试呈阳性的母亲通常会接受额外的超声波检查以检查缺陷。羊膜穿刺术(一种用针从子宫内抽取羊水的侵入性测试)也可以检测甲胎蛋白。然而,超声是最常用的识别方法,最常在

妊娠 18~21 周完成[3]。由于在妊娠早期补充叶酸和改善营养，MMC 的发生率一直在下降，并被认为正在趋于稳定[2]。

病例 A：第3部分

在我们的案例中，Dylan 的缺陷是在 20 周时通过胎儿超声诊断出来的，在这个时间点的超声检查很常见，通常可以在胎儿发育的中期发现这种缺陷。

手术处理

手术处理对于保护和预防脊髓和周围神经的进一步损伤是必要的。这是对病变的手术修复，但无法修复受损的神经组织。目前，一旦脊髓和周围神经受损，就无法手术修复。手术的目标是将神经组织放回脊柱，保护它免受未来的伤害，并防止感染。手术可以在 2 个时间段进行：产后和产前[4]。产前手术是指在子宫内进行关闭胎儿脊柱的手术。医生在子宫上做一个切口，将婴儿放置在暴露脊柱缺陷病变的位置，将神经内容物放回原处，然后将胎儿和母亲缝合起来。这种手术方式相对较新，研究结果首次发表于 2011 年。婴儿的产后手术非常相似，目标是闭合缺陷。有一项随机对照试验着眼于产前和产后手术结果，在这项试验中，产前手术组的需求或分流或脑积水减少，运动结果更好，但也增加了母婴风险，包括早产和中枢神经系统损伤的额外风险。即使早产率更高，与产后手术组相比，该组的运动结果也更好[4]。大多数情况下，脊柱裂是在子宫内确定的，并安排剖宫产以避免阴道分娩可能对囊周围的皮肤、膜和病变造成任何方面的创伤。值得注意的是，患有未知脊柱裂的胎儿在阴道分娩时没有出现囊或膜破裂。关闭病变的手术通常在出生后 24~48 小时进行。手术后，主要目标是愈合和保护手术部位。手术后 PT 的角色包括检查皮肤，改变体位以避免皮肤破裂和压疮，评估肠和膀胱的分泌物，提供适当的环境或喂养，监测生长和发育。在整个童年时期，PT 在适合年龄的活动中发挥着重要作用。见专栏 18-2。

常见的感觉运动缺损特征

损伤的位置和结构对于理解 MMC 的常见感觉运动特征很重要。在患有 MMC 的婴儿、儿童和成人中通常会同时出现上运动神经元和下运动神经元体征（类似于第 12 章中描述的脊髓损伤）。当皮质内的上

专栏 18-2　病变的手术闭合

脊髓脊膜膨出病变的修复涉及进一步扩展皮肤开口以留出足够的空间，并最终有足够的皮肤可以拉过手术开口。这可能需要牺牲掉一些陷入囊内的神经元。其他可以保存的神经内容物被封闭在硬脑膜中，这可能需要增加椎旁肌肉或筋膜，并关闭硬脑膜。这些元素（椎旁肌肉和筋膜）也用于对硬脑膜闭合提供一些额外的保护，然后再闭合皮肤。这会留下大面积的疤痕，并且脊柱缺损通常不会被修复，而是用软组织覆盖开口以保护脊髓（图 18-7）。

运动神经元（UMN）或其在脑干、皮质脊髓束或脊髓内的突起（轴突）受损时，会观察到上运动神经元体征。UMN 体征特定于 MMC 中的下行运动通路。脑瘫（第 19 章）是一种常见的儿科 UMN 疾病，卒中是一种常见的 UMN 成人疾病。评估 UMN 和 LMN 体征的常用方法是检查肌肉张力、反射和不自主运动。在有 UMN 体征的儿童中会看到肌张力增加（肌张力亢进）、痉挛、经常出现阵挛，以及肌肉控制和协同运动不佳（表 18-1）。由于缺陷的性质，MMC 患者通常有双侧但不对称的病变，类似于外伤性脊髓损伤患者。这意味着一条腿可能比另一条腿具有更多或不同的功能。在肌肉发育方面，UMN 和 LMN 病变总是存在失用性萎缩和肌肉发育不完全。MMC 患者的发育轨迹与典型发育的婴儿不同，他们不会表现出相同类型的抗重力运动（如踢腿），随着时间的推移会影响他们的肌肉生长和发育。失用性萎缩通常广泛存在于病变下方的所有抗重力肌肉中。UMN 损伤的自主运动非常困难，范围从受损到缺失。

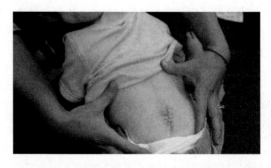

图 18-7　术后修复瘢痕：需要将皮肤拉过脊髓脊膜膨出占据的空间，这通常会导致较大的瘢痕并随着孩子的成长而进一步扩大。(Used with permission of Jill C.Heathcock.MPT PhD, The Ohio State University.)

下运动神经元体征由特定位置和结构的损伤引起,包括脑神经和神经核,脊髓的部分包括前角细胞(α 运动神经元)和脊髓根,以及任何周围神经损伤(支配骨骼肌的神经)。周围神经损伤通常以将脊髓连接到特定肌肉神经任何部分的拉扯、拉伸或撕裂的形式出现。导致 LMN 体征最常见的儿科损伤之一是臂丛神经损伤,这是一种在出生时发生的损伤(见第 15 章)。LMN 损伤的标志是弛缓性麻痹和反射消失,但可能存在部分神经支配张力减退和反射减退(定义见表 18-1)。此外,震颤也很常见。这种微小而偶发的肌肉抽搐在典型人群中很常见,但 LMN 损伤引起的肌肉抽搐更频繁,并且在 EMG 上明显不同。肌力下降和瘫痪是节段性和局灶性的,由于病变部位通常是不对称的,所以会出现一侧比另一侧受影响更大,或者一侧受到影响而另一侧不受影响。肌肉和肌肉发育的并发症包括神经源性萎缩,因为受影响的肌肉可能从未接收到适当的神经信号,这会导致直接和严重的局灶性失用,最终导致当前和未来的废用和进一步萎缩。LMN 损伤的自主运动非常困难,被描述为减少或缺失。

值得注意的是,LMN 体征在脊髓缺损水平受神经支配的肌肉中很常见。UMN 体征将出现在缺损以下的水平,在缺乏脊髓上控制的情况下,脊髓反射仍然保持完整。

脊髓脊膜膨出/脊柱裂相关的并发症

乳胶过敏

患有脊柱裂的婴儿发生乳胶过敏的风险很高[5]。这是医疗团队中的每个人,尤其是物理治疗师都需要知道的事情。反复接触乳胶是过敏风险增加的主要原因。脊柱裂婴儿在闭合脊柱的初始手术过程中会接触到乳胶,经常进行其他手术(骨科、分流植入物或脑积水)、经常进行膀胱导管插入术都会接触到乳胶。另外,手套、气球和球都可能含有乳胶。乳胶过敏的症状包括皮疹、打喷嚏、瘙痒和流鼻涕等常见的鼻部症状,以及呼吸困难、意识模糊、喘息和过敏反应等更严重的症状,这些症状可能危及生命。因此,限制接触乳胶的次数很重要。在许多儿科理疗诊所,包括手套在内的所有设备都不含乳胶。为避免反复接触,医生将指导父母询问并要求康复期间使用的所有设备均不含乳胶。

相关的大脑异常

脑积水和 A-CM 是与 MMC 相关的两种并发症,可影响大脑并导致额外的中枢神经系统问题。两者都可以在没有脊柱裂的情况下发生,但都是这种疾病的常见并发症(专栏 18-3)。

脑积水是脑脊液在脑室中的积聚,导致颅内压升

表18-1	上、下运动神经元损伤的表现	
上运动神经元体征	肌张力增高	肌肉张力增加
	痉挛	被动拉伸的阻力依赖于速度,快速拉伸会引起更大的阻力,而慢速拉伸会产生较小的阻力
	反射亢进	由肌腱敲击引起的高反应性单突触牵张反射(亢进)
	阵挛	由快速拉伸而重复的肌肉收缩。这在腓肠肌快速拉伸时最常见,由快速将脚背屈引起,伸展的次数可以作为严重程度的指标
	巴宾斯基征	姆趾向上运动,并且脚趾张开,例如卒中那样操作(脚跟到脚趾)。这是 4~6 个月以下儿童的正常反应,之后再出现则异常。成熟儿童或成人的表现为拇趾向下运动,脚趾运动很少或没有
	自主神经反射不良	随着 UMN 对脑干中枢的控制丧失,经常会出现血压、心率和出汗的增加
	异常的协同运动模式	屈肌或伸肌运动使自主控制困难(如屈曲肘部时,手腕和手指也会屈曲;伸展肘部时,手会张开)
	肌无力(轻瘫)	UMN 会激活脊髓中的 α 运动神经元,因此它们的损伤会导致难以激活肌肉并导致力量减弱
下运动神经元体征	软瘫	由于脊髓或脑神经核中的 α 运动神经元受损,导致肌肉主动控制和反射活动丧失
	肌张力低下	肌肉张力降低,通常会导致关节松弛度增加
	反射消失	由于脊髓中 α 运动神经元或 Ia 传入神经的丧失,反射活动消失
	反射减弱	由于 α 运动神经元、Ia 传入神经或两者的部分损伤,反射活动减弱
	肌束震颤	失神经支配的相关骨骼肌不自主的小肌肉抽搐

大脑通过脑室系统和在其中循环的脑脊液（CSF）在结构和化学上得到支持。脑室系统由一系列脑室及其连接通道（图18-9）组成。最大的脑室是大脑半球内的侧脑室，它们通过脑室内孔连接到位于2个丘脑核之间的第三脑室。第三脑室通过大脑导水管与脑干中的第四脑室相连。第四脑室与脊髓中央管相连，通过2个孔（Magendie 和 Luschka孔）连接到蛛网膜下隙。这允许CSF流过位于蛛网膜和软脑膜之间的蛛网膜下隙，并为颅腔内的大脑提供一些缓冲。此外，蛛网膜下隙在其蛛网膜和软脑膜之间的椎管内继续延伸，允许流体沿脊髓向下移动，汇集在腰大池中，并回到脊髓的腹侧。从大脑蛛网膜下隙，脑脊液通过被称为蛛网膜绒毛的特殊瓣膜网络被吸收到静脉窦中，主要是上矢状窦，使其在返回心脏时进入静脉血流。脑脊液在位于脑室内的脉络丛中产生。脑脊液具有许多功能，包括为大脑和脊髓的骨骼外壳及头部受到的外部打击提供缓冲，作为周围脑组织的营养来源，并从这些脑组织中吸收代谢废物（图18-10）。

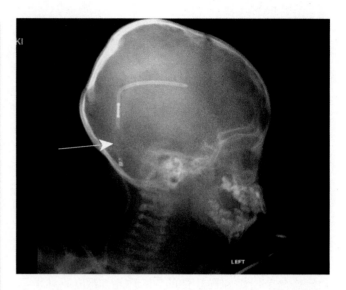

图18-8　脑积水分流示意图。这是从侧脑室延伸到腹膜的脑室腹腔分流术的X线片。箭头指向分流阀，它是半透明的。[Reproduced with permission from Shah BR, Lucchesi M, Amodio J, Silverberg M (Eds). Atlas of Pediatric Medicine, 2ED. New York. NY: McGraw-Hill; 2013. Fig 13.54: Photo contributor: John Amodio, MD]

高。这种压力和液体的积聚将大脑推出并压缩，对大脑结构造成损害并扰乱大脑发育。脑积水可以是先天性的（出生时存在）或后天获得，通常是脑损伤，如出血或肿瘤并发症（专栏18-4）。每1000名新生婴儿中有1~2名会受到脑积水的影响。脑积水的体征和症状包括囟门膨出、头皮静脉膨出、行为改变、尖叫、癫痫发作、呕吐和食欲改变。囟门是新生儿头部的"软点"，新生儿颅缝尚未聚集或融合。由于积液，脑积水患者通常头部较大。由于脑室扩张时脑组织受压，脑积水可能导致额外的学习缺陷、记忆缺陷、听力损失、头痛和视力受损，缺损与组织受压的程度和位置有关[6,7]。

Dylan身上可能会出现什么脑畸形？

答：他有A-CM和脑积水病史。当他还是个婴儿时，他曾做过一次分流手术。

这是典型的吗？

答：是的，在这里，我们讨论MMC的2种常见并发症及其相互关系。

无论有或没有合并MMC，脑积水的治疗历来是使用分流（图18-8）。分流器是一种管子，其一端通常放置在大脑的一个侧脑室中（也可以放置在蛛网膜下隙中），穿过耳朵后面的颈部，并终止于腹腔（脑室-腹膜）、心房（心室-心房）或胸膜腔（心室-胸膜），使多余的液体排出。然后液体被重新吸收回体内。分流器在婴儿耳朵后面的头部一侧可以看到和摸到，通常包括一个小阀门或泵，可以从外部触碰以防止堵塞。通常，使用两段管子，其中一段从侧脑室延伸到耳后连接处（近端），第二段（蒸馏段）从该连接处延伸到液体分布点（腹部、心脏）。随着孩子的成长，可以更换分流器的下部而不会破坏近端部分。大多数儿童在初次放置后5年内分流失败或故障率相对较高，一般需要进行一些修复，因此必须进行持续的神经外科随访以确保分流保持原位，尤其是在生长和发育期间，并确保没有堵塞。所有医疗保健专业和护理人员都需要监测分流失败的迹象。脑积水和分流放置对物理治疗师有几个影响，包括分流失败迹象的相关知识，包含上面讨论的颅内压升高的迹象，以及它的对应物（过度引流导致囟门凹陷并伴有头晕和头痛），这些都被视为医疗紧急情况。对护理人员进行教育以识别分流失败的迹象与医生的常规分流随访一样重要。所有分流器患者都应避免颈部剧烈屈曲，因为这会导致管道扭结或耳后连接处分流器分离。分流问题的常见迹象包括：①运动状态、音调（如痉挛增加）或姿势控制的改变；②恶心或呕吐；③行为改变，如易怒，或较差的学习成绩。

尽管患有脑积水而非MMC的儿童运动缺陷通常是轻微的,但患有MMC的脑积水会加剧已经受损的步态、转移和姿势异常。脑积水儿童的平衡和协调能力往往较差,尤其是在婴儿期,因为他们的头部较大,重心会进一步升高。早期姿势训练可能包括必要的活动,如加强颈部肌肉。放置分流器后,脑积水患者几乎可以根据其功能水平参加任何活动(包括运动)。但由于可能会造成分流损伤,应避免参加滚翻动作过多的运动,严重的颈部屈曲姿势和例如足球等接触性运动。PT应避免会增加颅内压的体位和干预措施,例如倒立(头部低于躯干)。

对于MMC的患者,脑积水通常与A-CM相关。A-CM是脑干和小脑扁桃体向下移位超出枕骨大孔,随后大脑水管或第四脑室内脑脊液流动中断,称为阻塞性脑积水(图18-11)。A-CM有4个级别,其中Ⅰ级最不严重,Ⅳ级最严重。Ⅱ级与MMC相关,几乎所有MMC儿童都有Ⅱ级A-CM。随着生长和发育,小脑受累可能会更加严重,儿童可能会出现小脑受累的典型运动技能障碍,例如预测性运动控制能力差和步态共济失调。随着这些神经起源的脑干进一步受压,脑神经损伤的症状也会出现。

在Dylan的病例中,13年前在发现脑积水后立即

病例A:第5部分

在Dylan的病例中,与许多儿童一样,脑积水在出生时并不明显,但在出生后第1周表现出来。这种延迟的表现导致了很多猜测,即脊柱缺损的闭合在其发展中起作用。由于MMC中的脑积水几乎总是与A-CM相关,因此额外的推测集中在脑干结构的压缩,这是脑积水发展的一个促成因素。最近的一个假设是脑脊液通过脊柱缺损渗漏在枕骨大孔中创造了更多空间,从而允许A-CM,进而造成脑积水。值得注意的是,A-CM阻塞了第四脑室的出口,从而阻碍了脑脊液流入蛛网膜下隙。这种因素的组合很可能导致大多数MMC儿童出现脑积水。

分流是常见的治疗方法。Dylan的智力正常,但被诊断出有视觉学习障碍,所以他通过磁带学习,测试为口试。目前,随着叶酸的补充和产前MMC修复的增加,MMC中A-CM和脑积水的发生正在减少。此外,分流通常会延迟进行以确定脑积水的相对进展性,目前只有约为50%的婴儿进行早期分流插入。最近的研究结果表明,脑积水可能会自发地停止。因此,早期分流可能没有必要。MMC儿童分流后的感染也远高于

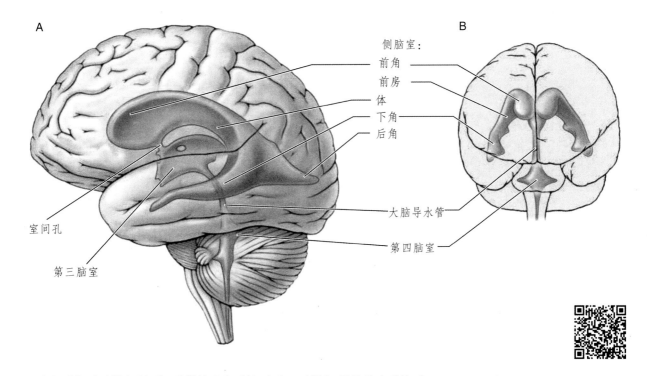

图18-9 脑室系统。(A)横向(矢状面)描绘脑室系统。(B)正面部分,描绘脑室系统。[Reproduced with permission from Martin JH (Ed).Neuroanatomy Text and Atlas,4th Ed. New York, NY: McGraw-Hill;2012 Fig 1-13A&B, pg 23.]

① 脑脊液由脑室中的脉络丛产生。

② 脑脊液从第三脑室经大脑导水管流入第四脑室。

③ 第四脑室的脑脊液通过成对的侧孔或单个正中孔流入蛛网膜下隙，并进入脊髓中央管。

④ 当脑脊液流经蛛网膜下隙时，它会清除废物并提供浮力来支撑大脑。

⑤ 过量的脑脊液流入蛛网膜绒毛，然后流入硬脑膜静脉窦。压力允许脑脊液释放到血液中，而不允许任何静脉血进入蛛网膜下隙。蛛网膜下隙对脑脊液施加更大的压力确保脑脊液进入静脉窦。

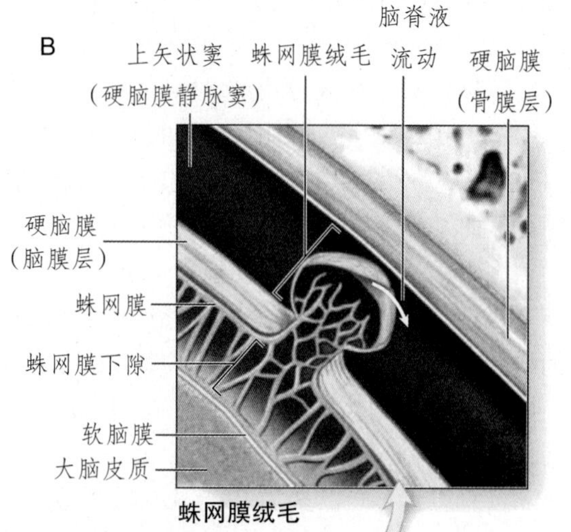

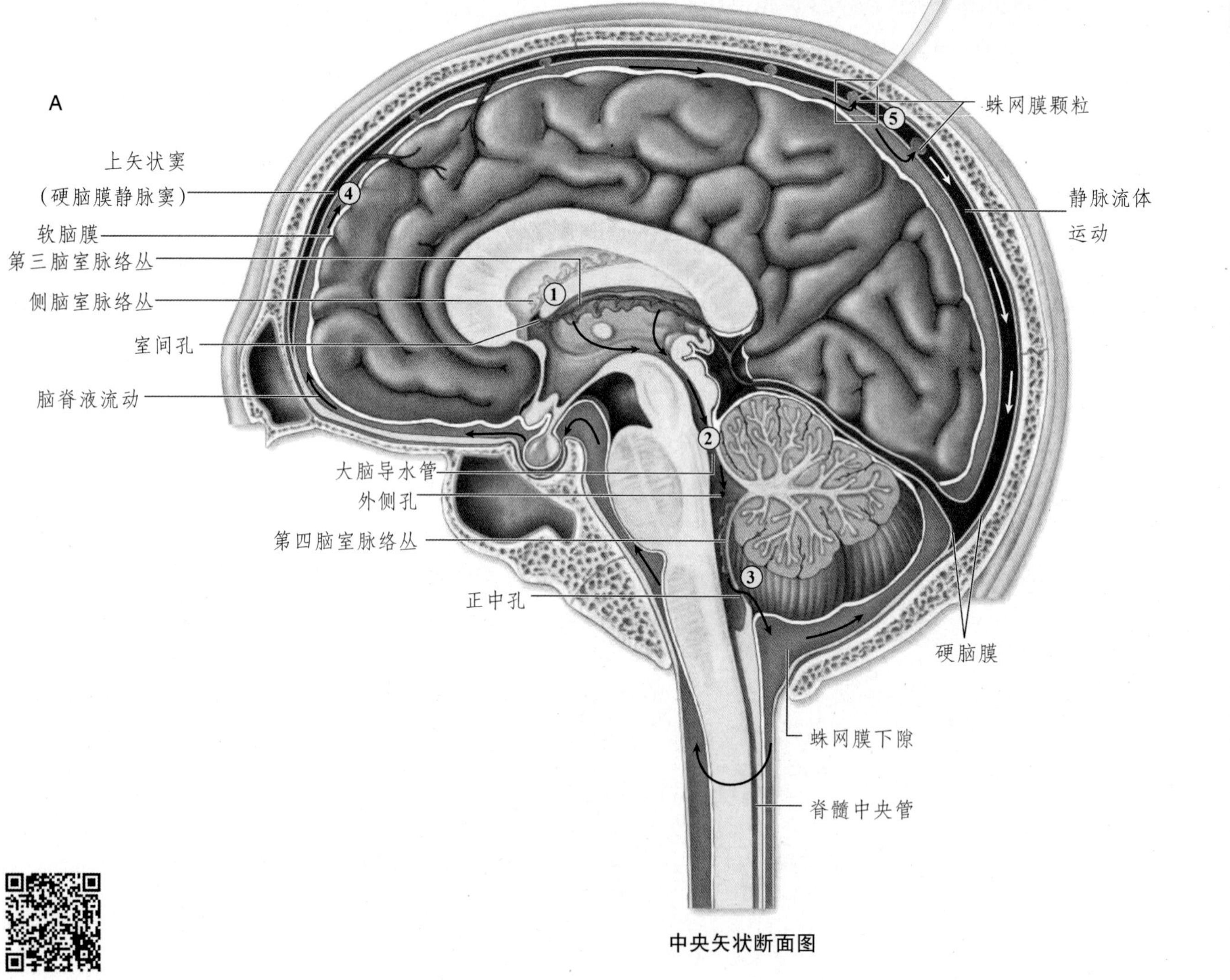

图18-10 脑脊液的产生和循环。（A）脑脊液在脑室脉络丛中产生，并从侧脑室（未图示）循环到第三脑室、第四脑室和脊髓中央管内；然后流体进入大脑和椎管的蛛网膜下隙，为这些结构提供一个缓冲垫。（B）蛛网膜内的小入口（蛛网膜绒毛）允许脑脊液从蛛网膜下隙移动到上矢状窦及其他硬脑膜窦。(Reproduced with permission from McKinley M,O'Laughlin VD.Human Anatomy.3rd Ed,New York,NY McGraw-Hill; 2012.Fig. 15.8A&B.P.453.)

尽管 MMC 相关的脑积水是最常见的脑积水类型，但它也可能在没有 MMC 的情况下发生。无MMC 的脑积水是由于：①继发于畸形（非交通性脑积水）或阻塞（阻塞性脑积水）的 CSF 通路阻塞或；②CSF 产生过多或吸收减少，称为交通性或非阻塞性脑积水。产生过多最常与脉络丛内的良性肿瘤（乳头状瘤）有关，而吸收减少最常与蛛网膜下隙绒毛内的功能异常有关，这通常与蛛网膜下隙出血有关。出血后脑积水是早产的常见后遗症[8]。

不管脑积水的原因是什么，由于脑脊液过多导致脑室扩张，会导致白质拉伸和邻近脑组织受压；此外，脑脊液流动的中断可能会停止对大脑的营养支持或通常由脑脊液提供的代谢废物的去除，从而导致对脑组织的额外损害。在婴儿中，在囟门闭合之前，脑室扩张伴随着颅骨的扩张。在实施手术分流术之前，先天性脑积水患儿的颅骨极度膨大直至最终死亡，这在第三世界国家仍然可能发生。当前，分流器的手术植入很早就进行了，有时在子宫内进行，以最大限度地减少心室扩张和继发性脑组织损伤，从而最大限度地保护大脑和神经功能。许多患有先天性脑积水的儿童可以过着正常的生活，并且没有任何或仅仅有非常轻微的并发症。然而，脑积水可能与智力下降（测试时智商得分较低）和非语言学习障碍的发生率增加有关[7]，这些认知障碍的原因可能是多方面的，包括早期大脑发育中断以及分流器植入手术造成的损伤。脑积水的运动特征包括较差的精细运动技能，如对粗大运动功能影响最小的书写功能。但是，由于头部增大，早期发育可能会延迟。

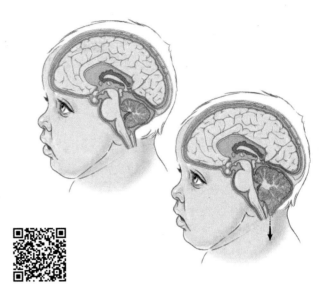

图18-11　阿诺德-基亚里畸形。(A)典型的大脑图像：脑干和小脑在枕骨大孔上方。(B)阿诺德-基亚里畸形伴小脑延长至枕骨大孔（Ⅰ型）；在 MMC 常见的 Ⅱ 型中，小脑和脑干进一步进入椎管。［Reproduced with permission from Carney PR, &Geyer JD (Eds)Pediatric Practice Neurology. New York, NY: McGraw - Hill; 2010.Figure 8-3 Parts B&C Only.］

随着生长而增加。 A-CM 的主要生长相关变化可能需要手术打开颈椎区域的椎管。当脊髓黏附在脊柱上时会发生脊髓栓系，这被认为是由于病变闭合部位的瘢痕形成，是 MMC 患者的常见病症。当孩子长大后，可能会有额外的拉力，这会对脊髓造成严重的损伤，可能需要手术松解。

骨科并发症

MMC 的骨科并发症很常见。原因包括：①由于肌肉活动和运动减少而导致子宫内定位异常；②躯干和下肢多个关节不对称的肌肉牵拉；③抗重力运动不良或缺乏，特别是髋关节和膝关节的伸展导致屈肌过度活动，而屈曲姿势（如坐姿）所花费的时间会加剧这种活动。非常重要的一点是与 MMC 相关的脊柱结构的神经系统损害几乎总是不对称的，因此会导致某些肌肉正常或部分神经支配，而其他肌肉则表现出松弛（在下运动神经元损伤水平）或痉挛性（低于病变水平）麻痹。与成年脊髓损伤相比，这种肌肉拉力的不对称对幼儿的影响更大，因为它发生在没有正常神经支配时期的发育过程中。并且患有 MMC 的婴儿伸肌活动有限，这与婴儿在妊娠后期的屈曲姿势相结合，导致骨骼和关节对齐的位置变化。此外，婴儿出生后可能活动

单独的脑积水，因此等待确定是否要进行分流成为首选的管理方法，这些医疗决定是基于感染和手术风险、脑室周围白质的压力、脑积水的严重程度。此外，越来越多地开始使用第三脑室内的分流器，这些分流器可以通过内窥镜插入而不是放置在侧脑室内[9]。

由于婴儿期和儿童期是生长发育的快速时期，与生长相关的变化应该是 PT 的考虑因素。对于阿诺德-基亚里（A-C）畸形，脑干、脊髓或小脑的压力会随着生长而增大，导致脊髓内 CSF 的压力增加。A-CM 压迫增加的迹象之一可能是上肢无力，所以应认真对待感觉运动状态的任何变化，小脑受累的特征也可能

受限，从而加剧了这些位置变化[10]。

马蹄内翻足畸形、髋关节发育不良和脊柱侧弯是MMC常见的3种骨科并发症。马蹄内翻足畸形和髋关节发育不良在分娩时往往很明显，随着孩子的成长，脊柱侧弯更有可能在童年时期发展。

马蹄内翻足畸形

一个患者可以在没有 MMC 的情况下患有马蹄内翻足畸形，马蹄内翻足畸形的总体发病率为千分之一。在有马蹄内翻足的人中，50% 为双侧畸形，男性患马蹄内翻足畸形的可能性是女性的 2 倍。家族史和母亲吸烟会增加 20 岁时患马蹄内翻足畸形的风险。马蹄内翻足畸形通常是先天性的，可能是①畸形——由于影响骨骼生长和位置的潜在疾病，如关节屈曲；②体位性——继发于子宫内的不良体位；③综合征型——与其他综合征如唐氏综合征或脊柱裂同时发生[11]。在马蹄内翻足畸形中，由于骨骼、韧带和肌肉错位，患者的足部严重变形。马蹄内翻足畸形的四大特征为：前足弓形样变、前足内收、后足内翻、马蹄样畸形，其核心特征英文缩写为CAVE（图 18-12）。对于单侧马蹄足，受影响的肢体可能更短，小腿更薄，脚更短。肌肉不平衡导致外侧肌肉更拉伸、内侧肌肉紧绷。常见的运动特征集中在步态异常上，其中 PT 在评估和治疗中可以发挥重要作用。

与马蹄内翻足畸形相关的常见步态异常包括背屈减少、足下垂、脚趾内翻、跖屈肌力下降、膝关节过伸和髋外旋代偿性增加。对于有或没有MMC的马蹄内翻足畸形患者，足部和脚踝的关节活动度非常重要。跟腱挛缩可能是最常见和最具限制性的。此外，如果没有对马蹄内翻足畸形进行任何矫正，脚踝的外侧表面将成为承重面，会使行走变得十分困难。PT 的意义包括对了解脊柱裂的任何预防措施、早期治疗和促进运动发育。患有特发性畸形足（而非 MMC）的婴儿在12个月和 18 个月大时的运动技能发展量表上得分更差。这些年龄是运动技能包括需要更多脚、脚踝站立和行走的时间段。因此，即使没有 MMC，患有马蹄内翻足的婴儿也有运动迟缓的风险。马蹄内翻足治疗的首要目标是矫正畸形，最常见的方法是 Ponsetti 法，它包括石膏矫形、手术延长跟腱，然后用脚外展支具进行支撑[11]。50%~90% 的 MMC 儿童患有马蹄内翻足[12]，因为他们的脚或脚踝几乎总是进行有限和（或）不对称的肌肉活动，因此在妊娠期间更容易出现异常姿势。

髋关节发育不良

髋关节发育不良（DDH）是一种严重程度从髋关节轻度韧带松弛到髋关节（髋臼、股骨或两者）发育，伴或不伴半脱位（部分脱位）、无法手动复位的脱位（股骨头移入髋臼）的疾病。在其他正常发育的婴儿中，每 1000 名新生儿中诊断出 1~1.5 名，但在患有 MMC 的儿童中很常见。在正常发育过程中，随着婴儿达到负重 1000 个活产的婴儿中会诊断 1~1.5 个患有此症，并且该病在患有 MMC 的儿童中很常见。在典型的发育过程中，随着婴儿达到负重姿势，髋臼深度增加、股骨头呈球形，这 2 个变化创造了一个稳定的髋关节。DDH 的危险因素包括女性，因为 80% 的髋关节发育不良患者是女孩、美洲原住民后裔和子宫内的破裂位置。当髋臼和（或）股骨头出现异常发育时，可能发生半脱位或脱位。在某些 DDH 病例中，股骨头脱位、继发性关节或人工关节随着体重的增加而发育，将股骨推入骨盆后部的较高点。髋关节发育不良和脱位在婴儿期都不会疼痛，在年龄较大的儿童和成人中产生疼痛[13]。

DDH 的表现（图 18-13）：如果髋关节半脱位或脱位，婴儿可能会在大腿上出现不均匀的皮肤皱褶、外展受限和较长的受累肢体。患肢髋关节外展受限且偏差

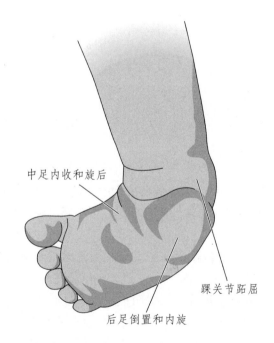

中足内收和旋后

踝关节跖屈

后足倒置和内旋

图 18-12 马蹄内翻足畸形。[Reproduced with permission from Skinner HB & McMahon PJ（Eds）：Current Diagnosis & Treatment in Orthopedics，5th ed. New York，NY：McGraw-Hill；2014.Fig 10-15.]

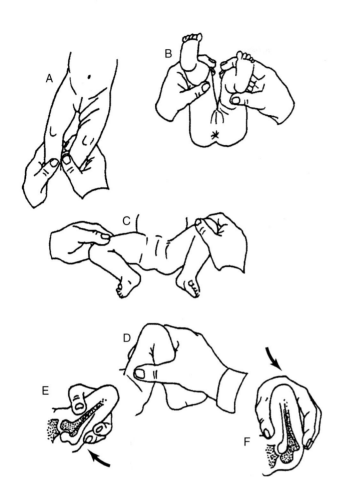

图18-13 髋关节发育不良的早期表现。(A)内收肌具有不均匀皮肤皱褶。(B)后部不均匀的皮肤皱褶。(C)外展受限。(D)臀部向上拉动臀部。(E)外旋时半脱位或脱位。(F)髋关节内收复位。[Reproduced with permission from Skinner HB& McMahon PJ (Eds): Current Diagnosis & Treatment in Orthopedics, 5th ed. New York, NY: McGraw-Hill; 2014. Fig 10-4.]

大于10°是儿童时期表明该儿童需要转诊的最可靠的临床测量。有两个额外的临床测试可以进行,Ortolani征是通过将婴儿的臀部屈曲到90°并外展臀部,产生弹响和复位感,这表明股骨头正在向后移入髋臼。然而,由于韧带在大转子上移动,一些儿童会传来咔嗒声,这可能会导致误判。Barlow征更具代表性,将髋关节屈曲90°,然后将髋关节内收在不稳定的髋关节中,这将使股骨头与髋臼脱位。同样的,一些患有DDH的孩子不会因为这个测试导致脱臼,可能会被遗漏。DDH儿童的运动里程碑可能会延迟,尤其是直立活动。早期发现是有效治疗DDH的关键。9个月大后被确诊的婴儿做髋关节缩小手术的发生率高于早期发现的婴儿。尽管髋关节外展差异和Ortolani征、Bar-

low征是最常见和最有效的临床测试,但它们的可靠性仍然值得怀疑,因此影像学是唯一确定DDH的测试。

DDH的治疗。DDH最常见的治疗方法是Pavlik Harness(图18-14),它使臀部为屈曲和外展位置以实现髋臼和股骨头的发育,Pavlik Harness的成功率在85%~95%之间。患有DDH的婴儿不应该处于髋部过度伸展或内收的位置,并且由于上腿的内收位置,在睡觉时应避免侧卧。家长教育对于避免这些姿势来说很重要。如果不治疗,并发症包括关节炎、疼痛和行走困难[13,14]。

DDH在MMC儿童中非常常见,因为:①髋部没有任何活动,因此将股骨头保持在髋臼中的肌肉力量不足;②肌肉拉力不对称,而髋屈肌和内收肌保持受神经支配,髋伸肌和外展肌不受支配(L3/L4活动水平),导致股骨头被拉出浅髋臼,并且延迟负重会加剧这两种情况。因此,早期PT治疗应侧重于负重姿势(四足、站立)。对于患有MMC、马蹄内翻足畸形或DDH的婴儿,干预的时机也会造成非常复杂的情况,需要进一步限制早期负重。在制定适当的治疗计划时,需要仔细考虑手术愈合,在矫正每种骨科疾病后,结合发展运动技能的需要。

病例A:第6部分

Dylan接受了Pavlik安全带治疗以矫正他的双侧DDH。在MMC儿童中,永远无法独立站立使得DDH的治疗更加困难,因为负重对于正常的髋臼和股骨头发育至关重要。此外,Dylan的髋屈肌和内收肌很可能会出现痉挛性麻痹,因为他的病变水平在L1/L2,而这些肌肉在L2-4受神经支配。髋屈肌和内收肌的痉挛通常会导致髋关节脱位,尤其是当髋臼和股骨头发育不足时。然而,神经损伤可能高于脊髓损伤水平,因此也有可能出现弛缓性麻痹。通常,尽管进行了早期治疗,但MMC儿童仍会出现某种程度的DDH,如果没有疼痛可能就不会进行治疗。尽管具有这种程度损伤的儿童行走的潜力有限,但站立对于帮助对抗与长时间坐着有关的髋关节屈曲挛缩和促进髋关节发育很重要。支撑臀部、膝盖和脚踝的矫形器对于站立必不可少。行走可以通过摆动步态或通过步态(见第九部分的描述)来实现,最初使用助行器。然而,由于这种走动需要较高的能量成本,很少有L1/L2病变的儿童走路的表现会超过幼儿期。

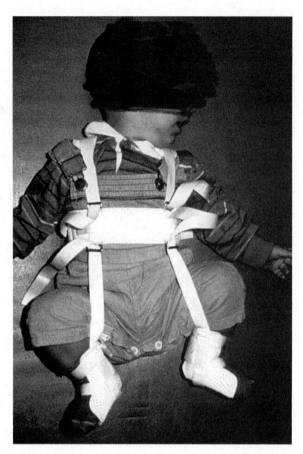

图 18-14　DDH 的 Pavlik 安全带治疗。安全带最适合 6 个月前的婴儿，每天 24 小时佩戴，最长可达 12 周，然后晚上再佩戴 4~6 周。［Reproduced with permission from Skinner HB & McMahon PJ（Eds）：Current Diagnosis & Treatment in Orthopedics, 5th ed. New York, NY: McGraw-Hill; 2014. Fig 10-6.］

脊柱侧弯

　　脊柱侧弯是脊柱的屈曲和可能的旋转，可能发生在正常发育的儿童身上，但在神经肌肉疾病中也很常见，如脑瘫、肌营养不良症和 MMC，这是由于躯干肌肉活动不对称或行走时双腿有差异。Adam 前弯试验是脊柱侧弯最常见的筛查措施，其中儿童从站立姿势向前屈曲，一侧肋骨隆起突出，而另一侧不突出（图 18-15）。

　　特发性脊柱侧弯病因不明，可在任何年龄诊断，一般人群中发生率为 0.5%~5%。小于 10° 被认为是轻微的，对女性和男性的影响几乎相同（1.4 名女性：1 名男性）。超过 20° 影响女性的程度几乎是男性的 7 倍。先天性脊柱侧弯是由出生时就已经形成的脊椎异常引起的，但到儿童期或青春期的骨骼快速生长时期才会诱发脊柱侧弯[15]。脊柱侧弯的特征取决于它是否是：①结

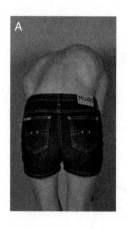
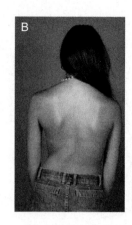

图 18-15　S 型脊柱侧弯的表现。（A）Adam 前屈试验显示右侧有一个突出的肋骨隆起与右侧胸腔凹陷一致。（B）在右胸、左腰 S 形曲线中，右肩的下沉和左臀部的抬高在视觉上是明显的。［Reproduced with permission from Rudolph CD, Rudolph AM, Lister GE, First LR, Gershon AA（Eds）. Rudolph's Pediatrics, 22ed. New York, NY: McGraw-Hill; 2011. Fig 216-5 and 216-4.］

病例 A：第 7 部分

　　脊柱侧弯矫正通常在青少年时期完成，此时发育完成或几乎完成。手术需要重新排列相关椎骨，然后将它们融合在一起，这可以部分矫正曲线，然后防止进一步变形。小骨移植物插入椎骨之间，然后与椎骨融合以形成坚固的骨结构，该手术将改变脊柱的活动度并阻止融合区域所有的未来生长，这就是为什么在生长接近完成时进行手术的原因。通常还会插入金属棒以防止在愈合过程中移动。在 Dylan 的案例中，他的融合伴随着髋屈肌腱的释放（通常在对角线上切断肌腱，然后重新连接末端以增加长度）。在手术后的前 3 个月左右，他的移动受限（避免抬起、推椅子、扭曲等）将存在，然后他将逐渐能够恢复到正常的活动水平，尽管通常躯干活动度会有所下降。

构性的，这意味着曲线是固定的和不灵活的，通常由异常椎骨引起；②非结构性的，即曲线完全或部分可以通过侧弯矫正，通常由位置、肌肉不对称、肌无力或神经病变引起。在直立姿势（站立或坐下）中，任何病因的脊柱侧凸都会导致髂嵴和肩部的高度不等（图 18-15B）。通常，脊柱侧弯表现为 S 形畸形，具有主要（最大）曲线和补偿主要曲线的次要曲线（有关脊柱侧弯的 Lenke 分类，请参见表 18-2）。术语侧重于曲线的

表18-2	脊柱侧弯的 Lenke 分类[17]
分类	描述
Lenke 1	单一结构性胸椎侧弯曲线,具有上方(上胸椎)或下方(腰椎)的非结构性代偿;胸椎侧弯的矫正导致腰椎侧弯的自发矫正
Lenke 2:双胸曲线	2 条结构性胸椎侧弯曲线:一级是中胸弯,次级为上胸弯;也可能存在非结构性腰椎代偿曲线
Lenke 3:双主曲线	原发性胸椎侧弯曲线和继发性腰椎侧弯曲线;还存在非结构性近端胸廓代偿曲线
Lenke 4:三重主曲线	原发性胸中段结构侧弯曲线,伴随胸廓近端和腰椎继发性结构侧弯曲线
Lenke 5:原发性胸腰椎或腰椎曲线	原发性结构性胸腰椎或腰椎曲线,伴有继发性胸椎非结构性代偿曲线
Lenke 6:胸腰椎/腰椎/胸椎曲线	原发性结构性腰椎侧弯曲线,伴继发性胸椎侧弯曲线

凸度、结构与非结构性质和位置(例如,右侧初级胸椎结构曲线和二级非结构性腰椎曲线)。运动特征包括由于曲线凹侧的小肋间间隙和凸侧的大肋间间隙导致的呼吸困难,周围脊髓肌肉组织的无力,以及运动里程碑获得和其他发育领域的发育延迟。物理治疗师在脊柱侧弯的评估中发挥作用,对于脊柱裂患者,需要意识到这是一种常见的并发症。在 MMC 中如果椎骨生长板受到影响,则总体预后可能较差。对于脊柱旋转大于 40°的儿童,通常需要脊柱融合或矫正。手术后的住院物理治疗将包括活动,如床上移动(无旋转)、下肢肌力强化、矫形器,以及家长、患者关于预防措施和短期、长期限制的教育。对于弯曲度在 20°~40°之间的儿童,重点是在佩戴支具时保持活动和脊柱稳定练习,有时每天长达 23 小时。如果这些儿童的弯曲度达到 40°或妨碍他们保持功能性坐姿,其中许多儿童会继续接受脊柱融合手术[16]。图 18-16 说明了如何测量脊柱侧弯曲线。

物理治疗管理

每年有 2500~6000 名婴儿出生时患有 MMC。病变主要发生在腰椎和骶骨区域,但也有可能发生在罕见的颈椎和胸椎。在一般运动技能发展方面,我们知道大多数 MMC 儿童在 1~2 岁之前不会坐下或爬行,并且通常直到 3 岁或更大时才会走路或拉起-站立。

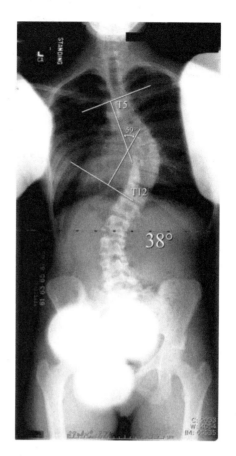

图 18-16 脊柱侧弯测量:通过识别曲线的顶点(开始重新对齐的位置)和底部点(开始自行反转的位置),在前后 X 线图像上测量曲线的角度;绘制一条平行于每一个这些点的线,然后将垂直线绘制到曲线中直到它们相交。该图像中的主要曲线为 59°,次要曲线为 38°(未显示测量线)。[Reproduced with permission from Rudolph CD, Rudolph AM, Lister GE, First LR, Gershon AA (Eds). Rudolph's Pediatrics, 22ed. New York NY: McGraw-Hill;2011. Fig 216-6.]

即使他们在年幼时采取了一些措施,许多患有 MMC 的儿童和青少年仍使用轮椅作为他们的主要行动方式。其中一些孩子会转变目标,因为他们更喜欢在学校跟上同龄人的步伐,并且更加独立于父母。由于 MMC 是一种终身残疾,因此对所有年龄段的骨骼和肌肉健康都有影响。作为一个群体,MMC 患者有较高的肥胖率、较差的健康状况和较差的独立性。

MMC 患者的运动潜能

踢腿行为。超声观察表明,有 MMC 的胎儿移动腿和踢腿的速度与没有 MMC 的胎儿相同[18]。因此,在拥挤且无重力的子宫内,他们的移动量与正常发育的婴儿相同。此外,对有和没有 MMC 的婴儿的母亲进行了主观踢腿数并报告了类似的运动和活动量。踢腿的发展过程可以被监测和跟踪，婴儿时期的踢腿行为得到了很好的研究。在频率方面年龄较大的婴儿比年幼的婴儿踢得少。在模式方面，婴儿一开始以交替模式踢腿，然后随着年龄的增长，他们开始表现出更多的单腿踢腿，在之后他们表现出更多的平行踢腿[19]。由于 MMC 患者最常见的有胸、腰和骶部病变，因此 PT 最关心的是躯干和腿部的感觉运动功能。有少数研究量化了 MMC 婴儿的腿部运动。与正常发育的婴儿相比，患有 MMC 的 4~6 个月大的婴儿表现出较少的运动和踢腿模式。但他们可以根据他们的位置改变他们的踢腿频率，而且他们在仰卧和开放空间中踢腿的次数较多。物理治疗师可以用这些信息来改变环境以增加重复踢腿的次数，来作为一种强化练习。患有 MMC 的 1~6 个月大的婴儿表现出更短的踢腿持续时间，这意味着与典型发育的婴儿相比，他们的踢腿持续时间不长，动作更少，不对称性更大[21]。

行走。有一些基于病变水平的行走能力预测因子表明较低病变水平相关的功能性行走预后更好（表18-3）。支具是促进下地活动的必要组成部分，大多数儿童还需要拐杖或助行器才能下地行走，但 L5/骶骨病变可能只需要简单的支具，并且不需要助行器就可以走动。L1 以上的病变导致下肢肌肉无关节活动，因此该水平病变的儿童需要髋、膝和踝的完全支撑才能站立。矫形器的常见缩写使用每个支撑关节的首字母，例如 KAFO 为膝踝足矫形器。较低的病变与更好的肌肉控制和更少的支具需求相关。表 18-3 列举了腰椎和骶骨病变儿童的肌肉活动和支具需求。

这可以被认为是预测行走状态的指南，其他公布的步行率包括更一般的特征。20% 的腰椎高位病变患者最常使用髋关节策略来实现一些行走，80% 的低腰部病变患者可能通过额外的膝关节和踝关节控制步行。90% 的骶骨病变患者走路时髋部、膝盖和脚踝仍有感觉运动功能[24,25]。年幼的孩子在一定程度上可以步行，尽管运动功能可以使他们走动，但他们会随着年龄的增长而放弃步行，这是由于移动更大的体重会增加能量成本，并且需要更快地移动以跟上同龄人的步伐。每个 MMC 患者都是独一无二的，他们的功能状态也是如此。由于病变通常是不对称和不完整的，这导致每个孩子都有独特的功能特征。病变的确切水平对于外科医生来说可能非常重要，而对于康复团队来说则不那么重要。一些 MMC 诊所不使用图表中的病

变水平，因为它在描述当前的水平时并不总是准确的。比起病变水平，功能能力对康复团队来说是更有意义的信息。

矫形器

矫形处方侧重于在不妨碍功能的情况下实现关节对齐，重要的是不要过度支撑，换句话说，就是让功能性肌肉活跃起来，即使它们只由部分神经支配。矫形器的关节应与解剖关节对齐，矫形器应舒适，尽可能容易穿脱，并尽可能美观。矫形器通常由热塑性塑料制成，可以模制到儿童的四肢（表 18-4）。

物理治疗师的角色

作为终身残疾，MMC 患者在其一生中将接受多次物理治疗。儿科物理治疗师的作用是尽可能提供功能独立所需的培训和技能。这通常侧重于实现早期运动里程碑，特别是在婴儿和幼儿中，增强独立行动能力（步行或使用轮椅）和最大限度地提高稳定性以促进游戏、社交发展、学习、语言等。关于儿童的感觉运动特征和治疗环境将因人而异，物理治疗可能发生在各种环境中。

病例 A：第 8 部分

在新生儿重症监护室，PT 在 Dylan 在手术后的前几天就介入了。（如果手术延迟，治疗可能会在第 1 天或第 2 天开始，然后在手术后恢复。）最初，Dylan 的治疗侧重于体位和处理技术、促进整体运动范围、对脊柱手术部位的保护，以及对父母如何照顾迪伦的早期教育。在第 3 周放置分流器后，迪伦的父母也接受了关于分流器保护（要避免的位置）和分流器功能障碍迹象（通常由护理人员或医务人员完成，但 PT 应强调）的教育。Dylan 最初表现为髋关节活动度过大，因此虽然早期治疗的重点是促进活动度，但应避免过度的髋部伸展和内收以防止髋关节半脱位或脱位。Dylan 的父母还被告知应避免将 Dylan 裹得太紧，以免迫使他的双腿处于伸展和内收的位置，同样这会导致进一步的髋关节不稳定和半脱位/脱位。在 Dylan 的案例中，他的 DDH 的治疗为在他大约 1 个月大时，完成了最初的手术矫正病变和植入分流后，安装了 Pavlik 安全带。在许多儿童中，如果在出生时确诊 DDH，则可能会更早安装 Pavlik 安全带。疼痛管理、提供促进生长发育的护理环境以及全面的家长教育是 MMC 婴儿 NICU 护理的关键要素。

表18-3	基于病变水平的步行预测[22,23]		
病变水平	预期的肌肉功能	步行潜力	支撑物品/辅助设备
L1或以上	无下肢肌肉功能；躯干功能正常	步行潜力差,但在年轻时可能可以在家中走动	躯干-髋-膝-踝-足(THKAFO)矫形器或带助行器/拐杖的HKAFO
L2	髋关节可能屈曲,但没有其他下肢肌肉功能	一些家庭走动,但在大多数情况下和年龄较大时会使用轮椅	联合助行器/拐杖使用的髋膝踝足(HKAFO)或交互步态矫形器(RGO)
L3	正常的髋关节屈曲,可能抗重力膝关节伸展	可能会进行家庭步行,但在年龄较大时使用轮椅在社区或学校步行	联合拐杖使用的膝踝足(KAFO)或踝足(AFO)矫形器
L4	正常的髋关节屈曲、膝关节伸展,抗重力踝背屈	家庭或社区活动,可能会在年龄较大时转换为轮椅	联合拐杖使用的踝足(AFO)矫形器
L5	正常的背屈、良好的外翻/内翻、一些跖屈、膝关节屈曲和髋关节伸展(通常较差)	社区步行	AFO或踝上矫形器,无拐杖
S1	抗重力髋部伸展和外展、膝关节屈曲、一些跖屈	社区步行	不需要矫形器
S2	髋关节、膝关节和踝关节功能正常,缺少一些脚趾和足部肌肉控制		

从出生到3岁,Dylan首先在家中接受早期干预服务,然后每周2次作为早期干预婴儿计划的一部分。家庭服务对于3岁之前的患儿来说很常见。在这个年龄段,治疗的重点是维持或促进正常的运动范围和预防下肢挛缩,评估和指导身体意识(如用手触摸脚);促进仰卧、俯卧、坐和站立的体位和里程碑发展,促进头部和躯干的控制,包括触摸物体;评估感官功能障碍并制定感官预防措施(如洗澡水温、脚趾卡在婴儿床或玩具中,见专栏18-5)、增强踢腿和踏步发展的感官输入,促进负重和独立行动的能力;学习因果关系;避免习得性废用、以及以上所有的家长教育。

对于患有MMC和相关脑积水的儿童,早期治疗必须侧重于发展头部控制,这会因头部略微增大和下肢肌肉活动减少而变得复杂,而下肢肌肉活动需要在抬起头部时减轻下半身的重量。躯干强化也是早期治疗的重点,因为在存在下肢麻痹的情况下,躯干必须更加有力,才能使孩子坐下并站立。与其他发育障碍儿童一样,治疗也侧重于实现发育里程碑,表18-5给出了MMC儿童早期治疗的策略。

由早期干预介入并贯穿了整个生命周期,PT将在门诊或学校环境中看到任何年龄的MMC患者,其目标与为婴儿时期列出的目标相似。PT将解决里程碑延迟问题,开展功能性训练干预措施,并为移动和转移提供适应性设备。对于幼儿和学龄前儿童,PT可能开

始在以下方面发挥重要作用:①确定合适的辅助设备(包括手杖、助行器、手动轮椅、电动轮椅、支架和矫形器);②加强自主活动和转移;③开始站立准备;④提供与同伴早期社交互动的手段。矫形器对于患有MMC的儿童来说非常常见,如表18-6中所列,矫形装置的选择取决于病变水平,支具在没有或最小肌肉功能的关节处提供支撑。

在以学校为基础的环境中,PT将帮助患有MMC的儿童取得教育的进步,包括课堂活动。因此教师应和其他支持服务提供者(如PT、OT)密切合作,以调整教室以满足孩子的需求,其中可能包括确保更宽阔的桌子间隔以允许轮椅通行、鼓励延长时间让孩子有足够的时间从一个班级转移到另一个班级、调整浴室设施以允许导管插入(有关肠和膀胱结节的信息,见专栏18-6),并教给老师让患有MMC的孩子走进教室的方法。对于一些孩子来说,可能会在一些课堂活动中加入站立式讲台,以让他们每天有一些时间离开轮椅。值得注意的是,与普通人群相比,MMC儿童的学习障碍发生率更高,认知评分更低,这可能与脑积水有关,但许多MMC儿童没有学习障碍和典型的智力障碍。

在急性或住院康复环境中,PT将在MMC患者的整个恢复期定期看诊,以满足额外的术后(如脊柱侧弯脊柱融合术、其他骨科手术)或其他康复需求。随着孩子年龄的增长,对新矫形器、辅助设备和轮椅的评估

表18-4	MMC 儿童的矫形器选择
矫形器	**适配和使用说明**
足部矫形器	适合支撑足弓并最大限度减少内旋或旋后
踝上	适合在踝关节周围以稳定前足(内收、外展)、中足(旋前)和(或)后足(外翻/内翻),同时允许背屈、跖屈
踝足(AFO)	通常贴合在膝盖下方,通过脚踝和(或)上部的带子提供脚踝稳定性
(1)实体或刚性	阻止背屈和跖屈,根据需要控制足部(前足、中足、后足)
(2)铰接	脚踝铰链在上段和足段之间,用自主或辅助背屈来阻滞跖屈
(3)地板反应	AFO 在上胫骨上有一个前刚性的软垫外壳,可控制过度的背屈并帮助膝关节在中间伸展
(4)动态	更薄的材料允许更大的灵活性;缠足;抵抗跖屈并辅助背屈;稳定脚
膝踝足(KAFO)*	通常由大腿中部的热塑性套管构成,带有尼龙搭扣带闭合和内侧、外侧的支撑金属框架连接到 AFO。膝关节处的落锁允许设备在坐着时屈曲,然后当孩子站立时锁落回到原位。在实际中,孩子通常在站立之前锁定膝盖,并在坐下后解锁
髋膝踝足(HKAFO)*	为 KAFO 添加骨盆带和髋关节。髋关节锁定将阻止髋关节屈曲和伸展,需要双腿一致移动(摆动或摆动步态)
躯干-髋-膝-踝-足* (THKAFO)	添加到 HAFO 的额外胸部支撑可为腹部或脊柱肌肉活动受限的儿童提供躯干支撑
交互式步行矫形器(RGO)	HKAFO 在两条腿组件之间采用电缆连接构建以促进未负重腿的髋关节屈曲和负重腿的伸展,从而形成交替或相互的步态模式。减重通常是通过躯干侧弯来实现的,而在站立腿的一侧通过肩部收缩和背部伸展进一步增强髋部伸展。对于髋关节屈曲,RGO 将帮助髋关节屈曲,同时保持站立腿的伸展
站立行走架	刚性 THKAFO 支架(站立式框架)可以允许以摆动或摆动方式向前移动。通常在髋关节和膝关节处有装置,以便在锁打开时可以坐下
旋进式助行器	附着在旋转底座上的助行器,通过交替的躯干旋转实现向前推进

*,所有这些设备都需要通过使用辅助设备来提供上肢辅助,通常最初是助行器,然后是拐杖。

和培训也很重要,以确定最佳选择,然后教给孩子正确使用方法。

功能训练、力量训练、电刺激、运动训练和运动技能训练已被证明可有效改善 MMC 儿童的损伤和功能。有趣的是,关于水中运动对这些儿童的有效性的研究很少。避免挛缩、关节炎、皮肤破裂(减压)和疼痛的预防技术都是 PT 方案中必要的组成部分。例如,规定每 15~20 分钟通过倾斜轮椅或坐位做上肢俯卧撑动作来缓解压力,就像每天用镜子检查全身皮肤一样。对物理治疗来说保持功能和防止当前状态下降的锻炼方案很重要。

患有 MMC 的成年人也会出现健康水平下降、活动水平下降、肥胖率增加,所以要为所有年龄段的患者制定全面的健康计划,包括营养和个人或团体健身,以最大地限度提高他们的健康水平是很重要的。还应强调骨骼健康,因为负重是骨骼发育和维护所必需的。但这些类型的治疗并不常见,对于有兴趣最大化患 MMC 的成年人功能的 PT 来说,这是一个潜在的可以在实践中增长的领域。

轮椅处方

在许多诊所和学校环境中,PT 负责为患有 MMC 的孩子决定轮椅的类型,包括坐姿和轮椅框架。团队评估和决策很常见,通常包括设备供应商、第三方付款人代表和医疗团队。PT 是该团队的一部分,负责评估患者、解决问题,并为轮椅和其他适应性设备的设计、购买和维护提供建议(表 18-6)。幼儿和小孩子需要能够自己驾驭环境,因此选择合适的助行设备需要既考虑安全性,又考虑独立行动对儿童发展的重要性。选择轮椅和配件的类型是一项需要大量护理人员投入的团队活动。大多数轮椅都是根据尺寸和孩子的感觉运动、矫形和功能能力定制的,以此来满足每个孩子的日常活动。然而,由于年龄、生长、发育、功能状态、矫形条件等的变化,可以通过操纵或向轮椅添加组件来确保儿童处于合适的位置。

从对患者进行评估到订购轮椅再到患者最终收到

鉴于 Dylan 的病变程度，你可能会为 Dylan 推荐什么类型的矫形器？

如果你说的是 HKAFO 或 RGO，那就是正确的。这些中的任何一个都适合 Dylan。

对于 L1/L2 病变，迪伦的髋关节屈曲度很小。当他 2 岁时，他配备了 HKAFO，先是用标准助行器使他能够在家中短距离步行，然后是前臂拐杖，采用摆动步态模式，即双拐杖向前移动，随后摆动双腿同时朝向拐杖放置点，通常脚趾会稍稍落在拐杖后面。在年龄较大的儿童中可能会发展为摆过模式，即双腿越过拐杖，这种更高级的方法需要相当大的手臂力量和较好的平衡，而 Dylan 并不能完成。早期治疗的重点是加强他的手臂力量，这不仅可以帮助走路，还可以进行轮椅移动、使用抬高、手推车行走和有或没有腕带重量的投掷活动。到 3 岁时，他已经能够进出轮椅，并使用轮椅轻松跟上朋友的步伐。要坐上他的低矮轮椅，他会先采用跪姿，然后变为有支撑的站立姿势，拉动轮椅扶手，然后旋转着坐下。随着年龄的增长，他可以通过将自己的背部对准轮椅，将双手放在座椅上并抬高到椅子上来从地板上坐进轮椅。随着他的成长，即使走很短的距离也变得越来越消耗体力。到他 6 岁时，他主要使用手动轮椅进行屋内和社区活动，因为这使他能够快速和独立地跟上家人和同龄人的步伐。由于他家有一栋两层楼的房子，他通过坐着并举起手臂将自己向后拉上楼梯来上楼。快速下楼梯很有趣，但导致了几次坐骨痛，直到他学会了慢慢下楼梯，先抬起，再慢慢下降到下一个楼梯。他的家人在他 5 岁的时候就购买了一套牧场式的房子，这样就不需要上下楼梯了。如果不能购买房子，随着年龄的增长，可能需要一台坐式楼梯升降机来上下楼梯。

对于 MMC 患者，腿部的感觉功能会部分或完全丧失。这需要不断地关注和警惕，以确保孩子在移动时不会伤害自己，尤其要避免父母在不知不觉中伤害孩子。例如，穿鞋时，脚趾可能会在鞋内卷曲，如果发生这种情况，通常发育中的孩子会大叫，父母才会注意到这个情况。脚无感觉功能的孩子不会大叫，因此他们的脚可能会因为脚趾在鞋内蜷缩而导致压疮。同样，不合脚的鞋子会使得孩子感觉不到的压疮，如果衣服太紧或在孩子下面起皱，即使是衣服也会引起问题。频繁的体位转换和家长的关注可以最大限度地减少出现压疮问题的可能性。

当孩子开始移动时会出现更常见的问题，在粗糙的表面上爬行会在孩子不知情的情况下擦伤膝盖、小腿或脚趾，因此在孩子开始移动时保护这些区域至关重要。应始终给孩子穿鞋或穿袜子，长裤和护膝可以保护腿。此外，洗澡时需要时刻警惕，父母必须始终仔细检查水温，以免将孩子放在过热的水中。年龄较大的孩子还需要接受教育，了解在不用手检查水温的情况下进入浴缸的风险。就像脊髓损伤患者一样，患有 MMC 的儿童需要减压，这样他们就不会在同一个体位下保持太久。通常发育中的儿童会不断移动，而患有 MMC 的儿童可能表现出较少的下肢运动，尤其是腰椎或胸椎高位病变。因此，必须指导父母改变婴儿的体位以免发生压疮（至少每 4 小时一次）；使用压力床垫套（羊皮或凝胶）也可用于预防婴儿压疮的发生。随着孩子年龄的增长，如果他们坐在轮椅上，应该经常指导他们进行减压，至少每 15~20 分钟 1 次。使用合适的坐垫也有助于防止压疮的发生。最后，MMC 儿童压疮的常见原因是不合适的支具，经常评估支具以确保适合成长中的孩子至关重要。孩子进入生长突增期时支具发生摩擦是很常见的。在取下任何支具时，应指导父母寻找红点，如果这些在 5~10 分钟内没有消失，则需要调整支具。

轮椅的过程可能需要大量时间。演示轮椅通常可以从供应商处获得，也可以放在诊所或患者中进行试用。有时需要证明患者有能力安全操作轮椅，尤其是电动轮椅，以此向第三方付款人（家人等）证明轮椅选择的合理性。选择轮椅的一个关键方面是儿童的认知成熟度，包括理解转移设备和冲击控制需求的能力，这是确保安全所必需的（如在其他儿童在场的情况下放慢轮椅的速度）。示范轮椅提供了儿童和护理人员协商的机会，能够考虑到他们在家里转移和操作轮椅的能力，

决定出最适合他们的轮椅。询问家庭当前使用的设备可能会让 PT 了解什么是有效的以及他们需要什么，订购儿童或看护人不喜欢的辅助设备通常会导致该设备不被使用。

轮椅评估中包括全面的病史，重点是可能影响座位要求或限制的任何事情，包括手术史、骨科疾病、呼

表18-5	MMC婴儿的干预性活动
靶向运动	**活动**
直立位头控	婴儿首先学会在被抱起时保持头部直立，然后再进行其他姿势。应鼓励在坐姿时控制头部，同时躯干得到很好的支撑，让孩子坐在治疗师或父母的膝盖上，孩子的头部和躯干靠在支持者的躯干上或者用肩膀支撑，孩子坐在远离支持者的躯干处。在儿童的视觉范围内移动玩具会鼓励头部转动和减少支持，尤其是当玩具以缓慢的垂直运动（上下）移动时。此外，在鼓励他（她）看玩具或其他人的同时，向各个方向倾斜孩子将鼓励他（她）直立头部。随着某些控制的实现，增加玩具移动的速度和范围或倾斜度会刺激头部控制的增加。这些相同的活动将通过下躯干或臀部的支撑来鼓励躯干控制。此外，俯卧和仰卧位头部控制将有助于直立头部控制
俯卧位抬头	将孩子俯卧在三角木或球上以便可以在部分重力消除的位置上抬起头部，这将使孩子开始发展颈部伸肌力量。随着时间的推移，可以调整三角木的倾斜度或孩子在球上的位置，以在保持头部水平的同时进行更多的下巴收拢，可以使用一个有趣的玩具来刺激头部抬起 父母可以通过让他们的孩子趴在他们的膝盖上，将他们的一只脚放在凳子上将有助于产生倾斜，这样孩子就可以在部分消除重力的情况下活动。将玩具放在地板上让孩子看，放在孩子的前面会鼓励他们抬起头。随着孩子力量的增强，降低倾斜度并将玩具移到椅子上或最终放在桌子上会刺激头部抬高到90°
仰卧位抬头	与俯卧位抬头活动类似，三角木或球是让孩子在仰卧位从一个有角度的位置向直立移动头抬高的好方法，这将加强颈部屈肌。随着孩子力量的增强，降低倾斜度会使这变得更具挑战性，直到孩子可以在帮助下坐下并收拢下巴 父母可以背靠在墙上或一件家具上，半倾斜坐在地板上，屈曲臀部和膝盖，双脚放在地板上，然后将婴儿放在膝盖上。头部和躯干靠在父母的大腿上，鼓励孩子看着父母肚子上的玩具或只是直立姿势，不要让孩子失去对头部的控制，这将鼓励孩子增加颈部的屈肌力量。父母可以通过握住孩子的手来支撑孩子，或者随着力量的增长，支撑孩子的上躯干和臀部
翻身-俯卧至仰卧位	对于许多患有MMC的儿童，滚动完全是用头部和上半身完成的，因为腿部运动可能很小。应鼓励孩子从俯卧的支撑位置看玩具，并把手伸向滚动的方向会鼓励孩子进行滚动。治疗师或父母的帮助可以在臀部进行，首先是辅助，然后是抵抗滚动以进一步加强躯干。从侧卧位开始，可以让孩子开始加强躯干力量，治疗师抵抗臀部和（或）肩部的滚动。此外，使用三角木让孩子"下坡"滚动可以更容易在早期进行
翻身-仰卧至俯卧位	与俯卧到仰卧位翻滚类似，MMC儿童从仰卧到俯卧位翻滚下肢的运作很小。在向这个方向成功滚动之前，需要有强有力的颈部屈曲。鼓励儿童在滚动的方向上跨过身体伸手去拿玩具将有助于这种运动。这通常需要尽早辅助下肢运动和躯干旋转，但对于屈髋神经支配的儿童，应在儿童翻身时鼓励这种运动。侧卧和三角木，之前提到的俯卧到仰卧位的方法也适用于仰卧到俯卧位
坐位控制	对于许多患有MMC的儿童来说，坐着是一个挑战，因为通常需要下肢活动来让孩子在坐着时保持平衡。然而，如果他们的病灶在胸干，大多数孩子可以在一定程度上独立坐在地板上，但可能需要一些手臂支撑。在减少躯干和臀部支撑的情况下进行大量伸展运动对于发展坐姿平衡至关重要。让孩子跨坐在球上或坐在下躯干或臀部支撑的Thera-Ball上可能是通过伸手或重心转移活动进行坐姿训练的好方法。在鼓励下倾斜滚球或球以恢复直立将加强躯干力量并发展平衡（提供口头鼓励以恢复直立；通过触摸或敲击让孩子专注于需要锻炼的肌肉）。伸展到侧面、地板和穿过中线将加强关键的躯干肌肉，这需要在躯干下部提供支撑，然后是臀部，大多数儿童才能完成这项活动

（待续）

表18-5	MMC婴儿的干预性活动（续）
靶向运动	**活动**
腹部力量训练	在膝盖屈曲并握住治疗师或父母手部的情况下进行辅助仰卧起坐,是腹部强化的早期方法,让孩子上肢和腹部一起运动。慢慢恢复仰卧(向下滚动)将需要腹部离心活动,可以进一步加强腹部。随着时间的推移,应该逐渐减少上肢帮助,直到不提供帮助。在进行仰卧起坐或向下滚动以增强腹部力量时,倾斜也可用于减少重力的影响。可能需要在腿部提供一些支撑,因为孩子可能没有髋部伸展
上肢承重训练	手臂的早期负重对于未来的功能性运动至关重要 (1) 对于婴儿,这可以在卷起的毛巾上进行以方便俯卧支撑 (2) 对于年龄较大的孩子,可以使用更大的毛巾卷。伸手去拿玩具会促进体重转移并加强两只手臂,实现用一只手臂承重并用另一只手臂伸手 (3) 一旦能够达到负重,让孩子用手扶着臀部走路,"手推车走路"将继续加强手臂力量 (4) 用手臂从椅子上或地板上进行"抬高"(在坐着时用手臂推动支撑面的底部),双手首先放在大的平面上使肘部屈曲,这是加强手臂的好方法,对于步行和轮椅使用来说至关重要
下肢承重/肌力训练	下肢神经支配和肌肉力量将是 MMC 儿童物理治疗重点的决定因素。尽管大多数患有 MMC 的儿童在站立或行走时需要一些支撑,但早期治疗应包括在治疗师的适当支持下以各种姿势进行下肢负重。加强肌肉力量对于最大限度地提高直立姿势的功能至关重要 (1) 四点跪位的负重可以让孩子将手放在地板上,治疗师支撑孩子的臀部的情况下通过滚动来促进。随着时间的推移,前后或左右摇摆会增加力量和稳定性,伸手去拿玩具也需要转移重量以提高稳定性和躯干力量 (2) 跪或半跪位对于臀部有一定肌肉功能的孩子是加强臀部力量的好姿势,跪姿也有利于躯干肌肉活动和上肢负重,达到这些位置将加强躯干肌肉力量并发展平衡。对于下肢肌肉活动有限的儿童,跪位仍然能让下肢产生一些负重,尤其是臀部。然而,这需要治疗师控制髋部,并需要孩子提供大量的上肢支持 (3) 跨坐或坐在矮椅子上负重也是下肢强化的好姿势。如果有神经支配,站起来并有控制地从站立恢复到坐姿将进一步加强股四头肌和臀部肌肉。对于股四头肌力量有限的人,需要用手臂向上拉 (4) "Push-aways"是一种简单的方法来加强孩子的股四头肌。在这项活动中,治疗师将孩子的脚后跟握在他们手中,孩子处于仰卧位,治疗师坐着面向孩子将孩子的膝屈曲到胸部,然后让孩子通过伸直双腿"推开"治疗师 (5) 不管有没有脚踝重量,坐着踢球是另一种加强股四头肌的有趣方式 (6) 对于具有一定股四头肌力量的孩子,无论是否有上肢支持,从站立位下蹲和回到站立位是一种很好的股四头肌强化活动 (7) 在仰卧位进行臀桥会增加有一定神经支配的孩子的臀肌力量。让汽车或球在"桥下"滚动很容易成为一项有趣的游戏活动 (8) 当头部和躯干控制充分时,应开始使用适当的支具进行早期站立。可能需要使用适当的辅助设备(如轮式助行器、拐杖)或其他支持(家具、墙壁、治疗师或父母的手) (9) 最近的证据表明,体重支持的跑步机训练或体重支持的助行器可能有助于早期负重活动,并有可能在较早的年龄引发步行

病例 A：第 10 部分

Dylan 在他的学校生活中，治疗师应帮助他在最大限度地发挥功能并确保在学校环境中的最大独立性，特别是要帮助他从一所学校过渡到另一所学校。在学前班和幼儿园，治疗的重点是在教室里加强行走和轮椅移动。然而到一年级时，PT 最应关注轮椅的移动性，包括地面推进（不平坦的表面，如坡道、砾石和草地）、轮子在不平坦的表面上行驶、坐在轮椅上伸手去拿物体（横向、头顶和上面）、食堂就餐（拿着托盘并操纵他的轮椅）。随着他的成长，继续加强上肢力量是一个重点，包括如厕和移动到其他地方（地板、床等）的转移，以及用于更大障碍物的轮子和在轮椅倾倒时扶正（见第 12 章脊髓损伤患者的轮椅活动）。在他的脊柱侧弯和肌腱延长手术后，他的治疗师实施了一项计划以最大限度地扩大手术中获得的髋关节活动范围，包括让 Dylan 每天离开轮椅一次，俯卧位伸展他的髋屈肌 5~10 分钟，并评估他在行动不便的情况下推动轮椅或在学校中使用电动轮椅的能力（学校很幸运地获得了往届学生捐赠的一些轮椅）。

专栏 18-6　脊髓脊膜膨出儿童的肠道和膀胱管理

肠和膀胱管理是 MMC 患者任何计划的关键组成部分，因为他们肠和膀胱的神经支配已经被破坏了。通常，有一个用于膀胱排尿的导管插入程序以及一个可能包括饮食、药物管理和直肠刺激的排便程序。应向儿童教授肠道和膀胱计划以便他们在如厕时尽可能独立，并且随着年龄的增长不依赖成人的帮助。膀胱管理不当会导致尿液回流到肾脏，从而导致肾脏损伤。需要意识到 MMC 患者的肥胖、久坐行为和体能下降会导致风险增加。这可能是周期性的，因为他们有残疾，而无法以促进身体以健康的方式运动，所以运动应该在任何环境和所有年龄段进行。

物理治疗师可能会参与家庭和学校环境中的轮椅-马桶转移训练，以促进肠道和膀胱管理。

病例 A：第 11 部分

对于 Dylan，他在术后应关注运动限制并教育家人转移技术，因为他无法执行从椅子到床转移所需的俯卧撑，父母被教导进行从床上到轮椅和背部的站立式轴心转移。

吸或心脏损伤等。新的轮椅通常每 5 年更换一次，因此轮椅需要最好能随着孩子的成长而变化，并有可能在这段时间内适应孩子的机能变化，在某些方面，这迫使 PT 对孩子的未来需求做出"最佳猜测"。尽管我们尽了最大的努力，但儿童有时会以不可预测的方式发生变化，包括意外的体重增加、手术或在 5 年时间内功能发生变化，治疗师和家人将需要与第三方付款人协商，考虑提前更换轮椅的请求。

PT 需要完成对坐姿和姿势的全面评估，包括任何畸形和 ROM 缺陷，如表 18-6 中概述的测量。如果患者有足够的姿势和躯干控制，则最好在坐姿（通常是坐在椅子上）下进行测量。

轮椅组件

为所有需要轮椅的儿童考虑选择合适的组件：① 底座（手动或电动）；② 轮椅框架；③ 坐姿系统，以及对儿童活动的环境（家庭、学校、其他）和儿童将参加的活动（包括大孩子的体育活动）的评估。

座位

无论是电动的还是手动的，首先应确定座位的类型。大多数 MMC 儿童的上肢有足够的 ROM 和力量，可以独立推动手动轮椅。经过一些培训和日常使用，儿童可以在家中和社区使用手动轮椅。手动轮椅为 MMC 儿童提供早期功能性活动能力、跟上同龄人的能力以及快速探索环境的能力。对于许多幼儿来说，最好的选择是超轻的刚性轮椅框架轮椅，它低至地板，并有一个家长控制手柄（图 18-17）[26]。这将使孩子更容易从地板上进出轮椅，并将他们置于同龄人的视线水平。许多学龄前儿童能够在复杂的环境中操纵他们的轮椅，并且在学龄早期就可以使用轮椅在复杂路段活动。如果需要电动椅，重要的是要注意电动轮椅底座更大、更重，而且不像手动底座那样容易倒塌，因此还应考虑在家中的可操作性和操作者的能力，以及家人搬运轮椅的能力。有些孩子的功能水平在不断下降，最终可能需要一把电动轮椅。手动底座和电动底座在一定程度上适用于不同的坐姿系统、配件和功能。配件包括扶手、脚踏、倾斜或倾斜位置、车轮和轮胎的类型、手轮和刹车。手动和电动轮椅的考虑因素包括：① 儿童或看护人是否会移动轮椅；② 自我推动、了解安全、控制冲击的能力；③ 上肢力量、整体耐力和转移能

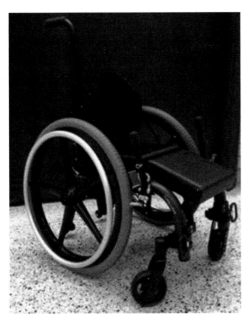

图 18-17 幼儿手动轮椅(见使用视频)。这款超轻手动轮椅与 Dylan 病例中描述的一致,包括一个支撑整个下肢的腿托,一个供护理人员控制轮椅的手柄。(Used with permission of Jill C. Heathcock,MPT,PhD,The Ohio State University.)

力(潜力);④认知和视觉;⑤对移动性的任何限制(如,类似于Dylan的骨科限制)。

病例 A:第12部分

到 Dylan 2 岁的时候,他有了一个定制的带有腿托来支撑他整个下肢的手动轮椅。腿托可以弯曲到 90°,这样当他长大时,他的膝盖仍然可以处于屈曲位置,并且在框架上增加了脚托附件。并且有一个手柄允许他的护理人员以与婴儿车类似的方式操纵轮椅,并在需要时提供安全支持,同时可以让迪伦能够以与同龄人相同的速度独立探索和参与他的生活。他在家中使用带有 HKFO 的反向轮子助行器进行短距离下肢负重和直立行走训练和运动。在脊柱侧弯手术之前,Dylan 将继续使用标准的轻型手动轮椅作为他独立行动的主要方式。

轮椅框架

轮椅框架可以是刚性的或折叠的。折叠轮椅框架允许将其折叠起来并放在一个小型汽车后备厢中。刚性轮椅框架不能折叠,但可以轻松拆卸轮胎以进行存储和运输。轮椅的轮椅框架可以由多种材料制成,包括不锈钢、铝和钛。传统的不锈钢轮椅框架比由钛或复合材料制成的新型轻质轮椅框架更重。

表18-6	轮椅适配测量
测量方法	**基本原理**
座椅到头顶 座椅到枕骨 座椅到肩 座椅到肩胛骨下角	如果需要,这些测量可以用来确定椅背和头枕的高度。头枕应该能碰到枕骨并将头部支撑到其顶部。大多数患有 MMC 的孩子不需要头枕来保持头部控制,但年幼的孩子会用一个头枕来支撑他们的头部以获得舒适感,或者椅背会上升到头顶以在疲倦时提供支持。对于躯干控制有限但头部控制良好的年龄较大的儿童,椅背通常终止于肩部顶部,而对于青少年和躯干控制良好的儿童,椅背终止于肩胛骨的下角
座椅到肘部	该测量用来确定扶手的高度
座椅到髂嵴	如果需要骨盆支撑,此测量可以确定支撑的高度。它还可以识别骨盆倾斜(不对称),通过坐垫来解决骨盆对齐问题
胸宽	如果需要侧向躯干支撑,这将决定侧向支撑的宽度。并需要测量从座椅到腋窝以确定支撑的最大高度,减去 1~2 英寸以防止摩擦
胸长	对于躯干控制受限的儿童,可能需要胸带,此测量将有助于确定肩带长度。乘坐校车时,幼儿必须佩戴胸带
臀宽——在最宽处测量	确定座位宽度,座椅应至少比此尺寸宽 2 英寸,以防止臀部受压并允许穿衣物。大多数儿童座椅无论是否更换座椅本身,允许座椅宽度在座椅的使用寿命内增加几英寸(框架具有扩展能力)
腿长(骶骨到腘窝)	确定座椅深度,应减去 2 英寸以防止座椅摩擦腿后部。与座椅宽度类似,儿童座椅框架允许座椅深度扩展几英寸
膝盖到脚跟	确定脚踏位置,必须离地 2 英寸,以便在不平坦的表面上留出空隙。脚凳通常也可调节,以允许腿部在 5 年内生长
脚长	确定脚踏深度

坐姿系统

坐姿系统应该能够让患者处于能确保舒适的、基线压力释放、足够的躯干支撑和姿势对齐良好的功能性坐姿。后者对于患胸部病变的儿童尤其重要,因为他们可能会由于躯干肌肉活动不对称而出现后凸、脊柱侧弯或两者兼而有之。如果坐姿中出现脊柱侧弯或骨盆倾斜,这将导致坐姿与肩的最高处和坐姿与髂嵴的测量不对称。从用空气材质制成的坐垫到用硬泡沫制成的坐垫会导致坐垫的硬度和压力释放能力差别很大,所以需要平衡以最小化坐姿材料产生的绝对力(身体在坐姿上移动时皮肤上的摩擦),需要为孩子找到最佳位置以最大限度地发挥功能,同时需要保护骨突出避免压疮。例如,某些位置(如斜倚位置)需要能耐受更高摩擦力的剪切力坐姿材料,但这将使运动更有可能产生过度剪切力。PT 应了解皮肤完整性的病史以确定垫子的选择。如果需要,现在可以使用压力映射系统来准确识别需要额外填充的压力增加点。

值得注意的是,PT 还应为患者和护理人员提供有关臀部或腿部感觉不佳的儿童减压的类型和时机的教育。年长的儿童减压的标准做法包括独立轮椅俯卧撑,儿童使用扶手通过手臂向上推来抬起下半身,通过向前倾斜和左右倾斜来频繁地转移体重,让护理人员根据身体力学向后倾斜轮椅,手动改变腿的位置以减轻一侧的重量。对于电动轮椅,可使用倾斜或空间倾斜轮椅框架来释放压力。空间倾斜轮椅框架可保持坐姿与靠背的角度,但坐姿与地面的方向会发生变化。25°~65°的倾斜已被证明可以缓解成年人的压力。卧椅允许椅背相对于坐姿发生变化,这可以缓解压力,但会增加施加在皮肤上的剪切力。大多数坐姿系统以90-90-90(臀部、膝盖和脚踝的角度)对齐。

坐姿系统的其他因素包括靠背高度、头枕、侧向和骨盆支撑、安全带系统和脚托。高坐姿靠背对于音调低、坐姿平衡性差和躯干控制差的儿童来说很常见。如果患者的头部控制也很差,则可以使用头枕。在电动轮椅中倾斜或斜倚时需要头枕或头部支撑。中等坐姿靠背高度(位于肩胛骨下方)可让肩部在推动和活动中获得自由。患有 MMC 的幼儿,如果是较低水平的病变并且有足够的臀部控制,可以使用类似于图 18-17 的站立式轮椅,但需要有一个平台使得膝盖和臀部可以支撑站立,而不是座位。对于年幼的孩子来说,腰带是必需的,对于躯干控制不佳或非常年幼的孩子,如果他们乘坐校车上学则需要胸带。躯干控制不佳的儿童也可能需要额外的躯干支撑。

环境因素

最终确定合适的轮椅系统还应包括评估家庭和学校环境,以及家庭管理设备的能力。评估孩子当前的家庭环境对于轮椅的选择至关重要,包括家庭拥有的车辆的大小、类型和其运送轮椅的能力,以及家里是否有楼梯。一些第三方付款人在确定轮椅之前会被询问是否有坡道或正在建造中。评估个人需求的家访通常由治疗师和设备提供者进行。用于幼儿和儿童的较小的手动椅子应该可以折叠放入一个小的行李箱中,并且重量需要很轻,以便可以将他们抬上楼梯,从而消除坡道的影响。包括日托、学校、工作、医疗预约、宗教服务、适应性运动和其他考虑在内的社区需求也应被考虑在轮椅的选择中。

Dylan 需要更换电动轮椅吗?

这个问题并不容易回答。首先,他只使用了2年轮椅,而他的第三方付款人通常每5年才购买一次新轮椅。然而,由于他的状态发生了变化——体重增加和脊柱融合,可能会要求考虑更换轮椅。作为他的PT,您需要仔细记录他的状态变化并评估他使用电动轮椅的能力,包括他是否有任何与视觉学习障碍相关的空间知觉缺陷。他很可能需要学会操纵新的电动轮椅,然而,如果他的上肢和躯干活动性的限制是暂时的,他就可能会继续使用手动轮椅来最大限度地提高他的身体活动并可能减轻体重。但是,如果他继续成长,他的家人可能还需要乘坐电梯来协助转移以避免受伤。随着 MMC 患儿年龄增加,通常会增加体重而导致功能状态下降。所以应制定健身计划,以尽量减少年龄较大的 MMC 儿童和成人的这一问题。由于行动不便,导致久坐不动的生活方式,患有 MMC 的成年人可能会增加心血管问题的风险。所以制定全面的健康计划很重要,包括营养咨询和针对所有年龄段患者的个人或团体健身,以最大限度地提高他们的健康。

还应强调骨骼健康,因为正常的骨骼发育和维持需要负重,患有 MMC 的成年人有患骨质疏松症和骨折的风险,特别是如果他们不走路的话。

与脊髓损伤的比较

如前所述,脊髓损伤和 MMC 之间存在一些相似之处。例如,在这两种情况下,脊髓和神经组织都受到损伤,从而导致损伤水平以下的感觉运动功能丧失。损伤的节段提供了有关患者可能具有何种功能。SCI 和 MMC 患者表现出 UMN 和 LMS 体征的组合,尽管损伤通常是双侧的,但通常存在不对称的功能。然而,他们的功能水平和治疗方案是不同的。对于创伤性 SCI 患者,康复是重新学习一种已经存在的技能,比如走路。对于患有 MMC 的患儿,康复是教授新技能,例如让婴儿或以前从未走路的孩子学会走路。

参考文献

1. Rowland CA, Correa A, Cragan JD, Alverson CJ. Are encephaloceles neural tube defects? *Pediatrics*. 2006;118(3):916-923.

2. Williams LJ, Rasmussen SA, Flores A, Kirby RS, Edmonds LD. Decline in the prevalence of spina bifida and anencephaly by race/ethnicity: 1995-2002. *Pediatrics*. 2005;116(3):580-586.

3. Trudell AS, Obido AO. Diagnosis of spina bifida on ultrasound: always termination? *Best Pract Res Clin Obstet Gynaecol*. 2014;28:367-377.

4. Bebbington MW, Danzer E, Johnson MP, Adzick NS. Open fetal surgery for myelomeningocele. *Prenat Diagn*. 2011;31(7):689-694.

5. Boettcher M, Goettler S, Exchenburg G, Kracht T, Kunkel P, Von der Wense A, Reinshagen K. Prenatal latex sensitization in patients with spina bifida: a pilot study. *J Neurosurg Pediatrics*. 2014;13:291-294.

6. Del Bigio MR. Neuropathology and structural changes in hydrocephalus. *Dev Disabil Res Rev*. 2010;16:16-22.

7. Dalen K, Bruroy S, Wentzel-Larsen T, Laegreid LM. Intelligence in children with hydrocephalus, aged 4-15 years: a population-based, controlled study. *Neuropediatrics*. 2008;39:146-150.

8. Oi S, Inagaki T, Shinoda M, Takahashi S, Ono S, Date I, Nomura S, Miwa T, Araki T, Ito S, Uchikado H, Takemoto O, Shirane R, Nishimoto H, Tashior Y, Matsumura A, COE-Fetal and Congenital Hydrocephalus Top 10 Japan Study Group. Guideline for management and treatment of fetal and congenital hydrocephalus: center of excellence-fetal and congenital hydrocephalus top 10 Japan guideline 2011. *Childs Nerv Syst. 2011*;27:1563-1579.

9. Tamburrini G, Frassanito P, Iakovaki K, Pignotti F, Rendeli C, Murolo D, Di Rocco C. Myelomeningocele: the management of associated hydroceph-

10. Swank M, Dias L. Myelomeningocele: a review of the orthopaedic aspects of 206 patients treated from birth with no selection criteria. *Dev Med Child Neurol*. 1992;34(12):1047-1052.

11. Gibbons PJ, Gray K. Update on clubfoot. *J Paediatr Child Health*. 2013;49:E434-E437.

12. Swaroop VT, Dias L. Orthopaedic management of spina bifida-part II: foot and ankle deformities. *J Child Orthop*. 2011;5:403-414.

13. Holroyd B, Wedge J. Developmental dysplasia of the hip. *Orthop Trauma*. 2009;32(3): 162-168.

14. Dezateux C, Rosendahl K. Developmental dysplasia of the hip. *Lancet*. 2007;369:1541-1552.

15. Konieczny MR, Senyurt H, Krauspe R. Epidemiology of adolescent idiopathic scoliosis. *J Child Orthop*. 2013;7:3-9.

16. Negrini S, Donzelli S, Lusini M, Minnella S, Zaina F. The effectiveness of combined bracing and exercise in adolescent idiopathic scoliosis based on SRS and SOSORT criteria: a prospective study. *BMC Musculoskelet Disord*. 2014;15(1):263.

17. Hoashi JS, Cahill PJ, Bennett JT, Samdani AF. Adolescent scoliosis classification and treatment. *Neurosurg Clin N Am*. 2013;24:173-183.

18. Korenromp MJ, van Gool JD, Bruinese HW, Kriek R. Early fetal leg movements in myelomeningocele. *Lancet*. 1986;1(8486):917-918.

19. Kamm K, Thelen E, Jensen JL. A dynamical systems approach to motor development. *Phys Ther*. 1990;70(12):763-775.

20. Chapman D. Context effects on the spontaneous leg movements of infants with spina bifida. *Pediatr Phys Ther*. 2002;14(2):62-73.

21. Rademacher N, Black DP, Ulrich BD. Early spontaneous leg movements in infants born with and without myelomeningocele. *Pediatr Phys Ther*. 2008;20(2):137-145.

22. Seitzberg A, Lind M, Biering-Sorensen F. Ambulation in adults with myelomeningocele. Is it possible to predict the level of ambulation in early life? *Childs Nerv Syst*. 2008;24:231-237.

23. Bartonek A, Saraste H. Factors influencing ambulation in myelomeningocele: a cross-sectional study. *Dev Med Child Neurol*. 2001;43:253-260.

24. Findley TW, Agre JC, Habeck RV, Schmalz R, Birkebak RR, McNally MC. Ambulation in the adolescent with myelomeningocele. I: Early childhood predictors. *Arch Phys Med Rehabil*. 1987;68(8):518-522.

25. Pauly M, Cremer R. Levels of mobility in children and adolescents with spina bifida – clinical parameters predicting mobility and maintenance of these skills. *Eur J Pediatr Surg*. 2013;23:110-114.

26. Meiser MJ, McEwen IR. Lightweight and ultralight wheelchairs: propulsion and preferences of two young children with spina bifida. *Pediatr Phys Ther*. 2007;19:245-253.

复习题

1. 部分脊髓和神经通过不完全闭合的脊柱突出的脊柱裂的形式是?
   A. 急性脊柱缺损
   B. 脑脊膜膨出
   C. 脊髓脊膜膨出
   D. 隐匿性脊柱裂

2. 婴儿出生时颅骨枕部有一个小囊,里面充满液体和少量神经组织,这种损伤应该被称为?
   A. 无脑畸形
   B. 脑膨出
   C. 鞘膜积液
   D. 脑脊膜膨出

3. 下列关于脊柱裂的说法正确的是?
   A. 脊髓脊膜膨出是最轻的形式
   B. 骨性畸形涉及椎体横突畸形
   C. 最常见的位置是在颈椎内
   D. 叶酸缺乏可能导致脊柱裂

4. 一个脊髓脊膜膨出的患儿膝关节内侧不稳定、膝关节外侧不稳定、行走时脚趾间隙不足、股四头肌肌力为 2/5、使用家庭步行器，并且社区步行受限，他最合适的矫形器是：

A. HKAFO   B. KAFO

C. SMA   D. TKAFO

5. PT 将婴儿置于仰卧位，髋部屈曲至 90° 并外展一侧髋部，使得股骨头向后移动，该 PT 使用的技术为？

A. 用于确定髋部对称性的 Clunk 测试

B. 确定髂胫束紧度的 Ober 试验

C. 确定大腿长度差异的 Galeazzi 征

D. 识别髋关节脱位的 Ortolani 征

6. 您正在评估一名患有脊髓脊膜膨出缺损的婴儿，他的髂腰肌和股四头肌肌力为 4/5，胫骨前肌肌力为 3/5。这个孩子的病灶很可能处于以下哪个水平？

A. L3   B. L4

C. L5   D. S1

7. 脊髓脊膜膨出的儿童通常有？

A. 下运动神经元和上运动神经元功能障碍的结合

B. 极有可能患有精神发育迟滞

C. 正常的肠道和膀胱功能

D. 在青少年时期，提高行走技能的可能性很大

8. 以下哪一项最常与脊髓脊膜膨出有关？

A. 脑室内出血

B. 累及脑干和枕骨大孔的先天性脑畸形

C. 脊髓病变水平以下的痉挛

D. 病灶平面以下感觉完整

9. 神经管是由什么过程产生的？

A. 分裂   B. 形成

C. 神经化   D. 输卵管

10. 在子宫内脊柱裂最常用什么方法能够检测到？

A. 羊膜穿刺术   B. 血液检查

C. 胎动减少   D. 超声波

11. L1 以上病变的儿童通常使用？

A. 家庭和有限的社区助行器

B. 家用步行器或不使用步行器

C. 不受限制的助行器

D. 带辅助设备的社区助行器

12. 一名右胸 45°、左腰 25° 脊柱侧弯的患儿，该患儿最好的治疗方法是？

A. 腹部和背部的强化练习

B. 支撑

C. 侧面轮椅躯干支撑

D. 脊柱融合手术

13. 以下哪一项是脊柱裂常见的并发症？

A. 臂丛神经麻痹   B. 马蹄内翻足畸形

C. 花生过敏   D. 男性性别

14. 订购轮椅时，座椅深度应确定为？

A. 大转子至腘窝加 2 英寸

B. 大转子至股骨内侧髁减 2 英寸

C. 骶骨至腘窝减 2 英寸

D. 骶骨至股骨内侧髁加 2 英寸

15. 本章中描述的以下哪些活动可以主要用于加强幼儿的手臂力量，让他们可以使用手臂进行行走和转移？

A. 辅助仰卧起坐   B. 臀桥

C. 推开训练   D. 使用手推车行走

答案

1. C	2. B	3. D	4. B	5. D
6. B	7. A	8. B	9. C	10. D
11. B	12. D	13. B	14. C	15. D

Jill C. Heathcock，Deborah S. Nichols-Larsen

学习目标

- 了解脑瘫的病理生理学。
- 鉴别脑瘫的常见危险因素。
- 鉴别脑瘫的典型特征。
- 识别脑瘫的常见分型。
- 识别和选择脑瘫患儿的最佳物理治疗干预措施。

病例 A：第 1 部分

Alejandro Lobo 出生时孕 33 周，体重 1.75kg，身长 43cm，头围 29cm。他在新生儿重症监护病房（NICU）住了 7 周，25 天时做了超声波检查，显示为脑室周白质软化（PVL）Ⅳ级。他的母亲 Carmen 是当地一所高中的体育老师，父亲 Paul Lobo 是一名软件开发人员，姐姐卡拉比他大 2 岁。

病理生理学

脑瘫

脑瘫（CP）是一个描述由发育中的大脑缺陷或异常引起的一系列姿势和运动障碍的术语，是儿童残疾的首要诊断之一，每 1000 名活产儿中有 1~2.5 名患有脑瘫。脑瘫是非进行性的，这意味着有一个事件（或离散的系列事件）通过扰乱典型的大脑结构和功能而对大脑造成损害，但大脑损害不会随着时间的推移而恶化。与成人脑损伤类似，脑瘫表现为运动功能障碍，但也可能伴有感觉功能障碍、认知障碍、语言延迟/功能障碍，以及癫痫和营养不良等内科疾病。虽然病变是非进行性的，但脑瘫的表现可能会随着孩子经历不同的发育阶段而有所不同，随着孩子的成长，继发性肌肉骨骼疾病会很常见。据估计，美国有 80 万人患有脑瘫，其中超过 45 万人是 18 岁以下的儿童[1]。

发病机制

脑瘫可能发生在胎儿期、围产期或新生儿期，当血液流动中断或造成脑部损害时，导致永久性损伤，其后果各不相同，具体取决于损伤的部位、严重程度和时间。在胎儿发育和婴儿早期，脑损伤可能不会有即刻明显的表现。另外，损伤的确切原因或时间可能还不清楚。这些事件通常是单一或离散的序列，并且在诊断时不活动。某些类型的脑部病变的危险因素和发病率是已知的，但原因尚不清楚。如第 8 章和第 18 章所述，对发育中的脑损伤会导致原本可预测的大脑形态、生长和成熟的改变。然而，脑瘫可发生在那些没有已知危险因素或明显原因的人身上，因此，被称为特发性（原因不明）。导致脑瘫的脑损伤可能发生在妊娠期、围产期（分娩、分娩期间或分娩后不久）或发育早期，这些损伤的病因是不同的，这里将讨论其最常见的已知原因。早产是最常见的危险因素之一；专栏 19-1 描述了早产对大脑发育的影响及其与脑瘫的关系。

病例 A：第 2 部分

Alejandro 出生时孕 33 周，体重 1.75kg，属于低出生体重早产儿。脑室出血（IVH）为 Ⅳ 级，表明脑室和邻近组织中有血液。对 Alejandro 的物理治疗开始于 NICU，这是早产儿的常见做法。在 NICU，物理治疗侧重于体位摆放，以促进生理屈曲；促进自主功能、行为状态和感觉运动反应的自动调节；协助父母照顾他们的小儿子。因此，Alejandro 的姿势摆放集中在屈曲姿势，以增加屈肌张力，特别是侧卧位，这样他可以把双手放在一起朝向嘴巴，以达到自我安抚。为了促进自主调节，他在任何医疗程序后，以及休息/睡眠时都会被包裹起来，鼓励他的父母在他处于隔离状态时提供缓慢、温和、镇静的按摩或控制，并让他贴着他们的皮肤上（袋鼠式护理）。

这些技术降低了他的呼吸频率、心率和血压。像许多早产儿一样，Alejandro 对 NICU 中的许多噪声和所有医疗护理表现出应激反应（血压升高、心率加快、低声哭泣）；因此，他在 NICU 较安静的区域受到保护，不受环境噪声的影响，将照料程序集中进行以延长应激反应的间隔时间。随着他的反应正常化，他逐渐重新接触到声音和光，为他回家做好准备。值得注意的是，心率或呼吸频率的变化往往是早产儿痛苦的主要迹象，而不是啼哭，所以在 NICU 工作时，这些需要由物理治疗师仔细监测[3]。

专栏 19-1　早产儿脑病

在怀孕 37 周之前出生的婴儿被认为是早产，进一步分为轻型早产（32~37 周）、早期早产（28~32 周）和极早早产（<28 周）。根据出生体重可分为低出生体重儿（<2500g）、极低出生体重儿（<1500g）和超低出生体重儿（<1000g）。患有宫内生长受限的婴儿（见下一节中的先天性异常）也依据这些进行分类。随着早产儿护理的改善，大多数早产儿都能存活下来；然而，神经损伤（脑瘫、智力残疾、学习障碍）的发生率仍然相对较高，高达 50% 的早产儿表现出一定程度的神经缺损。神经损伤的发生率和严重程度随着早产程度的增加（较低的胎龄）而增加。用来描述继发于早产的神经损伤的术语是早产儿脑病（EoP），然而，导致早产儿脑病的原因并不是单一的。

早产儿脑病的主要原因是脑室周围白质软化，这与缺氧/缺血和炎症有关。炎症是缺氧/缺血事件的次要后果，但也可能与全身感染一起发生。早产儿，特别是极早早产儿，有极大的细菌感染（菌血症）风险，可导致败血症、脑膜炎和（或）坏死性小肠结肠炎（见本专栏末尾部分）。如第 8 章所述，神经元在脑室周围区域——室下区（SVZ）产生，然后迁移到它们在大脑中的最终目的地；类似地，产生中央髓鞘的少突胶质细胞开始时是 SVZ 内的干细胞，但在妊娠发育中髓鞘形成比神经元迁移晚得多。事实上，髓鞘形成在怀孕的最后 3 个月开始，并持续到生命的第 2 年。因此，早期早产或极早早产婴儿的髓鞘形成才刚刚开始。缺氧/缺血或全身性感染继发的炎症使小胶质细胞进入 SVZ，明显攻击前少突胶质细胞，在 SVZ 中形成病变，随后会导致神经元髓鞘丧失，从而导致神经功能缺损。

为什么早产儿的大脑有缺氧/缺血的风险？首先，早产儿大脑内的血管仍在发育中，因此，有出血或缺血事件的风险。其次，早产儿缺乏自主调节血流的能力，这是保证血液流向大脑的必要功能。例如，如果婴儿经历了另一个身体系统的感染，血液可能会从大脑分流到另一个系统，导致大脑缺氧/缺血，或者如果婴儿处于高度应激状态，这些未成熟血管中的血压可能会超过血管容量，导致出血。特别危险的出血是脑室内壁细胞的血管；这一区域的出血被称为脑室出血（IVH），级别为Ⅰ级（最轻）到Ⅳ级（最严重）；IVH 最常见的部位在额叶和顶叶，这可能会损害感觉运动区。与 PVL 相似，这一区域的出血会扰乱少突胶质细胞的发育和随后的神经元髓鞘形成，导致神经元死亡。然而，IVH 的影响通常比 PVL 更大[2]。

IVH 分级：

Ⅰ级：出血局限于内皮生发层；

Ⅱ级：出血进入脑室而不伴有脑室扩大；

Ⅲ级：出血进入脑室并伴有脑室扩大；

Ⅳ级：出血进入脑室及邻近脑组织。

PVL 和 IVH 均可通过超声检测出。

坏死性小肠结肠炎（NEC）是一种肠道疾病，其特征是肠黏膜内层死亡和肠功能障碍。虽然这种情况也可能发生在足月儿身上，但在早产儿中更为常见。一旦出现，就容易发生肠穿孔，很快就会形成腹膜炎和脓毒症。它是早产儿的常见死亡原因，并与继发于炎症的神经损伤有关。

先天性异常

脑瘫可起源于胚胎发育过程中发育中断，导致大脑畸形。潜在的致病因素可能是产妇的健康状况（如癫痫、心脏病、甲状腺疾病）或药物使用（药物、嗜酒或吸烟）、感染（见下文）、胎盘功能不全，或胎盘/脐带血栓形成（凝血）。胎盘功能不全会在妊娠早期造成持续的缺氧，还会阻碍脐带葡萄糖代谢，导致发育中胎儿的营养受损；这两种情况可能会导致宫内发育迟缓（IUGR），阻碍胎儿的整体发育，包括大脑发育[4]。多胎发生宫内发育迟缓（IUGR）的风险更高，因此也更容易导致 CP。多胎妊娠中 CP 发病率增加还有其他原因，包括早产的可能性（专栏 19-1）。产妇代谢紊乱（如糖尿病）、摄入毒素和罕见的遗传综合征也是已知的导致儿童神经紊乱（包括 CP）的因素[4]。

围产期窒息是指在胎儿发育后期（孕中期和孕晚

期)、分娩或新生儿期发生的缺氧,导致发育中的大脑缺氧。估计75%的CP病例是由缺氧事件引起的。胎儿大脑的血管系统非常脆弱,有发生梗死或出血的风险。最常见的损伤区域是大脑中动脉(MCA),它为额叶、顶叶和颞叶供血。这意味着,如果出现大脑中动脉梗死,很大一部分脑组织将处于危险之中(有关大脑中动脉的信息请参阅第10章)。窒息可由胎盘异常、胎盘/脐带血栓引起;然而,还有许多其他原因。在分娩过程中,脐带有可能缠绕婴儿颈部,并在宫外生命的最初时刻阻碍呼吸。此外,新生儿在分娩期间可能会排出他们的第一次粪便(胎粪——一种黑色膏状粪便),婴儿吸入该物质将会阻碍呼吸。前置胎盘是指胎盘与子宫壁的异常附着,其部分或完全覆盖宫颈;它可能与妊娠期间,特别是最后3个月的异常出血有关,从而减少怀孕后期婴儿的氧合。此外,胎盘早剥,即胎盘过早脱离子宫壁,也可能是胎儿宫内缺氧和早产的一个原因。由于部分早剥可能发生在相当早的时候(孕中期和孕晚期),导致分娩前处于长期缺氧状态,从而对发育中的婴儿造成严重的脑损伤。值得注意的是,早剥也是早产的原因之一。有时脐带会在胎儿头部出来之前从阴道中脱出,称为脐带脱垂;这是一种医疗紧急情况,因为胎儿的氧气和血液供应立即受到切断的威胁,而且有可能发生早剥和产妇出血。先兆子痫也是孕妇的一种妊娠疾病,其特征是高血压和继发于肾功能障碍的蛋白尿(尿液中含有蛋白质),可导致胎儿生长受限、早产和胎盘早剥。先兆子痫到子痫的发展对母婴都是一种危及生命的情况;子痫发生时,母亲会出现抽搐、昏迷,甚至可能死亡。由于氧合受到干扰,婴儿的生命处于危险,如果婴儿存活下来,可能出现脑瘫或其他发育障碍。

在出生时至出生后这段时间,感染都是脑瘫的常见原因。对胎儿来说,免疫功能依赖于母体免疫系统,一些病原体可穿过胎盘引起感染。母体疾病对胎儿可能是不安全的,会导致自然流产或重大发育障碍(包括CP)。已知对胎儿有神经系统后果的母体感染包括:①风疹(麻疹),与耳聋、眼睛异常、先天性心脏缺陷、发育迟缓、学习障碍和脑瘫有关;②巨细胞病毒(CMV),导致胎儿生长受限和脑组织增大,随后出现脑瘫和(或)其他发育问题;③弓形虫病,通过接触到受感染的猫粪便传播,引起脑积水和脑炎,可能导致CP[5]。

围产期分娩创伤会导致大脑缺氧,从而导致脑损伤和脑瘫。难产是指胎儿无法离开阴道,典型的原因是头盆不称(婴儿的头相对于母亲的骨盆来说太大了),导致母亲用力生产时胎儿的头骨受到过多的压力。使用产钳帮助婴儿通过产道,在极少数情况下会导致颅骨损伤,导致脑瘫;因此,只有在母亲筋疲力尽或婴儿陷入困境时才会使用钳子来帮助分娩。

脑瘫的产后病因

CP诊断通常适用于在生命的头3年中遭受脑损伤的儿童。这种脑损伤的原因包括:①代谢性脑病;②原发性感染,如脑膜炎或疟疾;③创伤,如摇晃婴儿综合征或婴儿卒中。代谢性脑病可由肾或肝功能紊乱、摄入或吸入毒素(包括酒精或药物中毒,可通过母乳传播),或与急性疾病(如高热腹泻)有关的电解质紊乱引起。

危险因素

虽然CP在出生时并不明显,但有许多因素与CP的风险增加有关。这些因素是相关联的,但不是因果关系。母亲的危险因素已被广泛研究,而父亲的危险因素相对被忽视。在前面的章节中,我们已经描述了孕妇的状况,这些状况将增加孩子患有脑瘫的风险;这些因素包括药物滥用和医疗状况(癫痫、糖尿病、甲状腺疾病、心肺疾病,包括高血压);此外,月经延迟、既往流产、早产或现有的孩子有运动障碍的风险更高;或者高龄产妇生下患有脑瘫和其他发育障碍(如唐氏综合)婴儿的风险更高。同样,也有一些建议认为高龄可能是一个促成因素。早产也与CP风险增加有关(见专栏19-1),低出生体重可能是宫内发育迟缓(IUGR)的一个迹象,如前所述,胎盘重量低是胎盘功能不全并继发宫内发育迟缓的症状,低APGAR评分是出生时胎儿窘迫的迹象(见专栏19-2)。在新生儿期,癫痫发作、脓毒症或呼吸窘迫的发生会扰乱氧合和(或)大脑发育,导致脑损伤,并最终导致脑瘫[4]。

诊断

尽管急性损伤通常发生在围产期,但通常直到18个月至2岁才被诊断为CP,此时幼儿明显缺乏主要的运动里程碑(如爬行和行走)并具有异常的肌张力。病情严重或偏瘫的儿童可更早地诊断出来。严重程度更高的患者通常伴有饮食问题、头部控制能力受限,以及更严重的肌张力异常，如低张或痉挛，这些都使得早期诊断更容易。偏瘫患者在肢体运动方面有明显的差异，父母和儿科医生很容易发现孩子的一侧肢体使用能力受限。然而，许多医生对诊断采取"观望"的方法，试图避免给孩子贴上不恰当的标签，贴上"发育迟缓"的标签，然后再观察早期干预能否解决这一迟缓。在出生后的头2年中，张力异常和运动技能习得延迟变得更加明显，使诊断更加明确。从医学角度来看，诊断是基于临床表现，包括张力异常、深部腱反射改变（如跟腱反射）、运动发育迟缓和姿势不稳[7,8]。神经影像很少被要求用于诊断；然而，当进行影像学检查时，通常可见局限性病变、明显的脑畸形或脑室周围白质软化（见专栏19-2）。通过使用全身运动分析，对于高危群体，尤其是早产儿，在CP早期预测方面已经取得了一些进展。简单来说，足月儿从出生到9周表现出所谓的扭动运动，但大约在7周时开始向不安运动过渡，一直持续到20周，这时开始有目的的运动。1个月时的扭动运动改变称为痉挛-同步运动，以及不安运动阶段的异常全身运动，都是脑瘫的先兆[9]。

<table>
<tr><td>**专栏19-2** **新生儿评分（APGAR）**</td></tr>
</table>

所有新生儿在分娩时都要接受快速评估，即AP-GAR，以确定他们在分娩时的整体身体状况；每个新生儿在1分钟和5分钟时都会接受以下评估：

A，（外观）肤色：全身皮肤红润=2；躯干皮肤红润，四肢皮肤青紫=1；全身皮肤青紫=0。

P，脉搏：正常频率（>100次/min）=2；缓慢（<100次/min）=1；无脉搏=0。

G，反射（对轻微挤压的反应）：啼哭、肢体回撤或面部反应强烈=2；较温和的反应（微弱哭泣，很少的运动）=1；无反应=0。

A，活动（肌张力）：活动有力=2；肢体略有屈曲=1；无运动=0。

R，呼吸（气道）：强烈哭泣=2；微弱哭泣或呼吸困难=1；没有呼吸=0。

满分为10分，但由于分娩过程对婴儿造成很大的伤害，因此许多新生儿的得分都低于该水平，尤其是在颜色方面，因为许多婴儿在出生后的第1分钟内都有青紫，但会好转。实际上，APGAR评分结果7~10分被认为是正常的；令人担忧的是4~6分，尤其是在第5分钟的评估中分数没有提高时；0~3分表示需要立即进行复苏，婴儿具有继发发育问题的风险。APGAR分数低的婴儿比那些在正常范围内的婴儿更有可能患有CP[6]。

<table>
<tr><td>**病例A：第3部分**</td></tr>
</table>

Alejandro出生后的第1年一直在一家高危儿诊所接受跟踪。出院1个月后，他被诊断为肌阵挛癫痫发作，在没有诱发刺激的情况下表现出惊吓反应，并接受了丙戊酸钠治疗（见表19-4）。在他为期5个月的随访中，物理治疗师注意到他的腿部力量增加了，总是同时用两条腿踢（没有交替踢腿），同时躯干和手臂也有相关运动。内科医生和治疗师诊断为"疑似CP"，并建议他接受早期干预计划。在早期干预项目中，他每周在课堂环境中接受物理治疗2~3次，以促进运动里程碑的发展。他在8个月大的时候可以向2个方向翻身，11个月的时候可以爬，到了1岁的时候又回到了W式坐姿。此时，治疗的目标是提高他坐的能力（环坐、裁缝坐），四点位下的伸展和重心转移以刺激爬行，以及站立活动（见后面的治疗部分）。

功能分级

功能分级描述的是儿童进行普通功能性运动的方式。粗大运动功能分类系统（GMFCS）是对脑瘫儿童未来运动功能进行分类和预测的最常见、有用的方法。这是一个5级系统，根据运动功能和日常运动能力的限制和粗大运动功能测量（GMFM）（见专栏19-3）对脑瘫儿童进行分级。分类等级基于独立的运动功能和辅助技术的使用。他们可以用于进行研究比较，指导治疗目标的制定，为CP患儿及其家庭提供准确的咨询、规划和教育。GMFCS从Ⅰ~Ⅴ级，级别越低表示运动功能越好，功能受限制越少。Ⅰ级的儿童可独立行走，并且很少有运动障碍或日常生活限制，在他们开始执行高级运动技能或需要精确协调和定时的技能之前（例如踢球、攀爬、骑自行车），损伤可能并不明显。级别越高表明运动功能有更严重的限制，独立性受限，需要使用辅助设备或电动移动设备。GMFCS Ⅴ级的儿童几乎没有抗重力运动或自主运动控制，各个方面都依赖看护者的护理，由看护者转运或使用有多姿势支撑的电动椅子（更多详细信息见专栏19-4）[8]。

GMFCS级别按年龄进一步明确，并对以下年龄段的Ⅰ~Ⅴ级进行了单独说明：2岁以下、2~4岁、4~6岁、6~12岁和12~18岁。这意味着，一旦被分类，73%的儿童随着时间的推移保持在相同的GMFCS级别。Ⅰ级和Ⅴ级的儿童最有可能被重新分类，而6岁以下的儿

专栏19-3 粗大运动功能测量(GMFM)

粗大运动功能是一种评估工具,适用于5个月至16岁脑瘫的儿童,用于发展GMFCS水平。GMFM有2个版本,GMFM-88和GMFM-66,编号与评估工具上的项目数量相对应。GMFM-66中的66个项目都在GMFM-88中,所以如果在诊所测试GMFM-88,那么GMFM-88和GMFM-66的分数都可很容易地计算出来。

GMFM是标准化的,有5个粗大运动功能维度:①卧位和翻身;②爬行和跪;③坐;④站立;⑤行走、跑和跳。GMFCS水平根据GMFM-66分数随时间(年龄)绘制出来,以表明儿童何时表现出90%的最大预期运动功能。值得注意的是,所有水平的儿童在8岁以后其运动功能都将处于平台期和(或)下降期,这表明儿童在这个年龄段之后将不会获得新技能,并且可能会失去已经获得的技能,这通常是由体形增大、张力影响增大和(或)获得性骨科疾病造成的,使儿童的移动更加困难[10]。

专栏19-4 粗大运动功能分级系统(GMFCS)分级[8]

- Ⅰ级:在所有环境下独立行走和奔跑,但可能比同龄人慢或协调性差。
- Ⅱ级:可独立行走,但跑步时有限制,当表面不平坦和爬楼梯时可能需要扶手。
- Ⅲ级:在大多数情况下使用辅助设备行走和(或)使用手动轮椅。
- Ⅳ级:站立和行走能力受限,通常需要协助;主要使用电动轮椅。
- Ⅴ级:行动非常受限;移动和轮椅推进依赖护理者的支持;可使用动力移动设备。

童最有可能被重新分到较低的级别(功能提高)。所有关于GMFCS级别的信息和每个级别的描述都可在CanChild网页上找到[11],网页上提供免费和有意义的评估工具,以及不同年龄段CP儿童的运动功能描述。

功能障碍严重程度

一般情况下也可使用轻度、中度和重度来简单、方便地给脑瘫儿童进行分类,以描述其障碍程度。轻度,意味着孩子可在没有帮助的情况下移动和完成日常活动,但较高水平的运动技能可能会受到限制。中度,意味着孩子需要看护者和(或)适应性设备的辅助,包括矫正器、行动辅助设备或技术,以便参加日常活动。重度,意味着孩子不能很好地独立移动,需要轮椅来转移,在大多数或所有日常活动中都需要看护者的帮助。当需要有关功能状态和预测的详细信息时,将使用GMFCS级别来进行分类。

病变部位(身体累及区域)

四肢瘫、双瘫、偏瘫和三肢瘫是用来描述受到异常肌张力和运动障碍影响的肢体。四肢瘫是指四肢和躯干/头部都受累,通常上肢比下肢受到的影响更大。四肢瘫型比其他类型更容易残疾,并且更有可能患有相关疾病。双瘫是指双下肢均受累,而上肢未受累或受累程度轻于下肢;躯干和颈部肌肉通常未受损或只是轻微受损。偏瘫是指身体一侧,即同侧上肢和下肢受到影响;在某些情况下,受累肢体同侧的躯干也会发生不对称的受累。(最近的研究表明,偏瘫的"非患侧"也有一些功能变化,尽管比"患侧"要轻得多,所以经常使用"偏瘫侧"和"非偏瘫侧"这样的术语来区分受累严重的一侧和受累较轻的一侧)。这些分型如图19-1所示。三肢瘫是一个偶尔会用到的术语,是指四肢都受到影响,但其中一条肢体的功能要好得多,头部和躯干也会受到影响。三肢瘫儿童的运动是由功能最好的肢体来启动的。

分型(主要运动特征/肌张力特征)

痉挛型、运动障碍型、共济失调型和低张力型用于描述CP的主要运动特征,包括张力和附属运动或不自主运动。应该注意的是,由于CP发生在发育中的大脑,可能导致广泛的脑损伤,而不是卒中所讨论的局灶性损伤;因此,CP有可能会出现"混合"类型的肌张力变化,这些变化可能影响身体的不同部位,受到身体位置的影响,或者随着年龄增长出现与婴儿期不同的表现。高达10%的CP儿童将出现混合性肌张力。专栏19-5讨论了与脑瘫类型有关的运动特征和脑瘫类型与脑区的关系。

综合使用病变部位、分型和严重程度分类,可全面描述儿童的表现。然而,这些特征可能会随着时间的推移而改变,儿童可能会出现混合型,因此,这种语言描述可能会导致家庭和医疗专业人员的困惑。GMFCS分级是最广泛、最可靠的分类方法,适用于CP儿童个体和群体的研究。

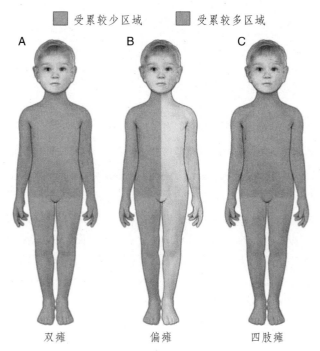

受累较少区域　受累较多区域

A　　　B　　　C

双瘫　　　偏瘫　　　四肢瘫

图19-1　病变部位。(A)双瘫：与手臂和躯干相比,腿部受累更多。(B)偏瘫：对侧手臂和腿部受累较多,躯干受累少,病变侧有非常轻的同侧受累。(C)四肢瘫：四肢均受累(手臂通常比腿和躯干更严重)。

专栏19-5　脑瘫的运动特征[12,13]

痉挛型：痉挛型脑瘫的特征是深肌腱反射(DTRS)的高张力(痉挛)和反射亢进。痉挛是一种速度依赖的被动牵拉阻力,可用改良Ashworth量表测量(详见第9章)。痉挛型脑瘫与大脑皮质和锥体束的损害有关,这些区域的损伤还会导致肌肉力量生成不足,并经常导致关节处肌肉活动不平衡。与成人痉挛类似,儿童通常上肢所有关节部位的屈肌会受到影响,包括肩部内旋肌、髋屈肌、髋内收肌、腘绳肌和跖屈肌。痉挛型双瘫儿童的上肢痉挛程度比下肢轻得多,有些儿童的上肢肌肉可能张力正常或部分正常)。痉挛型脑瘫占儿童脑瘫的80%~90%,其中四肢瘫最常见(35%),其次是偏瘫(31%)、双瘫(21%)和三肢瘫(2%);其余类型有时可归为非痉挛型脑瘫。

运动障碍型：基底神经节的破坏及其与运动皮质的连接会导致异常的非自主运动,伴有运动协调困难,占CP儿童的7%~15%。这可表现为多种运动变化,这些变化以非自主运动的速度和外观来区分。手足徐动症的特点是缓慢的扭动运动(蠕虫状),通常对肢体远端部分的影响比对近端关节的影响更大。

舞蹈症的特征是非自主性运动更加迅速,可能涉及身体的任何部位(面部、四肢、躯干)。舞蹈性手足徐动症是手足徐动和舞蹈症的组合,其中同时发生远端的手足徐动运动和近端的舞蹈症运动。震颤型是整个肢体的急促运动,主要累及近端关节。肌张力障碍型的特征是持续的肌肉收缩,导致姿势维持,经常伴随着躯干或四肢的扭曲,以及运动开始时抑制作用的破坏;这些姿势可能会使孩子感到非常不舒服,但他们很难摆脱这种姿势。

共济失调型*：共济失调型CP的特点是协调、平衡和发起运动困难,由小脑病变引起;与患有小脑功能障碍的成人一样,共济失调CP患儿肌肉协同收缩有困难,因此,它们的运动以目标的上冲和下冲为特征,在维持姿势的情况下会出现摇摆,在负重姿势和行走时两脚左右分开较远,以较宽的基底面保持稳定。值得注意的是,共济失调CP患儿也表现出轻度到中度的低张力,因为小脑有助于产生静息肌张力。共济失调CP患儿的深肌腱反射(DTR)是正常的。此外,意向性震颤也很常见,对于这种类型的震颤,在定向运动过程中(例如伸展)肢体的摆动会增加。

低张力型*：低张CP的特点是肌肉张力降低和深部肌腱反射减少,被认为是广泛的脑损伤所致,最常见于胎儿发育早期。然而,一些儿童在婴儿期早期表现为低张,但随着年龄增长会变成运动障碍型、共济失调或混合型CP。

混合型：具有两型以上的运动表现,通常是运动障碍型和痉挛型。

*,共济失调型和低张力型在脑瘫儿童中所占比例<5%。

脑瘫儿童的运动模式

从前面的讨论可明显看出,CP是一种高度异质性疾病,然而,基于张力的类型、分布和严重程度,儿科物理治疗师可预计脑瘫患儿会有一些共同的运动模式。一般来说,由于神经系统损伤导致运动发育延迟、主要肌群张力和力量异常,并且可能存在其他问题,如矫形畸形和认知障碍(本章后面将讨论)。此外,早期脑损伤导致神经成熟中断,还会破坏原始反射的整合,使成熟的保护性、姿势性和平衡反应延迟发展(可参见第9章)。

Alejandro 在 3 岁时，表现出四肢高张力和反射亢进（腿比手臂严重），双髋和双膝关节屈曲挛缩 5°。他以 W 姿势坐在地板上，可用手和膝盖爬行，但不是交替移动腿部，而是先移动双臂再同时移动双腿，可使用反向步行器在学前班教室里迈步走。没有发现认知、学习或语言延迟。他住在一栋两层楼的房子里，卫生间位于二楼；他上下楼梯仍然需要被抱着。

Alejandro 表现为中度痉挛型双瘫，GMFCS Ⅲ 级。因为他 3 岁了，双臂和双腿都有痉挛和反射亢进（手臂轻度，腿部中度），行走受限，参与程度中等。高张力和反射亢进的组合符合痉挛型的特征，腿部相对于手臂的受累程度更严重符合双瘫的表现。他使用反向步行器，所以行走能力不是独立的，因此将他归为 GMFCS Ⅲ 级。他仍在使用婴儿车进行社区行走，但可能很快就会开始使用手动轮椅。

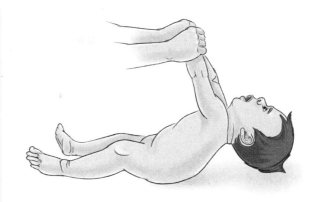

图 19-2 脑瘫的头部滞后。各类型脑瘫患儿在被拉坐时很多会表现出早期的头部滞后；随着年龄增长，下肢和上肢可能会表现出更强的张力（痉挛），将手臂和腿拉到屈曲状态，但头部可能仍然落后于肩膀。[Reproduced with permission from Carney PR, & Geyer JD（Eds）. Pediatric Practice：Neurology. New York, NY：McGraw-Hill；2010. Figure 11-1，Part A Only.]

头部控制

许多脑瘫患儿会出现头部控制发育迟缓。高张力和低张力患儿（包括那些将发展为共济失调型的儿童）的颈部抗重力力量和颈部肌肉协同收缩能力都很差，而这是控制头部直立所必需的，不过他们常常可在俯卧位下通过使用颈部伸展肌暂时抬起头部，但由于缺乏协同收缩而不能保持头部的直立。当被拉坐时，他们会表现出较差的颈部屈曲（图 19-2），但拉坐痉挛型患儿时会感到孩子的手臂有力，事实上那是由痉挛产生的，不是真正的"强壮"。偏瘫儿童往往像他们的正常同龄人一样发展头部控制；双瘫儿童可能会有延迟，但通常也会获得良好的头部控制。

翻身动作

四肢瘫：痉挛型或肌张力障碍型四肢瘫患儿不仅翻身延迟，而且即使他们能翻身，通常会使用圆木滚的方式，因为他们很难将上躯干与下躯干分离、手臂与腿部分离。换句话说，它们倾向于以完全弯曲或完全伸展的方式运动。此外，他们经常受到持续的 ATNR 的影响，这会将他们的头颅面向的一侧肢体拉到屈曲状态，使他们很难将肢体配合到翻身运动中。因此，当从俯卧翻身至仰卧位时，他们会伸展头部和躯干然后通过转头带动翻身，几乎没有四肢的参与（有的可能会用

手把身体支撑起来），看起来像"倒"成仰卧位，而不是翻成仰卧位；受到 STNR 和 ATNR 的影响，STNR 会在抬起头部时触发上肢伸展，而 ATNR 会在头部旋转时触发头骨侧上肢屈曲。从仰卧位翻身至俯卧位通常会相当延迟，痉挛型四肢瘫或肌张力障碍型患儿往往会表现出完全的屈曲模式（头、躯干、腿），往往以腿为主导，下肢可能受累较轻，并利用身体对身体的反应很努力地转成俯卧位。在那些颈部屈肌力量有限的人中，头部不能很好地参与翻身运动。此外，他们在翻身时，手臂常常被"卡"在身体下面，他们可能没有能力通过转移重量来把手臂抽出来。只有获得足够的抗重力力量才能从仰卧位翻身至俯卧位或俯卧位翻身至仰卧位，而许多共济失调或低张力的儿童则无法做到这一点。他们的翻身在身体对身体反应的促进下，由身体最强壮的部位——头、手臂或腿来引导。GMFCS Ⅴ 级的通常要在帮助下才能翻身，Ⅳ 级及以上的儿童通常可学会自己翻身。

双瘫：双瘫型患儿的头部控制通常良好到正常，一般在 6~8 个月大时可翻身，但可能类似于一些四肢瘫的同龄儿，表现为完全屈曲/伸展模式，这取决于肌张力的程度。

大多数双瘫型患儿会用头和上肢主导翻身运动，腿部作用很小；许多患儿翻身时，腿会强直性伸展。他们可能比同龄儿更晚学会翻身，但通常会获得节段性

翻身能力，至少是头部和上半身。

偏瘫：对于偏瘫儿童，他们最初可能只会朝偏瘫侧方向翻身（仰卧到俯卧——用非偏瘫侧手臂和腿越过躯干，然后朝偏瘫侧翻过去；俯卧到仰卧——用非偏瘫侧手臂和腿向后伸展，翻越过偏瘫侧）。最终，使用节段性翻身，他们两个方向的翻身都可以完成。

坐位控制

GMFCS V级的儿童，如果没有外部支持或帮助，不能坐起来。GMFCS IV级的儿童，坐的能力将被推迟，但当被放置在坐位时，大多数是能保持坐立的，但可能无法自己去转换到坐位；大多数需要上肢支撑才能保持坐直，至少需要一只手臂的支撑，保护性或平衡反应的形成将被推迟，或者可能不会发展。腘绳肌痉挛会导致骨盆后倾，将他们向后拉，造成坐立困难；他们可比较容易地维持抗痉挛的姿势（例如环坐或裁缝坐），但很难主动实现这种姿势。能独坐的儿童，尤其是达到GMFCS III级的儿童，通常会从俯卧或四点位向后推，转换为W式坐姿（臀部位于两脚后跟中间），伴有骨盆前倾。这种坐姿使髋关节紧张，有髋关节发育不良的风险（见表19-1），但它比其他坐姿更容易实现，并为躯干控制较差的儿童提供了广泛的支撑基础，因此，除了偏瘫之外，所有类型的脑瘫儿童通常更喜欢W式坐姿，即使是那些运动障碍或共济失调的儿童也是如此。随着时间的推移，许多人在坐位时会有更大的灵活性，能采取其他坐姿，并获得保护性和平衡反应，从而释放手臂以供玩耍。GMFCS I级和II级的儿童会很容易地坐着，许多孩子一开始都是W式坐势，但能很容易地完成坐位转换，发展出适当的保护性和平衡反应。那些有偏瘫的人倾向于环坐或者侧坐，开始时用非瘫痪侧手臂支撑重量；然而，与四肢瘫或双瘫型同龄人相比，他们通常可以独坐，并且更加灵活。

爬行动作

爬行有两种形式，分别是腹部爬行和四足爬行。处于GMFCS V级的儿童这两种爬行模式都无法实现。IV级的儿童可能会腹部爬行，但很少四足爬行，而且他们移动时四肢分离有限（完全屈曲，然后完全伸展）。III级的儿童，特别是伴有痉挛问题的，也将使用双侧对称的上肢/下肢模式，能学会腹部爬行和四足爬行（通常像兔子跳）；STNR可能会诱发这种模式（头部伸展导致上肢伸展和下肢屈曲；头部屈曲导致上肢屈曲和

下肢伸展，以此推动他们前进）。一些儿童逐渐发展为交替的模式；双瘫儿童可能会交替使用手臂，但不会交替使用腿，这取决于脑瘫的严重程度。I级和II级的儿童将达到成熟的腹部爬行和四足爬行，有时会出现轻微的运动不对称。需要注意：偏瘫儿童由于身体的不对称，可能不会腹部爬行或四足爬行，这些孩子常常在坐位下快速移动，用非瘫痪侧手臂和腿完成拉与推的动作。

站立和行走

GMFCS V级的儿童不会站立或行走，但可从得到支持的站立活动中受益。IV级的儿童通常能在辅助下站立，并可能在辅助设备和护理人员的帮助下以有限的方式行走，特别是在转弯时；相比之下，III级的儿童通常可使用辅助设备在房间或教室里走动，但在社区、操场或学校内的较长距离移动时将使用轮椅。根据定义，I级和II级的儿童能实现社区独立行走，与更高级别的患儿相比，他们可获得较高水平的技能（例如跑步、跳跃、球操作），I级的儿童可进行的活动更多，但有轻微的不协调，而II级的儿童通常不能实现跳跃和跑步。患有痉挛的儿童，无论是双瘫还是四肢瘫，在站立和行走时，呈现相似的痉挛下肢模式（见图19-3）：①蹲伏步态包括髋、膝关节屈曲（蹲伏）、髋关节内收内旋（膝外翻），以及站立时过度足背屈，通常伴有扁平足；②膝关节僵直步态也常见于下肢痉挛，膝关节和髋关节的屈曲比蹲伏步态少，踝关节有马蹄内翻，前足有外翻（旋前）或内翻（旋后）。摆动相时廓清困难，因为下肢各关节屈曲受限，并且可能由于内收肌张力过高引起剪刀步态。这种膝关节僵直模式在偏瘫中也很见，但只在一条腿上表现出来。在一些痉挛儿童中，还会有马蹄畸形，膝关节出现代偿性反屈（见表19-1）。上面这些痉挛步态模式的特征都是步幅缩短，单腿支撑相缩短，步态能量消耗增加。共济失调型儿童以较宽的基底面行走，并且下肢僵硬（屈曲受限），以提高稳定性。多数脑瘫患儿，上肢通常被保持在高保护位，或比发育正常儿童保持的时间长得多，除非应用或使用辅助设备，并且当速度或难度增加时（例如跑、踢），即使是I级或II级痉挛儿童，上肢也可能表现出张力增加。

许多痉挛儿童最初会拉东西站起来，而不像一般孩子那样从半跪到站立，并且大部分工作都是依靠手臂完成的，腿部的作用很小，直到几乎直立；这对双瘫

型患儿来说尤其如此。Ⅲ级的儿童通常会继续使用上肢拉站,在没有抓住支撑物的情况下,尝试蹲地或取回东西然后再重新站起的时候会不稳定。

患有低张力和(或)共济失调的儿童使用较小的ROM(少于可用的ROM)进行功能性运动,经常保持固定姿势而没有足够的肌肉激活(称为"挂在韧带上"),运动较少,似乎是从一个静态姿势移动到另一个静态姿势,运动过程中的稳定性较差。

他们经常患有驼背和脊柱前凸,这使他们面临躯干畸形的风险,包括脊柱侧弯、肢体挛缩和脱位。尽管患有低张力的儿童起初常常关节活动度过大,但他们只重复使用其中的一部分活动范围,并经常因这种有限的姿势而继发挛缩。

表19-1	与脑瘫相关的骨科疾病	
关节	**情况**	**描述**
躯干	脊柱侧弯	躯干肌肉的肌张力和力量不对称会导致躯干的异常旋转和脊柱侧弯。脊柱侧弯最常见于痉挛型四肢瘫或肌张力障碍者。躯干屈肌和伸肌之间的不对称及姿势会导致后凸畸形;这也可能
	驼背	与脊柱侧弯合并发生
髋/股[14]	髋关节发育不良	痉挛的髋屈肌、内收肌和内旋肌与伸长、无力的髋伸肌共同作用,使股骨头拉至痉挛肌肉的方向。此外,延迟站立会限制本应发生的髋臼加深。这些因素加在一起,会使髋关节面临半脱位或脱位的风险。坐姿,尤其是臀部置于脚后跟之间的W式坐姿,会进一步增加髋病变的风险。亨廷顿舞蹈病发生在多达30%的痉挛儿童和50%的四肢瘫痉挛儿童中。亨廷顿舞蹈病也可能发生在非痉挛型CP中,原因是髋部肌肉控制不良或不对称,站立延迟或不站立,以及依赖不正常的姿势(例如W式坐姿)
	股骨前倾	过紧的内收肌和内旋肌会对股骨远端施加异常的拉力,随着时间的推移,增加股骨的自然前倾角;这可能会导致其他下肢异常
膝[15]	屈曲挛缩	所有痉挛性CP都会造成腘绳肌痉挛;对于那些大部分时间坐在轮椅上或者坐着的人来说,他们的腘绳肌明显缩短,膝伸肌力量减弱
	膝内翻	内收肌和内旋肌痉挛/缩短使股骨前倾,导致膝盖被拉向内侧,小腿有横向补偿,从而形成蹲伏步态,腘绳肌痉挛/缩短,四头肌和髋伸肌无力,以及马蹄内翻足
	膝反屈	由于腓肠肌痉挛或腘绳肌过长(通常在延长术后或背根切断术后)或无力对抗腓肠肌痉挛;当股骨近端向前移动时,腓肠肌对股骨远端的牵引力在站立时将其向后拉,导致膝关节过伸(反屈)
踝/足[16]	马蹄足	腓肠肌痉挛加上背屈肌无力可导致足底屈曲畸形,继而背屈减少,导致步态异常
	马蹄外翻足	与足外翻和内旋有关,是由腓肠肌和腓骨肌缩短所致;重心位于足的内侧
	马蹄内翻足	由于腓肠肌、比目鱼肌、趾屈肌、踇趾屈肌的痉挛,以及胫骨后肌的无力而发生足内翻。这是CP中最常见的足部畸形
肩[17]	肩发育不良	内旋肌和内收肌的痉挛,关节囊继发紧绷,可将肱骨头从关节窝中拉出,导致半脱位或脱位
	内收肌挛缩	胸大肌、大圆肌和背阔肌可发生痉挛,限制外展
肘[17]	屈曲挛缩	常见肱二头肌和肱桡肌痉挛,肘屈曲,随着时间的推移失去关节活动范围
前臂[17]	旋前挛缩	旋前圆肌和旋前方肌痉挛伴旋后肌无力可导致挛缩。通常伴有肘屈曲挛缩
腕[17]	挛缩	腕尺屈肌和桡侧屈肌痉挛,腕伸肌无力,特别是那些严重痉挛的人,手的使用受限
手[17]	鹅颈畸形	这是由于手指屈肌痉挛和伸肌腱在鞘内横向滑动,导致远端IP关节过度屈曲和近端IP关节过度伸展形成畸形
	拇指内扣	拇指内收肌痉挛,拇指外展无力,导致拇指屈曲内收,严重限制了手的功能

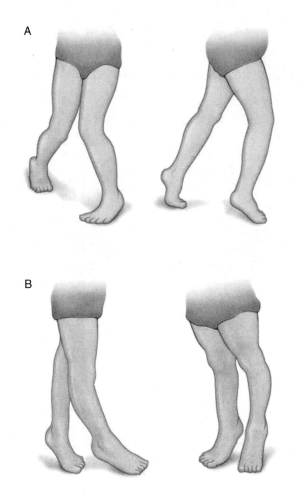

图19-3 蹲形步态与膝关节僵直步态。(A)蹲形步态：髋关节和膝关节屈曲伴股骨前倾、胫骨扭转和马蹄内翻足。(B)膝关节僵直步态：膝关节伸展，行走时双腿呈剪刀状，伴有马蹄内翻足。

病例A：第5部分

Alejandro表现出痉挛型双瘫儿童的典型运动模式。他爬行时像兔子跳，走路时呈蹲伏步态，W式坐姿，动作模式缺乏变化性，即不能使用多种运动模式。对于大多数正常发育的儿童来说，他们能以任何姿势坐、慢走、快走、踮脚走、倒走等。而对于脑瘫儿童，他们经常被"锁定"在一种运动方式上(例如兔子跳)。治疗的重点是增加他们的动作技能，以便在环境中有更大的独立性。

对Alejandro来说，常规的治疗过程可能是这样的：首先，让他躺在球上，治疗师可能会轻轻晃动球，以降低他的张力，同时做一些轻柔的下肢关节活动度训练。然后，让Alejandro坐在球上，治疗师稳定他的骨盆，鼓励他向不同的方向伸展，以引起躯干旋转并加强躯干肌肉，治疗师要把他一直稳定在球的顶部。把他从球上抱下来，置于站立位，脚平放在地面上，让他把球往墙面推，然后球反弹回来，在反复推球的过程中，Alejandro要保持站立状态。这也是为了进一步练习平衡和躯干旋转。下蹲练习是加强股四头肌和臀部肌肉的好方法，这两块肌肉是对抗腘绳肌和髋屈肌痉挛的关键肌肉。对大多数孩子来说，练习从双腿之间向后伸手够脚后跟后面的玩具(一个4英寸的球很合适)，能促使下蹲时保持双脚平放，两膝关节分开；这避免了孩子踮脚尖并拢膝盖的方式下蹲，这是痉挛型儿童常见的下蹲方式。治疗师要能识别任务，鼓励更典型的运动模式，而不是加强协同模式和张力，这点非常重要。在治疗接近尾声时，治疗师把重点放在步态训练上，利用障碍物的方法，用不同高度的物体组成交替的梯子队形，让他跨过，向上走斜坡，还有通过转弯。跨过障碍物时，用"踏步脚"刺激较长的步幅，并增加对侧腿的单腿支撑相。障碍物和斜坡能刺激背屈肌的活动，使其清除障碍物，完成斜坡方向移动。脑瘫儿童通常背屈肌无力，而且常见尖足步态，这些都是改善步态模式很好的活动。此外，应强调训练各种坐姿的转换，这样他就有了更好的玩耍能力和更大的髋关节活动度；当他从四点位向后推时，通过旋转，他可以更容易地转换成侧坐或裁缝式坐姿。然而，对于许多儿童来说，紧张的内旋肌和内收肌使他们难以主动达到这些姿势，而且维持起来也很不舒服；相比W式坐姿，Alejandro坐在矮椅子上会更好，以保护髋关节。很明显，治疗师必须有创造力，让任务变得有趣，同时想办法促进更正常的运动模式。

家庭任务可包括：①看电视或玩涂色时，长时间坐着或俯卧支撑，以被动牵伸腘绳肌和髋屈肌；②辅助下爬楼梯，以增加股四头肌力量；③半跪位下玩耍，以减少对双侧对称运动的依赖；④与姐姐一起玩站立接抛游戏，爸爸或妈妈帮助稳定腰部，以增加站立平衡和躯干旋转；⑤助行器辅助站立下踢球，以增加单腿支撑和足背屈，提高平衡。所有这些都可以很容易地融入到家庭日常活动中。

上肢功能

CP患儿上肢功能障碍的特征如下。①姿势:肩关节内收内旋、屈肘、前臂内旋、手腕和手指屈曲、拇指内收和屈曲(拇指内扣);②肌肉痉挛导致形成这种姿势;③痉挛肌肉及其拮抗肌无力;④继发性运动范围丧失(挛缩);⑤感觉和本体感觉丧失;⑥灵活性和手指单独运动减少。屈肘伴前臂内旋使桡骨头处于危险之中,有半脱位或脱位的可能。由于移动受限和痉挛,上肢的挛缩很常见。对于症状表现较轻的儿童,握力仍会降低,抓握精度较差(无法调整物体的大小和形状),并且依赖于较不成熟的抓握方法[17]。虽然上肢功能可能主要由作业治疗师解决,但物理治疗师应了解上肢的运动模式,并将其纳入物理治疗中:①躯干控制和平衡训练时进行够物;②爬行、拉站和保持站立时上肢的负重;③通过负重和游戏活动加强上肢力量;④更典型的运动模式(例如步态中的手臂摆动)。

脑瘫的相关疾病

骨科疾病

CP患儿常常没有足够的肌张力来支持关节的完整性,关节周围的肌张力和力量不平衡,可能导致一侧软组织变长而另一侧软组织变短。随着时间推移,关节周围肌肉活动的这种差异会导致关节的不稳定和潜在畸形。此外,负重的延迟,特别是站立的延迟,会影响骨骼健康和关节成熟,尤其是髋臼,因为髋臼会随着负重而加深。表19-1概述了与CP相关的常见骨科畸形。

智力发育障碍/癫痫

智力发育障碍(IDD)一词已经取代智力迟缓,来描述在认知功能(推理、判断、符号使用、记忆、获取新信息的处理速度)和适应行为方面存在缺陷的个人,适应行为是指在发育期间(出生至18岁)表现出的以符合年龄和文化/环境的方式运作所必需的技能,包括社交技能和行为管理。术语的这种变化反映出人们越来越重视适应性行为的局限性,并在一定程度上减少了对智商测试的依赖,源于智商测试中固有的问题,可能会对某些社会经济或种族/族裔群体,以及那些有运动或沟通障碍的人产生偏见,而这些人的测试可能很困难[18]。然而,仍然存在将IDD儿童基于严重程度来分类(轻度、中度、重度和极重度),方便卫生专业人员之间沟通,但这些分类的主要标准是智商,基于平均值为100和标准差为15的测试,将低于平均值2个标准差定义为IDD(<70)。同样,适应性行为测试也有相应的分类,重点放在概念技能(学习概念的能力)、实践技能(学习日常生活技能的能力,包括与工作相关的技能)和社交技能上。表19-2对IDD各类别智商水平和适应行为潜力进行了描述。大约45%的CP儿童患有IDD,当癫痫也存在时,发病率增加到近80%。IDD和癫痫同时出现在CP患儿身上并不奇怪,每种疾病都可单独由发育中的大脑损伤引起,也可由单个事件共同诱发[19]。

癫痫(Epilepsy)是一种在没有活动性疾病的情况下反复发作的疾病;这里有个重要区别,因为癫痫发作可在有急性疾病(如脑炎)的情况下发生,但一旦疾病得到治疗,就会消失,除非这种疾病造成脑损伤。癫痫发作是大脑神经元的异常放电,与运动、感觉、自主神经、情绪或认知症状有关,取决于受影响的大脑区域。对大脑的损伤会留下瘢痕组织,刺激周围完整的组织,从而诱导异常激活,导致癫痫发作。因此,癫痫以多种方式出现(见表19-3),其部分区别在于:①全面性,指两个半球受累并失去意识;②部分性,指局限于一个半球,一定程度上意识保持完好。在正常发育的儿童中,

表19-2	智力发育障碍IDD的分类[18]	
水平	智商值	适应行为能力/潜能
轻度	56~69	发展沟通和社交技巧。成年后,学业进展缓慢,至四五年级(无法解决抽象概念),协调能力和高级运动技能受到轻微限制;通常能独立生活,管理简单的财务以及从事非技术性工作
中度	40~55	语言、社交和运动技能学习缓慢,成年后在所有领域都有困难,但可获得独立的自我照顾能力;学习进步到二年级水平(简单的阅读和数学);社区活动可能需要监管,可从事重复性的体力工作
重度	21~39	在语言、运动和社交技能方面的掌握有相当大的限制;学业上的重点是教授实用技能和社交技能;自我照顾方面需要辅助/监督;可能在受监督的环境下工作;不会独立生活
极重度	<20	最低程度的实用技能获得,包括移动能力;大多数的自理均需要帮助

癫痫的发生率低于 0.4%~1%;在有发育障碍的儿童中,这一比例增加到 30%~50%;在 CP 儿童中,这一比例可能高达 62%[19]。四肢瘫或偏瘫儿童比双瘫儿童更容易患癫痫;此外,CP 儿童癫痫通常更难治疗(难治性),需要多种药物来控制癫痫活动。不受控制的癫痫发作可导致额外的脑损伤,在某些情况下甚至是死亡,继发于癫痫持续状态,即癫痫持续状态延长(超过 5 分钟),使儿童处于医学上不稳定的状态,如大脑缺氧和多系统功能衰退,包括心肺系统功能障碍。

感觉功能障碍

伴随而来的视力障碍在 CP 儿童中很常见,高达 70% 的患儿视觉系统发生了一些变化;最常见的表现为视力低下,但导致视力下降的病理与同龄人的视力下降有所不同。此外,更严重的变化可能包括失明、视网膜病变(特别是早产儿)和斜视。斜视是指眼外肌协调不良,导致眼球运动同步性差,双眼视觉受阻。患有 CP 的儿童也可能发生听力损失,但比视力障碍要少得多。前庭功能障碍也可能发生在对前庭输入反应过度

或不足的情况下。味觉和嗅觉通常没有问题。躯体感觉功能的缺陷也很常见,表现与第 10 章或卒中中描述的类似,包括触觉感觉、触觉辨别能力和本体感觉/运动感觉减弱。躯体感觉障碍在偏瘫和四肢瘫中比双瘫更常见[19]。

语言/交流障碍

正如在第 10 章卒中中所描述的,语言障碍在 CP 儿童中很常见,其表现与成人相似。儿童的可塑性似乎更大,特别是那些偏瘫患儿,即使左脑受损,也能实现相当正常的语言发育,这可能是因为当左脑早期受损时,右半球有控制语言的潜力。CP 中最常见的语言障碍是构音障碍,这是由口腔肌肉控制障碍引起的。语言障碍的严重程度与运动障碍的严重程度相关,因此,严重痉挛型四肢瘫患儿的影响最大,而双瘫患儿的影响较小。当 IDD 也存在时,将进一步影响儿童发展语言的能力,以致那些严重 IDD 患儿很少有功能性语言。然而,有一些严重脑瘫的儿童在没有 IDD 的情况下语言能力受限;对这些儿童来说,交流设备可打开他们的世界,通过合成语音或书面文字帮助他们进行交流(参见辅助技术部分)。

脑瘫的医疗管理

CP 患儿的治疗依赖于其表现和并发症;由于每个患儿的表现都是不同的,治疗需要针对患儿的具体需要。无论是医疗管理还是治疗管理,重点都放在功能最大化和预防并发症上。脑瘫患儿的医疗管理可包括骨科疾病的手术;癫痫、痉挛或其他疾病的药物治疗;继发性疾病的预防,包括矫形畸形;以及通过适当的营养管理最大限度地促进生长和发育。

癫痫的管理

癫痫的主要治疗方法是药物治疗;然而,抗癫痫药物有多种副作用,包括镇静/嗜睡/没有精神、协调障碍、注意力不集中、多动/激动、易怒和攻击性(常见药物、使用和副作用见表 19-4)。对于 CP 和 IDD 患儿,这些药物可能会显著影响儿童的功能,因此,治疗的重点是实现最佳的癫痫控制,同时将副作用降至最低,以最大限度地发挥功能。在许多情况下,需要一种以上的药物才能有效控制癫痫;显然,这可能具有累加效应或副作用。在极少数情况下,需要手术治疗严重和难

表 19-3	癫痫分类[20]
分类	**描述**
全面性发作	大脑两半球受累导致意识丧失
强直-阵挛(大发作)	强直肌肉共同收缩期,接着是屈肌和伸肌的重复交替收缩(阵挛期)
失神发作(小发作)	短暂失去意识(<10 秒)凝视和反应能力丧失,可能被孩子忽视。典型的失神癫痫发作可能有阵挛、无张力或刻板动作(如吞咽、咀嚼、眨眼),持续 20 秒
肌阵挛	快速的全身性肌肉收缩,在外观上与惊吓反应相似,但没有刺激
强直发作	全身性和持续性肌肉收缩(与强直-阵挛的强直期相同),无阵挛期
失张力性发作	全身肌肉活动丧失,导致身体完全崩溃,出现跌倒的情况
部分性发作	无意识丧失的局灶性癫痫,症状与癫痫发作的大脑区域有关,例如感觉、运动、自主神经(血压变化、出汗、恶心的变化)或情绪(恐惧、焦虑)。可进展为全身性发作,通常为强直-阵挛
复杂部分性发作	以各种复杂的运动行为为特征,如咀嚼、扒衣服、绕圈走,意识有些紊乱(不是完全丧失意识)

治性癫痫发作。这可能涉及局灶性癫痫中的癫痫发生神经元的消融,或是全面性癫痫患者胼胝体的切断,以阻止癫痫活动从一个半球向另一个半球发展。当然,这种手术干预有其自身的一系列后果,也会影响儿童的功能。

痉挛的管理

对于痉挛儿童,医疗管理的目的是限制痉挛对运动和运动范围的影响,防止骨科畸形,并最大程度地减少疼痛。可使用多种口服药物来缓解全身痉挛,但它们都有副作用,可能会损害功能,最常见的是镇静作用。此外,许多CP患儿"依靠"他们的痉挛来获得姿势和运动。因此,使用口服药物时,他们的功能可能会下降。常见的口服药物是γ-氨基丁酸(GABA)激动剂(如巴氯芬、地西泮、加巴喷丁、噻加宾)、肾上腺素能激动剂(替扎尼定)和钙通道阻滞剂(丹曲林钠)。对于患有严重痉挛或肌张力障碍的儿童,巴氯芬鞘内注射可用于改善姿势摆放、卫生状况和活动能力。这涉及用皮下泵(在皮肤表面下)将导管置入硬膜外腰椎间隙的外科手术,这样就可通过皮下泵来注射补充药物。尽管鞘内巴氯芬的作用广泛,包括下肢、上肢和躯干,但它避免了对中枢的影响,包括镇静作用。对于局灶性痉挛的儿童,单个关节或几个关节的活动受限,注射肉毒素(肉毒杆菌)可能会有效减轻痉挛,效果最多可维持3个月,这样物理治疗可专注于改善肌肉的运动控制和力量,以避免手术。注射肉毒杆菌通常伴随着夹板(矫形器)的使用,以保持注射后改善的活动范围。肉毒杆菌注射剂的长期作用是模棱两可的,因为随着注射剂作用的减弱,痉挛会恢复。然而,据报道,进行密集的物理治疗会产生长期影响[21]。在某些情况下,

需要进行手术以扩大运动范围,并防止进一步的关节畸形(见下一节中的手术管理)。有一种手术方法专注于降低痉挛本身,称为选择性脊神经背根切断术。在此过程中,导致下肢痉挛和反射亢进的腰椎背根传入被损害;这是一个烦琐的过程,包括使用电刺激以确定要切割的合适的神经根,以及保留参与痉挛最少的神经根,以维持功能。手术后,将提供强化物理治疗以加强、重新训练肌肉和增加活动能力(治疗持续6周,每天6小时)。据报道,这种方法对GMFCS II级和III级痉挛型双瘫儿童特别有效,减少了骨科手术的需要,增强了粗大运动技能的发展,并延缓了这些技能的典型平台期[22]。

骨科处理

骨科管理的第一步应该是通过位置摆放、运动、矫形和牵伸来防止畸形的发展。在某些情况下,使用系列石膏矫形,用石膏将身体部分关节固定在关节活动范围末端1周左右;然后,移除石膏并在新的活动范围末端位置重新固定,以逐渐增加软组织的长度和关节活动范围。手术的目标往往不同,这取决于儿童的功能水平:GMFCS水平较高的儿童(II级和III级)的目标是改善功能(行走或手部使用);对于GMFCS水平较低的儿童(IV级和V级),目标通常是最大限度地减少疼痛和(或)方便看护者进行卫生护理。大多数情况下,除非有固定畸形、半脱位/脱位或明显的活动障碍,否则不考虑手术。骨科手术可分为4种类型:①延长肌腱(肌腱切断术)以改善运动范围;②肌腱移位以改善关节处的肌肉平衡(例如,通过将痉挛的尺侧腕屈肌重新连接到手腕背上,将其改变为伸肌);③截骨术(切开骨头)以缩短、延长或改变骨骼的旋转以改善对齐方式

表19-4	常用的抗癫痫药物[20]	
药物	使用	副作用
苯妥英(狄兰汀)	部分性或全面性	不稳定,共济失调,镇静,注意力缺陷,解决问题的能力受到干扰
卡马西平(酰胺咪)	部分性	睡眠紊乱,易怒,注意力不集中
苯巴比妥	部分性或全面性	多动症、嗜睡、睡眠障碍、记忆力减退、注意力缺陷
丙戊酸 (二丙基醋酸钠/丙 戊酸钠)	失神性,强直-阵挛,肌阵挛	镇静,认知副作用最小
拉莫三嗪	部分性,复杂部分性,全面性	副作用最小;震颤、平衡改变、疲劳、脱发
乙琥胺	失神性	精神错乱
加巴喷丁	部分性(通常是辅助药物)	嗜睡、多动、攻击性

（例如股骨切开术以矫正过度的前倾）；④关节融合术（关节融合术），改进对齐方式后将关节固定（例如脊柱融合术治疗脊柱侧弯）[23]。肌腱切开术（延长术）通常是通过将肌腱切成 Z 形来完成的（见图 19-4），这使得 Z 的两端可缝合在一起，从而延长肌腱。手术后，结合夹板或石膏进行治疗，以保持新的长度，加强延长侧和对侧的肌肉，并促进关节活动。值得注意的是，这些手术可联合进行以达到最大的效果；例如，股骨去旋转截骨术可与内收肌延长联合进行，以防止复发。然而，由于发育可能会使手术结果失效，所以通常建议儿童至少要达到学龄，再做这样的手术，以避免复发和后续手术的需要。

营养管理

约 85% 的 CP 患儿会出现吞咽困难（进食运动控制障碍），这可能会导致营养、生长或呼吸方面的后果，最常见的是误吸食物，导致肺炎或其他呼吸方面的问题[24]。吞咽困难在低功能儿童中最常见（GMF-CS Ⅲ~Ⅴ）。此外，这些儿童还可能出现胃食管反流，即胃内容物反流至食管，继发于食管下括约肌功能障碍。胃酸会腐蚀食管，引起疼痛和厌食。由于饮食方面的诸多挑战，许多脑瘫儿童食物消耗量非常低，并且有营养不良的风险，这可能会进一步阻碍大脑发育和整体健康。进食困难的初期治疗是调整进食过程，使进食更容易；包括改善进食姿势，使用适应性进食方法（例如乳头孔更小、适合自我进食的器皿），以及改变食物以使进食更容易（例如将液体增稠以减少吸入）。有些孩子非常挑食，这可能会影响营养摄入，不利于生长和发育。营养补充剂可用来解决失衡，包括增加食物的热量。值得注意的是，由于移动和（或）轮椅推进的能量消耗，CP 儿童通常比正常发育的同龄人需要多 70% 的热量[25]。一些儿童可能需要手术干预来保证营养摄入；最常见的是外科植入胃管［经皮内镜胃造口术（PEG）］，这样浓稠的液体就可绕过口腔和食管直接进入胃部[24]。对许多儿童来说，可能还需要一种防止反流的手术，以防止胃内容物进一步渗入食管。

物理治疗管理

CP 患儿的治疗目标是使功能最大化，增加患儿的各种活动，预防继发性并发症，尤其是骨科畸形。与成

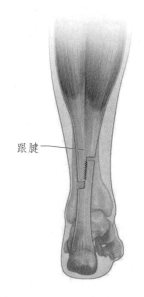

跟腱

图 19-4 Z 成形术。为了延长跟腱，在跟腱上做 Z 形切口，然后将"Z"的两端缝合在一起，使跟腱延长。

病例 A：第 6 部分

Alejandro 和大多数双瘫儿童一样，没有明显的语言或智力延迟。虽然他年龄还小，但应该可确定他将不会有学习障碍。随着年龄的增长，不再癫痫发作，不再服用药物。他的髋和膝屈曲紧张，需要小心处理，后面可能需要进行肌内注射肉毒杆菌以暂时阻止痉挛，同时需要实施一系列的运动和加强计划来改善膝和髋关节的伸展。他也可能接受选择性脊神经背根切断术，但通常情况下，这是在孩子 5~6 岁时做的手术。

人神经系统疾病的治疗类似，对儿童的治疗也是基于运动控制和神经可塑性相关的证据，即诱导神经系统变化的证据（参见第 8 章）。诱导运动学习和可塑性的基本原则是：①可塑性需要高强度的练习，以挑战当前的功能水平，从而挑战神经系统，包括以个人最大能力进行多次重复；②练习需要有特定的任务（例如，为了改善行走能力，孩子应该练习行走）；③练习整体活动比练习部分活动更可取（例如，虽然单腿站立是步态的一部分，但练习单腿站姿不一定能改善步态中的站姿）；④学习如何解决问题和应对变化非常重要，最终才能将技能转移到新环境中应用；⑤对动作的表现（动作"看起来"如何）和结果（成功/失败）提供适量的反馈，随着技能逐渐获得要逐渐减少反馈；⑥当孩子能够

依靠自己的感觉反馈(运动的感觉)时,治疗师的反馈应该停止。触摸儿童以促进运动也应被视为一种反馈形式,这种反馈限制了儿童可获得的自由度,并改变了儿童自身对运动的感觉体验;因此,就像口头反馈一样,应该尽可能少地使用它,在学习每项新技能时,刚开始辅助多些,随着技能被掌握而终止。此外,治疗应是有趣的,治疗师和孩子之间要有互动,但也应该关注家庭(以家庭为中心),以共同发展的目标为导向,考虑到家庭结构、文化和日常活动。治疗师应该认识到,他们每周最多只能花几小时陪伴孩子,而看护者每周会陪伴孩子长达100小时。因此,为了使治疗有效,必须能在家中实施部分治疗,但也不应使家长不堪重负。同样,教师应该成为儿童治疗计划的一部分,在儿童上学日内安排治疗的内容,以最大限度地提高治疗效果。

异常肌张力的处理影响

虽然异常张力不应是治疗的主要焦点,但它经常影响治疗,因此需要注意。例如,在痉挛患儿中,当患儿兴奋时张力会增加,因此,当专注于一项新技能时,最初在安静的环境中进行治疗可能是更可取的。然而,随着技能的学习,孩子必须管理他们的热情和张力,以在可能经历的不同环境中使用技能。有一些技术可增加低张力儿童的张力,或降低痉挛/张力障碍儿童的张力,这可能使儿童能对抗重力或暂时脱离协同模式。增加张力的技巧有:在球/垫子上弹跳、摆动或关节压缩(手动或负重);相反,在球或垫子上的缓慢摇摆、肢体或躯干的被动旋转及协同模式之外的主动运动可能会降低张力。然而,应该清楚的是,这些是暂时的变化,可让孩子暂时更容易地移动,但不会改变异常张力的生理原因。因此,重要的是要加强拮抗肌,创造运动机会以挑战儿童的运动控制系统,产生新的运动模式,打破协同模式。

对于有严重痉挛或肌张力障碍的儿童,应及早指导进行各种家庭运动练习,以帮助防止运动丧失和潜在的畸形;在更换尿布、洗澡和穿衣时可以做的简单动作(例如腿摆动至外展、腿伸展、足背屈),这对他们来说更容易记住,而不是需要大量时间的复杂动作。重点应放在下肢伸展、外展、外旋和背屈,以及上肢伸展、外展、外旋和旋后。将这些作为看护者每天与孩子玩耍的一部分,确保它们的完成。此外,孩子的位置摆放对于减少痉挛的影响也很关键:①坐着时(环坐或裁缝坐)、携抱时保持下肢外展(例如跨在父母髋部上);②早期站立,以实现髋关节和膝盖的伸展,双脚平放在地面上;③控制欠佳的儿童在坐位和移动时应提供躯干和头部支撑,以防止脊柱侧弯或后凸畸形。这些姿势摆放建议对于运动障碍、共济失调或低张型的脑瘫儿童也很重要。虽然共济失调和肌张力低下的儿童比痉挛或肌张力障碍的儿童有更大的行动自由,但他们的抗重力运动和稳定性也降低了,以致他们长时间保持单一姿势(例如支撑坐着),导致可能发生脊柱侧弯或其他骨科问题。如果腿总是屈曲外展,无论是痉挛还是张力低下患儿的肌肉都会缩短。因此,姿势摆放是所有CP患儿预防和治疗干预的关键组成部分。值得注意的是,指导家人适宜的移动和携带方法也将使他们的照料更轻松。

力量训练

肌力弱和力量不足是各种类型脑瘫的共同要素,并且随着GMFCS级别的不同而有差别,Ⅰ级的力量最强,Ⅴ级的力量最差;因此,力量训练是治疗的重要部分。然而,最佳方法和预期结果仍然难以确定,没有足够的证据来确定最佳做法。正如第18章对脊髓脊膜膨出患儿的描述,鼓励抗重力运动是发展脑瘫婴儿和幼儿颈部、躯干肌肉和髋关节伸肌力量的最初方法,与表18-3中描述的活动相同。此外,使用负重姿势和功能性活动(例如蹲下起立、滚球推离墙壁、用手操纵滑板车)可进一步增加脑瘫患儿的力量。在许多儿童中,使用自由重量或阻力运动设备进行负重训练可提高力量(例如股四头肌力量);然而,它可能不会转化为功能的改善(例如在步态中的伸膝),但已发现即使没有改善运动学,也可提高步速[26]。

新治疗方法

目前许多研究致力于确定最佳实践,以最大限度地发挥脑瘫儿童的功能,包括跑步机训练、机器人训练、游戏、水疗和马术治疗,每个都显示出了一定程度的效果。这些方法都集中于增加练习的强度和可变性,以实现更好的运动功能和可变性。带有部分体重支撑的跑步机训练可能有助于早期步行,使治疗师可改善患儿的下肢位置和重心转移,而不必担心孩子跌倒。此外,还有助于增加步速以提高较大儿童的有氧能力[23]。同样,部分体重支撑也可通过移动系统来实现,移动系统允许在地面上行走,可更好地将步态变化转移到标准环境中。生物反馈辅助步态训练,可提供视觉和听觉的运动反馈,从而改善步速、步长和单腿支撑[27]。机器人辅助治疗被用于脑瘫患儿的步态训练和手臂训练。机器人可在特定任务下实施帮助或抵抗以促进高强度练习(多次重复),如手臂/手的够物或抓握,或者步行练习的迈步和足背屈辅助[28,29]。像徒手治疗一样,机器人治疗改变了对运动的感觉知觉,减少了对随意运动至关重要的反馈和前馈机制;迄今为止,关于机器人辅助治疗是否比高强度训练更能改善功能的研究仍不明确。与机器人技术类似,游戏正被纳入治疗课程和家庭项目,通过使用互动系统(如 Nintendo Wii™)以改善重心转移和平衡,促进上肢和下肢正常模式的运动;初步结果表明,这种程序有增加平衡和步态参数的潜力[30],以及促进上肢的使用[31]。限制-诱导运动疗法(CIMT)最初设计作为卒中的治疗方法,但被发现可增加偏瘫患儿偏瘫上肢的使用。在这种治疗模式下,非偏瘫侧手臂通常用夹板或石膏固定住,穿戴连指手套/分指手套,持续几周时间(2~10 周,视研究而定),强化治疗的重点是用瘫痪的手进行够物、抓握和实物操作。CIMT 已在 2~18 岁的儿童中尝试应用,年龄范围比较广,结果的变异性可能是由年龄的变异性造成的。然而,几乎所有的研究都显示这种治疗在一定程度上改善了上肢功能。随着更多的研究被完成,应该研究在更小年龄的儿童中的应用效果,因为他们正处于发展够物和抓握技能的年龄段[32]。马术治疗是一种治疗形式,治疗师用马作为治疗工具来刺激儿童的视觉、前庭和本体感受系统;治疗师和助手指导马的动作,促使孩子变化姿势以提高稳定性;这不同于治疗性骑马,其治疗的重点是教孩子骑马,但目的也在于提高平衡和协调能力。对马术治疗的研究远远超过了治疗性骑马,发现其优于单独的传统治疗,它可更好地改善粗大运动功能、姿势(站和坐)、躯干力量,更大程度地培养技能[33]。另一种有趣的治疗脑瘫的方法是水疗,通过水中运动来提高行动能力。水对脑瘫患儿是一种支持性的介质,因为它提供了浮力,减少了重力的影响,有平衡问题的儿童在水中能更容易移动。大多数水疗是在温水中进行的,这有助于降低痉挛;从而可尝试一些在陆地上不可能实现的技能,比如单腿站立、不用辅助装置行走、蹲坐、跳跃。随着技能在水中的发展,之后就可以在陆地上尝试这项技能。游泳池的有趣环境会让儿童保持专注,而浮力的作用使孩子能完成更多的重复动作。水疗已被发现可提高粗大运动技能,但不能改变整体痉挛状态[34]。

辅助技术

脑瘫患儿的功能可通过多种辅助技术得到增强,包括移动设备(如拐杖、助行器、轮椅、矫形器)、日常生活活动(喂食、洗澡、如厕)的适应设备、定位设备(站立架、座位系统)、交流设备和环境控制。随着计算机技术的不断发展,辅助技术领域正呈指数级增长,治疗师要跟上这些变化是相当具有挑战性的。

助行器

在第 18 章中,我们讨论了 MMC 儿童的矫形器、移动设备和轮椅,这些设备同样也常用于脑瘫患儿。但是与 MMC 儿童相比,脑瘫患儿设备的选用将更复杂,因为他们的张力是高度可变的,头部、躯干和手臂也通常受累。虽然 CP 患儿没有 MMC 患儿的棘手问题,但他们确实需要座椅系统来提供适当的支持并保护他们免受压疮的伤害,因为他们的活动能力通常比 MMC 患儿差。

矫形器

GMFCS 水平高低不同,矫形处方的目标也常常不同。GMFCS Ⅱ级和Ⅲ级儿童矫形器的主要目的是增加功能,特别是步态,并预防畸形,而 GMFCS Ⅳ级和Ⅴ级儿童矫形器的主要目的是预防畸形,特别是脊柱侧弯和髋关节脱位。

脑瘫患儿行走最常用的矫形器是 AFO(图 19-5),用于纠正常见的足马蹄内翻位,阻碍摆动相脚趾拖拽,帮助实现脚跟着地。儿童的踝关节功能和肌张力将决定适用哪种 AFO:链式或非链式(固定的或灵活的)。非链式 AFO 是一个单件(无踝关节),使足与小腿维持在 90°角。材料的厚度允许有一定程度的弹性或硬度。固定式 AFO 可帮助孩子实现脚跟着地,但限制足的推进,因为足跖屈动作被阻止。灵活的 AFO 允许一定程度的足跖屈以实现推进,脚尖离地后辅助完成足背屈,这是由于材料的弹性将足推入背屈;对于轻度痉挛的儿童,这是合适的,但对于中到重度痉挛的儿童,这可能会引起强烈的足跖屈或阵挛,这与 AFO 的目的背道而驰,应避免。此外,对于治疗师来说,评估 AFO 对膝关节位置的影响也是很重要的。链式 AFO 在踝部有一个关节,由两个部分组成。通过弹簧结构实现主动或主动-辅助足背屈,但可能会阻碍或限制跖屈。无论哪种类型的 AFO 都可通过小腿部件的略微向前

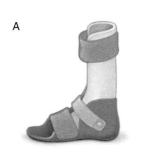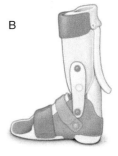

图19-5 固定式与链式踝足矫形器对比。(A)固定式踝足矫形器,由单个材料塑成,包括前足、踝和小腿带。(B)链式踝足矫形器,带有跖屈止动装置。

定位来帮助阻止膝关节过伸;然而,膝关节屈曲通常不会因任何一种类型的AFO而改变[35]。

自适应坐姿系统——轮椅的适配

脑瘫儿童自适应座椅的目标是通过提供适当的姿势支持来最大限度地发挥功能,这种姿势支持允许最佳的上肢使用,控制异常张力,防止畸形。对于轮椅来说,可允许患儿最大限度的移动自由,无论是自己推动的还是看护者推动的。座位的选择取决于孩子个人的表现(张力、畸形和运动能力)、家庭情况和生长潜能。因此,为孩子选择一个系统需要进行全面的评估,并在购买前对潜在的系统进行一些反复试验。

在第18章中,我们讨论了轮椅的一般组件(底座、框架、座椅系统),以及为确定合适的椅子尺寸和功能而进行的参数测量。对于脑瘫患儿,张力异常(例如痉挛或肌张力低下)、动作异常(例如肌张力障碍、舞蹈病、手足徐动症)和躯干控制受限相结合,使得寻找合适的座椅系统和轮椅具有挑战性,尤其是对于那些GMFCS分级Ⅳ级和Ⅴ级的患儿。例如,椅子的方向受到很多关注。前倾座椅(见图19-6),通常从直立位前倾5°,可能会促进骨盆前倾并促进躯干伸展,从而改善某些患儿的上肢功能。但在其他情况下,尤其是头部控制不佳的患儿,后倾座椅可能有利于改善头部位置并使下肢伸肌模式最小化。后倾通常与楔形座椅配合使用,以增加髋部屈曲度,进一步减轻伸肌张力。尽管这可改善头部控制和躯干姿势,但也可能使孩子的髋部屈曲挛缩风险增加。对于头部控制不佳的患儿,头枕是必不可少的,可提供姿势支持,但也可能会刺激伸肌(由头后部压力触发全身伸展),除非小心放置;可

能需要评估不同的位置,以最大限度地减小伸肌趋势,并尽可能地使头部处于直立位。绑带或安全带可用于提供躯干支撑,保持头部位置并将脚平放在脚凳上。可使用三点侧向控制系统来支撑躯干并最大限度地减少或预防脊柱侧弯。这个系统在臀部和上躯干(一侧的腋窝下面,和另一侧的胸部中间)使用垫子来对齐躯干。外展装置通常用来打破内收肌张力,帮助腿部定位在外展和轻微外旋位置;已经发现这改善了躯干控制和上肢功能。市面上许多产品都使用鞍式或垫式座椅,保持髋关节外展伴一定程度外旋,以及髋和膝屈曲(通常>90°),来破坏张力,使骨盆前倾,从而促进姿势稳定性并提供更好的上肢功能。对于有复杂姿势控制需求(包括脊柱侧弯、后凸畸形或髋关节发育不良)的脑瘫儿童和成人,轮廓座椅或座位系统(靠背、座椅、侧向支撑)可能是最佳选择。轮廓系统通过模塑工艺来个性化适用于儿童,形成与身体贴合的座椅。根据需要,还可附加额外的外部硬件以提供最大的支持。轮廓座椅通常可从椅子上拆下来,放在地板上或标准的餐椅上,以及轮椅框架上使用[36](图19-7所示的轮椅已用于GMFCS为Ⅴ级的肌张力障碍型患儿)。

在选择轮椅时,首先要确定轮椅是由儿童推动,还是由看护者推动,手动还是电动。1~3岁的儿童就能推动手动轮椅或学习操作电动轮椅。尽早提供轮椅可使孩子对周围环境进行独立探索,改善社会互动,促进认知发展。电动座椅的控制装置也有很多选择,以适应脑瘫患儿有限的运动能力。然而,儿童必须有足够的认知和感知运动技能,要能理解因果关系,知道想去地方的位置,知道怎样使用轮椅,并能在复杂的环境中预先计划好动作。这需要具备保持注意力并时刻注意到环境中障碍物的能力。电动座椅的控制系统包括操纵杆、开关、触摸板、头部系统、嘴部控制(例如啜和吹气)和语音控制。每个类别中都有多种选择,允许用一根手指、多根手指或手;下巴、嘴巴或头,甚至膝盖或脚来控制轮椅。因此,确定最佳控制设备需要对各种设备进行反复试验。幸运的是,大多数轮椅供应商能在给定的椅子上配备许多设备,以便选用到最合适的轮椅。

决定哪种类型的轮椅适合特定儿童,还要分析家庭和学校/工作环境,对于年龄较大者(青少年/成人)要考虑其个人搬运轮椅的能力。需要有一个入户坡道才能方便进出;家中需要有足够宽的门间隙和尽可能少的杂物,以方便轮椅在房间里移动。如果卧室在楼

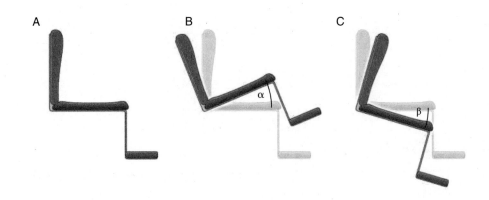

图 19-6　座椅方向。（A）标准的 90-90-90 座椅，髋、膝和踝均呈 90°。（B）后倾座椅，髋屈曲，可有效地控制严重的痉挛或肌张力障碍，但限制头部主动运动。（C）前倾座椅，促进骨盆前倾和直立姿势。

上，可能需要对房屋进行调整。对年龄较大的儿童来说，卧室应设在主要活动楼层；年幼的儿童可能很容易被抬上楼，但随着儿童年龄增大，搬运会非常困难。电动轮椅需要升降机和面包车来运输，即使是一把装有许多部件的手动椅子，也可能不容易折叠难以放进普通小轿车的后备厢，可能需要用到面包车或小型货车来运输。因此，在家庭评估和选择轮椅方面，物理治疗师将发挥重要作用。

行走辅助设备

大多数脑瘫儿童具有行走潜力，特别是那些 GMF-CS Ⅲ 级和 Ⅳ 级的儿童，最初会使用辅助设备行走；Ⅱ 级的脑瘫儿童，最初可能会使用设备，但随着时间的推移会逐渐能独立行走。对大多数人来说，第一个装置将是轮式助行器，通常是后置助行器（图 19-8）；这种助行器将助行器框架放在孩子身后，手柄放在旁边，以促使保持直立的姿势。虽然儿童可使用前置步行器，但它们可导致孩子向前倾斜和屈曲的姿势，因此，通常首选后置步行器。随着儿童获得直立稳定性，可使用前臂拐杖，使他们能在不平坦的地面和楼梯上灵活行走。对于 GMFCS Ⅲ 级的儿童，前臂拐杖的使用会一直延续到成年。对于 Ⅳ 级的人，可能会一直使用轮式助行器，某些情况下，他们会像孩子一样走路，而不能像成年人那样走路。

姿势固定设备

对于残疾程度更严重的儿童，特别是 GMFCS Ⅴ 级儿童，可以使用许多设备来帮助定位，以增加负重，并

在各种姿势下提供稳定性，以释放压力、防止畸形和帮助日常生活活动。有各种各样的站立架可以为无法独立站立的孩子提供最大的支持；站立架通常带一个托盘，或者可以放在桌子或柜台前，让孩子在站着的时候玩耍。一些电动轮椅也可以变成站立架，辅助孩子站立，以减少坐位的时间。早期站立被认为有助于下肢骨骼发育，防止髋关节和膝关节屈曲挛缩，并加强与同龄人的社会互动，即使是在 GMFCS Ⅴ 级的儿童中也是如此，他们没有行走的潜力。侧卧架，顾名思义，帮助孩子固定在侧卧位，这通常让孩子有更多的上肢运动自由，两手可一起参与玩耍，不会有过多的张力干扰。如厕和洗浴方面也有许多辅助设备，使 CP 儿童或成人获得更大的独立性，或方便看护者的照料。重度残疾儿童随着年龄增长，家里可能需要一个升降装置，以便更容易进行床和轮椅间的转移，以及洗浴和如厕。升降装置也有很多选择。

交流、游戏和环境控制设备

对行动受限的儿童来说，科技正极大改善了他们与环境的交流和互动，计算机技术为行动严重受限的儿童和成人创造了越来越多的机会。交流设备可以是一组简单的图片，附在轮椅托盘上，描述常见需求（如食物、饮料、家庭照片），给到复杂的计算机系统，该系统通过合成的声音或屏幕上的文字，帮助孩子表示复杂的概念或完成学校功课。就像轮椅一样，这些设备可通过单根手指、整个手、头部的触摸甚至眼睛的运动来激活。许多有严重行动能力障碍的儿童没有智力缺陷或只有轻度障碍，这些设备给他们打开了一扇通向

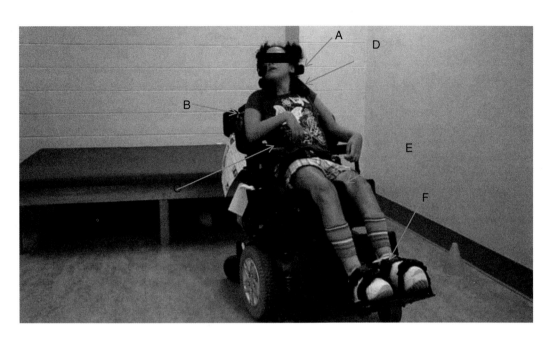

图19-7　运动障碍型脑瘫儿童电动轮椅。A,头部阵列,允许通过脸颊/头部接触来控制轮椅。B,上臂槽,有助于控制张力障碍运动。C,侧方躯干支撑,帮助保持直立姿势。D,肩部支撑垫,保持肩部与椅背接触。E,外展鞍座,保持髋外展。F,硬踏板上的鞋带,帮助维持脚的位置。该座椅是后倾的,有助于张力管理。

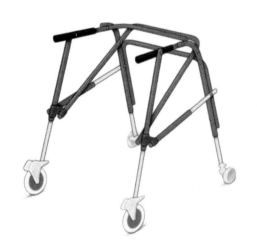

图19-8　后置步行器:与标准的前置式步行器相比,后置式步行器鼓励孩子保持更直立的姿势,且更容易控制;而标准的前置式步行器可能会被孩子向前推太远,导致向前跌倒。

世界的大门。对于幼儿来说,许多常见的玩具可通过开关进行改进,使行动不便的儿童能激活它们;还可修改计算机程序和视频游戏系统,使儿童通过小的动作或语音就能激活控制程序或游戏。环境控制系统允许使用语音或开关对灯、计算机、电视、音响系统,以及几乎任何电子设备进行激活。随着计算机能力的扩展,未来10年,辅助技术和设备领域在帮助残疾人交流和环境控制方面会有怎样的发展,值得期待。

病例A:第7部分

Alejandro适配了带有跖屈阻滞的链式AFO,以帮助他在摆动相实现更好的足后跟着地和背屈。虽然他现在走路时使用的是后置步行器,但最终他将会使用前臂拐杖。跑步机训练也可有效提高他的步幅和步行速度。

总结

正如本章指出的,CP是一种异质性疾病,物理治疗师需要解决各种各样的需求,后面则更强调以学校为基础、以康复为重点的团队治疗。作为一种终身疾病,它需要在整个生命周期内接受治疗,以确保从儿童至成人阶段能在多种环境中(学校、游戏、工作、家庭、社区)都有最佳功能。对于重度残疾儿童,还应包括家庭管理的指导，甚至可能延续到成人阶段。一个日益增长的需求领域是帮助青少年或年轻成年人脱离家庭过渡到独立。这需要对新家和（或）工作场所进行评估和适应性改良，以帮助CP成年人实现独立生活，或只需少量辅助。

参考文献

1. Cerebral Palsy Organization. Available at: http://cerebralpalsy.org/about-cerebral-palsy/prevalence-and-incidence/. Accessed November 13, 2014.

2. Ortinau C, Neil J. The neuroanatomy of prematurity: normal brain development and the impact of preterm birth. *Clin Anat.* 2014. doi:10.1002/ca.22430 (epub).

3. McManus BM, Chambliss JH, Rapport MJ. Application of the NICU practice guidelines to treat an infant in a level III NICU. *Pediatr Phys Ther.* 2013;25:204-213.

4. Halliday HL. Neonatal management of long-term sequelae. *Best Pract Res Clin Obstet Gynaecol.* 2009;23:871-880.

5. Reddihough DS, Collins KJ. The epidemiology and causes of cerebral palsy. *Aust J Physiother.* 2003;49:7-12.

6. Phalen AG, Kirkby S, Dysart K. The 5 minute Apgar score: survival and short-term outcomes of extremely low-birth-weight infants. *J Perinatal Neonatal Nurs.* 2012;26(6):166-171.

7. O'Shea TM. Diagnosis, treatment and prevention of cerebral palsy in near-term/term infants. *Clin Obstet Gynaecol.* 2008;51(4):816-828.

8. Palisano R, Rosenbaum P, Walter S, Russell D, Wood E, Galuppi B. Development and reliability of a system to classify gross motor function in children with cerebral palsy. *Dev Med Child Neurol.* 1997;39(4):214-223.

9. Brogna C, Romeo DM, Cervesi C, Scrofani L, Romeo MG, Mercuri E, Guzzetta. Prognostic value of the qualitative assessments of general movements in late-preterm infants. *Early Human Development.* 2013;89:1063-1066.

10. Hanna SE, Bartlett DJ, Rivard LM, Russell DJ. Reference curves for the gross motor function measure: percentiles for clinical description and tracking over time among children with cerebral palsy. *Phys Ther.* 2008;88:596-607.

11. CanChild GMFSC Levels. Available at: http://www.canchild.ca/en/measures/gmfcs.asp. Accessed November 13, 2014.

12. Shevell M, Dagenais L, Hall N. The relationship of cerebral palsy subtype and functional motor impairment: a population-based study. *Dev med Child Neurol.* 2009;51:872-877.

13. Himmelmann K, Hagberg G, Wiklund LM, Eek MN, Uvebrant P. Sykinetic cerebral palsy: a population-based study of children born between 1991 and 1998. *Dev Med Child Neurol.* 2007;49:246-251.

14. Valencia FG. Management of hip deformities in cerebral palsy. *Orthop Clin N Am.* 2013;41:549-559.

15. Young JL, Rodda J, Selber P, Rutz E, Graham HK. Management of the knee in spastic diplegia: what is the dose? *Orthop Clin N Am.* 2010;41:561-577.

16. Davids JR. The foot and ankle in cerebral palsy. *Orthop Clin N Am.* 2010;41:579-593.

17. Koman LA. Sarlikiotis T, Smith BP. Surgery of the upper extremity in cerebral palsy. *Orthop Clin N Am.* 2010;41:519-529.

18. Katz G, Lazeano-Ponce E. Intellectual disability: definition, etiological factors, classification, diagnosis, treatment and prognosis. *Salud Publica Mex.* 2008;50(S2):5132-5141.

19. Odding E, Roebroeck ME, Stam HJ. The epidemiology of cerebral palsy: incidence, impairments and risk factors. *Dis Rehabil.* 2006;28(4):183-191.

20. Depositario-Cabacar DFT, Zelleke TG. Treatment of epilepsy in children with developmental disabilities. *Dev Disabil Res Rev.* 2010;16:239-247.

21. Papavasiliou AS. Management of motor problems in cerebral palsy: a critical update for the clinician. *Eur J Paediatr Neurol.* 2009;13:387-396.

22. Dudley RR, Parolin M, Gagnon B, et al. Long-term functional benefits of selective dorsal rhizotomy for spastic cerebral palsy. *J Neurosurg Pediatr.* 2013;12:142-150.

23. Damiano DL, Alter KE, Chamber H. New clinical and research trends in lower extremity management for ambulatory children with cerebral palsy. *Phys Med Rehabil Clin N Am.* 2009;20(3):469-491.

24. Benfer KA, Weir KA, Bell KL, Ware RS, Davies PSW, Boyd RN. Oropharyngeal dysphagia in preschool children with cerebral palsy: oral phase impairments. *Res Dev Disabil.* 2014;35:3469-3481.

25. Kuperminc MN, Gottrand F, Samson-Fang L, Arvedson J, Bell K, Craig GM, Sullivan PB. Nutritional management of children with cerebral palsy: a practical guide. *Eur J Clin Nutr.* 2013;67:521-523.

26. Damiano DL, Arnold AS, Steele KM, Delp SL. Can strength training predictably improve gait kinematics? A pilot study on the effects of hip and knee extensor strengthening on lower-extremity alignment in cerebral palsy. *Phys Ther.* 2010;90:269-279.

27. Gharib NMM, El-Maksoud GMA, Rezk-Allah SS. Efficacy of gait trainer as an adjunct to traditional physical therapy on walking performance in hemiparetic cerebral palsied children: a randomized controlled trial. *Clin Rehabil.* 2011;25(10):924-934.

28. Chen YP, Howard AM. Effects of robotic therapy on upper-extremity function in children with cerebral palsy: a systematic review. *Dev Neurorehabil.* 2014;1–8. doi:10.3109/17518423.2014.899648.

29. Druzbicki M, Rusek W, Snela S, et al. Functional effects of robotic-assisted locomotor treadmill therapy in children with cerebral palsy. *J Rehabil Med.* 2013;45:358-363.

30. Tarakci D, Ozdincler AR, Tarakci E, Tutuncouglu F, Ozmen M. Wii-based balance therapy to improve balance function of children with cerebral palsy: a pilot study. *J Phys Ther Sci.* 2013;25:1123-1127.

31. Winkels DGM, Kottink AIR, Temmink RAJ, Nijlant FMM, Buurke JH. Wii™-habilitation of upper extremity function in children with cerebral palsy. An explorative study. *Dev Neurorehabil.* 2013;16(1):44-51.

32. Chen YP, Pope S, Tyler D, Warren GL. Effectiveness of constraint-induced movement therapy on upper-extremity function in children with cerebral palsy: a systematic review and meta-analysis of randomized controlled trials. *Clin Rehabil.* 2014;28(10):939-953.

33. Silkwood-Sherer DJ, Killian CB, Long TM, Martin KS. Hippotherapy – an intervention to habilitate balance deficits in children with movement disorders: a clinical trial. *Phys Ther.* 2012;92:707-717.

34. Lai CJ, Liu WY, Yang TF, Chen CL, Wu CY, Chan RC. Pediatric aquatic therapy on motor function and enjoyment in children diagnosed with cerebral palsy of various motor severities. *J Child Neurol.* 2014. doi:10.1177/0883073814535491.

35. Chisholm AE, Perry SD. Ankle-foot orthotic management in neuromuscular disorders: recommendations for future research. *Dis Rehabil Assist Technol.* 2012;7(6):437-449.

36. Chung J, Evans J, Lee C, Lee J, Rabbani Y, Roxborough L, Harris SR. Effectiveness of adaptive seating on sitting posture and postural control in children with cerebral palsy. *Pediatr Phys Ther.* 2008;20:303-317.

复习题

1.下列哪项最能描述脑瘫的情况?

　　A.最初的损害可能随着儿童年龄的增长而发展

　　B.总是涉及运动障碍

　　C.所有被诊断为脑瘫的儿童在 MRI 上都有明显的病变

　　D.孩子的张力类型一生不变

2.发育中的大脑生发区出现一种损伤前少突胶质细胞的病变,称为:

　　A.脑室出血　　　　　B.坏死性小肠结肠炎

　　C.新生儿卒中　　　　D.脑室周围白质软化症

3.Ⅲ级脑室出血包括哪些区域?

　　A.内皮质

　　B.内皮质、脑室

　　C.内皮质、脑室、脑组织

　　D.内皮质、脑室、脑组织、皮质

4.患儿四肢痉挛,但胳膊比腿更受累。患儿为:

　　A.痉挛型双瘫　　　　B.痉挛型偏瘫

　　C.痉挛型四肢瘫　　　D.痉挛型三肢瘫

5.鹅颈畸形涉及身体哪个部分?

　　A.踝　　　　　　　　B.手指

　　C.膝　　　　　　　　D.躯干

6.患儿凝视放空,同时伴有咀嚼、扒衣服的动作。这最有可能是哪种类型的癫痫?

　　A.失张力性　　　　　B.复杂部分性

　　C.肌阵挛性　　　　　D.强直-阵挛性

7.一位患有 IDD 的青少年正学习在杂货店工作,装袋,能阅读街道和公共汽车标志,进出商店,他有几个高中时的朋友,喜欢和朋友们一起看足球比赛。这名青少年的 IDD 水平为?

　　A.轻度　　　　　　　B.中度

　　C.重度　　　　　　　D.极重度

8.7 岁双瘫患儿,行走时有马蹄内翻,膝关节轻微屈曲,站立相膝关节反屈,行走时经常绊倒。该患儿的步态模式为?

　　A.共济失调步态　　　B.蹲伏步态

　　C.膝僵直步态　　　　D.剪刀样步态

9.下列哪一种并发症在脑瘫患儿中发生率最高?

　　A.癫痫　　　　　　　B.IDD

　　C.感觉功能障碍　　　D.营养不良

10.患儿 4 岁,除了去购物中心、动物园或公园这种长途行走外,都是拄着前臂拐杖独立走路,或者参加所有的家庭和社区活动。这个孩子可能被归为 GMFCS 的哪一级?

　　A.Ⅰ级　　　　　　　B.Ⅱ级

　　C.Ⅲ级　　　　　　　D.Ⅳ级

　　E.Ⅴ级

11.患儿的上肢和下肢都有严重痉挛,妨碍了父母给他洗澡和如厕。最好的痉挛管理方法可能为?

　　A.肉毒杆菌毒素注射

　　B.鞘内注射巴氯芬

　　C.全屈肌腱延长术

　　D.口服加巴喷丁

12.患儿 3 岁,GMFCS Ⅳ级,没有 IDD,但有严重的肌张力障碍,右髋关节脱位,并出现脊柱侧弯,可考虑轮椅的类型为?

　　A.手动自己推进式轮椅

　　B.手动看护者推进式椅

　　C.座椅前倾式电动轮椅

　　D.轮廓座椅式电动轮椅

13.NICU 的治疗主要集中在以下哪个方面?

　　A.促进发育里程碑的获得

　　B.促进自我调节

　　C.抑制异常的张力

　　D.最大限度的刺激

14.APGAR 评估中的"P"代表下列哪一个?

　　A.气道　　　　　　　B.心率

　　C.颜色　　　　　　　D.呼吸

　　E.肌肉活动

15.下列哪种治疗儿童脑瘫的新方法不是注重增加姿势控制和步态?

　　A.水疗　　　　　　　B.CIMT

　　C.马术疗法　　　　　D.机器人疗法

16.以高血压和蛋白尿为特征的妊娠疾病是什么?

　　A.脐带脱垂　　　　　B.胎盘早剥

　　C.胎盘前置　　　　　D.先兆子痫

答案

1. B	2. D	3. B	4. C	5. B
6. B	7. B	8. C	9. C	10. C
11. B	12. D	13. B	14. B	15. B
16. D				

学习目标

● 辨识常见发育障碍的病理生理学。
● 描述常见发育障碍的鉴别诊断。
● 对比发育障碍儿童与脑瘫儿童的物理治疗干预的异同。

概述

"发育障碍"或"发育缺陷"是指在18岁之前发生的任何伤害或疾病,这些伤害或疾病妨碍了正常的发育进程,包括运动、认知、语言和心理社会技能[1]。因此,该术语包括非常多的疾病,然而,在本章中我们将着重于物理治疗师常见的那些疾病。脑瘫和脊髓脊膜膨出这两种疾病我们已经通过两个单独章节分别介绍过,但应该记住它们也属于发育障碍。

发育障碍可发生于整个儿童期和青春期(从出生至18岁)。然而,许多在出生时就表现出来(先天的),发生于产前(出生前)或围产期(出生时或接近出生时)。其他的则发生在产后,通常是由于创伤或疾病进程影响到神经系统(例如脑膜炎)。在本章,我们将集中讨论那些先天性的疾病;应该注意的是,许多先天性疾病直到发育后期才被诊断出来。先天性疾病的原因可能是已知的(遗传-染色体异常或遗传、出生创伤、环境暴露)或未知的(例如发育性协调障碍),但它们的表现可能非常相似或非常独特。本章将集中讨论这些疾病的共同和独特因素。

病例A:第1部分

Pauli Sabat,是40个月大的拉丁美洲女孩,她的父母在她出生前一年从阿根廷移居到美国,最初是学生签证,现在是工作签证。两人都受过大学教育——Sabat博士是物理学博士,Sabat夫人是计算机科学家。他们已经在一家诊所进行了一次儿童发育障碍的诊断。他们报告说,Pauli跟不上托儿所的其他孩子;她不像同龄人一样奔跑,不接球或投球,不停地以两级台阶的模式上下楼梯,同时握住栏杆;并且很容易分散注意力,从一个玩具冲到另一个玩具而不超过30秒。她的语言能力也很有限,大多是重复自己听到的单词的音节,但并不能真正发音。她确实会适当地但不经常地叫妈妈和爸爸。尽管她在双语家庭中长大,但父母表示她的语言能力发育比她的两个姐姐慢得多。但她似乎能理解对她说的话,比如"到这里来"之类的指示,英语和西班牙语都可以。她能自己吃饭,但更喜欢用她的手而不是餐具,饮食非常挑剔,吃薄煎饼、热狗、鸡块、薯块和苹果(削皮),但再没有其他食物。除了鞋子和袜子,她可以自己穿衣服,但对自己穿的衣服的质地也非常挑剔,为粗糙的质地时变得非常激动,要求从衣服上去掉所有标签。她不是一个有教养的孩子,很少像她的兄弟姐妹那样拥抱,但她也从不大惊小怪的。她喜欢用玩具自娱自乐,下午睡2小时,晚上睡10小时,通常不醒。她没有经历如厕的训练,拒绝了所有尝试。她也不愿意刷牙,但会咬牙刷;她的头发剪短是因为她不喜欢洗头发或任何类型的发夹或发箍。尽管她在过去三年里接受了一些医疗护理,但由于Sabat先生的工作变动,他们搬家了两次——先是完成博士学位,然后是博士后,最后是教师的职位。因此,根据医疗提供者有限的随访,她的发育状况信息是不完整的。

临床诊断

特定发育障碍的诊断通常始于检查,包括详细的家族史和妊娠史、全身的发育评估和实验室、影像学和基因检测。虽然医生可能会通过全面的形态测量、神经和体格检查来评估,但其他专业人员(物理治疗师、作业治疗师、言语和语言病理学家和发育性心理学家)通常也会参与这一综合评估。在Pauli的例子中,她似乎是全面性的发育迟缓[在两个或两个以上的领域(运动、语言、智力)方面的显著迟缓]。通常,这种诊断是基于每个领域的标准化测试指标显示迟缓≥2.0标准差(SD),因此,将通过适当的测试来确认这一点[2]。

病例A：第2部分

　　Pauli的父母说她怀孕过程是较容易的,且为足月分娩。这是她第三次怀孕并顺利分娩。Sabat夫人在大学诊所接受产前护理,15周时进行的一次超声波检查未发现异常;分娩8小时,为阴道分娩。围生期正常,42小时后母婴出院。Sabat夫人报告说,Pauli是一个挑剔的婴儿,她不像其他孩子(5岁的Lilliana和7岁的Simon),主要是用奶瓶喂养,而且效果较好。Pauli很慢才过渡到软性食物;虽然她吃谷类食物相当好,但如果比较稠,她很难吃水果和蔬菜;她从来没有吃过米饭或意大利面。当她长出第八颗牙齿时(约13个月),开始食用固体食物,主要是前面列出的那些食物。她还会吃零食,如饼干和金鱼饼干,就像我们吃的普通的硬饼干一样。虽然Pauli开始像其他两个孩子那样用语言交流,但Sabat夫人说,她更可能是咕哝或用手指出自己的需要;她的语言交流包括妈妈、爸爸、球、上、下和不。大部分情况下,除了每年2~3次耳朵感染外,她一直很健康,而且从未住院治疗。她在6个月大的时候会翻身,12个月大的时候能够坐下站起来,17个月大的时候开始走路。她能用双手玩耍,没有表现出任何手的偏好,当给她一支蜡笔时,她会乱涂乱画,拆开她的许多玩具,显示出良好的灵巧性,但不会完成拼图或在形状分类机中放置形状。

　　家里的另外2个孩子在上幼儿园和二年级,尽管几年前刚搬到美国,但已参加了许多课外活动,包括足球、钢琴课、空手道和游泳,但他们的学业成绩都达到或超过了该年龄的水平。他们会说两种语言,在家说西班牙语,在学校说英语。没有任何健康问题,他们的发育史也无显著问题。

体格检查

　　体格检查通常从生长测量开始,即身高、体重和头围。可使用增长表来绘制不同性别和年龄的这些指标。许多发育障碍儿童的年龄都很小,这可能与喂养或饮食问题有关,如Pauli的表现,或者生长差异可能是更复杂的病理的一部分,如唐氏综合征。同样,头围

的极端差异(年龄和性别的平均值相差2个或更多SD)可能指示为特定发育综合征或疾病。小头畸形是指与其他面部特征正常生长相关的较小头围,而大头畸形是指大于正常头围。这些不仅是颅骨大小的差异,还包括大脑发育的根本差异。此外,体格检查应确认其他畸形特征,这是否有不对称或异常的身体结构?简单的可以是指一只耳朵比另一只耳朵低,而复杂的例如唐氏综合征儿童的特征性外观。同样,许多发育障碍与特定的畸形特征相关,特别是许多由于特定基因排列而导致的遗传综合征。因此,体格检查应观察面部和身体结构,以及一般运动范围看起来是否不对称。此外,还应进行神经系统检查(如第9章所述),以评估反射、肌肉张力、力量和特定年龄的运动、语言和认知技能。从医学角度来看,这通常是一个简短的筛查,如果发现发育迟缓,随后转诊至物理和(或)作业治疗。对于有言语发育迟缓的儿童,应进行全面的听力和言语评估,以确保有足够的听力支持言语感知和语言发育,并记录任何语言迟缓情况,这应分别由听力学家和言语/语言病理学家进行。

病例A：第3部分

　　Pauli的身高、体重和头围在15%~20%的范围内,因此,尽管年龄较小,但身高在40%的范围内,既不是小头也不是大头畸形。她有轻度张力减退、肌腱反射正常、关节活动过度(通常与肌张力减退有关)、中度平足(扁平足)等病症。在医生办公室,她没有对前进或后退、单脚站立或跳跃的命令做出反应,因此,接受了物理和作业疗法的进一步评估(见专栏20-1)。由于她语言发育迟缓,首先由一位听力学家对他进行了评估,尽管发现她的声音听起来很大,但回答的仍然不一致,表示她有一定程度的听觉,但往往会忽略方向和柔和的声音。言语/语言病理学家识别她有明显的语言发育迟缓(有关典型的语言发育阶段的标志,见表20-1),根据表格可判断她的语言能力为9~12个月。

实验室检查

基因检测

　　并不经常对发育迟缓的儿童进行基因测试,特别是当病因已知时(如婴儿卒中),但它有助于排除或诊断全面迟缓的潜在原因。遗传性疾病可以遗传自父母

专栏20-1	遗传方法

　　我们的特征(如头发颜色、眼睛颜色、身高和体型)是遗传的结果。受孕时,母亲的染色体与父亲的染色体结合,形成基因配对,正是这种配对决定了我们父母的特质将如何表达(或不表达)。性状可以是显性的,也可以是隐性的。对于显性性状,只有一个等位基因(携带该性状的基因成分)是表达该性状所必不可少的(例如,棕色眼睛);对于隐性性状,两个基因都必须携带该性状才能表达(例如,蓝色眼睛)。在这个例子中(眼睛颜色),如果父母双方都为蓝眼睛,他们的孩子都会为蓝眼睛;但如图20-1所示,当父母双方都为棕色眼睛或其中一方为蓝色眼睛而另一方是棕色眼睛时,他们孩子眼睛的颜色可以是棕色的,也可以是蓝色的,取决于受孕时卵子和精子中含有哪些基因。如果父母双方都为棕色眼睛的等位基因(BB),然后他们所有的孩子就都会为棕色眼睛(图20-1中"A"的相反面)。携带X或Y基因的性状被认为与性别有关,其他的都被认为是常染色体。

　　遗传性疾病也可以通过显性或隐性遗传。在隐性遗传中,父母双方都必须携带遗传缺陷才能使孩子表现出相应的疾病;在显性遗传中,父母也会表现出这种疾病,但往往表现的程度低于孩子。值得注意的是,有许多与X染色体相关的遗传疾病。应记住,女孩有2条X染色体,而男孩有一条X染色体和一条Y染色体。因此,如果一个显性缺陷是由于母亲的一条X染色体而不是父亲的,那么50%的孩子(男孩和女孩)都会有这种疾病(图20-2A)。然而,如果缺陷是由于父亲的X染色体而不是母亲所携带的,他所有的女儿都患该疾病,但他的儿子却不会遗传该疾病(图20-2B)。如果母亲在X染色体上有隐性突变,她将不会表现出疾病,而作为携带者,50%会将缺陷传递给也将是携带者的女儿和儿子(图20-2C)。

一方或双方,也可以是遗传突变的产物,也称为获得性突变。在怀孕期间发生的获得性基因突变,通常发生在受孕时或之后不久。如果发生在受孕时,体内的每一个细胞都会发生突变;如果发生在晚些时候,只有身体细胞的一部分会发生突变,这种疾病的表现通常比受孕时的缺陷要温和。基因突变是在细胞快速繁殖时发生的DNA序列的破坏。应记住,在典型的细胞有丝分裂中,两股DNA分开,然后被复制,形成两条完整的DNA链,成为母细胞的一部分,而母细胞反过来又会复制DNA链,产生其他母细胞。

　　突变是由于我们的基本结构改变:①易位——基

表20-1	出生至4岁语言发育的里程碑
月龄/年龄	**语言能力**
语言的产生	
0~2个月	哭
0~4个月	除了哭以外的其他发声,从元音开始,如"oo"和"aa" 用自己的声音回应听到的声音
4~9个月	咿呀学语——发出声音玩;消除母语中听不到的声音;毫无意义的叫爸爸妈妈;大笑
9~12个月	第一个词——典型的是爸爸妈妈;模仿声音;挥手告别和问候
12~15个月	用简单的词语来表达句子(至少含3个有意义的词),词汇量扩大;动物的声音
15~18个月	词汇增加到6~10个单词
18~24个月	词汇量快速扩展;说出2个单词的句子(名词+动词,例如,爸爸走了);开始给图片命名
24~30个月	有400个单词的词汇量,说出的50%是可以理解的;说出2个单词的句子;开始模仿听到的单词
30~36个月	开始使用形容词(大的,小的);可理解度增加至100%;有700个单词的词汇量;句子的长度为3~5个单词
3~4岁	命名颜色,开始能给单词下定义;句子的长度增加至5~8个词;开始问问题
4~5岁	能使他人清楚地理解
语言的理解	
0~2个月	以惊吓或惊醒的方式对响声做出反应
2~4个月	平静地回应熟悉的声音
4~6个月	向声源转头;开始辨别声音,特别是母亲的声音
6~9个月	将发声变为听到的声音
9~12个月	能回答简单的词(再见,不,食物);执行一步指令;知道名称,开始指向命名图片
12~18个月	开始执行指令并指向身体部位
18~24个月	拓展身体部位的识别和对文字指令的理解
24~30个月	能指向至少6个身体部位;听短篇故事(5~10分钟)
30~36个月	开始执行两步指令(例如,拿到玩具并把它拿给我)
3~4岁	开始回答问题(例如,谁,哪里)
4~5岁	能理解更长的故事(长于短篇故事)

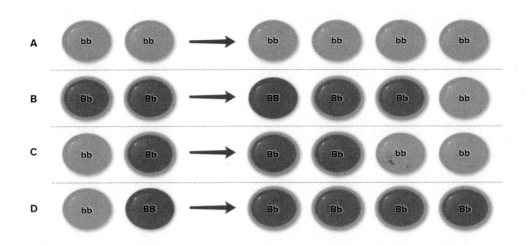

图20-1　基因遗传(潜在遗传特征表达与可能的等位基因配对)B=棕色眼睛的显性基因;b=蓝色眼睛的隐性基因。(A)2个蓝眼睛的父母每人都有2个蓝眼睛基因(bb)，所以他们的孩子都是蓝眼睛[有可能父母双方都有2个棕色眼睛基因(BB+BB)，那么同样地，他们所有的孩子都会有棕色眼睛]。(B)2个棕色眼睛的父母，带有的基因一个是棕色眼睛基因(B)，另一个是蓝色眼睛基因(b)，用棕色周围描绘蓝色圆圈表示，分别有50%的机会将棕色或蓝色眼睛基因贡献给胚胎，因此，孩子有75%的机会拥有棕色眼睛(BB或Bb)，有25%的机会拥有蓝色眼睛(bb)。(C)当一个棕色眼睛的父母同时具有蓝色和棕色等位基因(Bb)和一个蓝色眼睛的父母(bb)时，蓝眼睛的父母总是会贡献蓝眼睛基因，但是棕色眼睛的父母分别有50%的机会贡献棕色或蓝眼睛基因，导致孩子有棕色眼睛(Bb)的可能性只有50%。(D)一个蓝眼睛的父母和一个拥有两种棕色眼睛(BB)基因的棕色眼睛父母，总是会有棕色眼睛的孩子，但他们都会携带蓝眼睛基因(Bb)。(Used with permission of Deborah S. Nichols Larsen, PT, PhD. The Ohio State University.)

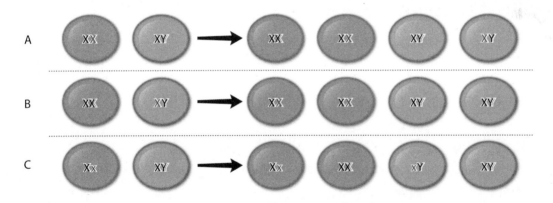

图20-2　X-链遗传。(A)母亲性状表现为显性基因，所有孩子都有50%的机会遗传该性状。(B)父亲X染色体上携带的显性性状将在所有女儿身上表现出来。(C)当母亲携带隐性性状时，50%的女儿将是携带者，50%的儿子将患有该疾病。X=正常X染色体；X=性状携带者。图表左侧：粉色椭圆形=母亲的基因；蓝色椭圆形=父亲的基因。图表右侧=子代的遗传可能性(粉色=女孩；蓝色=男孩)。(Used with permission of Deborah S. Nichols Larsen, PT, PhD. The Ohio State University.)

因或部分DNA链在不同的位置复制；②复制——DNA链最初分开时，一对染色体无法分开，产生的细胞有三条给定的染色体；③缺失——DNA链的一部分丢失；④倒置——一个基因或断裂的链，然后以相反(上下颠倒)的方向重新连接。

　　对于有明显遗传缺陷(如唐氏综合征)有特定的遗传测试，进行核型分析，以确认是否存在异常或突变基因，并确定突变细胞的百分比。专栏20-2概述了唐氏综合征的遗传因素。如果在没有明显遗传障碍的情况下出现全面迟缓，则可能需要排序染色体微阵列(CMA)。这种类型的分析在DNA链中可找到或复制和删除，可以识别遗传条件和获得性突变[5]。对于CMA分析正常的人，由于与X染色体异常有关的疾病数量众多(例如，脆性X染色体综合征、Rett综合征)，可能需要进行其他基因测试,包括检查特定基因的基因组或X染色体分析[6]。表20-2描述了物理治疗师可能会看到的已知具有遗传突变或遗传传播的常见发育性障碍。

　　获得性基因突变的一个很好的例子可以在唐氏综合征(DS)中看到,这是由额外的第21条染色体引起的。最常见的表现是21三体综合征,儿童患这种疾病占90%以上,受精时卵子或精子中的第21号染色体在受孕时出现重复,导致身体所有细胞中出现第三条21号染色体。然而,在一些儿童中,这种重复发生在受孕后的某个时间,导致仅在儿童细胞的一部分中产生第三条21号染色体;这种类型的DS被称为21三体嵌合体,约占DS儿童的2%。最后,对于一些儿童(少于5%),额外的第21号染色体(或其中的一个片段)附着在DNA链(易位)的不同点上,通常在第14号染色体上。值得注意的是,在一小部分易位DS的儿童中,染色体突变会出现在父母的一些细胞中,因此,这是一种遗传突变。我们将在本章稍后讨论DS患儿的表现,但应注意的是,那些患有镶嵌症或易位的患儿通常比21三体综合征的患儿表现出该综合征特征的程度低。

代谢检查

　　有一组疾病是由所谓的先天性代谢障碍引起的,这种障碍是由氨基酸(例如,肌酸)、碳水化合物或脂质的代谢中断引起的,通常是由于一个单一的基因异常破坏了代谢特定底物所必需的酶的编码。血液测试或尿液分析将确定血液或尿液中的代谢物积聚。遗传缺陷或许多这类疾病已经被确认。如表20-2所示,此类疾病的一个例子是苯丙酮尿症(PKU),即美国所有新生儿在出院回家之前都要接受筛查。表20-3概述了这些具有不同表现和结果的疾病类别;有些是可以治疗的(例如,PKU),但其他仍然是致命的(例如,Tay-Sachs)。

影像学检查

　　婴儿和幼儿的成像很少作为诊断过程的一部分,尽管许多疾病在成像时具有特征(如唐氏综合征)或明确的表现(如脑瘫);磁共振成像(MRI)被发现是比计算机断层扫描(CT)更可取的成像方法。大多数影像学检查需要对幼儿进行镇静,除非需要进行影像学检查或对明显异常情况进行分析(如矫正畸形),否则不会进行镇静。最近在没有使用镇静药物的情况下对睡眠中的婴儿进行MRI检查的成功证明了这种方法在评估幼儿神经损伤方面的应用前景,可增加这种方法的使用。

　　Pauli的染色体序列没有发现任何基因突变,也没有进行第二次X染色体分析。她的代谢检查也很正常。未进行影像学检查。因此,Pauli的医学诊断暂时仍将是特发性全面发育迟缓,这意味着病因仍尚不清楚。这并不是一个罕见的诊断,尤其是在年龄相对较小的儿童中(<4岁)有轻度至中度全面迟缓的现象。由家庭医生继续观察,并有可能转介给儿科神经科医生或物理治疗师。然而,随着儿童年龄的增长,一些诊断(例如,孤独症)会变得更加明显。

物理治疗评估

　　为了评估Pauli,有许多标准化测试可与最常用的Bayley婴幼儿发育量表[31]和Peabody发育运动量表[32]一起使用。由于Bayley针对的是0~3岁半的儿童,考虑Pauli目前的年龄(40个月),治疗师选择使用Peabody,这会记录她5岁(或更长时间的运动延迟)的运动技能。对于大多数发育量表,评估者确定一个基础水平(孩子完成所有项目的最后一个水平)和一个上限水平(孩子不通过任何项目的第一个水平)。然后,有一个过程将这些原始分数转换为标准分数,通常是z分数,来表示与平均值(SD)的差异。

常见的发育障碍

唐氏综合征

　　如本章前面所述,唐氏综合征(DS)是最常见的发育障碍之一,是由怀孕期间或怀孕后不久的基因突变引起的,导致21号染色体中的3条(21三体或21三体嵌合体)或21号染色体的移位,通常是第14号染色体。随着孕产妇年龄的增加,DS的发生率增加,其中35~40岁的风险更大。目前,大多数准妈妈在妊娠的前3个月都要进行筛查,以诊断DS、其他潜在的三体(如18

表20-2　具有遗传因素的常见发育障碍

遗传性疾病	遗传异常	表现	诊断	医疗管理
安格尔曼综合征[7]	第15条染色体上的基因(UBE3A)缺失，通常来自父亲，导致母亲的第15条染色体过度表达[7]	严重的智力障碍；全面发育迟缓并伴有语言发育受限；平衡问题/共济失调；脑电图异常；多动症，癫痫；畸形特征(小头，下颌突出，舌头突出，牙齿间隙宽，眼睛深陷)，色素减退，睡眠模式紊乱，拍打手臂/手会开心[8]	全面发育迟缓并伴有语言发育受限；畸形特征，异常开心的性格，异常心电图；基因检测以识别染色体异常[8]	理性癫痫发作管理；相关疾病的治疗(胃肠道反流，矫正斜视的手术；相关骨科问题的手术矫正——脊柱侧凸，足底屈肌缩短)[9]
贝克肌营养不良[10]	X染色体上的DMD基因突变，对肌营养不良蛋白(一种将肌肉纤维固定在细胞外基质上的)的发育至关重要，导致肌营养不良型式异常；只发生在男孩身上	进行性肌无力(近端大于远端)，始于儿童晚期(10岁)。假肥大型肌营养不良症，可以走动至青少年晚期或成年早期	肌酸激酶升高；肌肉活检中肌营养不良蛋白异常；DMD基因突变异常分析	类似于Duchenne MD，但未经皮质类固醇治疗
遗传性运动感觉神经病[11]	多重遗传异常，有的具有常染色体显性遗传，有的具有X连锁或常染色体隐性遗传，涉及多达40个基因	髓鞘神经和运动神经病变(运动比感觉神经受损严重)，伴有反射丧失，从远端开始，起病年龄各异(多儿期至成年早期)表现各异。由于足内肌肉功能丧失，导致腓肠肌畸形	周围脱髓鞘神经最常见的进行性感觉神经和运动神经损伤；基因检测	
猫叫综合征[12]	5号染色体短臂缺失	高亢的"猫样"哭声，面部畸形(宽鼻子，内眦赘皮，小下巴，小头)；年龄越小(体重超过身高)；严重的智力发育迟缓和行为问题(多动症，自残或攻击行为，刻板行为；张力减退，自残在潜在的器官畸形(心脏，肾脏)	最初的诊断通常是基于对畸形特征的观察和二次染色体组型遗传检测的结果	外科矫正手术，药物管理疼痛；无具体的医疗管理方式，仅有支持性治疗
囊性纤维化[13]	7号染色体突变的常染色体遗传，导致跨膜电导调节蛋白(CFTR)缺乏，该蛋白起着控制氯离子通道渗透性的作用	与慢性感染和营养不良等问题有关，肺，肠，胰腺和胆囊分泌物增加	新生儿胰腺酶筛查(免疫反应性胰蛋白酶原)；DNA检测；汗液测试中氯化物升高(>60mmol/L)	通过体位引流/叩击胸部按压维持气道；使用支气管扩张剂；早期或预防性治疗感染；抗炎药物治疗；靶向氯通道功能的新型CFTR调节药物。

（待续）

表20-2 具有遗传因素的常见发育障碍（续）

遗传性疾病	遗传异常	表现	诊断	医疗管理
唐氏综合征	21号染色体的突变，在受孕时（21三体）或受孕后细胞增殖（21三体嵌合体）。随着母亲年龄的增长患病率增加	大脑发育异常，智力低下，张力减退伴有关节松弛，畸形特征（内眦赘皮敏捷，嘴巴小舌头突出，手掌单折痕，短/弯小指，低耳垂），心脏，胃肠道或其他器官有畸形的可能性，随着年龄增长，常患阿尔茨海默病[14]	筛查——用超声检查母体绒毛膜相关血浆蛋白A升高的孕妇血液，以测量颈部半透明性（测量须上段椎的液体量），如果怀疑为DS，随后进行羊膜穿刺和核型分析。出生后的诊断包括观察畸形特征和核型分析[15]	良好的儿童护理，注意潜在的合并症，并对其他已确诊症状进行特殊治疗： (1)听觉——中耳炎，传导性听力损失 (2)视觉——先天性白内障，斜视，眼球震颤，青光眼 (3)口部——进食问题，语言发育迟缓 (4)先天性心脏缺陷 (5)内分泌——糖尿病，甲状腺功能减退或甲状腺功能亢进 (6)血液——白血病 (7)神经——癫痫发作，智力低下，孤独症，发育迟缓 (8)骨科——关节松弛，寰枢不稳 (9)皮肤——毛囊炎，角化过度，脂溢[15]
Duchenne型肌营养不良症[10]	X染色体上DMD基因突变，导致影响肌肉功能的男孩功能性肌营养不良蛋白完全缺失	儿童早期（2~5岁）进行性肌肉无力（近端多于远端），早期出现腓肠肌肥大（脂肪替代导致肌肉萎缩），随后出现行走能力丧失（儿童晚期）进行性呼吸和心脏损害，导致青少年晚期/成年早期死亡	肌酸激酶升高；肌肉活检中肌营养不良蛋白缺失；DMD基因的遗传分析	皮质类固醇治疗以维持肌肉功能并管理该治疗的副作用（体重增加，骨质疏松，白内障，性发育迟缓）；基因治疗；相关的心脏病的药物管理；呼吸运动和支持（呼吸机）；通过手术未维持或管理脊柱畸形（例如脊柱侧弯等）。由于潜在的呼吸系统损害，需要慎重考虑手术

（待续）

表20-2　具有遗传因素的常见发育障碍（续）

遗传性疾病	遗传异常	表现	诊断	医疗管理
脆性X染色体综合征	脆性X染色体智力低下基因1(FMR1)的破坏，该基因对于神经元发育所需的RNA结合蛋白(特别是树突发形成)的发育至关重要。X染色体与许多成年(女性中频率更高)有关，携带隐型(排列)而没有明显症状[16]	在女孩中表现较温和，但比男孩更频繁。智力障碍，全面发育迟缓，多动和注意力不集中，伴有自闭症状，频繁发作睡眠障碍，面部畸形。携带者可能表现出多动，注意力不足，学习障碍和行为问题[16]	观察发育迟缓症状并进行随后的X染色体分析[16]	以GABA和谷氨酸受体(拮抗剂)为靶点的药物管理作为新的治疗范点，以控制癫痫发作、精神和行为症状[17]
尼曼-皮克病[18]	一种常染色体遗传性疾病，位于18号染色体上的NPC1或14号染色体上的NPC2基因扰乱了溶酶体脂质储存(胆固醇，鞘磷脂，糖脂)，并在组织中继发性积聚	从婴儿期到成年期的变化性起病，伴有肝、脾和神经系统异常，包括核上性麻痹的呼吸早期衰竭。婴儿早期起病(2个月至2年)，肝脾肿大，最初的低血压发展为痉挛，运动迟缓和最终丧失运动能力，意向性震颤。通常在5岁时死亡。儿童发病(2~6岁)为共济失调，笨拙，构音障碍，吞咽困难，意向性震颤，智力残疾，核上性麻痹。癫痫和肌张力障碍也很常见。可活到7~12岁	运动发育迟缓和肝脾肿大是婴幼儿的早期症状。皮肤或肝脏活检及血清异常胆固醇测定分析，然后进行NPC1和NPC2测序	症状特异性(例如，用于控制癫痫发作的癫痫药物)；最近，使用亚胺诺沙胺抑制剂(例如，米格司他)的药物治疗取得了一些成功
普拉德-威利综合征	第15号染色体上的多个基因缺失，通常来自母体，从而使父亲的第15号染色体过度表达[7]	最初发育不良，随后儿童期进食过量(饮食超量)；全身发育；智力低下或学习障碍；行为问题，心理社会发育受损；睡眠模式异常；性腺功能减退伴性成熟障碍。症状与下丘脑功能不全有关[19]	DNA甲基化检测[19]	人体生长激素和性激素治疗的药物管理。行为治疗以控制饮食并提供食物安全感[20]
苯丙酮尿症(PKU)[21]	苯丙氨酸羟化酶(PAH)基因突变的常染色体隐性遗传，导致PAH缺失，PAH是产生神经递质的关键酶	未经治疗，会出现严重的精神发育迟滞，而随着新生儿的诊断和标准治疗的实施，儿童发育正常，但由于蛋白质摄入有限，骨密度低是常见的。饮食不当会导致大脑功能恶化	新生儿血液中苯丙氨酸水平升高的筛查	饮食中苯丙氨酸含量低，可在许多食物中找到，尤其是蛋白质，并补充氨基酸以促进大脑发育和维持神经递质

（待续）

表20-2　具有遗传因素的常见发育障碍（续）

遗传性疾病	遗传异常	表现	诊断	医疗管理
Rett综合征[22]	编码甲基CpG结合蛋白的基因突变，导致神经网络内突触形成中断，主要发生在女孩身上。通常对婴儿型的男孩是致命的；偶尔XXY基因型的男性能存活下来，表现与女孩及Klinefelter综合征相似	正常发育长达18个月，随后神经功能丧失，导致智力残疾，运动能力丧失、癫痫发作和孤独症行为（洗手、沟通不良）	观察到运动和交流技能的丧失伴随着头围增长的减慢和刻板动作的出现（手扭动）。MECP2基因突变的检测实实了大多数女孩的诊断	症状特异性（例如，癫痫发作的药物管理；可能发展为脊柱侧凸的矫形外科管理）
脊髓性肌萎缩[23]	SMN1基因的缺失或突变，导致SMN（存活运动神经元）蛋白丢失，最终导致脊髓内α运动神经元的丢失和肌肉纤维的丢失；通过常染色体隐性遗传	I型——出生时出现，有限的抗重力运动，无运动发育标志，预期寿命<2岁（主要遗传原因导致婴儿死亡） II型——在出生后前18个月诊断为进行性肌肉无力，可坐着但不可走路，预期寿命到青少年/成年早期 III型——18个月后诊断，可独立行走，之后出现进行性肌无力，预期寿命接近正常 IV型——成年时诊断，预期寿命正常	确认SMN1突变的基因分析	呼吸支持（氧气、呼吸机）；营养支持（喂食管）；选择适应设备，最大限度地发挥功能，家庭适应性护理，重点是开发基因疗法，增加SMN蛋白
18三体综合征（爱德华综合征）[24]	受孕时基因突变，导致出现第三条18号染色体[24]	多器官缺陷，特别是先天性心脏缺陷（多种类型）和畸形特征（如质胃畸形、手指畸形）；在出生后第一年死亡率为75%，严重的全身发育迟缓，其中一些人可活到20多岁[24]	体貌特征通常可确定核型分析的情况[24]	器官缺损的手术矫正（CHD）；呼吸支持；辅助喂养（胃肠管）；在某些情况下，仅提供舒息治疗[25]
威尔逊病[26]	ATP7B基因突变，导致铜代谢紊乱，常染色体隐性遗传	铜在大脑和肝脏的组织中积聚，导致进行性神经和肝脏损伤	诊断困难，通常延迟到出现症状之前，最早可在4岁出现，最晚20岁以上出现。没有有效的婴儿筛查。经DNA检测证实的含铜的血液和尿液检测具有诊断意义	铜螯合剂加锌盐可减少胃肠道对铜的吸收，从而可以稳定或改善症状

表20-3	先天性代谢异常	
先天性异常	说明/表现	诊断/治疗
溶酶体贮积症[27] • 常染色体隐性遗传或X连锁遗传 • 例如，亨特综合征、特纳综合征、Danon病、Fabry病、尼曼-匹克病、Tay-Sachs病	可变的，通常是神经性的，伴随着全身发育迟缓、共济失调、癫痫发作，一些变体具有畸形特征；在老年时，可能出现卒中、神经病变和锥体外系症状。由于未代谢的大分子积累而引起肝脾大。Tay-Sachs和其他GM2型神经节苷脂增多症是一种神经退行性疾病，其特征是运动能力丧失（头部控制、坐姿）、张力下降和过度惊恐[28]	脑部影像学检查、骨骼X线检查是否异常，超声检查是否肝大并对症治疗（例如，抗癫痫药物治疗癫痫发作）；酶替代治疗或造血干细胞移植。GM2型神经节苷脂增多症（Tay-Sachs）在5岁前最终致死，目前尚无有效的治疗方法[27,28]
甾醇合成障碍[29] • 胆固醇储存/代谢紊乱 • 例如：Smith-Lemli-Opitz综合征，Antley-Bixler综合征，CK综合征	胆固醇对于神经元细胞膜和髓磷脂的形成至关重要，并且源自甾醇（前体）。表现变化很大，但可能有畸形特征（腭裂、小头畸形、肢体畸形），胃肠道症状，先天性心脏缺陷，运动和言语发育迟缓引起的全面迟缓，睡眠障碍，自残行为，触觉过敏，孤独症行为	血液或尿液中特定标志物的分析；某些疾病的皮肤分析。无有效治疗方法
肌酸缺乏症[30] • 常染色体隐性遗传	肌酸代谢紊乱，肌酸是细胞能量所必需的，尤其是在大脑和肌肉中。轻度到严重的全身发育迟缓、行为问题和癫痫发作	尿肌酸异常（高/低）。酶分析，然后是基因检测，是诊断性的。治疗重点是补充肌酸或肌酸前体

三体）和神经管疾病（如脊髓脊膜膨出）。DS的标记物包括血清生物标志物［游离 β-hCG，妊娠相关血浆蛋白-A（PAPP-A）］和颈项透明性超声检查，该检查可测量DS儿童和18三体儿童颈椎和皮肤之间的液体积聚区域[15]。

DS的智力障碍

DS是儿童智力残疾（ID）最常见的病因，但DS儿童的ID程度差异很大。大多数儿童有中等程度的ID（>70%），但有些儿童有轻度（7%）或重度（7%）的ID。有趣的是，7%的DS儿童智力正常。DS中ID的特点是短期言语和长期外显记忆（事实、情节）较差，但视觉空间短期和内隐（程序）长期记忆良好，并且ID与语言发育相互作用，导致语言技能的延迟。患有DS的儿童也表现出行为问题（注意力缺陷、多动症、孤独症特征）[33]。

DS的畸形特征

DS的多种特征可能出现在诊断为DS的儿童身

病例A：第5部分

Pauli的PDMS评估显示，总运动量表的基础水平为13个月，上限为19~20个月。Pauli的z分为3.53，这使她在同龄人中的SD值为3.5，在同龄儿童中处于最低百分比[32]。根据这一评估，作为早期干预（EI）计划的一部分，Pauli应该接受物理治疗。治疗目标应集中于：①增加力量以提高单肢站立活动（爬楼梯、踢球）的稳定性；②提高运动技能，如爬楼梯、越过障碍物和复杂环境、向后或在一条线上行走和跑步；③物体操作技能——投掷、接球、踢。治疗师面临的一个挑战是让Pauli遵循指导，并与治疗师互动，以获得投掷和踢腿等游戏技能。与教育团队合作，物理治疗师应包括行为管理技术，以促进期望的行为，并尽量减少不需要的行为。轮流等一些小组游戏活动将有利于促进同伴参与和社交技能。

上（图20-3，并非所有儿童都有这些特征）：①肌张力低，关节活动过度（通常是出生时注意到的第一件事）；②内眦皱褶——鼻子和眉毛之间上眼睑的皮肤皱褶；③鼻梁扁平；④第5指短或弯曲；⑤掌纹单一；

⑥耳低,耳道折叠;⑦大脚趾和第2脚趾之间的间隙;⑧腭高,口腔小,舌头张力低,导致舌头突出。张力减退和内眦皱褶,在出生时就很明显;其他症状会随着孩子的年龄增长而变得更加明显[14]。

器官发育异常

除了上述畸形特征外,先天性器官畸形在DS儿童中的发病率也在增加。最常见的是先天性心脏病(室间隔缺损、房室管缺损),约50%的DS患儿有先天性心脏病,因此,所有患儿在出生后的最初几天都要进行心电图检查,以确定是否有先天性心脏病。胃肠道缺陷也很常见,如食道或十二指肠闭锁、气管食管瘘、幽门狭窄、先天性巨结肠或梅克尔憩室、胃食管反流等。诊断这些疾病可能需要胃肠道系列检查(CT扫描钡灌肠;钡吞咽),治疗需要立即手术矫正。由于胃食管反流和口腔肌张力降低,进食问题也很常见,这可能需要特殊的喂养措施,如液体增厚和评估不同乳头类型的最佳喂养。由于可能会发生误吸,反流需要特别注意;反复误吸,可能会发生肺部感染,如肺炎,因此,找到防止误吸和最大化营养的喂养方法至关重要[14]。

DS的大脑异变

目前已经有了对导致DS认知、学习、运动和行为缺陷的大脑变化的研究。DS的大脑本身很小,特别是额叶和颞叶,包括海马体和周围区域,以及小脑。如第7章所述,颞叶和额叶对情景记忆和执行功能尤为重要,这两种功能都是典型的DS损害。小脑也与学习有关,特别是运动学习和肌肉张力的损伤,通常会导致张力减退和姿势控制问题。此外,DS患者的神经功能也存在差异,包括突触密度降低和树突棘减少,最终可能会破坏支持学习和记忆的神经回路。DS患者海马内的神经发生(新神经元形成)也减少,这是导致DS认知障碍的原因之一[34]。

DS的骨科问题

与DS相关的张力减退伴有韧带松弛,可能会导致关节不稳定。常见的部位是寰枕关节或颈椎的寰枢关节。后枕骨连接第一颈椎(C1),也称寰椎,位于C1的上关节突上,后枕骨与C1之间有较厚的韧带连接,允许颈椎进行大部分屈伸和侧弯。然而,在DS中,这些韧带的松弛可能导致危险的关节不稳定。类似地,C1和C2之间的关节也称为轴,其特征是由C2

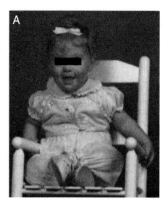

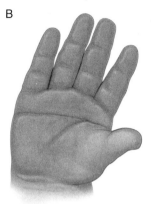

图20-3 唐氏综合征的畸形特征。(A)这个小女孩表现出唐氏综合征常见的畸形特征:内眦皱褶、鼻梁扁平、耳朵位置低和口腔肌肉松弛。(B)唐氏综合征患者的手掌横向纹路只有一条(注:许多没有DS的儿童和成人也会有这种类型的掌纹)。(Part A: Reproduced with permission from Jorde LB, Carey JC, Bamshad MJ, White RL. Medical Genetics. St. Louis, MO: CV Mosby; 2000.)

突出的齿状突向上伸入C1。这种结构使C1可以在C2上旋转,这在很大程度上解释了我们颈椎的旋转能力。同样,这个关节的韧带松弛会导致危险。这2种情况都可能造成脊髓损伤。神经症状、疼痛或观察到的过度活动需要进一步用X线片进行评估。对于许多儿童来说,这种情况是较少发生的,但建议他们避免过度屈伸(如翻筋斗)和接触性运动(如足球或橄榄球)。在某些情况下,如果松弛较为严重,需要后路融合C1和C2[35]。

DS的其他并发症

耳、鼻、喉的问题在DS中很常见,与这些结构的畸形有关。感染是经常发生的,包括中耳炎和肺炎,听力下降可能与内耳的反复排脓或畸形有关。脑干听觉诱发评估可用于评估听觉结构向大脑传递声音的能力。

这项测试包括测量婴儿对听觉刺激的脑电图反应。同样，患有 DS 的儿童可能会有缺失或畸形的牙齿，或牙齿长出较晚，这可能会影响饮食，特别是过渡到固体食物，或需要矫正牙齿。与正常儿童相比，患有 DS 的儿童更容易发生包括甲状腺疾病、眼部问题（弱视、先天性白内障、青光眼、眼球震颤、斜视和屈光不正-近视、散光）、癫痫、白血病等其他疾病。值得注意的是，与同龄儿童相比，患有 DS 的儿童身材更小，四肢更短；有些生长曲线是针对 DS 的生长模式发育出来的，以便进行比较。在老年人中，肥胖往往是一个问题，与活动减少有关，所以应该尽早开始体重管理和健康饮食[14]。

DS 的运动发育

患有 DS 的儿童往往会出现安静、困倦、抗重力运动减弱的现象，尤其是仰卧时，与周围环境的接触较少。一般来说，他们发展运动技能的速度比正常同龄人要慢，而在直立姿势方面的发育则更为缓慢。正常发育的儿童在（平均）1~3 个月内，可以进行俯卧、四足滚动、早期负重和活动。然而，独立坐、拉站、扶东西侧向行走和步行可能会延迟数月，尤其是步行。患有 DS 的儿童步行发育延迟到近 3 岁是很常见的。DS 患儿的 ID 与运动迟缓可能存在交互作用。对探索环境缺乏兴趣可能会延迟运动行为，而延迟的探索可能会阻碍智力发育[36]。

患有 DS 的婴儿通常在出院回家之前在新生儿重症监护室中被发现，这是评估骨科问题的关键时刻，也是为父母处理软弱无力、难以抱起孩子做好准备的关键时刻。一旦回到家里，早期的物理治疗主要集中在发展反重力运动和获得运动。大多数患有 DS 的儿童将参加 EI 服务，因此，将在 EI 环境中提供物理治疗。应鼓励家庭建立一个明亮和有吸引力的环境，并为孩子创造机会，让他们俯卧、仰卧和有支撑地坐着玩，以尽量减少睡觉、坐在婴儿座椅上或静静地躺着的时间。操作和定位技术的指导对于促进反重力运动、头部控制、滚动和坐姿的发育非常重要。这些技术分别在第 18 章和第 19 章中描述，用于 MMC 和 CP 患儿的技术。已发现体重支持的跑步机训练（BWSTT）对患有 DS 的儿童特别有效，有助于促进早期获得独立行走和提高较大儿童的步态速度[37]。许多患有 DS 的儿童为扁平足，这可能需要一些矫形器来支持——足或踝矫形器[38]。年龄较大的 DS 儿童在玩耍和学习过程中可以通过改善直立姿势控制来确保安全，包括爬楼梯的单

肢站立和提高游戏技能的适应性体育教育。力量训练也可以增加肌肉力量、姿势控制和游戏技巧[39,40]。

DS 与衰老

虽然一些患有 DS 的儿童死于先天性心脏病或其他器官畸形，但随着外科治疗的改进，大多数儿童都能活到成年（> 88%），许多可以活到 60 多岁。因此，物理治疗从业者需要了解与 DS 患者的年龄相关的附加信息。值得注意的是，患有 DS 的成年人表现出包括大脑在内的许多器官系统的加速衰老。患有 DS 的成人表现出皮肤系统的早衰（皱纹、变灰和脱发）、女性更年期提前、肌肉骨骼系统的晚期老化、早期和广泛的骨质疏松、心血管疾病（动脉粥样硬化）的发生率增加和阿尔茨海默病（AD）的发病率增加。后者（AD 和 DS）已受到广泛关注，因为早期报告预测成人 DS 中 AD 的发生率为 100%。AD 与脑细胞外的淀粉样 β（Aβ）沉积有关：Aβ 似乎是淀粉样斑块和神经纤维缠结形成的催化剂，而淀粉样斑块和神经纤维缠结是 AD 的特征性异常，最终导致神经元死亡。有趣的是，Aβ 前体基因定位在 21 号染色体上，这可能解释了 DS 患者 AD 的过度发生。值得注意的是，并不是所有 DS 患者都会发展为 AD，其他因素也会影响 AD 在 DS 中的表达。老年痴呆患者的早期症状通常是行为性的（攻击性、睡眠模式的改变、情绪爆发），或者是癫痫发作和癫痫活动增加。通常用于治疗 AD 的药物治疗在 DS 人群中似乎没有那么有效[41]。对于物理治疗师来说，重要的是要注意到运动项目（有氧运动和强化运动）可以抵消患有 DS 的成年人的衰老问题，包括骨质疏松、肥胖、心血管健康和肌肉质量下降[40]。

发育性协调障碍（DCD）

DCD 是一种精细和粗大运动的失调，会影响新技能的获得（运动学习和运动计划）、日常生活活动、参与学校活动和后期工作环境，影响高达 6% 的学龄儿童，且男孩[44]比女孩[45]更普遍。运动障碍包括平衡和姿势控制不良，以及视觉空间和感觉运动处理中断[46]。此外，自我组织和时间管理方面的缺陷也很常见[45]。它区别于孤独症、脑瘫等其他疾病，表现为笨拙，考虑儿童的年龄和智力功能，运动技能学习（粗大和精细运动）缓慢，没有明显的神经症状（痉挛、反射亢进等）[45]。值得注意的是，可能存在软神经症状（基础广泛的步态、轻度共济失调、韧带松弛）。尽管一些患有 DCD 的

在表20-2中,有许多包括肌营养不良和脊髓肌肉萎缩等NMD。虽然这两组疾病有不同的病理病因,但它们都会导致骨骼肌的进行性丧失和疲劳。对于物理治疗师来说,这些情况的处理是相似的,重点是优化运动功能,防止由于有限的活动性和保持姿势而导致畸形和肌肉挛缩,并选择适当的适应性设备来促进功能和活动性。应指导护理人员进行活动范围、静态拉伸活动(在活动范围的末端保持拉伸)和适当定位,以便在儿童确诊后将挛缩和骨骼畸形(如脊柱侧凸)的风险降至最低。适当的座位应该是治疗师持续关注的问题,以帮助家庭成员选择适应孩子成长和失去肌肉控制的选项[42]。

有证据表明,低阻力或等长运动有助于维持或提高NMD患者的力量,但也有人担心过度劳累会导致肌肉损伤,特别是在那些肌肉萎缩的患者中,尤其是当进行离心收缩来加强训练时会有害[43]。因为主动肌质量丢失,应针对无力的肌肉和潜在的代偿肌肉进行肌力训练,以此来维持功能[42]。使用自行车或上肢测力计进行的有氧运动训练,可以增加患者的有氧能力和力量,而不会导致肌肉损伤。此外,加强呼吸肌训练可以改善轻度或中度虚弱儿童的通气,延迟对呼吸机的需要;但对于重度虚弱的儿童来说,这是无效的[43]。治疗师也可以帮助儿童调整他们的运动模式,以逐步改变肌肉力量,帮助他们维持功能,这需要来识别更强壮的肌肉和潜在的运动模式(例如,侧踏楼梯,同时使用这2种UE)。物理治疗师在确定何时进行移动、确定其他适应性设备需求(例如,用于在轮椅、床、卫生间或浴缸之间来回移动的移动辅助设备和升降装置),以及帮助家庭调整家庭、学校和教室以满足儿童/青少年的需求方面也发挥着关键作用[42]。此外,物理治疗师可以通过仔细记录运动、力量和关节活动范围(ROM)帮助记录疾病进展和治疗结果。由于大多数发育测量方法不适合患有NMD的儿童,治疗师可以使用从地板和椅子上站立、步行10米、上下楼梯或更多的测量方法(如定时上下测试)来记录功能性移动的变化。此外,正如观察孩子保持肌肉收缩的能力和招募持续肌肉活动的激动剂一样,进行肌肉测试定期记录肌肉力量是很重要的,使用手持式测力计将提高治疗师客观量化肌肉力量的能力。最后,应经常进行关节活动度测量,以确定进展性挛缩对目标定位和拉伸活动的影响[42]。应注意,在某些情况下,挛缩是由于运动适应而导致的(例如,脚踝),

实际上这会稳定关节,过度拉伸会导致关节不稳和功能丧失,因此,治疗师必须仔细评估儿童的动作,以确定应该做多少拉伸。同样,可以使用在ROM末端保持拉伸5~10秒的静态拉伸,或者使用夜间夹板来限制挛缩的进展[42]。

儿童会出现智力缺陷,但这一比例与普通人群相同,并不能作为一个诊断标准;同样,一些患有DCD的儿童也会出现言语和语言障碍、癫痫、关节过度活动、注意力缺陷/多动障碍(ADHD;专栏20-4),或阅读障碍[47]。事实上,多达60%的DCD儿童存在ADHD、阅读障碍和(或)语言障碍。DCD的影响扩展到儿童和青少年的教育和社会参与,他们的学习成绩因书写和组织缺陷而受到阻碍;在获得适龄运动技能方面的限制阻碍了他们的社会参与,语音清晰度的缺陷会进一步阻碍他们的社会参与[48]。

DCD的病因学

DCD的确切病因尚未找到,但有一些迹象表明,其是由于大脑多个区域的轻度损伤导致,而不是局灶性损伤,颞叶、顶叶、额叶和小脑的功能磁共振成像显示有不规则活动,内囊和室周区白质普遍减少。DCD在新生儿脑病的早产儿中更为常见[44]。小脑与DCD密切相关,在运动学习和运动协调中起着重要作用。

ADHD是另一种发育障碍,在5%的儿童中发现,其特点是注意力不集中、易冲动、活动量过大;尽管许多儿童在青春期/成年早期就摆脱了这种障碍,但50%左右的儿童在成年后仍会表现出对就业和社会交往有影响的问题。ADHD有很强的家族遗传性,但实际的遗传异常尚未被发现。虽然注意缺陷可以在没有多动症的情况下发生,反之亦然,但这两种疾病通常同时发生。ADHD与脑体积减少有关,涉及大脑的许多区域,包括基底节、前扣带回、下顶叶、小脑和海马,以及皮质的普遍变薄。此外,弥散张量成像还发现了白质不规则,特别是连接下顶叶和侧前额叶皮层的上纵束,这是一个重要的注意途径。ADHD最常见的治疗方法是精神兴奋剂(如哌甲酯,其阻止去甲肾上腺素和多巴胺的再摄取)或选择性去甲肾上腺素再摄取抑制剂(如阿托莫西汀),它们主要对前额叶、基底核和涉及注意力的小脑脑区产生影响。

有两种理论可以解释DCD的缺陷：①将感知运动转换为主动运动的能力受到干扰；②运动的内部表征出现缺陷，指无法将运动计划过程中产生的效果副本与运动的执行进行比较，以便进行修正。这两种理论都强调小脑在这一缺陷中的作用；然而，人们并不认为这是一个单一的小脑问题。有趣的是，患有DCD的儿童表现出预期姿势调整受限，需要依赖姿势控制的反馈机制，而这种机制对协调快速动作无效[50]。

DCD的预后

DCD不仅仅是一种儿科疾病，跟许多发育障碍一样，其对儿童的一生都有影响。早期诊断与运动技能获得和同伴游戏的延迟有关。然而，学龄儿童在学习、社交技能、情感和行为方面的困难越来越大。与患有DS的同龄人相似，患有DCD的儿童由于活动水平和社区参与度降低，会有患肥胖症和心血管疾病的风险。关于DCD儿童成人结局的研究有限，但预计他们可以做好对运动技能要求不高的工作[51]。

DCD的物理治疗

针对DCD儿童的治疗建议如下：①以过程为中心的方法，解决DCD的损伤和功能受限（如平衡、力量）；②以任务为中心的方法，旨在通过任务实践提高运动计划和运动学习能力。一般来说，任务型方法比过程型方法有更大的改进[52]。一种成功的方法是使用游戏，特别是WiiFitTM，用它来进行高度重复的任务训练，改变姿势控制和交叉协调，使用"平衡游戏"进行为期6周的训练后，在这些领域、跑步速度和敏捷性方面都有了显著改善[50]。然而，相比之下，以普通运动场游戏（如吊牌、球类活动）为重点的平衡训练和任务训练，任务训练组在力量、有氧和无氧措施方面都有较大改善[52]。因此，在为患有DCD的儿童制订治疗计划时，治疗师应注意，可能需要高水平的重复训练来提高运动能力，在实现治疗目标方面，任务训练可能和游戏训练一样好或更好。

孤独症谱系障碍

正如本章前面提到的，孤独症谱系障碍（ASD）的一些症状直到3或4岁才被发现。ASD是一种常见的发育障碍，有多种症状表现，主要集中在语言、社会情感、沟通和限制性重复行为方面的障碍。作为一种谱系障碍，行为症状的组合是多种多样的，因此，没有2个ASD儿童是相同的。目前认为，68名儿童中有1名患ASD，没有人种或种族不均衡，但有性别不均衡，因为被诊断为ASD的男孩比女孩多5倍[53]。ASD的患病原因尚不清楚，主要是遗传倾向和环境因素。ASD患儿的兄弟姐妹有1/10的机会被诊断为ASD[54]。在某些情况下，退行性症状表现为出生后第二年或第三年语言和社交能力下降。即便如此，仍有很多父母表示，他们担心孩子在1岁和2岁时的发育情况。在患有脆性X综合征或结节性硬化症的儿童和父母年龄较大的儿童中ASD的患病率较高。目前还没有治疗或产前诊断ASD的方法，准确识别婴幼儿期的异常症状是比较困难的。心理学家和精神病学家使用DSM V标准进行ASD诊断，DSM V标准包括社交和互动障碍、限制性坚持行为（包括重复的运动）和限制功能的感觉障碍。严重分级由所需的支持级别区分。以前在DSM IV标准中，诊断为孤独症、阿斯伯格症或未分类的广泛性发育障碍的儿童，现在在DSM V中都被归类为ASD，但许多临床医生和非专业人员仍使用以前的诊断类别。智力障碍和其他语言障碍经常与ASD同时存在，需要额外的测试和单独的诊断分类。ASD的常见特征见专栏20-5。

ASD的脑异变

目前有100多篇研究文章鉴别了成人和儿童ASD与典型对照组之间的大脑异常，但目前还不能根据脑部成像（如MRI）鉴别出ASD患者。ASD儿童会有更大的头围，他们大脑的白质在某些区域，特别是额叶皮层中的比例更大；大脑同一半球区域之间的白质连接比大脑半球之间的多，一些患有ASD的人大脑中有更多数量的突触，一般认为这是由于在大脑发育过程中缺乏裁减造成的（裁减的描述见第8章）[56]。我们观察到白质连接性改变，心室扩大，杏仁核活动不足（当观察面部表情时）[57,58]。弥散张量成像发现了3个与情绪和社会互动相关区域的连接减弱：①边缘系统（扣带束、未分离束、丘脑乳头束和丘脑前部投射）；②参与面部表情识别的镜像神经系统，其投射在弓状束内，连接额叶顶叶和颞叶；③负责面部识别和确定面部表情的会影响面部处理系统，涉及枕叶、颞叶和其相互连接的区域。与正常同龄人相比，幼儿的许多领域似乎存在过度连接；而在较大的儿童中，这些领域的连接度低于正常同龄人。神经变化可能直到儿童晚期或青少年早期才稳定[59]。与ASD症状相关的一些相同区域，语言障

专栏20-5	ASD的常见特征[55]

- 缺少对视
- 14个月龄没有指示或挥手动作
- 12个月龄对呼唤其名字无反应
- 很少有笑容
- 语言发育迟缓
- 毫无意义的行为(自我刺激性行为)
- 延迟或缺乏角色扮演和想象力
- 反复转圈或旋转物体
- 拍手和手臂
- 来回不停地走动
- 重复别人说过的话
- 重复电视上的短语
- 兴趣范围狭窄
- 重复动作和行为(重复刻板行为)
- 社交能力下降
- 僵化刻板的生活方式
- 不寻常的感官兴趣
- 不会主动与人交流
- 缺乏对手势的理解和使用
- 喜欢独处
- 描述感觉的能力下降
- 情绪调节差
- 对新感官信息(如嗅觉或味觉)的异常反应
- 缺乏对面部表情的理解
- 缺乏对社交的理解
- 情感淡漠
- 以不寻常的方式使用语言
- 墨守成规
- 对日常生活中的细微变化做出负面反应
- 缺乏将他人的注意力引向自身或目标的能力(共同注意力)
- 模仿能力差
- 对因果关系的理解较差

碍、ADHD、感觉加工障碍和其他发育障碍儿童的大脑也存在异常。

ASD与癫痫

癫痫是ASD中常见的一种疾病,我们诊断的儿童中有一个在青春期也有癫痫发作。与癫痫相关的因素有年龄增长、认知能力下降(特别是智商下降)、严重的孤独症和发育衰退[60]。ASD癫痫高发的原因可能为大脑结构和发育异常。脑电图(EEG)是一种无创性的测量自发脑活动的方法,可以用来确定一个人是否有癫痫发作。癫痫发作大多都需要进行药物治疗。正如第19章所述,抗癫痫药物有许多副作用,包括困倦、头晕、疲劳、虚弱、易怒、焦虑和不安,这些副作用都会加重ASD的症状。物理治疗师应该了解这些副作用,合理安排治疗时间,以此来避免疲劳和虚弱。

ASD的发育异常

儿童发育的五个领域(认知、语言、社交、运动和情感)在ASD儿童中都是非典型的。

ASD儿童的认知功能。ASD儿童的智力范围很广。大多数ASD儿童的智商低于70%,这表明他们是有智力障碍的。然而,有些ASD患者的智商是正常的或高于平均水平,或者表现出精通某一个具体领域(如数学或音乐)。在ASD患者中,精通某一领域患者的患病率从1/200[61]到1/3不等[62]。虽然有些成年人可以独立生活或在少量帮助下生活,但随着ASD和智力障碍患者变老,他们通常需要支持性服务。

ASD儿童的语言发育。ASD的一个关键特征是语言表达和接受能力发育迟缓,ASD儿童通常直到2或3岁才说第一个单词,许多儿童会缺乏语言技能,所以会引用手语来作为一种交流手段。有趣的是,患有ASD的幼儿在接受过使用几种简单的手势进行交流的训练后,口语的数量也增加了,这表明任何成功的交流都有利于促进整体交流,教授手语并不会妨碍语言的发育。ASD儿童语言技能的迟缓和差异还包括难以理解简单的句子或单词、说话语调异常、重复不是交流的单词(模仿)、不理解或不恰当地使用幽默、不理解抽象语言和非语言线索,这些都是造成沟通困难的原因[63]。患有ASD的儿童也经常有视觉和听觉处理障碍,这意味着他们的视觉或听觉可能是正常的,但他们的视觉或听觉处理是有障碍的,这会使交流和学习变得困难。

ASD的社会情绪发育。ASD的另一个特点是社会技能发育差。表现出的行为包括面部表情、肢体语言、手势和周围环境之间的不匹配,以及缺乏眼神交流。患ASD的儿童经常表现出对触摸的抗拒,难以理解他人的观点,并且不会主动独自参加社交场合或对他人正在做或正在经历的事情表现出兴趣。ASD儿童通常不能与同龄人交朋友。他们喜欢独处,很少去集体场合。ASD的另一个特点是情感发育障碍。表现出的行为包括：①难以理解面部表情和他人的情绪—通常被描述为缺乏情感共鸣；②面部表情模仿或使用不当；③情绪失控；④对情绪状况的反应不当[59]。

ASD 的运动发育。运动技能发育障碍也是 ASD 的一个特征，尽管除了重复运动其不是 DSMV 诊断标准的内容。有趣的是，高比例的 ASD 儿童接受了支持性服务，如延迟精细和（或）粗大运动技能标准化测试的物理治疗。由于正常运动发育和 ASD 症状的多样性，很难确定具体的运动损伤。ASD 儿童有许多运动技能障碍，包括张力减退、笨拙、失用症、平衡和姿势控制不良、粗大精细运动技能延迟、伸展和步态协调性差、学习和执行熟练动作困难（计划和精细化）、执行动作顺序或有节奏的动作困难、球技差，以及本体感觉、力量、敏捷性和速度受损[64]。需要注意的是，患有 ASD 的儿童经常会避免进行新的体育活动，这会使他们的耐力下降，并导致对新运动技能的练习和探索较少。

由于 ASD 通常在 3 岁之前无法诊断出来，因此，ASD 的物理治疗师并不会经常看到继续发展为 ASD 的婴儿，但他们可以参考物理治疗来延缓整体发育。如果怀疑婴儿或幼儿患有 ASD，治疗师应了解 ASD 的早期症状和遗传倾向，以便将家庭转介给适当的保健专业人员。使用父母调查和临床工具（调查和临床评估相结合）进行 ASD 筛查，通常在儿科医生办公室进行，必要时可纳入物理治疗评估。儿童孤独症改良检查表（M-CHA）[65]是最常用的检查表，用于检查可能提示 ASD 的共同特征和行为，包括社交互动、想象游戏、对感官刺激的反应，以及语言和运动技能。此检查表由家长或护理人员填写，并由医疗专业人员解释。EI（出生至 3 岁）可能适用于有发育障碍风险的儿童，因此，一些患有 ASD 的儿童可能会接受 EI；然而，由于许多儿童直到 3 岁才被确诊，将不会接受 EI 服务。ASD 儿童通常在家或学校接受感觉统合治疗（见专栏 20-6 中的描述）和应用行为分析（ABA）的作业治疗；ABA 是一个一对一治疗的个体化项目，鼓励积极行为（例如，发声、眼神交流、面部表情的建模），同时抑制消极行为（例如，拍手、攻击）以改善功能和学习[66]。对于接受物理治疗的 ASD 儿童，治疗方案应结合行为矫正技术，包括积极强化目标行为（如注意力、目光注视）并尽量减少破坏性行为。目前很少有研究能证明 ASD 儿童有效的物理治疗方法。有研究表明，马术治疗可以改善患儿的姿势控制、沟通和适应行为，促进参与和社会互动[67]。改善损伤特异性缺陷的常见做法是使用

节拍器来计时和排序运动技能，以及提供前庭和本体感觉反馈。

ASD 的感觉差变

从视听觉整合不良到感觉运动障碍，感觉差异在 ASD 儿童中很常见，90% 以上的儿童表现出对感觉刺激的异常反应，称为感觉统合失调（SID），这种普遍性使 SID 成为 ASD DSM Ⅴ 诊断标准的组成部分。SID 是指对感觉刺激反应过度或反应不足，是由于感觉加工受损导致的，会对学习、运动功能和独立性产生影响。患有 ASD 的儿童要么寻求感官刺激（例如，旋转身体或物体），要么避免感官刺激（例如，影响饮食的嗅觉厌恶，对衣服质地过敏），同时表现出一些定型的行为来平静或刺激自己以满足这种"感官需求"。人们认为，基于先前描述的连接性中断，感觉输入在大脑中没有被整合或适当地组织起来。作为反应过度和反应不足的结果，感觉刺激对患有 ASD 的儿童来说会造成不同程度的痛苦或安慰[68]。

ASD 症状的其他治疗

ASD 儿童的药理学和饮食管理是很常见的。会经常使用非典型抗精神病药物，利培酮（商品名为维思通）是最常用的处方药，它可以减少多动症、易怒、攻击性和刻板行为（如拍手），同时改善社会交往。与氟哌啶醇等典型的抗精神病药物不同，利培酮的副作用（体

专栏 20-6　ASD 的感觉疗法

ASD 的感觉治疗包括感觉统合治疗（SIT）和基于感觉的干预治疗（SBI）。由 Ayres[69]开发的 SIT 专注于让儿童在运动任务中处理感觉信息的活动；与运动学习策略相似，SIT 通过前庭（例如，秋千）、本体感觉（例如，在治疗球或蹦床上弹跳）和触觉训练（例如，伸手去拿沙子里的物体）来训练儿童运动水平的"峰值"。SBI 应用主动或被动的感觉刺激来改善感觉处理、自我意识和自我调节，使用体重背心或治疗性衣服以增加本体感觉，通过按摩以提高身体意识、对触摸的反应或使儿童平静，或通过听觉治疗以提高对听觉刺激的反应性。虽然有很多证据支持 ASD 儿童使用 SIT，但支持使用 SBI 的证据有限，这可能是由于它的应用方式和评估方法存在很大的差异造成的[68]。然而，ASD 儿童的物理治疗师，可能会发现其中一些技术对他们的治疗策略有帮助。

病例A：第6部分

虽然Pauli目前没有诊断为ASD或ADHD，但她确实表现出许多与这些诊断相似的症状。因此，物理治疗师应将行为管理技术纳入她的治疗方案，以提高她的参与度和减少消极行为；医疗团队或教育团队需要和家庭一起制定策略，这对于确保策略实施一致性和使其结果最大化非常重要。此外，她挑食和对感觉刺激的反应（例如，需要从衣服上去掉标签）表明，她需要进行评估感觉统合问题，并可以通过感觉统合治疗计划改善她的问题。Pauli是发育迟缓儿童教育计划和综合治疗计划的候选人，她快3岁了，所以应该确定IEP和学前教育计划。像许多患有全球发育迟缓的幼儿一样，Pauli的病情不属于任何明确的诊断范畴，她将继续被诊断为全球发育迟缓。随着年龄的增长，可能会发现一个更明确的诊断，或者她可能还是继续这个诊断。

重增加、头晕、疲劳、发热和恶心）较小。孤独症儿童也经常会出现胃肠功能障碍，包括腹腔疾病和炎症性肠病，因此，1/5的孤独症儿童使用饮食来治疗胃肠道疾病和行为症状。无麸质（限制小麦、大麦和黑麦产品）和（或）无酪蛋白（限制奶制品）饮食是ASD儿童最常用的方案。一些研究报告显示，他们在沟通、注意力、运动协调和社交技能方面的进步会减少多动症、刻板印象和自残行为的发生，而另一些研究则表示没有这种效果[70]。

参考文献

1. National Institute of Child Health and Human Development. Intellectual and Developmental Disabilities: condition information. Available at: http://www.nichd.nih.gov/health/topics/idds/conditioninfo/Pages/default.aspx. Accessed January 6, 2015.

2. Tirosch E, Jaffe M. Global developmental delay and mental retardation – a pediatric perspective. *Dev Disabil Res Rev*. 2011;17:85-92.

3. Lawrence R, Bateman N. 12 minute consultation: an evidence-based approach to the management of a child with speech and language delay. *Clin Otolaryngol*. 2013;38:148-153.

4. McLaughlin MR. Speech and language delay in children. *Am Fam Physician*. 2011;83(10):1183-1188.

5. Moeschler JB, Shevell M, and Committee on Genetics. Comprehensive evaluation of the child with intellectual disability or global developmental delays. *Pediatrics*. 2014;134;e903.

6. Flore LA, Milunsky JM. Updates in the genetic evaluation of the child with global developmental delay or intellectual disability. *Semin Pediatr Neurol*. 2012;19:173-180.

7. Nicholls RD. The impact of genomic imprinting for neurobehavioral and developmental disorders. *J Clin Invest*. 2000;105(4):413-418.

8. Duca DG, Craiu D, Boer M, et al. Diagnostic approach of Angelman syndrome. *J Clin Med*. 2013;8(4):321-327.

9. Buggenhout GV, Fryns JP. Angelman syndrome. *Eur J Hum Genet*. 2009;17:1367-1373.

10. Flanigan KM. Duchenne and Becker muscular dystrophies. *Neurol Clin*. 2014;32:671-688.

11. Vallat JM, Mathis S, Funalot B. The various Charcot-Marie-Tooth diseases. *Curr Opin Neurol*. 2013;26(5):473-480.

12. Mainardi PC. Cri du Chat syndrome. *Orphanet J Rare Dis*. 2006;1:33:1-9.

13. Martiniano SL, Hoppe JE, Sagel SD, Zemanick ET. Advances in the diagnosis and treatment of cystic fibrosis. *Adv Pediatr*. 2014;61:225-243.

14. Saenz RB. Primary care of infants and young children with Down syndrome. *Am Fam Physician*. 1999;59(2):381-390.

15. Spencer K. Screening for Down syndrome. *Scan J Clin Lab Invest*. 2014;74(S244):41-47.

16. Maurin T, Zongaro S, Bardoni B. Fragile X syndrome: from molecular pathology to therapy. *Neurosci Biobehav Rev*. 2014. Available at: http://dx.doi.org/10.1016/j.neubiorev.2014.01.006.

17. Gallagher A, Hallahan B. Fragile X-associated disorders: a clinical overview. *J Neurol*. 2012;259:401-413.

18. Vanier MT. Niemann-Pick disease type C. *Orphanet J Rare Dis*. 2010;5(16):1-18.

19. Jin DK. Systematic review of the clinical and genetic aspects of Prader-Willi syndrome. *Korean J Pediatr*. 2011;54(2):55-63.

20. Emerick JE, Vogt KS. Endocrine manifestations and management of Prader-Willi syndrome. *Int J Pediatr Endocrinol*. 2013;14. Available at: http://www.ijpeonline.com/content/2013/1/14

21. Ney DM, Blank RD, Hansen KE. Advances in the nutritional and pharmacological management of phenylketonuria. *Curr Opin Clin Nutr Metab Care*. 2014;17:61-68.

22. Briggs A. Primary care of a child with Rett syndrome. *J Am Assoc Nurse Pract*. 2014;26:471-480.

23. Nurputra DK, Lai PS, Harahap NIF, et al. Spinal muscular atrophy: from gene discovery to clinical trials. *Ann Hum Genet*. 2013;77:43-463.

24. Rosa RFM, Rosa RCM, Zen PRG, Craziadio C, Paskulin GA. Trisomy 18: review of the clinical, etiologic, prognostic and ethical aspects. *Rev Paul Pediatr*. 2013;31(1):111-20.

25. Lorenz JM, Hardart GE. Evolving medical and surgical management of infants with trisomy 18. *Curr Opin Pediatr*. 2014;26:169-176.

26. Merle U, Schaefer M, Ferenci P, Stremmel W. Clinical presentation, diagnosis and long-term outcome of Wilson's disease: a cohort study. *Gut*. 2007;56:115-120.

27. Pastores GM. Neuropathic lysosomal storage disorders. *Neurol Clin*. 2013; 31(4):1051-1071.

28. Bley AE, Giannikopoulos OA, Hayden D, Kubilus K, Tifft CJ, Eichler FS. Natural history of infantile GM2 gangliosidosis. *Pediatrics*. 2011;128;e1233. doi:10.1542/peds.2011-0078.

29. Kanungo S, Soares N, He M, Steiner RD. Sterol metabolism disorders and neurodevelopment – an update. *Dev Disabil Res Rev*. 2013;17:197-210.

30. Stockler-Ipsiroglu S, van Karnebeek CDM. Cerebral creatine deficiencies: a group of treatable intellectual developmental disorders. *Semin Neurol*. 2014;34:350-356.

31. Bayley Scales of Infant and Toddler Development®, 3rd ed. Pearson. 2005. Available at: http://www.pearsonclinical.com/psychology/products/100000123/bayley-scales-of-infant-and-toddler-development-third-edition-bayley-iii.html.

32. Peabody Developmental Motor Scales. 2nd ed. Austin, TX: Pro-Ed. 2000.

33. Malak R, Kotwicka M, Krawczyk-Wasielewska A, Mojs E, Samborski W. Motor skills, cognitive development and balance functions of children with Down syndrome. *Annals Agric Environ Med*. 2013;20(4):803-806.

34. Lott IT, Dierssen M. Cognitive deficits and associated neurological complications in individuals with Down syndrome. *Lancet Neurol*.

2010;9:623-633.

35. Rosenbaum DM, Blumhagen JD, King HA. Atlantooccipital instability in Down syndrome. *AJR*. 1986;146:1268-1272.

36. Pereira K, Basso RP, Lindquist ARR, DaSilva LGP, Tudella E. Infants with Down syndrome: percentage and age for acquisition of gross motor skills. *Res Dev Disabil*. 2013;34:894-901.

37. Valentin-Gudiol M, Bagur-Calafat C, Girabent-Farres M, et al. Treadmill interventions with partial body weight support in children under six years of age at risk of neuromotor delay: a report of a Cochrane systematic review and meta-analysis. *Eur J Phys Rehabil Med*. 2013;49:67-91.

38. Looper J, Benjamin D, Nolan M, Schumm L. What to measure when determining orthotic needs in children with Down syndrome: a pilot study. *Pediatr Phys Ther*. 2012;24:313-319.

39. Shields N, Taylor NF, Wee E, Wollersheim D, O'Shea SD, Fernhall B. A community-based strength training programme increases muscle strength and physical activity in young people with Down syndrome: a randomized controlled trial. *Res Dev Disabil*. 2013;34:4385-4394.

40. Barnhart RC, Connolly B. Aging and Down syndrome: implications for physical therapy. *Phys Ther*. 2007;87:1399-1406.

41. Zigman WB. Atypical aging in Down syndrome. *Dev Disabil Res Rev*. 2013;18:51-67.

42. Johnson LB, JM, Abresch RT. Physical therapy evaluation and management in neuromuscular diseases. *Phys Med Rehabil Clin N Am*. 2012;23:633-651.

43. Abresch RT, Carter GT, Han JJ, McDonald CM. Exercise in neuromuscular diseases. *Phys Med Rehabil Clin N Am*. 2012;23:653-673.

44. Peters LHJ, Maathuis CGB, Hadders-Algra M. Neural correlates of developmental coordination disorder. *Dev Med Child Neurol*. 2013;55(suppl 4):59-64.

45. Kirby A, Sugden D, Purcell C. Diagnosing developmental coordination disorders. *Arch Dis Child*. 2014;99:292-296.

46. Vaivre-Douret L. Developmental coordination disorders: state of art. *Clin Neurophysiol*. 2014;44:13-23.

47. Lingam R, Golding J, Jongmans MJ, Hunt LP, Ellis M, Emond A. The association between developmental coordination disorder and other developmental traits. *Pediatrics*. 2010;126:e1109-e1118.

48. Sylvestre A, Nadeau L, Charron L, Larose N, Lepage C. Social participation by children with developmental coordination disorder compared to their peers. *Disabil Rehabil*. 2013;35(21):1814-1820.

49. Friedman LA, Rapoport JL. Brain development in ADHD. *Curr Opin Neurobiol*. 2015;30:106-111.

50. Jelsma D, Geuze RH, Mombarg R, Smits-Engelsman BCM. The impact of Wii Fit intervention on dynamic balance control in children with probable developmental coordination disorder and balance problems. *Hum Mov Sci*. 2014;33:404-418.

51. Zwicker JG, Missiuna C, Harris SR, Boyd LA. Developmental coordination disorder: a review and update. *Eur J Paediatr Neurol*. 2012;16:573-581.

52. Ferguson GD, Jelsma D, Jelsma J, Smits-Engelsman BCM. The efficacy of two task-orientated interventions for children with developmental coordination disorder: neuromotor task training and Nintendo Wii Fit training. *Res Dev Disabil*. 2013;34:2449-2461.

53. Centers for Disease Control and Prevention. Autism Spectrum Disorder Research. Available at: http://www.cdc.gov/ncbddd/autism/research.html.

54. Constantino JN1, Zhang Y, Frazier T, Abbacchi AM, Law P. Sibling recurrence and the genetic epidemiology of autism. *Am J Psychiatry*. 2010;167(11):1349-1356.

55. Zwaigenbaum L, Bryson S, Garon N. Early identification of autism spectrum disorders. *Behav Brain Res*. 2013;251:133-146.

56. Schaer M, Ottet MC, Scariati E, Dukes D, Franchini M, Elie S, Glaser B. Decreased frontal gyrification correlates with altered connectivity in children with autism. *Front Hum Neurosci*. 2013;7:750. doi:10.3389/fnhum.2013.00750.

57. Waterhouse L, Fein D, Modahl C. Neurofunctional mechanisms in autism. *Psychol Rev*. 1996;103:457-489.

58. Wong TK, Fung PC, Chua SE, McAlonan GM. Abnormal spatiotemporal processing of emotional facial expressions in childhood autism: dipole source analysis of event-related potentials. *Eur J Neurosci*. 2008; 28(2):407-416.

59. Ameis SH, Catani M. Altered white matter connectivity as a neural substrate for social impairment in autism spectrum disorder. *Cortex*. 2015;62:158-181.

60. Viscidi EW1, Triche EW, Pescosolido MF, McLean RL, Joseph RM, Spence SJ, Morrow EM. Clinical characteristics of children with autism spectrum disorder and co-occurring epilepsy. *PLoS One*. 2013;8(7):e67797.

61. Hermelin B. *Bright Splinters of the Mind: A Personal Story of Research with Autistic Savants*. London: Jessica Kingsley Publishers; 2001.

62. Howlin P, Goode S, Hutton J, Rutter M. Savant skills in autism: psychometric approaches and parental reports. *Philos Trans R Soc Lond B Biol Sci*. 2009;364:1359-1367.

63. Mody M, Belliveau JW. Speech and language impairments in autism: insights from behavior and neuroimaging. *N Am J Med Sci*. 2013;5(3):157-161.

64. Hilton CL, Zhang Y, Whilte MR, Klohr CL, Constantino J. Motor impairment in sibling pairs concordant and discordant for autism spectrum disorders. *Autism*. 2012;16(4):430-441.

65. Robins DL, Fein D, Barton ML, Green JA. The Modified Checklist for Autism in Toddlers: an initial study investigating the early detection of autism and pervasive developmental disorders. *J Autism Dev Disord*. 2001;31(2):131-144.

66. Vismara LA, Rogers SJ. Behavioral treatments in autism spectrum disorder: what do we know? *Ann Rev Clin Psychol*. 2010;6:447-468.

67. Ajzenman HF, Standeven JW, Shurtleff TL. Effect of hippotherapy on motor control, adaptive behaviors, and participation in children with autism spectrum disorder: a pilot study. *AJOT*. 2013;67:653-663.

68. Case-Smith J, Weaver LL, Fristad MA. A systematic review of sensory processing interventions for children with autism spectrum disorders. *Autism*. 2014. doi:10.1177/1362361313517762.

69. Ayres AJ. *Sensory Integration and Learning Disorders*. Los Angeles, CA: Western Psychological Services; 1972.

70. Whiteley P, Shattock P, Knivsberg AM, et al. Gluten- and casein-free dietary intervention for autism spectrum conditions. *Front Hum Neurosci*. 2013;6(344). doi:10.3389/fnhum.2012.00344.

复习题

1. 全球儿童发育迟缓被定义为：
　A. 3个或3个以上发育区域低于1个标准差
　B. 2个或2个以上发育区域低于1个标准差
　C. 3个或3个以上发育区域低于2个标准差
　D. 2个或2个以上发育区域低于2个标准差

2. 一个12个月大的孩子能说出7个单词，并能指出他所有的面部特征，可以认为这个孩子：
　A. 轻度延迟（功能与正常年龄水平相差3个月之内）
　B. 达到正常年龄水平
　C. 稍高于正常年龄水平

3. 如果父母双方都是隐性遗传性状的携带者，他们就会有：
　A. 25%的概率生出具有这种特质的孩子
　B. 50%的概率生出具有这种特质的孩子
　C. 75%的概率生出具有这种特质的孩子
　D. 一定会生出具有这种特质的孩子

4. 唐氏综合征最常见的遗传原因是：
　A. 21三体综合征
　B. 21三体嵌合体
　C. 染色体易位

5. 以下哪一项是与X染色体有关的疾病？
　A. Cri-du-chat综合征（猫叫综合征）
　B. 杜氏肌营养不良
　C. Niemann - Pick病
　D. 脊髓性肌萎缩

6. 哪些发育障碍可以通过饮食改善？
　A. 脆性X染色体综合征
　B. 苯丙酮尿症
　C. Rett(雷特)综合征
　D. 18三体综合征

7. Tay-Sachs与什么类型的先天性代谢缺陷有关？
　A. 肌酸缺乏症
　B. 溶酶体储存
　C. 甾醇合成

8. 下列哪项正确描述了唐氏综合征是儿童的智力？
　A. 所有患唐氏综合征的儿童都存在智力缺陷
　B. 大多数患有唐氏综合征的儿童都有严重的智力缺陷
　C. 大多数患有唐氏综合征的儿童有轻微的智力缺陷
　D. 大多数患有唐氏综合征的儿童有中度的智力缺陷

9. 唐氏综合征与许多畸形特征有关，下列哪项正确地描述了这些特征之一？
　A. 张力亢进
　B. 眼睑处有多余的皮肤褶皱
　C. 第5指较长
　D. 有多条掌纹

10. 下列哪项正确地描述了唐氏综合征患者的大脑异常？
　A. 大脑较大，脑沟较深
　B. 神经发生延长
　C. 小脑较小，突触也较少
　D. 树突中有大量的树突棘

11. 唐氏综合征儿童的物理治疗通常会包括下列哪一项？
　A. 创造一个安静的环境来防止过度刺激
　B. 在步态训练中使用髋-膝-踝(HKAFO)矫形器
　C. 使用减重跑步机训练，从而促进独立行走
　D. 避免抗阻运动，防止肌肉疲劳

12. 对于神经肌肉疾病，如贝克肌营养不良，应避免以下哪一种治疗方法？
　A. 向心性肌力训练
　B. 离心性肌力训练
　C. 等长肌力训练

13. 判断正误：发育协调障碍是小脑局灶性脑损伤的结果？
　A. 正确　　　　　　　　B. 错误

14. 下列哪种治疗方法对发育性协调障碍的儿童最有效？
　A. 平衡训练
　B. 减重跑步机训练
　C. 力量训练
　D. 特定任务训练

15. 判断正误：运动迟缓是孤独症的诊断标准？
　A. 正确　　　　　　　　B. 错误

16. 下列哪项正确描述了与孤独症相关的大脑异常？
　A. 小头畸形　　　　　　B. 胼胝体
　C. 更多的突触　　　　　D. 杏仁核亢进

17. 下列关于孤独症儿童运动行为的陈述中哪一项是

正确的?

A. 许多孤独症患儿在有节奏或有顺序的动作方面有困难

B. 大多数孤独症患儿表现出典型的运动发育

C. 孤独症患儿用脚趾行走是腓肠肌张力增高的结果

D. 尽管有许多运动障碍,但患有孤独症的儿童擅长球类

18. 下列哪项正确描述了与孤独症相关的感觉缺陷?

A. 非典型感觉受体功能

B. 感觉神经传导延迟

C. 感觉处理受损

19. 以下哪项正确描述了ASD的感觉统合疗法?

A. 对身体敏感部位进行振动或按摩

B. 穿着加重的背心以增强身体意识

C. 使用感觉训练的运动任务来改善感觉处理

D. 使用听觉刺激以解决沟通障碍

20. 在孤独症儿童的饮食管理中,需要限量哪些食品?

A. 小麦、黑麦、大麦和奶制品

B. 小麦、黑麦、大麦和红肉

C. 绿叶蔬菜和奶制品

D. 奶制品和红肉

答案

1. D	2. C	3. A	4. A	5. B
6. B	7. B	8. D	9. B	10. C
11. C	12. B	13. B	14. D	15. B
16. C	17. A	18. C	19. C	20. A

附 录

根据ICF分类和诊断划分的成人组测量结果

	身体结构和功能	活动	参与
脑卒中	改良 Ashworth 量表	10 分钟步行测试（10MWT）	生活习惯评估
	Chedoke-McMaster 卒中评估	5 次坐站测试	健康指数量表
	肌力测定	6 分钟步行测试（6MWT）	自评跌倒关注程度量表
	Fugl-Meyer 运动表现评估	9 孔柱测试	（FES）
	美国国立卫生研究院卒中量	上肢动作研究量表（ARAT）	目标达成量表
	表（NIHSS）	特异性活动平衡信心量表（ABC 量表）	改良 Rankin 量表
	Orpington 预后量表	上肢运动功能测试	脑卒中影响概况30项（SIP-30）
	卒中患者姿势评估量表	Berg 平衡量表（BBS）	脑卒中影响量表
	Rivermead 运动评估	功能性步态评估（FGA）（动态步态指数修正）	脑卒中运动康复评估
	改良 Tardieu 痉挛量表	功能性步行量表	多发性硬化影响量表（MSIS-
		功能独立性评定（FIM）	29）
		功能性伸取测试	
		动作活动记录量表	
		起立行走试验（TUG）	
		躯干功能障碍量表	
		Wolf 运动功能测试	
多发性硬化	盒子和木块测试	12 项多发性硬化步行量表	功能独立性评定（FIM）
	疾病进程	6 分钟步行测试（6MWT）	目标达成量表
	眩晕障碍量表	9 孔柱测试	盖氏神经功能障碍量表
	运动和认知功能疲劳量表	特定活动平衡信心量表（ABC 量表）	健康状况调查（SF-36）
	多发性硬化功能评估	Berg 平衡量表（BBS）	简易健康状况调查（SF-36）
	功能独立性评定（FIM）	功能性步态评估（FGA）（动态步态指数修正）	多发性硬化功能评估
	盖氏神经功能障碍量表	四方格移步测试	多发性硬化功能综合指数
	最大吸气和呼气压力	多发性硬化功能评估	多发性硬化国际生活质量调
	Rivermead 运动指数	功能独立性评定（FIM）	查问卷
	多发性硬化功能综合指数	功能性伸取测试	多发性硬化生活质量（MS-
		Hauser 步行指数	QoL 54）
		改良疲劳影响量表	多发性硬化生活质量量表
		多发性硬化功能综合指数	
		25 步计时走	
		增加认知任务和体力任务的起立行走试验	
		躯干功能障碍量表	
		视觉模拟量表（疲劳）	
		最大摄氧量和摄氧量峰值	

（待续）

	身体结构和功能	活动	参与
脑外伤	过激行为评分 冷漠评估量表 改良 Ashworth 量表 Cog-Log and O (rientation) -Log 改良昏迷恢复量表 意识障碍评定量表 眩晕障碍量表 整体疲劳指数 Moss 注意力评定量表 患者健康状况调查问卷 Rancho 认知功能等级	12项多发性硬化步行量表 6分钟步行试验 认知功能 上肢动作研究量表（ARAT） 平衡误差评分表 Barthel 指数 Berg 平衡量表（BBS） 社区性平衡和活动量表 功能独立性评定（FIM） 功能评估措施 高级运动能力评估	残疾评定量表 悉尼心理社会综合量表 脑损伤后的生活质量
脊髓损伤	改良 Ashworth 量表 Bryce-Ragnarsson 疼痛分类法 脊髓损伤慢性疼痛分类法 Donovan 脊髓损伤后疼痛分类法 抓握和放开测试（GRT） 手持式测力计/测力计 国际脊髓损伤疼痛分类（IS-CIP） 多维疼痛量表的国际标准（脊髓损伤版神经学分类）——Penn 痉挛频率量表、脊髓损伤、ASIA 功能障碍量表（AIS） 疼痛评分分数 6分钟上肢测试（6-MAT） 痉挛反射（SCATS） 脊髓评估工具之脊髓损伤痉挛评估工具（SCI-SET） 改良 Tardieu 量表 Tardieu 量表 轮椅使用者肩关节疼痛指数（WUSPI）	10分钟步行测试（10MWT） 6分钟步行测试（6MWT） 上肢动作研究量表（ARAT） 特异性活动平衡信心量表（ABC 量表） 平衡评定系统（BESTest） Berg 平衡量表（BBS） 上肢功能性结构活动能力（CUE） 自评跌倒关注程度量表（FES） 功能性步态评估（FGA）（动态步态指数修正） 功能独立性评定（FIM） 改良功能性伸取测试 力量、感觉和抓握功能分级和评估（GRASSP） 高水平的运动和评估工具（HiMAT）Jebsen-Taylor 手功能测试 起立行走试验（TUG） 多伦多康复中心 手功能测试 轮椅技巧测试 针对自我人工驱动轮椅的患者的功能测试（4FTPSMW） 四肢瘫痪功能指数（QIF）和简易版	克雷格障碍评估和报告技巧（CHART） 克雷格医院编制的环境因素（CHIEF） 主动参与的影响调查问卷（IPA） 生活满意度调查问卷（LISAT-9） 需求评估清单（NAC） 简易健康调查量表（SF-36） 疾病影响评估表68（SIP 68） 脊髓损伤患者既往身体活动的参与评估（PARA-SCI） 生活质量量表，脊髓损伤版（QLI-SCI, Ferrans and Powers） 调整工具-目标（PART-O） 重返正常生活指数（RNL） 生活满意度量表（SWLS, Deiner Scale） 脊髓损伤生活方式量表（SCILS） 世界卫生组织生活质量问卷（WHOQOL-BREF）

（待续）

	身体结构和功能	活动	参与
帕金森	蒙特利尔认知评估 改良世界运动障碍学会帕金森病综合评量表（MDS UP-DRS） 帕金森疲劳量表	10分钟步行测试（10MWT） 5次坐站测试 6分钟步行测试（6MWT） 9孔柱测试 特异性活动平衡信心量表（ABC量表） 功能性步态评估（FGA）（动态步态指数修正） 简易平衡评定系统 改良世界运动障碍学会帕金森病综合评量表（MDS UPDRS） 增加认知任务的起立行走测试 冻结步态问卷	帕金森病生活质量39或8项（PDQ-8 or PDQ-39）
前庭疾病	Dix-Hallpike测试 动态视敏度（仪器） 动态视敏度（非仪器） 快速摆头测试 平衡感觉相互作用的改良临床试验（mCTSIB） Romberg感官统合测试（神经环境） 加强Romberg 眩晕症状量表（VSS） 视觉模拟评分（VAS） 视觉眩晕模拟量表（VVAS）	特异性活动平衡信心量表（ABC量表） 平衡评定系统（BEST） Berg平衡量表（BBS） 四方格移步测试 功能性步态评估（FGA）（动态步态指数修正） 简易平衡评定系统（Mini BEST） 起立行走试验（TUG）	眩晕障碍量表
运动神经元疾病	ALS抑郁量表12 改良Ashworth量表 Beck抑郁自评量表 医院焦虑抑郁量表 语言流畅度 VASVAS 最大吸气压力和呼气压力 疲劳严重程度量表（FSS）	10分钟步行测试（10MWT） 9孔柱测试 Berg平衡量表（BBS） 功能性伸取测试 功能独立性评定（FIM） 移动性问题之动作表现评估（POMA） 起立行走试验（TUG）	个人生活质量评估表——直接加权 疾病影响概况 SF-36

（待续）

	身体结构和功能	活动	参与
肌肉萎缩性侧索硬化症		改良肌萎缩性侧索硬化功能评分量表 Appel 肌萎缩性侧索硬化量表 肌萎缩性侧索硬化严重程度量表 Norris 量表	肌萎缩侧性索硬化评估调查问卷 40（ALSAQ-40; AL-SAQ-5） 肌萎缩性侧索硬化特异性生活质量评定
吉兰-巴雷综合征		炎症性神经病变原因和治疗项目组 ODSS、改良 GBS 功能障碍量表、改良 Rankin 量表	
儿童发育障碍	Bayley 婴幼儿发育量表（1~42个月） Peabody 运动发育评定量表（出生至6岁） 粗大运动功能评定（GMFM）（5个月至16岁）	Bayley 婴幼儿发育量表（1~42个月） Peabody 运动发育评定量表（PDMS）（出生至5岁） 粗大运动功能评定（GMFM）（5个月至16岁） 儿童残疾评定量表（PEDI）（出生至20岁）	照顾者优先顺序和残疾生活儿童健康指数（1~13岁） 儿童健康和疾病档案（11~17岁） 儿童健康调查问卷（5~18岁） 学校能力评估（SFA）（幼儿园至6年级）

大胆的测量是神经病学领域 EDGE 工作组推荐的用于神经病学人群的潜在关键测量方法。

有 APTA 神经病学相关工作的详情，请参阅:http://www.neuropt.org/professional-resources/ neurology-section-outcome-measures-recommendations

在 RehabMeasure s.org 网站上可以找到这里提到的结果测量方法和其他治疗实践中常用的方法的详细描述，且有仪器的链接。

索 引